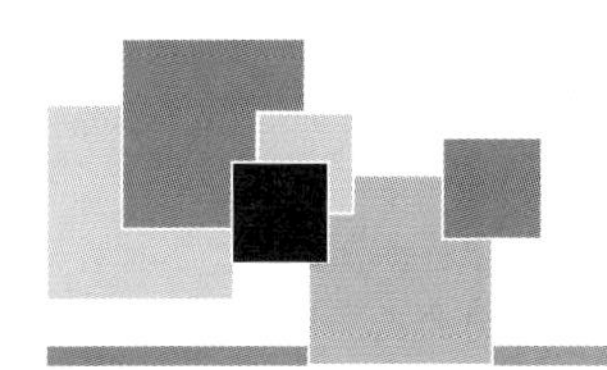

国家卫生健康委员会“十三五”规划教材

全国高等学校研究生规划教材｜供口腔医学类专业用

口腔颌面创伤外科学

第2版

主　　编　李祖兵

副主编　张　益　李　智

编　　者（以姓氏笔画为序）

万林忠　王　杭　王慧明　卢　利　田　磊　吕　坤
刘　磊　刘彦普　汤　炜　许　彪　李　智　李祖兵
李鹏飞　杨荣涛　何冬梅　何黎升　张　伟　张　益
张志光　邵益森　周海华　胡腾龙　贺　洋　顾晓明
彭　歆　蔡志刚　谭颖徽

主编秘书　杨荣涛

人民卫生出版社

·北　京·

图书在版编目（CIP）数据

口腔颌面创伤外科学/李祖兵主编. —2版. —北京：人民卫生出版社，2023.2

ISBN 978-7-117-34009-0

Ⅰ.①口… Ⅱ.①李… Ⅲ.①口腔颌面部疾病-创伤外科学-研究生-教材 Ⅳ.①R782.4

中国版本图书馆CIP数据核字(2022)第215130号

口腔颌面创伤外科学
Kouqiang Hemian Chuangshang Waikexue
第2版

主　　编：李祖兵
出版发行：人民卫生出版社（中继线 010-59780011）
地　　址：北京市朝阳区潘家园南里19号
邮　　编：100021
E - mail：pmph @ pmph.com
购书热线：010-59787592　010-59787584　010-65264830
印　　刷：人卫印务（北京）有限公司
经　　销：新华书店
开　　本：787×1092　1/16　　印张：43
字　　数：1046千字
版　　次：2010年12月第1版　　2023年2月第2版
印　　次：2023年3月第1次印刷
标准书号：ISBN 978-7-117-34009-0
定　　价：228.00元
打击盗版举报电话：010-59787491　E-mail：WQ @ pmph.com
质量问题联系电话：010-59787234　E-mail：zhiliang @ pmph.com
数字融合服务电话：4001118166　E-mail：zengzhi @ pmph.com

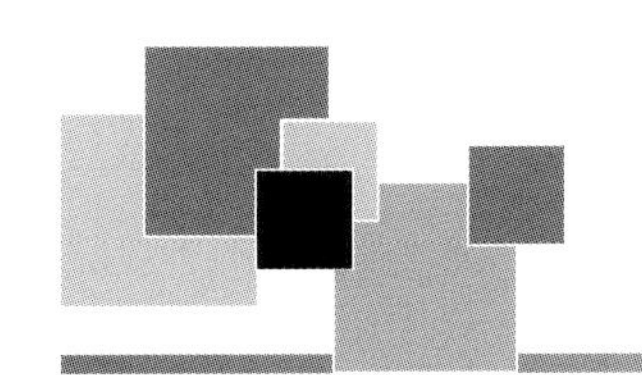

出版说明

根据国家社会事业发展对口腔医学人才的需求，以及口腔医学人才培养规律，人民卫生出版社30多年来，在全国高等医药教材建设研究会口腔教材评审委员会和教育部口腔医学专业指导委员会的指导和支持下，组织全国口腔医学专家陆续规划编辑出版了口腔医学专业的中职（第3版）、高职高专（第3版）、本科（第7版）、住院医师规范化培训教材（第1版）、研究生（第2版）共5个系列教材，广泛应用于口腔医学教育教学的各个层次和阶段。其中，研究生教材是目前口腔医学教育最高水平的临床培训教材，2010年出版了第1版，深受广大研究生培养单位、研究生导师、研究生以及高级临床医师的欢迎。

国家卫生健康委员会全国高等学校研究生口腔医学专业"十三五"规划教材即第2版口腔医学研究生教材是住院医师规培教材的延续，也是口腔医学专科医师培训教材的雏形，更接近临床专著的水平。第2版研究生教材以"引导口腔研究生了解过去，熟悉现在，探索未来"为宗旨，力求对口腔研究生临床能力（临床思维、临床技能）和科研能力（科研思维、科研方法）的培养起到科学的指导作用，着重强调实用性（临床实践、临床科研中用得上）和思想性（启发学生批判性思维、创新性思维）。

本套教材有以下几大特点：

1. 关注临床型研究生需求　根据第1版教材的调研意见，目前国内临床型研究生所占比例较大，同时学习方向更为细化，因此作出以下调整：①调整品种，如针对临床型研究生的实际需求，将《口腔修复学》拆分为《口腔固定修复学》《可摘局部义齿修复学》《全口义齿修复学》；②大幅增加图片数量，使临床操作中的重点和难点更清晰、易懂。

2. 彩图随文，铜版纸印刷　更大程度展现纸质版教材中图片的细节信息。

3. 编者权威，严把内容关　本套教材主编均由目前各学科较有影响和威望的资深专家承担。教材编写经历主编人会、编写会、审稿会、定稿会，由参加编写的各位主编、编者对教材的编写进行了多次深入的研讨，使教材充分体现了目前国内口腔研究生教育的成功经验，高水平、高质量地完成了编写任务，确保了教材具有科学性、思想性、先进性、创新性的特点。

4. 教材分系列，内容划分更清晰　本版共包括2个系列17个品种，即口腔基础课系列3种、口腔临床课系列14种。

（1）口腔基础课系列：主要围绕研究生科研过程中需要的知识，从最初的科研设计到论文发表的各个环节可能遇到的问题展开，为学生的创新提供探索、挖掘的工具与技能。特别注重学生进一步获取知识、挖掘知识、追索文献、提出问题、分析问题、解决问题能力的培养。正确地引导研究生形成严谨的科研思维方式，培养严肃认真的科学态度。

（2）口腔临床课系列：以临床诊疗的回顾、现状、展望为线索，介绍学科重点、难点、疑点、热点内容，在临床型研究生临床专业技能、临床科研创新思维的培养过程中起到科学的指导作用：①注重学生专科知识和技能的深入掌握，临床操作中的细节与难点均以图片说明；②注重思路培养，提升临床分析问题和解决问题的能力；③注重临床科研能力的启迪，相比上版增加了更多与科研有关的知识点和有研究价值的立题参考。

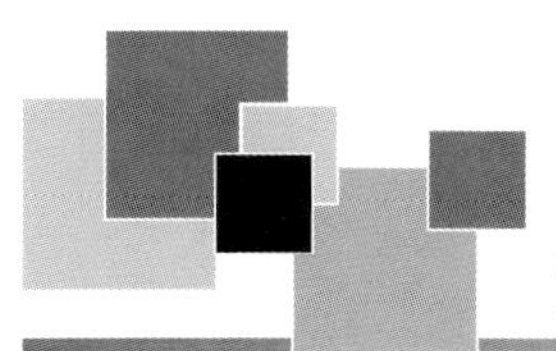

全国高等院校研究生口腔医学专业规划教材（第2版）目录

	教材名称	主　编	副主编
基础课系列	口腔分子生物学与口腔实验动物模型(第2版)	王松灵	叶　玲
	口腔颌面部发育生物学与再生医学(第2版)	金　岩	范志朋
	口腔生物材料科学(第2版)	孙　皎	赵信义
临床课系列	龋病与牙体修复学(第2版)	樊明文	李继遥
	牙髓病学(第2版)	彭　彬	梁景平
	牙周病学(第2版)	吴亚菲	王勤涛
	口腔黏膜病学(第2版)	周曾同	程　斌
	口腔正畸学(第2版)	林久祥	王　林
	口腔颌面-头颈肿瘤学(第2版)	俞光岩	郭传瑸、张陈平
	正颌外科学(第2版)	王　兴	沈国芳
	口腔颌面创伤外科学(第2版)	李祖兵	张　益、李　智
	唇腭裂与面裂畸形(第2版)	石　冰	马　莲
	牙及牙槽外科学★	胡开进	潘　剑
	口腔种植学(第2版)	刘宝林	李德华、林　野
	口腔固定修复学★	于海洋	蒋欣泉
	可摘局部义齿修复学★	陈吉华	王贻宁
	全口义齿修复学★	冯海兰	刘洪臣

★:新增品种

全国高等学校口腔医学专业
第五届教材评审委员名单

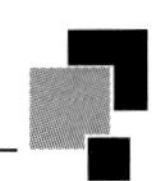

赵志河	四川大学	唐　亮	暨南大学
赵信义	空军军医大学	唐瞻贵	中南大学
胡勤刚	南京大学	黄永清	宁夏医科大学
宫　苹	四川大学	麻健丰	温州医科大学
聂敏海	西南医科大学	葛立宏	北京大学
徐　欣	山东大学	程　斌	中山大学
高　平	天津医科大学	潘亚萍	中国医科大学
高　岩	北京大学		

秘　书

于海洋　四川大学

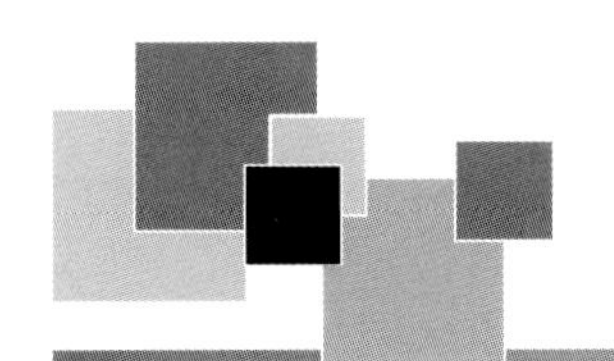

第 2 版前言

本书第 1 版于 2011 年出版发行，随后在全国各大口腔医学院校广泛应用，得到广大师生的一致好评，听到了不少有益的意见。2014 年 2 月在哈尔滨，本版教材主编人会议召开，启动组织编写修订工作。

随着学科的进步发展和人才培养的需求增加，第 2 版着重更新了当前最新的治疗方案，加强了数字化技术在颌骨骨折治疗中的应用介绍，取消了述评、阅读参考书籍及杂志、口腔颌面外科投稿相关 SCI 专业期刊及其影响因子与投稿地址，增加了牙外伤及牙槽突骨折、牙种植在口腔颌面部创伤治疗中的应用，并结合收集的意见进行了针对性的修订。

由于水平有限、认识尚不统一，加之现代学科发展飞速，难免存在错误、不足、遗漏等，我们诚恳地希望广大师生、同道及读者提出批判建议，以利后期修正。

第 2 版部分章节编委有所变动，但仍是在第 1 版的基础上增删编写而成，在此，我们向第 2 版编委及曾参与第 1 版编写的同志致以诚挚的谢意。

李祖兵
武汉大学口腔医学院
2023 年 1 月 10 日

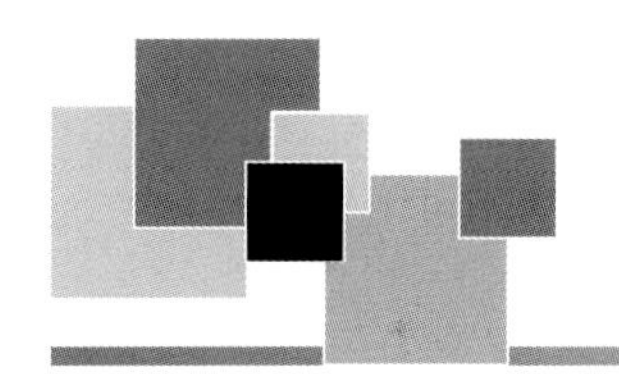

目　录

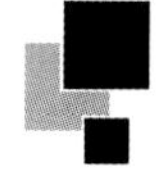

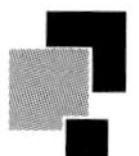

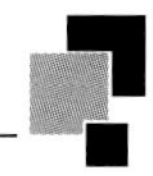

第一章 概 述

口腔颌面颈部的创伤，就其危险程度而言，不如心、脑、肝、肺、肾等脏器伤对生命的威胁那样严重。但是，这一部位血管密集，有呼吸道和消化道的入口存在，主要特殊感官也集中于此，又是人类情感表达的主要部分，一旦发生创伤，对生命的威胁有时来得更直接，对人体功能和面容的破坏以及伴随的社会心理残疾也明显重于身体其他部位的损伤。口腔颌面颈部在解剖结构和生理功能上的特殊性以及颜面在社会活动中的重要性，都对专科处理有很高的要求，救治中不仅需要抢救生命、减少残疾，而且需要整复畸形、重建功能和面容。因此，口腔颌面颈部创伤的救治，无论在和平时期还是在战争时期，对保障人的生存能力和生存质量都是至关重要的。

据大样本文献综合数据统计，全身伤患者中的10%~34%（平均25.79%，34 328/133 103例）伴发有颌面部创伤。Oller（1992）统计的北卡罗来纳州创伤数据库13 834例创伤病员的资料显示，颌面部创伤占9.61%。Sastry（1995）调查了美国87 174名伤员的创伤部位分布，颌面部创伤的发生率为34%。1993年，国内一项综合调查显示，口腔颌面部创伤占全身伤的7%~20%。北京大学口腔医学院1990—2002年的1 084例骨折患者中，19%伴发全身损伤，其中，10.70%伴发颅脑损伤，7.38%伴发胸腹损伤，5.90%伴发四肢骨折。谭颖徽等（2012）统计了全国四家三甲综合医院的4 869例口腔颌面部创伤住院患者，31.3%伴发全身其他部位创伤，其中，11.7%有颅脑损伤，11.2%有肢体骨折，3.49%有胸腹损伤。现代战争仍以常规武器伤为主，口腔颌面颈部火器伤发生率从20世纪60年代前的5%上升到目前的10%以上。

口腔颌面部颈部创伤的致伤原因在20世纪60—80年代以工业事故为主，交通事故仅占5%~15%。至20世纪90年代，交通事故已升至首位。据2000年第二届全国口腔颌面创伤会议统计，交通事故伤达46%~80%，平均为57%。2001年，北京大学口腔医学院对9家综合医院和1家专科医院的902例口腔颌面部创伤住院病例的统计显示，交通事故伤占41.9%。Hogg（2000）统计了加拿大安大略省12家创伤中心1992—1997年的2 969例颌面部创伤急救病员，其中70%系交通事故伤。与非交通事故伤相比，交通事故伤呈现伤度重、伴发伤多、医疗消耗大等特点。

口腔颌面颈部创伤以男性居多，男女比例在发达国家为2.8∶1，国内约为3∶1。青壮年是好发人群。Sastry报道，62.3%的伤员年龄分布在15~39岁之间，其他依次为老年人（>54岁）13.8%、儿童（<15岁）12.4%、成年人（40~54岁）11.5%。北京大学口腔学医院1 084例颌面部骨折患者中，男女比例为3.37∶1，平均年龄29.5岁，好发年龄段为20~40岁。谭颖徽报道，男女比例为4.1∶1，年龄主要分布在21~60岁年龄段，占82.5%，其中，41~50岁年

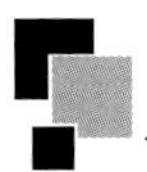

龄段最多,占25.4%。

口腔颌面颈部创伤可按部位、类型、原因和伤情进行分类。颈部是指下颌骨下缘至锁骨上缘、斜方肌前缘以前的区域,又分为颏下三角、下颌下三角、颈前三角、颈动脉三角、颈后三角和锁骨上三角等区。面部是指发际以下、下颌骨下缘以上、耳郭和下颌升支后凹之前的区域,面部以双侧瞳孔平面、口裂平面为界分为上1/3、中1/3和下1/3三个部分,依据表面解剖标志,再分为额、颞、眶、眶下、颧、鼻、耳、唇、颊、腮腺嚼肌区和颏区等,口腔和咽腔作为独立分区。临床诊断通常依据解剖结构直接描述结构损伤,如:舌裂伤、口底穿通伤、髁突骨折、喉-气管切割伤等。

伤型分类包括闭合伤和开放伤。擦伤、挫伤、扭伤、冻伤等属于闭合伤;刺伤、切割伤、撕裂伤、撕脱伤、咬伤、火器伤等属于开放伤。根据致伤原因可分为物理伤、化学伤和生物伤。物理伤如枪弹伤、烧伤、冻伤、核武器伤、撞击伤等;化学伤如神经性毒剂、芥子气、路易气损伤;生物伤如咬伤等。临床最多见的是撞击性物理伤,如坠落伤、非坠伤、暴力伤、交通事故伤、运动伤、工伤等。

伤情分类实际上是对创伤严重度进行分级,目前国际上普遍采用简明损伤定级法(abbreviated injury scale,AIS)和损伤严重度记分法(injury severity score,ISS),简称AIS-ISS系统。该系统对口腔颌面颈部创伤进行了编码(表1-1)。口腔颌面颈部创伤的特点是伤度轻、伤情致死性小,对生存质量影响大。Karlson(1982)参照AIS对口腔颌面部创伤的严重程度进行了定级。在软组织损伤中,AIS1占40.5%,AIS2占36.1%,AIS3占13.0%,AIS4占10.4%;在颌面部骨折中,AIS1占51.1%,AIS2占13.8%,AIS3占23.1%,AIS4占12.0%。几乎没有AIS5和AIS6。Cannell(1996)分析了802例急救伤员中的196例口腔颌面部创伤病员的损伤严重程度,其中只有90例(45.92%)ISS值大于2(ISS值最高16,平均4)。而且,91例(46%)伴四肢骨折,57例(29%)腹腔出血,6例(3%)气管切开(tracheotomy),29例(15%)胸腔引流。

表1-1 口腔颌面颈部创伤的AIS-90编码

AIS-90编码	口腔颌面部全区域
	穿通伤
216000.1	穿通伤NFS
216002.1	浅表(轻度)
216004.2	并组织丢失>25cm^{2}
216006.3	并失血量>20%(如果深部组织受累,则按血管、内部器官或骨骼编码)
	皮肤
210099.1	皮肤(包括眼睑、唇、外耳及前额)NFS
210202.1	擦伤
210402.1	挫伤
210600.1	撕裂伤NFS
210602.1	轻度(浅表)
210604.2	重度(长度>10cm并深入皮下)
210606.3	失血量>20%
210800.1	撕脱伤
210802.1	浅表(轻度,<25cm^{2})
210804.2	重度(>25cm^{2},但失血量<20%)
210806.3	失血量>20%
	血管(也见颈部)
	颈外动脉
220200.1	颈外动脉分支,包括面动脉和颌内动脉的撕裂伤NFS

续表

AIS-90 编码	口腔颌面部全区域
220202.2	轻度
220204.3	重度(失血量>20%)
	内部器官
	口腔
243099.1	口腔 NFS
	牙龈
243299.1	牙龈 NFS
243202.1	挫伤
243204.1	撕裂伤
243206.1	撕脱伤
	舌
243400.1	舌撕裂伤 NFS
243402.1	浅表
243404.2	深部/广泛
	骨骼
	牙槽嵴
250200.1	牙槽嵴骨折,有或无牙齿损伤(并牙损伤时,不对牙齿伤编码)
	颌面骨
250400.1	颌面骨骨折 NFS
	下颌骨
250699.1	下颌骨(双侧伤只按单侧编码)NFS
	脱位(见颞下颌关节)
250600.1	骨折 NFS
250602.1	闭合性,但骨折部位不详
250604.1	体部,有或无下颌升支受累
250606.1	下颌升支
250608.2	髁突下
250610.2	开放性/移位/粉碎性,但骨折部位不详
250612.2	体部,有或无下颌升支受累
250614.2	下颌升支
250616.2	髁突下
	上颌骨
250800.2	上颌骨骨折 NFS(包括上颌窦)(双侧伤只按单侧伤编码)
250802.2	闭合性
250804.2	LeFort Ⅰ
250806.2	LeFort Ⅱ
250808.3	LeFort Ⅲ
250810.4	失血量>20%
	鼻
251099.1	鼻 NFS
251000.1	骨折 NFS
251002.1	闭合性
251004.2	开放性/移位/粉碎性
	眶
251200.2	眼眶骨折 NFS
251202.2	闭合性
251204.3	开放性/移位/粉碎性
	牙
251499.1	牙 NFS(也见牙槽嵴)
251402.1	脱位或松动
251404.1	断裂
251406.1	撕脱
	颞下颌关节
251699.1	颞下颌关节 NFS
251602.1	扭伤
251604.2	脱位
	颧骨
251800.2	颧骨骨折
	颈部全区域
311000.6	头部离断

续表

AIS-90 编码	口腔颌面部全区域
	穿通伤
316000. 1	穿通伤 NFS
316002. 1	浅表(轻度)
316004. 2	伴组织丢失>100cm²,但失血量≤20%
316006. 3	失血量>20%(如果深部组织受累,按血管、内部器官或骨骼编码)
	皮肤
310099. 1	皮肤 NFS
310202. 1	擦伤
310402. 1	挫伤(血肿)
310600. 1	撕裂伤 NFS
310602. 1	轻度(血肿)
310604. 2	重度(长度 20cm,并深入皮下)
310606. 3	失血量>20%
310800. 1	撕脱伤 NFS
310802. 1	浅表(轻度≤100cm²)
310804. 2	重度(>100cm²,但失血量<20%)
310806. 3	失血量>20%
	血管
	血管撕裂伤的描述分为完全撕裂和不完全撕裂,见脚注①和②。"撕裂伤""穿刺伤"及"穿孔伤"均属同样的严重度,描述血管损伤时常可交替使用。当使用"穿刺伤"或"穿孔伤"时,按撕裂伤编码
	颈(总、内)动脉
320299. 3	颈(总、内)动脉 NFS
320202. 3	内膜撕裂,但血管未破裂
320204. 4	伴神经功能异常(猝发)与头部伤无关
320206. 3	撕裂伤(穿孔伤、穿刺伤)NFS
320208. 3	轻度①
320210. 4	伴神经功能异常(猝发)与头部伤无关
320212. 4	重度②
320214. 5	伴神经功能异常(猝发)与头部伤无关
320216. 3	伴继发血栓形成(闭塞)
320218. 4	伴神经功能异常(猝发)与头部伤无关
320220. 3	继发血栓形成(闭塞)
320222. 4	伴神经功能异常(猝发)与头部伤无关
	颈(外)动脉
320499. 2	颈(外)动脉 NFS
320402. 2	内膜撕裂,但血管未破裂
320404. 2	撕裂伤(穿孔伤、穿刺伤)NFS
320406. 2	轻度①
3204. 8. 2	重度②
320410. 2	伴继发血栓形成(闭塞)
320412. 2	继发血栓形成(闭塞)
	颈外静脉
320699. 1	颈外静脉 NFS
320602. 1	撕裂伤(穿孔伤、穿刺伤)NFS
320604. 1	轻度①
320606. 3	重度②
	颈内静脉
320899. 1	颈内静脉 NFS
320802. 2	撕裂伤(穿孔伤、穿刺伤)NFS
320804. 2	轻度①
320806. 3	重度②
	锁骨下动脉或静脉(见胸)
	椎动脉
321099. 2	椎动脉 NFS

续表

AIS-90 编码	口腔颌面部全区域	AIS-90 编码	口腔颌面部全区域
321002.2	内膜撕裂,但血管未破裂	340210.4	伴声带受累
321004.3	伴神经功能异常(猝发)与头部伤无关	340212.5	严重损毁(撕脱、碾压、破裂、横断)
321006.2	撕裂伤(穿孔伤、穿刺伤)NFS		咽或咽喉区域
321008.2	轻度[①]	340699.3	咽或咽喉区域 NFS
321010.3	伴神经功能异常(猝发)与头部伤无关	340602.3	挫伤(血肿)
321012.3	重度[②]	340604.2	撕裂伤、穿刺伤 NFS
321014.4	伴神经功能异常(猝发)与头部伤无关	340606.3	未穿孔(非全层),黏膜撕裂
321016.3	伴继发血栓形成(闭塞)	340608.4	穿孔(全层,但未完全横断)
321018.3	继发血栓形成(闭塞)	340610.5	严重损毁(撕脱、碾压、破裂、横断)
321020.4	伴神经功能异常(猝发)与头部伤无关		唾液腺
	神经	341099.2	唾液腺 NFS
	臂丛(见脊柱)	341002.3	伴腺管受累或横断
	颈髓或神经根(见脊柱)		甲状腺
	膈神经	341499.1	甲状腺 NFS
330299.2	膈神经损伤	341402.1	挫伤(血肿)
	迷走神经	341404.2	撕裂伤
330499.1	迷走神经损伤		气管(见胸部)
	内部器官		声带
	食管(见胸部)	341899.2	声带 NFS(非插管所致)
	喉	341802.2	单侧
340299.2	喉,包括甲状软骨和环状软骨,NFS	341804.3	双侧
340202.2	挫伤(血肿)		骨骼
340204.2	撕裂伤、穿刺伤 NFS		颈椎(见脊柱)
340206.2	未穿孔(非全层),黏膜撕裂		舌骨
340208.3	穿孔(全层,但未完全横断)	350200.2	舌骨骨折

注:NFS. not further specified

①浅表,不完全横断,管壁周径不完全受累,失血量≤20%。以下同。

②破裂,完全横断,血管节段性缺损,管壁周径完全受累,失血量>20%。以下同。

鉴于 AIS-ISS 记分法对口腔颌面部创伤严重度评分定级敏感性不高的缺点,第四军医大学口腔医学院(2001)提出了 ISS 改良记分法(revised injury severity score,RISS)。它仍以

AIS-90 为基础，在不改变 ISS 与 AIS 函数关系的前提下，增加了对同一解剖部位中其他损伤的 AIS 定级，但不作平方处理，以提高计分的敏感性。计算方法为：$RISS = A_1^{\ 2} + A_2 + A_3 + \cdots + A_n$（$A_1$ 为 1 个最高 AIS 值，A_n 为同一解剖部位中其他损伤的 AIS 值）。RISS 既遵循了 AIS-90 的原则性，又避免了 ISS 对多处伤严重度估价不足的缺陷，弥补了 ISS 的断码区，能够更准确、合理、敏感地反映出颌面部多处伤的严重程度。考虑到口腔颌面部创伤的功能和面形损害结局，北京大学口腔医学院（2005）又提出了颌面部专科损伤严重度记分法（maxillofacial injury severity score，MFISS）。计算公式为 $MFISS = (A_1 + A_2 + A_3) \times (MO + LMO + FD)$。$A_1$、$A_2$、$A_3$ 是颌面部三个最重伤的 AIS 值；MO、LMO、FD 分别代表错 𬌗（malocclusion）、开口受限（limited mouth opening）和面部畸形（facial deformity）。该评分方法将体征和结局因素作为评分参数，可以更突出地反映颌面部创伤的专科特点。

口腔颌面颈部创伤可以总结为以下几个特点。

1. 由于血管丰富，开放伤出血较多。颈总动脉、颈内外动脉和颈内静脉的破裂可造成致命性出血。闭合伤易形成血肿，组织肿胀反应迅速而严重，如发生在口底、舌根或下颌下区，可因血肿、水肿压迫呼吸道，甚至发生窒息。另一方面，组织修复和再生能力与抗感染能力强，创口容易愈合。伤后 3～5 日内，只要没有明显的化脓感染，在彻底清创处理后，伤口仍可做初期缝合。

2. 牙齿在受到高速弹丸、弹片打击时会发生折断或脱位，牙碎片向周围组织内飞溅，可形成"继发弹片伤"。牙齿错位和咬合紊乱常作为颌骨骨折的诊断依据，骨折段上存留的牙齿常被用来进行骨折复位和固定（fixation），恢复牙齿的正常咬合关系是颌骨骨折复位的金标准。

3. 腔窦结构较多，口腔、咽腔、鼻腔、鼻旁窦平常就存在一定数量的致病菌，伤口如与这些腔窦相通则易发生感染。在清创处理时应首先关闭与这些腔窦相通的伤口，以减少感染的机会。眶底爆裂骨折时，可以通过上颌窦进行眶内组织和眶底骨壁复位，进行上颌窦填塞以支撑眶底。

4. 口腔是消化道的入口，同时还位于呼吸道上端。该区的损伤常造成组织肿胀移位、舌后坠、误吸血凝块和分泌物等而阻塞上呼吸道，容易发生窒息。创伤救治中要特别注意保持呼吸道的通畅。损伤可能造成张口、咀嚼和吞咽困难，妨碍正常进食，同时也失去了自洁能力。救治过程中应为伤员选择适当的食物和补充营养的方法，加强口腔护理，预防感染。

5. 颌面部骨骼除下颌骨外均以骨缝连接，但骨缝连接处不一定是结构上的弱点，骨折线往往跨过骨缝而累及邻近的骨骼，因此，多发性骨折是口腔颌面创伤的一个显著特点。多发性骨折的发生率是单发性骨折的 1.9 倍。下颌骨骨折最常见，约占颌面骨骨折的 60%。下颌骨不同部位的骨折发生频率依次为颏部、髁突、下颌角、下颌体部、下颌升支和喙突。面中部骨折发生频率最高的是颧骨，其次是眼眶和鼻骨，再次才是上颌骨，上颌骨骨折常与周围骨骼联合发生，形成复合体骨折。

6. 颈部上连头颅下接躯干，是颈椎所在部位，有大血管、迷走神经、喉、气管、食管等通过。其开放伤可造成大出血、气管食管瘘；闭合伤可发生喉碾压伤、颈部血肿、假性动脉瘤。颈椎损伤可能导致高位截瘫。

7. 颌面部创伤最常见的伴发伤是颅脑损伤，合并闭合性颅脑损伤的发生率为 8.8%～17.5%，合并颅骨骨折的发生率为 4.4%。常见的颅脑损伤类型为脑震荡、颅底骨折，其次为

额骨、颞骨骨折，脑挫伤和颅内血肿。急诊处置时要特别注意有无昏迷和二次昏迷，注意鼻孔和外耳道有无脑脊液流出。在四肢、躯干伤和胸腹脏器伤伤员中也常见到口腔颌面颈部的损伤。有报道，交通事故伤中颌面骨骨折同时伴颈椎骨折的发生率为 2.2%。

8. 口腔颌面部创伤往往造成患者暂时性或永久性功能障碍和面部畸形，如：大型软、硬组织缺损，颞下颌关节强直，咀嚼、吞咽困难和语言障碍，骨髓炎和口腔皮肤瘘，喉-气管狭窄，气管食管瘘，视力损害，创伤性面瘫，面颈部瘢痕挛缩等，严重影响患者的生存质量。由于生物、心理和社会因素的综合作用，患者的心理健康水平随损伤严重程度的增大而显著降低。口腔颌面部创伤患者的心理健康水平显著低于正常人群，其中抑郁、焦虑、恐怖和精神病性四种症状表现得最为显著。

（张　益）

参考文献

1. 周树夏. 创伤医学丛书：颌面颈部创伤. 长春：吉林科技出版社，1999：1-4.
2. 邱蔚六. 口腔颌面外科学. 4 版. 北京：人民卫生出版社，2001：161-162.
3. 薄斌，顾晓明，周树夏，等. 1693 例颌面创伤患者临床回顾性研究. 华西口腔医学杂志，1998，16：56-58.
4. 张益. 我国口腔颌面创伤外科发展的思考和建议. 中华口腔医学杂志，2008，43：641-644.
5. 谭颖徽，周中华，张建设，等. 伴全身多系统创伤颌面创伤患者的综合救治. 中国口腔颌面外科杂志，2012，10：212-216.
6. J ZHANG，Y ZHANG，M EI-MAAYTAH，et al. Maxillofacial injury severity score：Proposal of a new scoring system. Int J Oral Maxillofac Surg，2006，35：109-114.
7. SASTRY S M，SASTRY C M，PAUL B K，et al. Leading causes of facial trauma in the major trauma outcome study. Plast Recontr Surg，1995，95：196-197.
8. KARLSON T A. The incidence of hospital-treated facial injuries from vehicles. J Trauma，1982，22：303-310.
9. DOWN K E，BOOT D A，GORMAN D F. Maxillofacial and associated injuries in severely traumatized patients：implications of a regional survey. Int J Oral Maxillofac Surg，1995，24：409-412.
10. HOGG N J，STEWART T C，ARMSTRONG J E，et al. Epidemiology of maxillofacial injuries at trauma hospitals in Ontario，Canada，between 1992 and 1997. J Trauma，2000，49：425-432.

第二章　口腔颌面部创伤伤情判断与急救

创伤伴随人类的诞生、生存、劳动和一切社会活动，纵观古今中外，人们对创伤的认识与处理水平是一个不断提高的过程。随着生活水平的提高和生活模式的改变，现代社会赋予创伤以全新的含义，称之为"发达社会疾病"和"现代文明的孪生兄弟"。创伤成为影响人类健康和生存质量的突出问题。现代社会生活节奏明显增快，致伤物携带能量不断增大，高速交通工具及机械设备具有惊人的高能量，瞬间作用于人体可伤及多个部位、多个脏器，造成既有局部损伤又有全身反应的复合临床表现，从而形成多发伤、群体伤、危重伤、多脏器伤增多的现代创伤特点。容易导致初期误诊、漏诊率高，后期并发症发生率高，故而伤残率、死亡率高。因此，如何提高创伤救治水平是当前外科领域的重大课题。

第一节　我国口腔颌面创伤救治现状

口腔颌面部是人体暴露的部位，不论平时或战时，都易遭受创伤。随着我国社会经济的快速发展和工业化进程的日益提高，市场竞争日渐加剧，机械化程度迅速提升，加之人们的生活模式发生巨大转变，创伤的发生率逐年上升，均位于疾病谱和死亡谱的前列。创伤已成为和平建设时期人类伤残和死亡的主要原因之一。据世界卫生组织统计，1990 年各种创伤的致死人数为 510 万人，预计 2020 年会增至 840 万人。口腔颌面部创伤在全身创伤中占有重要地位，是全身创伤不可分割的一部分。有资料显示，颌面部创伤的发生率占全身各部位创伤的 34%。虽然口腔颌面部创伤对生命的威胁不如生命攸关的重要脏器伤那样严重和直接，但其对咀嚼功能、面部形貌的破坏及伴随的心理障碍，远远重于身体其他部位的创伤。也就是说，口腔颌面部创伤的救治效果直接关系伤者的生活质量与生存质量。与身体其他部位创伤一样，口腔颌面部创伤在院前救治与院内救治过程中如何做到及时、有效是治疗工作的基础和关键。

首先，创伤救治体系的建立是创伤救治的保证。创伤已成为现代社会的重大公害，无论对于口腔颌面部创伤或是全身创伤，急救体系的建立与完善直接关系到救治水平与救治效果，特别在重大灾害或出现群体性伤员时，无组织、无计划的救治往往会导致灾难性后果。因此，建立和健全各级急救医疗组织并形成网络，既是一个国家医疗卫生发展水平的体现，也是一个国家综合国力的体现。无论在平时或战时，建立和健全立体化、层次分明、专业性强的救治体系是创伤救治工作的前提与保障。

众所周知，创伤需要多层次救治，从现场和院前救助，再到院内急救和专科处置，对时限

性与专业性方面都有很高的要求。专业急救医疗体系包括:①完善的通讯指挥系统和反应迅速的院前急救体系;②具备救治与监护功能的快速运输工具;③高水平的院内急救与护理系统;④急救网络系统和科研情报机构。也就是说,创伤急救体系具有较强的社会性和群体性,涉及多种因素,如政府的重视、法令的制定、行政领导人员的参与、多种专业技术人员的协同等。

一些发达国家大约从 20 世纪 60 年代即开始建立急救医疗系统,不断完善成将教育、研究、临床和急救医疗服务系统结合在一起的较完整的创伤急救医疗体系,使危、急、重症患者得到及时、有效救治,伤员的死亡率显著下降。目前,急救医疗体系在一些国家已经比较完善,一些国家正在建立,该体系的建立可以使危、急、重症患者得到及时、有效的救治,充分显示出其在急救中的巨大作用,使急救医学水平得到显著提高。我国创伤急救体系从 20 世纪 80 年代开始也有所发展,于 80 年代后期相继建成北京、上海、广州和重庆 4 个急救中心。

要提高创伤救治的成功率,必须在创伤后立即进行迅速有效地救治,即院前急救。院前急救在急救医学中占有重要位置,它代表着社会和医院的应急处理能力,是现代急救医疗体系的一个显著标志,也是医疗体系建立和发展的主要目的。院前急救是指由受伤现场至到达医院这段时间内的救治,对伤员的整体救治具有关键性的作用,据统计,75%~95%的致死性创伤伤员死于院前,若能得到及时有效地救治,约 1/3 伤员可免于死亡。也就是说,院前急救的有效与否对伤员的生死和预后具有重要作用。由于解剖生理的特殊性与形貌、功能的特殊要求,颌面部创伤需要专业性的救治,虽然国内几家口腔医院组建有应急救治团队,装备有精良的专科救治器材,但对于突发性、群体性、严重的全身创伤,救治尚存在较大局限性。当救治人员对颌面部创伤缺乏足够的重视,救治经验与水平参差不齐且一人身兼多职,就难以保证颌面创伤院前急救的最佳效果。除此之外,鉴于创伤发生突然的特点,至少 90%的伤员只能选择就近首诊救治。加之我国健全的专科医师培训和准入制度刚起步,地区间的发展仍存在不平衡,90%以上的专科医师都集中在各大城市的专科医院。两个“90%”之间的距离使许多伤员在首诊过程中只能得到简单不够理想的救治或处理,使陈旧性外伤与骨折后畸形的发生率达到 30%左右。关于创伤的院前急救如何管理、如何设计及如何配置急救人员和急救器材等问题,亟待进一步探索和完善。

其次,创伤急救是否成功和创伤救治的最终结局除了与创伤的严重程度、救治时间的早晚有关外,也与医师所掌握的创伤急救技术密切相关。院内急救是创伤救治非常重要的环节,因为院内急救是急救的黄金时间,处理是否及时、有效,在很大程度上决定患者的预后。但是,目前我国大多数医院创伤急救依旧是“分诊+会诊”的急救模式,也就是说,院内救治往往只是定位为分诊和转送患者,只完成一些简单的救治工作,如建立静脉通道、吸氧、创伤患者的简单包扎止血等,缺乏创伤的协同性与针对性救治。

创伤救治是跨学科的综合性救治,颌面部创伤特别是复杂创伤的急救处理与后续治疗需要全面考虑,甚至是序列治疗。目前,即使在大中城市的综合医院,颌面创伤伤员的首诊处理也多由口腔科医师或一般外科医师承担,缺乏颌面创伤综合治疗意识,大多只局限在针对性简单处理的层面,从严格意义上讲,往往缺乏系统的专业培训和口腔颌面创伤救治经验,与颌面外科专科医师在创伤救治方面存在很大差距,不能完善地处理各种复杂的颌面创伤。除此之外,我们的大学教育始终极端强调“先救命、后治伤;先全身、后局部”的医疗理念,这一救治原则无论在过去还是现在都是毋容置疑的,但具体到患者个体,能否对局部伤情进行适时而恰当的处理,则与医院总体急救和多学科协作救治水平密切相关。特别是对合并颌面部创伤的伤员,如果救治过程中全局观念淡漠,缺乏多学科协作的整体救治理念,过于强调专科治疗,往往是待无生命危险、全身危重创伤得到妥善治疗后再处理颌面创伤,则会延误颌面部伤情治疗的最佳时机,影响最终治疗结果,导致大量的陈旧性颌面创伤和畸形发生。与新鲜外伤相比,陈旧性外伤(包括骨折错位愈合、骨不连、感染、功能障碍和面部畸形等)不仅增加了专科处理难度,影响了治疗效果,造成了大量的残疾;而且由于手术次数增加,所采用的治疗技术复杂,疗程延长,显著增加了医疗消耗,进一步浪费了国家和患者本人有限的医疗资源。

就口腔颌面创伤救治而言,究竟是把创伤分到各专科救治,还是由专业化的创伤急救医师救治,目前尚无定论。但不管采取何种模式救治,都必须达到两个目的,其一是挽救患者的生命,其二是最大限度地恢复患者的生理功能。总体来说,我国颌面创伤急救处理在院前救助、院内急救、多科协作和首诊专科处理的整体水平方面需要进一步提高,但我国专科治疗水平与国外发达国家相比并无明显差异,特别是在陈旧性骨折和创伤后畸形的整复方面居领先水平。

随着国民经济持续、快速、健康的发展,必将为我国各项事业的发展带来新的挑战和机遇,创伤患者在急诊抢救患者中所占比例越来越大,同时意味着各种创伤和危急重症患者的增多,传统院内救治内容远远不能满足现代急救任务的需要,如何对创伤伤员实施及时有效地综合性救治是亟需加强的一个环节。总而言之,为了全面提高我国颌面创伤整体救治水平,口腔颌面创伤医学工作者任重而道远。如何建立规范的创伤救治体系,提高整体救治水平,除充分借鉴发达国家的建设经验外,还需加大教育投入,建立专科医师急救培训制度,改善急救装备,完善创伤救治体系,特别是加强院内急救的多学科协作,这是未来的发展方向。

第二节　口腔颌面部创伤救治规范

一般疾病的工作程序是“诊断-治疗”,而创伤救治成功与否的关键是时间,必须树立抢救生命高于一切的理念,其工作流程则应该是“抢救—诊断—治疗”,抢救和诊断必须同步进行,详细的诊断和确定性治疗必须在抢救工作有成效后方能进行。急诊救治是否得当,有赖于对伤情的准确判断和接诊医师检查方法的正确掌握,最大限度地发挥出“急”和“救”的功能,才能使创伤患者得到及时有效的救治。对于颌面部创伤的伤员,在最短时间内对伤情做出全面、详细而准确的判断预评估,才能使伤员得到及时、正确的治疗。

一、伤员接诊

对于创伤伤员,诊断始于接诊,同时,诊断应与急救同时进行。由于致伤原因不同,伤员的创伤类型不同,伤情各异。在接诊颌面部创伤伤员时,必须保持清醒的头脑,当务之急不是询问病史、了解伤因,而首先应将注意力集中在可造成伤员死亡的危险上,尽早发现威胁生命的体征并及时正确救治,如有无呼吸道梗阻、口唇是否苍白或发绀、颈静脉有无怒张、胸部运动是否对称、动脉搏动有无异常、伤员意识情况等,从而第一时间排除有无危及伤员生命的合并损伤和不利因素,掌握第一手资料并及时进行相应处理。

（一）呼吸

窒息是口腔颌面部创伤最常见死因，因此，判断呼吸是否正常是接诊工作最为重要的第一步。无论是单纯口腔颌面部创伤还是复合性创伤伤员，首先应该检查伤员呼吸道是否通畅及呼吸动度是否正常，结合呼吸深浅及困难程度来判断有无呼吸道梗阻并采取相应措施。如立即清除口鼻和咽喉部的血块、分泌物、呕吐物，有舌后坠者，迅即将舌牵出或采用口咽通气导管以保证通气道畅通；必要时行环甲膜穿刺或气管切开术，有条件可行气管内插管并给予人工辅助呼吸。当采用上述措施仍不能保持呼吸道通畅时，往往说明气管内有堵塞，此类患者常有明显呼吸困难和缺氧，应及时从气管导管中将堵塞物抽吸干净，并给予吸氧。当呼吸道已经通畅而伤员仍有明显缺氧时，应检查伤员是否有胸部合并伤和中枢性呼吸衰竭，应给予相应的急救措施。中枢性呼吸衰竭的伤员应立即给予人工控制呼吸或机械辅助呼吸。

（二）脉搏与血压

脉搏可以最快而且最直接反映心率和循环血量的变化，是危重伤员生命衰竭的最早体征，而血压的变化是有效循环血量和心脏泵血功能共同变化的结果，应立即观察并连续追踪观察和记录。根据其变化有助于判断失血量和有无胸腹脏器合并损伤，以便及时建立液体通道进行纠正。如脉搏细弱、血压（收缩压）在12kPa（90mmHg）以下，即表明可能合并休克的存在，有条件应立即先从静脉补充代血浆（6%羟乙基淀粉）或平衡盐液（乳酸钠林格液）。但对怀疑有颅内压增高者应注意不要在短时间内输入大量晶体液，以免加重脑水肿。对有胸腹腔脏器损伤而致休克的伤员应尽快请相关科室会诊并争取尽早转送至专科治疗。

（三）瞳孔

瞳孔变化是反映颅脑中枢系统损伤和患者状态的重要体征，也是排除是否合并颅脑损伤的客观指标，及时观察瞳孔改变与对光反射具有重要的临床价值，在意识丧失的患者中，瞳孔直接和间接对光反射的变化可帮助判断大脑状况和预后。急救时应及时观察双侧瞳孔的变化，包括瞳孔大小、两侧是否对称和对光反射是否灵敏，并随时记录。伤后立即出现的瞳孔双侧散大或缩小，或大小多变，形状不整，常是脑干损害的表现，多伴有意识严重障碍；伤后逐渐出现一侧瞳孔散大、光反应迟钝或消失，则可能伴有颅内血肿或是小脑幕切迹疝的典型表现（瞳孔散大前可有短时间缩小）。一侧瞳孔散大、对光反应消失，但没有意识障碍，常是虹膜及动眼神经损害的表现，多为眶上裂骨折造成。

（四）意识状态

意识状态是人对周围环境认知能力的一种反映。闭合性颅脑损伤后脑功能损害所致的意识改变是临床医师判断病情最可靠的指标。特别是在颅脑损伤的早期，可以通过意识变化的观察及早发现伤情的改变。根据伤者的意识状态，可以对伤情有初步的判断，并可以根据伤者的意识状态及其伤后的变化，决定检查和治疗的先后顺序，如昏迷进行性加重或清醒后再度昏迷，表示有颅内持续性出血，须立即手术治疗。

（五）运动能力

对神志清醒者，应分别检查肢体的肌力与肌张力，判断是否合并颅脑或脊髓损伤。对昏迷不能配合检查者，可给予疼痛刺激，观察肢体运动情况。伤后即出现的单侧或单个肢体肌力下降，是功能区原发性脑损伤所致；随意识障碍的恶化，逐渐出现的单侧运动肢体障碍，并伴有对侧瞳孔散大、光反应迟钝或消失，则是小脑天幕疝的典型表现；昏迷伤员如伴有屈曲反应（肩内收、曲肘、前臂旋前、下肢伸直或屈曲），是去皮层表现；如有异常过伸反应（去脑强直),则是中脑和脑桥损害的表现。伤后出现的四肢瘫或截瘫,是脊髓损伤的表现;单个肢体运动障碍,还应除外该肢体的骨折或神经损伤。

(六) 皮肤颜色与温度

休克、缺氧可使皮肤表现为苍白、发绀等不同颜色,皮肤颜色有助于判断伤员状况。而体温主要靠皮肤调节,皮肤血管收缩,表现为皮肤湿冷,常为休克的最早期体征。

二、伤史采集

临床诊断的过程是调查、分析、认识和判断的过程。伤史采集旨在掌握第一手资料,为诊断提供必要的依据,同时也是重要的医学资料与法律依据。应在不影响抢救伤员的前提下,在尽可能短的时间内,简明扼要地采集伤员伤史,包括致伤时间、致伤原因、致伤方式、院前情况、症状体征演变情况及既往病史等。

(一) 致伤时间

创伤发生后的不同时间,其病理生理变化不同,临床表现也不尽相同。根据受伤时间掌握院前时间,因为院前时间是决定危重伤员生死存亡的极其重要因素之一,院前时间的长短对于某些创伤的预后起着决定性的作用。有助于判断创伤程度和做出正确的诊断。

(二) 致伤原因

不同致伤原因所造成的创伤类型、程度和范围有其相应的特点,了解致伤原因有助于伤情的推断。如是交通事故伤、坠落伤、打击伤、跌伤、刺割伤,还是运动伤、火器伤等。

(三) 致伤方式

致伤物的方向、致伤部位、致伤强度等有助于判断颌面部乃至全身伤情。如是颌面部直接遭受打击,还是暴力先作用于身体其他部位后颌面部间接致伤,伤后有无被抛掷,有无多部位致伤,或重复致伤;颌面部直接着力点是颏部、侧方还是面中部,甚至包括是处于运动中还是处于相对静止状态。交通事故伤应该了解机动车的类型、事故原因、防护措施配置、致伤时车速等。

(四) 院前情况

伤员在抵达医院前,往往已进行了相应的急救处理,有些处理可以掩盖伤情,故应尽可能详尽地掌握院前的救治经过。受伤当时有无意识障碍及其程度和持续时间,有无抽搐;意识障碍是逐渐好转还是恶化,有无再昏迷;有无头痛、呕吐及其程度;肢体活动情况。伤后进行过何种检查,结果如何?用过何种药物,特别是脱水剂、镇静剂的应用情况。还应注意有无身体其他部位伤的表现及检查处理情况。

(五) 症状和体征

主要是指创伤后主要症状和体征的出现和变化,在很多情况下,可作为诊断创伤的线索,因此在病史采集中要仔细询问。如意识障碍是颅脑损伤的主要症状,意识障碍程度及持续的时间代表颅脑伤的严重程度,同时意识障碍演变也可反映颅内损伤的类型。伤后立即出现的昏迷(原发昏迷)是由原发伤引起,昏迷逐渐由深变浅表明预后较好。反之如果昏迷由浅渐深(进行性昏迷),或原本清醒伤后6~12小时方出现昏迷(迟发性昏迷),或者伤员昏迷清醒后不久再次进入昏迷(二次昏迷),则可能是颅内发生了继发性损伤——脑水肿或颅内血肿。

（六）既往病史

急救期间不可能采集详细的既往病史，但对有些影响创伤急救的疾病必须尽可能地有所了解。如有无癫痫或精神病史，有无心、肺、肾等主要脏器的慢性疾患史，有无高血压、糖尿病史，有无血液系统疾患史，是否服用特殊药物（如抗凝药物、激素等）。

三、伤情评估

救治能否成功，时间是重要因素，有研究认为：威胁生命的创伤，伤后最初的 60min 是决定伤员生死存亡的关键时间（黄金时间）。由于伤员急救或运送已占用了部分宝贵时间，待伤员生命体征基本平稳，确保伤员无生命危险的前提下，应尽可能全面、快速地根据伤情进行必要的检查及相应的理化检查，对伤情做出全面估计，切不可为了不必要的特殊检查过多地耗费宝贵的时间。由于伤员往往既有局部伤，又有全身合并伤，因此，伤情判断必须具备全局意识，不应满足于专科伤情或表面的阳性发现，而忽略了隐蔽的严重伤情。

（一）呼吸功能的评估

正常呼吸功能的维持应具备三个条件：呼吸道通畅、呼吸运动有效和正常的气体交换。呼吸功能评估也应从这三个方面着手，分秒必争，迅速、及时做出正确判断，并采取相应处理措施。

1. 呼吸道是否通畅　口腔颌面部系呼吸道的始端，口腔颌面部创伤往往由于异物堵塞、组织移位或组织肿胀压迫、合并颅脑损伤所致昏迷引起误吸等原因导致呼吸道梗阻或气体交换障碍，严重时可因窒息而危及生命。作为保证呼吸时气体进出的通道，口、鼻、喉、气管必须保持通畅。当上呼吸道堵塞时，由于呼吸肌和辅助呼吸肌均极度用力，表现为吸气困难，可见胸骨上窝、锁骨上窝及肋间隙下陷，呈“三凹现象”。首先应检查口腔内是否有异物（义齿、血凝块、碎裂组织块、呕吐物等），是否存在颌骨骨折移位所致的气道堵塞，有无组织肿胀或血肿压迫气道等。对于重度创伤伤员，应注意伤员的意识状态，是否存在昏迷引起的误吸。

2. 呼吸运动是否有效　由于呼吸道梗阻，没有足够的空气进入肺部进行气体交换，伤员可因缺氧表现为口唇黏膜及四肢末梢发绀，躁动呈“濒死样”挣扎，血氧分压（PaO_2）下降，二氧化碳分压（$PaCO_2$）早期可能因过度换气而下降，但最终会因通气不足而增高。若合并胸腹部损伤，可因剧烈疼痛影响呼吸动度，特别是闭合性肋骨骨折所致张力性血和/或气胸，则使患侧呼吸动度及呼吸音微弱，气管、纵隔移向健侧。除此之外，颈髓损伤可导致肋间肌麻痹，表现为胸式呼吸运动丧失，没有足够的气体进出肺部，特别是上颈髓 G_3 椎体水平（C_4 以上）损伤，膈肌与肋间肌同时麻痹，腹式呼吸同时削弱和丧失，则使肺通气进一步恶化，呼吸浅促，除非有人工呼吸维持，否则数分钟后即可死亡。

对于合并胸腹部创伤应请专科医师会诊并进行紧急处理，如使用厚棉垫包扎封闭胸腔；张力性血气胸应立即行闭式引流，恢复胸膜腔的压力梯度等。若通气量达不到生理需求时，则应当机立断行气管插管或气管切开，采用呼吸机辅助呼吸。

3. 气体交换是否足够　进入肺内气体交换取决于气体本身的弥散能力、肺泡的表面积及肺毛细血管与肺泡间的分压差。当气道通畅，呼吸运动有效后，血氧分压（PaO_2）仍低于 8kPa 时，则应考虑为气体交换不足。对于合并颅脑损伤特别是存在意识障碍或昏迷的伤员，可能系误吸导致支气管栓塞或局部肺不张，使肺部气体弥散面积、弥散压差变小，而出现气体交换障碍。

此类患者应紧急行气管内插管或气管切开术，反复、充分吸出误吸至肺部的血液、分泌物或呕吐物，必要时采用辅助呼吸。

（二）循环功能的评估

循环功能取决于管道（血管）的完整性、循环血量是否足够与心脏的输出能力。严重创伤失血可导致心排出量及有效循环血量不足，微循环灌注下降，各重要生命器官因缺血、缺氧及代谢紊乱，而引发一系列病理生理变化。尽管临床上因口腔颌面部创伤所致的大血管破裂失血比较少见，但应注意排除复合性损伤，如骨盆骨折或胸、腹部脏器伤导致的大量失血，避免只注重颌面部创伤救治而贻误抢救时机。

1. 循环血量是否充足　血压监测是临床上观察循环血量的常用方法。一般将 12/8kPa（90/60mmHg）的血压定为休克临界点，事实上对于老年人或高血压者而言休克的临界点要高出 1.33~2.66kPa（10~20mmHg）。脉率对休克的反应似乎比血压更为敏感。临床常见血压下降前脉率往往已代偿性地加快，以保持心输出量。因此有人将血压、脉率结合起来评估，更有意义。最常采用的是休克指数和血压脉率差。

（1）休克指数=脉率（次/min）/收缩压（mmHg）

正常值为 0.5（0.54±0.021）（1mmHg=133.322Pa）

>0.5~<1	失血<20%	（轻度休克）
≈1	失血<30%	（中度休克）
>l	失血>30%	（重度休克）

（2）血压脉率差=收缩压（mmHg）-脉率（次/min）

正常值为 40~50（1mmHg=133.322Pa）

低于此值有休克倾向。

0 为临界点，负值越大休克越重。

创伤所致失血性休克的早期，血容量的丢失只要不超过 20%，血压仍保持在正常范围，而表现为脉搏增快，除此之外，由于血液灌注量减少，伤员往往表现为口渴、面色苍白、四肢湿冷甚至静脉萎缩。当失血量达 20%~40%时，机体为保证心、脑等重要脏器的供血而减少其他脏器的血供，最具代表性的是肾血流量下降后尿量也随之减少，因此尿量的测定是监测休克的重要指标，成人每小时每千克体重尿量不应少于 1mL，而容量补足之后，尿量即应恢复正常，否则有急性肾衰之可能。当失血量超过 40%时，进入重度休克，机体的代偿功能失效，患者则表现为烦躁不安、神志恍惚直至昏迷。

血容量的丧失除开放伤的显性出血外，闭合伤的内出血亦同样严重，腹部实质性脏器的破裂和多发性骨折都可造成低血容量性休克。低血容量性休克时输液量必须 2 倍，甚至 3 倍、4 倍于失血量，方能扭转休克，因晶体液存留在血管内的时间短，故主张输液量的 1/3 应为胶体液。

2. 心泵功能是否衰竭　创伤本身以及创伤后任何加重心脏负荷和降低心肌收缩力的因素都可能导致心功能不全的发生。严重创伤后常出现心肌收缩力下降、心肌舒张功能障碍和心输出量降低。创伤后心功能不全在早期症状较轻，很容易被创伤本身的症状所掩盖，不易被注意和发现。创伤后心功能不全早期的临床表现与临床其他非创伤患者心功能不全

表现相似，为烦躁不安、端坐呼吸、心率增快、心律失常、舒张期奔马律、肺动脉瓣区第二音增强、颈静脉怒张、急性肺水肿、周围性水肿及心室肥大等。

部分伤员心脏停搏，当务之急应立即采取胸外按摩、人工呼吸、头部冰帽降温等心、肺、脑复苏措施。

（三）全身伤情评估

急救的实施与有效性依赖于对伤情正确的评估，其直接关系伤员的生命与预后。在颌面部创伤的救治过程中，医务人员注意力往往集中在颌面部创伤情况，而容易忽视颌面部以外的损伤，顾此失彼，往往导致不可挽回的后果。因此，必须迅速果断、相对全面地进行全身伤情评估，发现威胁生命重要部位的创伤并给予及时有效的救治，如颅脑创伤伴脑疝形成、大血管损伤、开放性或张力性气胸、腹腔内活动性出血、呼吸道阻塞等。在立即检查生命体征、神志等基础上，根据受伤的部位和机制，判断可能受损的器官或系统。

1. 头部　检查神志状态，肢体的感觉、运动及反射功能，瞳孔的变化，耳、鼻、口腔是否有活动性出血或脑脊液漏，头部有无伤口及伤口的性质，眼部及其周围有无出血或眼球突出，听力和视力有无障碍。重点询问伤后是否昏迷，昏迷时间长短，伤后过程有无中间清醒期或中间好转期。有无剧烈头痛、频繁呕吐、躁动不安，这些常是颅内血肿早期诊断的重要依据。

2. 颈部　检查有无血肿、皮下气肿、气管移位、颈部气管伤，注意合并臂丛伤、脊髓伤等。特别注意有无颈椎骨折或脱位。

3. 胸部　检查呼吸频率和呼吸动度，有无呼吸困难、咳嗽、咯血、反常呼吸，胸部有无畸形或肋骨骨折，特别注意有无张力性气胸、血胸。

4. 腹部　检查腹壁软组织有无损伤和有无腹腔内脏膨出，检查腹腔内损伤以出血为主还是以腹膜刺激征为主，判断是空腔脏器损伤还是实质脏器或腹腔内血管损伤。但需注意腹壁挫伤、多发性肋骨骨折、胸腰椎骨折、骨盆骨折腹膜后血肿时可出现腹膜刺激征。

5. 脊柱　检查脊柱有无骨折和是否伴有脊髓损伤，注意检查四肢、躯干及会阴区的感觉、运动和反射，应注意脊柱、脊髓损伤者的搬运，以免使脊髓损伤加重。

6. 骨盆　检查骨盆损伤时应特别注意盆腔脏器的损伤，内出血明显甚至休克者要考虑到腹膜后血肿的可能，对不稳定性骨盆骨折的患者应尽量减少搬动。

7. 四肢　检查四肢有无畸形、异常活动、功能丧失，检查局部有无血肿、疼痛及局部张力情况，及时发现有无骨折、血管、神经损伤等。

8. 伤口检查　检查伤口的大小、形状、深度、污染情况、出血性状、外露组织、异物存留等。

（四）专科伤情评估

专科伤情评估应根据致伤原因、致伤部位、损伤类型、临床表现等综合进行判断。

1. 是否存在导致窒息的因素　应注意有无导致窒息的因素存在，尽管伤员无窒息体征，但对伴有口腔内损伤特别是意识不清的伤员，首先应检查是否有导致呼吸道梗阻的因素存在，如口腔内血凝块、碎裂的组织块、呕吐物等，应及时清理，防止呼吸道梗阻。此外，颌骨骨折伤员应注意检查有无骨断端移位，肿胀或血肿是否可能压迫呼吸道。

2. 出血的部位与原因　对伴有出血的伤员，应采取止血措施的同时迅速查明出血的部位，进一步明确导致出血的原因并采取相应的止血措施。对出血较多的伤员，应注意伤员的生命体征变化,包括意识、脉搏、血压等,严防失血性休克的发生。

3. 判明损伤组织类型　如系软组织损伤,应注意检查组织损伤程度、组织缺损范围,伤口是否与口腔相通或伴有颌骨损伤,伤口内有无异物,是否合并有腺体或神经损伤;颌骨损伤可以根据张口度、咬合关系、骨异常动度、区域性感觉障碍等进行判断。

4. 慎重去除异物　对颌面部刺伤特别是较大利器刺伤,不应草率去除,必须在了解异物致伤方向、刺伤深度的同时进行相应的影像学检查,明确其与周围重要解剖结构的关系。

5. 进行必要的辅助检查　一般通过临床检查可对伤情有初步判断,对一些复杂损伤伤员,可结合摄 X 线片、CT 或 MRI 检查,对怀疑血管损伤者可辅以血管造影检查。

四、急救处理

口腔颌面部创伤的急诊救治除掌握全身创伤的共性和处理原则外,由于颌面部解剖和生理特点,在急救处理上也具有其特点,救治过程中应在救治生命的同时,注意面部形貌的完整性与功能的恢复。口腔颌面部创伤伤员除了可能并发全身创伤,首诊时还可能会出现一些危及生命的并发症,主要包括窒息、出血、休克、颅脑损伤及颈椎损伤等。应在全身整体救治的情况下,及时实施抢救或请相关科室协助抢救。

(一) 窒息

窒息(asphyxia)是颌面颈部创伤后最为常见的并发症之一,也是导致伤员死亡的主要原因。窒息发生的原因是多方面的,对于口腔颌面部创伤的伤员,首先应结合颌面部解剖生理特点进行积极的判断,如创伤部位与呼吸道的关系、骨折的部位与骨断端移位的方向、组织肿胀程度与血肿的部位等,积极预防呼吸道梗阻的发生。当发现伤员有呼吸困难时,应迅速查明原因,有针对性地采取果断的急救措施,解除窒息,防止并发症的发生,否则将会危及伤员生命。

1. 常见原因　口腔颌面部创伤的伤员,窒息发生的原因可分为阻塞性窒息和吸入性窒息两类。

(1) 阻塞性窒息:无论何种原因导致呼吸道堵塞都可能发生窒息,临床上常见的原因如下。

1) 异物阻塞咽喉部:创伤后口腔或鼻咽腔均可因出血形成血凝块,当血凝块堵塞呼吸道则可出现呼吸困难甚至窒息。除此之外,由于脑膜刺激或咽入胃内血容物的刺激,常出现不同程度的呕吐,呕吐物堵塞呼吸道也可导致呼吸困难或窒息。而对于严重创伤或戴用义齿的伤员,碎裂的游离组织块、义齿等异物可以堵塞咽喉部发生窒息。

2) 组织移位:由于颌骨表面有不同方向的肌肉附丽,当颌骨骨折发生时,由于肌肉牵拉或重力的因素,使得骨段发生不同方向的移位,当移位的组织压迫呼吸道,可导致呼吸道的不完全堵塞或完全性堵塞。如下颌骨颏部粉碎性骨折或双侧颏孔区发生骨折时,由于口底肌群的牵拉,下颌骨体部前部分的骨折段与舌整体向后、下移位,后坠的舌体压迫会厌而堵塞呼吸道(图 2-1)。

此外,当上颌骨发生横断型骨折时,由于翼内、外肌的牵拉和颌骨重力的原因,骨折段向下、后方移位,移位的软腭可堵塞咽腔而引起窒息(图 2-2)。

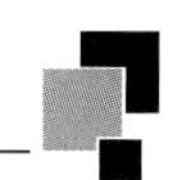

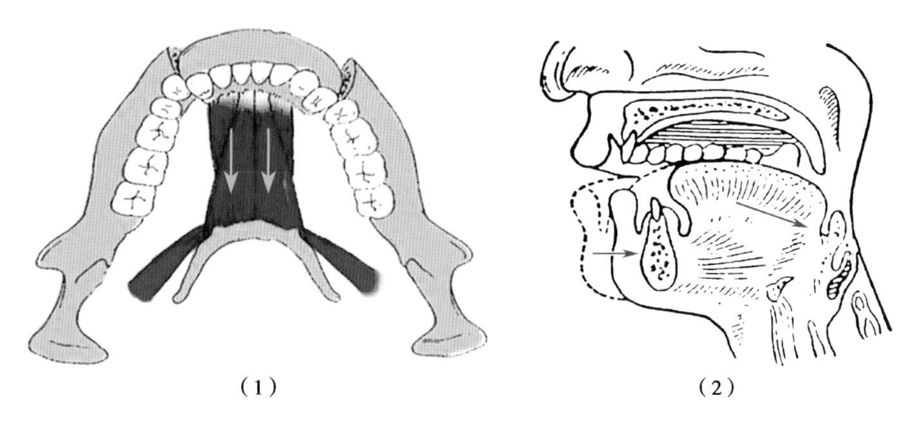

（1）　　（2）

图 2-1　下颌骨骨折时组织移位致阻塞性窒息

（1）下颌骨双侧颏孔区骨折肌肉作用；（2）下颌骨骨折舌体移位压迫呼吸道。

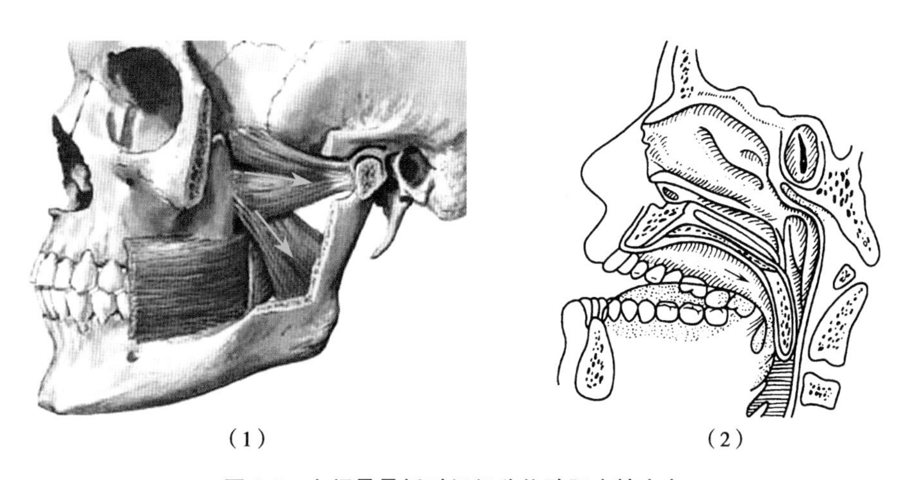

（1）　　（2）

图 2-2　上颌骨骨折时组织移位致阻塞性窒息

（1）上颌骨肌肉附丽与牵拉方向；（2）上颌骨骨折后移位致阻塞性窒息。

3）肿胀压迫：由于口腔颌面部血运丰富，组织对创伤的反应程度明显高于身体其他部位。当口底、舌根、咽侧及颈部受伤后，组织肿胀明显，当这些部位发生肿胀可不同程度地影响呼吸道通畅；当口底、咽侧或颈部血管损伤，局部出血可形成血肿，血肿范围增大到一定程度，则会使舌体移位或直接压迫呼吸道出现呼吸困难甚至窒息。对于烧伤的伤员，可合并上呼吸道损伤，出现气管黏膜水肿直接堵塞呼吸道而发生窒息。

4）神经损伤：双侧喉返神经损伤，因声门闭合障碍，也会引起窒息。

（2）吸入性窒息：多见于意识障碍或昏迷的伤员。由于口腔内损伤出血或因呕吐后呕吐物滞留于口腔内，伤员将血液、涎液或呕吐物吸入气管、支气管甚至肺泡内，导致呼吸道梗阻或肺部气体交换障碍而引起窒息。

2. 临床表现　窒息的早期症状为烦躁不安、面色苍白、出汗、口唇发绀、鼻翼扇动、吸气时间常大于呼气时间等。如病情进一步加重，吸气时可出现锁骨上窝、胸骨上窝和肋间隙的“三凹”体征。严重时伤员口唇发绀，脉搏快而细弱，呼吸浅而快，甚至出现濒死样挣扎。如未得到有效处理，即可出现血压下降，意识淡漠，瞳孔散大而死亡。

3. 急救处理　防治窒息的关键在于早发现,及时处理。特别在有可能发生呼吸困难时,应及时处理,把抢救工作做在窒息发生之前。这就要求及早识别出窒息的症状,已出现呼吸困难者,要争分夺秒进行抢救。

(1) 阻塞性窒息的处理:应根据阻塞的原因采取相应的措施进行抢救。

1) 清除口腔咽喉异物:对口腔颌面部严重创伤或昏迷的伤员,应尽早清除口腔内的血块、异物。如因血块或分泌物等堵塞咽喉部的伤员,应迅速用手指掏出或用压舌板等器物去除堵塞物,解除呼吸道梗阻,以解除窒息。

2) 复位移位组织:手法是打开喉以上气道的方法之一,使头后仰的方法主要有举颏法和抬颈法,前者主要是一手放在伤员前额,向下用力,使头后仰,同时另一只手抬起颏部,使颈前部伸展,并维持轻度张口;后者则是将一手放在患者颈后并用力向上抬,另一只手放在前额向下用力,这常可使口轻度张开。临床上常用的是托下颌的方法,即用双手的第 2~5 指从耳垂前将下颌骨的升支用力向上向前托起,使下颌前移并用拇指使下唇回缩。

因舌体后坠移位压迫呼吸道的伤员,应迅速用舌钳或其他器械将舌体向前牵出,解除梗阻,为了防止舌体再度后坠,可用粗丝线或别针全层穿过舌体,将牵出的舌体临时固定在衣服或绷带上(图 2-3);如果系下颌骨骨段移位使舌体后坠压迫呼吸道,可采用手法复位,将移位的下颌骨复位后行颌间结扎临时固定,使骨段保持在相对正常位置。由于上颌骨折后出血多,特别是骨块向后、下移位压迫咽腔,则应尽快手法进行上颌骨复位,不但能达到止血的目的,同时还可以有效解除呼吸道梗阻。为了维持上颌骨的位置,可就地取材,用筷子、铅笔、压舌板等边缘圆钝的物品横置于双侧上颌前磨牙位置,用绷带栓持后将上颌骨骨折块向上悬吊固定(图 2-4)。有条件时,也可用手法将上颌骨骨折块向上托住,迅速用便携式电钻在梨状孔和颧牙槽嵴处骨折线的两侧钻孔,拧入钛钉颌间结扎,用金属丝做钉间结扎,以防止上颌骨再度移位。

3) 及时建立呼吸通道:对于组织肿胀或因血肿压迫所致的呼吸道梗阻,可使用较粗胶

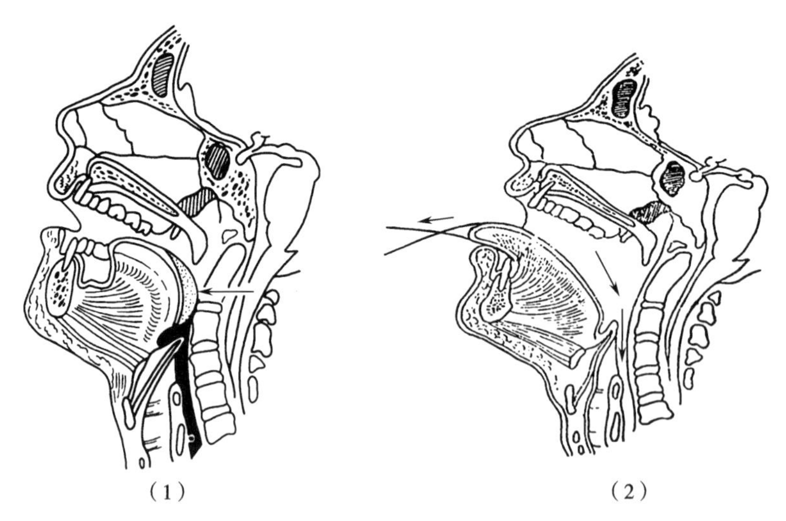

图 2-3　舌体后坠移位引起窒息的解除方法
(1)舌后坠压迫呼吸道;(2)将舌体向前牵出。

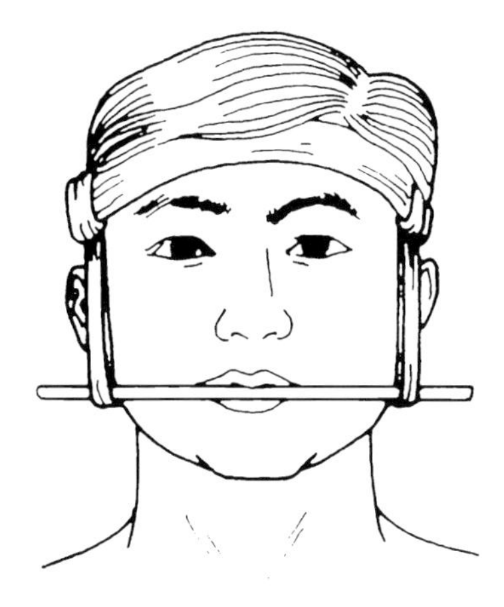

图 2-4　上颌骨复位后悬吊

管从鼻腔或口腔插入，有条件的情况下，可采用口咽导管或鼻咽导管，插入导管通过压迫部位便可迅速缓解梗阻。

A. 鼻咽导管：为柔软的橡胶或塑料制品，通常用柔软的较细的气管导管代替。使用前在导管表面涂润滑剂，从鼻腔插入，通过鼻咽腔后面的转角，再向内推进直至气流最通畅处用胶布固定。注意防止误入食管或引起喉痉挛。

B. 口咽导管：主要由橡胶、塑料或金属制成，产品有多种规格，急救时至少有成人、儿童及婴儿三种规格（图 2-5）。插入时可用双指交叉法、齿后插指法或舌-下颌上提法使患者口腔张开，然后置管于舌上，管的凸面朝下插入，插入导管全长的一半时将导管旋转 180°，继续向内插入直至通气良好为止。也可用压舌板压下舌根，明视下置入导管。插入时注意避免损伤牙齿或操作不当加重呼吸道梗阻。

C. S 形导管：S 形口咽通气管是一种口对口通气导管，导管两端有两个相反的开口，其内可设计单向活瓣，按放置口咽管的方法将 S 形导管的一端插入咽腔，畅通气道，急救者向导管的另一端吹气进行人工呼吸。为防止漏气可用两拇指或鱼际凸起部夹住患者鼻孔，拇指尖和示指把 S 形管凸起缘压到患者口上，两手的第 3～5 指放于下颌骨升支，托起下颌；或者一手捏住鼻孔，头后仰，另一只手捏闭口唇。

如情况紧急，又无适当导管时，可用 1 或 2 根粗针头做环甲膜穿刺（图 2-6）或直接行环甲膜切开（见第四节），待呼吸道梗阻缓解后再行常规气管切开术（见第四节）。由于环甲膜穿刺或切开不能保证足够的通气量，若条件具备，采用紧急气管切开或气管内插管可迅速、有效地达到缓解呼吸道梗阻的目的。

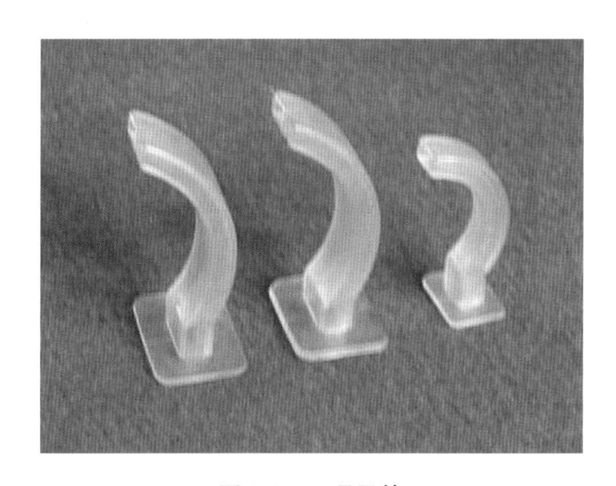

图 2-5　口咽导管

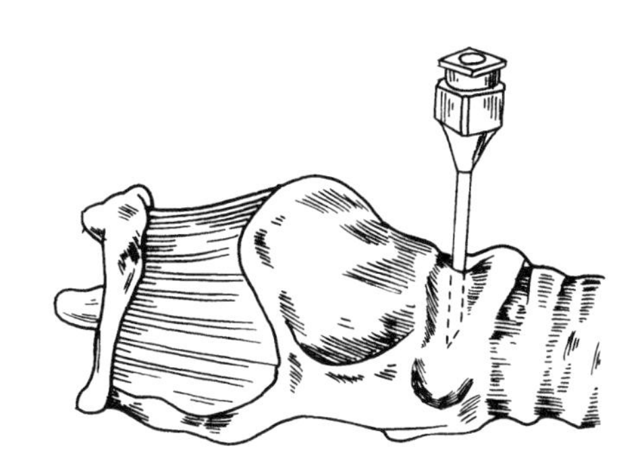

图 2-6　环甲膜穿刺

4）保持正确体位：采取上述措施后，应吸除口腔内的血液、唾液，防止误吸，同时改变体位，采取侧卧俯、卧位。

（2）吸入性窒息的处理：由于吸入性窒息位置较深，必须将吸入支气管或肺部的异物或液体吸除方可缓解，因此，对于吸入性窒息，应迅速行气管切开术或气管内插管，反复、彻底吸除误吸的异物，解除窒息。此类伤员应注意肺部感染和并发症的发生。窒息解除后，根据伤员的意识恢复情况，可给予脑保护措施，如给氧、脱水等。

（二）出血

颌面部血运丰富，伤后出血（bleeding）较多，尤其在较大血管损伤时，出血常十分明显，止血措施不利或延误可导致失血性休克而危及生命，因此，创伤性出血的处理是急救的主要内容之一。在接诊颌面部创伤性出血伤员时，首先应尽力判断出血的部位和性质，再进行果断地处理。如动脉出血呈鲜红色，速度快，呈与心跳一致的间歇性喷射；静脉出血呈暗红色，速度较慢，呈持续涌出状；毛细血管出血也多呈鲜红色，由伤口缓缓渗出。如为深部出血并且引流不畅时，常在出血部位形成血肿。如出血量多，时间长，又未得到有效处理，血压会出现降低，甚至出现失血性休克。

常用的止血方法包括压迫止血、钳夹止血、结扎止血和药物止血。

1. 压迫止血　是一种紧急情况下不确切的临时止血方法，如指压止血、包扎止血、填塞止血。

（1）指压止血法：是用手指压迫出血部位供应动脉的近心端，适用于出血较多的紧急情况，作为暂时性止血措施，然后再改用其他确定性方法进一步止血。可根据血管的解剖部位，将出血部位动脉的近心端，用手指压迫在附近的骨骼上。压迫知名动脉的方法是：用手指压迫耳屏前上部可以止住由颞浅动脉所供应的颧、颞部创口的出血（图 2-7）；在下颌骨下缘，压迫嚼肌前缘部位的软组织至下颌骨骨面，可使颌外动脉供应区的创口止血（图 2-8）；在严重颌面部外伤出血时，可用手指将颈总动脉压迫至第六颈椎的横突而达到止血的目的，但此举有时可引起心动过缓、心律失常，所以非紧急情况下不宜采用（图 2-9）。

（2）包扎止血：适用于头皮、颜面等处的毛细血管和小动、静脉出血。需先将移位的组织大致复位，在创伤部位盖上较多洁净敷料，用绷带加压包扎（图 2-10）。包扎的压力要适当，以能止血为度，勿使骨折移位加重或影响呼吸道通畅。

（3）填塞止血：对于开放性及洞穿性创口用纱布块填塞在伤口内，外面再用绷带包扎。

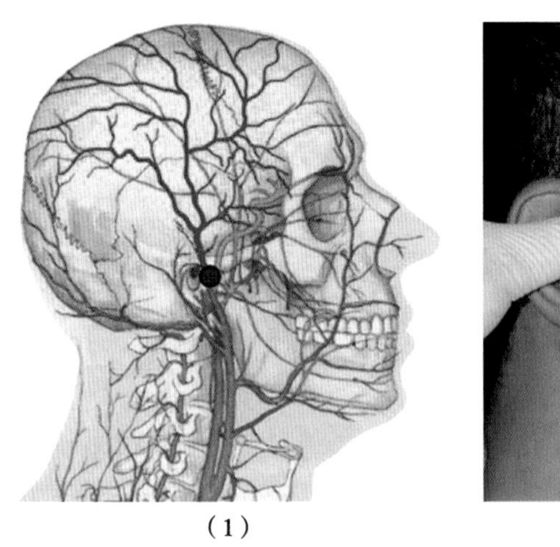

（1）

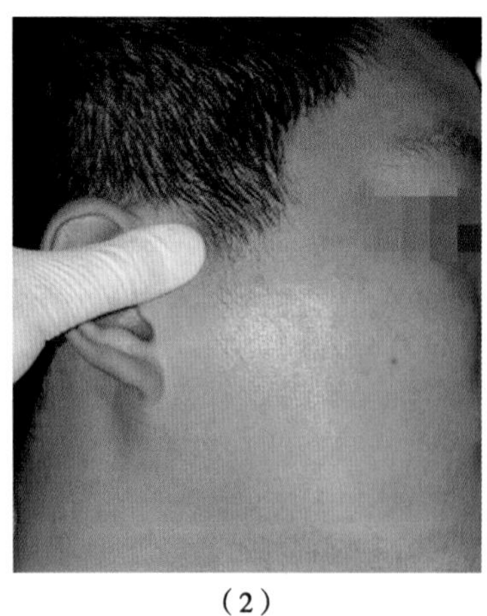

（2）

图 2-7　颞浅动脉压迫止血

（1）颞浅动脉血供范围；（2）压迫方法。

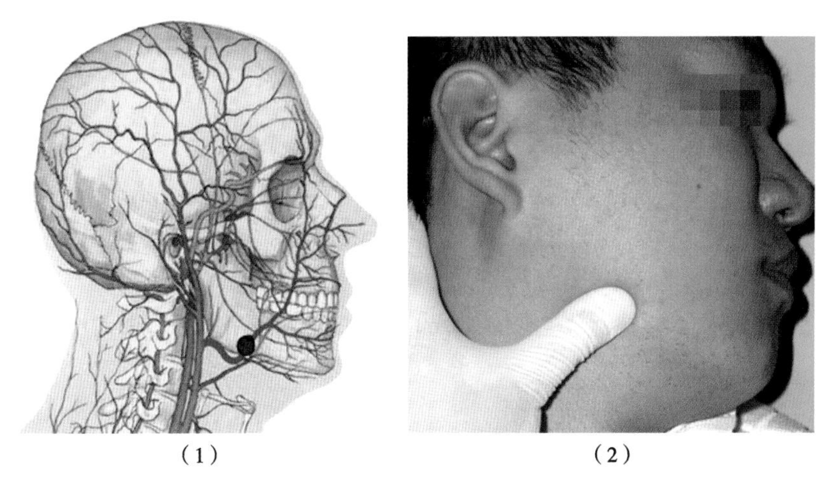

（1）　　　　　　　　（2）

图 2-8　颌外动脉压迫止血

（1）颌外动脉血供范围；（2）压迫方法。

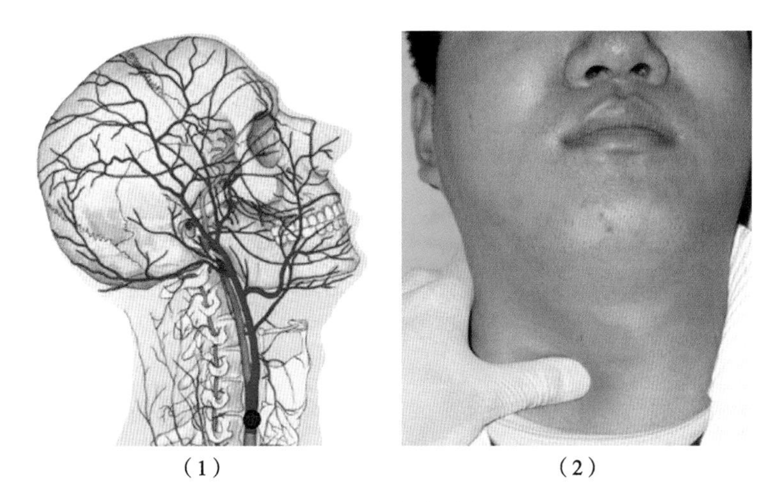

（1）　　　　　　　　（2）

图 2-9　颈总动脉压迫止血

（1）颈总动脉供血范围；（2）压迫方法。

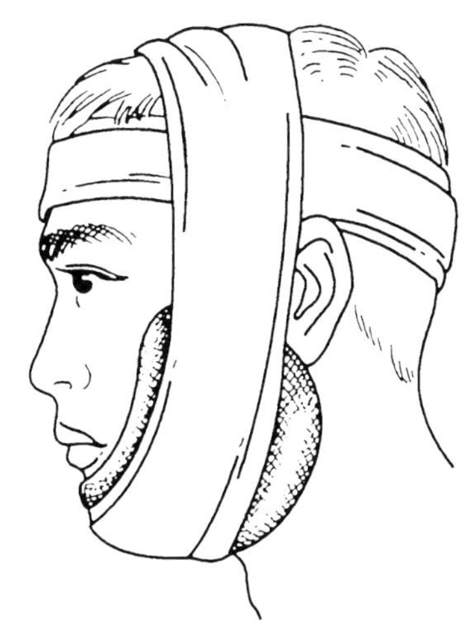

图 2-10　包扎止血

上颌骨洞穿性创口内,除直接在骨缺损的腔洞内填入纱布块外,还应当利用颅颌绷带固定,以获得加压止血的目的。在颈部及口底创口内,如已填塞止血,应注意保持呼吸道通畅,不要压迫气管,防止窒息。对于上颌骨严重损伤所致的大出血,首先应在建立呼吸通道(紧急气管插管或口咽导管)的前提下,再行填塞止血。鼻道出血的伤员,在明确无脑脊液鼻漏时,可用凡士林纱布条填塞鼻道,如效果不佳,还应加用后鼻孔填塞止血。

2. 钳夹止血　是一种可靠的止血方法。对于开放性损伤,直接在伤口内用血管钳夹住出血的血管断端,连同血管钳一起包扎在伤口内(图 2-11),迅速后送。注意不可盲目钳夹,应做到准确,以免伤及邻近神经或重要血管干。

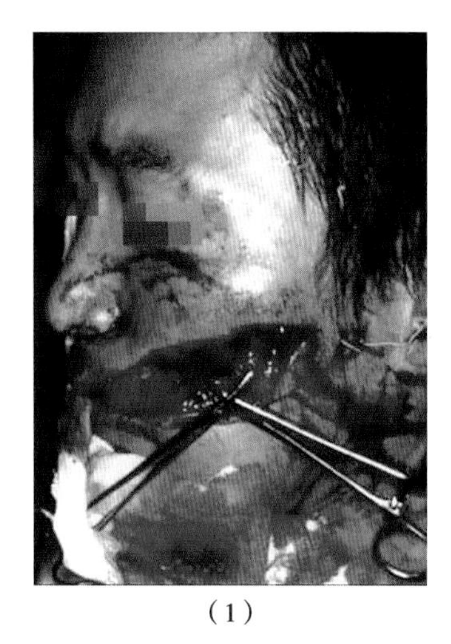
(1)

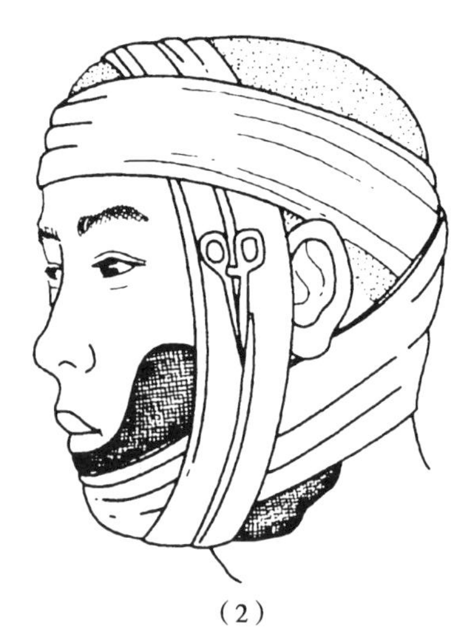
(2)

图 2-11　钳夹止血
(1)钳夹止血;(2)钳夹后包扎。

3. 结扎止血　是比较常用而可靠的止血方法,如条件许可,对于伤口内活跃出血的血管断端都应以血管钳夹住做结扎或缝扎止血。对于无修复血管条件而需长途后送者,也可做初步清创,结扎血管断端,缝合皮肤,这样既可防止出血又能降低感染风险。而对于颌面部较严重的出血,其他方法不能妥善止血时,可采用颈外动脉结扎术(见第四节)。

4. 药物止血　适用于组织渗血。出血伤口局部常用外用止血药物、止血纱布、止血海绵等,使用时应注意使药物与出血创面直接接触,然后外加干纱布加压包扎。全身作用的化学止血药均可作为辅助用药,以加速血液的凝固。

(三) 休克

休克(shock)是指机体遭受严重创伤后发生的缺血、缺氧和细胞代谢障碍引起的全身性病理综合征。是伤员死亡的主要原因。口腔颌面部伤员发生的休克主要为出血性休克和创伤性休克,是临床最常见的类型,多是由于严重创伤直接导致有效循环血量急剧减少而致。单纯颌面创伤发生休克的概率不大,而是常因伴发其他部位严重损伤引起,常见于创伤造成的肝或脾等内脏器官破裂、大血管损伤、骨盆骨折等。防治休克是抢救各种创伤的首要措施,唯有抢救休克成功,才能进行其他治疗,因此,必须掌握休克的诊断与救治。在接诊伤员时,首先应该掌握以下几点。

1. 是否有多发伤、挤压伤、内脏或颅脑损伤、多发性骨折等,以便正确判断创伤的严重程度。

2. 有无胸腹合并伤、血压变化情况及伤员体征，以便正确判断创伤性休克的性质。

3. 了解受伤和休克时间长短以及入院前的治疗情况（补液量多少以及是否出现心、肺、肾等器官功能障碍），以正确判断休克的严重程度和预后。

其次，休克的临床表现是判断伤情变化的主要指征，对于严重创伤伤员，应密切观察，及时发现，从而挽救伤员的生命。观察的内容如下。

1. 意识和表情　休克早期，脑组织的血液灌流未明显减少，缺氧较轻，神经细胞的反应为兴奋，患者表现为烦躁不安、焦虑或激动。当休克加重，血压进一步降至 9.3kPa 以下时，神经细胞反应性显著降低，患者表现为目光暗淡、表情淡漠、反应迟钝、意识模糊，最后发生昏迷。

2. 皮肤黏膜　应注意观察面颊、口唇和牙龈的颜色、温度和湿度。由于外周血管收缩、血流灌注不足以及交感神经兴奋，患者皮肤和黏膜出现颜色苍白、温度降低、皮下静脉充盈减少。重度休克时，皮肤黏膜表现为发绀，四肢厥冷。

3. 脉搏　创伤性休克时脉细而快，常超过 120 次/min，往往出现在血压下降之前，故可作为早期诊断休克的征象之一。休克晚期心功能障碍时，脉搏可变为慢而细。除观察脉率外，脉搏是否清楚有力也很重要。有时血压虽低，但脉搏清楚可及，说明微循环灌注尚好或休克好转。脉搏不齐通常表现有心肌损害。

4. 尿量　是反映内脏血液灌流和休克的重要指标，休克伤员应常规留置导尿管，观察每小时尿量。正常成人尿量>1ml/(kg·h)。严重创伤患者，如果尿量>0.5ml/(kg·h)，表明组织的血液灌流能够维持。若尿量<0.5ml/(kg·h)，表示血容量不足，应加快补液。若每小时尿量少于 17ml，即应警惕发生急性肾功能衰竭的危险。

5. 呼吸　休克早期，呼吸浅而快，多有代偿性过度通气。出现代偿性代谢性酸中毒时，呼吸深而快；严重的代谢性酸中毒时，呼吸深而慢；休克晚期发生心肺功能衰竭时，可出现呼吸困难或潮式呼吸。

一般休克可分为：轻度休克、中度休克及重度休克。

1. 轻度休克　伤员失血量约为全身血容量的 20%左右时，伤员的意识仍可处于清醒状态，定向能力尚好，但有时可出现激动，甚至意识可出现模糊。瞳孔大小、对光反应仍正常。脉搏较正常者快，约 100 次/min 左右，脉搏强度仍正常或稍低。平卧时仍可见颈动脉充盈。以手指压迫前额或胸骨部位的皮肤引起的苍白可在 5s 以上才能恢复。血压可保持在正常范围或稍低，脉压可较正常值(30~40mmHg)稍低、尿量减少。

2. 中度休克　伤员失血量约为全血量的 35%左右。伤员常烦躁不安，诉口渴，呼吸急促，有时说话较含糊，回答问题反应慢。瞳孔大小及对光反应仍正常，脉搏已明显增快，约 120 次/min 或更快，但脉搏强度较弱。颈动脉充盈不明显或仅见充盈痕迹。肢体末端厥冷。收缩压 70~90mmHg。尿量明显减少。

3. 重度休克　伤员失血量可达全身血容量的 45%以上。伤员意识常已模糊，丧失定向能力，无法正确对话，也可处于昏迷状态。瞳孔大小仍可正常，但也可扩大，对光反应迟钝。脉搏快而弱(>120 次/min)，不易数清。颈静脉不充盈，前额及胸骨皮肤压迫后始终苍白，肢端冷厥范围向近端扩大，冷汗。收缩压 70mmHg 以下或不易测得，脉压进一步缩小。尿量则更少，甚至无尿。

超过 50%的失血量可认为是极重度休克，脉搏难以触及、无尿、昏迷、重度发绀。

抗休克治疗的目的在于恢复组织灌流量。救治原则为尽早消除引起休克的原因，恢复

有效循环血容量,合理应用药物治疗,以改善组织灌注,保持呼吸道通畅,保证氧的有效吸入,防止感染,对创伤进行适当处理。

休克伤员都应先行抗休克治疗,待全身情况好转、血压上升到 80mmHg 以上时,再选择时机进行一般手术处理。如有出血未止、窒息等危及生命的情况,则应立即进行急救手术。手术中还应尽量避免因手术操作或麻醉不当而加重休克。

急救时首先迅速建立输液通路。表浅静脉充盈时选用粗大针头做静脉穿刺输液,表浅静脉萎缩时应选用静脉切开,也可做锁骨下或颈静脉穿刺插管,以便大量输液的同时测量中心静脉压。对出血较多,严重休克的伤员可同时建立 2~4 条输液通路。

在抢救中应以最快的速度输入救治现场任何能够得到的液体,如等渗盐水、平衡盐液和葡萄糖盐水。在 45~60 分钟内输入 2 000ml。一般规律是先输液体后输血,在输液时积极准备同型血备用。必要时输液之后输入血浆或血浆代用品,以加快恢复组织细胞灌注,改善缺氧状况。大量失血的休克伤员,必须争取迅速补充全血,因血浆及其代用品不含红细胞,无携氧能力。

输液量的多少应根据需要和可能而灵活掌握。因为影响有效循环量的因素较多,其中包括机体自身的调节能力、血管容积变化和心脏排血能力的高低等。输液量原则上是"需要多少,补多少",而不是"失多少,补多少"。伤情和失血量的估计可作为参考,重要的是根据伤员对治疗的反应来判断输液量。组织灌注情况的好坏是判断治疗效果的可靠指标,以指导补液的速度、种类和数量。临床上主要观察伤员补液后的意识状态、毛细血管充盈情况、收缩压、尿量、肢体温度等全身情况的变化。

在输液过程中,应在估计失血失液量的基础上,结合休克的严重程度,根据补液后血压、脉率、尿量、红细胞压积等的变化,指导扩容治疗,不断调整和控制输血和补液的速度及用量,既维持良好的循环和组织灌流,而又不至于输液过量影响心肺功能。

此外,休克时常存在程度不同的代谢性酸中毒。目前认为,此类酸中毒的纠正主要依赖恢复良好的血液灌流,一般无须补充碱性药物。只有当血容量已充分补足,血管痉挛解除,仍出现持续的代谢性酸中毒时,可根据血气分析结果,缓慢给予碱性药物。

(四) 颅脑合并伤

口腔颌面部毗邻颅脑,当创伤发生时,常常伴发不同程度的颅脑损伤。颅脑损伤包括脑震荡、脑挫伤、硬脑膜外出血、颅骨及颅底骨折和脑脊液漏等。作为专科医师,处理这种损伤的关键在于对伤情的全面判断,而不是急于进行专科手术。

临床上合并颅脑损伤包括开放性和闭合性颅脑损伤。

1. 开放性颅脑损伤　多为重型颅脑损伤,死亡率高于其他颅脑伤。特点是骨折部位多,骨折凹陷面积大,伴有骨缺损,碎骨片嵌插于脑组织中,脑组织外溢,脑膜广泛撕裂,创口污染重,黏附大量油污、道渣、草木屑等。多数伤员伴有涉及一个以上系统的多发伤。

2. 闭合性颅脑损伤

(1) 脑震荡(brain concussion):头部伤后,脑功能发生的暂时性障碍,称为脑震荡。目前认为,脑震荡时出现的意识障碍,主要与头部受到强烈打击的瞬间,颅内压急剧增高,脑干扭曲或拉长,导致脑干内网状结构功能损害有关。主要临床表现有:①意识障碍:一般不超过 30min,呈神志恍惚或意识完全丧失;②逆行性健忘:即患者由昏迷清醒后,对受伤的具体经过,伤前不久的事物,失去记忆;③自觉症状有头痛、头晕、疲劳感、怕噪声等,儿童患者常

有恶心、呕吐及食欲减退等；④生命体征无明显改变；⑤神经系统检查无阳性体征，腰穿脑脊液基本正常；⑥CT 检查脑部无异常。

（2）颅骨骨折（skull fracture）：口腔颌面部创伤伤员中颅骨骨折比较常见，骨折形式多样，有线状、凹陷粉碎性骨折、颅底骨折等。骨折可发生于颅骨的任何部位。临床上主要在额、顶和颞骨，大多单侧发生，少数多处发生，其中颅底骨折常见。颅底骨折如发生在颅前窝，可出现鼻出血或脑脊液鼻漏，嗅觉丧失，眶周皮下及球结膜淤血，颅内积气。视神经管受累时，可引起视力丧失。颅中窝骨折表现为脑脊液耳漏及外耳道出血。颅后窝骨折出现耳后乳突部皮下淤血（Battle 斑）。

（3）脑挫裂伤（brain contusion）：发生率高于其他的颅脑伤。患者有颅高压和深昏迷。大多伴有颅骨骨折、颅底骨折和不同程度的多发伤，以线状无移位骨折为主。合并颅内血肿常见，临床症状和体征与挫裂伤部位和程度有关。

（4）脑干损伤（brain stem injury）：主要是指中脑、脑桥和延髓的原发性损伤。伤后立即出现双侧锥体束征或交叉性麻痹，但无明显颅内压增高，伤员昏迷较深，多数持续数天、数周或数月。

对伤情较重的伤员，应严密观察其神智、脉搏、呼吸、血压及瞳孔的变化，瞳孔变化常能反映颅内损伤的程度，如一侧瞳孔变大，常提示同侧颅内有血肿或水肿。因此，情况许可时，可拍摄 CT 片了解颅脑损伤的情况，必要时会同神经外科医师共同诊治。

如鼻孔或外耳道有脑脊液漏出，禁止做外耳道或鼻腔的填塞与冲洗，以免引起颅内感染。对于昏迷的伤员，要特别注意保持呼吸道通畅，防止误吸和窒息的发生，必要时做气管切开术，随时清除呼吸道的血液或分泌物。对烦躁不安的伤员，可给予适量镇静剂，但禁用吗啡，因吗啡可使瞳孔缩小，且有抑制呼吸的作用，以免抑制呼吸和对瞳孔变化的观察。对于有脑水肿、颅内压增高的伤员应给予脱水治疗，常用 20% 甘露醇，快速静脉滴注，每次剂量为 1~2g/kg，每 6~12h 一次。可同时使用利尿剂与激素。如长时间使用脱水剂和利尿剂，应同时补钾，适当补钠，防止电解质紊乱。每日补液量应控制在 1 500~2 000ml 以内，加用地塞米松 5~10mg。如昏迷后一度意识清醒或好转，随后又转入嗜睡、昏迷，伤侧瞳孔散大，对光反射消失，呼吸、脉搏变慢，血压升高时，则是硬脑膜外血肿的典型表现，应立即请神经外科医师会诊，经 CT 检查确诊后行开颅减压。

对于合并颅脑损伤的伤员，救治应在确保生命安全的前提下，如合并较重的颅脑损伤，则应与神经外科医师一起共同完成手术，避免颌面部畸形的发生，同时可减少手术次数，以免增加伤员痛苦与经济负担。

第三节　口腔颌面部创伤救治注意事项

临床诊断是从医学理论向临床实践过渡的重要环节。从临床实践和认识过程而言，诊治错误难以避免，但同时又不是不可避免的。因此临床医师面对每个伤员错综复杂、千变万化的伤情，应迅速判断伤情和及时有效地救治，避免漏诊和误诊。特别是在重大灾害事故时，伤员众多，接诊时容易考虑不周或顾此失彼。一般来说，对于危重伤员，前十分钟不仅决定救治的质量，而且是决定伤员生死存亡、能否顺利康复的关键时刻，接诊医师应高度警惕，避免下列易犯的错误。

（一）被表面现象迷惑，满足于现有诊断

现代创伤往往系高能量暴力（高速车祸、高楼坠落、爆破等）所致，常表现为多发伤（同一致伤因素所致多个解剖部位伤）、多脏器伤及多发性骨折。许多部位损伤的临床表现并不明显，也就是说，损伤的临床表现与其严重性并非呈正比关系。在颌面部创伤接诊过程中，切不可“以貌取人”，如颌面部外伤常因血运丰富常表现为面部血污、鲜血淋漓乃至容貌变形，或者软组织撕裂、血肉模糊，其伤情极易引人注意，而合并的颅脑损伤、胸腹脏器损伤甚至休克等严重伤情可能被忽略，从而潜伏着致命的危险。特别是颅脑重度损伤时，颅内高压表现为血压升高和脉搏宏大缓慢，对缺乏经验的医师反而可能造成“平安无事”的感觉，造成漏诊，后果不堪设想。

因此，接诊医师应按照创伤急救的程序，对任何创伤伤员，首先检查生命体征，在呼吸、循环功能稳定后应立即系统检查全身各部位。一时不能排除的损伤，特别是颅、胸、腹腔的损伤应及时请相关科室会诊或进行相应辅助检查，严密观察伤情变化。

（二）颠倒抢救与诊断的关系，用于不急需的检查

门诊患者的医疗程序是诊断—治疗，而急诊患者的诊疗常规是抢救—诊断—治疗，对于创伤伤员，必须树立抢救先于诊断的原则。抢救的过程即是诊断的过程，抢救的过程就是针对危及患者生命的循环系统障碍、呼吸系统障碍采取积极措施的过程。避免科室间反复无效果的会诊、反复转运患者等而耽误抢救的黄金时间。

抢救和诊断是一对矛盾，在创伤患者面前这一对矛盾就更加突出。诊断是抢救治疗的前提，而抢救治疗又是诊断的结果，既有先有后，又你中有我、我中有你，不能截然分开。我们不能眼看着颌面部大量出血而只一味去了解出血从何而来；同样我们也不能眼睁睁看着伤员的血压持续下降，而刻意探究是哪个脏器破裂所致。

对于多数创伤伤员而言，通过常规的物理检查和必要的理化检查，一般不难做出创伤的初步诊断，但许多情况下，全面的诊断往往需要依赖各种辅助检查方能明确。对于创伤伤员特别是严重损伤伤员，除非十分必要，一般不应安排在创伤早期进行，而应该以抢救生命为前提。特别是对那些必须搬动伤员前往特殊检查场所的辅助检查更应慎重。在搬运途中或检查过程中伤员因循环衰竭或误吸呕吐物而引起窒息的事件也时有发生。另一方面过多的辅助检查会拖延珍贵的抢救时间，错失了抢救生命、预防感染及恢复功能的最佳时机。再者有些费时的辅助检查往往需要伤者配合，而在生命体征未平稳前或意识不清的伤员，检查不能配合，往往难以取得满意结果，不但贻误了抢救时机，同时增加了伤员的经济负担。

需要搬动伤员的各种检查，原则上应在伤员生命体征稳定后再进行，诊断已经明确的损伤，就不必再进行相关的辅助检查，如腹脏内出血（腹腔积血）已经过全身及腹部检查被发现，并得到腹腔穿刺验证，剖腹指征已然明确，就不必为探究是哪个脏器损伤而在术前进行耗时、费钱的CT扫描，而应积极安排手术探查，手术后诊断自然明朗。

（三）忽略了抢救与检查可能造成的伤害

有些临床检查有可能加重损伤或引致严重的合并伤，尤其是年轻、缺乏创伤救治经验的医师更易犯此类错误。对于颌面部创伤伤员，可能合并有颈椎骨折或颈椎脱位，在急救过程中，常因行气管切开术或气管内插管采取头部后仰、颈部过伸位，如果在未进行排除是否合并颈椎损伤之前，在未采取牵引或固定的情况下，有可能使颈髓损伤或损伤加重，造成不可逆性的瘫痪，甚至呼吸麻痹而危及生命。

颌骨骨折或长骨骨折的断端异常活动和骨擦音不宜反复检查，否则加重的疼痛可能诱发休克。特别是有些部位的骨断端过度活动可能刺戳神经血管而加重损伤。颌骨骨折的伤员常伴有不同程度的张口受限，在进行呼吸道梗阻或窒息急救时，难以经口腔进行气管插管而经鼻腔进行气管内插管，此类伤员应该在明确无颅底骨折所致的脑脊液鼻漏的前提下进行，否则可能会加重损伤或易导致颅内感染。

除此之外，伤口内的致伤物在未做好止血准备之前千万不可随意拔出，否则破裂的血管可因堵塞物去除而发生大出血，不但可能导致失血性休克，而且伤口的再次大出血有可能使原本已休克的伤员心搏骤停。

（四）注意救治资料的完整性

创伤救治的资料完整性是体现救治水平和进行经验总结的主要依据，同时也是减少医疗纠纷的必要措施。在创伤急救中心和创伤医疗系统的发展中，医疗质量的确保和评估是一项不可或缺的重要组成部分。影响提高创伤救治水平的主要原因之一，就是缺乏对严重创伤救治的临床资料收集和总结分析。就颌面创伤而言，往往注重伤员的救治而疏于临床资料的收集与整理，救治资料多不能满足对救治水平评估要求，从而缺乏对相关经验的积累和总结。

从接诊伤员开始，就应该注意掌握第一手资料，因为诊断的线索就存在于病史和体检中，及时采集、记录伤员的相关资料与检查、诊断、救治内容，收集可供分析、判断、有意义、有价值的内容，包括人口统计学资料、流行病学资料、详细诊治资料等，才能有利于总结、分析，提高救治水平。临床上许多医疗纠纷，并非由于医师业务技术水平不高，而是由于资料收集不及时、不全面所致。因此，临床医师必须养成及时、全面记录救治资料的习惯，确保资料的完整性。

目前，临床上简单的病历记录常不能满足对创伤研究的需求，随着我国颌面创伤数据库与颌面部创伤评分系统研究的不断完善，如何将其应用于口腔颌面创伤救治是规范救治资料，提高我国颌面创伤救治水平的当务之急。

第四节　口腔颌面部创伤救治常用技术

一、颌面包扎技术

颌面部伤员在紧急处理窒息、出血等情况后，应对伤口进行包扎以备护送做进一步治疗。颌面包扎技术（bandaging technique）是颌面创伤救治工作中不可缺少的重要技能，其作用主要是压迫止血、保护创面、减少感染和暂时固定骨折，防止骨折段再移位。传统的包扎材料有绷带、三角巾、四头带、胸带、腹带等，随着科学的进步和医用材料的发展，很多不同类型、不同功能的新型创面敷料与包扎材料相继问世并应用于临床。但无论是对颌面部创伤还是全身创伤，如何在急救现场对伤员进行紧急包扎处理，为进一步救治赢得宝贵的时间尤为重要，特别是在缺乏上述材料时则需要就地取材，用相对干净的毛巾、围巾、手帕、衣裤等进行包扎。

包扎的基本原则：

（1）首先应将移位组织复位，包扎力求严密、稳定、舒适、美观、清洁。

（2）压力均匀，并应富有弹性。

（3）松紧适度，利于引流。

（4）注意消灭无效腔，防止出血。

（5）经常检查，发现绷带松脱时，应及时予以加固或更换。

对于口腔颌面部创伤，常用的包扎方法包括绷带包扎法、三角巾包扎法等。

1. 绷带包扎法　绷带的应用最为广泛和简便，它可适应各种部位的伤口包扎。包扎的方法则因不同部位和要求而有多种。有环绕法、回返缠法、单眼交叉缠法、斜绕法和十字缠法等。

（1）环绕包扎法：操作方法简单，仅需在伤部环绕数周即可，但要求每层覆盖前层。腮腺区、下颌下区及上颈部的伤口包扎固定，均用环绕法。使用时先在额枕部环绕两周，继而由一侧经耳前腮腺区向下，再经下颌下、颏部至对侧同区向上，如此反复缠绕，直至达到要求为止，止端用胶布固定。应用此方法应特别注意保持呼吸道通畅，承力应在颏部而不应在颈部，以防止窒息。此外，还应注意不要压迫耳郭，以免发生疼痛、耳郭缺血甚至坏死（图 2-12）。

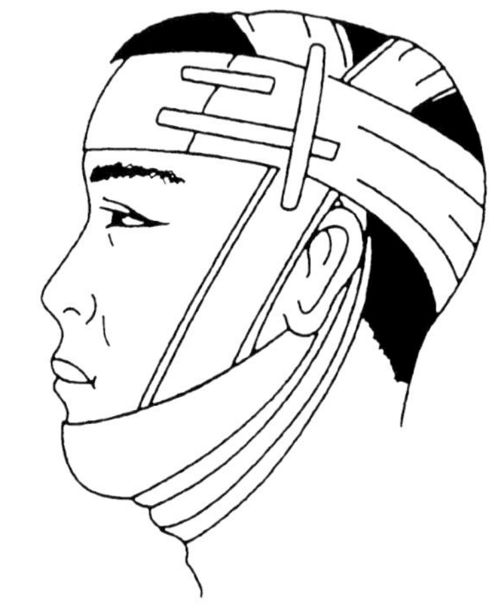

图 2-12　环绕包扎法

（2）折返头帽法　主要用于头顶多处伤口的包扎固定。先行头周环绕后反复折返包盖头顶，其折返方向可前后、左右或做交叉重叠，直至包盖整个头顶部，最后再环绕头周数圈，于健侧打结或用胶布固定（图 2-13）。

（3）单眼包扎法：在颌面部多用于上颌或眼眶下部伤口的包扎固定。先行额枕环绕后

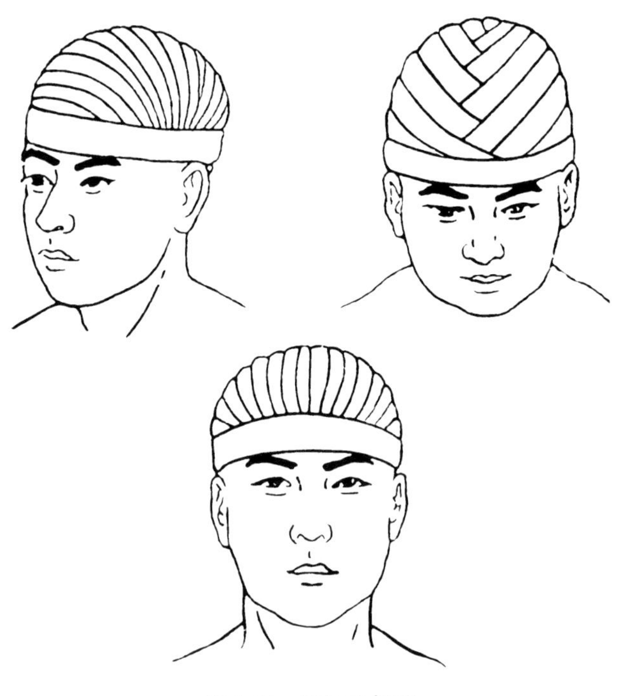

图 2-13　折返头帽法

再斜经患侧耳下斜行向上，经颊部、眶下至鼻背处，达健侧眶上，再环绕头周一圈。如此反复缠绕，直至包扎妥善为止（图 2-14）。

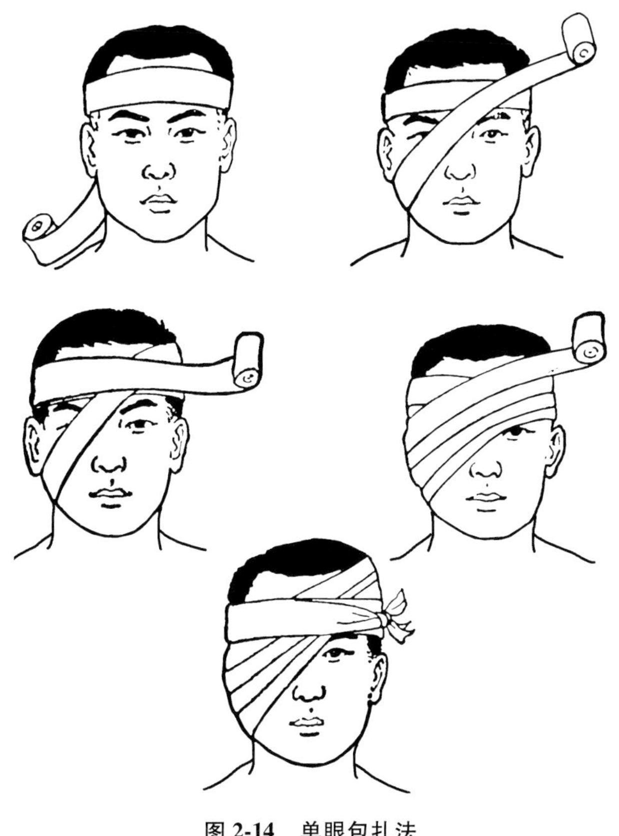

图 2-14　单眼包扎法

2. 四尾带包扎法　四尾带制作方法简便，临床上常用一段绷带，将其两端剪开一定长度，形成四个带尾即成。

（1）鼻部伤口：将四尾带中份置于鼻部，其两端经耳下和耳前上，分别于枕下颌头顶后部打结。

（2）下颌、颏部伤口：四尾带中份置于颏部，上方二带至枕后打结，下方二带头分别向上经耳前与前者交叉，绕至头顶打结（图 2-15）。

3. 三角巾包扎法　三角巾取材方便，应用广泛，简便易行，使用时可就地取材，也可预先制好备用。

（1）头皮及前额：将三角巾底边正中放于眉上，尖端向后经头顶垂于枕部，底边两端经耳上向后，交叉后绕至前额打结，枕后下垂之顶端向上反折固定。

（2）头及下颌：将三角巾底边放于眉弓上，两底边经耳上至枕后，交叉后向前，以一底角包绕下颌至对侧下颌角处，并与另一底角交叉扭转，各沿耳前上拉至头顶，枕后下垂之顶角向上反折，以小带和两底角结成三角形（图 2-16）。

（3）下颌部：用以支持固定颌面及头皮处敷料，或作为下颌骨骨折、脱位的暂时固定。将颈巾置于下颌颏部（切忌压迫呼吸道），一端长于另一端，两端均向上经耳前至头顶，较长

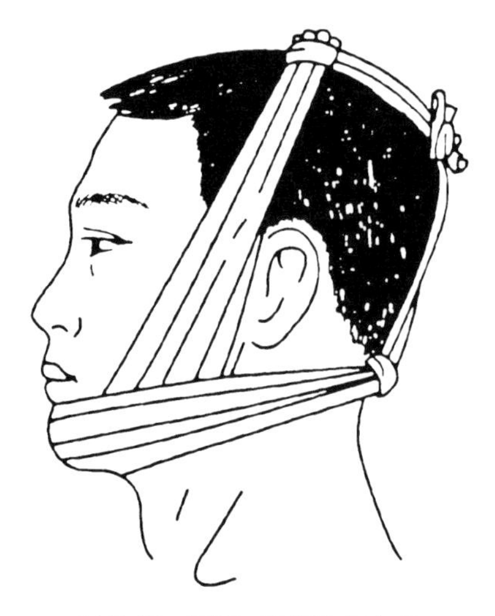

图 2-15　下颌、颏部伤口包扎

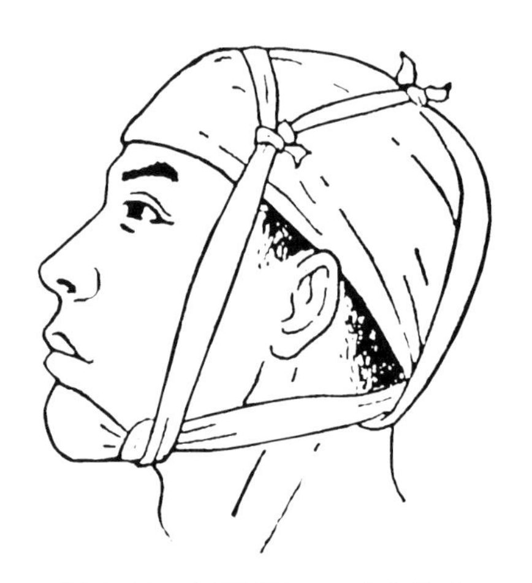

图 2-16　头及下颌三角巾包扎法

的一端绕过顶部，两端在颞部交叉并经耳上平行绕至对侧耳前打结（图 2-17）。

（4）单眼包扎：将三角巾褶成四横指宽的带状，其 2/3 向下斜置于伤侧眼部、眶下，斜形向下后经耳下绕过枕后，经健侧耳上至前额，压住另一端绕行，经枕后至健侧额部，再将另一端在健侧眉上向外下翻转，两者打结即可（图 2-18）。

（5）风帽式包扎：此法包扎面积大，且不易滑脱，适于面部多处伤口的包扎。将三角巾顶角打结置于前额，底边向后包绕整个头部，两边角向前拉紧并向外反折包绕下颌后打结，也可将其交叉后绕至枕后打结（图 2-19）。

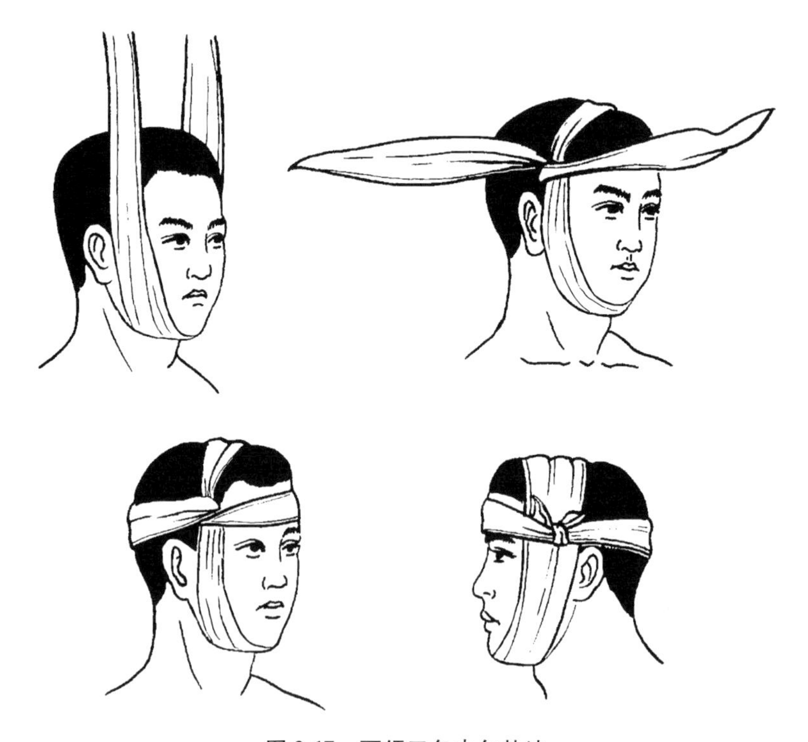

图 2-17　下颌三角巾包扎法

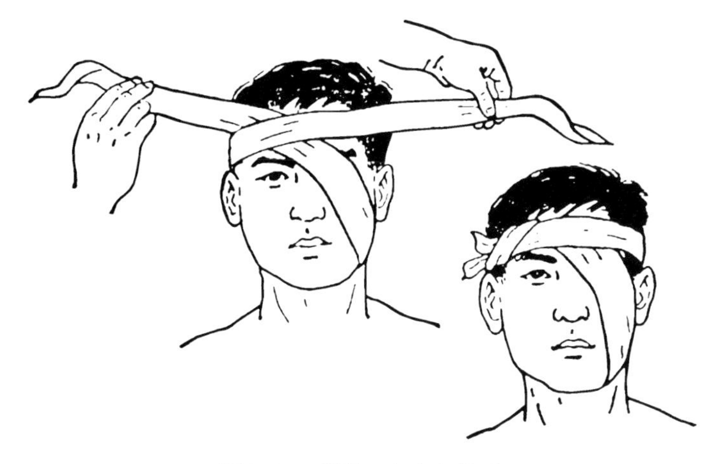

图 2-18　单眼三角巾包扎法

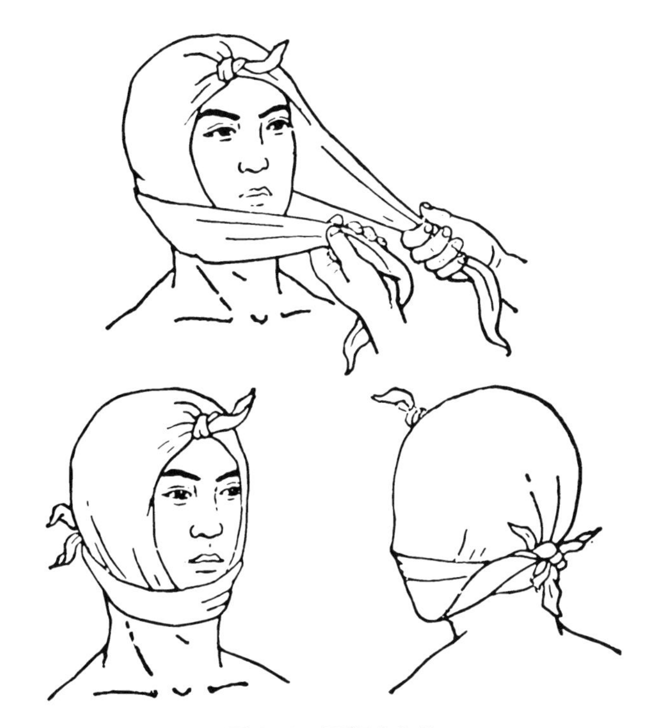

图 2-19　风帽式包扎

总之,包扎时应做到动作轻柔,松紧度适宜,避免继发性损伤与并发症的发生。

二、临时固定技术

口腔颌面部创伤所致颌骨骨折与身体其他部位创伤不同,其急救固定的目的主要包括:①维持骨段位置,防止组织移位压迫呼吸道;②减少或控制骨断端出血;③防止骨折段移位损伤神经;④减轻伤员疼痛。急救时除包扎可以达到初步固定效果外,对于颌骨损伤常用的固定方法有牙间结扎固定、颌间小环结扎固定、上颌悬吊固定等(见相关章节)。

除此之外,对于怀疑有颈椎骨折的伤员,需进行颈部固定。现场急救中用颈托较好,颈托由高分子塑料制成,有不同规格,适用于不同年龄的伤员。若无颈托,可将伤员平卧于木板或担架上,头颈两侧垫枕头或沙袋并用绷带将头固定于担架或木板上(图 2-20)。

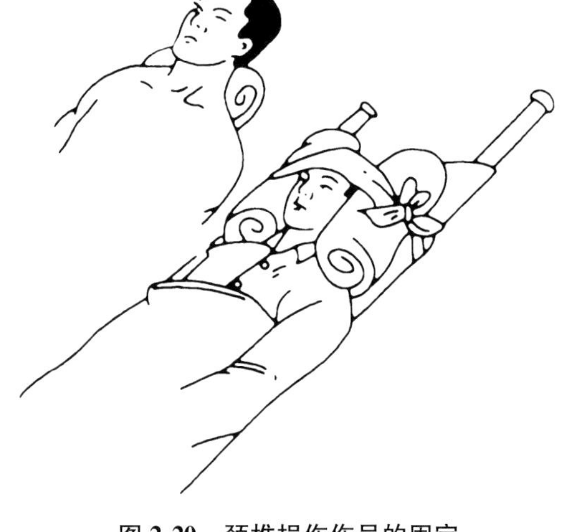

图 2-20 颈椎损伤伤员的固定

三、颈外动脉结扎术

颈外动脉结扎术(ligation of external carotid artery)是口腔颌面创伤救治中常用术式之一。

1. 术前准备

(1) 外伤患者应首先纠正全身情况,如输血、输液、止血、抗休克等。

(2) 麻醉和体位:麻醉一般采用局部浸润麻醉,小儿或不合作者可用全麻。体位采用仰卧,肩垫高,头后仰并偏向对侧,使动脉位置更表浅。

2. 手术步骤

(1) 切口:自下颌角下 2cm 处,向前沿胸锁乳突肌前缘作一长约 5cm 的垂直切口。

(2) 显露颈外动脉:切开皮肤、皮下组织、颈阔肌及颈深筋膜浅层,钝性分离胸锁乳突肌前缘,用甲状腺拉钩将肌肉向外牵开,可见面总静脉向后下汇入颈外静脉,有时正好横压在颈动脉窦的上方,应将其分离后切断结扎。分离二腹肌后腹及舌下神经,并将其向上牵开。在舌骨大角下方打开颈动脉鞘。事先可在鞘内注入 2%利多卡因封闭,以防止因剥离引起颈动脉窦反射性的血压下降,心律失常。继而向下前钝性分离即可找到颈动脉分叉。

(3) 结扎颈外动脉:结扎颈外动脉的部位是在甲状腺上动脉与舌动脉之间,这样可以保持颈总动脉至甲状腺上动脉的通畅血流,可防止血栓进入颈总动脉或颈内动脉。结扎颈外动脉的主要危险是将颈内动脉误认为颈外动脉,结扎后导致脑缺血、偏瘫甚至死亡,因此,鉴别颈内动脉、颈外动脉是该手术的关键所在,结扎时应仔细辨认,切不可疏忽大意。为避免误扎,应熟悉颈内、外动脉的位置与分支特点,如颈外动脉位于浅部前方,而颈内动脉位于深部后方,此外,动脉有无分支血管是鉴别的主要依据,沿血管向上分离可见颈外动脉有多个分支,而颈内动脉则无分支。必要时可在初步确认颈外动脉的前提下,找到甲状腺下动脉和舌动脉后,在其间用粗丝线穿过,提起加压阻断血运,触摸颞浅动脉,若搏动消失即可确定并予以结扎。若颈外动脉本身无损伤时,仅予结扎而不必做切断结扎,有时可因结扎不可靠或感染后造成结扎线脱落导致大出血。

(4) 缝合创口:创腔仔细止血,用等渗盐水冲洗伤口,分层缝合颈阔肌、皮下组织及皮肤。放置橡皮管引流。

3. 术中注意要点

(1) 颈外动脉结扎多用于急救止血,切口不宜过小,以免显露不佳或误伤重要部位血管。

(2) 显露颈动脉分叉及颈动脉窦时,务必先用麻药封闭,以防因刺激该窦神经,反射性

引起心律失常、血压下降。

（3）结扎颈外动脉前，必须仔细辨认，防止误扎。

（4）在分离二腹肌后腹深面时，注意勿伤及舌下神经。

四、环甲膜切开术

环甲膜是环状软骨与甲状软骨间的膜状结构，是气道最为表浅的部位（图 2-21）。环甲膜切开术（thyreocricotomy）操作简便，不需要复杂器械，且解剖清楚，易于分离，可直接进入气道。其适应证包括：①颈椎损伤：对于已经证实或疑为颈椎损伤的患者，有呼吸窘迫且经口鼻试插不成功时，气管插管时的头部后伸，有加重损伤的危险；②颌面或喉部外伤：由于患者不适或上呼吸道堵塞，常规插管有困难时；③各种原因所致的口咽部水肿，包括感染、吸入性损伤、化学腐蚀伤和过敏。

操作方法：首先摸清甲状软骨和环状软骨之间的凹陷处，一手挟持固定该部位的气管，沿环状软骨上缘，用尖刀横行切开皮肤、皮下组织和环甲膜，并迅即用刀柄撑开切口，解除呼吸困难（图 2-22）。随即插入气管套管或较硬的橡皮管，建立呼吸通道。若采用橡皮管等紧急临时通气管，应注意外端的固定，以免橡皮管滑入气管内。

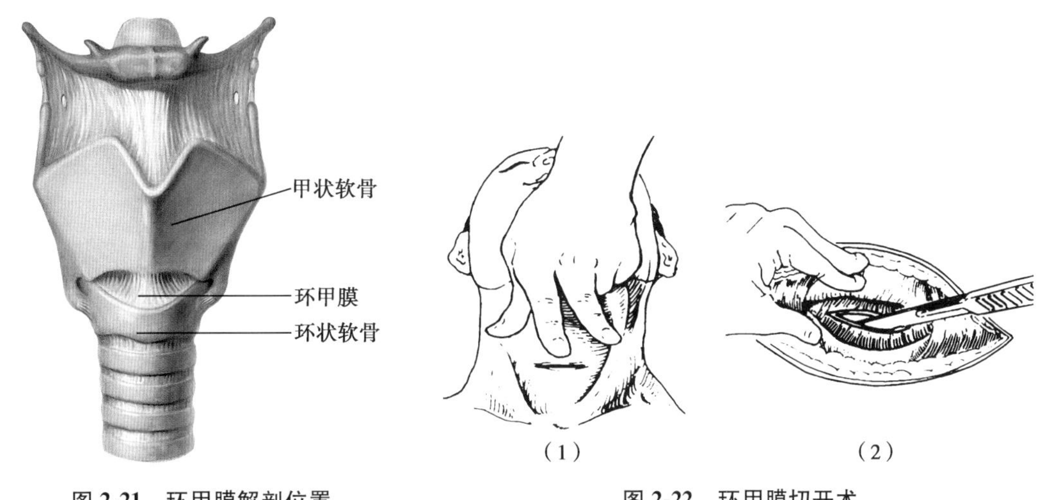

图 2-21　环甲膜解剖位置

图 2-22　环甲膜切开术
（1）环甲膜切口位置；（2）环甲膜切开。

环甲膜切开术系急救手术，如果条件允许则应尽量避免采用这种方法，因为误切环状软骨可能导致并发症的发生。此外，当伤员呼吸梗阻有效缓解，应立即改作常规的气管切开术，以减少环状软骨因感染而被破坏的可能。

五、气管切开术

气管切开术（tracheotomy）操作方法如下。

1. 体位　患者仰卧，肩下垫枕，头向后仰伸并保持正中位使气管向前突出。若患者呼吸困难，不能仰卧者，也可改半卧位，但肩下仍需垫高，头向后仰伸，使气管的位置变浅（图 2-23）。

2. 切口 常规的气管切开术是在一个三角中沿中线切开,此三角的底为环状软骨,尖为胸骨上切迹,两侧边为胸锁乳突肌(图 2-24)。做切口时术者用左手拇指和中指固定喉部,示指按住甲状软骨上切迹以定中线。在颈前正中,上自环状软骨,下至胸骨上切迹稍上方,纵行切开皮肤和皮下组织,用拉钩向两侧拉平,即可发现两侧颈前肌在中线相接处的白线。

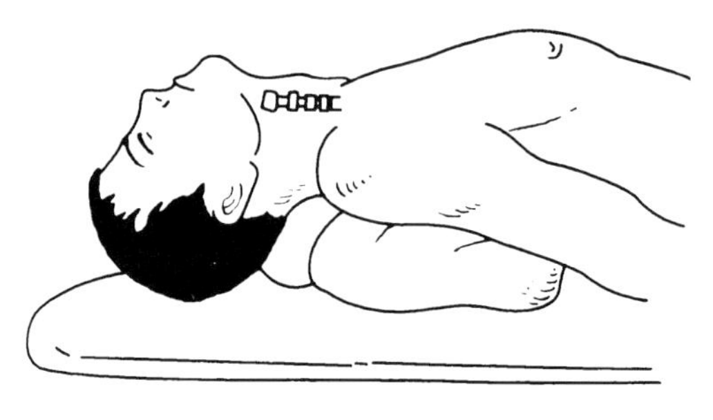

图 2-23 气管切开体位

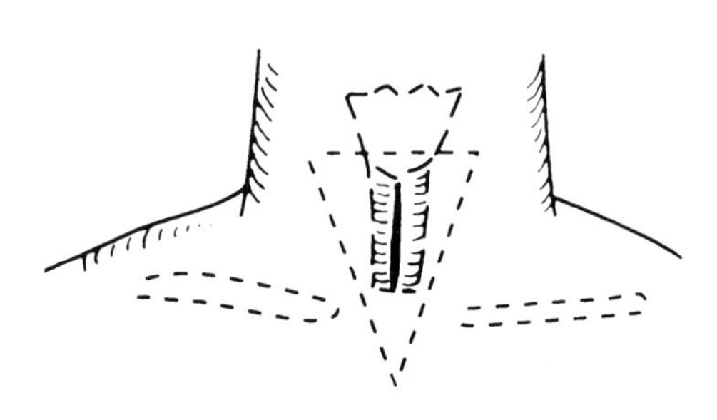

图 2-24 气管切开切口设计

3. 暴露气管 用止血钳或剪刀沿白线行上、下分离,并向深部分离,且用拉钩均衡向两侧拉开肌肉,以暴露气管前壁,同时以左手触摸气管的位置,避免方向偏差。肌肉分开后即可摸到和看到气管环,气管前筋膜不需分离。甲状腺峡部若不妨碍操作可不予处理,若甲状腺峡部遮于气管切口部,可以用器械将其轻轻向上推移,以便充分暴露气管。如甲状腺峡部过于宽大,不易推开,则可用止血钳将其夹住并切断,断面用肠线做贯穿结扎。

4. 切开气管 气管暴露后,用小针头注入 1%地卡因 0.5ml 至气管内,用弯刀片在切开的气管环下方刺入气管,然后向上挑开第 2、3 环或第 3、4 环(图 2-25)。用弯止血钳或气管撑开器伸入气管内,撑开切口,吸出气管内分泌物,迅速放入气管套管,并将气管套管用绷带妥善固定(图 2-26)。

5. 注意事项 为了防止气胸和气胸发展至纵隔,不应分离气管前筋膜,也不应使气管前筋膜的切口小于气管的切口,否则空气即沿前筋膜之下发展至胸部纵隔。此外,应切透气

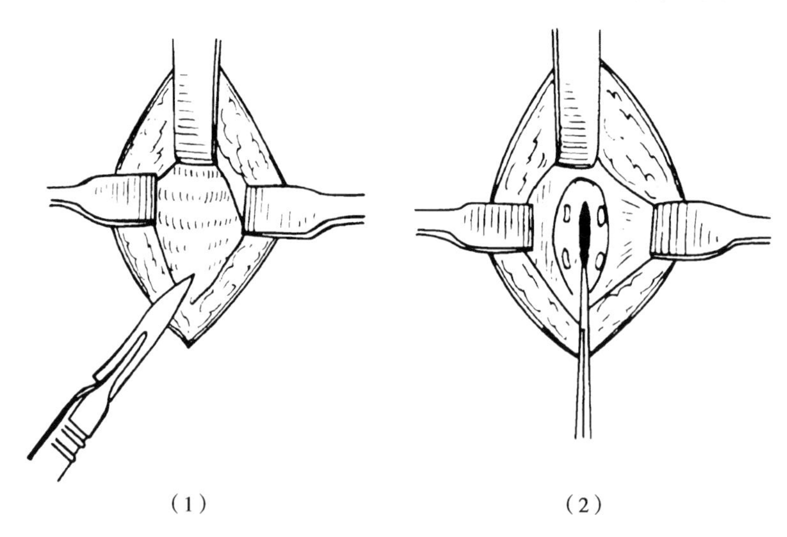

(1) (2)

图 2-25 切开气管(第 3、4 气管环)

(1)分层切开;(2)切开气管。

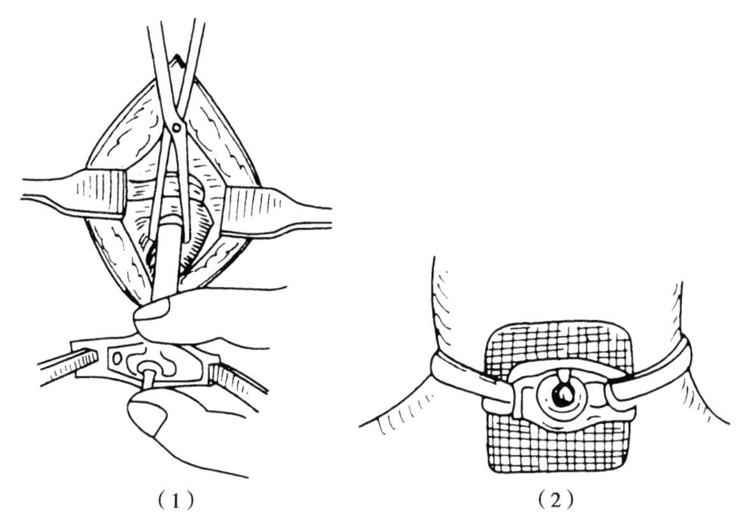

（1）　　　　（2）

图 2-26　插入气管导管并固定
(1)插入气管套管;(2)固定。

管前壁,不可只切开软骨环而不切开黏膜。但注意不可过深,以免损伤气管后壁和食管前壁。

对儿童和婴儿行气管切开应特别注意,因为小儿的气管较细软,头部稍有转动,气管即不易摸到,故切开小儿气管时,固定头部非常重要,必要时专人固定头部。如头部转动或气管被推向一侧则易损伤颈总动脉,极易损伤血管。此外,气管后壁无软骨且与食管前壁相连,在吸入性呼吸困难时,吸气时气管后壁可向前凸,故切开气管时务必不要太深,以免伤及气管后壁和食管,造成气管、食管瘘。婴幼儿气管切开的位置是否恰当很重要,偏高可造成拔管困难,偏低容易损伤血管。

手术过程中若因呼吸道阻塞,静脉扩张,容易出血,应迅速找到气管,建立呼吸通道,不可只忙于止血,这样往往既不容易止血又拖延手术时间,使呼吸困难更加严重。

六、伤员搬运与后送

现场的急救应该是简单有效,伤员经院前紧急救治后应及时后送,不宜停留过长的时间。转运前及转运中应该注意以下几点。

1. 避免加重损伤　合并有肢体骨折、脊柱骨折者,如处置不当,可能引起骨折后的再损伤,应尽可能减少伤员的搬动,如需要移动时,头颈和躯干必须保持在同一水平线上,尤其是怀疑有颈段脊柱骨折及颅颈交界处骨折时,以防颈髓、下脑干的损伤而引起呼吸骤停。骨折的肢体要临时妥善固定,以免骨折端错位而加重损伤(图 2-27)。

2. 对伤情有初步的估计　对伤员转运途中可能出现的变化有足够的认识,并采取预防性措施,如给予吸氧,头偏于一侧防止呕吐后误吸等。

3. 转运途中应该尽量减少颠簸　伤情危急者(如呼吸困难或节律不规则、休克、严重颅脑损伤等)不宜长途转运,应到就近医疗机构进行急救治疗,待生命体征稳定后再转至相关医院治疗。

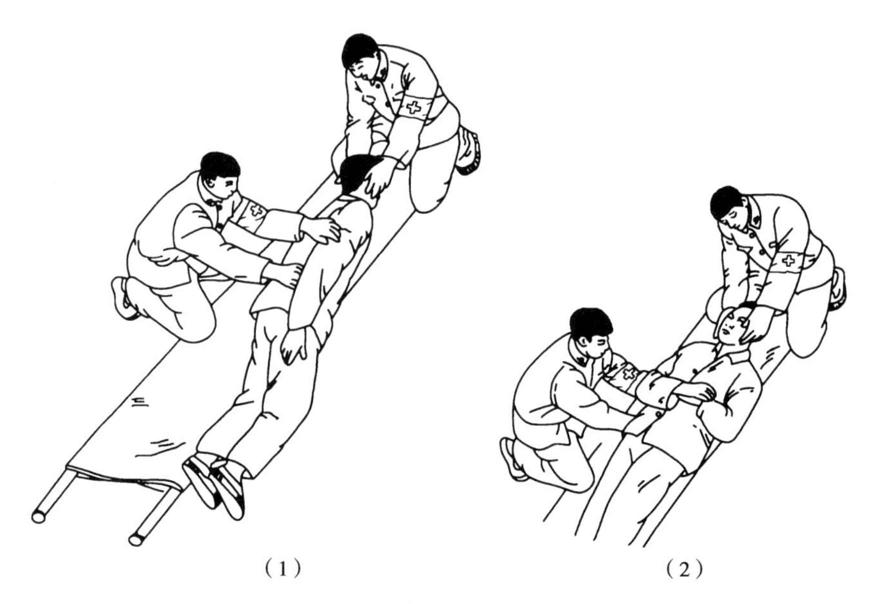

（1）　　　　　　（2）

图 2-27　颈椎损伤伤员的搬运

（1）固定颈部；（2）头颈和躯干保持直线。

4. 选择适宜的体位　根据伤情选择正确的体位，注意保持呼吸道通畅。口腔颌面部伤员多采用侧卧位、俯卧位或仰卧头偏向一侧的体位（图 2-28），以防止组织移位引起窒息或呕吐后误吸。疑有颈椎损伤者，注意头颈固定，并保持在同一轴线上。

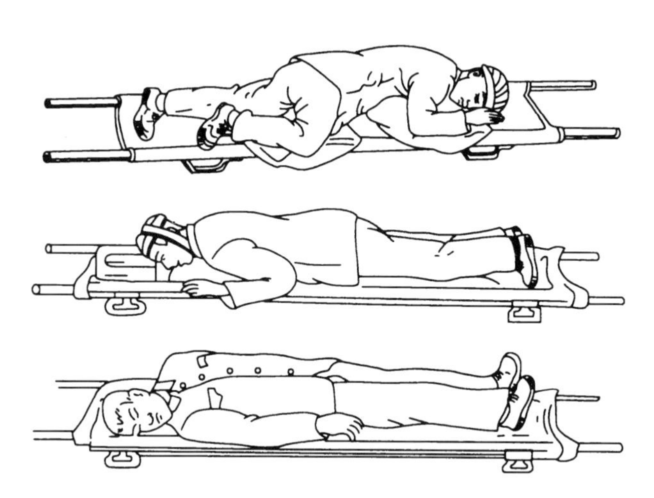

图 2-28　口腔颌面部伤员搬运常用体位

5. 对有低血压者，转运前必须建立静脉输液通道，给予补充血容量；合并颅压增高的伤员，可给予呋塞米、甘露醇等利尿、脱水剂。对于气管切开的患者后送途中要加强切开后的护理。要及时吸出气管内的分泌物。

6. 注意观察伤情和全身情况变化　转运途中应监测生命体征指标和各项生理指标，注意开放伤口的渗漏情况，必要时重新包扎；昏迷伤员在运送过程中应持续给氧，注意及时清除呕吐物。运送过程中的病情变化、治疗、用药情况应详细记录并向接受伤员的医疗单位作

好交代,包括受伤时间、原因、当时的检查情况以及合并伤情况等内容,以便为到达医院后进一步救治提供初期的资料,有利于对比观察及伤情的判断。

第五节　口腔颌面部创伤急救的研究热点

一、颌面创伤评分

应用量化和权重处理的伤员的生理指标或诊断名称等作为参数,经数学计算以显示伤员伤情严重程度的诸多方案总称为创伤评分。创伤评分法是对伤员伤情严重程度评定的标准方法。对创伤严重程度的评分具有多方面的意义,它有助于在现场快速判断伤情轻重,进行必要的急救治疗,决定是否需转送和转送途中的继续观察和治疗。在医院内它根据客观检查结果进一步决定治疗方案和疗效观察。此外,它所提供的大量评分数据对相同原因的损伤造成的不同严重程度或不同原因的损伤所致多系统损害进行比较研究,可判断预后,总结提高抢救质量,对创伤的研究提供有效的数据。没有一个统一的标准就没有可比性,如在同一家医院内前后资料标准不统一无法比较,不利于总结提高;各医疗单位之间的病例资料标准不统一其损伤严重程度不能相比,则更不能与国际接轨。

目前国际上应用的医院内创伤评分法普遍采用根据不同部位解剖损伤程度的简明损伤定级法(abbreviated injury scale,AIS)为基础,AIS 派生的损伤严重度评分(injury severity score,ISS)亦广为应用。其他一些评估创伤严重程度或预测伤员存活可能性的较为复杂或在研究单位不断改进的方法,均离不开最基本的 AIS 法。因此它已成为医院内损伤定级的一个国际上统一的评判标准。

随着我国国民经济、交通运输和城市建设的迅速发展,各种工伤及交通事故增多,加上自然灾害造成的意外创伤,使多发伤的比例明显增加,在创伤学研究领域,制定和完善创伤严重程度评分标准是一项重要而基础的工作。在全身各处创伤中,颌面部创伤的比例呈逐年增加趋势。因此,开展和加强颌面创伤评分工作以及建立具有专科特点的颌面创伤评分系统是非常必要的。

口腔颌面部由于其特殊的解剖结构和生理功能,不但有可能合并颅脑损伤,造成窒息、大出血而严重威胁生命,而且造成的面部畸形、咀嚼功能丧失以及伴随的社会心理障碍与其他部位的创伤大不相同。在简明损伤定级(AIS)中,对颌面部损伤的评分并没有真实反映出功能损害的严重程度。AIS 分值定义未能体现出颌面部以功能损害为主的特点,它将上颌骨、下颌骨、面神经作为单一结构编码,未体现出部位和数目的差异,无法区分单部位和多部位损伤之间的差异。多发性骨折是颌面创伤的一个显著特点,而 ISS 在身体同一解剖部位的多处损伤只能取其中一个最大的 AIS 值计算,不能正确反映颌面创伤的严重程度,无法有效区别多发骨折与单发骨折的区别。此外,ISS 不能反映伤员年龄的差异和伤前健康状态的不同对其伤情和预后所造成的影响。针对这些缺点和颌面创伤的特点,出现了相应的改进研究。

1. 改进的损伤严重度评分法[RISS(revised injury severity score)和 RFISS(revised facial injury severity score)]　RISS 计算口腔颌面部所有解剖部位的 AIS 值,即 $RISS=A_1^2+A_2+A_3+\cdots+A_n$($A_1$ 为损伤最严重部位的 AIS 计分,$A_2 \sim A_n$ 为其余解剖部位的 AIS 计分)。RFISS 取面

部最重伤 AIS 值的平方与两个次重伤 AIS 值的和，即 $RFISS = A_1^2 + A_2 + A_3$。与 ISS 评分法比较，RISS 和 RFISS 可以更准确地反映出颌面损伤严重度的差异。

2. 颌面损伤严重度评分（maxillofacial injury severity score，MISS） 在 RFISS 的基础上，增加颌面功能和年龄参数对颌面创伤进行功能性评分，得出颌面损伤严重度评分（MISS），$MISS = RFISS \times (1+F+O+M+D+Y)$。F 为颜面畸形（facial deformity，F）：无颜面畸形计为 0 分；单纯软组织伤≥10cm、骨折移位或面神经损伤致颜面畸形计为 1 分。O 为张口度（open degree，O）：≥3.5cm 计为 0 分；1.5~3.5cm 计为 1 分；<1.5cm 计为 2 分。M 为咬合错乱（malocclusion，M）：正常计为 0 分；个别牙或一侧咬合关系错乱计为 1 分；双侧咬合关系错乱计为 2 分。D 为复视（diplopia，D）：无复视计为 0 分；有复视计为 1 分。Y 为年龄（years，Y）：15~59 岁计为 0 分；6~14 岁或 60~74 岁计为 1 分；<6 岁或≥75 岁计为 2 分。该方法赋予颌面创伤评分新的涵义，不只是单纯区分损伤的严重度，而是使之在不同的年龄阶段从功能的角度评价损伤的严重程度。

3. 颌面创伤严重度评分（maxillofacial trauma severity score，MTSS） 在 AIS-90 的基础上，增加临床高发的颌面创伤诊断条目，将张口受限、咬合关系紊乱、颜面畸形 3 个主要病症列入评分指标，规定伤度参数，得出颌面创伤严重度评分（MTSS）并进行统计分析。结果显示单纯上颌骨、下颌骨、颧骨、颧弓、上下颌骨或颧骨复合骨折以及软组织伤各组之间平均评分差异有显著性。

4. 颌面部损伤严重度定级分类法（maxillofacial injury severity scale classification，MISSC） 回顾性研究 1 702 例颌面部损伤住院患者的资料，采用 AIS-90 版对颌面部各项损伤量化计分后建立颌面部损伤严重度定级分类法（MISSC），通过因子分析及逐步判别分析，得到 MISSC 法分类函数，然后将 MISSC 法回代训练样本作回顾性及刀切性考核，并行前瞻性考核，与改良面部评分法 RFISS 比较。结果表明 MISSC 法判别颌面部损伤的严重程度准确，漏判、误判率低，优于 RFISS 法，两者对颌面部伤情判断的准确率分别是 90.1%和 75.6%。

5. 基于国际疾病分类编码的简易创伤评分方法 应用国际疾病分类编码与简明损伤定级分值转换表将患者的国际疾病分类编码转换为简明损伤定级分值，并计算其新创伤严重度评分分值，通过多元线性回归分析，筛选除国际疾病分类-新创伤严重度评分分值外的其他影响创伤严重度的有关因素，建立预测专家评分新创伤严重度评分分值的数学模型。按照选出的包括国际疾病分类-新创伤严重度评分在内的 3 个变量和 4 个交互效应项进入专家新创伤严重度评分值预测模型，获得了模型的基本参数。模型的检验结果显示，预测所得的新创伤严重度评分分值在一定程度上反映了专家评分的新创伤严重度评分分值，两者相关系数为 $r = 0.392\,2$，$P < 0.000\,1$。

二、颌面创伤数据库

影响改进创伤医疗质量的主要原因是，在对严重创伤患者的复杂处理中，缺乏对有关知识和经验的积累和总结。病历记录常不能满足对有关资料的评估需求，而现有的获取患者资料的方法又很繁琐且事倍功半。

数据库技术是创伤资料信息化系统的基础，数据库的建设必须要有统一的数据注册标准。英美等国在 20 世纪 80 年代完成了创伤数据库建设并进行了严重创伤结局研究（major

trauma outcome study,MTOS)。目前,国内、外所建立的全身创伤数据库模式无法体现颌面创伤的专科特点,对于颌面部创伤而言,多处伤和多发伤常见,且发病率高,对患者功能外形破坏严重,诊断和治疗有很强的专科性。长期以来,国内有关颌面创伤的流行病学研究大多局限在个别单位部分临床资料的经验总结,对于创伤发生、影响因素、流行规律、诊治与预防措施等关键问题缺乏大样本的细致深入的分析研究。除此之外,临床资料缺乏规范性、完整性,难以进行跨单位、跨地区的临床资料收集与颌面创伤评分的实施。因此,建立并推出我国颌面创伤大型数据库系统势在必行,其目的是共享临床资料数据,开展科研协作,提高颌面创伤流行病学研究的科学性,掌握颌面创伤的第一手资料,并能够在颌面创伤防治战略方面为政府提供决策依据,并对交通管理、劳动保护及保险赔付等方面具有借鉴作用。近年来,我国口腔颌面外科工作者对建立颌面创伤数据库进行了大量的研究,取得了可喜进展,其研究主要包括两个方面。

1. 建立统一的颌面创伤表格与编码　建立具有专科特色的颌面创伤数据库标准,制订相应的颌面创伤注册登记表格。注册登记表格由主管医师接诊时开始填写,与病历一同在出院时完成,由专人负责收集、核对,为将来录入数据库做准备。

颌面创伤注册登记表格的设计基于以下几点。

(1) 大量回顾性病例调查研究实践。

(2) 参考有关国内外资料。

(3) 咨询颌面创伤学专家的意见。

在确定颌面创伤注册登记表格时,必须做到全面和精简,遵循在临床实践中实用、可行、方便的原则。颌面创伤数据库系统需要各个领域的专家共同研究、制订解决方案。特别是在评分编码、诊断编码、手术编码等方面,除了现有的 AIS 2005、MTSS、RISS、MFISS、ICD-10 疾病编码、ICD-9-CM3 手术编码、损伤中毒的外部原因编码外,还需要进一步拓展适合于颌面创伤的编码体系。

2. 建立颌面创伤数据库管理系统　数据库系统涵盖登录注册及临床应用两大部分。系统从功能上分为创伤患者信息、用户管理、病例审核、病例检索、病例统计分析、病例回访、系统维护等多个子系统。其中"创伤患者信息"是数据库系统的核心子系统,其他部分都是围绕着患者的创伤资料展开的。通过不同的用户权限,研究人员可以对数据库进行查询、插入、修改、删除等操作。通过工具菜单,可以执行检索、统计分析、报表生成等操作功能。

用户使用客户端软件或者浏览器可以通过网络访问数据库。系统采用分布式网络结构,病例数据虽然分布在计算机网络的多个节点上(各个医院),但在逻辑上是一整体。各个节点的每一位用户既具有独立处理本地数据库的能力,可以对本单位的颌面创伤资料进行标准化的储存和分析,又可以通过网络连接对异地创伤数据库的数据进行检索和统计分析。通过网络数据库的建设,最终使得积累和共享大量标准化的颌面创伤资料成为可能。

颌面外科创伤数据库研发与应用可以系统化、规范化、标准化地记录,并研究颌面部创伤的伤因、伤情、评分、救治方式与治疗结果,可为指导创伤救治提供有效依据,对颌面创伤救治将具有重要的现实意义和推动意义。然而,建立全国颌面创伤大型数据库系统,形成全国性的协作网任重道远,需要颌面创伤学术界和相关部门学科的通力合作,同时还需要与中华创伤医学会等相关学会联合,建立创伤数据库、网络传输系统、长效动态监控机制和全国颌面创伤协作体系,对全国颌面创伤分类救治、伤后结局预测、医疗资源配置、政策性防护、资料共享和协作研究具有重要的指导意义。

三、急救器材研制

为了保证院前或院内急救时快速、有效抢救口腔颌面部创伤伤员，减少人员的伤残和死亡，济南军区总医院经过不断的改革和创新，研制了系列口腔颌面部野战医疗救治器材。

1. 简易急救包　窒息是口腔颌面部创伤最常见并发症。简易急救包由头帽、特制的防滑压舌板、弹性悬吊绳、大圆针粗线或大号别针和口咽通气导管等组成，可用于现场救援时窒息的预防。其具有体积小、重量轻、携带和使用方便等优点。主要应用于：①上颌骨横断骨折移位阻塞咽腔发生窒息时，戴用头帽后将防滑压舌板横放于双侧上尖牙部位，用弹性悬吊绳将上颌骨向上悬吊并固定，可有效解除呼吸道阻塞；②当下颌骨发生多发性骨折、舌后坠引起呼吸困难时，可直接用大圆针粗线或大号别针穿过舌体进行牵拉，解除窒息；③当口咽部因肿胀发生呼吸困难时，可将口咽通气导管置入口咽腔，建立呼吸通道。

2. 轻便手动吸引器　在急救现场没有电源的条件下，轻便手动吸引器具不需电源，可单人徒手操作，能有效地吸除口腔内血液、痰液乃至呕吐物（图 2-29）。其由单手握持器、唧筒、液体交换室和吸痰排痰管组成，主要应用于：①紧急救治条件下对呼吸困难者吸痰、吸血；②配合完成环甲膜和气管切开插管术；③口腔颌面部创伤手术时的吸血和气管插管后的吸痰。

3. 快速环甲膜切开器　为了能在战场和事故现场，对于窒息伤员，简便、快速建立呼吸通道是当务之急，快速环甲膜切开器由双刃刀具、连接器、剪式握持器、切开宽度调节器或刻度表组成（图 2-30）。主要用于紧急情况下环甲膜切开气管插管。该切开器切开环甲膜时可控制深度和宽度，不易损伤气管后壁和周围组织。

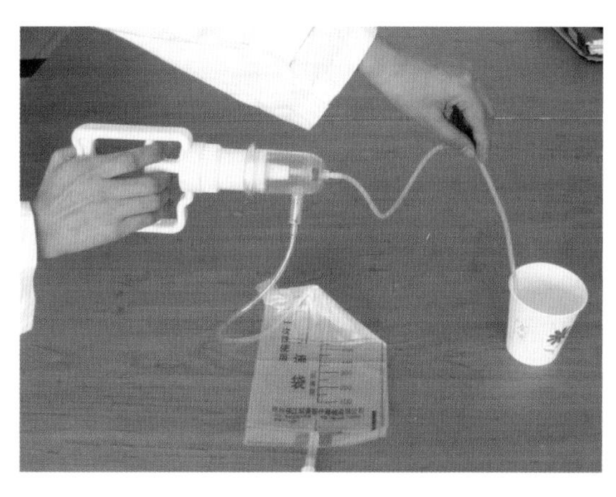

图 2-29　轻便手动吸引器

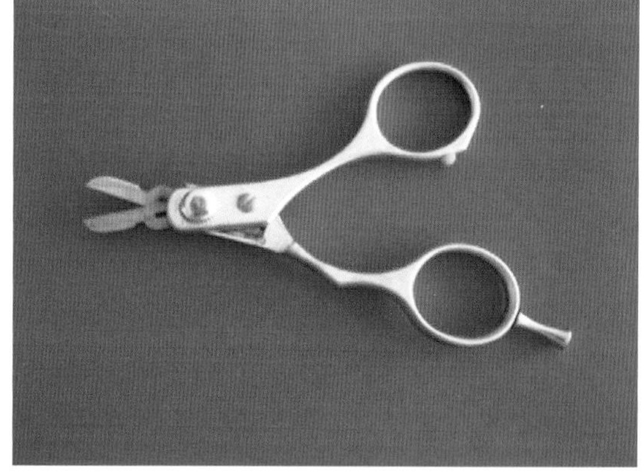

图 2-30　快速环甲膜切开器

4. 颅颌牵引复位固定器　颌骨骨折的早期非手术治疗缺乏有效的器械和方法，颌骨骨折早期牵引复位固定器由固定头帽、固定支架、颧骨牵引架、上颌弓、上颌弓移动调节器、托盘固定夹、上颌托盘和颈后、胸前、背部的辅助袢带等构成（图 2-31）。操作简便，对颌骨骨折的急救和早期治疗有独到之处。主要应用于：①上颌骨骨折的快速复位，以防止骨折移位引起窒息和出血；②下颌骨骨折进行牵引治疗，防止伤员后送时舌后坠引起窒息；③上、下颌骨

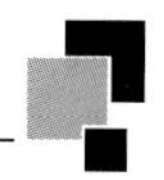

和颧骨的早期非手术治疗。

5. 口腔颌面野战医疗箱　箱体采用金属粘接面板材制成,箱内四周金属框架加固(图2-32)。具有外形美观、体积小、重量轻、携带方便(装有滑轮和拉杆)、功能齐全和坚固耐用等特点。箱内能分装全部口腔颌面野战医疗系列器材。箱盖后半部分制成活动翻起式椅背,并采用活动金属孔板和滑杆方法,可随意调节倾斜角度(90°~180°)成为简易牙椅和手术床,座位承重达100kg。箱体拉杆拉开后起到支撑椅背的作用,防止箱体和椅背后倾。

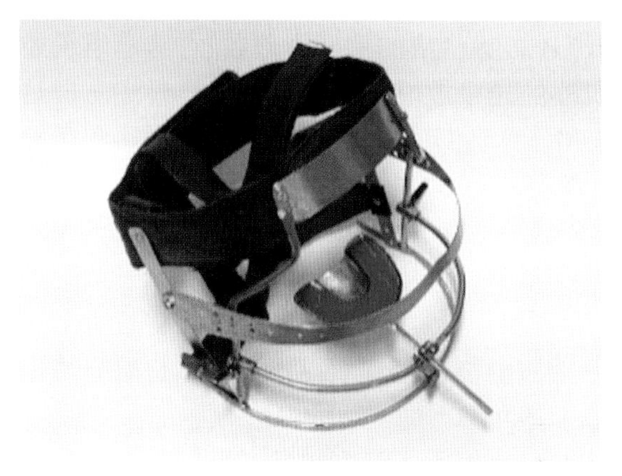

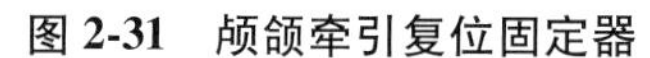

图 2-31　颅颌牵引复位固定器

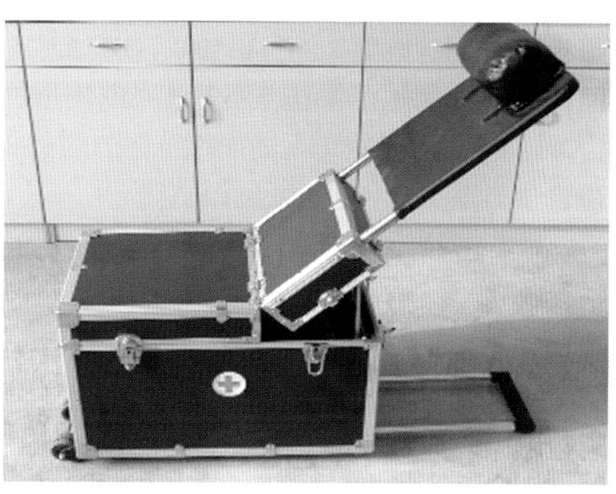

图 2-32　口腔颌面野战医疗箱

四、颌面撞击伤的研究

撞击伤是指生物机体与其他物体相互碰撞而引起的机体钝性损伤。由于颌面部是身体的暴露和突出部位,在交通事故、高空坠落、暴力事件、体育比赛等意外事故中经常发生颌面部撞击性损伤,临床上主要系由交通事故所致。

随着生活水平的提高和生活模式的转变,创伤的发生率逐年上升,成为影响人类健康和生存质量的突出问题,其中,交通事故伤约占所有创伤的50%以上,被称为"现代社会最大公害之一"的道路交通事故正日趋突显其对现代社会的威胁。据统计,在各类交通事故中,颌面创伤的发生率可高达60%,其对功能和颜面形貌的破坏及伴随的社会心理障碍远重于身体其他部位的损伤。交通事故伤致伤方式的流行病学特点随着年代、地区、经济水平发展状况等而发生变化,道路交通安全是一个重大的公共卫生问题,需要更多的医学人士参与解决。目前,颌面部撞击伤是创伤研究领域的热点之一,交通事故伤的防护与救治已引起世界发达国家的高度重视。我国已将严重创伤损害机制与救治的基础研究列为国家重点基础研究发展规划(973计划)和国家自然科学基金重点资助项目。积极开展交通事故的预测和预防研究,努力提高交通事故伤的救治水平,是我们今后所面临的重大社会责任。

交通伤中绝大部分为撞击引起的机械性损伤,它包含外力作用、机体获得载荷、机体发生动力学响应而出现损伤等一系列复杂的过程,与创伤学领域中的许多伤型有相同之处,但也有其许多特殊性。交通事故中人员因各种碰撞过程发生损伤,由于受车祸发生形式,人员所处姿势、状态、位置等多种因素的影响,损伤的类型和严重程度有较大的随机性。不同的致伤条件下,机体的动力学响应有所差异,因而会出现不同的损伤机制和伤情特点。

颅面部伤在交通事故中最为多见，约占交通事故伤的40%。资料统计显示，没有系安全带的司机和乘客中头面部伤的发生率分别为36%和45%，也有人报道交通伤中头面部损伤的发生率可高达53%。颅面部是人体的重要部位，其解剖结构的损伤一般难以恢复，并常遗留不同程度的后遗症，甚至丧失工作、生活能力，因而是交通事故中最需要防护的关键器官。

撞击伤的研究旨在阐明损伤特点及损伤发生过程，以避免或减轻致伤因素对机体造成的功能或形态结构上的损害。包括观察不同致伤条件下机体的动力学响应和损伤的病理学特点，探讨撞击作用机制、机体荷载机制、各类波的传播和体内应力分布规律以及致伤物理参数-机体动力学响应-伤情间的量效关系，从而筛选影响伤情的重要物理参数，确定组织或器官的损伤阈值，寻找能减低撞击物体传递给机体的能量或应力的新型防护材料或防护结构，研制可靠的对应于人体模拟结构的测试装置和计算机模型，以便能够对防护材料和防护结构在实验基础上进行精确评估。

目前，关于颌面部撞击伤的研究主要包括以下几个方面。

1. 颌面撞击伤流行病学研究　包括致伤原因、年龄与性别分布、损伤部位与类型、治疗及预后等。

2. 撞击机与颌面撞击模型的建立　利用生物撞击机建立颌面撞击伤模型是研究撞击损伤机制的前提，20世纪90年代以来，我国研制了不同类型的生物撞击机，并在此基础上进行了不同部位包括口腔颌面部的致伤发生机制的研究，取得了可喜进展，居国际先进水平，从而指导撞击伤的治疗和预防。

3. 颌面部撞击伤致伤机制　在这方面国内学者进行了系列研究，如鼻眶筛复合体头颅模型应力测试、新鲜人尸体下颌骨和猕猴下颌骨撞击实验等，并应用冲击法对新鲜人尸颅进行实验模态分析，探讨撞击速度、头颅冲击加速度响应以及脑内压与颌面损伤及合并邻近器官损伤的生物力学参数。

4. 指导交通伤的防护研究　通过相关研究为交通伤防护提供依据，改进车体内部结构，加强安全带、安全气囊、头盔的使用，研制可吸收能量的方向盘、操纵杆以及高效防穿透挡风玻璃等，可以增加撞击力量的散布，从而有效地降低颌面损伤的发生率。

五、颌面火器伤的相关研究

颌面火器伤在战伤中比较常见，其发生率随着武器的不断改进有增加的趋势，平时的火器伤多由于犯罪伤害引起。由于武器的发展，高速小口径枪和小质量投射物的使用，使得现代火器伤与以往战争火器伤相比，在损伤机制、伤情判断和战伤救治上发生了变化，组织损伤程度随致伤物的动能大小、质量、形状而有所不同。因此，对于不同伤因、不同伤型的判断与处理直接关系伤员的最终治疗效果。

1. 口腔颌面部火器性损伤致伤效应　研究不同类型火器性损伤的致伤效应，有助于伤情判断。

2. 颌面部各种组织损伤效应及损伤范围判定　根据致伤后伤道周围皮肤、肌肉、黏膜、骨、神经、血管、牙齿等组织通过病理学、生化研究结果，为口腔颌面部火器性损伤的组织清创时间、清创范围、修复方法提供依据。

3. 颌面部火器伤时邻近器官损伤判定　通过对颌面部火器性损伤时颅脑、眼、心脏、

肺、肝脏、肾脏等远隔脏器继发性损伤的研究，为颌面部火器性损伤的综合救治提供依据。

4. 颌面部火器伤组织缺损修复　通过对不同时间血管吻合通畅率的研究，特别是口腔颌面部不同组织损伤采用不同修复方法乃至早期功能重建的可行性研究，更新了火器性损伤不能早期修复的传统观念。

5. 相关细胞因子在火器性损伤中的作用　随着火器伤研究的不断深入，不仅从致伤模型上和病理形态学上对火器伤进行了研究，同时通过诸多细胞因子从不同侧面反映火器伤的严重程度，并通过细胞因子的调控影响其对火器伤的愈合。

（何黎升）

参考文献

1. 邱蔚六. 口腔颌面外科学. 6版. 北京：人民卫生出版社，2008.
2. 金鸿宾. 创伤学. 天津：天津科学技术出版社，2003.
3. 中华医学会. 临床诊疗指南：创伤学分册. 北京：人民卫生出版社，2007.
4. 丁鸿才，周树夏. 口腔颌面损伤治疗学. 北京：人民卫生出版社，1988.
5. 费舟，章翔. 现代颅脑损伤学. 北京：人民军医出版社，2007.
6. 周树夏，顾晓明，雷德林，等. 颌面部交通伤分析与处理. 中华创伤杂志，1996，12(3)：151-154.
7. 薄斌，顾晓明，周树夏. 颌面部创伤严重度评价的改进. 实用口腔医学杂志，2000，16(3)：178-180.
8. 葛成，何黎升，顾晓明，等. 改良面部损伤严重度评分法评价颌面部创伤1 134例. 中华创伤杂志，2001，17(5)：275-276.
9. 薄斌，周树夏，顾晓明. 建立具有专科特点的颌面部损伤判定标准的探讨. 中华创伤杂志，2001，17(7)：440.
10. 李成军，刘彦普，石照辉，等. 三种创伤严重度评分对颌面创伤评估的比较. 解放军医学杂志，2004，29(1)：66-68.
11. 朱国雄，杨春济，黄迪炎. 口腔颌面部创伤急救器械的研制. 中华口腔医学杂志，2008，43(11)：695-696.
12. 王正国. 实用创伤外科学. 福州：福建科学技术出版社，2008.
13. 任常群，周树夏. 颌面撞击伤研究进展. 口腔医学研究杂志，2008，24(4)：465-467.
14. ZHANG J，ZHANG Y，EL-MAAYTAH M，et al. Maxillofacial injury severity score：proposal of a new scoring system. Int J Oral Maxillofac Surg，2006，35(2)：109-114.
15. SASTRY S M，SASTRY C M，PAUL B K，et al. Leading causes of facial trauma in the major trauma outcome study. Plast and Recontr Surg，1995，95：196-197.

第三章　口腔颌面部软组织伤

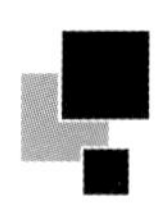

第一节　历 史 回 顾

颌面部处于身体的暴露部位，容易遭受外伤。由于颌面部血运丰富，伤后易出血、水肿，组织反应剧烈，表面伤情与实际伤情不完全一致。严重的创伤不仅造成口腔颌面部的软组织损伤与颌骨骨折，甚至颅脑、眼眶、鼻腔、腮腺、面神经、血管等均可受累。因此，口腔颌面部创伤的处理，往往是复杂的，若处理不及时或早期处理不当，都会给伤员造成功能的障碍与解剖形态的畸形，为后期治疗增加困难。

口腔颌面部软组织伤的处理是口腔颌面创伤外科学的重要内容，其目的是恢复患者的颌面部形态、结构、功能和美观，提高患者的生存质量。

口腔颌面部软组织伤的处理可以追溯到几个世纪前，我国老一辈医务工作者非常重视口腔颌面部创伤的处理。但由于当时物质、技术条件的限制，基本上还没有形成专科的处理能力。随着口腔医学的发展，全国的口腔医院均设立了口腔颌面外科，而较大的口腔科都相继收治颌面创伤的患者。与此同时，我国老一辈口腔颌面外科专家在总结以往经验的基础上，着重解决了以下几个关键问题：①进一步明确了气管切开术的适应证，防止因窒息而死亡；②确定了软组织的缝合不以时间为依据；③总结了舌创伤的处理原则；④减少了腮腺创伤后持久性瘘的发生率；⑤总结了创伤性面部神经损伤的治疗原则，提高了面部神经损伤的疗效；⑥对继发性出血和血管创伤后遗症的治疗取得良好的效果；⑦借助各种辅助定位手段，积累了摘除口腔颌面部深部异物的经验；⑧软组织创伤整复技术方法不断得到改进。

20 世纪 80 年代特别是 90 年代以来，我国口腔颌面外科取得了长足进步，学科分类更加精细，口腔颌面部创伤学也随之脱颖而出。目前，不仅涌现出一批科研素质高、业务能力强的口腔颌面创伤学专家，成立了口腔颌面部创伤学组，而且口腔颌面部软组织创伤的处理也出现了突破性进展。这些最新进展主要有：①对于复杂性口腔颌面部软组织创伤，主张多学科参与，例如对于面部瘢痕的处理需要与整形美容、激光美容、中医美容等学科共同参与。②美容治疗技术正逐渐渗透到颌面部软组织创伤的治疗领域，借助现代医疗技术，可以更好地整复软组织畸形，如光子、激光等技术。③微血管吻合技术扩大了软组织移植的应用范围。④修复设计和材料的进步，如新型皮肤扩张器等装置也使创伤后软组织遗留的组织缺损得以重建。⑤新型药物的应用，如一批用于创伤治疗的基因工程药物已进入二期临床应用。⑥计算机辅助外科的介入提高了手术效果的可预测性。⑦组织工程化皮肤、黏膜等产品的研制以及诸多皮肤替代品的应用，如表皮细胞膜片 Epicel、胶原凝胶皮肤替代物 Apli-

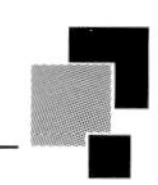

graf、无细胞胶原海绵 Integra 和经脱细胞和异体脱细胞真皮基质 ADM 等，进一步拓展了软组织损伤的治疗途径和方法。

第二节　治疗设计

颜面皮肤薄而富有弹性，皮下组织疏松，含有不等量的脂肪，浅层血管、神经、淋巴管和表情肌。因此外伤后出血多、肿胀明显、裂口较大。在严重的创伤或火器伤，软组织与颌骨往往同时遭到破坏。由于附丽在骨段上的肌肉牵引，常导致骨折片移位，引起咬合功能紊乱。

一方面，颜面部损伤与眼、耳、鼻窦、口腔穿通时，容易发生感染，另一方面，颜面血管丰富，有利于创口的愈合。颜面部创伤时还应注意面部解剖的特殊结构，如涎腺及其导管受伤后可合并炎症与涎瘘；面神经与三叉神经损伤后常有运动及感觉功能障碍。

根据其致伤原因及伤情，口腔颌面部软组织创伤可分为挫伤、裂伤、擦伤、刺伤、切割伤、撕裂或撕脱伤、咬伤、枪弹伤、爆炸伤等，对不同的口腔颌面部软组织创伤，应根据其具体情况进行不同的处理。

一、舌体损伤

舌是口腔的重要器官，与语言、咀嚼、吞咽等生理功能密切相关。舌部损伤(图 3-1)的治疗应遵循以下原则：①舌的生理动度大，舌的长度与舌的功能关系密切，因此舌部清创缝合术应尽量保持舌的长度。如有组织缺损，应按前后纵行方向进行缝合，不可把舌尖向后折转缝合。②如果舌与邻近牙龈、口底黏膜等同时存在创口，应先关闭舌的创面，在此基础上再关闭其他创口，以避免以后舌部创口与其他部位发生粘连，影响舌的活动。③舌部血供丰富，组织愈合力强，一般在清创处理中不做组织切除，以尽量恢复舌的形态和功能。如为撕脱性损伤，应将完全离体后的舌在抗生物溶液浸泡后重新对位缝合，也可能发生完全或部分成活。④舌体组织脆嫩，创伤后组织反应重，水肿明显，缝线在术后容易脱落，导致伤口裂开。因此缝合时应采用粗线大针，水平褥式加间断缝合，进出针应距创口较远，大约 5mm 以上，进针较深，多带肌肉，并打三叠结，以防创口裂开或缝线松脱。⑤舌损伤后，因组织疏松，常发生较明显的水肿与疼痛，术后可给予消肿及止痛药物，并应采用药物漱口水含漱，保持口腔卫生。

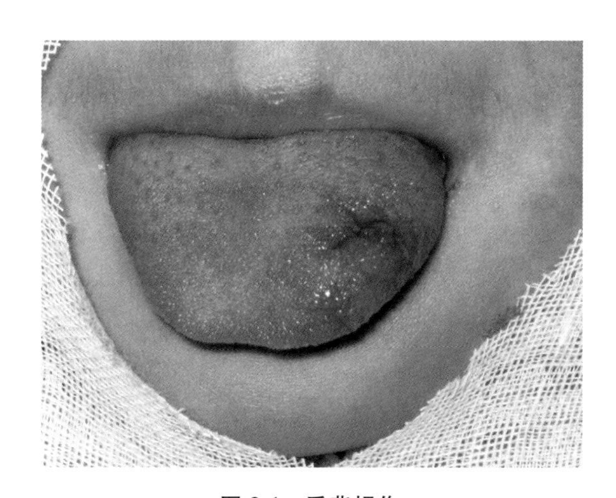

图 3-1　舌背损伤

二、唇部损伤

唇部损伤(图 3-2)多为撕裂伤、撕脱伤、贯通伤或咬伤，特别是全层撕裂伤，由于口轮匝

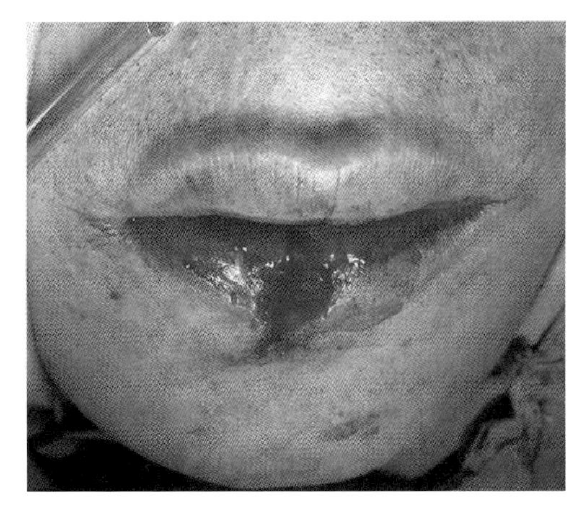

图 3-2 唇部外伤

肌断裂后收缩，导致伤口明显暴露，易误诊为软组织缺损。对唇部损伤进行清创缝合术时应注意以下事项：①缝合时应首先缝合肌层，将口轮匝肌复位后对位缝合，以恢复口轮匝肌的连续性；再按照唇的正常解剖外形缝合皮肤及黏膜。②缝合皮肤的第一针应先缝合红唇缘处，以保证红唇缘处精确对位，然后还要保证缝合后干湿唇交界处伤口精确对位，使红白唇及干湿唇交界处呈现一条流畅的弧线。③在白唇上缝合时，如创缘不整齐，可少量修剪皮肤创缘，使术后瘢痕较细。④如为撕脱伤，离体组织完好，且离体时间未超过 6 小时，应尽量将离体组织缝回原处，术后酌情加用抗生素和扩血管药物。⑤术后如有较大张力，可采用唇弓或蝶形胶布辅助减张。⑥在处理唇部伤口时，唇弓或唇内部分尽量不用含肾上腺素的麻醉药物，避免因为血管收缩而使唇弓的“白线”不清楚，影响准确对位。

唇部贯通伤多见于儿童，如果伴有牙折，还可能有牙碎片进入创口。因此，对唇部损伤，应仔细检查口腔侧，并注意是否有牙片进入组织内，以免漏诊口内创伤，否则可能引发口内创口感染；如果创口较大，可能形成瘢痕愈合，影响以后唇部的灵活性和动度。唇部贯通伤清创缝合时应先缝合黏膜创口；重新消毒后再缝合创口和皮肤，以减少感染机会。

三、颊部损伤

颊部损伤的治疗原则是尽量关闭创口和消灭创面。颊部皮肤弹性好，可利用的组织量大，只要做好皮下潜行分离，充分松解周围皮肤，较大的创面也能关闭（图 3-3）。对颊部损伤进行清创缝合时应遵循以下原则：①如无组织缺损，按照常规清创缝合术程序进行清创和对位缝合。缝合顺序为：先缝合口腔黏膜，再缝合肌层和皮肤。②如有较小组织缺损，可利用颊部组织的弹性，直接拉拢缝合。③如组织缺损较大，不能关闭创口，可暂时只关闭创缘，遗留颊部洞穿性缺损，待做二期整复；如条件允许，也可采用折叠瓣（前臂皮瓣）或多个瓣（前臂皮瓣加额部皮瓣等）修复。④如口腔黏膜无缺损，皮肤有缺损，应先对位缝合口腔黏膜，皮肤创面可定向拉拢缝合，或采用游离植皮、皮瓣等方法修复。⑤处理面颊部切割伤时要注意有无神经、导管的损伤，如伤及面神经会引起面瘫；伤及导管会引起涎瘘。

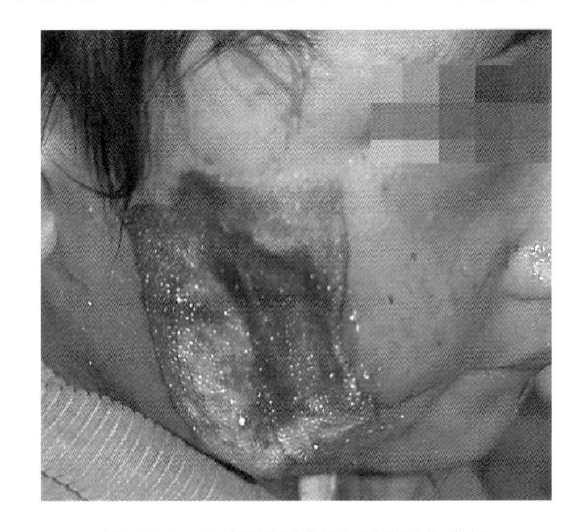

图 3-3 颊部皮肤较大缺损的关闭

四、腭　损　伤

腭部损伤多为刺伤、撕裂伤或贯通伤，多见于儿童口含筷子、小木棒、尖锐玩具等跌倒后刺伤腭部所引起。由于腭部损伤患者常为儿童，诊治可能无法配合，对此术者应给予足够耐心，如患儿不配合或创伤过大，应考虑在基础麻醉或全身麻醉下施行手术，不可强行实施手术，以免发生医源性创伤。

腭部损伤应根据创口所在部位及损伤性质进行治疗。如伤口为尖锐物品刺伤，要注意伤道内有无异物，有无刺入上颌窦、咽侧或鼻腔等；如仅为腭部软组织撕裂伤，无硬组织缺损，可直接缝合；如硬腭有组织缺损，导致口腔与鼻腔、上颌窦相通，可在邻近转移黏骨膜瓣，以封闭瘘口和缺损（图 3-4），也可在硬腭两侧行松弛切口，从骨面分离黏骨膜瓣，然后将瘘口处拉拢缝合，在两侧松弛切口处用碘仿纱条或纱布填塞（图 3-5）；如为软腭贯通伤，应分别缝合鼻腔黏膜、肌层及口腔黏膜；如腭部组织缺损太大，不能即刻修复，可制作腭护板暂时隔离鼻腔与口腔，待行二期手术治疗。

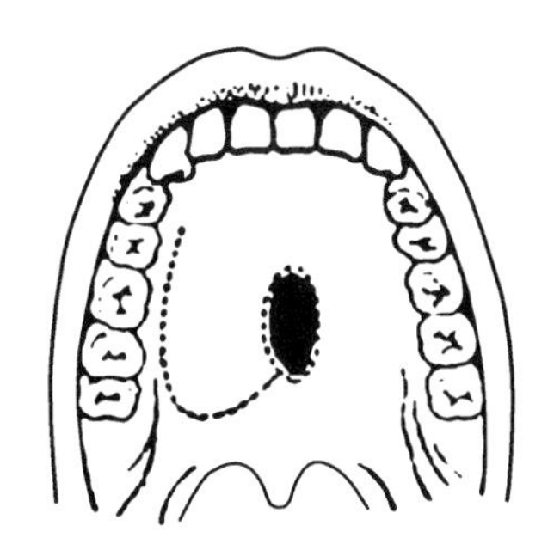
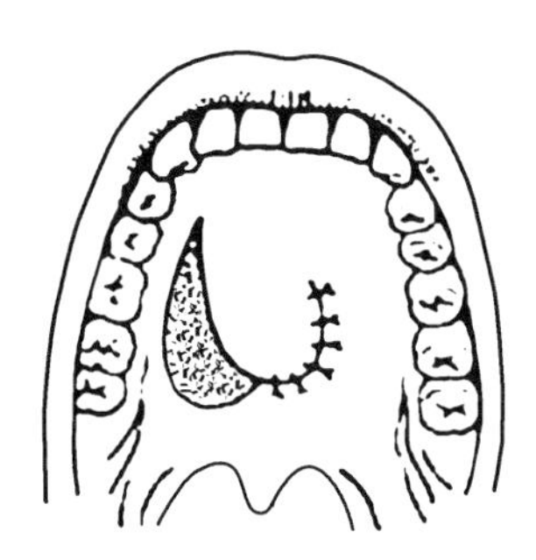

图 3-4　硬腭损伤有组织缺损，可在邻近转移黏骨膜瓣，以封闭瘘口和缺损

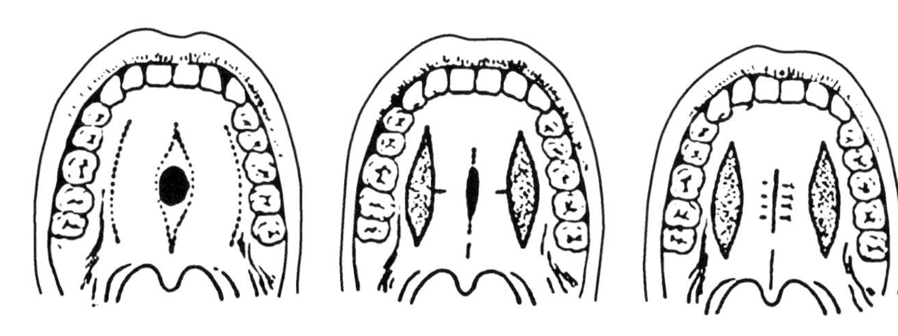

图 3-5　硬腭损伤有组织缺损，可在硬腭两侧行松弛切口，从骨面分离黏骨膜瓣，以封闭瘘口和缺损

五、眉、睑部损伤

眉部损伤（图 3-6）行伤口准备时不可将眉毛剃掉，因其影响对位的准确性，且眉毛再生非常慢，影响面容。清创缝合时应注意准确对位缝合，避免伤后眉毛分布不均，发生眉毛错位或断裂畸形。

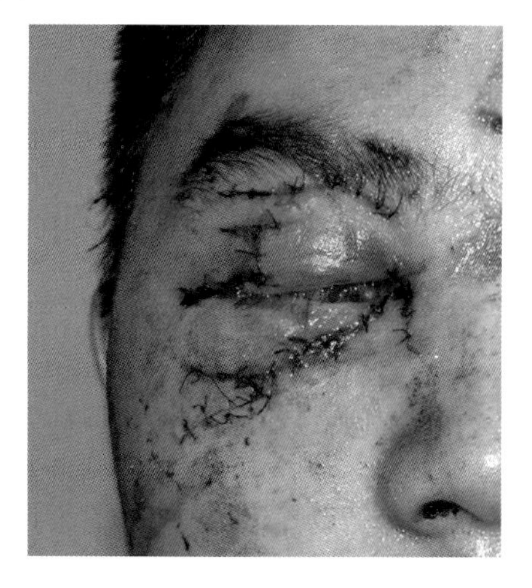
图 3-6　眉、眼睑部损伤

眼睑易受钝挫伤、烧伤、裂伤，甚至撕脱伤。由于此处组织疏松和血运丰富，伤后出现严重的肿胀和瘀斑，且累及球结膜，但均可较快地消退。裂伤和撕脱伤常伤及纤细的泪器及内眦韧带，须妥善修复。

对于眼睑皮肤裂伤（见图 3-6），由于眼睑血运循环丰富，只做简单的清创即可。用小针、细线准确缝合。术后 3~5 天拆线。日后常不遗留显著的瘢痕，水平裂伤的瘢痕尤其不明显。拆线后可再用胶布减张保持 3~5 天。纵向裂伤偶可形成线状挛缩瘢痕，牵拉睑缘而使其外翻。如累及泪点则致泪溢。故早期处理时应行 Z 形成形术，以改变其方向，防止瘢痕收缩继发睑外翻。

特殊情况会有睑缘裂伤，可直接缝合并无张力，但为了使睑缘精确对合，须将睑板结膜、肌肉和皮肤分层缝合。睑缘分 3 针缝合，第 1 针沿灰线；内侧 1 针在睑板腺开口处；外侧 1 针于睫毛根部缝合。此 3 针的线头均需留长，以便外置而不刺激角膜，牵引睑缘缝线，再缝合睑板和肌肉，最后缝合皮肤。5 天拆除皮肤缝线，睑缘线则视张力的大小而保留 1 周或更长。如果睑部创伤伴有组织缺损，不可直接拉拢缝合，以免发生睑外翻，应采用全厚皮片移植或邻近皮瓣转移修复；如同时伴有结膜创口，应采用细丝线进行连续缝合，以免结扎线头过多，摩擦损伤角膜。在睑部损伤清创缝合术后，可在眼结膜囊内涂敷少量金霉素眼膏，以减少摩擦，并预防感染。

六、鼻 部 损 伤

鼻部软组织损伤（图 3-7）常与鼻骨骨折同时发生，也可与唇颊部损伤同时发生。鼻部处于面部最显著的部位，与患者容貌密切相关。因此，鼻部损伤清创缝合术的质量将直接影响患者的容貌。对鼻部损伤进行治疗应遵循以下原则：①鼻部损伤务必要按正常解剖位置用小针、细线或无创美容外科缝线进行精确对位缝合，尽量恢复原有的外形，鼻腔黏膜可用 4-0 吸收线或丝线缝合。②断裂的鼻软骨切勿随意剪除，应将软骨置放在软骨膜中，再行缝合皮肤。③鼻孔周围的创口缝合后，在患侧鼻孔内放置一个包裹有碘仿纱布的橡皮管，以恢复正常鼻孔形态，同时促进创口正常愈合。

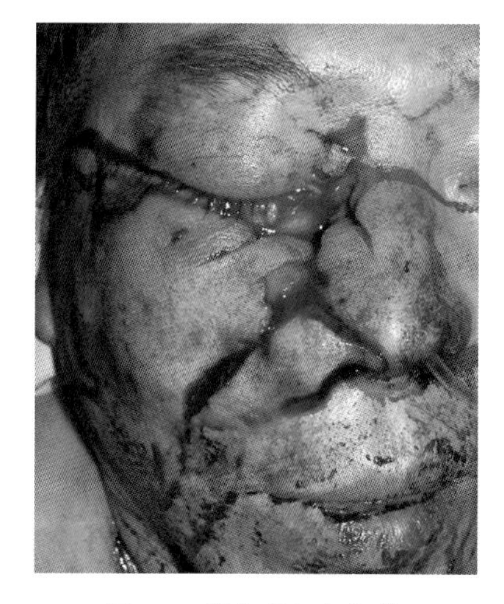
图 3-7　鼻部软组织损伤

七、口底软组织损伤

口底软组织与舌、下颌牙槽骨密切相关，有舌神经、下颌下腺导管及舌下腺等重要结构。口底软组织

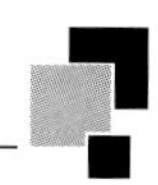

损伤的治疗应遵循以下原则:①由于口底与舌关系密切,口底损伤可累及舌运动受限,因此口底清创缝合术应尽量保持舌的长度,应按前后纵行方向进行缝合。同时避免舌部创口与口底黏膜发生粘连,影响舌的活动。②口底软组织结构疏松,舌、口底、下颌骨等损伤都易引起口底水肿或血肿,即使很少量的积血也可能导致舌后坠,引起呼吸困难。因此,口底软组织损伤清创缝合术一定要注意对血肿的清理,对明显出血点要及时处理,并及时建立口内或颏下引流。③口底损伤要检查有无下颌下腺导管损伤,有无舌神经损伤,确认有损伤可对导管进行改道术。

八、颌面部大面积撕脱伤

颌面部大面积撕脱伤(图 3-8)是由于强大的机械力而将颌面部组织撕裂或撕脱,伤口创缘不整齐,皮下组织及肌肉均有挫伤。例如,车祸或者坠落重物可致头面部软组织甚至硬组织撕裂或撕脱;工作中头发或者衣物被卷入机器设备,以至于头皮、额、颞部及颜面部皮肤被撕脱。这些情况往往还伴有颜面部器官如眼、耳、鼻的损伤,甚至骨折或者骨缺损。由于是受到较大的机械力量将组织撕裂或撕脱,临床表现为:伤情重、出血多、疼痛剧烈、易休克。

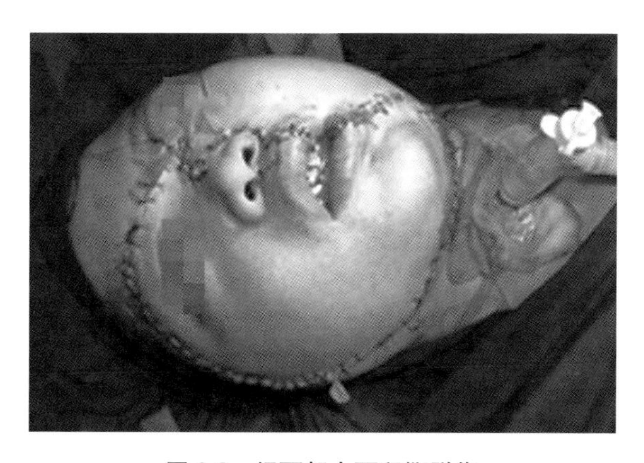

图 3-8　颌面部大面积撕脱伤

对于大面积撕脱伤,首先要防治休克,给予镇静、止痛、补充容量或者输血。待全身稳定后,应及时清创、复位缝合。如撕裂的组织尚有蒂部相连,则应在清创后,将组织复位,分层缝合;如蒂部较窄或主要血管已损伤影响血运循环,应将断裂的血管或者主要血管进行修整后,做血管吻合。完全撕脱、游离的组织,如组织损伤不重,应将其供血的血管和回流的血管分离出来,经血管壁修整和组织抗凝溶栓处理后,做血管吻合组织游离移植。如撕脱的组织损伤严重或者离体时间较长,估计再植后易发生血管栓塞和继发感染坏死,组织瓣不易成活者,可剪除皮下及深层组织,保留其皮肤层做皮片再植术。当被撕脱的组织已严重挫伤或碾碎、伤后超过 6~8 小时,该组织已不能再植,才可将其废弃不用。创面在清创后可酌情做游离植皮或延期修复。

九、涎腺及其导管损伤

腮腺及其导管与面神经位于面颊部皮下,表浅而易于受到损伤,发生面颊部切割伤(图 3-9)或严重的挫裂伤时,均可能损伤到腮腺和面神经。因此,对于面颊部的开放性损伤,应检查患者的腮腺和面神经,避免发生漏诊而贻误治疗的最佳时机。有时也可发生医源性损伤而致涎漏。下颌下腺、舌下腺由于有下颌骨的保护,受到创伤的机会极少。

涎腺导管损伤可导致涎瘘(salivary fistula),涎瘘是唾液不经导管系统排入口腔而流向

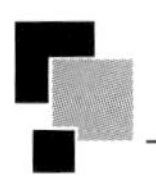

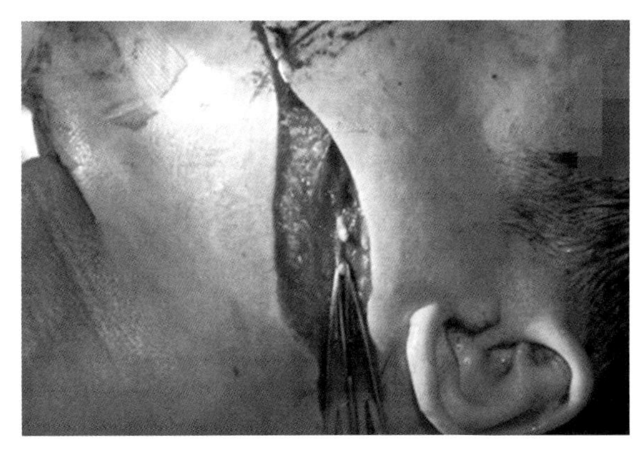
图 3-9 面颊部切割伤致腮腺与导管损伤

面颊皮肤表面。唾液由创口外流影响皮肤愈合,上皮细胞沿瘘管生长,覆盖整个创面形成永久性瘘管。腮腺涎瘘根据瘘口所在位置,可分为腺体瘘及导管瘘。

(一) 腮腺腺体损伤

腮腺腺体损伤可见腮腺筋膜撕裂,腺体呈颗粒或块状散开。清创时可将撕脱的腺体摘除,然后逐层严密缝合腺体、腮腺筋膜和皮肤。腮腺区加压包扎 2 周以上,配合口服阿托品,以减少唾液分泌,防止形成腺体瘘。如果已出现涎瘘,应待瘘管形成后施行腮腺瘘管切除术。

(二) 腮腺导管损伤

腮腺导管的体表投影为口角与鼻翼根部连线的中点与耳屏的连线,在下颌升支外侧的咬肌表面向前达咬肌前缘,然后折向口腔颊侧黏膜开口于口腔内,长约 5~6cm。如果面颊部外伤与腮腺导管体表投影相交,施行清创缝合术应注意是否发生导管断裂。

(三) 诊断

面颊部损伤的患者,特别是纵裂伤,除检查面神经功能外,不要忽略有无腮腺腺体及导管创伤的可能。腮腺腺体瘘表现为腺体区皮肤有小的点状瘘孔,其周围有瘢痕,瘘管的盲端通向一个或多个腺小叶的分泌管。从瘘口经常有少量的清亮唾液流出,很少是混浊的。进食、咀嚼、嗅到或想到美味食品时,唾液的流出可显著增加。口腔内由导管流出的唾液仍正常。腮腺导管瘘是发生于导管段的瘘管。根据导管断裂的情况,可分为完全瘘及不完全瘘。前者是指唾液经瘘口流出,口腔内导管口无唾液分泌;后者是导管虽破裂,但未完全断离,仍有部分唾液流向口腔内。瘘口流出的唾液常是清亮的,但如并发感染则变为混浊。完全瘘的流出量较多,瘘口周围皮肤常呈现潮红、糜烂或伴发湿疹。

鉴别诊断方法是:①从口腔内腮腺导管口插入细塑料管。如导管完全断裂,可见其从创伤处穿出,然后按摩腺体促使唾液外排,以觅寻近腺体之断端。②导管不完全断裂者用塑料管插入法可能会漏诊。此时可从腮腺导管口缓慢注入 1% 亚甲蓝,仔细观察创伤区,亚甲蓝溢出部位即为导管段或腺体受损部位。一经发现即应停止注射。

(四) 治疗

1. 导管端端吻合术　用塑料管从口腔经腮腺导管口插入穿出断端,在确认近腺体的导管后再将穿出断端的塑料管插入,用 7-0 或 8-0 丝线吻合断端管壁(图 3-10)。分层缝合创口,加压包扎腺体部。将暴露于口腔内的塑料管固定于上颌牙龈或颊黏膜上,保留 10~14 天。

2. 导管改道术　腮腺导管断裂或完全瘘,其断裂处或瘘口接近口腔时,可游离导管后将其开口移置于口腔内,变外瘘为内瘘。

用探针从接管口插入瘘管作为分离组织的标志。距瘘管口至少 0.5cm 做圆形切口,切开皮肤及皮下组织,分离瘘管及导管。用弯止血钳在咬肌前缘分离组织至口腔黏膜下做一

通道。再在此通道末端黏膜面做一小切口，将瘘管穿入口腔并将瘘口周皮肤缝合于黏膜切口边缘（图 3-11），7 日后拆线。

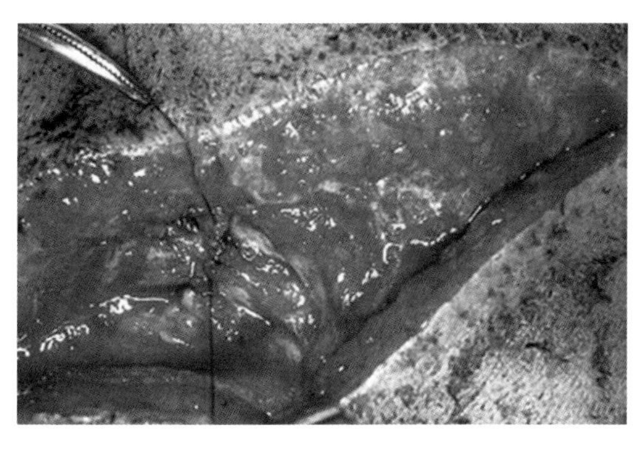

图 3-10　导管端端吻合术

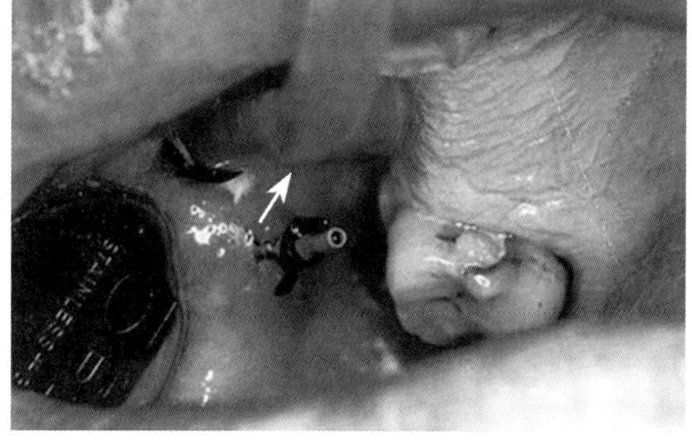

图 3-11　导管改道术

3. 瘘管封闭术　根据皮纹方向，在瘘管口周围做梭形切口，并将瘘口周围的瘢痕组织包括在切口内。将瘘管口周的皮肤、瘢痕和一段瘘管切除。在瘘管末端周围组织内做荷包缝合结扎。潜行分离周围皮下组织，分层严密缝合。缝合皮肤时应使皮肤缝线不在瘘口结扎的位置。为此可在梭形切口的两端分别各做一附加切口，形成两个对偶三角皮瓣，交叉互换缝合，可避免结扎的瘘口不在缝合线上而被皮瓣所覆盖，防止再度成瘘。

十、动物撕咬伤

动物撕咬伤以犬、牛、猪等家畜较为常见，熊、狼等野兽也可能咬伤人体（图 3-12）。动物咬伤伤口带有致病微生物的沾染，可能继发感染。咬伤所继发的感染病菌一般是金黄葡萄球菌、溶血性链球菌及破伤风杆菌等，严重的是狂犬病病毒。被咬伤后应立即处理伤口。先

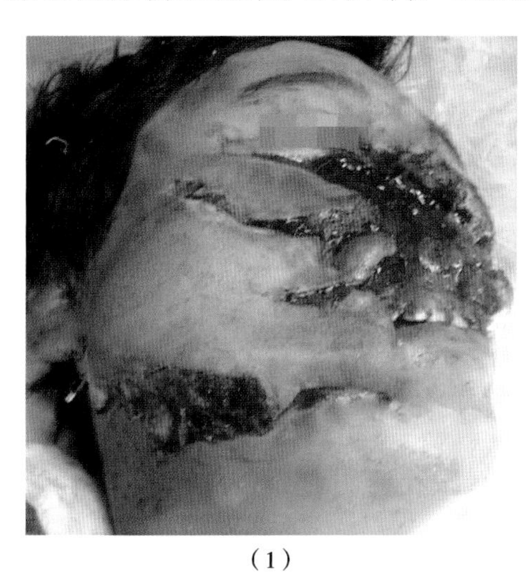

（1）

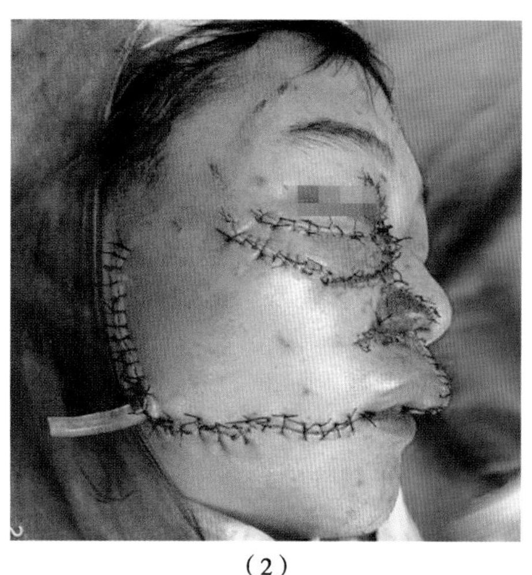

（2）

图 3-12　野熊撕咬致颌面部大面积撕脱伤
（1）治疗前；（2）治疗后。

用等渗盐水反复冲洗，用干纱布蘸干净伤口，以75%酒精或稀释的聚维酮碘（碘伏）消毒周围皮肤，再用3%过氧化氢冲洗，必要时稍扩大伤口，不予缝合，以利引流。此外，注射破伤风抗毒素1 500U，使用抗生素如青霉素、甲硝唑等预防感染。必要时在伤口周围注射狂犬病免疫球蛋白（rabies immunoglobulin，RIG，20U/kg）。RIG有人源和动物源两种制剂，一般使用动物源制剂，应先做过敏试验。

第三节　口腔颌面部软组织伤的治疗规范

口腔颌面部软组织创伤是最常见的颌面部创伤，它可以单独发生，也可以与颌面部骨折同时发生。

一、口腔颌面部软组织损伤治疗原则

（一）清创缝合的时限放宽

在患者生命体征平稳后，应尽可能快地处理颌面创伤。由于颌面部血运丰富，组织抗感染及再生修复能力较强，创口易于愈合。因此，初期清创缝合的期限可适当放宽，即使伤后24、48小时甚至更久的创口，只要未出现明显感染，清创后做初期缝合仍可取得良好的预后。

（二）尽量保留软组织

清创时要珍惜软组织，一般不轻易切除之，除必须切除确已坏死的组织外，均应保留。但应根据伤情的严重程度、时间以及软组织的血供情况，采取积极措施，尽最大可能促进软组织愈合。

新鲜而完全断离的软组织，决不可轻易放弃早期缝合，用灭菌生理盐水洗涤后，经过青霉素溶液浸泡处理，小面积的游离组织即使是组织缺血，或大部分游离仅残留少量组织相连时，经过清洗、修整边缘，用刀削刮创缘至显出新鲜创面或渗出血液时，经及时缝回原处或减张拉拢缝合或游离移植，不少都能够完全存活，或仅在远端出现少许坏死而不影响全局。对大面积的游离组织，或蒂部较窄或主要血管已损伤影响血运循环，应将断裂的血管或者主要血管进行修整后，借助显微手术镜进行血管吻合处理，再将游离组织植回原处。注意须放置引流条。但对于组织损伤严重或者离体时间较长，估计再植后易发生血管栓塞和继发感染坏死，组织瓣不易成活者，可剪除皮下及深层组织，保留其皮肤层做皮片再植术。也可在清创后创面酌情做游离植皮或延期修复。

（三）尽量缝合或关闭口腔穿通伤

在缝合颊部、口底及颌骨周围与口腔穿通的伤口时，必须首先缝合好口腔黏膜，而后再缝合肌肉，以免伤口继发感染。假如口腔黏膜有缺损，拉拢缝合较困难，可设计邻近组织瓣，转移修复；缺损范围较大时，可采用碘仿纱条覆盖保护创面，以待其生长肉芽组织自行愈合。

（四）及时修复软组织创面缺损

一般较清洁的缺损创面，可及时采用邻近皮瓣旋转或滑行等方法进行修复。对面颊部软组织大范围损伤者，有部分组织缺损，或软组织有明显移位的，伤口周围水肿明显或有感染症状时，均应采用伤口定位缝合法。定位缝合的目的是使组织瓣尽可能地先恢复到原有适当方向的位置上，通过湿敷引流、控制感染，待组织水肿消退后，再做进一步缝合。这就可

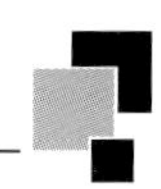

以避免常规缝合法后可能出现的张力过大、线头感染及伤口裂开等并发症。火器性开放性颌面部软组织伤也应使用高渗盐水湿敷，减张定向拉拢缝合。面颊部大型软组织洞穿性缺损时，不应勉强做相对拉拢缝合，因为勉强拉拢会引起周围组织解剖移位，明显增加瘢痕畸形，为后期整复手术带来很大困难。

（五）应有充分的引流

颜面部的软组织伤口清创后均可做严密缝合，但需放置引流条。对下颌下及颈部的盲管小伤道，不仅不能做缝合，还需切开扩大伤道，用硅胶半管或纱布条做充分引流。待伤口感染控制后，再行延期缝合；或待伤道有健康肉芽组织生长后，再行二期缝合。

（六）在清创时要注意有无腮腺导管和面神经的损伤

对腮腺导管和面神经断离而又无缺损者及时吻合导管和神经，或在后期做必要的相关处理，如导管再造和神经移植。

二、清创缝合术的常规程序

口腔颌面部软组织创伤只要伤情允许，应尽早对伤口进行手术处理，即口腔颌面部软组织清创缝合术，简称清创术（debridement）。口腔颌面部软组织清创缝合术是预防伤口感染和促进伤口愈合的基本方法。口腔颌面部清创缝合术的手术方案应根据受伤时间进行相应调整。一般来说，细菌从创口进入组织后，6~8 小时处于潜伏期，在此阶段细菌仅附着于浅表的创面，易于机械清洗去除，此时是口腔颌面部清创缝合术的最佳时期，如在此时进行手术，应尽量保留组织，并采取严密缝合，以获得最佳缝合效果。在伤后 24~48 小时内，细菌繁殖尚未开始，感染尚未确立，此时也可根据情况进行严密缝合。如果创口已呈明显的浸润性硬结，甚至创面有分泌物，则应考虑已发生感染，应将异物和坏死物清除，放置引流条。

（一）生命体征的评估

同其他部位的创伤一样，口腔颌面部软组织创伤的治疗原则是全身与局部相结合。在对口腔颌面部软组织创伤进行清创缝合术之前，首先必须对患者进行详细的全身检查，保证患者全身情况良好，生命体征平稳。否则，就可能漏诊一些危及患者生命的严重并发症，如窒息、休克、颅脑损伤和重要脏器损伤。因此，口腔颌面外科医师接诊到口腔颌面部软组织创伤患者，首先应对其进行伤情评估。

在对口腔颌面部创伤患者进行伤情评估时，首先应注意患者的神志是否清楚，查体是否合作；其次应对患者的生命体征进行检查及测量；最后应对患者的全身进行系统的检查，以明确患者的全身情况。

在明确患者的全身情况后，如有窒息、休克、颅脑损伤和重要脏器损伤，应尽快进行抢救；如初步临床检查不能排除，则应尽快进行辅助检查，以明确病情。只有在排除这些严重并发症，并确认生命体征平稳的基础上，才能施行口腔颌面部软组织清创缝合术。

（二）麻醉

根据麻醉方法、麻醉药物和麻醉部位的不同，可分为局部麻醉和全身麻醉。局部麻醉和全身麻醉各有其特点及适应证。对于伤情较轻的口腔颌面部软组织损伤，采用局部麻醉即可获得良好的麻醉效果，常用的麻醉方法主要有局部浸润麻醉和神经阻滞麻醉，常用的麻药有盐酸利多卡因、盐酸丁哌卡因、阿替卡因等。如果伤情较重，如口内有出血易发生误吸，或者患者不合作(如儿童或婴幼儿),应考虑全身麻醉。

(三) 清创

清创是口腔颌面部清创缝合术的重要步骤,其目的是去除创口的细菌、异物和血凝块,使污染的创口转变为相对无菌的清洁创口,从而减少感染发生的概率,并为创口愈合创造条件。

清创可分为冲洗创口和清理创口两个步骤。首先采用无菌纱布覆盖创口,防止清洗液等流入创面,加重创面污染,然后采用肥皂水及生理盐水洗净创口周围的皮肤。如有油垢,也可用汽油或洗洁剂擦净,然后在麻醉下,重新用1%~3%过氧化氢溶液及生理盐水冲洗创口,同时用纱布或软毛刷反复擦洗,由浅入深,尽可能清除创口内的细菌、异物、血凝块及组织碎片,在清洗创口的同时,注意检查组织损伤的情况,及时止血。

冲洗创口后,对创口周围皮肤重新消毒、铺巾,开始清理创口。由于口腔颌面部血运丰富,组织抗感染和再生修复能力较强,创口易于愈合,因此,该步骤中应注意尽量保留颌面部组织,除确认已坏死的组织外,一般仅略加修整创缘即可。唇、鼻、舌、耳、眉及眼睑等处的撕裂伤,即使大部分已经离体,在确认无明确感染或坏死的情况下,均应尽量保留,缝回原位,争取愈合。在清洗创口时,应进一步去除异物,此时可用镊子、刮匙或止血钳等去除嵌入组织的异物。

(四) 止血

口腔颌面部血供丰富,受伤后出血较多,在清理创口后,应根据其部位、出血的来源和程度采用最适合的方法进行止血。在口腔颌面部软组织损伤清创缝合术后,最常用的止血方法是结扎止血和电凝止血,也可酌情采用填塞止血、药物止血,严重者必要时可采用颈外动脉结扎术等进行止血。

电凝止血即采用高频电刀的电凝功能止血,其主要原理是利用高频电刀有效电极尖端产生的高频高压电流与机体组织接触时对组织加热,使电极尖端的机体组织凝固,从而实现止血的目的。根据其工作原理及方式又可分为单极电凝和双极电凝。电凝止血是最快捷的止血方法,适用于组织渗血、小静脉和小动脉出血。

结扎止血是最常用而可靠的止血方法。如条件允许,对创口内出血的较大血管断端均应采用结扎止血,其方法为应用止血钳夹住血管断端后采用丝线结扎,必要时可加用缝扎以防止缝线滑脱。

对于洞腔性和洞穿性创口,也可将碘仿纱条或纱条填塞于创口,再用绷带加压包扎。应注意在颈部或口底创口采用填塞法止血时,应注意保持呼吸道通畅,防止发生窒息。

药物止血法可分为全身用药和局部用药,全身使用的止血药物有注射用蛇毒血凝酶、氨甲苯酸、酚磺乙胺等;局部使用的止血药物有止血海绵、止血纱布、止血粉等。目前药物止血法主要用作局部止血的辅助治疗方法,很少单独应用。

在口腔颌面部严重出血时,也可先进行颈外动脉结扎术。

(五) 缝合

与全身其他部位相比,口腔颌面部血供丰富,组织再生能力强,其缝合的时间可适当延后。在伤后24小时或48小时内,均可在清创后行严密缝合;部分超过伤后48小时的创口,在确认无明显感染或组织坏死后,也可充分清创后严密缝合。如可能发生感染,可在创口内放置引流条;已发生感染的创口不应初期缝合,可采用冲洗、引流等方法不断换药,待感染控制后再行处理。

口腔颌面部软组织损伤清创缝合术中,缝合方式应根据受伤时间及创口情况综合考虑。同时,口腔颌面部处于头面部的暴露部位,与面部容貌密切相关,因此,口腔颌面部软组织损

伤的缝合具有其独特之处,应遵循整形美容外科的原则。只要未出现明确感染征象,颌面部软组织损伤均应尽量准确对位缝合,以减少伤后瘢痕。

口腔颌面部软组织损伤伴发有组织缺损时,应根据具体情况分析。如组织缺损不大,且局部组织弹性大(如唇、颊部等),可直接拉拢缝合;如为中型组织缺损,可采用7号缝线或金属丝等进行定向拉拢缝合,使创口基本消失,以减少组织缺损,也可作邻位皮瓣转移修复创面,如创口在额部、鼻部和眼睑等处,可采用全厚皮片游离移植关闭创面;如组织缺损较大,可根据情况先关闭创面,以后行二期修复,如条件允许,也可选择邻近皮瓣或远处皮瓣转移,即刻修复组织缺损。

(六) 伴颌面部骨折的清创缝合术

如果口腔颌面部软组织损伤与颌面部骨折同时发生,应根据伤情的具体情况决定治疗方案,可在清创缝合术同时施行颌面部骨折切开复位内固定术,也可先施行清创缝合术,以后再进行颌面部骨折的治疗。伴随颌面部骨折时施行清创缝合术应当遵循尽量保护骨组织和严密关闭骨创面的原则。

颌面部骨折与面部轮廓及外形密切相关,其骨折或骨块的缺失常引起面部畸形,从而影响患者的容貌。由于颌面部血供丰富,组织活力和愈合能力强,有黏骨膜相连的骨块都可能成活,因此,在清创时动作要轻柔,勿使黏骨膜从骨块上撕脱而阻断黏骨膜对骨块的血供。即使是离体骨块,在进行无菌处理后,也应尽量保留。可先将骨块取出,用抗生素溶液浸泡后再放回创口内,并准确复位。游离骨块再植可维持颌面部骨骼形态的完整性,防止骨缺损引起的面部畸形,为以后的二期修复提供条件。

伴随颌面部骨折时施行清创缝合术也应注意严密关闭骨创面,不能使骨面直接暴露,如有软组织缺损,应做邻位组织瓣转移或用碘仿纱条覆盖暴露的骨创面,以避免骨面感染。

(七) 术后用药

口腔颌面部软组织损伤清创缝合术后应常规采用抗生素预防感染。在口腔内有大量的需氧菌群和厌氧菌群存在,当发生软组织损伤时,这些细菌均可能进入创口,进而引发感染。因此,术后应根据具体情况选用不同的抗菌药物,必要时也可采用多种药物协同应用。

为了制订行之有效、合理的个体化用药方案,口腔颌面外科医师应掌握各种抗菌药物的性能和特点,明确各种抗菌药物的适应证和联合用药原则,并预防可能发生的不良反应,避免长期、无针对性地滥用大剂量广谱抗菌药物,以免发生二重感染、耐药菌等问题。

除抗菌药物外,口腔颌面部软组织损伤清创缝合术后还应根据具体情况选用止血药物(如:注射用蛇毒血凝酶、氨甲苯酸)、消肿药物(如:地塞米松)和漱口药物(如:聚维酮碘溶液、氯己定溶液等)。如果患者有口腔内创口,应特别注意漱口药物的应用,以保证口腔卫生,减少感染概率。

第四节 经典治疗

一、颜面部软组织伤清创缝合术

(一) 手术原则

清创缝合时应清除创口内的异物和坏死组织,彻底止血,然后缝合。清创时不宜过多切除软组织，尤其是皮肤与黏膜，以免造成术后组织的缺损与畸形。缝合时应特别注意将眼睑、鼻、唇以及面颊部组织复位，按黏膜、肌肉与皮肤分层及准确对位缝合。缝合关闭与腔窦相通的创口。创口较深者，消灭无效腔。缝合用小针细线。组织缺损、水肿、感染者，可先做定向拉拢缝合。裸露的骨面争取软组织覆盖。

（二）手术方法

1. 冲洗创口（图 3-13） 清创首先剃去创口周围皮肤上的毛发，消毒后给予局部麻醉，然后在创口内填塞消毒纱布，用肥皂水或生理盐水冲洗周围泥沙。如皮肤上有油渍污染，需用乙醚或汽油擦净；有爆破的石渣残留，应用毛刷刷除。取出填塞创口的纱布，再用肥皂水和生理盐水彻底冲洗创口，力求将异物和血块去除，使创口冲洗干净。

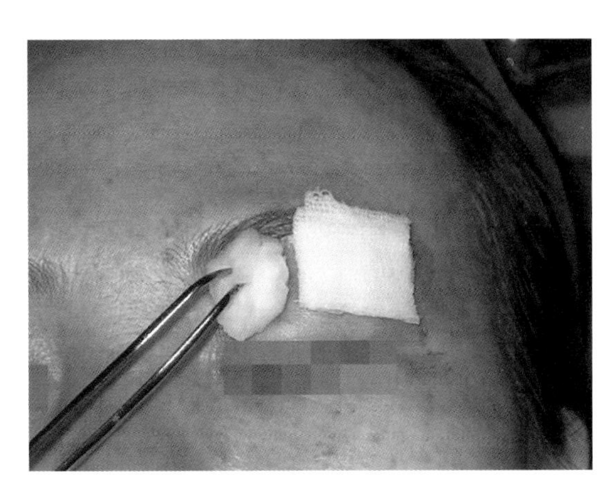

图 3-13 冲洗创口

2. 清理创口（图 3-14） 冲洗后，用碘酊和酒精（或用硫柳汞酊、红汞酊、氯己定等）消毒创口周围皮肤，铺盖无菌巾。用盐水冲洗创口，清除血凝块，注意检查活跃的出血点及断裂的血管，彻底结扎或缝合结扎止血。如果创缘整齐，组织无坏死，在异物彻底清除，创口冲洗干净后即可进行缝合。如果创缘不齐，组织已有坏死，可用锋利刀片沿创缘坏死组织外 1～2mm 处切除，使创缘整齐，然后修剪破碎的皮下组织，筋膜与坏死的肌肉；创面深层的异物以及与骨膜分离的碎骨片均应清除干净。创口感染，异物位于大血管旁，定位不准确，术前准备不充分，可暂不摘除。

3. 缝合伤口（图 3-15） 清理创口后，应按分层对位缝合。缝合时应注意消除无效腔，以利伤口愈合。在缝合颜面部，特别是眉、上下眼睑、鼻翼、鼻孔、鼻唇沟、口角及红唇等处的伤口时应准确对位。为此需先缝几针定位，然后再做补充严密缝合，务必使缝合后皮肤平整，以免术后遗留明显的瘢痕，造成畸形与功能障碍。

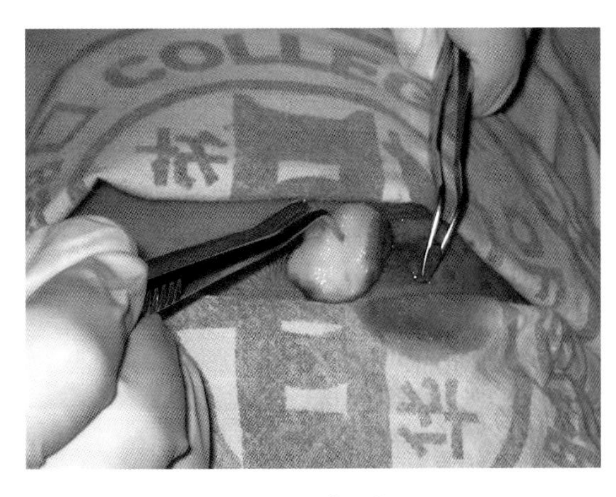

图 3-14 清理创口

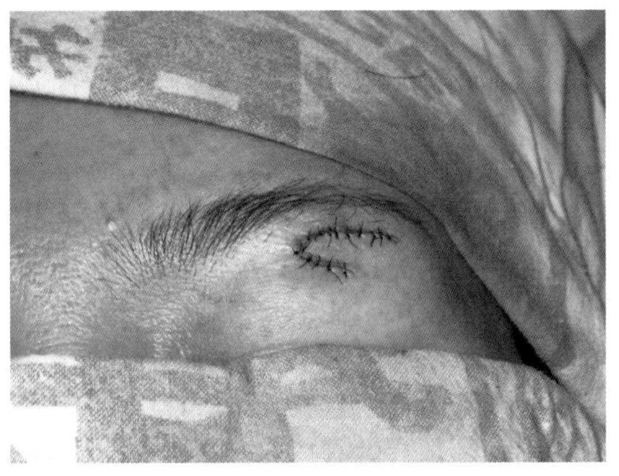

图 3-15 缝合伤口

缝合中应注意创缘对位整齐，然后采用 3-0 或者 5-0 的无创缝线缝合。如为口腔颌面部撕脱伤，掀起的皮片容易发生收缩、内卷，应将内卷组织牵出。在皮下组织缝合时应避免过于靠近表皮，方能获得平整、自然、舒展的对位和愈合，以尽量减少创口的瘢痕，并防止发生颌面部畸形。一般颜面部创口缝合应严密，以期达到一期愈合。如果创口污染严重或已感染，缝合后应安置引流。

二、金属丝减张缝合术

（一）适应证

颌面部撕裂伤、挫裂伤、动物咬伤，特别是火器伤，伴有组织移位、外翻、创口张力大、组织水肿明显、有严重感染，甚至组织缺损，而不能按一般清创缝合原则处理者，可采用金属丝缝合术，此法可以达到减少张力，将组织定向拉拢复位与控制感染的目的。

（二）操作方法

用细金属丝（直径为 0. 2~0. 5mm 的不锈钢丝）穿过创口的两侧，在金属丝的两端各加有孔的软金属片或橡皮一块及铅制小丸数个，依次穿入两端的金属丝内。金属片下可垫 2 或 3 层小块纱布，以免金属片直接压伤皮肤。先将金属丝一端最后一个铅丸夹扁，然后牵拉金属丝使创缘靠拢，再夹扁另一端最后一个铅丸以达到缝合固定的目的。如此即可减除创口的张力，不致裂开，还可以在创缘建立引流。在感染控制，创口消肿以后，还可以再将金属丝拉拢，将铅丸向内推进夹扁，直至创缘完全对合，愈合良好为止（图 3-16）。实践证明此法效果良好。即使有组织缺损的创口，经采用金属丝缝合术，也可以使缺损的范围缩小，避免形成大量瘢痕组织，为后期整形治疗创造有利条件。与丝线缝合相比，金属丝缝合不易感染，可以维持较长的时间，直到创口愈合后拆除。如发现缝合处有化脓感染时，也可用盐水纱布换药，维持至创口愈合后再予拆除。

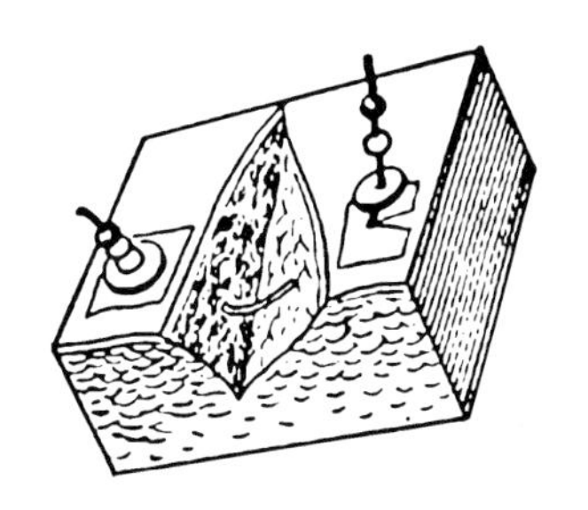

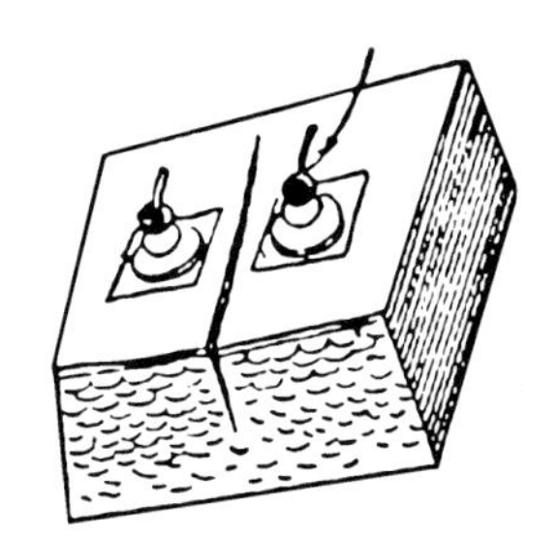

图 3-16　颜面部软组织伤金属丝减张定向缝合术

（三）操作步骤

1. 用细金属丝缝合创口。
2. 在金属丝两端各加有孔软金属片及铅丸，并在金属片下垫小纱布块。
3. 先夹扁金属丝一端的最后一个铅丸。
4. 牵拉另一端金属丝，并夹扁最后一个铅丸使创缘靠拢。
5. 如此即可减除张力，缝合固定创口，使不致裂开。
6. 创口消肿后，再将金属丝拉拢，将铅丸向内推进夹扁。

第五节　研究热点

一、软组织损伤的组织修复

损伤组织的愈合包括修复和再生两方面。组织修复(tissue repair)是机体对各种有害刺激物、致伤因素作用所造成损伤的一种重要的防御适应反应,通过在特异和非特异区残存组织的细胞增生、重建等过程,使伤口得以愈合,损伤组织得以重建。机体对细胞和组织损伤的修复能力,不仅是恢复结构,而且还能不同程度地恢复功能,此种恢复过程称为修复(repair)。修复过程是通过未受损伤的组织细胞(常是损伤局部周围的组织细胞)分裂增生来完成的。在组织损伤和修复治愈的过程中,常有炎症反应。通过炎症反应可以清除损伤因子,处理坏死组织、细胞碎片,促进或延缓修复过程。组织和细胞丧失后形成的组织缺损,由损伤周围同样功能的新生组织代替损伤或死亡组织的过程称为再生(regeneration)。组织修复和创伤愈合的基本过程,有赖于组织细胞的再生和增生。各种组织有不同的再生能力,这是在动物长期进化过程中形成的。一般说来,低等动物组织的再生力比高等动物强,分化程度低的组织的再生力比分化程度高的组织强,幼稚时期特别是发育初期的组织再生力比老年期的组织强。软组织损伤的愈合是一个复杂的过程,包括各种组织的再生和肉芽组织增生、瘢痕形成的复杂组合,表现出各种过程的协同作用。最轻度的创伤仅限于皮肤表皮层,可通过上皮再生愈合。稍重者有皮肤和皮下组织断裂,并出现伤口;严重的创伤可有肌肉、肌腱、神经的断裂及骨折。总体上软组织愈合包括两个方面,即临床愈合与生物愈合。所谓临床愈合是指新生的组织将伤口填满并使其获得一定抗张强度、表面有完整上皮覆盖的伤口修复。生物愈合是临床愈合的进一步发展,是修复组织按照正常生理功能的要求完成改建的一个漫长的过程和结果。虽然各种伤口愈合的病理和生化变化基本相同,但由于损伤程度和愈合所需时间长短的不同,可将软组织伤口的临床愈合分成两种类型。

(一)一期愈合

见于组织缺损少、创缘整齐、无感染、经黏合或缝合后创面对合严密的伤口。只需要少量肉芽组织即能填满,表面上皮的再生范围也很小,伤口愈合时间短。这类伤口愈合称为一期愈合。其愈合过程如下。

1. 炎症期　从损伤开始大致有72小时,首先出现急性炎症反应,如疼痛、肿胀、皮温增高等,同时组织细胞坏死以及产生的蛋白分解又加重了组织水肿,而由损伤组织释放的组织胺、5-羟色胺、缓激肽和前列腺素(主要是前列腺素E1和E2)引起局部血管扩张和增加血管的通透性,引起炎性渗出。这些炎性渗出中,含有大量纤维蛋白原、白细胞、抗体、补体等多种成分。这种反应通常在损伤后半小时内即开始,72小时达到高峰。炎性渗出物的意义在于:①覆盖创面;②杀灭细菌;③清除坏死组织;④加固创缘细胞(由大分子糖蛋白和黏多糖起作用);⑤作为增殖细胞(上皮细胞、内皮细胞、成纤维细胞)的培养基。同时损伤一旦发生,立即有血液从损伤血管流出,充满裂口,几分钟内即形成血凝块,填满伤口,表面有血块形成血痂。这个时期形成的血凝块中主要是红细胞和白细胞,也富含纤维

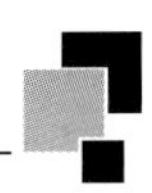

素,后者在血凝块内呈向心性网状排列。血凝块形成的生物学意义在于:①填满伤口,使创口边缘暂时结合起来;②保护并封闭表面,防止细菌和其他有害物质侵入;③阻塞伤口内的断裂血管,以免进一步地流血;④向心性排列的纤维素可引导上皮形成和成纤维细胞的迁徙。

2. 肉芽形成和上皮细胞增殖　这一时期可以持续48小时到6周,这也是组织重建和再生的开始过程。损伤局部急性炎症逐渐减轻,血液和组织中的巨噬细胞大量移入血凝块,多核白细胞减少。巨噬细胞不断杀灭细菌、吞噬和移走坏死组织及血凝块,从血液中来的蛋白水解酶也帮助溶解其他不需要的物质。与此同时,大量成纤维细胞从两侧未受损的组织向伤口中央迁徙,合成Ⅲ型胶原纤维,结成网状。被切断的血管产生内皮芽,向血凝块中央伸长,形成细小血管,由结缔组织纤维来支持。新生细小血管、成纤维细胞、胶原纤维和炎性细胞(主要是巨噬细胞)形成充满伤口的肉芽组织。在肉芽形成的同时,伤口边缘上皮基底细胞亦大量增生,并不断经痂皮下向伤口表面中央迁徙。

3. 伤口收缩、肉芽成熟和上皮覆盖　伤后3~4日开始,随着肉芽组织形成,创口组织全层自创缘四周向伤口中心逐渐缩小,以促进愈合。这种现象称作伤口收缩。直到14天左右停止。伤口收缩的意义在于缩小创面。不过在各种具体情况下伤口缩小的程度因伤口部位、伤口大小及形状而不同。伤口收缩是由伤口边缘新生的肌纤维母细胞的牵拉作用引起的,而与胶原无关。特别注意,伤口收缩不是挛缩。挛缩是伤口一种不良修复的最终结果,常由具有一定弹性的组织纤维化所致,与胶原纤维合成、含量、结构、退变等密切相关。

在肉芽组织中的细胞增殖后期,胶原纤维大量沉积,细胞成分显著减少;新形成的起修复作用的丰富毛细血管网在完成其作用后萎缩,代之以少数可起营养作用的细小血管网,过剩的成纤维细胞产物可被溶解吸收。因此,这一过程也可以称为“组织重建”(remodelling phase),此时网状的胶原纤维进一步缩短并相互交联,形成紧密的瘢痕,并逐渐塑形改建,可以持续3周~12个月。与此同时,上皮基底细胞的增生、迁徙在痂皮下肉芽表面形成上皮覆盖。此时皮肤愈合完成。

而对于皮肤伤口如手术切口的临床一期愈合大致历时5~7日,但伤口内伤及的肌肉、神经纤维的修复还需一段时间才能完成。

(二) 二期愈合

见于组织缺损较大、创缘不整、火器伤、无法整齐对合,或伴有感染的伤口。这种伤口的愈合和一期愈合比较有以下不同:①由于坏死组织多,或由于感染,继续引起局部组织变性、坏死,炎症反应明显。这种伤口只有等到感染被控制,坏死组织被清除,再生修复才能开始。②伤口大,伤口收缩明显,从伤口底部及边缘长出多量的肉芽组织将伤口填平。③愈合的时间较长,形成的瘢痕也大。这种需要较长时间才能愈合者称为二期愈合。

(三) 生长因子与创口愈合

生长因子(growth factor),又称生长激素,是一种对细胞生长和分化具有显著调节作用的多肽。由机体内的多种组织细胞产生,来源复杂,种类繁多,结构和功能各异。产生的生物学效应有两类:细胞生长促进因子和细胞生长抑制因子。

生长因子对其靶细胞产生的生物学效应,必须通过与靶细胞上的特异性受体结合才能发挥作用。一种因子可能只有一种靶细胞,发挥特异性作用;也可以作用于多种不同类的靶细胞,产生多种生物学效应。

生长因子的作用贯穿于创伤修复的所有阶段。

1. 参与炎性趋化作用　神经生长因子(nerve growth factor,NGF)、上皮生长因子(epithelium growth factor,EGF)、转化生长因子(transforming growth factor,TGF)、成纤维细胞生长因子(fibroblast growth factor,FGF)、肿瘤坏死因子(tumor necrosis factor,TNF)、血小板源性生长因子(platelet-derived growth factor,PDGF)、白介素-1(interleukin-1,IL-1)、白介素-2(interleukin-2,IL-2)等,可特异性地或共同地趋化各类炎细胞和结缔组织细胞向伤部移行。

2. 加快多种组织修复细胞的增殖　PDGF 使静止状态的 G_1/G_0 期细胞转变为具有复制潜能的细胞,生长调节肽(somatomedin-c)在 PDGF 作用的基础上使细胞通过 G_0、G_1 期进入 S 期,进行 DNA 复制,胰岛素样生长因子(insulin-like growth factor,IGF)与糖皮质激素一起使 $S\text{-}G_2$ 期细胞迅速转入 M 期,进行有丝分裂。

3. 促进核酸、蛋白质及其他细胞成分的合成　EGF 可显著增加创面肉芽组织内的 DNA、RNA、蛋白质和细胞外大分子的合成。FGF 可使肉芽组织内的脯氨酸、羟脯氨酸显著增加。几乎所有的细胞生长促进因子都可通过促进核酸、蛋白质等成分的合成,加快组织修复。

(四) 伤口愈合的影响因素

1. 全身因素

(1) 年龄:年龄小者比年龄老者伤口愈合更快。

(2) 激素:皮质激素在最初 3 日内对伤口愈合有不良影响,抑制上皮细胞增生和胶原蛋白合成,以后作用逐渐减弱。皮质激素还可影响伤口收缩。

(3) 全身疾患:贫血等全身疾患只当较严重时才有可能延缓伤口愈合。

(4) 蛋白质摄取:饮食中缺乏蛋白质可使患者营养不良,严重时可影响伤口愈合。

(5) 维生素:各种维生素中以维生素 C 最为重要,缺乏时不仅容易引起伤口内出血,抑制毛细血管新生,而且阻碍胶原纤维合成。维生素 A 缺乏可影响上皮再生;维生素 A 还可拮抗皮质激素在伤口中的抗炎性能,解除皮质激素抑制胶原纤维合成的效应。复合维生素 B 的缺乏能影响细胞酶的活性,不利于伤口愈合。但维生素 E 有抑制胶原蛋白合成的作用。

2. 局部因素

(1) 活动:过早的活动不利于伤口愈合,妨碍血管和成纤维细胞增生,而且不断破坏损伤新生肉芽组织,造成更多的瘢痕修复。

(2) 血供:良好血供是伤口良好愈合的先决条件。局部血管有疾患或其他原因引起血管内血流不畅,均不利于伤口愈合。

(3) 异物:异物(包括碎骨片)使肉芽组织长久不变而妨碍修复。由此可见,彻底清除有利于创伤愈合;过久保留缝线不利伤口愈合。

(4) 感染:是影响伤口愈合的重要因素,它不断破坏创口内正在愈合的纤维并影响局部组织血供,从而延缓愈合。

(5) 放疗:局部放射治疗不利于伤口愈合的主要原因是射线抑制了细胞增殖(上皮细

胞、内皮细胞、成纤维细胞）和吞噬细胞的清创功能。

（6）药物：细胞毒素类化疗药物与放疗一样将抑制伤口愈合。

二、颌面颈部贯通伤和盲管伤的治疗

（一）贯通伤

口腔颌面部存在众多的腔窦，如：口腔、上颌窦、咽腔、鼻腔、额窦等。当口腔颌面部受到致伤力打击时，就可能造成创口与这些腔窦相通，形成贯通伤。此外，枪弹伤等高速伤也可能造成两处皮肤创口，形成贯通伤。

在口腔、上颌窦、鼻腔等腔窦中常存在一定数量的细菌，这些细菌平时不引起疾病。但如发生贯通伤，这些细菌侵入创口，就能引起细菌感染。因此，对贯通伤进行治疗时，应遵循以下原则：①进行清创缝合术时应首先关闭较深处或腔隙侧的创口，如有创口边缘黏膜缺损，可从邻近部位转移黏膜瓣修复缺损，然后重新消毒后再关闭较浅侧的创口；②应注意清除异物，避免异物存留；③术后应用足量抗菌药物预防感染，除常规抗菌药物外，应加用抗厌氧菌药物（如：甲硝唑、替硝唑）。

（二）盲管伤

盲管伤多为尖锐的物品如缝针、铅笔芯、刀具等刺入而引起的刺伤，也可由枪弹伤引起。盲管伤入口小，管道深。刺入物末端如有折断，可存留在组织内，刺入物本身也可将泥沙或细菌等带入创口深部，引起继发性感染。盲管伤清创时不易清除管道深部的血凝块、坏死组织和其他异物；缝合时深部容易残留无效腔。因此，盲管伤行清创缝合术时要尽量清除深部异物，并彻底止血。对浅处盲管伤，清创后可严密缝合，但最好放置引流条；对深处盲管伤均应常规放置引流条或引流管，不宜严密缝合。

对于颈部的贯通伤或者盲通伤，早在5000年前 *Edwin Smith Surgical Papyrus* 上就有记载，这些损伤往往伴有食管、气管、颈部大血管的损伤，早期曾有报道，对于颈总动脉、颈内静脉损伤者，采取结扎术，尽管挽救了患者，但却造成失语和偏瘫。因此对于颈部贯通伤或者盲通伤要高度重视，必须加强多学科合作，实际上，颈部创伤可能累及多个系统，如血管、神经、呼吸、消化、内分泌、骨骼系统等，提高救治率并降低并发症无疑是今后创伤诊疗发展的主要内容。

三、瘢痕形成及重新塑造

修复是伤口愈合必须的，同时也是瘢痕的起源。在愈合过程中，血凝块和坏死组织逐渐被吞噬细胞清除移走，新生血管和成纤维细胞不断长入，外加一定的炎性细胞（主要是巨噬细胞等慢性炎细胞）浸润，构成肉芽组织。成纤维细胞不断合成胶原纤维，使肉芽组织不断胶原化，由于某种因素和不明了的机制使过多胶原沉积，最终即构成无或少血管、少细胞的瘢痕组织。因此，瘢痕（scar）组织是指肉芽组织经改建成熟所形成的纤维结缔组织。由大量平行或交错分布的胶原纤维束组成。纤维束往往呈均质性红染即玻璃样变。大体上局部呈收缩状态，颜色苍白或灰白半透明，质硬韧并缺乏弹性。

瘢痕组织自形成以后，无论深在或表浅，都将经历缓慢的重新塑造，部分过剩胶原成分在胶原酶等因素作用下消失,存留胶原纤维按局部生理功能要求规则排列,瘢痕体积变小,质地变软。这一现象是损伤组织功能恢复的根本。重新塑造过程十分缓慢,一般光学和电子显微镜技术不足以研究它,仅扫描电子显微图可证实瘢痕纤维图形在几个月内确有缓慢的改变。这一重新塑造过程开始于瘢痕形成3个月以后,至少半年到一年才能完成。这也是临床上处理瘢痕的最早期限。在重新塑造开始前一段时间,有时瘢痕组织内血管和细胞成分不明原因地增加,使瘢痕发硬发痒,表明瘢痕正处于增殖期。无论在瘢痕增殖期还是重新塑造期切除瘢痕都将可能在切除不彻底的情况下由于手术刺激而引起术后更活跃的瘢痕增生,从而导致瘢痕处理的失败。实际上,创伤造成的口腔颌面部的瘢痕是很难切尽的。

综上,瘢痕作为组织损伤必然经历的过程,有利的一面包括:①它能把损伤的创口或其他缺损长期地填补并连接起来,可使组织器官保持完整性;②由于瘢痕组织含大量胶原纤维,虽然没有正常皮肤的抗拉力强,但比肉芽组织的抗拉力要强得多,因而这种填补及连接也是相当牢固的,可使组织器官保持其坚固性。如果胶原形成不足或承受力大而持久,加之瘢痕缺乏弹性,可造成瘢痕膨出。不利的方面包括:①瘢痕收缩,可造成关节挛缩或活动受限,口周瘢痕收缩后挛缩可造成张口受限。关于瘢痕收缩的机制可能是由于其中的水分丧失或含有大量肌纤维母细胞所致。②瘢痕性粘连,如舌粘连。③器官内广泛损伤导致广泛纤维化玻璃样变,可发生器官硬化。④瘢痕组织增生过度,可造成肥大性瘢痕和瘢痕疙瘩。

(一) 瘢痕过度增生

有些伤口在愈合时或愈合后,瘢痕组织明显增生、肥厚,有些形成“肥大瘢痕”(hypertrophic scars);有些形成“瘢痕疙瘩”(keloid)。这两者实际上缺乏肯定的能予区分的临床和实验室指标。有人认为,中等程度肥大,保持稳定,甚至可以逐渐消退的增生瘢痕称为“肥大瘢痕”。瘢痕增生明显,超过原有创口的大小和形状,还可能继续长大的瘢痕,则称为“瘢痕疙瘩”。

瘢痕的过度增生可发生在身体各个部位,但以颜面部、臀部和三角肌处多见。有时,同一部位可同时存在过度增生瘢痕和正常瘢痕。过度瘢痕增生多见于年轻人,有些有瘢痕增生倾向的儿童和少年,进入成年期后却不再具有这种倾向。

瘢痕过度增生的机制尚不清楚。

有人认为:肌成纤维细胞在瘢痕增生、肥厚中发挥着重要作用。在增生性瘢痕中,肌成纤维细胞可占真皮所有细胞成分的50%~75%。这种细胞收缩,可使邻近的胶原纤维缩短,并使胶原纤维之间形成窦状结构。由成纤维细胞合成的黏多糖聚集成实心团块,使瘢痕变实、发硬、隆起。对瘢痕的局部加压牵引可预防和治疗瘢痕增生,使瘢痕内的肌成纤维细胞明显减少,纤维排列整齐,呈单条纤维。可能是与压力和牵引力破坏了肌成纤维细胞和成纤维细胞之间的连结有关。

还有人将一种巨噬细胞活化物质高联等聚糖凝胶颗粒植入动物角膜,引起颗粒周围大量巨噬细胞浸润和厚层瘢痕形成。从而认为,瘢痕增生与活化的巨噬细胞有关,可能是巨噬细胞产生的伤口血管生长因子(wound angiogenesis factor,WAF),促进毛细血管和结缔组织增生。以上多是一些临床和实验研究的结果,未得大家公认。

胶原失衡的观点则得到了大多数学者的认可。在创伤的愈合过程中,胶原的合成和溶解处于动态平衡,如合成超过溶解而失衡,则发生胶原过度沉积而出现瘢痕增生。现对失衡的机制仍不明了。

(二) 瘢痕预防

虽然瘢痕是组织愈合常有的结局,然而过多瘢痕影响外观和功能。由于瘢痕形成的机制目前尚不清楚,故要完全阻止瘢痕形成十分困难。在临床外科中,可从以下几方面考虑。

1. 减少组织损伤　如有组织缺损,应尽量将伤口准确对位分层缝合,缩小伤口内腔。

2. 手术中严密止血,防止和减少血肿形成　组织中的血肿最终多是机化形成瘢痕。

3. 对严重外伤应彻底清创,去尽异物(包括碎骨块)。

4. 防止和积极控制感染。

5. 减小伤口张力　使其在无张力状态下愈合。

6. 及时拆除缝线　以减少异物刺激和导致感染的可能性。

7. 手术切口顺应皮纹　不仅有利于减少瘢痕形成,而且可使极小的瘢痕不易显现。

8. 使用抑制胶原合成和功能的药物　瘢痕组织的主要成分是胶原纤维,胶原纤维的结构决定了瘢痕的性质。因此,凡可影响胶原纤维合成和结构(方向、织法)的因素均可影响瘢痕形成。给予山黎豆素原制剂和脯氨酸类似物等可显著抑制胶原纤维形成,从而影响瘢痕形成,但是目前在临床上难以实现。秋水仙碱、青霉胺、β-氨基丙腈能抑制胶原前体的分泌,抑制胶原的交联而间接影响瘢痕的大小。但要临床应用,还有许多工作要做。

9. 类固醇药物的局部应用　肾上腺皮质激素可以抑制成纤维细胞的活动,引起胶原纤维的退行性改变。有人报道采用醋酸曲安西龙混悬液5~20mg,按1∶3比例加入3倍的2%普鲁卡因,瘢痕内注射,每周或每2周一次,可使增生性瘢痕变平,痛痒感减轻,该法仅适合于中、小瘢痕而不适宜于大瘢痕。另外,用类固醇激素的软膏局部涂擦,可减少瘢痕增生,软膏涂布后加压包扎,有利于激素经皮肤进入深层组织,效果更好。

但需要注意的是,由于皮肤受到损伤后角化层的屏障作用遭到削弱,应用局部药物或接触有毒物质后,血浆药物浓度明显增加,所以儿童受损皮肤应用激素,可能出现全身反应。不适当地应用局部药物还可以导致局部皮肤色素沉着。

10. 加压疗法　可预防瘢痕增生或减少增生。应早期加压、拆线后即刻进行,持久加压,至少3~6个月,压力适中,以不引起压痛为准。该法早在1832年就由Converse提出,并在实践中证实为简便、实用的方法,对其作用原理尚不清楚。有人认为是加压后局部缺血,使ATP生成减少,胶原纤维的合成减少;缺血后α-球蛋白减少,有利于胶原酶的出现,胶原溶解增加。

11. 放射疗法　主要采用软X线,可分次或一次大剂量照射。多数主张对新鲜瘢痕一次性大剂量,约500rad,使瘢痕变平。其原理是放射线可抑制成纤维细胞增殖,并加快其成熟速度;同时,使瘢痕内新生毛细血管消失,引起继发性病灶收缩。

(许　彪)

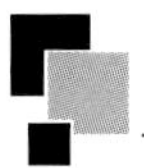

参考文献

1. 邱蔚六，张震康，王大章．口腔颌面外科理论与实践．北京：人民卫生出版社，1998.
2. 王翰章．中华口腔科学：下卷．北京：人民卫生出版社，2001.
3. JOSEPH G. MCCARTHY 现代整形外科治疗学．赵敏，译．北京：人民卫生出版社，2007.
4. 周树夏，顾晓明．现代颌面创伤救治的基本原则．中华口腔医学杂志，2001(2)：85-87.
5. 张震康，俞光岩．口腔颌面外科学．北京：北京大学医学出版社，2007.

第四章 创伤性面部神经损伤

人体的神经系统分为中枢神经系统和周围神经系统。其中周围神经系统又包括脊神经、脑神经和内脏神经系统。面部神经均为周围神经的一部分，与口腔颌面外科密切相关的则主要是第Ⅴ对（三叉神经）和第Ⅶ对（面神经）脑神经的周围支，其中前者主要司口腔颌面部的感觉以及咀嚼肌的运动功能；后者则是支配面部表情肌的主要运动神经，同时还有部分感觉和副交感神经纤维。除此两对主要的脑神经外，第Ⅺ对（副神经）及第Ⅻ对（舌下神经）脑神经的损伤在口腔颌面外科领域也偶有发生。本章将主要介绍面神经周围支损伤的诊断和治疗。

第一节 历史回顾

周围神经系统是除中枢神经系统即脑和脊髓以外神经元和神经纤维的总称。与口腔颌面外科密切相关的是对几对脑神经的周围支的研究，其诸多生物学特点也和全身其他周围神经相近。在过去的将近半个世纪中，对于全身其他周围神经的损伤与再生有较深入的研究，远远领先于对于面部神经周围支的研究，尤其是面神经尚待深入研究。

对于周围神经的研究历史简单归纳为：

周围神经最早的书面描述（Hippocrates，公元前 4 世纪）；

周围神经最早的教科书记载（Leonard，13 世纪）；

最早的周围神经纤维电刺激反应的研究（Galvani，1737 — 1798）；

最早的周围神经运动神经的解剖结构研究（Sir Charles Bell，1774 — 1842）；

有关有髓及无髓神经纤维的研究（Rolert Remak，1815 — 1855）；

顺行变性的发现（Augustus Volney Waller，1850）；

首次外周神经移植的动物实验（Phillipeaua & Vulpian，1870）；

神经外膜缝合治疗周围神经损伤（Hueter，1873）；

首次异种神经移植治疗周围神经损伤（Albert，1878）；

周围神经损伤的分类方法（Seddon 的三类法，1943；Sunderland 的五类法，1945 — 1968）；

显微外科技术在周围神经损伤修复中首次实际应用（Smith，1964）；

吻合血管的神经移植首次应用于临床（Taylor，1976）。

对于面神经的研究历史则分为五个阶段：

支配面部表情运动的神经的发现阶段(Sir Charles Bell,1829);

面神经修复的划时代变革时期(1873 — 1960);

面神经减压术(1908 — 1969);

面神经研究发展的"瓶颈"时期(1970 — 2000,以 Ugo Fisch、Mark May 等为代表的外周神经外科治疗为特征);

现代面神经外科(以 Bell 面瘫后遗症的矫治、抗病毒药物的应用及预防接种、内镜技术的应用和提高以及医学机器人在该领域的应用为主)。

由于面部神经周围支是周围神经的一部分,下面就周围神经研究的进展进行简要回顾。

一、周围神经损伤的病理、生理学改变及其再生

1. 正常周围神经结构　面部运动神经均为有髓神经。正常结构由轴突、髓鞘及施万细胞(又名雪旺细胞)组成,轴突外有三层支持性鞘膜,分别为神经内膜、神经束膜及神经外膜,神经纤维间有胶原纤维及少量纤维细胞。轴突起于神经细胞核周质,其内可有神经微丝、微管、线粒体、滑面内质网、小泡及多泡复合体,无粗面内质网及核糖体,施万细胞发生于外胚层,其胞核扁平,胞质稀薄,胞核界清,核内可见散布高密度体,细胞质内可见散在线粒体、高尔基器及核糖体,在无髓神经纤维其细胞质直接包绕神经轴突;有髓神经则由其生成的髓鞘层层环绕轴突周围。

2. 周围神经损伤的病理、生理学改变　面部神经是周围神经的一部分,其损伤后的组织病理学变化同其他周围神经相似,这一点我们已经在家兔创伤性面神经损伤的实验动物模型上得到印证。该模型所模拟的 6 种损伤形式的组织病理学改变均符合周围神经损伤的变化规律,即可发生损伤远端的沃勒变性、近中的逆行性变性,严重者可发生跨神经元变性,整个受损神经施万细胞及成纤维细胞反应,以及沃勒变性引起的轴突内化学物质主要是酶的改变以及神经胶质细胞的活性降低等。其不同则在于损伤程度不同,其组织学变化程度也不同。当神经元受损伤时,胶质细胞发生反应性增生,参与清除溃变物质,填充受损的部位,产生及分泌某些物质影响神经的再生。施万细胞在周围神经损伤后的修复中起重要作用。当轴突被切断后,由于伤处远侧段轴突脱离了神经元胞体的代谢中心,因而远侧段神经纤维的全长直至其终末都发生溃变。

3. 周围神经损伤后的再生　再生是细胞生命活动的基本现象之一,神经组织也无例外。但由于神经元是高度分化的细胞,它的再生比其他组织复杂和困难得多,特别是中枢神经系统的再生比周围神经系统更困难,而且主要局限于纤维的再生,即胞突断端的再生长。在 20 世纪前半期已知周围神经系统损伤后能够再生,对周围神经的再生研究也较多。研究表明,实质上溃变与再生的过程是不可分割的,在时间进程上两者又是彼此重叠,溃变过程中已包含有再生的活动。如果损伤的神经其神经纤维束内部结构有明显的破坏如神经膜管不健全、两断端距离过远、损伤处结缔组织增生和纤维化等,导致妨碍再生轴突向靶细胞的生长,会发现许多新生的轴突支芽形成一种异常的神经供应模式,即在近侧残端过度增生的轴突支芽与增生的成纤维细胞和施万细胞等缠结在一起,形成肉眼可见的结节,称为创伤性或残端神经瘤,神经外科对神经瘤均需做彻底切除。

二、周围神经损伤的分类

面神经周围支是周围神经的一部分，造成其损伤的原因很多，不同原因造成神经损伤的严重程度和波及范围也不同。Seddon 早在 1943 年即已提出周围神经损伤的三度划分法，即神经失用（neuropraxia）、轴突中断（axonotmesis）及神经断裂（neurotmesis）。目前临床常用的则是 Sunderland 提出的五度分类法，该法将 Seddon 分类中的神经断裂又细分为三度。

Ⅰ度损伤：为神经失用性损伤。主要表现为神经损伤部出现暂时性功能障碍，但神经轴突与神经元及终末效应器之间仍保持其连续性，其远端不出现沃勒变性，对电刺激的反应正常或略减弱。也有学者提出该种损伤后的大振幅动作电位学说，即神经受损后最初对电刺激反应过度增强。此类损伤的神经功能多于 3~4 周内完全恢复。

Ⅱ度损伤：即轴突中断。主要表现为轴突在损伤部位发生区域性溃变，其远端可发生程度不同的沃勒变性，但神经内膜管保持完整。虽可出现神经暂时性传导功能障碍，但其功能可自行恢复，预后尚好，多于 1~2 个月完全恢复。

Ⅲ度损伤：不仅有轴突中断、损伤远端的沃勒变性，而且神经内膜管的连续性遭到破坏，因此又称神经中断。但神经束膜常不受损，仍保持神经束的连续性，其损伤范围可为局限性的，也可沿神经束波及较长一段神经，尤其在近中往往伴有神经轴突的缺失。由于神经内膜管连续性被破坏，神经束支的轴突出芽性再生，可能与终末效应器发生错位支配，故此类损伤可有连带运动。受损神经虽可自发恢复，但常不完全。

Ⅳ度损伤：指神经束遭到破坏而广泛断裂，神经外膜亦遭到破坏，但尚未完全断裂，神经干仍借此保持其连续性。由于神经束膜及神经内膜管的破坏，易发生创伤性神经瘤及再生轴突的错位愈合，受损的神经功能极少能完全恢复。

Ⅴ度损伤：为最严重损伤，指整个神经干完全断裂，两断端分离或产生间隙，增生的纤维结缔组织可出现瘢痕条索相连，神经功能完全丧失，如不做神经修复，其功能将完全丧失。

三、周围神经损伤的病因

造成周围性神经损伤的原因甚多，归纳起来有以下几方面。

1. 机械性损伤　损伤形式有急慢性挤压伤、牵拉性损伤、压榨性损伤、撕裂伤、锐器切割伤及钝器摩擦伤等。

2. 物理性损伤　包括冷冻损伤、热损伤、电灼损伤、放射线损伤以及超声损伤和激光损伤等。

3. 化学性损伤　指有毒物质对神经的损伤，包括长期接触有毒物，以及面神经分布区神经毒性药物的注射，如乙醇、青霉素及溴化钙等药物。

4. 医源性损伤　是一种复合性损伤，几乎包括了以上各种损伤形式。

四、周围性神经损伤的诊断基础

周围性损伤的诊断基础应结合创伤的病史、体格检查，再辅以电生理检查进行综合考虑才有可能得出正确的结论。因此要求临床医师在询问创伤史时要注意了解损伤区域有无运动、感觉障碍，出现这种障碍的时间，以及有无缓解或逐渐加重。同时还应了解创伤暴力的大小、形式以及方向，神经功能障碍是伤后即刻出现还是逐渐产生。对开放性创伤要了解伤口的深度和范围，早期处理的情况以及有无感染发生，伤后有无异常性疼痛，疼痛分布的区域、性质以及影响因素。在体格检查方面则应注意伤部检查、运动功能以及感觉功能的检查。在条件允许的情况下借助于神经电诊断技术将更有利于对周围神经伤情的判定。

五、周围性神经损伤的治疗原则

周围性损伤的治疗通常可分为手术治疗和非手术治疗，如何选择应遵循一定的原则。非手术治疗通常针对那些闭合性损伤，神经受压或撞击，如能推断神经尚保留其连续性仅有传导功能障碍或轴索断裂者，估计功能可自行恢复者；或是临床检查神经损伤为部分性而非完全性损伤者；经临床观察 2~6 周，受损神经功能有明显改善者可持续非手术治疗。而手术治疗则主要适用于开放性损伤，估计神经完全断裂者，应尽早手术探查；对于有感染的开放性损伤，应待伤口愈合再行神经探查；经临床观察周围神经功能无恢复或仅有部分恢复，不能达到功能要求者；在判定神经损伤状况需要手术探查的应在条件许可下尽早施行探查手术。

在具体的周围神经损伤的治疗方法上非手术治疗主要还是以激素和神经营养药物为主，以及一些神经营养因子类的生物制品。辅以相应的物理治疗和神经肌肉功能的训练等方法。

手术治疗临床上按损伤后进行神经探查、修复手术的时间将其分为一期修复术、延迟一期修复术和二期修复术。其中一期手术指损伤后数小时内进行或与开放性损伤清创术同时进行者，手术指征为伤口较清洁，神经断面整齐，缺损不严重，且伤者其他伤情可以耐受手术者；延迟一期手术则是指在伤后 1~4 周内，伤口已愈合后进行的神经修复术，其指征为伤口清洁，患者全身情况改善可耐受手术，断端正常和受损神经纤维束界限较为分明者；二期修复则指在伤后 1~3 个月内进行神经修复术，多因伤口感染严重、愈合缓慢或因各种原因未能及时行神经修复手术者。具体术式包括损伤部位神经松解术、神经吻合术、神经移植术、神经植入术以及神经移位术等。而对具体的手术操作则应遵循以下原则：熟悉局部解剖；术野充分暴露；具备显微外科技术和设备；分离时应遵循从正常组织向病损组织分离的原则；神经断端应修整至接近正常；神经束应准确对位；缝合应在无张力下进行；还应保证神经基底部的血运丰富。

第二节　创伤性面神经损伤

一、概　　述

创伤在周围性面瘫发病因素中仅次于贝尔面瘫而居第二位，但近年来其发生率却在不断增高，耳外科、医源性后遗症、肿瘤以及其他疾病所致的创伤性面瘫正处于上升趋势。特别在口腔颌面外科就诊的患者中创伤引起的面瘫比例甚至高于贝尔面瘫。根据 Devriese 对

4 149 例周围性面瘫资料的统计，创伤性面瘫的发生率为 18.83%。May 等报告为 23%（3 721 例），Labella 的统计结果为 32%（147 例），其中包括了医源性因素及肿瘤所致的面瘫。

在诸多创伤因素中，颅颌面部外伤及医源性创伤是主要致病因素，Conley 报道腮腺区肿瘤及手术造成的面瘫发生率为 30%，其中暂时性面瘫为 20%。而在蔡志刚等的研究中，腮腺手术后不同程度的面神经功能障碍的发生率为 81.4%（包括暂时性和永久性面瘫）。他们的动物实验研究证实，只要术中暴露面神经即可对其造成损伤，只是损伤的程度很轻，如不仔细观察，不易觉察，且大多可于一个月内恢复正常。

二、面神经的胚胎发育及应用解剖

面神经为第Ⅶ对脑神经，是由原始神经嵴细胞分化、发育而来的一支混合神经，其中大部分为起自脑桥的纯运动神经，主要支配面部表情肌。小部分为内脏感觉纤维及内脏运动纤维，位于大部分的外侧，内脏感觉纤维分布于舌前 2/3 的味蕾，传导味觉；内脏运动纤维为副交感纤维，控制泪腺、舌下腺、下颌下腺及腭和鼻腔黏膜腺体的分泌。

面神经周围支较表浅，易遭受各种损害，导致面神经麻痹，肌肉变性萎缩，妨碍面部表情运动和引起其他功能障碍。面神经麻痹（facial paralysis）是以颜面表情肌群的运动功能障碍为主要特征的常见病。根据引起面神经麻痹的损害部位不同，分为中枢性和周围性面神经麻痹两种。

中枢性面神经麻痹（central facial paralysis）病损位于面神经核以上至大脑皮层中枢之间，即当一侧皮质脑干束受损时称为中枢性或核上性面神经麻痹；而周围性面神经麻痹（peripheral facial paralysis）是面神经运动纤维发生病变所造成的面瘫，其病变可位于脑桥下部、中耳或腮腺等。在口腔颌面外科就诊的患者则多以周围性面瘫为主。

（一）面神经的胚胎发育及组织发生

人类面神经起源于原始的神经嵴细胞，它的发育模式、分支情况以及与周围邻近神经的交互支配关系大都是在人类胚胎发育的前 3 个月建立起来的，但直到婴儿出生后 4 岁面神经的发育才被认为接近完成。

1. 面神经的胚胎期发育　人类面神经最早是在胚龄 3 周末时开始从神经嵴细胞分化的，到胚龄第 4 周末时第Ⅶ和第Ⅷ对脑神经开始变得更加清晰，在胚龄第 5 周早期膝状神经节形成，到胚龄第 5 周末时，面神经核可以清晰辨认，第Ⅶ、Ⅷ对脑神经也完全分开，并且此时鼓索和岩浅大神经相继开始发育。至胚龄第 7 周末膝状神经节分化成熟后，面神经根也可清晰辨认，面神经在颞骨内部分的发育则在胚龄 8 周时开始。面神经颅外部分的末梢支以耳后支最早发育，大约在胚龄第 6 周，其他分支相继在第 7 周末开始发育，到胚龄第 8 周时分化出颞面干和颈面干，到第 8 周末面神经的五大终末支——颞支、颧支、颊支、下颌缘支和颈支分化完成，进一步随着胚胎颅颌面的发育而延伸生长。至胚龄第 12 周末面神经所有终末支完全出现，并与其他脑神经或颈皮神经相交通。

2. 面神经颅外段发育与其邻近组织器官的关系　面神经是十二对脑神经中与周围神经交通最丰富的一对脑神经，从其组织发生开始即与第Ⅷ对脑神经有着密切关系，在胚龄第 8 周又分出鼓索与之交通。而第二和第三颈神经节的皮神经则是最早与面神经建立交通关系的神经，在胚龄第 7 周耳大神经及发自颈丛的颈横神经就与面神经的耳后支及颈支相交通，直至胚龄第 12 周末，面神经与耳颞神经、眶下神经、颊神经及颏神经的交通完全建立，并与舌咽神经（Ⅸ）和副神经（Ⅹ）相交通。

腮腺组织在胚龄第 8 周开始发育后，面神经颅外段的终末分支在第 8 周末渐渐发育长入腮腺实质。随着腮腺的发育，在胚龄第 8 周末腺实质向下生长覆盖于面神经下颊支、下颌缘支和颈支表面，到第 10 周腮腺组织进一步分化生长包于颞支、颧支和下颊支。直到胚龄第 12 周面神经终末分支才最后将腮腺实质分为深叶和浅叶两部分。

众所周知，人类的面部表情运动最终是由面神经各个细小分支支配的纤细的表情肌的运动来完成的，面部表情肌与面神经的协调发育是正常表情运动的基础。面部表情肌从肌原纤维转化为表情肌的过程基本是与面神经颅外段的发育是同步的，即当面部表情肌肌团出现后，面神经的肌支即有针对性地长入肌肉组织，并且绝大部分神经末梢位于表情肌的深面。人类表情肌是在胚龄第 7 到第 8 周间从第二鳃弓表面的成肌细胞团向颞部、耳部、颈部和下颌骨区伸展，第 8 周的晚些时候，在眶下区成肌细胞带形成，在第 9 和第 10 周间表情肌迅速分化，直到第 12 周各组表情肌均可见分布在其确定的位置。在表情肌的发育过程中，其顺序是先从颈、下颌区到耳区，再向上到额部及面中部。

3. 面神经及其相关组织器官的生后发育　如上所述，面神经及面部表情肌的雏形在胚龄 12 周时即已基本形成，但面神经完全发育成熟则要到出生后 4 岁左右。新生儿的乳突基本是缺如的，再加上此时颞骨翼狭窄，因此实际上新生儿的面神经就位于表浅的皮下，极易被损伤。随着乳突及颞骨翼的发育，在出生后 2 年到 4 年间面神经的位置逐渐加深，也获得了较为安全的位置。并且面神经也是在出生后到 4 岁间逐渐发生髓鞘化的，这从婴幼儿面神经传导潜伏时与成人的比较便不难看出，在婴幼儿面神经传导潜伏时要长于成人，而神经传导潜伏时则与有髓神经和无髓神经的比例密切相关。同时有研究表明，人类在 40 岁以后有髓神经纤维的量明显减少，这一点正好解释在临床面神经损伤或行面神经修复后，神经再生速度和程度在婴幼儿或年轻人要明显优于老年人。

（二）面神经的应用解剖

面神经对于表情肌的支配和控制非常特殊。在人体知名周围神经中，面神经在骨内行走的距离最长、最曲折；支配的肌肉数量最多，有 24 块；神经支配比率非常小，1 根轴突仅支配 10~25 根肌纤维；控制最为精细和快速，如眨眼动作是人体最快的运动。

1. 面神经的组成　面神经是混合神经，由特殊内脏运动纤维（副交感成分）、一般内脏运动纤维、特殊内脏感觉纤维及一般躯体感觉纤维四种成分组成，分为粗大的运动根和较细小的感觉根。两根均起自脑桥，位于展神经的外侧，在橄榄体与小脑下脚之间隐窝外侧出脑。

运动根由面神经核内神经元的轴突组成，发出的传出神经纤维经过内耳道至中耳乳突部，分布于镫骨肌、二腹肌后腹、茎突舌骨肌和表情肌。支配额枕部肌肉的面神经运动纤维都来自双侧的大脑皮质，故一侧的面神经核以上部分病变时，额部运动常无障碍。支配面中、下部表情肌的运动神经纤维来自一侧大脑皮质，交叉行走到对侧面神经核，当一侧核上部病变时，对侧面下 2/3 出现瘫痪。

感觉根即中间神经，因其在脑桥小脑角处居于面神经运动根与前庭蜗神经之间而得名。感觉部分始于膝状神经节，传入纤维经中间神经入孤束核，周围支循鼓索到达舌，司舌前 2/3 的味觉。感觉部分所含副交感神经的传出纤维起源于上涎核，出脑干后并入中间神经，在膝

状神经节内与感觉神经纤维混合，最后经鼓索与舌神经伴行至下颌下神经节，司下颌下腺和舌下腺分泌。岩小神经的副交感成分进入耳神经节支配腮腺的分泌。分布至泪腺的副交感神经离膝状神经节后，形成岩大神经，经蝶腭神经节后伴随三叉神经的上颌神经到达泪腺。

2. 面神经的行程　面神经离桥脑小脑角下缘后，常以单根形式（占 83.33%）与听神经共同进入内耳道，也有两根（占 12.12%）和三根（占 4.55%）形式的。在内耳道内，中间神经与面神经运动根合成一干，运动根贴附于前庭蜗神经前上方的凹槽内，中间神经夹于前庭蜗神经及运动根之间。合干后面神经继续向前下走行，于内耳道底穿过蛛网膜及硬脑膜进入颞骨内的面神经管。在管内先向前及稍向外行，至面神经管裂孔处急转向后外方，形成面神经膝，在其前缘为膝状神经节。此时膝状神经节前方分出岩大、小神经分别至翼腭神经节和耳神经节，分别与三叉神经和舌咽神经相交通。面神经干自此经前庭窗与外半规管之间，形成一弓状弯曲向下，在其垂直转折部分出镫骨肌神经至相应肌肉，主干继续前行过鼓室后壁，在其垂直段的下 1/3 分出鼓索与舌神经相交通。继续垂直向下出茎乳孔后，向前内分出二腹肌后腹肌支及茎突舌骨肌支支配相应的肌肉，并有分支与舌咽神经相交通。主干出茎乳孔后向后上分出耳后支支配耳后、耳上及枕部肌群，并与迷走神经耳支、耳大神经及枕小神经相交通。主干出茎乳孔后的较粗大分支向前经乳突根部外侧进入腮腺，并在腺体内向中线分叉延伸，最终到达所支配的各组表情肌。

根据面神经的解剖行程及与颞骨结构的关系，可将面神经分为 6 段。

第 1 段：颅内段。面神经离开桥脑小脑角下缘行至内耳门处，长约 23~24mm。

第 2 段：内耳道段。面神经从内耳门入口处到内耳道底进入面神经管前的一段，长约 7~8mm。该段内有中间神经加入面神经。

第 3 段：迷路段（岩骨内段）。从面神经管入口向外侧微向前行，走在耳蜗与前庭之间到达面神经膝状神经节。该段最短，长约 3~4mm。

第 4 段：水平段（鼓室段）。面神经自膝状神经节转向后微向下行，经鼓室内壁的前庭窗上到达鼓室后壁，长约 8~12mm。实际上，面神经水平段与面水平面呈约 30°角，与迷路段呈约 74°~80°的角，与面神经的垂直段又形成约 110°~127°向前张开的角。该段内有面神经隐窝，其内侧面是面神经垂直段的起始部，外侧是鼓索和鼓环，上方为砧骨窝，下方为鼓索隆突与锥隆突之间形成的鼓索嵴，后壁为乳突前壁的一部分，窝深约 2.5mm，宽约 1~2mm，高约 0.5~1.0mm。面神经隐窝是进行面神经水平段减压术的重要进路。面神经在水平段的主要分支有岩大神经、岩外神经和岩小神经，它们都从膝状神经节的前方发出。

第 5 段：垂直段（乳突段）。起始部在锥隆突之后向下转 1~2mm，上端接外半规管后段下方，与外半规管有 1~2mm 的距离，相当于砧骨短突之下和锥隆突平面。下端为茎乳孔，相当于茎突的后外方，二腹肌嵴的前方，距乳突外侧面约 6~12mm。垂直段全长约 15~20mm，向下向外与垂线形成的角度小于 45°。从面神经的垂直段发出的神经主要有：①镫骨肌神经，从垂直部起始处发出，向上向前行走。②鼓索，常在垂直部下 1/3 发出，但变异较多见。可在镫骨肌神经下方 1~2mm 处发出，也可在距茎乳孔 3~4mm 处发出，甚至鼓索神经管可在茎乳孔附近单独开口。③迷走神经的耳支。④耳后支。⑤二腹肌支。⑥茎突舌骨肌支。

第 6 段：周围段。面神经出茎乳孔后到表情肌的所有分支，几乎都是纯运动神经。

也有人将第 2 段至第 5 段统称为骨内段。

3. 面神经的骨内段分支　通常以内耳门和茎乳孔为界将面神经分为颅内、骨内和颅外三段。面神经的颅内段没有分支。骨内段的主要分支有岩大神经、膝鼓室支及与其相延续的岩小神经、鼓索和镫骨肌神经等分支。其他不恒定的分支还有岩外神经。

（1）岩大神经：起自膝状神经节前部，由不同的内脏传入和传出纤维组成。向前穿面神经管裂孔入颅中窝，经颞骨岩部前面的岩大神经沟，在三叉神经节的深面入破裂孔。在破裂孔内与颈内动脉交感丛来的岩深神经合并进入翼管，形成翼管神经。该神经有时出现于蝶窦底壁下面的骨嵴上，其通常在翼管中与来自耳神经节的纤维相联系（即岩大神经与岩小神经的吻合，文献报道有此吻合的占37.5%），并有小的分支分布于鼻腔顶，鼻中隔上、后部及咽鼓管的内下端。穿翼管继续向前至翼腭窝内的翼（蝶）腭神经节，在节内交换神经元后内脏传出纤维控制泪腺、鼻腔及腭部小腺体的分泌。传入纤维包括分布于腭及鼻腔后部黏膜的一般内脏传入纤维，以及分布于腭黏膜的特殊内脏传入纤维——味觉纤维。

（2）岩小神经：该神经从解剖关系上看，实际上是舌咽神经中的节前纤维，含腮腺分泌纤维。它接受由面神经膝状神经节的一个完全由内脏传出纤维组成的连接支——膝鼓室支，与岩小神经结合后进入舌咽神经的耳神经节。

（3）镫骨肌神经：起自面神经垂直段的上段，是面神经在面神经管内，于鼓室后壁经锥隆起后侧发出的分支。继而穿锥隆起内的小管，分布于包藏在该隆起内的镫骨肌，控制该肌肉的收缩运动。

（4）鼓索：起自面神经垂直部的中下段，经鼓索后小管穿入鼓室后壁，沿鼓膜内面前行，横过砧骨和锤骨柄之间达鼓室前壁，再穿岩骨裂出鼓室至颞下窝。鼓索是混合神经，大多为传入纤维，但也含有内脏传出纤维。内脏传出纤维经舌神经入下颌下神经节，交换神经元后发出节后纤维，分布于舌下腺及下颌下腺。传入纤维沿舌神经达舌前2/3的黏膜，司味觉。在与舌神经结合之前，接受耳神经节的交通支。

4. 面神经的周围支　按面神经出颅后分支的形式可将面神经周围支分为四级。

（1）一级分支：面神经主干。面神经出茎乳孔后到分支前的一段。该段神经粗细如一根小火柴棒，直径约2~3mm，长约15~20mm，在二腹肌后腹的浅面向前下行走到达腮腺，其方向约在外耳道软骨与乳突前壁形成的夹角的平分线上。2岁以内的新生儿和幼儿，面神经主干位于皮下组织深面。2岁以后，随着乳突尖部和鼓环的形成，其位置越来越深。到成年时，面神经主干距离皮肤表面可以深达1.8~5cm，多数为2~3cm。这个数据在腮腺手术寻找面神经主干时可作为参考。

（2）二级分支：颞面干和颈面干是面神经主干的两个主要分支。通常在主干进入腮腺内1~1.5cm处分出，其分叉点距皮肤表面的垂直距离约为1.2~3.3cm，距下颌支后缘的距离约为0.5~1.7cm，与由下颌角所引出的水平线的垂直距离约为1.9~5.0cm。

（3）三级分支：为颞支、颧支、颊支、下颌缘支和颈支，分别从颞面干和颈面干发出，是面神经最后的知名分支。颞支、颧支和上颊支一般由颞面干发出，而下颊支、下颌缘支和颈支由颈面干发出。

临床上习惯将面神经的二级和三级分支穿过腮腺的平面作为腮腺深部和浅部的界限。腮腺深部较小，主要位于下颌后凹内，部分在咬肌后上方的下颌支表面。腮腺的浅部较大，覆盖面神经的二级和三级分支。实际上，在面神经分支之间的深、浅两部腺体组织是连接一体的，并无平面可言，只是面神经分支凭借其神经外膜与腮腺腺小叶的包膜分隔，是手术能够解剖面神经的基础。面神经各个三级分支离开腮腺边缘的位置也是解剖面神经的重要

标志。

1) 颞支(temporal branch):常有1~2支,在下颌支浅面的腮腺组织中向上并略向前走行,从腮腺上缘的深面和咬肌肌膜的浅面之间穿出,相当于颧弓的中1/3段走在颞筋膜浅层的浅面,这是解剖面神经颞支的重要平面。颞支支配额肌、皱眉肌、鬉眉肌、眼轮匝肌上部、耳前肌和耳上肌,其末端分支(四级分支)与三叉神经的眶上神经、泪腺神经、颧颞神经、耳颞神经等可能存在交通。由颧弓的中1/3和后1/3交界点、耳轮脚点和耳垂基点构成的三角形区域是面神经的安全三角,在这个三角区内,经耳屏前切口的手术进路一般不会直接损伤面神经颞支。颞支受损同侧额纹消失,眉毛不能上抬,不能皱眉。

2) 颧支(zygomatic branch):在颧弓下方穿出腮腺浅部的深面时常为2~3支,于眼轮匝肌的外下象限进入该肌深面。其向上的分支支配眼轮匝肌的眶上部和上睑部、额肌的下部,向下的分支支配眼轮匝肌的眶下部和下睑部、颧大肌,其末端分支(四级分支)与三叉神经的眶上神经、颧神经、眶下神经可能存在交通。颧支司眼睑闭合,是面神经各分支中功能最重要的一支,受损后造成眼睑不能闭合或下睑下垂。

3) 颊支(buccal branch):实际上是由上、下颊支组成。有人称上颊支为眶下支,可能是因为这两支之间存在着广泛的交通而被统称为颊支。在两干型的面神经,上颊支常发自颞面干,一般为2支,穿出腮腺前缘后常与腮腺导管伴行,因此其体表投影与腮腺导管的体表投影一致,也是从腮腺前缘解剖上颊支的重要平面。下颊支一般在颈面干的起始部附近发出,常为2~3支,穿出腮腺后在腮腺浅部的深面和咬肌肌膜的表面之间向前行走,看似从腮腺前缘穿出,实际上,手术在咬肌肌膜浅面解剖就可以很好地暴露下颊支。颊支支配鼻肌、口轮匝肌、提鼻翼上唇肌、上唇方肌、提口角肌、颧小肌、颧大肌、笑肌、降口角肌和颊肌,其末端分支除了与颧支和下颌缘支有交通外,还与三叉神经的眶下神经、颏神经、颊神经有交通,共同形成眶下丛。颊支损伤后则出现鼻唇沟变浅或消失,鼻翼不能上抬,鼻孔变大,上唇运动力减弱或发生偏斜,鼓腮漏气等体征。

4) 下颌缘支(marginal mandibular branch):常为1支,偶有2支,从腮腺尾部和浅部交界处从腮腺穿出后,走在咬肌肌膜浅面与颈阔肌深面之间。这是一个非常重要的平面。下颌角是解剖面神经最常用的标志,因为最常见下颌缘支在下颌角上方0.5cm范围内路过,尸体标本中只有12.4%~19%的下颌缘支是从下颌角下方走过,其最低位置不超过下颌骨下缘下1cm。另外,面神经的下颌缘支和颈支常紧贴面后静脉越过其浅面,也可以作为解剖面神经下颌缘支的重要标志。在咬肌起点的前缘,下颌缘支常与面前静脉和面动脉形成复杂的交叉,或走在动静脉的浅面,或走在动静脉之间,还有角前淋巴结覆盖在浅面。在经颌下切口入路的手术中,处理面前静脉和面动脉要特别注意保护下颌缘支。下颌缘支支配降口角肌、下唇方肌和颏肌,其末端分支与下颊支和颈支可能交通,与三叉神经的颊神经和颏神经也有交通。下颌缘支损伤后导致口角歪斜、流涎。

5) 颈支(cervical branch):由腮腺尾部的深面浅出,支配颈阔肌,并与颈丛皮神经有交通。有时颈支可发出一返支向前上并入下颌缘支。

(4) 四级分支:是从面神经三级分支后到达靶肌的所有分支。除了支配颊肌的分支是从浅面进入肌肉的以外,其余分支都是由表情肌的深面进入肌肉。由于面神经的四级分支数量众多,直径纤细,相互交通,又距靶肌很近,故临床上单纯的面部开放伤损伤到四级分支,无须做神经修复,只要彻底清创,准确对位缝合软组织,凭借众多的再生神经纤维、较短的再生距离、再生耗时较短以及各分支之间的交通和与三叉神经的广泛交通，一般不会遗留面瘫。

根据国人的解剖学资料，面神经的分叉类型可分为两干、三干、四干及五干型。其中以两干型多见，约占70%~80%；其次为三干型占20%左右。Baker和Conley通过对2 000例腮腺手术的总结发现，大多数患者面神经主干在腮腺实质内分为两叉，且70%~90%的患者颞面干和颈面干之间有交通，偶尔可见分三叉的。根据Chilla等的面神经分型研究也发现，颞面干分支间的吻合较多，约占37%；而颈面干分支间的吻合较少，仅占12%；颞面干与颈面干之间的吻合占18%，其中绝大多数是通过颊支联系的。

事实上除了先天性面瘫外，面神经在解剖平面上的变异比与解剖标志点关系的变异少得多。因此，临床应用中，熟练掌握解剖平面比掌握解剖标志点更为重要！图4-1示面神经终末支在进入腮腺组织后即走行于腮腺组织之间，腮腺外部分颞支通常在额部肌肉深面进入额肌；颧支在颧弓上下则位于表浅肌腱膜系统（superficial musculoaponeurotic system，SMAS）内；颊支则在出腮腺后位于SMAS深层的脂肪组织内；下颌缘支则走行于颈阔肌的深面。

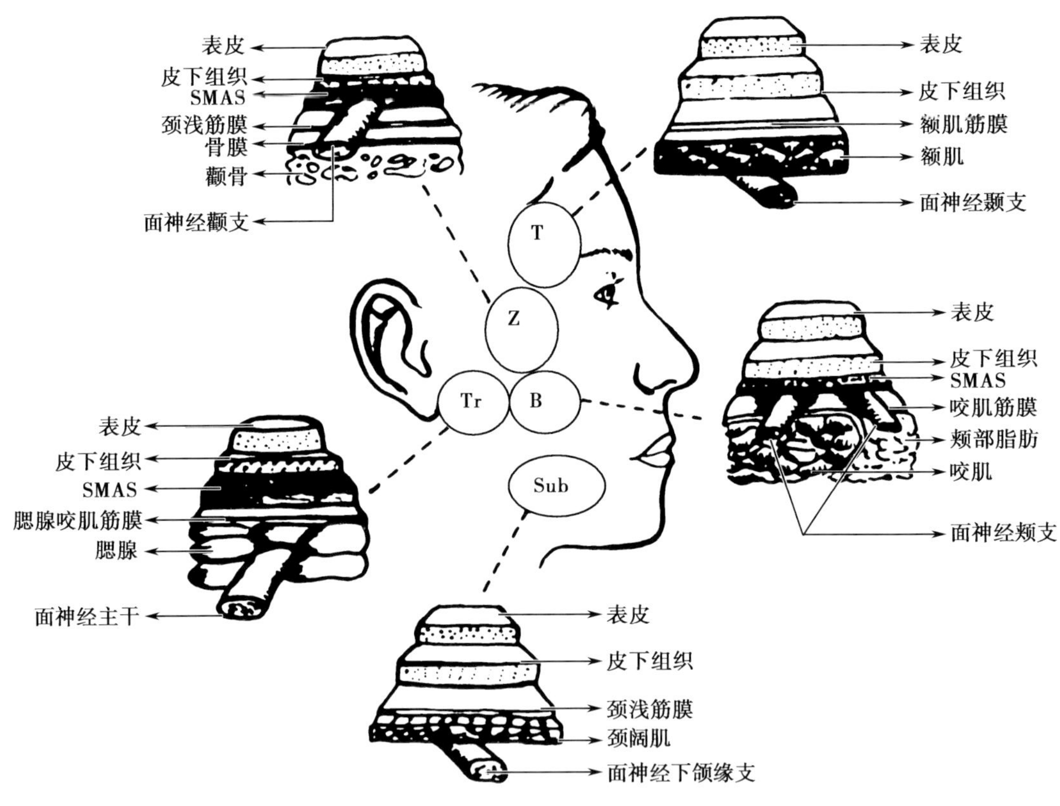

图4-1 面神经终末支在不同部位的解剖层次示意图

（三）面神经的临床应用解剖

从以上面神经的解剖关系不难看出，临床涉及面神经疾患的学科包括神经内科、神经外科、耳鼻喉科、口腔颌面外科及整形外科各领域。不同学科在不同的解剖部位采用不同的临床检查手段，这就要求我们对整个面神经的解剖及其支配的器官和组织的解剖关系有全面

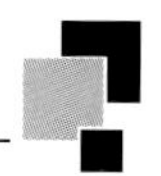

和立体了解。

1. 面神经分布及其支配组织器官的临床应用解剖 位于脑桥的面神经核团在接受核上不同的神经纤维束后，从脑桥发出感觉和运动根经内耳道及狭长的面神经管，经茎乳孔出颅分布于面部各表情肌。

在此行程中，不同部位的病变涉及不同的学科和不同的检查方法。常见的病变包括核上性病变、核性病变和核下性病变。

（1）核上性面神经麻痹：病变发生于脑桥面神经核以上部位，多见脑血管意外及脑肿瘤，因此患者常就诊于神经内科和神经外科，由该专业医师进行中枢神经系统的检查确诊。由于核上性面神经麻痹受损发生于皮质脑干束，其支配的面神经核的下部失去神经支配，引起对侧颜面下部的表情肌瘫痪，临床表现为对侧鼻唇沟变浅，口角下垂。而颜面上部的表情肌运动因受对侧皮质脑干束的支配，瘫痪体征明显较轻或没有瘫痪体征，这也是周围性面瘫和中枢性面瘫的鉴别要点。

（2）核性面神经麻痹：病变发生于面神经核的下运动神经元，面部同侧一切形式的运动都受到同样程度的影响，受损后面上部及下部的肌肉均麻痹，并伴有患侧舌前 2/3 味觉的减退，泪液、唾液分泌障碍和听觉过敏。常见于脑桥部位的肿瘤、出血或炎症所致。应由神经内科专业医师对中枢神经系统进行检查确定。

（3）核下性面神经麻痹：即周围性面瘫，是本书论述的重点，涉及内耳道、膝状神经节、鼓室乳突内部分及出茎乳孔后的终末支的病变，可能有平衡能力、听力、泪液分泌、唾液分泌及舌前 2/3 味觉的改变，以及整个面部表情的异常，其临床主要涉及耳鼻喉科和口腔颌面外科，详细内容参见相应各章节。

2. 面神经交通支的临床解剖学意义 在临床中，我们会遇到少数完全性面瘫的患者，在未经任何治疗的情况下有面部表情功能的全部或部分恢复。Conley 等认为这种面神经功能的自然恢复与其解剖行程中与周围其他神经的交通支及对侧的交叉支配关系密切。

（1）在内耳门，面神经通过中间神经与前庭蜗神经相交通，因此临床上该部位的损伤常伴有平衡觉和听力的改变。

（2）在面神经管内经岩大神经至翼腭神经节，并与三叉神经的分支相交通；膝鼓室支与岩小神经相延续，进入耳神经节，并与舌咽神经及三叉神经的细小分支相交通；经鼓索与三叉神经的舌神经相交通；分出细小分支与迷走神经耳支相交通；并有小的分支至脑膜中动脉交感丛。因此，面神经临床检查不同的症状表示其损伤部位的不同，广泛的交通支也为损伤后的恢复提供了解剖学依据。

（3）面神经出颅后的交通支更加发达，临床意义也进一步加大。面神经在茎乳孔附近的三个分支分别与舌咽神经、迷走神经、耳大神经、耳颞神经及枕小神经建立广泛的交通，这与周围面神经损伤后自然恢复有一定关联。

（4）面神经进入腮腺部分的终末支主要与三叉神经的各分支、耳大神经以及颈皮神经相交通，面神经末梢支损伤后，有可能借助这些吻合支达到其功能的自行恢复。

（5）值得一提的是，面神经跨越中线的交叉支配是普遍存在的现象。因此可以解释一些患者有明确的面神经伤害，但无明显的临床症状和体征的现象。有的患者在神经修复后运动功能恢复之快是不能用手术效果解释的，而用面神经跨越中线的交叉支配解释比较合理。

三、创伤性面神经损伤的分类及特征

创伤性面神经损伤(traumatic facial nerve injury)可能是直接损伤,也可能是间接损伤。间接损伤通常由于外伤后颅内出血压迫或颅内占位性病变压迫所致,不在本节讨论之列。直接损伤则分颞骨内和颞骨外两种情况。其中颞骨内损伤较常见,多数由颞骨骨折(86%)引起。但实际上仅有7%的颞骨骨折伴发面神经损伤,这也表明直接面神经损伤在头颈部外伤中是较少见的。而居于第二位面神经损伤则发生在颞骨的枪弹伤后,尽管在头颈部枪弹伤中仅有8%伴发面神经损伤。相比之下颞骨外途径引起的面神经损伤则更加少见。钝器伤、刺伤、严重的下颌骨脱位性骨折、枪伤以及产伤是报道中较常见引起面瘫的因素。在枪伤中,通常有神经主干或主要分支虽然没有直接损伤,但也常常受到爆炸伤的影响。虽然产科原因引起的面神经损伤并不多见(约占所有新生儿的0.07%),但面神经损伤在产科创伤因素中却居第二或第三位。在所有面神经病变中,直接由创伤导致的仅占6.3%。值得注意的是仍有个别迟发性面神经损伤病例可能与创伤后局部血管畸形有关。

(一)创伤性损伤(Traumatic injury)

创伤性面瘫是颅颌面外伤的主要并发症,常见于交通意外、工作意外或其他意外伤害等。其中颅颌面外伤导致的颞骨骨折继而引起面瘫的患者占有相当大的比例,在May和Ricardo的大宗创伤性面瘫的病例回顾性研究中均已显示,前者213例外伤病例中,有155例因颞骨骨折或其他病变导致面瘫,后者统计资料中64%(152/238例)来自颅颌面骨折或外伤。传统的颞骨骨折类型分为纵行骨折、横行骨折和混合型骨折三种类型:

1. 纵行骨折(longitudinal fracture) 指颞骨骨折线沿颞骨岩部长轴方向延伸,此类骨折线最常见,通常占到颞骨骨折的70%~90%。临床症状以外耳道出血及脑脊液耳漏多见,骨性外耳道壁可有"台阶"改变。进而可有传导性耳聋,眩晕症状轻微或没有。据文献报道该类型骨折引起面瘫的比例仅为20%,损伤部位常在膝状神经节或其远端。

2. 横行骨折(transversal fracture) 骨折线垂直于颞骨岩部,常由对枕部的突然打击所致,发生率较纵行骨折低。引起面神经损害的概率也远低于纵行骨折。受损害部位常在迷路段的近端,或沿中耳的内壁。临床主要由鼓室积血、感音神经性耳聋以及前庭功能丧失。

3. 混合型骨折(mixed fracture) 实际上临床最常见的是以上两种骨折线并存的病例,约占所有颞骨骨折的63%。该类患者的面神经损害则常常可能伴有以上两类骨折中面神经受损的症状。

由以上临床表现不难看出,颞骨骨折所导致的面瘫患者大多伴有耳及其邻近结构的损伤,常常因耳及迷路的症状而就诊于耳鼻喉科,因为损伤的部位常在茎乳孔以上,因此常常由耳鼻喉科医师行外科探查和修复。而就诊于口腔颌面外科的面瘫患者神经损伤则多发生于茎乳孔外,如前所述,其损伤形式有锐器切割伤、钝器撞击伤、急慢性挤压伤、牵拉性损伤、压榨性损伤、撕裂伤等。Seddon提出周围神经损伤的三级划分法,即神经失用、轴突中断及神经断裂;Sunderland在此基础上提出五级划分法,该法将Seddon分级中的神经断裂又细分为三级,目前临床常用该法。蔡志刚等在家兔实验动物模型上模拟面神经暴露、挤压、压榨、牵拉及切断后吻合与不吻合六种损伤形式,并对其损伤后的组织学改变及电生理反应特征进行了系统地研究。所建立的6种损伤模型由轻至重,基本模拟了Sunderland的五级损伤。

（1）暴露损伤：钝性分离并暴露神经干造成该损伤，它的神经电图（electroneuronography，ENoG）测定可以无异常，组织病理学发现损伤后可有区域性结间脱髓鞘，轴突轻度肿胀，15 天病变稳定达最严重，30 天可完全恢复。属 Sunderland Ⅰ度损伤，其病变机制可能因钝性刺激及暴露神经干后引起的缺血反应所致，由于该损伤因素存在，术后如不配合相应治疗措施，缺血反应进一步发展，可达 Sunderland Ⅱ度病变，所以临床行面神经解剖术患者，术后短期内应用皮质激素类药物减轻局部水肿，避免面神经进一步受压缺血是必要的（图 4-2～图 4-6）。

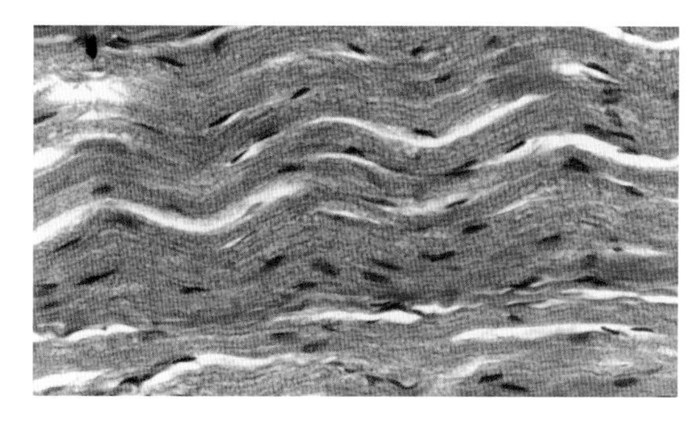

图 4-2　正常面神经纵断（HE 染色）

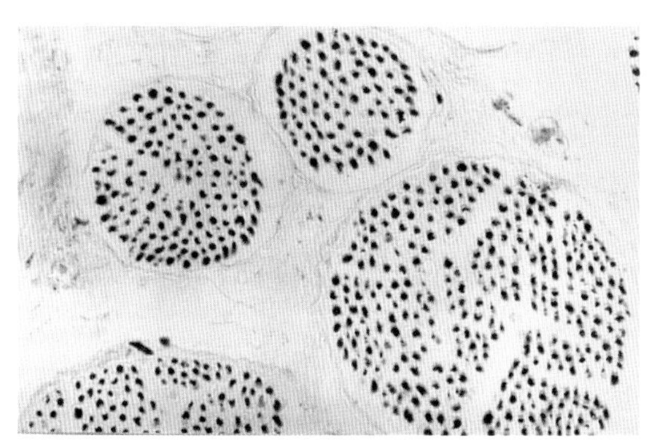

图 4-3　正常面神经横断（Bodian 染色）

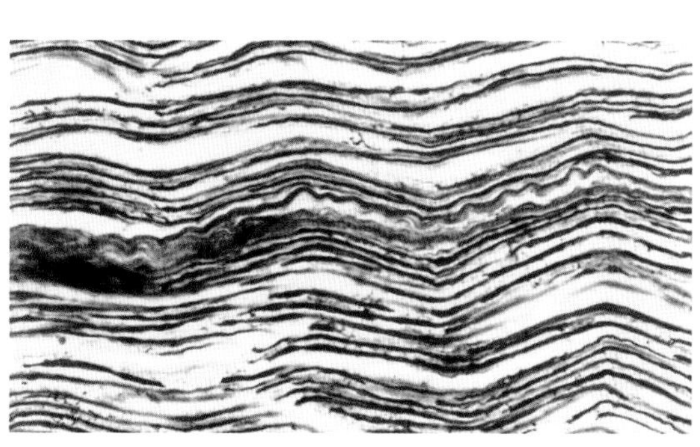

图 4-4　正常面神经纵断（Bodian 染色）

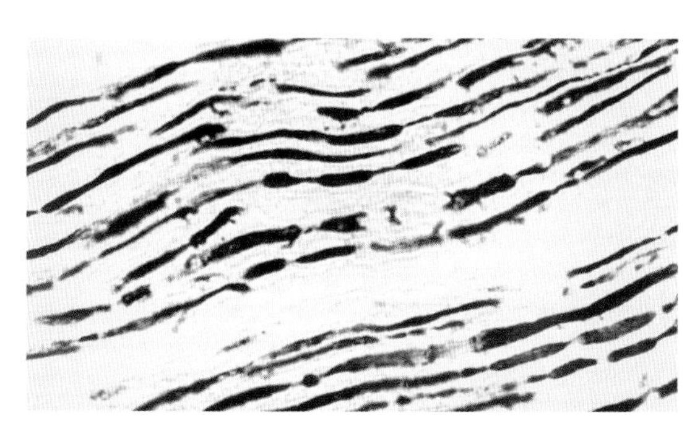

图 4-5　单纯暴露面神经主干 3 天后，面神经纵断，可见神经轴突有轻度水肿及不规则改变（Bodian 染色）

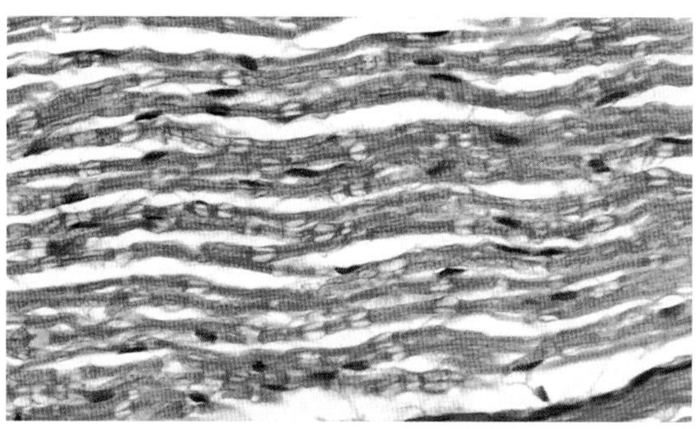

图 4-6　单纯暴露面神经主干 15 天后，面神经纵断，可见神经髓鞘在郎飞节处有脱髓鞘变，节间隙增宽（HE 染色）

（2）挤压损伤：用蚊式钳钳喙带橡胶管夹闭神经干一扣、1min，造成挤压损伤，损伤神经长 5mm，其电反应无中断，但明显较正常差，30 天 ENoG 改变达稳定，60 天除神经传导潜伏时外完全恢复，组织病理学发现其病变发展慢，30 天病变达最大程度，60 天轴突病变完全恢复，髓鞘病变尚不能完全恢复。为 Sunderland Ⅱ度损伤（图 4-7～图 4-9）。

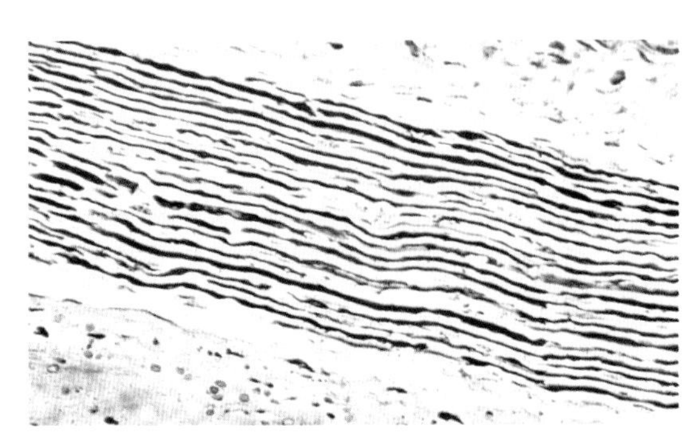

图 4-7 挤压损伤面神经主干 3 天后，面神经病变远端纵断，可见神经轴突受压变细，不均匀，但连续性尚好（Bodian 染色）

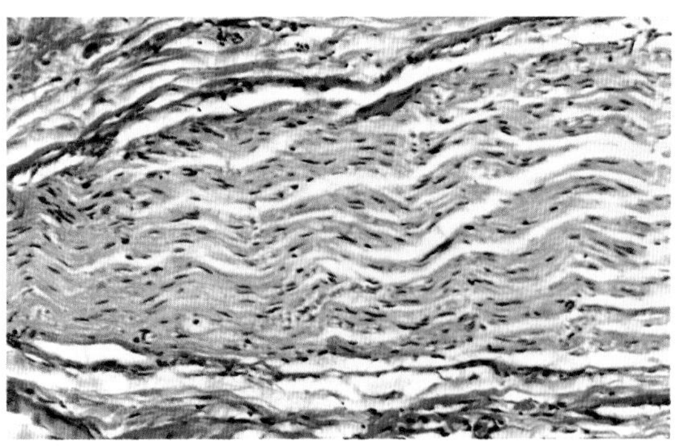

图 4-8 挤压损伤面神经主干 30 天后，面神经病变远端纵断，可见有少量施万细胞增生，髓鞘水肿开始恢复，但神经纤维仍显稀疏，不均匀，但连续性尚好（HE 染色）

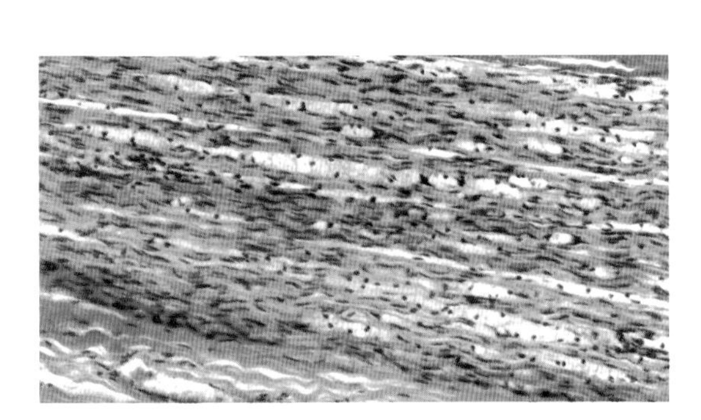

图 4-9 挤压损伤面神经主干 60 天后，面神经病变远端纵断，可见施万细胞明显增生，并伴炎细胞浸润，但连续性及神经肿胀已基本恢复正常（HE 染色）

（3）牵拉损伤：钝性牵拉神经干使其伸长达原长的 115%～120%，造成牵拉损伤，损伤后电反应中断，30 天始有恢复，60 天接近正常，90 天时有反跳，神经传导潜伏时尚不能完全恢复，组织病理学改变髓鞘病变较轴突病变重，30 天时髓鞘病变稳定，60 天开始恢复，150 天时恢复正常，轴突病变 15 天始有恢复，90 天可完全恢复，该损伤介于 Sunderland Ⅱ～Ⅲ度之间。

该类损伤对神经结构损害非单一因素所致，它是一种复合损伤，且波及整段受累神经干。正常神经均有一定的弹性，其他周围神经研究认为一般外周神经的生理许可弹性伸长范围约为 20%（一些神经为 8%），Sunderland 等研究认为神经牵拉伸长大于原长的 30% 则发生机械性损害，这种损害可引起周围神经不可逆变性。本实验设计牵拉损伤造成神经伸长达原长约 15%～20%，以不使神经束断裂为度。研究结果表明，该损伤仅在损伤处有部分轴突受损，神经束内半数以上神经轴突完好，但其近远中神经纤维各部分结构均有受损表现，且近远中病变程度一致，为整段神经干的变性，该病损神经髓鞘病变较轴突病变严重且恢复慢，这一点与其 ENoG 表现一致，由于神经束弹性与其周围纤维结缔组织关系密切，因此该损伤束膜松散，断裂有其特异性。它是介于 Sunderland Ⅱ、Ⅲ度之间的一种损伤，受牵拉所致伸长长度变化的影响较大，所以腮腺手术中过度牵拉面神经，可能造成面神经完全不可逆的损害，牵拉致神经伸长应以 20% 为限（图 4-10～图 4-12）。

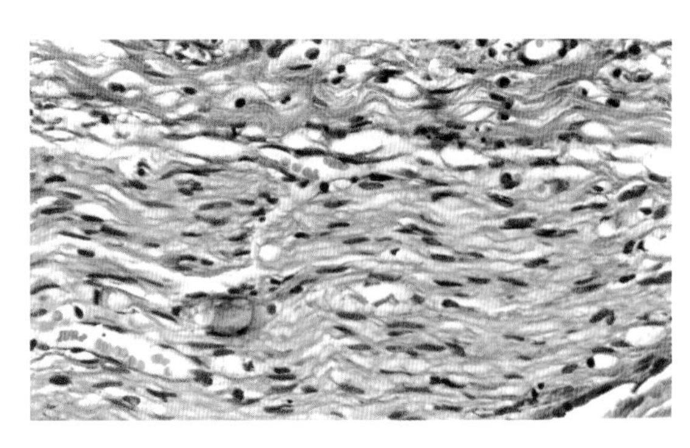

图 4-10 牵拉损伤 15 天，神经轴突纵断见施万细胞增生，髓鞘及神经外膜被牵拉后屈曲呈波浪状（HE 染色）

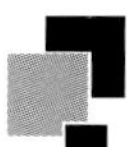

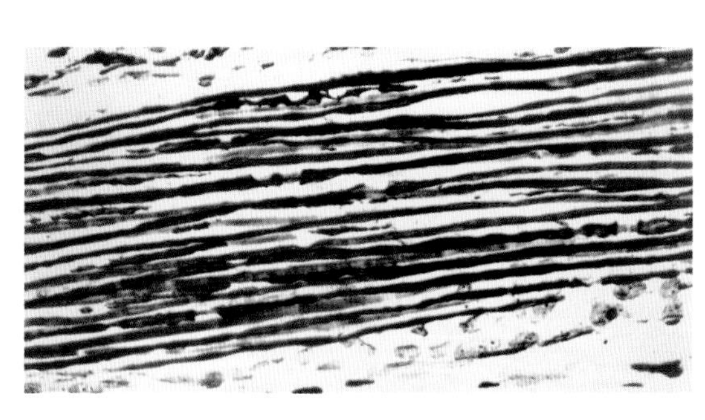

图 4-11 牵拉损伤 30 天，神经轴突纵断见轴突已完全恢复正常，整个神经轴浆均匀，轴突连续，已接近正常面神经横断（Bodian 染色）

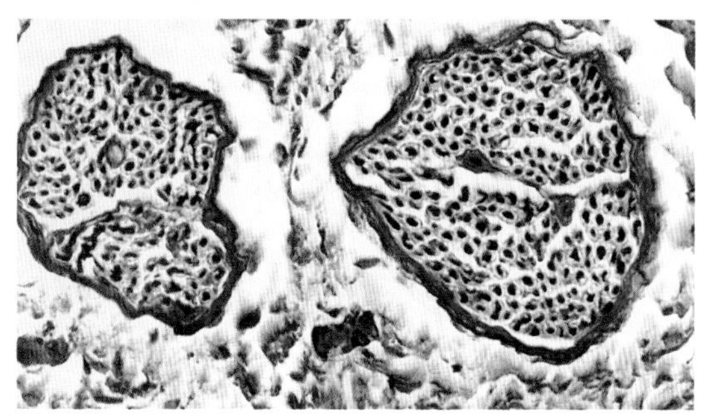

图 4-12 牵拉损伤 90 天，神经轴突横断见轴突已基本恢复正常，神经轴突恢复粗细均匀，只有外膜仍不均匀（Bodian 染色）

（4）压榨损伤：以蚊式钳夹闭神经干三扣、3min 造成压榨损伤。该损伤神经电反应中断，15 天始有恢复，90 天完全恢复正常，组织病理学改变轴突病变较髓鞘病变严重，轴突病变 15 天时达稳定，60 天时明显好转，90 天仍不能完全恢复；髓鞘病变 15 天始有恢复，30 天即恢复正常，为 Sunderland Ⅲ度损伤。

压榨损伤模型无疑已造成神经轴突断裂，镜下发现神经束内近束膜侧轴突病变严重，神经束中心可残留少量连续神经轴突，因其受损面积小（长约 2mm），损伤又系急性损伤，因此该损伤病变波及范围小，局部病变程度重，神经再生也开始较早，15 天即有明显 Büngner 带形成。该损伤轴突病变较髓鞘重，其恢复也较髓鞘慢，病变早期较严重，但其恢复较快，15 天为该病变开始好转时限，所以临床上对于术后暂时性面瘫患者，15 天内功能评价意义不大，应等病变稳定后进行临床功能评价才有意义（图 4-13～图 4-15）。

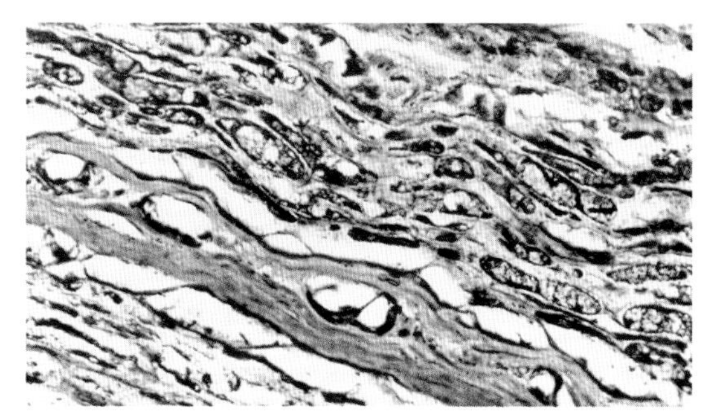

图 4-13 压榨损伤面神经主干 3 天后，面神经病变远端纵断，可见神经轴突肿胀、崩解，大量神经轴突消失（Bodian 染色）

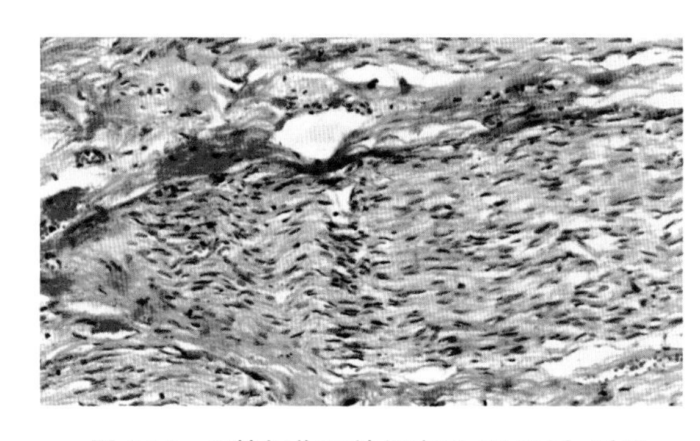

图 4-14 压榨损伤面神经主干 15 天后，受压面神经部位纵断，可见明显神经受压痕迹，受压处已有施万细胞增生形成明显的 Büngner 带（HE 染色）

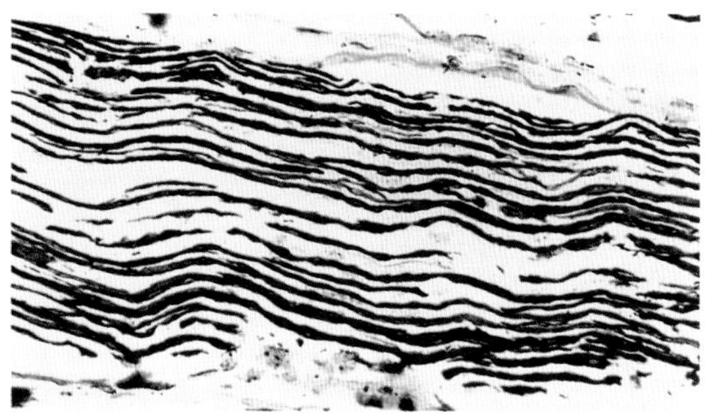

图 4-15 压榨损伤面神经主干 30 天，面神经病变远端纵断，可见神经轴突开始恢复（Bodian 染色）

(5) 神经干切断后不吻合:以锐利手术刀片切断神经干后将其对位,不吻合,造成切断损伤,该损伤电反应中断,60 天始有恢复,180 天尚不能完全恢复正常,组织病理学变化 30 天时病变最严重,60 天大量新生神经纤维生成,180 天神经纤维形态变异大,较细,新生神经纤维处于改建开始期,为 Sunderland Ⅲ度损伤(图 4-16~图 4-21)。

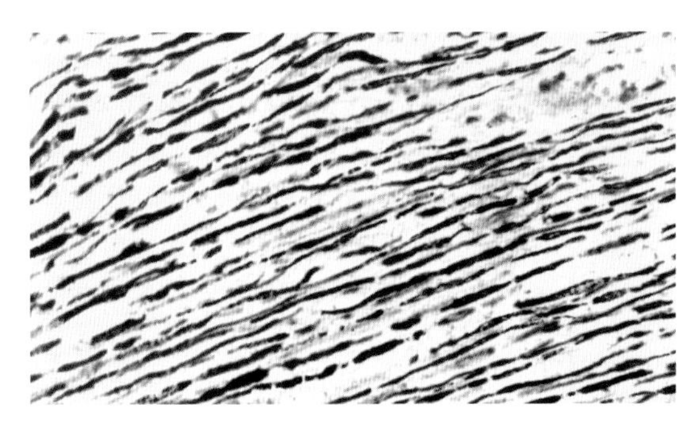

图 4-16 面神经主干切割伤后 3 天,病变近端纵断,可见神经轴突变细,不均匀,但连续性尚可(Bodian 染色)

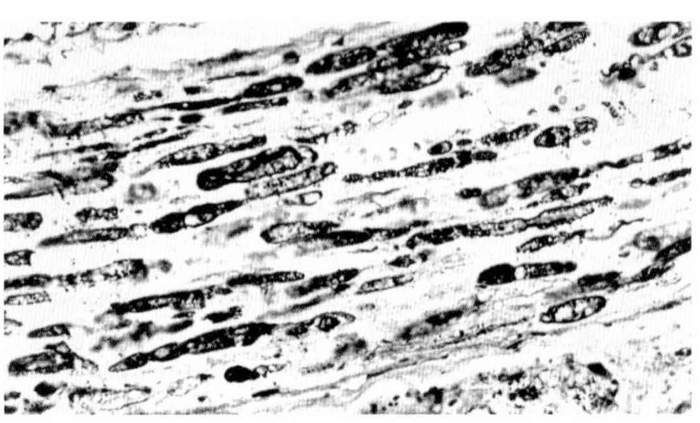

图 4-17 面神经主干切割伤后 3 天,病变远端纵断,可见神经轴突大量崩溃,变化与压榨损伤近似(Bodian 染色)

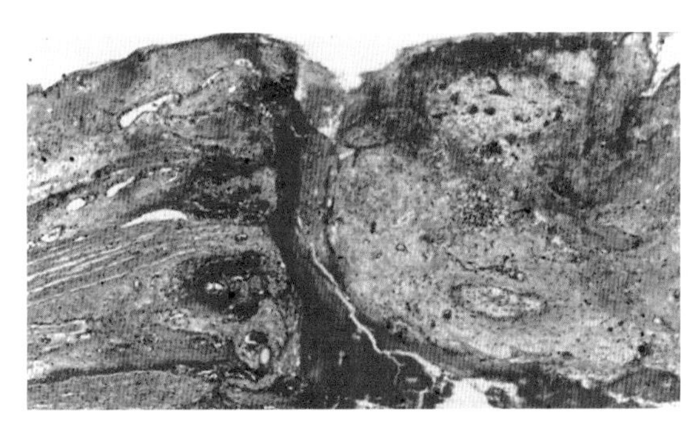

图 4-18 面神经主干切割伤后 3 天,病变部位纵断,可见结缔组织呈球状占据缺损间隙(HE 染色)

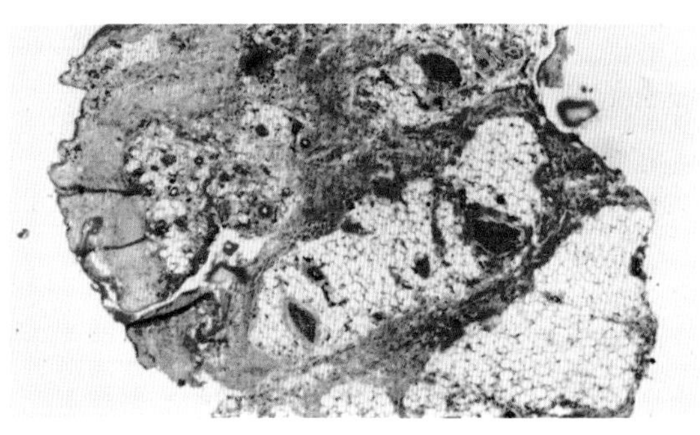

图 4-19 面神经主干切割伤后 30 天,病变部位近中横断,仅见个别细小神经束,大部分组织变形(HE 染色)

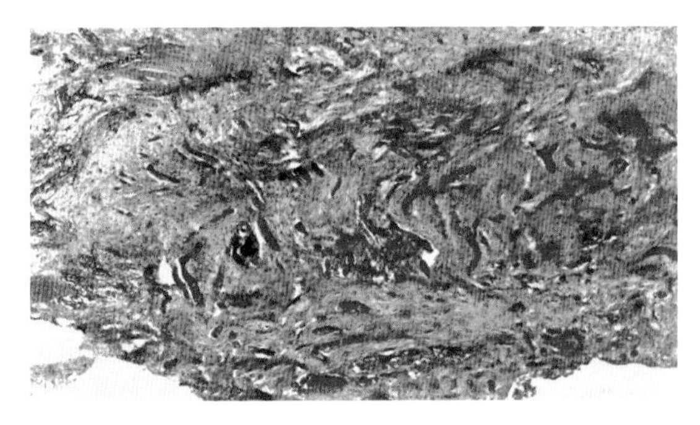

图 4-20 面神经主干切割伤后 30 天,病变部位远中纵断,可见大量毛细血管长入结缔组织内(HE 染色)

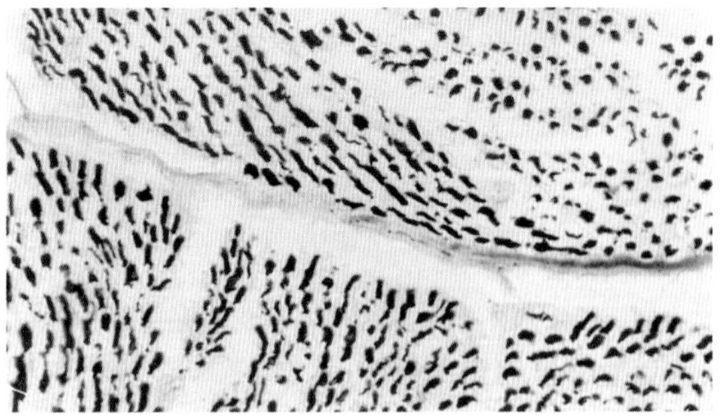

图 4-21 面神经主干切割伤后 90 天,病变部位远中横断,见轴突形态各异,部分轴浆分布均匀(Bodian 染色)

(6) 神经干切断后行外膜吻合:同上造成神经干断裂伤后即刻行外膜吻合术造成该损伤,损伤后电反应中断,30 天始有恢复,150 天达正常,沃勒变性(Wallerian degeneration,WD)

有大振幅波出现，组织病理学改变30天吻合口部出现新生神经纤维，90天时明显恢复，180天时新生神经纤维改建完成，但其形态及粗细仍未完全恢复正常，为Sunderland Ⅳ度损伤。

神经干断裂后行外膜吻合近似于Ⅳ度损伤，该损伤镜下30天即有明显恢复，而不吻合者则60天才见明显好转，明显早于May所提出的临床开始恢复时间，原因是临床恢复不仅是神经功能的恢复，还包括失去神经支配肌肉的恢复，而神经干断裂后，效应肌多于15天开始发生相应改变，60天时病变稳定，因此神经损伤后肌肉功能的临床恢复与ENoG恢复及神经病理恢复可能不一致，临床恢复大约滞后30天。同时从病理表现来看，神经离断后行外膜吻合者明显较不吻合者预后好，行神经外膜吻合后30天是判断其成功与否的最佳时间(图4-22~图4-26)。

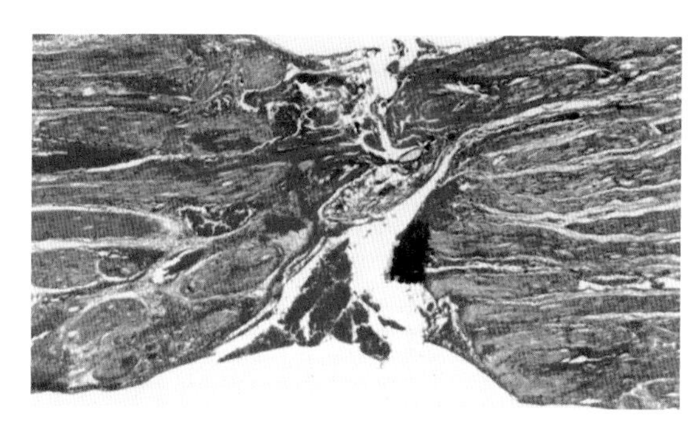

图4-22　面神经主干切断后即行神经外膜吻合术后3天，见吻合口处神经纤维不连续，但无结缔组织球形成，证明有利于神经断端愈合(HE染色)

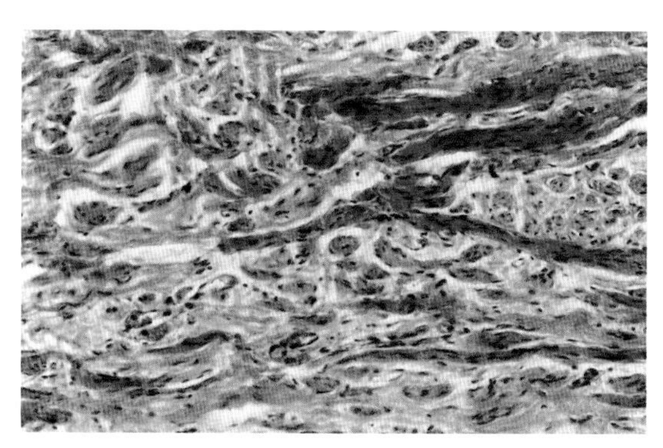

图4-23　面神经主干切断后即行神经外膜吻合术后60天，纵断见吻合口处有成束神经纤维长入(HE染色)

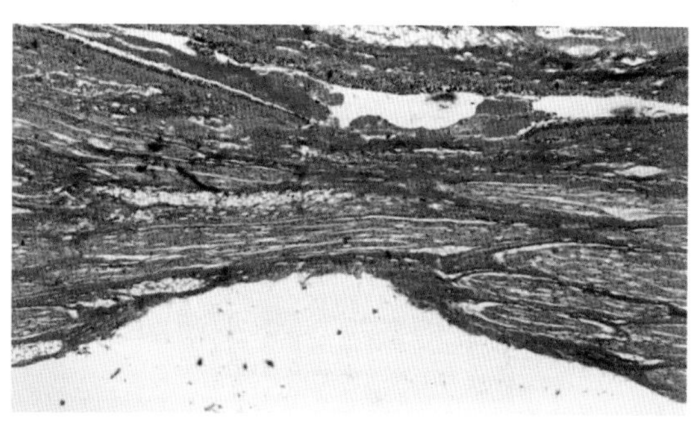

图4-24　面神经主干切断后即行神经外膜吻合术后90天，纵断见吻合口处神经束膜连续，但神经束仍显狭窄(HE染色)

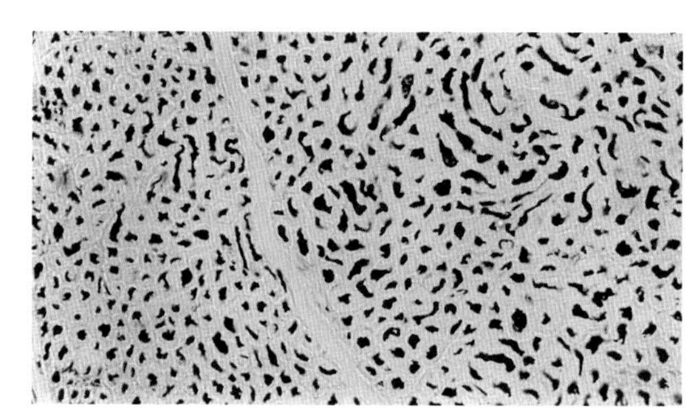

图4-25　面神经主干切断后即行神经外膜吻合术后60天，损伤部远中横断见轴突形态不一，轴浆密度已趋于均匀(Bodian染色)

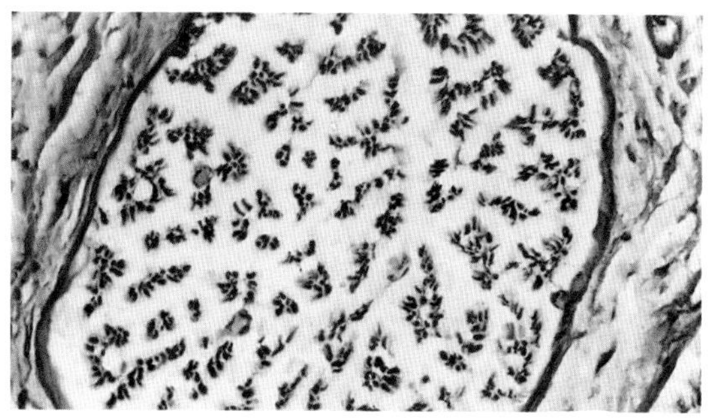

图4-26　面神经主干切断后即行神经外膜吻合术后90天，损伤部远中横断见轴突改建完成，轴浆分布均匀，但神经纤维直径仍显细小(Bodian染色)

（二）医源性损伤

医源性损伤（iatrogenic injury）是面神经损伤的主要致病因素，从 May 等的统计资料也不难看出。在口腔颌面外科，由于面神经周围支与腮腺的密切关系，无疑使腮腺外科中面神经损伤的概率增大。有学者研究认为，在所有面神经损伤中，因腮腺手术所致面神经伤与其他创伤造成的面神经伤比例相当，均是面神经损伤的首位因素。Frazell 早期研究认为在腮腺浅部手术中面瘫发生率为 14.9%，其中 11.6% 为暂时性的，深部手术中面瘫发生率为 29.4%。Conley 等则认为，腮腺浅部良性肿物切除术后约 20%可出现明显的面神经功能受损症状，并认为在所有腮腺外科手术中 50%左右的病例有面神经不同程度的损伤，其中大部分是轻度和暂时性损伤。蔡志刚等的研究结果表明腮腺术后临床可查见面部表情功能有不同程度不对称者为 80.2%，H-B 评价不为Ⅰ级者占 77.1%，该比例与手术中行面神经解剖病例的 86.1%相当，因此认为手术中行面神经解剖者可对面神经造成轻度损伤，这一点已被动物实验研究所证实，即暴露可对面神经造成Ⅰ度损伤，该损伤也可无临床表现，但其病理损害是存在的。该研究对面神经功能的检查是在术后 15 天左右，排除了因术后手术区肿胀或其他非神经肌肉因素所致的面部表情功能异常，共进行 10 组动作检查，因此对面部表情功能异常的判定是客观、细致的。关于面神经损伤后的恢复，该研究则与其他学者的研究无明显差异，大部分损伤属轻度、暂时性的，多可完全恢复，且不留后遗症。该结果还表明，腮腺区手术对面神经造成的损伤大多可于损伤后短期内恢复，属 Sunderland Ⅲ级以内的损伤，并认为暴露神经干即造成神经损伤可能与金属器械刺激或局部受压有关，且神经游离后，其来源于周围结缔组织毛细血管网的血供被阻断，加之术后组织液渗出造成反应性肿胀，都可能加剧神经干受压、缺血，虽尚不足以造成神经细微结构发生明显病变，术后给予适当减轻水肿的措施也是必要的。

医源性面神经损伤常见为复合性多因素损伤，几乎包括了以上各种损伤形式。在口腔颌面外科手术或治疗中，主要与茎乳孔外面神经末梢支损伤相关，几种常见造成面神经周围支损伤的医源性因素如下（图 4-27）。

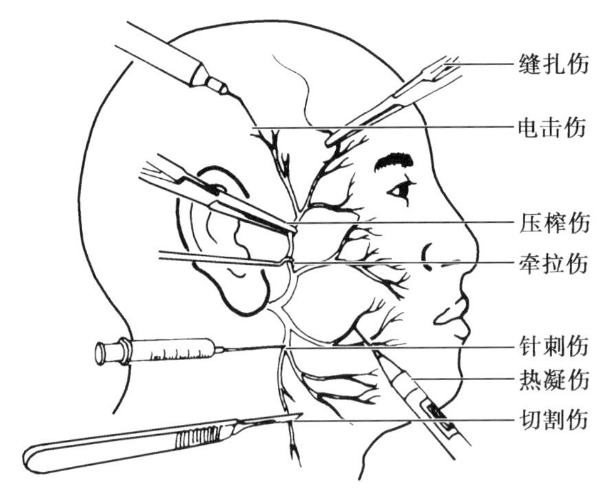

图 4-27　常见的医源性面神经损伤形式

1. 术中误将神经切断的切割伤。

2. 创面缝扎时缝针误穿神经干所造成的穿通和撕裂伤。

3. 止血时误将面神经干夹闭或结扎的压榨伤。

4. 切除腺体深叶肿物时必要的牵拉损伤。

5. 电刀使用不当引起的电灼伤。

6. 需冷冻治疗时对面神经造成的冻伤。

7. 注射时针头误穿神经干所致穿通及撕裂伤，及针头所带酒精对神经干的化学性损伤。

8. 术中寻找面神经所用电刺激器电流过大时所引起的电击伤等。

缺血在创伤性面瘫中是多种致病因素所致的一种结果，也是创伤性面瘫的发生机制之一，但非其发病因素。

四、创伤性面神经损伤的诊断

对于外伤引起的创伤性面神经损伤的临床诊断，由于大多数病例为面神经的新鲜损伤，因此一般根据其创伤因素是很容易作出判断的，困难在于神经受损即刻由于创伤引起的局部各类变化可能掩盖面瘫的症状，影响对其程度及部位的判断。在急性创伤的病例急诊处理过程中，往往因为急诊处理需在麻醉状态下进行而容易使面神经损伤的病情被忽视。因此通常因损伤的部位和软组织伤口延续的范围来“假设”有面神经损伤。而实际情况则是尽管直接对面神经部分造成了损害，也不一定都会出现全部表情肌的瘫痪。甚至一些软组织伤口比较广泛者，其神经功能未受损，或仅出现早期的运动力弱，往往在损伤后短期内可恢复到正常。有很多现象可以解释这一点。首先是面神经完全包埋在周围软组织中，因此它可以随周围软组织的移动而伸缩以起到一定抵抗外界机械损伤的作用；其次是面神经除下颌缘支外的其余分支之间均存在着广泛的交通，个别分支损伤后其支配区域的面肌在其他分支交通支的支配下仍有动度。

在伤后清醒和合作的患者，面神经的功能检查顺序从皱眉、闭眼、耸鼻及示齿一系列的动作即可判定面神经有无受损，或受损害的是哪个分支。如果创伤涉及颞骨则影像学检查是必要的。对于颞骨骨折，CT 检查骨折线清晰者仅占 20%～30%，磁共振成像（magnetic resonance imaging，MRI）则可通过受损神经的异常增强显现其神经损伤，特别是损伤部位的远端，利用（钆-二乙三胺五乙酸，Gd-DTPA）MRI 增强扫描技术已经为面神经的病理改变提供了有效信息，也许将来会在面神经病变的确诊方面提供更大的帮助。神经电诊断技术像诱发肌电图（electromyography）和神经电图的检查在神经损伤后的神经功能客观评价方面起着较为重要的作用，它将为我们外科医师提供一个较为客观的手术探查指征。但绝大多数神经电检查手段是应用在茎乳孔以外的面神经分支损伤后的检查中，但对颅内、颞骨内面神经损伤的诊断意义不大。

为了尽早发现面神经病变，经颅磁刺激技术在非创伤性面神经损伤病例中（比如贝尔面瘫）已经开展了一些研究，也有人尝试将该项技术应用于创伤性面神经损伤即刻面神经功能的判断，但临床结果与实验结果的不一致提示我们目前该技术在临床应用还应当慎重。

在面颊部及耳前区较深的伤口，如有明显的面神经受损症状则应仔细检查以找到神经断端以确定神经受损程度和分支。

（一）病史采集

周围性面瘫由于其病变的表现在面部，就诊时多以表情障碍为主诉，如何区分其发生的原因，接诊时对面瘫患者的病史询问起着极其重要的作用。在询问病史时要注意以下几点。

1. 面瘫的原因　明确患者发生面瘫的主要原因。有明确外伤史或者医源性损伤史，以及腮腺区或面神经原发的恶性肿瘤侵犯面神经的病例不难诊断；对于婴幼儿患者应了解其家族有无遗传史，有无全身其他系统性疾病，分娩时是否应用产钳；对于老年患者询问其有无全身其他系统性疾病，注意排除因高血压、脑血栓、糖尿病及其他肌源性疾病（如肌无力或神经元代谢异常疾患等）等所引起的面瘫。其他与主诉症状相关的应询问有无面神经支配区的疼痛或感觉障碍，有无听力、味觉及泪液改变以及伴发的眩晕病史，患者有无免疫系统的疾患或对神经有损害的药物的使用史。一般在无其他确切病因时才考虑为特发性面瘫

(或贝尔面瘫)。

2. 面瘫发生的时间　应该了解患者发生面瘫的时间,是否首次发生,如非首次发生应了解其首次发生的时间,患者以前面瘫发生的原因及是哪侧,有无双侧交叉发生的情况。这些信息可以帮助判断面神经发生损伤的新鲜程度,也是作出正确诊断和治疗设计所必需的。

3. 面瘫的治疗史　对于非新鲜面瘫患者还应了解其原来的治疗情况。特别是医源性损伤病例,了解其首次手术的详细情况将有助于对神经损伤程度作出明确的判断,指导治疗方案的确定。

4. 患者的心理因素　应重视面瘫患者的社会心理因素。随着医学模式的不断转变,社会心理因素对疾病的发生、发展和转归起着很大的作用,面瘫患者也不例外。面瘫除对患者造成外观上显而易见的异常外,许多患者还同时产生心理上的诸多问题。按照 Abraham 等的研究,此类患者常常会产生对疾病的恐惧和压力,有些患者还会产生焦虑、易于激惹甚至有负罪感,严重者会自我否定以至于对社会有抵触情绪。因此,面瘫患者的这些社会心理异常可能会对病史的正确采集产生较大的影响,在病史采集过程中,甚至整个治疗过程中都不应忽视对面瘫患者心理因素的考虑和治疗。

(二)周围性面瘫的临床表现及物理检查

根据面神经受损的程度,面瘫可分为完全性面瘫和不完全性面瘫两类;根据面瘫发生和持续的时间又可分为暂时性面瘫和永久性面瘫。临床所涉及的周围性面瘫多为不完全性和暂时性的。但无论哪种面瘫都可能具有以下部分或全部的面瘫表现。临床检查时应从表情运动的静止和运动两种状态进行检查和比较,患者就诊时的主诉往往是不全面的,需要在临床检查中进一步完善诊断。对于周围性面瘫患者的检查,应当遵循分区、动静态结合的原则进行。通常颌面部的表情功能区是按照不同面神经分支支配区域进行划分的:额区、眶周区、面中区、口周区及下颌、颈区。临床检查应循序渐进,自上而下,由中心向外周逐个动作进行。面瘫症候群的主要表现可以分为额、眶周、面中和口周四个区域,其静态和不同表情运动时的临床表现特点如表 4-1 所示。

表 4-1　面瘫的临床表现

功能区	静态	动态
额区	额部平坦,额纹变浅或消失	皱眉、抬眉患侧表情肌力弱或无动力
眶周	眉毛及上睑下垂,眼角下垂; 睑裂变大,下睑外翻; 溢泪	患侧眨眼反射慢或不能眨眼; 眼睑不能完全闭合
面中	鼻唇沟变浅或消失; 鼻翼下降或塌陷; 鼻孔变扁平	耸鼻力弱或不能耸鼻; 鼻孔不能缩小或扩大
口周	唇变薄,闭合不全; 口角下垂; 口裂偏向健侧; 人中嵴偏向健侧	鼓腮漏气或不能鼓腮 噘嘴、微笑及大张口时口角歪斜

除以上主要表现外，面瘫患者恢复期还可出现患侧的连带运动或患侧的过度运动等后遗症。

（三）面神经功能评价分级系统（grading system of facial function）

正如May在第九届国际面神经外科年会上对整个面神经研究及临床的总结中所述，面神经领域在20世纪70年代至20世纪末基本处于一个“瓶颈”时期，面神经功能的评价也不例外。在过去的近30年中，除House-Brackmann（H-B）系统外，尚无一个为面神经外科领域所公认和接受的评价系统。但确有许多学者在面神经功能评价方面做了研究，先后提出五点总体评价系统、分区分级系统及双重评价系统、House-Brackmann（H-B）系统等主观评价系统。但只有H-B面神经功能评价分级系统在1984年经美国耳鼻喉和头颈外科学会推荐并被面神经疾病委员会认可，正式采用其为统一的标准，并一直沿用至今。客观评价有Burres的线性测量指数系统（Burres-Fisch linear measurement index，B-FLMI）及Fields的面神经功能指数（facial nerve function index，FNFI）测定等。蔡志刚和Nottingham几乎是在同时，都参照并保留了Burres-Fisch系统的定点及客观测量的原则，创建了临床量化的面神经功能评价系统（quantitative facial nerve functional estimate system，QFES）和Nottingham系统。之后，随着计算机图像处理技术的迅猛发展，又出现了许多更直接和方便的评价方法。

1. 五级总体系统　将面神经功能从整体上分为无麻痹，轻、中、重度麻痹，以及完全麻痹五级来评价面神经功能状况，是较早的评价系统，主要由Botman和Jongkees、Mark May及Peitersen等学者提出。其中以Botman和Jongkees的五级系统（表4-2）为代表。

表4-2　Botman和Jongkees系统

分级	临床表现
0	无麻痹：面部活动正常
Ⅰ	轻度麻痹：静止和讲话时正常；眼可闭合；大笑和吹口哨时可有不对称
Ⅱ	中度麻痹：静止时正常；讲话和大笑时不对称；眼不能闭合
Ⅲ	重度麻痹：静止时不对称；运动功能障碍
Ⅳ	完全麻痹：表情肌无张力，完全丧失功能；肌肉挛缩有明显改善，当有萎缩变性时可致更严重损害

2. 区分级系统　观察者对面部表情各独立功能区打分，再求其和。最后得分是0~4（其间分三级或五级），或者是以正常功能为基数的一个百分比，再以比例的不同来显示面部各区域功能。有Adour和Swan的上额、眼、口三区系统，Smith和Janssen的改良三区系统。其中以1976年日本学者Yanigihara在第三次国际面神经外科专题研讨会上报道的无侧重点的10区分级系统（表4-3）为代表。各区以0表示表情肌无运动功能，2表示部分功能，4表示功能正常来打分（如用五级标准则插入1、3分值），再将10区得分之和作为最后得分。起初他们未考虑继发性面神经损害，后来为了完善该评价系统，附加了连带运动、挛缩、痉挛三种异常运动，以“-”~“+++”表示其损伤程度。

3. 双重评价系统　以上两种评价系统均为主观评价，统一性及可重复性相对较差，为了解决这一问题，Stennert于1977年报道了双重评价系统（表4-4）。他简单地将每一评价指标以是或不是表示。并分了原发性面瘫与继发性损害两方面去评价。在原发性面瘫中又分动、静态两部分，前者占60%，后者占40%。如分区表示则前额区为10%，眼区40%，口区为50%。以“+”代表“是”，以“-”代表“不是”，最终将所有“+”乘以10换为百分比即为面瘫指数(facial palsy index，FPI)或继发性损害恢复指数(secondary damage recovery index，SDRI)，其优点在于提高了统一性和可重复性。

表4-3 Yanigihara系统

运动形式	五级标准	三级标准
静止	0 1 2 3 4	0 2 4
抬上额	0 1 2 3 4	0 2 4
眨眼	0 1 2 3 4	0 2 4
轻闭眼	0 1 2 3 4	0 2 4
用力闭眼	0 1 2 3 4	0 2 4
仅患侧闭眼	0 1 2 3 4	0 2 4
耸鼻	0 1 2 3 4	0 2 4
吹口哨	0 1 2 3 4	0 2 4
微笑	0 1 2 3 4	0 2 4
拉下唇	0 1 2 3 4	0 2 4

表4-4 Stennert系统

面瘫表现	评价标准	继发性损害	评价标准
静态		听觉过敏	有
双侧睑裂差	≥3mm	味觉障碍	有
睑外翻	是	连带运动：	
鼻唇沟消失	是	上额、眼、鼻唇沟、口角及颊之中二者	有
口角下垂	≥3mm	以上之中三者	有
运动		眨眼(继发挛缩)	有
皱眉	不能	挛缩	有
睑裂不能闭合：		泪液分泌：	
睡觉时	是	睑裂静止时≥70%	是
最大刺激时	是	<70%	是
露齿：		0%	是
上下尖牙	不可见	流泪	是
上侧切牙	不可见		
吹口哨：			
患侧人中至口角距较健侧	>50%		

4. House-Brackmann(H-B)系统 是第五届国际面神经外科专题研讨会及美国耳鼻喉头颈外科学会推荐使用的系统,也是迄今为止在面神经功能评价方面较完善、应用较广的一个系统(表4-5)。

表4-5 House-Brackman(H-B)评价系统

分度	诊断	临床特征
Ⅰ	正常	面部所有区域正常
Ⅱ	轻度功能障碍	总体:仔细观察方可看出轻微的连带运动 静止:正常、对称,张力正常 运动:上额运动中等,眼轻用力可完全闭合,口轻度不对称
Ⅲ	中度功能障碍	总体:明显的功能减弱但双侧无损害性不对称,可观察到并不严重的连带运动,挛缩和/或半侧面部痉挛 静止:正常、对称,张力正常 运动:上额运动微弱,眼用力可完全闭合,口用力可移动口角,明显不对称
Ⅳ	中重度功能障碍	总体:明显的功能减弱和/或损害性不对称 静止:正常对称有张力 运动:上额不动,眼不能完全闭合,用力时口不对称
Ⅴ	重度功能障碍	总体:很少见有运动 静止:不对称 运动:上额不动,眼不能完全闭合,口仅有轻微运动
Ⅵ	完全麻痹	无运动

该系统最早由House提出,包括面神经功能的6种水平,重点放在各种分级的增加上,来区分中等神经损害的功能,以提高这些范围内的可变性。这种评价考虑到静止时和运动时表现,并考虑到继发缺陷问题。该系统已经被面神经疾病委员会推荐使用,1984年美国耳鼻喉和头颈外科学会正式采用其为统一的标准,并一直沿用下来。但也有很多文献报道了它的缺点,最大的缺陷在于他主观的测量使不同观察者的可重复性较差。House指出,主观的测量在面神经的功能状况趋于极端的情况下有较好的一致性,但在功能状态处于中等水平时,其一致性就差一些。因其是一个整体评价系统,很难区别在面神经功能受损的细微方面的差别。House希望通过自己的系统,可以将患者划分为可判断的分类,随着面神经修复的发展和保守治疗新技术的进展,需要有一个循序渐进的连续的评价系统。而该系统的整体应用将不能区分面神经恢复过程中的一些细微改变。例如一个腮腺术后面神经局部麻痹的病例,采用H-B评价,除了在一个时间段内变化特别大的情况,数周甚至数月都可能是同一个级别。H-B系统的另一缺点是在面神经功能不良的继发缺陷分级上描述比较含糊。在最初的时候,House评价将继发缺陷和主观评价结合起来,对连带运动,挛缩和/或半侧面肌痉挛出现给出一个主观的评价,如此,仅仅是由于继发缺陷的出现就立刻将选择限制在Ⅲ或Ⅳ级的范围内,而不考虑其他的运动功能的情况。而实际上,Ⅲ或Ⅳ级是要看继发缺陷影响功能的程度。限制这一系统应用的另一原因是,在修正的H-B系统中缺乏对Ⅳ、Ⅵ级的继发缺陷的明确评价。现行的H-B系统,对于继发缺陷在总体分级中的比重和最初的系统相比

已经下降了。H-B 系统的缺点加快了新的评价系统的发展,在现行系统上提出新的发展,新的评价系统呼之欲出。

2003 年,Thomas L. Yen 提出面神经的 HB 分区评价系统。因为总体评价系统中,不同部位的损伤其对整体神经评价的得分贡献被证明有很大差异,对许多单支神经功能的判断与总体评价往往有较大差异。该作者通过对 38 名不同程度损伤的患者进行总体面神经功能评价与分区面神经功能评价的对比,认为总体的 HB 评价功能对 79%功能损伤最重的区域很难作出正确的判断,而是与眼部功能的恢复密切相关。同时,很难通过面部总体的 HB 功能评价判断某一神经分支功能的恢复情况,而且,传统的 HB 评价由于连带运动对评价的过度贡献使神经运动功能的恢复经常被掩盖。分区后的评价更有利于表达各个分区损伤的真实情况。

5. Sunnybrook 模式　该模式由 Ross 等提出,是一个有利的主观评价系统,将继发缺陷结合到一个统一的综合评分系统中。第一步,观察者记录静止时眼睛、颊部和口的对称点,给出 0~2 的选择,总和乘以 5 倍。第二步,对面部五组标准的表情评分,1~5,将得分相加乘以 4。第三步,与 Nottingham 系统中的“是/否”不同的是,这个系统要求观察者将连带运动像第二步中所作的一样,进行五组标准动作的四点评价。通过这三步,由自主运动的得分减去连带运动和静止时的得分得到一个总体的综合评分。Ross 等发现,分级的连续评价可以成功地区分原来完好的神经和神经损伤后恢复的神经。相对而言,H-B 系统不能区分面神经功能恢复的变化;而 Sunnybrook 模式的一个不足是,虽然连带运动被综合进总的评分中,而其他的并发症并没有被提到,因其是主观性评价,观察者的差异方面与 H-B 系统是相当的。

6. 量化的面神经功能评价系统　过去的 20 年里,H-B 分级评价系统在面神经功能评价的标准化方面起了重要的作用,但因 H-B 评价系统的主观性和尚存的缺陷,更为客观和简化的评价系统逐渐发展起来。Burres-Fisch 系统是建立在完全测量基础上的系统,减少了观察者的误差和主观性。1994 年蔡志刚提出的临床量化面神经功能评价系统及 Nottingham 系统提供了更加客观和简便的面神经评价方法,已经被证实有效,并可以被一般操作者所采用。

(1) Burres-Fisch 系统:是基于对面部的正常面神经功能的七种面部表情生物力学的研究,应用一个定义的线性测量指数来量化面神经功能。线性测量指数是通过一系列运动和静止时面部特殊解剖标志的表情位移的百分比方程来计算的,Burres-Fisch 系统相对于 H-B 系统的一个优点是线性测量指数提供了一个连续的评价标准,可以更好地体现功能的区别。通过对 Burres-Fisch 系统和 H-B 系统的比较研究,表明两个系统除了在主观和客观方面的区别外,对面神经功能减弱的评估具有高度的相关性。Burres-Fisch 系统的一个明显的缺点是,线性测量指数的获得是一项艰辛、费时的过程(需要 20 分钟左右)。对于繁忙的临床工作者缺乏可行性。此外,该系统没有考虑面神经损伤继发畸形的问题。

(2) Nottingham 系统:是保留了 Burres-Fisch 系统的测量原则,并作了修改以便临床应用中加快测量速度,并且考虑了继发损害的问题。这个分级系统分三步实施。

第一步,两侧在静止和三个最大运动时(抬眉、闭眼和微笑时)测量两段距离(眶上点和眶下点,外眦到口角的距离),静止和尽力运动时的差别每侧相加,较小的值可以用较大的值的百分数来表示。

第二步,用字母标记有无下列表现:半侧面肌痉挛、挛缩和连带运动。

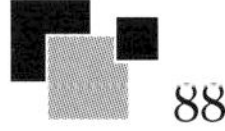

第三步,用字母标记有无下列表现:鳄鱼泪、干眼或味觉障碍。

Nottingham 系统的综合评分表达就像肿瘤的 TNM 分期一样。发展此说法的作者认为,该系统的评分可以在很短的时间(约 3min)内完成。与 H-B 系统有良好的相关性,在组内的变异方面较 Burres-Fisch 系统要低(7%比 26%)。它的缺点是难以评估双侧面神经损伤的病例,甚至是很严重的双侧面神经损伤,也可以得到一个较高的 Nottingham 分值,不能真实地反映每一侧神经真实的功能情况。继发缺陷的评价对总的评分没有作用,仅作为描述性的应用。

(3) 量化的面神经功能评价系统:为了避免主观评价的局限性,Burres 等通过对大量正常人面部定点间距离的测量研究,提出了一个客观的评价系统即线性测量指数(B-FLMI),通过测量面部一些相对稳定点间的位移百分比(percent displacement,PD),经过七步复杂计算得出神经功能恢复状况,增加了评价的客观性,但在测量和计算上过于费时。蔡志刚等在其基础上创立了临床量化的面神经功能评价系统(quantitative facial nerve functional estimate system,QFES)(表 4-6),并在实际工作中得到验证,现已制成计算机图像处理系统,可在定距离数码照片上定点后,面神经功能评价指数可自动进行测量和计算。

表 4-6　临床量化面神经功能评价系统(QFES)

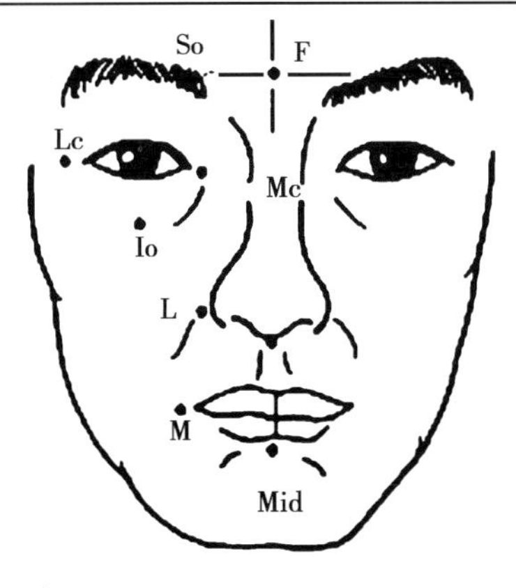

定点:
So. 瞳孔正对眉弓最高点;
Io. 眶下点;Lc. 外眦点;
Mc. 内眦点;M. 口角点;
L. 鼻翼最低点;
F. 正中线与双侧 So 连线的交点;
Mid. 正中线与上唇或下唇唇红缘交点

说明:

1. 测定指标　抬上额:测 SoIo(①);闭眼:测 SoIo(②);皱眉:测 SoF(③);耸鼻:测 McL(④);微笑:测 LcM(⑤)、MMid(⑥);噘嘴:测 LcM(⑦)、MMid(⑧);大张口:测 MMid(⑨);正常及用力闭眼:测上下睑缘距(⑩)。测定指标排序为①~⑩

2. 面神经功能评价指数

(1) $D1$:健侧静止距离;$D2$:健侧运动时距离;$d1$:患侧静止距离;$d2$:患侧运动时距离

(2) 位移百分比:$PD = |d2-d1| / |D2-D1| \times 100\%$

(3) FNI1~FNI10 表示测定指标①~⑩的 PD 值,为各指标功能评价指数

(4) 整体面神经功能评价指数:TFNI =各指标 FNI 之和/指标总数

(5) 面神经运动功能百分比:TPr =伤后 TFNI/伤前或正常 TFNI

(6) 面神经功能指数(FNI)分布按各指标均占 10%计,则分区面神经功能指数:
RFNI =面神经各支支配区 FNI 之和/面神经各支支配区测定指标总项次

该系统和 Nottingham 系统一样都继承了 Burres 的定点及测量原则,以双侧位移百分比(PD)来量化地评价面神经功能,不仅能对面神经整体功能进行评价[TFNI(total facial nerve index)及 TPr(total percent of FNI)],还能对面神经各支支配区作区域性功能评价(regional facial nerve index, RFNI),且简化了计算的复杂性,以 PD 表示面神经功能显得更加直观,并且可将面神经各损伤程度以数量化表示,从数量关系合理地推测预后。

该测量中参考了 Burres 的定点方法,只是将眶上点(So)定为纵向垂直过瞳孔与眉弓最高点的交点,将鼻根点(N)改为双侧 So 连线与人体正中线的交点(F)。Mid 点为可动点,如损伤在下颌缘支则取正中线与下唇唇红缘交点;如损伤在颊支取正中线与上唇唇红缘交点;如均有损伤则取正中线与上下唇闭合时唇缝交点。这样可以节省测量时间,减少测量误差,同时,该方法是作健患侧的位移百分比的比较,因此对于体表定点的可重复性要求相对要低一些,只要同次测量静止和运动时定点可精确重复即可减小系统误差,这样既解决了面部软组织体表定点难的问题,也不影响测定结果的可重复性。并且为了解决测定方法的可重复性,测量时要求被检者各项动作均达到最大程度。

本方法的分区评价则是将前述 10 项动作按面神经各分支支配区域划分为额区、眼区、面中区及口周区四区,该系统整体评价方法同样适用于分区评价,只是其测定值需与该分区正常值作比较。医源性面神经损伤多造成个别支损伤,因此应用本方法作区域性面神经损伤后功能评价,既节省了测量时间,同时也使预后判断更具目的性。

该方法两项指标 TFNI 及 TPr 的确立,是从对面瘫症状诊断的覆盖率考虑的,TPr 是两次测量的 TFNI 比值,从其公式 TPr = TFNI2/TFNI1, TFNI = PD′/PD 可推出 TPr = (PD1/PD2) × (PD2′/PD1′),其中 PD1/PD2 为两次测量的正常侧 PD 值之比,该比值作为常数减小了两次测量所造成的系统误差,较直接用 TFNI 更精确些。但是,临床病例中大部分是面瘫发生后才来就诊,因此正常 TFNI 值的获得有困难,此时 TFNI 一项指标也能较客观反映其病变程度,如能联合应用,对诊断及预后更有意义。从结果分析中看出,如果 TFNI 测定值在 80%以上可判断该损伤可能于伤后 1 个月左右恢复,如有 TPr 值大于 90%的支持,该预后判定则更能确定。

该方法结果以比值方式出现,为自身对照,受其他因素影响较小。测定中,偶尔可能有个别患者某个动作的自主性较差,或不能达到最大程度,经过医师训练和自己练习后均能达到测量要求,同时临床上这些动作也是功能训练项目。

经临床应用及统计学检验,证明临床量化面神经功能评价系统(QFES)是一个简单易行,客观量化的面神经功能评价系统,其中整体面神经功能指数(TFNI)及整体面神经功能百分比(TPr)为两个较理想诊断指标,联合应用,效果更佳。

该系统在临床损伤后 15 天内诊断有意义。此时 TFNI 值大于 80%, TPr 值大于 90%,预示其预后良好,可于伤后 1 个月左右恢复;TFNI 为 60%~70%, TPr 大于 75%者,均可于伤后 1 年内完全恢复,其中 TPr 值在 80%~85%之间者,多于伤后 2~5 个月恢复;如 TFNI 值小于 40%, TPr 值低于 50%,则受损神经多不能恢复,预示神经受损严重,明确诊断后可早期给予治疗。

该评价系统值与 H-B 评价系统在伤后 15 天时对面神经功能的评价相辅相成,本系统可赋值于 H-B 评价的各级使其量化。

7. 计算机分析和云纹图像分析技术　近年来随着数字化技术的发展,计算机辅助分析的面神经评价系统开始发展起来,计算机分析的应用在理论上来说可以产生量化和可重复的数据,并且可以分辨比观察时更细微的面神经功能方面的小的差别,Neely 等提出一种计算机辅助分析面神经功能的方法,是在像素减少的概念上提出的。取患者休息时和连续运动时的照片,转化成由像素组成的数字影像。静止时的图像减去运动时的图像,面部不动的点就被抵消,而面部极限运动的点就被放大了。图像增强以后,计算机量化仍存在的像素,

在实验研究中对正常人和一些面神经功能受损程度不一的病例进行分析。并且绘图对比对侧,计算机计算的像素模式与主观评价的 H-B 系统有很好的相关性。在重复性实验中,计算机动力分析计算和经过专门训练的观察者的主观观察结合来评价不同程度的面神经功能。经过数学计算,由计算机像素分析产生的客观的数据与有利的主观的观察者的得分结合起来。最终的结果是得到一个综合指数的评价。这个综合指数提供了一个不依赖 H-B 系统的明确的面神经分级评价的手段。

另一种计算机辅助分级评价系统的描述也是依据减影原理,这个客观的面神经评价系统是基于测量处理后静止和运动时的图像的亮度的差别来获得的客观数据的区域分析。该系统的发展者推断认为此客观面神经功能的评价系统不仅与现有的主观的分级系统具有良好的相关性,而且具有更好的精确性。

计算机分析的一个很重要的缺陷是近期的研究描述均使用特殊的个性化计算机处理系统或软件。有研究试图利用商业软件量化面神经功能,有研究基于像素减除的原理,用 Adobe Photoshop 分析了正常人和面神经功能减弱的人群的照片。他们的数据表明计算机获得的像素和与主观的 H-B 系统比较在尽力微笑、用力闭眼和抬眉的相关性较差。结论表明,用商业计算机软件进行数字减影技术不是非常可靠,在被作为可行的客观评价面神经功能的方法采用前尚有待进一步的研究。

另有一种新的方法是基于云纹图像处理技术测量细微的面神经轮廓,这已经被作为一种客观的评价面神经功能的方法进行了介绍。面部云纹图像包括用特殊的相机反射面部的一系列光学条纹,产生面部轮廓图,可以在三维方向上清晰地显示面部。分析对比两侧的条纹,可以发现并量化面部轮廓的细微差别。有研究分析了 51 名不同程度的单侧面神经麻痹患者的云纹图像,测量三个特殊的量化指标,通过计算面部三个不同区域:内眦、鼻唇沟和口角的云纹曲度计算出的数值。用多元回归分析的方法得到总体的云纹指数的规则,得出的结论与 H-B 系统有很强的相关性。

与计算机图像处理分析一样,云纹方法评价面神经麻痹也需要特殊的设备、较长的分析时间,并需对观察者进行特殊的训练。因此尽管现有的计算机辅助形式和云纹照相都不能提供一个可以快速评价面神经功能的可行方法,但在进行研究和对更细微的面神经功能的特殊观察方面,仍不失为较客观的评价手段。

(四) 面神经功能的神经电诊断技术

神经肌肉电兴奋测定是较早应用于面神经领域的一项技术,先后出现了神经兴奋性测定(neural electric testing,NET)、最大刺激试验(maximal stimulation test,MST)、强度-时值曲线(strength-duration curue,S-D 曲线)及时值测定、神经电图(electroneuronography,ENoG)或诱发肌电图(evoked EMG,EEMG)、肌电图(EMG)以及运动传导潜伏时(motor conduction latency,MCLT)和运动传导潜速率(motor conduction latency velocity,MCLR)测定等方法,为评价面神经损伤及恢复提供了客观指标。

1. 神经兴奋性测定(NET)　是指用一定波宽(0.1~1.0ms)的方波脉冲电流刺激面神经干,引起各神经支配肌肉的肉眼可见的最小收缩时的电流强度作为神经兴奋性的指标,并与健侧对比来判断外周神经病变。NET 是一种确定有无神经变性的简单有用的测试方法,周围面神经损伤后 3 天内测试均有意义。

2. 强度-时值曲线(S-D 曲线)　检查及时值测定是根据电流刺激强度与刺激时间的相

互依从关系绘成曲线，判断神经肌功能状态的一种检查方法，曲线纵坐标为输出强度，横坐标为脉冲时间。多数学者采用8~10个不同脉冲时间，以各个不同时间的脉冲电刺激肌肉，刚好引起收缩反应时所需的电量，绘成一条曲线，然后按照曲线图形确定神经功能情况。时值测定一般情况下与曲线形状、位置的改变呈函数关系（个别表现例外），从中可看出神经恢复过程的量的变化。

3. 最大刺激试验（MST） 是指用Hilger刺激器，刺激面神经干和各分支，当电流逐渐增强，一般超过5mA或上升到患者开始感到不适时所引起的面肌反应，以健、患侧反应是否相似作为判断神经是否变性的指标。

4. 神经电图（electroneuronography，ENoG） 又称诱发肌电图（EEMG），是对出自茎乳孔的面神经干施以电刺激，从其各周围支支配之表情肌记录整块肌肉的复合动作电位（compound muscle action potential，CAP）来判断周围性面神经损伤程度的电生理学诊断方法。最早由Esslen命名并首先用于面神经临床，May认为称其为诱发肌电图（EEMG）更恰当，因为动作电位仍从肌肉获得，其原理与MST原理相似，其测定结果基于肌纤维对电刺激神经的收缩反应。神经电图（ENoG）是目前临床评价面神经功能的一项有效诊断手段，尤其对面神经损伤后电反应不发生中断者的应用，有其量化的诊断意义。May、菊池章等人通过对大量Bell面瘫患者的ENoG研究，将Bell面瘫发生后的动作电位（CAP）改变与其预后联系起来。国内也有类似研究，邢华雄则通过测定面神经ENoG的潜伏时及CAP，对正常人及面神经麻痹患者该两项指标进行了研究。以上研究对象中绝大部分为特发性面瘫患者，对轻中度面神经创伤性损伤的研究尚少。

近年来面神经功能电测试中，ENoG在国内外学者中最受青睐，其原因是它较NET及MST对面神经损伤程度的判定及预后估计更精确。May通过其一系列研究得出EEMG是一种客观可靠、可重复并能迅速测定面神经功能的方法，在面瘫早期，能确定面神经功能的百分比。从其测定结果中目前较为认可的几项指标包括复合动作电位（CAP）和运动传导潜伏时（motor conduction latency，MCLT）。图4-28示目前我们用的肌电图仪，图4-29示测定ENoG结果模式图。

许多学者在神经冲动传导的电测试中，认为针极所记录的结果更精确，具体到ENoG测定，针极接收到的可能仅是单一轴突或极少部分轴突所支配肌肉的电活动，它仅反映某块肌肉的局部神经电反应情况，而在面神经周围支损伤后，损伤程度不同，神经纤维发生改变的数目也不同，只有整块肌肉的复合动作电位（CAP）才能反映其损伤情况，虽精度较针极差，但对整块肌肉的神经电反应测定却优于前者。此外，对于绝大多数可自行恢复的神经损伤，表面电极测定的痛苦也较针极为小，患者易于接受。

CAP测定值在0%~20%，常提示功能不能完全恢复；如为60%或更高，多可恢复正常，这一点对神经损伤后功能恢复判定同样适用。EEMG如在损伤后6~12个月无改善，且临床检查面神经功能亦无恢复，则预示着解剖上的功能失用及面神经功能恢复的不良预后。EEMG测定在面瘫发生后3~14天最适用，因此也有一定局限性。有些病例在发病14天后，EEMG测定持续下降至25%以下，其神经功能也有恢复。另一方面，有些病例发病后14天内电测试反应完全消失，也有发生早期神经功能恢复者，原因尚不明确。菊池章的研究结果表明，ENoG值≥40%，1个月内可完全恢复不留后遗症；为20%~39%时2个月内可恢复，约有10%患者留有后遗症；在5%~19%者多在6个月内恢复，其中>10%者中有20%患者留有

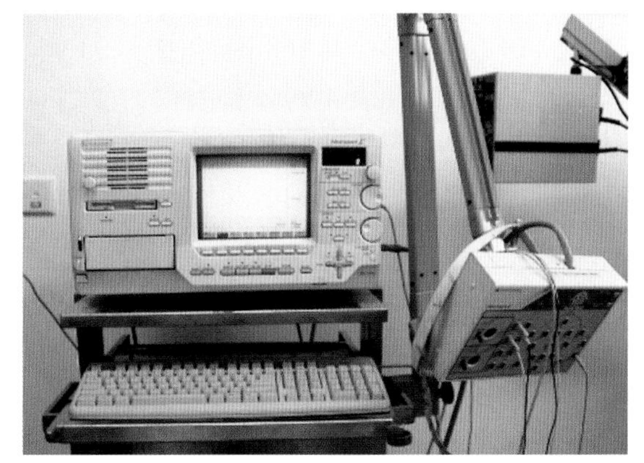

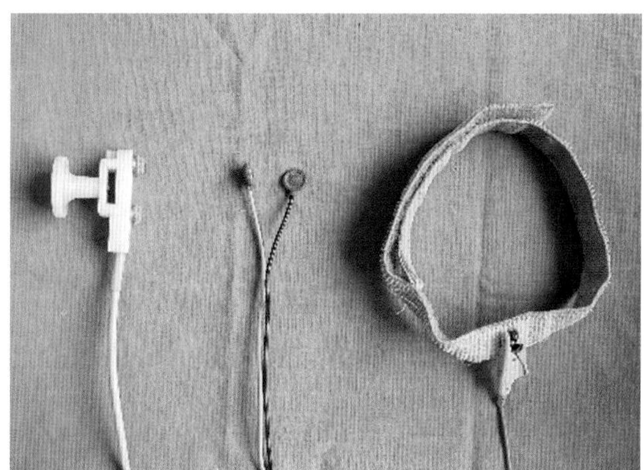

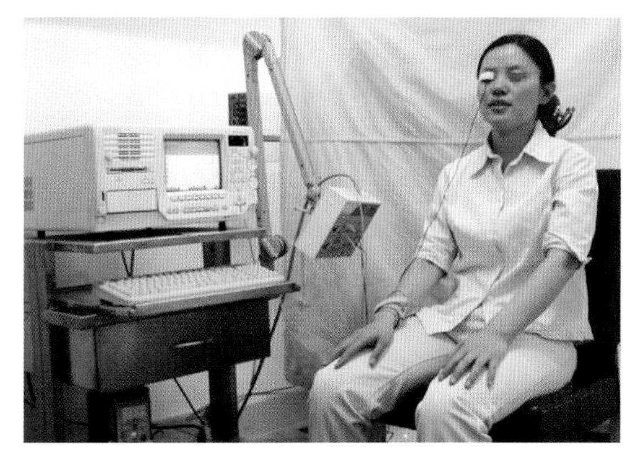

图 4-28　测定用肌电图仪、各类电极以及测定方法

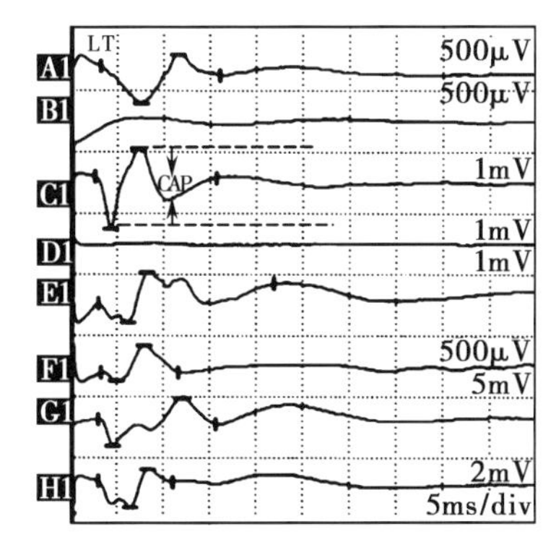

A1. 额肌同侧刺激
B1. 额肌对侧刺激
C1. 眼轮匝肌同侧刺激
D1. 眼轮匝肌对侧刺激
E1. 上唇轮匝肌同侧刺激
F1. 上唇轮匝肌对侧刺激
G1. 下唇方肌同侧刺激
H1. 下唇方肌对侧刺激

LT. 神经传导潜伏时；CAP. 复合动作电位。

图 4-29　ENoG 结果模式图

后遗症,<10%中则有50%患者留有后遗症;在0%~4%者功能几乎无恢复。中村克彦则认为18.7%为其下限。总之,一般认为在发病后14天内EEMG值下降至10%或更低,则预后较差。

蔡志刚等1995年选择无全身性疾病史的正常人114位,面神经共168侧,包括男93侧、女75侧,其中双侧均测者共54人,年龄10~72岁,平均39.8岁(表4-7)。检查仪器使用意大利产O.T.E. Blomedica四导肌电图仪。现在测定使用的是日产,选择频率为低频20Hz,高频5kHz;刺激方式为方波刺激,刺激时间为0.10ms,强度15~25mA。刺激及接收电极均为双极表面电极,直径7mm,两电极间距2cm。保持室温20℃,地极接受检者上肢,刺激电极分别置耳屏前及颌后间隙之顶端,接收电极依次贴敷于受检者同侧之额肌、上睑眼轮匝肌、上唇口轮匝肌及降下唇肌之表面皮肤,接收肌电反应。

表4-7 面神经运动传导检测正常值*

作者(年份)	检测例数/例	年龄/岁	刺激部位	记录部位	潜伏期/ms
蔡志刚等(1995)	168	10~72(平均39.8)	耳前刺激	额肌	3.54±0.47
			耳后刺激		3.94±0.48
			耳前刺激	上眼轮匝肌	3.00±0.31
			耳后刺激		3.37±0.29
			耳前刺激	上唇轮匝肌	3.23±0.58
			耳后刺激		3.64±0.59
			耳前刺激	降下唇肌	3.13±0.63
			耳后刺激		3.38±0.42
Ma D M, Liveson J A(1983)	64	22~67(平均36.8)	耳前刺激	鼻肌	3.57±0.35
			耳后刺激		3.88±0.36
Joachims H Z et al.(1980)	100				3.6(2.4~6.0)
Halar E et al.(1972)	38	23~85	耳下刺激	鼻肌	3.33±0.38
Miller D W et al.(1970)	55	19~59	耳下刺激	鼻肌	3.45±0.386
Tayloy N et al.(1970)	55	18~64	茎乳孔	口轮匝肌	4.0±0.5
Ronchi O, Riccardi E(1967)	6	16~58	茎乳孔	眼轮匝肌	3.89(3.75~4.10)

注:* 表中所列国外作者结果引自卢祖能等主编《实用肌电图学》。

刺激从5mA开始渐增大强度,直至出现最大反应波为止。记录了耳前、耳后刺激面神经各支神经运动传导潜伏时(MCLT)和复合动作电位(CAP)。继而通过对69例创伤性面神经损伤的神经电图(ENoG)测定各指标的系统研究,发现面神经受损后,其ENoG完全恢复时间常早于临床恢复时间。面神经损伤后,运动潜伏时(MCLT)延迟,在正常值14%以下者可望于损伤后半年内神经功能完全恢复;25%~40%则多可于半年至1年内完全恢复;电反应在伤后15日仍中断者,1年内不能完全恢复,多留后遗症。病变严重者电反应连续性可中断,其电反应开始恢复时间越早,预后越好。

5. 面神经运动传导潜伏时(MCLT)及潜速率(MCLR)测定　一般是用0.1~1.0ms脉冲方波电流刺激面神经干,在面神经支配的相应肌肉处诱发出电位,自刺激开始至记录到诱发电位时神经传导所需时间称为运动传导潜伏时(MCLT),而MCLR则为刺激点与接触点间神经长度与传导时间的比值。MCLT的延迟或消失是面神经损伤的客观指标。MCLT上限值国内外学者研究结果较一致(表4-7),为4.0ms,由于受年龄及测定室温等因素的影响,难免造成测定的误差。Taverner曾报道有个别患者神经兴奋性完全消失后MCLT仍保持正常,有的甚至在面瘫发生后10天MST、EEMG已消失,MCLT仍保持正常,故在诊断中应注意排除此现象干扰。

据文献报道肌肉综合电位的测定结果受皮温、年龄、性别以及刺激部位等诸多因素影响。其中皮温是与测定环境温度直接相关的,有学者认为在20~22℃室温下皮温相差在2℃以内,神经传导速度不受影响或影响甚微。关于性别因素,有学者通过对肢体运动神经的研究,认为MCLT在性别上有差异,也有学者报告男性之MCLT及CAP均高于女性,认为是男性肌肉较女性强而致。关于年龄因素文献报道较多,蔡志刚等的研究年龄组为10~72岁,均属神经肌肉发育成熟年龄,因此受该因素影响不大。

6. 肌电图(electromyography,EMG)　是面神经发生严重变性而对MST、EEMG反应消失后,用于检测其功能的一种可靠方法。包括静息电位(resting potential,RP)、纤颤电位(fibrillation potential,FV)、自发运动单位电位、正锐波(positive sharp wave,PSW)以及多相神经再生电位(polyphase neural regeneration potential,PP)。

纤颤电位、正锐波及多相神经再生电位等的出现对诊断神经损伤和恢复有重要价值。纤颤电位及正锐波只能判断神经有无损伤,而不能确切地表明损伤的程度和性质;多相神经再生电位的出现表明神经纤维的再生恢复,但不能表明其恢复的程度,也不能准确地提示再生是否完全。

五、创伤性面神经损伤的治疗

关于面神经损伤后的治疗,主要有手术及非手术治疗两个方面。其中非手术治疗以药物及物理治疗为主,药物治疗除以前传统的神经营养药物及皮质类固醇类药物的应用外,近十年来迅速发展的神经生长因子(nerve growth factor,NGF)已广泛应用于临床,物理疗法中功能训练显得更为有效。我国则更多应用中草药制剂及针灸治疗。这些非手术治疗手段在暂时性面瘫及创伤性面瘫的急性期应用较多,但对其疗效评价及适应证选择尚缺乏更深入系统的研究。

(一)面神经损伤的自然恢复

为了更好地了解创伤性面神经损伤的治疗,有必要先了解一下面神经自然恢复的问题。关于创伤性面瘫的治疗及功能恢复问题,早在20世纪50年代末Martin与Helsper就报道过腮腺切除术中面神经损伤的病例,术后面神经功能有一定程度的自发恢复。Conley等提出面神经自然恢复的可能机制有:术区面神经再生、对侧神经交叉支配、三叉神经支配、咀嚼动作,以及舌咽神经与面神经的交互作用,不明的神经通路或上述诸种可能性的联合作用。面神经损伤后自然恢复的机制学说较多,经过近40年的研究和探讨,尚无被大家共同接受的学说,尤其对于与面神经有联系且起作用的中枢神经核通路问题还有待于进一步探讨。

（二）面神经损伤的非手术治疗

1. 药物治疗

（1）激素类药物：在伤后或手术后3天内应使用激素类药物，以便减少渗出及水肿，有利于神经恢复。一般常规给予地塞米松10mg静脉滴注。

（2）神经营养药：可给予维生素B_{12}及B_1等神经营养药物，常规用药量，一般采用肌内注射，10天一个疗程，共用3个疗程。也可采用离子导入的方法局部给药。

（3）神经生长因子（NGF）：目前疗效尚不肯定，但已有临床应用的报道，可以全身用药，也可神经损伤处局部用药。

2. 物理疗法

（1）表情肌功能训练：适用于神经损伤后各期，损伤后2周至3个月内尤为重要。主要包括额、眼、鼻、唇四个主要表情肌运动功能区。

额部：用力抬眉至不能抬高为止。患侧可在眉毛上面的中部施力使其与健侧达到对称；用力皱眉至最大程度，同时于患侧眉的内侧角处加一相反的力使其与健侧达到对称。

眼部：用力紧闭眼，如不能完全闭合，可用手指力量帮助。紧闭眼与轻闭眼交替进行。

鼻部：尽量扩大鼻孔，似不能呼吸样；尽量缩小鼻孔，似遇到难闻气息样；双手手指叉开，放在鼻的两侧，帮助皱鼻，在鼻根处形成皱纹。

唇部：噘嘴似发“U：”音，同时于患侧口角处加力使其与健侧达到对称。咧嘴似发“i：”音，同时于患侧口角处加力使其与健侧达到对称。运动上唇，作显露上牙龈状。患侧可用手指轻轻地抬起上唇和鼻底之间的皮肤，协助运动。运动下唇，作显露下牙龈状。此时可感到颈部肌肉的紧张。力量不足时，可以用手指轻轻地下压下颌区皮肤，协助运动。两唇之间衔一物，然后试着移动它。

在行表情肌功能训练时，应让患者了解神经的恢复是一个缓慢的进程，要树立信心，坚持长期锻炼。每天用较短的时间训练多次，要比用较长时间训练一次，效果好得多。

（2）离子导入：神经损伤后早期（1~3个月）应用，能促进神经功能的恢复。

1）维生素导入：维生素B_{12} 500μg、维生素B_1 100mg直流电阳极导入，采用双极表面电极，电流0.1mA，时间20分钟。每日1次，10次为一疗程，两疗程间隔1周。

2）碘离子（I^-）导入：与上不同在于I^-从阴极导入，余条件均同维生素导入。

以上离子导入均可配合以超短波、微波或红外线等治疗，每次10分钟，每日1次。

（3）神经电刺激：一般在神经损伤后中晚期（6个月以后）应用，主要用多功能电刺激及失神经理疗处方，每次30分钟，每日1次，10次为一疗程，共两个疗程，每疗程间隔一周。

对于肿瘤或肿瘤术后面神经损伤患者理疗慎用，以防止促进瘤细胞的生长或扩散。

（三）面神经损伤的手术治疗

面瘫畸形的手术治疗，目的不仅在于要获得面部的静态表情自然、对称，更重要的是保持表情运动时的对称与协调。自1829年Bell最先提出面神经疾患以来，对于面神经疾患的研究从认知到治疗经历了从无知到了解，从迅猛发展到目前的“瓶颈”时期的发展过程。面神经外科也不例外，自1932年Ballance及Duel使周围神经修复术规范化以来，以Ugo Fisch、Mark May等为代表的学者在20世纪后三十年推动面神经外科向前迈了一大步。除了较早应用于面瘫矫治手术包括肌筋膜悬吊术和肌瓣转位术等静态非神经化的矫治技术外，许多

新技术应用于面神经外科领域，其中包括：面神经与其他邻近部位的运动神经转接术、自体神经移植术、血管化神经移植术、跨面神经移植术、血管化游离肌肉移植术及血管神经化游离肌肉移植术，以及非神经组织移植修复面神经缺损的技术已广泛应用于面神经外科领域，并获得良好效果。关于面瘫的手术治疗史如下：

最早报道3例单纯神经吻合治疗面瘫（Sir Charles Bell，1829）；

最早尝试膈-面神经吻合治疗面瘫（Bulance，1878）；

最先报道应用副-面神经吻合治疗面瘫（Drobnike，1879）；

首先报告舌下-面神经吻合术治疗面瘫（Korte，1903）；

首先将咬肌和颞肌分出肌瓣矫治面瘫（Lexer & Eden，1908）；

首先应用颞肌及其筋膜移转治疗面瘫（Gillies）；

周围神经修复术规范化（Balance 及 Duel，1932）；

首先创用横跨面神经移植术（Scaramella，1978）；

首次报告血管神经化游离肌肉移植（Harri 等，1976）；

Fisch，May 推动了面神经外科的发展（20世纪末）。

1. 周围性面瘫的静态矫治术　面瘫的静态矫治手术主要有筋膜悬吊、真皮悬吊、组织代用品植入和肌瓣转位术等方法。笼统地可以分为简单悬吊和肌瓣转位两种方法。其中简单悬吊为非动力化的，常用的肌筋膜供区为颞肌筋膜或大腿外侧阔筋膜，该法近期有较好的静态恢复，但远期纤维挛缩，悬吊松弛，效果欠佳，它主要适用于对永久性、难治性面瘫的矫治，特别是对于面瘫后的严重上睑下垂和口角歪斜在静态时能起到一定的矫治目的。该术式的不足在于其不能解决表情运动时不对称畸形，仍为姑息性治疗手段。

由于用自体肌筋膜做悬吊，术后容易发生筋膜萎缩、张力减低，因而疗效难以持久，目前已少用。随着生物材料的发展，已有许多高弹性的生物材料代替肌筋膜用于该手术。其优点在于：可以免除供区的手术；不会因供区肌筋膜长度或量不足而引起手术中悬吊不到位，最后导致复发；高分子材料不易发生老化从而保证了疗效的可靠；固定也容易而简便。缺点则是价位较高，而且材料来源尚不丰富。图4-30所示病例就是用 Gortex 膜做的悬吊，我们

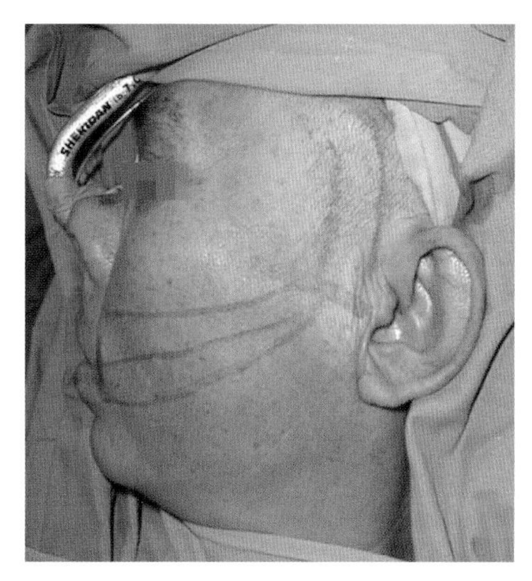

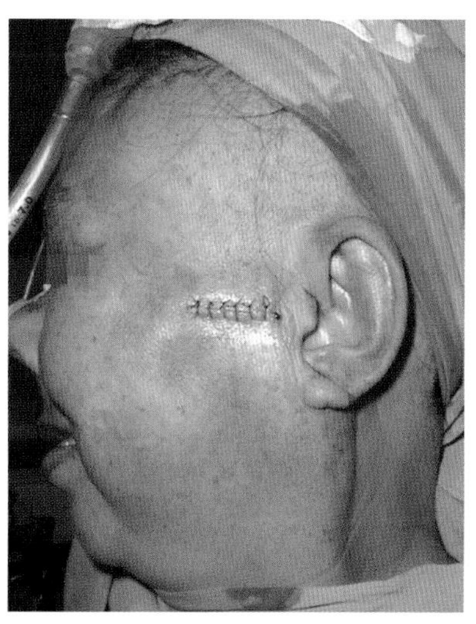

图4-30　晚期面瘫采用 Gortex 膜悬吊术

仅需在悬吊区和颧弓表面做小切口即可完成手术，需要指出的是为了加强固定的可靠性，可以用微小钛板或直接用钛钉将上端 Gortex 膜固定在颧弓的骨面上。

肌瓣转位法则试图用邻近的其他肌肉代替表情肌行使面部表情功能，经排除额肌、颈阔肌和胸锁乳突肌的应用价值后，肯定了颈肌瓣、颞肌或嚼肌瓣提拉眼睑和口角的可行性。Gillies 首先应用颞肌及其筋膜移转治疗面瘫，20 世纪 60 年代至 70 年代被广泛应用，众学者认为颞肌及其筋膜移转的长度是足以矫正眼与口的畸形的。May 等应用颞肌瓣治疗 224 例面瘫，随访 13 年，效果良好，特别适合于眼睑闭合不全者。该法的优点是：消除了无血供组织（筋膜）易坏死、缺损、萎缩、滑动及伸展性差的缺点；可直接将肌肉插入要矫正的部位，充填萎缩的面部；若面肌尚有功能，可将颞肌与之交叉，提高了颞肌的支配神经长入面肌的机会。而其他局部肌肉如胸锁乳突肌、颈阔肌、额肌移转治疗面瘫，由于肌肉的方向不利于口角的恢复，肌肉力量不足以完成面部运动，不如颞肌瓣转移有优势。而目前更适用的是带血管、神经的邻位肌瓣转位术，多用带血管、神经的颞肌肌束矫治面瘫后的眼睑不能闭合畸形，实际上它已将以前的静态矫治技术发展为动态的。

利用颞肌瓣转位矫治面瘫手术的关键在于：①切取颞肌筋膜瓣时一定要切取足够的长度，如图 4-31 所示若颞肌筋膜不够长，可延长切取部分帽状腱膜；②蒂部应保持一定的宽度以保证血运和神经支配；③在保证血运和神经支配的基础上，充分游离蒂部以获得充足的组织量；④与面肌的贴附最好是面与面的接触，禁忌仅做点对点的缝合；⑤矫正量应略大于正常范围，以避免术后悬吊不足或下垂复发；⑥悬吊高度可以通过调整瓣的蒂部获得（图 4-32），先完成面肌与瓣的缝合，然后牵拉瓣的蒂部直至获得理想的位置后，再将瓣的蒂部与周围组织严密缝合固定；⑦如患者年轻，面部萎缩不明显可选择部分颞肌而不用全层颞肌，对于面部肌肉萎缩明显的患者，通常选择切取全层颞肌以获得良好的术后丰满度；⑧颞部缺损畸形可采用残余颞肌回旋封闭缺损的方法，也可用人工皮片填充缺损（图 4-33）；⑨面部切口应尽量短小，而且应注意选择隐蔽的部位（图 4-34）。

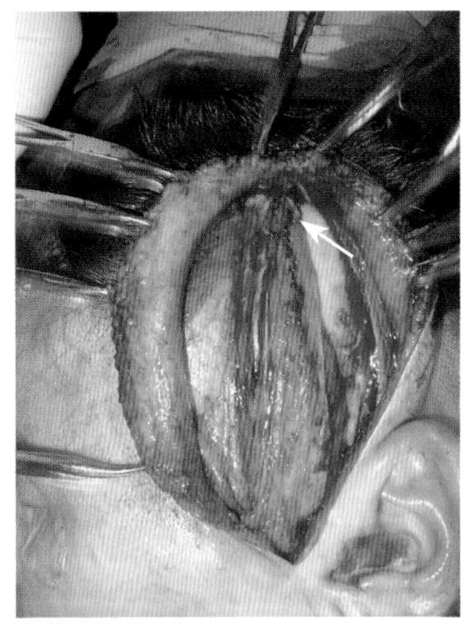

图 4-31 如颞肌筋膜不够长，可延长切取部分帽状腱膜（箭头示）

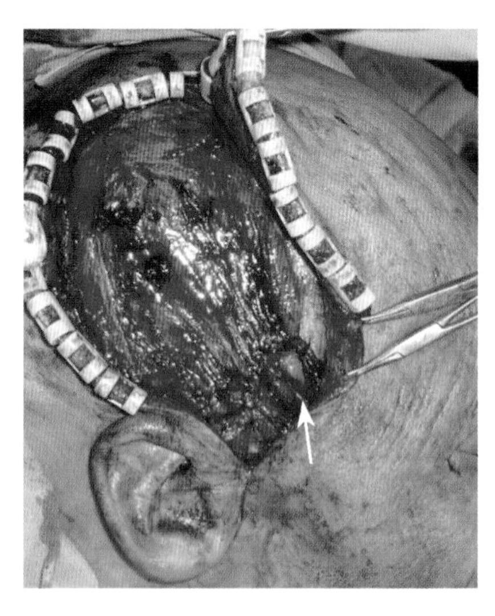

图 4-32 悬吊高度可以通过调整瓣的蒂部（箭头示）获得

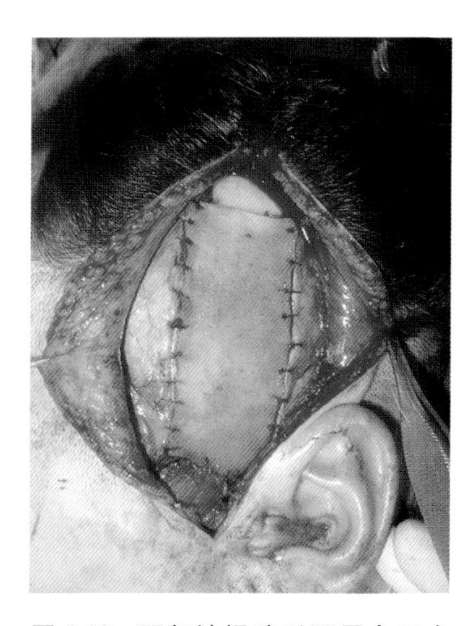

图 4-33 颞部缺损畸形可用人工皮片填充缺损

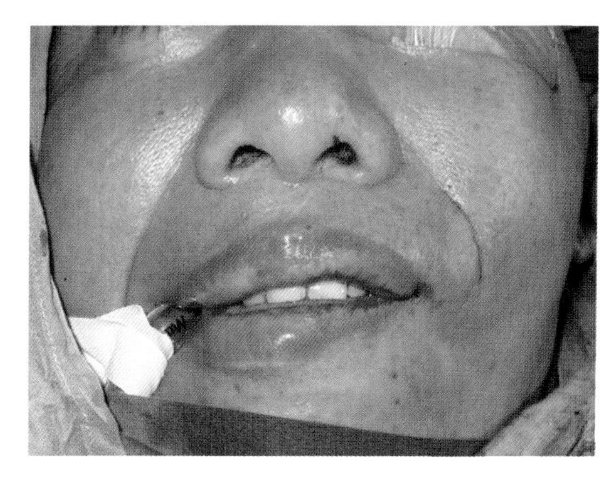

图 4-34 面部切口应尽量短小,而且应注意选择隐蔽的部位

该方法的主要缺点是:破坏了颞肌的完整性,主要靠在手术当中的处理来尽量减少供区凹陷畸形的发生;面部通常有切口瘢痕,Brunner 曾将之改良经口内途径移转肌瓣,避免了面部瘢痕;长期效果及动态效果仍然欠佳,还不能达到表情肌功能的真正恢复。

2. 邻位其他运动神经转接术矫治面瘫 指应用舌下神经、副神经、舌咽神经或隔神经等其他面神经的邻位运动神经转位修复患侧面神经的方法,多用舌下神经、膈神经和副神经。1879 年 Drobnike 应用副-面神经吻合治疗面瘫,术后产生舌肩带运动及颈肩带运动;Bulance(1878),Hardy May(1957)及 Perret(1967)尝试膈-面神经吻合,患者术后静止时出现面部抽搐,当深呼吸、咳嗽及大声说话时面部出现明显不对称,伴半膈麻痹等畸形;舌下-面神经吻合术自 1903 年由 Korte 首例报告后,Conley 和 Baker 等沿用之,使患者获得静态下良好的肌张力及一定的运动功能,但随后易产生半侧颜面萎缩、舌萎缩及自主怪相等畸形。他们认为此种方法适用于早期病例,在肌肉尚未萎缩,无退行性病变时方可获得较好效果。该法适用于即刻的面神经损伤,面神经主干缺损较多,其近心端不能被利用而远心端神经组织结构正常的病例。多见于腮腺区恶性肿瘤侵犯面神经近心端时,或是尚需做选择性颈淋巴清除术者。该法可使瘫痪的面部恢复一定的运动功能,遗憾的是神经转位后表情肌并非由面神经支配,术后往往出现表情运动的不自然和不对称,甚至面部表情运动不是由面神经支配的自如运动,而是和所转接的神经支配区域肌肉的运动相关。

鉴于以上特点目前该术式临床应用已经很少,但在应用时仍应注意以下问题:①一定是在面神经主干不能暴露的情况下的姑息手术;②在选择供区神经时首选对供区功能影响不大的神经,比如舌下神经降支(图 4-35,图 4-36);③如迫不得已必须选择副神经时切忌将副神经主干切断,可寻找其支配胸锁乳突肌分支或将神经劈开用其部分,以免造成副神经支配功能的丧失;④由于端侧吻合技术的发展,如面神经残端为多个断端时常可选用该技术(图 4-36);⑤术后应加强面肌的表情功能训练,以防止表情肌的萎缩,从而巩固效果;⑥要使表情肌功能恢复到最接近正常,在保证表情肌不发生萎缩的前提下,应尽早行跨面神经移植手术。

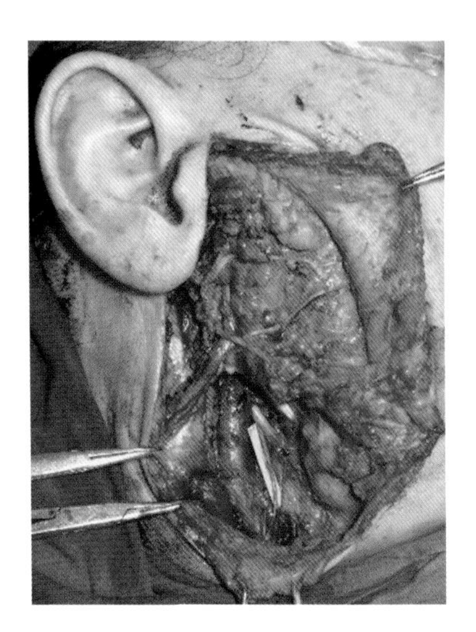

图 4-35　面神经损伤后主干无法找到

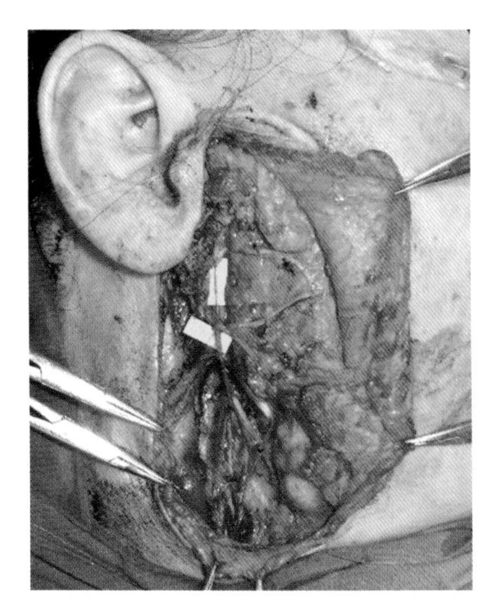

图 4-36　采用舌下神经降支转接到面神经远心端

3. 神经修复术矫治面瘫　70 年代以来,随着显微外科技术的发展,面瘫的矫治技术向前迈了一大步,特别是各种不同的面神经修复技术为面瘫患者带来了福音。

(1) 神经吻合术:是面神经外科修复手术均需采用的基本技术,适用于较新鲜的神经损伤,且神经缺损短,直接缝合无张力,神经断端损害轻的病例。按照吻合方法的不同又分为神经外膜缝合术、神经束膜缝合术和神经外膜束膜联合缝合术,其中以神经束膜缝合术效果为佳,但在实际操作中有一定困难。该法是所有面神经修复技术中效果最佳的。也有学者研究了神经端侧吻合技术对神经功能恢复的影响。

神经吻合术是面神经外科的最基本手术,在面神经颅外段损伤的患者中大多数需选择该术式。其手术操作及术后指导要点在于:①首先应该对面神经颅外段的解剖关系有清楚的了解(见图 4-1),对于每个分支的分布区域及解剖层次应牢记在心;②手术通常为探查性手术,手术入路多选择原创伤切口(图 4-37);③寻找神经断端时最好在原创伤范围内(图 4-38),部分延期手术创口瘢痕粘连明显者可于创口两侧正常组织内分别寻找到未受损伤部分神经,再沿神经走行方向解剖至神经断端;④在粘连明显、术区内很难辨别神经断端时,最好追踪神经至面神经总干或主分支,直至能够证明其为损伤神经的远心端或近心端;⑤须注意在行神经吻合术的神经断端应保证新鲜,神经色泽应明亮,外膜及束膜结构明显(图 4-38),如为嵌压损伤、压榨损伤或神经撕裂伤,神经断端一定要修整至符合以上要求;⑥神经吻合应在无张力情况下进行,而且要对位准确,并应保证吻合口基底有正常组织支撑(图 4-39);⑦神经吻合后吻合口部

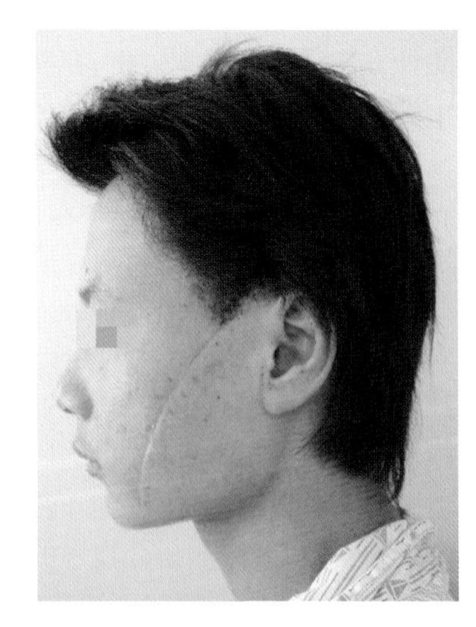

图 4-37　面神经损伤后探查吻合手术入路多选择原创伤切口

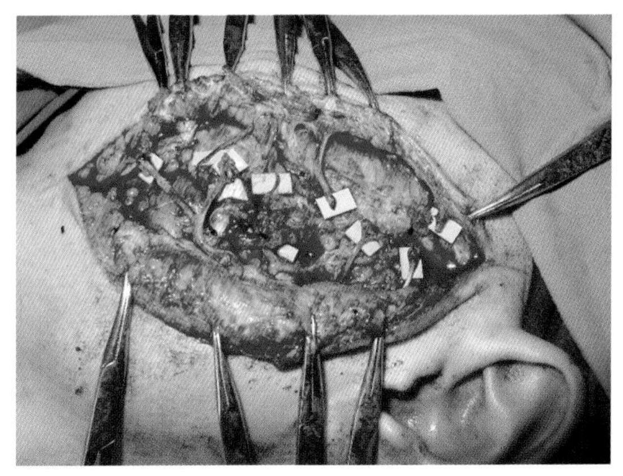

图 4-38　神经吻合术的神经断端应保证新鲜，色泽应明亮，结缔组织膜结构明显

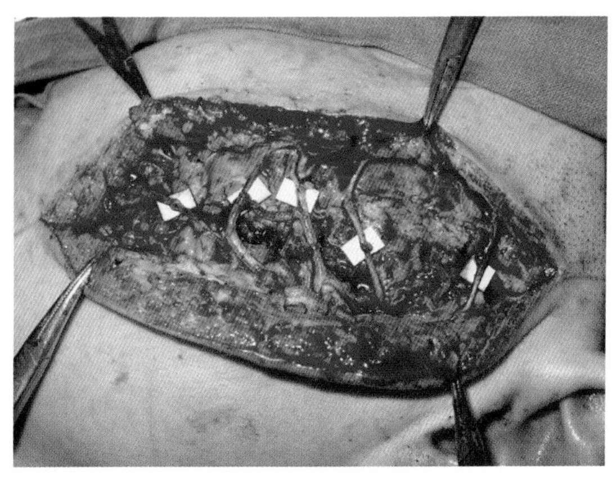

图 4-39　神经吻合应在无张力情况下进行，要对位准确，保证吻合口基底有正常组织支撑

位应妥善保护，防止在术后关闭创口时造成二次损伤；⑧最好有充分的软组织覆盖吻合神经部位，术后加压要适当；⑨术后给予神经营养药物，并在术后一定时间指导患者做面肌功能训练。

（2）自体神经移植术：即在神经缺损处移植一段自体的感觉神经来恢复受损神经的连续性。多在神经缺损长、不能直接吻合时使用，植入神经可来自于耳大神经、腓肠神经、股外侧皮神经以及前臂的感觉神经。其中以耳大神经为首选，因其位于腮腺手术的术野内，便于获得，并且切取后供区感觉丧失对患者正常生活影响不大。另外耳大神经在上颈部常有多个分支，对于面神经多个分支损伤的患者比较适合（图 4-40～图 4-42）。采用耳大神经移植修复面神经缺损的手术要点为：①关于神经断端暴露的要点同神经吻合；②移植神经段长度以吻合后没有任何张力为基本要求；③耳大神经为感觉神经，取材后应注意倒置以便保

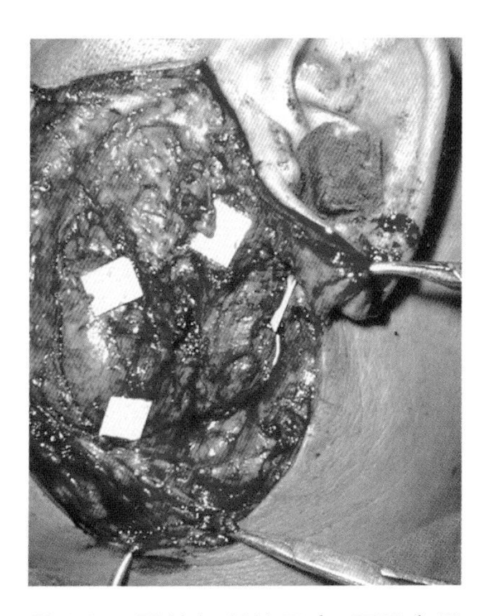

图 4-40　面神经断端示意，可见主干及三个分支断端

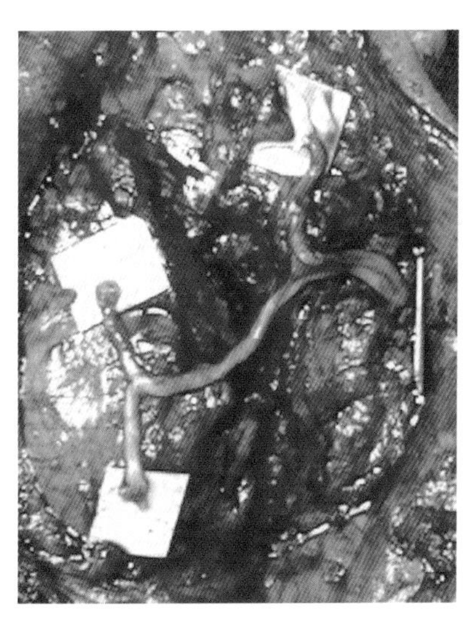

图 4-41　耳大神经制备完成，已倒置于移植区

证正常的轴浆运输方向；④在修复多个分支损伤时，如耳大神经自然分支不够，可将神经束劈开。

除耳大神经外腓肠神经也是面神经移植的良好供体，它可以提供足够的可利用的神经段，特别是为横跨面神经移植提供了足够的供体神经。横跨面神经移植是由 Scaramella 与 Smith 首先创用的一种自体神经移植矫治面瘫的手术方法，是将一段游离自体神经移植于面部，一端与健侧面神经分支相吻合，另一端通过面部皮下隧道引至患侧用以支配患侧的表情肌运动，由此使患侧表情肌能够接受面神经核的冲动（图 4-43～图 4-45）。该法适用于患侧面神经不能利用，但表情肌尚未萎缩，且组织床血运尚佳的病例。最近观点认为：在患侧表情肌尚未变性萎缩前，应尽快利用同侧邻近的神经，如舌下神经与面神经进行吻合，意在尽

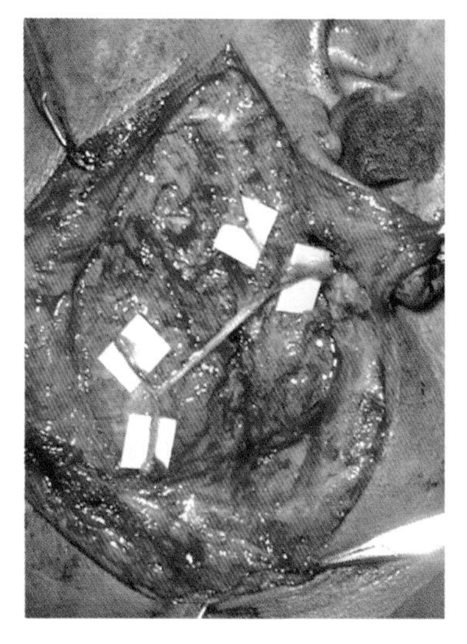

图 4-42 各吻合口已完成吻合，耳大神经修复面神经缺损完成

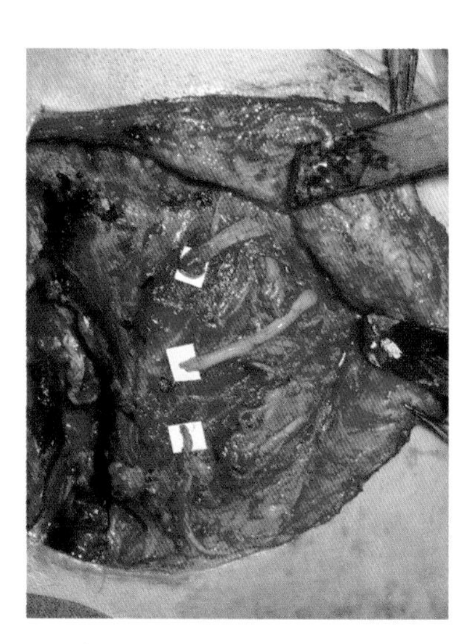

图 4-43 受区面神经远心端断端制备完成，近心端已随肿瘤切除

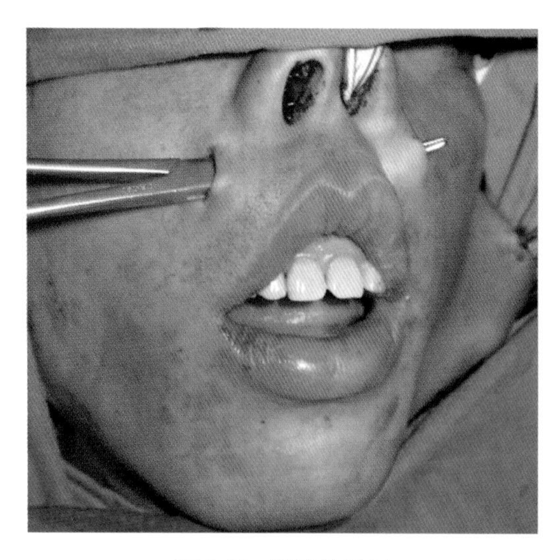

图 4-44 隧道的制备

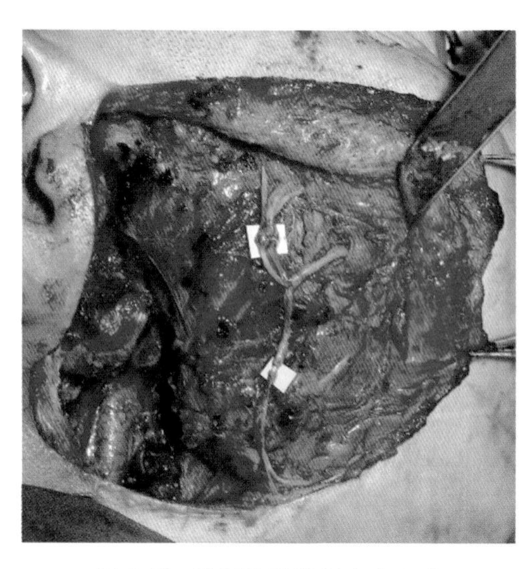

图 4-45 跨面移植神经吻合完成

可能减少表情肌丧失神经支配的时间；与此同时，实行横跨面部神经移植，待数月后应用移植的神经取代舌下神经，建立双侧同步运动。该法最大限度地保护和利用了患侧面部的表情肌，具有一定的优越性。若患侧面肌已萎缩变性，失去再生能力，横跨面部的神经移植即需结合吻合血管神经的游离肌肉移植完成功能重建。

（3）神经植入术：是指将移植神经的末梢端直接植入受损表情肌的一种神经修复方法。适用于面神经四级以上分支损伤，或末梢段缺损而无法施行神经吻合术，表情肌已失神经支配但尚未完全萎缩时。一般在神经损伤后半年内施行。国内外诸多学者的研究结果表明，神经植入的总体效果低于直接吻合，将神经植入完全丧失神经支配或已完全萎缩并纤维化的肌肉很难发生再支配效应，因此应严格掌握该法的适应证。神经植入术的手术要点：①供体神经选择应以够用为原则，在此基础上尽量选择对供区影响不大的神经；②供体神经远端多个自然分支为首选，如没有自然分支应在显微镜下行远端神经分束、梳理，使其有多个点可植入表情肌（图4-46）；③移植神经段长度以吻合后没有任何张力为基本要求；④受区软组织量应充分，受植床血运丰富，忌将移植神经直接置于骨面上（图4-47）；⑤受区为多个分支损伤时，近心端应考虑每个分支都进行吻合，远端梳理后植入表情肌。

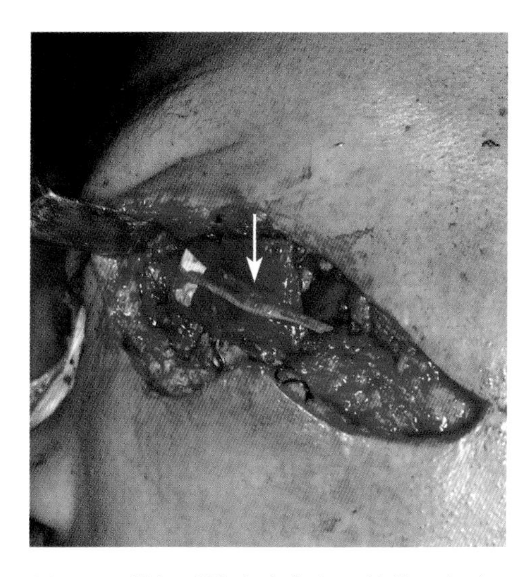

图4-46　神经受植床为有血运的软组织床，移植神经远端多点埋入面肌中（↑）

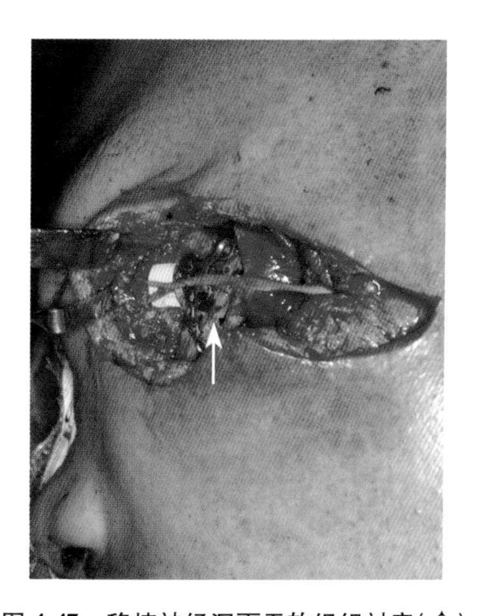

图4-47　移植神经深面无软组织衬底（↑）

4. 游离肌肉移植矫治面瘫　1971年Thompson首先以拇短伸肌、趾短伸肌游离移植来提高眼口的对称性；将肌腱悬吊于颧弓上，肌腹环绕口轮匝肌来矫正口角畸形；以肌腱环绕眼轮匝肌，肌腹埋于颞肌来矫正眼睑畸形。1974年Haklius将该法改良并推广，在口角畸形及眼睑畸形矫治中获得良好效果。Thompson认为手术成功的因素在于：①必须在移植前两周切断肌肉的运动神经；②保持肌肉的完整性；③去神经的肌肉必须移植在有正常神经支配及血供的肌肉中，且令其紧密接触，以利神经再生。该法不用行血管吻合，肌肉及神经再生可靠，手术简单，病程短，供区损伤小，受区无臃肿，患者易接受，是恢复面瘫动态外观的有效方法。适于晚期面瘫,面肌已萎缩,面神经难以恢复者。

5. 神经血管化游离肌肉移植矫治面瘫　20 世纪 70 年代开始,Tamai 和 Harri 等先后给动物和人完成了吻合血管神经的肌肉游离移植手术。20 世纪 80 年代至今则推广胸小肌、前锯肌、股直肌、背阔肌、腹直肌及拇短伸肌、趾短伸肌的应用。

该技术为晚期面瘫患者表情肌已发生萎缩的唯一可行的功能性矫治方法。供肌源常用胸小肌、股薄肌和背阔肌等,其中以背阔肌最常用,神经为胸背神经,血管为胸背动、静脉。也有用其他供区血管神经化的游离肌肉移植的报道。

6. 非神经组织移植修复面神经缺损　非神经组织移植物一般分为两类:一类为生物性的非神经组织移植物,如自体静脉、变性骨骼肌以及肌腱的假性滑膜鞘、腱鞘与腱管、筋腱膜膜管以及人羊膜基底膜等假性滑膜鞘管;另一类为非生物性的非神经组织移植物,如硅胶管、PGA 管等。生物性的又分为自体、异体及复合组织移植物。

六、影响创伤性面神经损伤预后的因素

周围神经受损后,无论其自然恢复过程还是治疗后恢复过程均受诸多因素影响,归纳起来有以下几方面。

1. 神经损伤的程度　较多学者认为神经损伤的程度是预后的决定性因素,当神经损伤程度不同时,即使暂时临床表现相同,预后却相差甚远。据 May 等的研究,Ⅲ度以内的损伤其临床开始恢复时间及所能恢复到的程度都远较Ⅳ、Ⅴ度损伤要早且彻底。一般认为神经内膜管是否连续是判断神经功能能否完全恢复的一项指标,复合性损伤,如神经严重摩擦伤、过度的牵拉伤对神经损害程度均较单一损伤为重,临床多难以恢复或恢复时间延长。山口良二认为,如面神经神经纤维一半以上无变性,行神经修复后短期内可望完全恢复。神经切断吻合后,虽其再生良好,但神经肌肉却达不到完全正常的功能。神经受牵拉时,如半数以上神经纤维未变性,则其功能可于短期内恢复。Mark May 认为保留神经的腮腺切除术后,有时即使术后没有电传导,也会有恢复。腮腺手术在保留面神经的情况下出现面神经损伤,仅有少数病例遗留不同程度的永久性面神经麻痹,0~19%断裂后的损伤则较难完全恢复。Conly 认为腮腺术后多于 1~6 个月开始恢复,永久性面神经损伤较少,仅约 10%。面神经断裂后则较难完全恢复,且恢复时间延长。

任重在分别对神经进行 5s、15s 和 30s 的神经主干压榨后,通过电生理检查与组织病理之间分析发现神经预后与神经损伤程度有关。神经的轻度病变,少量神经轴突轻度变性。面肌的三维结构即运动终板的次级突触间隙无病理变化,推测此种生理性传导阻滞可能是由于髓鞘板层结构松散,使轴突流内外离子失平衡,造成使神经兴奋性受抑制的离子浓度增加,一时性降低了神经兴奋性,经过短时间恢复了离子平衡,使神经兴奋性恢复正常,所以少量单纯髓鞘轻度变性而轴突无变性是神经传导阻滞型面瘫。神经损伤加重,可能与神经损伤程度为混合性损伤有关,部分神经纤维变性。蔡志刚等对家兔创伤性面神经损伤的动物实验研究发现,不同程度损伤的组织病理学表现有较大差别,并对其恢复规律进行了研究。认为不同程度损伤恢复规律有较大差别,神经轴突无变性组较神经轴突变性组恢复时间早,组织学上可以接近完全恢复。

2. 损伤的部位　有研究认为损伤越近中枢端，其功能越难以恢复，原因是越近中枢，神经成分越复杂，越易发生错位愈合。于国霞等的研究表明神经总干损伤在断裂的神经中预后明显要较分支损伤后预后差得多，神经各个分支之间的预后有差异，颞支的断裂损伤较难完全恢复。可能原因：①神经损伤的部位越高，则神经断端距神经靶器官的距离越长，再生过程中的神经纤维的损失会较大，且远端肌组织失神经时间长会造成更重的损伤；②当神经近段损伤后，往往引起面部较多分支的损伤，因此其远端各神经的吻合相对分支损伤少，也是预后较差的原因之一；③神经纤维越近近心端，其神经束分向不同靶器官的纤维更易错位生长，引起连带运动的发生，从而使 H-B 评价分值降低。

3. 各种治疗方式对预后的影响　对神经断裂后治疗方法的研究，神经端端吻合的效果是公认的较好的方法。神经直接吻合的病例，临床上面神经损伤后的恢复一般出现在术后4~6 个月，且神经再生多需 1 年时间才能完成。即使于损伤即刻行神经吻合，神经吻合恢复的最终效果与损伤前比较还是有差异，但最终多可以达到较好的动态对称性，眼部功能可以得到较好的改善，眼睑可完全闭合，根据吻合部位的不同会有不同程度的连带运动，但也有人对单纯下颌缘支进行神经移植病例的恢复效果表示怀疑。

对于神经移植病例，有研究认为神经移植并不比神经直接吻合的恢复时间长，也可以达到较好的恢复效果。另有一些研究认为神经移植比神经直接吻合需要的时间长，且神经纤维的再生需要两次通过吻合口，恢复程度较神经直接吻合者要差，一般半年内较难见到临床上的神经恢复。且由于神经再生通路的增长和通过吻合口时的神经纤维的丧失，最终的效果较神经直接吻合差。

神经交叉吻合的效果，多数病例可以达到静态对称，50%~70%患者闭眼功能有较好的恢复，连带运动对于神经移植的病例是难以避免的，不过其中较重的连带运动的患者不超过 15%。就治疗结果而言，神经移植和神经直接吻合的效果比神经交叉吻合的效果好一些。

跨面移植和游离肌肉移植通常认为在移植失败后，跨面移植须在神经移植 8~18 个月以后，通过检测跨面移植的神经成活以后，进行二期的游离肌肉移植，选择合适的供区，有时可行一期的神经肌功能重建。通常单纯跨面移植很难达到治疗效果，游离神经肌肉移植的效果由于技术方面差别较大，结果各异，不过大多可以达到保持面部静止对称性的目的。

尚有研究基于组织的可拉伸性提出，术中行面神经一定长度允许范围内的拉伸与移植神经的结果进行比较，认为术中神经拉伸是一项可行的方法。Falcioni 研究神经移植的效果，认为半数以上可以达到Ⅲ级恢复，而且失神经支配的时间是影响效果的关键因素，最佳的时间是在神经损伤后 1 个月内进行，最好不超过 6 个月。

即刻端端吻合对外伤性神经损伤是最好的神经吻合的方法，神经减压术对于近端损伤是最佳的治疗方法。上述情况失败时，脑神经的交叉移植吻合，或动态的面神经修复是较好的神经修复方式，但疗效比神经的直接吻合移植差得多。

4. 损伤距离修复时间　许多学者认为创伤性面神经损伤后，修复距离神经损伤的时间是影响神经恢复的重要因素，多认为应尽早进行修复，尤其在损伤的当时。1 个月以内进行修复可以获得最好的修复效果。

通常认为神经损伤后6个月是能否选择神经外科修复的标准，损伤6个月后的神经直接吻合修复将很难达到满意的修复效果。1年似乎是行面神经修复能不能达到满意恢复的转折点。

5. 年龄因素　有学者在对面神经修复后功能恢复较差的人群进行的研究中，认为老年人的修复效果较年轻人差一些，可能与神经再生能力减弱有关。有研究认为年龄在50岁以后，神经损伤后功能完全恢复的程度明显降低。我们对面神经的研究结果表明，年龄小于20岁时，断裂后修复的病例，神经达到Ⅰ级恢复的可能性较成年人有显著提高。60岁以上者，完全恢复的能力显著下降。以上现象认为可能与小儿神经再生能力强有关，可以发挥神经纤维的最大再生潜力，因此完全恢复的可能性在神经修复病例中更大一些，而老年人易有功能不全恢复。

6. 放疗因素影响　研究表明术后的放疗对面神经移植没有明显的影响，不是面神经移植的禁忌证。但化疗对面神经移植后的再生是有影响的，因此对术后计划行化疗的患者区域的肌肉转位较之神经移植可能是更好的办法。

7. 修复方法的区别　肿瘤侵犯的或医源性损伤的神经断端吻合前要对断端进行修理，且需在显微镜下行面神经外膜的吻合，较常选用8-0或10-0不可吸收线对神经外膜间断缝合4~6针，具体根据神经的直径情况选择。有研究用纤维胶对较近端的损伤进行粘接，研究表明在神经再生上与直接缝合没有显著性差异。神经端侧吻合的病例较神经端端吻合者效果差，也有报道无明显区别，但同神经移植相比，则认为可达到相同效果。

其他影响神经功能恢复的因素还有损伤与修复相隔时间长短，损伤神经修复的准确性以及神经受损长度及是否伴有其他全身性疾患等。

七、研究热点

（一）施万细胞及其分泌物对面神经运动神经元作用的实验研究

在影响损伤后修复或再生的诸多因素中，神经元胞体及轴突周围微环境产生的一些神经营养因子发挥着维持受损神经元生存、促进神经再生、恢复神经功能表型等重要作用。国内外对乳鼠脊髓前角运动神经元的分离培养已有成熟经验，坐骨神经等来源的施万细胞对脊髓前角运动神经元的营养和支持作用也有不少研究。面神经运动元损伤后修复和再生与其周围微环境的关系，以及面神经轴突周围的施万细胞是否产生一些面神经特异性营养物质，尚未见报道。马驯等通过对乳鼠面神经核区运动神经元细胞的荧光逆行标记以及运动神经元细胞的分离、培养和鉴定，使得细胞在较低浓度的胎牛血清等条件下可存活1周以上，为直接应用面神经运动神经元细胞进行体外培养奠定了基础。更进一步又对大鼠沃勒变性面神经施万细胞纯化培养，采用“双差速黏附”法获得了较高纯度的面神经施万细胞，沃勒变性的面神经施万细胞可能在体内创伤微环境及多种因子作用下具备了活跃的生长增殖能力，在体外培养条件下，其形态表型、生长规律等生物学特性与文献报道的其他外周神经施万细胞具有相似性。而对施万细胞分泌物对面神经运动神经元的营养活性研究结果显示，在含4种施万细胞（Schwann cell，SC）条件培养浓缩液（SC-CMC）的培养液中，面神经运

动神经元(facial motoneuron,FMN)生长活性均明显高于在含血清或无血清培养液中,不同来源的SC-CMC间差异无显著性。其活性主要来自相对分子质量大于30 000组分的蛋白多肽物质,FMN的活性在高蛋白浓度时明显高于低蛋白浓度组。提示面神经和坐骨神经SC-CMC中含有促FMN存活、生长的蛋白或多肽,相对分子质量大于30 000,其活性作用与使用的蛋白浓度有关。在研究SC分泌物对FMN营养活性作用时,可考虑选择坐骨神经SC。

(二)生肌素在单侧失神经支配面肌中的表达及矫正作用

生肌调节因子(myogenic regulatory factors,MRFs)即MyoD家族,是重要的肌源性分化因子,反式激活多种骨骼肌特异基因的表达,在体外使胚胎干细胞、脂肪细胞、成纤维细胞等非肌细胞转化为肌细胞,在体内促进骨骼肌的发育、分化和成熟,其中生肌素(myogenin)的作用尤为突出。多年来,关于生肌素表达变化的研究,一直集中于躯干骨骼肌,尚未见有关其在头面部肌肉生理和病理状态时表达研究的报道,也缺乏以肌源性分化因子为目的基因的基因治疗矫正肌萎缩的研究。国内俞光岩、顾晓明教授的课题组也率先开展了生肌素在矫正面部表情肌瘫痪方面的研究,经过他们系列的研究初步证实:生肌素能够在转染的NIH3T3细胞中表达,免疫组化在NIH3T3细胞核中检测到其表达。提示生肌素转染后能在体外培养的NIH3T3细胞中表达,并促进其向肌细胞方向分化。重组腺病毒载体rAden/MYOG能够将生肌素导入体内失神经支配面肌的肌细胞中并进行表达,对受损面肌具有修复矫正作用,通过治疗基因转染的方法,对失神经支配面肌进行治疗。

(三)去细胞羊膜支架构建组织工程外周神经的研究

在目前周围性神经组织工程学研究的起步阶段,面神经领域也有不少学者进行了有益的尝试。张琪等就对去细胞羊膜支架构建组织工程外周神经进行了初步的研究。去除表面细胞后的羊膜,保留了天然的基底膜结构和结合在基底膜的肝磷脂硫酸盐蛋白多糖上的成纤维细胞生长因子(fibroblast growth factor,FGF)和多种神经营养因子、多种粘连分子,可被用于细胞附着,发挥附着底物的作用,可作为细胞的培养底物和载体。层粘连蛋白、FGF、纤维连接蛋白(fibronection,FN)等可刺激施万细胞增殖和迁移、引导神经生长锥延伸、决定轴突趋向、促进神经纤维再生。

依据神经粗细,将接种了培养施万细胞的去细胞羊膜,卷成多层同心圆卷状结构桥接大鼠2.5cm坐骨神经缺损,修复获得成功。取材发现桥接物的有些部位依然可见膜卷结构残留;相邻膜间,包含大量毛细血管、丰富的再生神经纤维和施万细胞;膜支架在有些部位融合增厚,在有些部位降解变薄、消失,残留的膜支架由纤维编织结构变为均质样的基质,其中既有少量残留胶原纤维,也有新生胶原纤维。盘卷成具有管样通路的接种了施万细胞的去细胞羊膜卷,有可能成为一种可用的外周神经组织工程桥接物。

胡敏等则对同种异体冻干神经移植修复面神经缺损进行了实验及临床的研究,也取得了良好的效果。

(四)周围神经修复中神经端侧吻合技术的研究

应该说对于周围神经修复的临床研究目前也同样处于“瓶颈”时期,近年来国内外学者均有神经端侧吻合技术的报道,可以说是在该领域的一个亮点。它的做法就是将受损周围神经的远端直接与邻近的正常神经的侧面开口进行的一种吻合技术的尝试。其优点在于手术方法简单,容易做到吻合口的无张力缝合,供区的神经外膜上需要开一小窗使得受损神经断端可与供体神经进行端侧吻合,而并不影响供体神经的功能。其最大的优点是无须再为受损神经近端的缺损距离长短而担忧。这在面神经外科领域,特别是对跨面移植等提供一个良好的方法。

(五)周围神经的组织工程学研究进展

周围神经缺损的修复经历了自体神经移植、同种异体神经移植、自体非神经组织移植以及人工替代物植入等多种手段和方法,但都存在着这样或那样的缺陷。随着组织工程技术在生命科学领域的蓬勃发展,周围神经组织工程的研究也有了长足进步。在周围神经研究领域,Aguayo 在 1979 年起步,他们将乳鼠的施万细胞作为种子细胞、血管作为支架材料桥接了大鼠的神经缺损,术后 3~6 周发现桥接体内有大量神经纤维再生。后来的研究主要围绕周围神经组织工程的种子细胞、支架材料、组织工程周围神经的构建以及初步的体内植入研究几个方面展开。其中施万细胞是组织工程周围神经的主要功能细胞,如何克服同种异体施万细胞移植的免疫反应是需要进一步研究的热点。而支架材料则先后出现了像聚乳酸(polylactic acid,PLA)、聚乙醇酸(polyglycolic acid,PGA)等高分子合成材料,也有胶原管以及经改性处理后的高分子合成材料。然而截至目前尚无十分有效的组织工程周围神经的构建技术,无论接种法、凝胶法,或是采用动态三维培养装置构建的周围神经,都还没有像组织工程皮肤那样成熟的技术。同时复合生物活性因子,像 NGF、碱性成纤维细胞生长因子(basic fibroblast growth factor,bFGF)及脑源性神经营养因子(brain-derived neurotrophic factor,BDNF)等将会更加有利于神经的再生。而对于体内植入的研究仍局限于实验动物,且修复神经的长度也小于 4cm,但无论从组织学、电生理检查、神经功能检查以及蛋白表达水平的研究,均显示组织工程神经明显优于其他桥接体修复的效果。因此它还是该领域研究的热点和难点。

(蔡志刚)

参考文献

1. 蔡文琴,李海标. 发育神经生物学. 北京:科学技术出版社,1999.
2. 陈中伟. 周围神经损伤基础与临床. 济南:山东科学技术出版社,1998.
3. 迟放鲁. 面神经疾病. 上海:上海科学技术出版社,2007.
4. 顾立强,裴国献. 周围神经损伤基础与临床. 北京:人民军医出版社,2001.
5. 卢祖能,曾庆杏,李承晏,等. 实用肌电图学. 北京:人民卫生出版社,2000.
6. 马大权. 涎腺疾病. 北京:人民卫生出版社,2002.
7. 汤晓芙. 神经系统临床电生理学:下:肌电图学及其他. 北京:人民军医出版社,2002.
8. 王正国. 创伤学基础与临床. 武汉:湖北科学技术出版社,2006.
9. SUSAN STANDRING. 格氏解剖学. 38 版. 杨琳,高英茂,译. 沈阳:辽宁教育出版社,1999.
10. 俞光岩,顾晓明,蔡志刚. 周围性面瘫. 北京:人民卫生出版社,2005.
11. 张朝佑. 人体解剖学. 2 版. 北京:人民卫生出版社,1998.
12. 赵雅度. 神经系统外伤. 北京:人民军医出版社,2001.
13. 钟世镇,丁自海. 显微外科临床解剖学. 济南:山东科学技术出版社,2000.
14. 朱长庚. 神经解剖学. 北京:人民卫生出版社,2002.

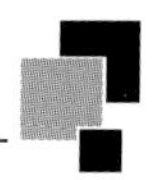

15. LARSON W J. Human Embryology. 3rd ed. London: Churchill Livingstone, 2001.
16. MAY M, SCHAITKIN B M. The Facial Nerve. May's 2nd ed. New York: Thieme Medical Publishers, Inc., 2000.
17. SEDDON H J. Three types of nerve injury. Brain, 1943, 66: 237.
18. SUNDERLAND S. Nerve injuries and their repair a critical appraisal. London: Churchill Livingstone, 1991.
19. CAI Z G, YU G Y, MA D Q, et al. Experimental study on the traumatic facial nerve injury. Journal of Laryngology and Otology, 1998, 112: 243-247.

第五章　软组织缺损的整复治疗

第一节　历 史 回 顾

一、软组织缺损的分类

口腔颌面部软组织损伤通常有擦伤、挫伤、裂伤、撕脱伤及动物咬伤，其中撕脱伤和动物咬伤常常导致创伤性软组织缺损。撕脱伤是软组织撕裂并脱离机体的一种严重的软组织损伤，常造成皮肤等组织缺损，如发辫或头发被卷入转动的机器中，造成大块头皮，有时是连同面部皮肤的撕脱，缺损的创面多不规则、出血多、骨面裸露、疼痛剧烈。动物咬伤常表现为多处不规则的撕裂、刺伤和抓痕，大动物咬伤可造成组织缺损。此外，发生于口腔颌面部的高能量损伤，如交通事故伤、枪伤和坠落伤等，可同期导致软硬组织缺损。

创伤性软组织缺损多为完全性撕脱伤所致。完全性撕脱伤是指受伤软组织完全从颌面解剖结构脱离，而且不能再生。目前尚无明确的创伤性软组织缺损分类。临床上多按照软组织缺损的部位进行描述，包括唇缺损、鼻缺损、耳郭缺损、眼睑缺损、舌缺损和口腔黏膜缺损等，如存在多部位的软组织缺损，则为复合软组织缺损。由于口腔颌面部各部位软组织外形和功能特点不尽相同，所以不同部位的软组织缺损各有其处理特点。

二、软组织移植的进展及方法

创伤性软组织缺损的治疗目的是要重建皮肤和皮下组织的连续性。对于大型的软组织缺损，由于创面较大，需要行软组织移植以关闭创面。软组织移植方法主要包括游离皮片移植、真皮及脂肪移植、黏膜移植、带蒂皮瓣移植、带蒂肌肉及肌肉瓣移植、游离组织瓣移植以及皮肤扩张器的应用。

（一）游离皮片移植

1. 分类与特点　游离皮片移植（free skin graft）是目前应用最多的自体组织移植方法之一，按照皮肤的厚度可分为表层皮片、中厚皮片和全厚皮片三种（图 5-1）。

（1）表层皮片：也称刃厚皮片或薄层皮片，它包括表皮层和很薄一层真皮最上层的乳头层，厚度在成年人为 0.2~0.25mm。这种皮片移植后生活力强，抗感染力亦强，能生长在有轻微感染经过适当处理后的肉芽组织创面上，也能生长在渗血的骨创面、肌肉、脂肪和肌腱等组织上。表层皮片的供区一般不形成增厚的瘢痕，因此在愈合后还可再次切取皮片。其

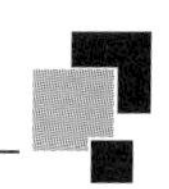

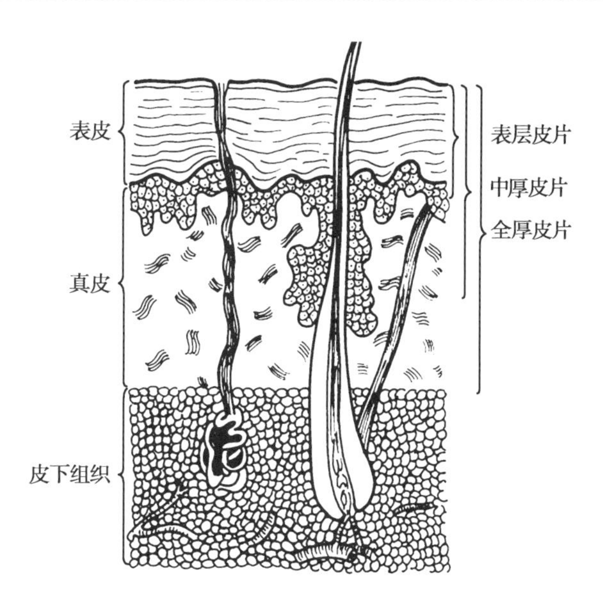

图 5-1　皮肤的解剖及皮肤移植的厚度

缺点是皮片收缩大，易挛缩，质地脆弱，不耐受外力摩擦与负重，色素沉着严重，在肌腱、肌筋膜等部位生长后，易产生挛缩性功能障碍。

（2）中厚皮片：包括表皮及一部分真皮层。厚度在成年人约为 0.35～0.80mm，即相当于皮肤全厚的 1/3～3/4，可分为薄中厚皮片（0.37～0.5mm）和厚中厚皮片（0.62～0.75mm）。中厚皮片移植后，收缩较表层皮片小，因皮片内含有弹性纤维，较为柔软，能耐受摩擦，色素沉着轻微，功能恢复与外观均较佳。

（3）全厚皮片：包括表皮及真皮的全层。这种皮片成活后，柔软而富有弹性，活动度大，能耐受摩擦及负重，收缩小，色泽变化也小，特别适合于面部植皮。

目前，保存真皮下血管网的全厚皮片移植已进入临床应用。为保存真皮下血管网，切取的全厚皮片必须带有薄层脂肪组织，故也称带脂肪的全厚皮片移植。其主要优点是收缩小，较柔软，适宜于在肌腱或肌纤维暴露处移植；缺点是在皮肤成活后，表面常呈花斑状色素变化，也可能由于脂肪液化及纤维增生而使移植皮片变硬，故有人主张保留的脂肪不宜太厚，以不超过 1～2mm 为宜。

2. 适应证　游离皮片移植适用于大面积的浅层组织，包括皮肤和黏膜的缺损。一般说来，面颈部植皮多采用全厚或厚中厚皮片；口腔内植皮，一般采用薄中厚皮片；有感染的肉芽创面或骨面，则只能采用表层皮片移植。全厚皮片因含有毛囊，移植后毛发可以再生，故也可用于眉再造等手术。

3. 取皮方法　取皮手术应根据整个手术需要来决定麻醉方法。若供皮区与植皮区面积较小，除小儿患者外，一般均可在局麻下进行手术；较大面积的取皮及植皮手术，则宜在全麻下进行。

（1）断层皮片切取法：①刀片取皮法：此法简便，器材仅需一般手术刀片。②滚轴式取皮刀取皮法：采用特别的取皮刀，切取皮片的厚度，由调节滚轴两端的调节器来控制。③鼓式切皮机取皮法：鼓式切皮机主要由半圆形的平面鼓、横柄、刀片和调节螺旋组成。本机可精确调节刀片和鼓面的距离，从而可正确预计和切取所需厚度的皮片，特别适用于大面积取皮，并能很好地保持皮片的完整性。④电动式切皮机取皮法：电动式切皮机是在鼓式取皮机的基础上加以改良且以电力推动取皮，使用较为方便准确。

选择比较宽阔、平坦、少毛发区域的体表，如上臂、大腿内侧等。刀片取皮与滚轴式取皮刀取皮的徒手操作方法基本相同。先垫高取皮区，使之平坦，便于操作。取皮时助手用一块木板压紧供皮区的一端；术者一手持另一块木板紧压供皮区的另一端，两板之间相距 6～7cm，并向相反的方向牵拉，使皮肤绷紧。术者用另一手持涂石蜡油的切皮刀倾斜地放在皮肤上，然后开始做拉锯式动作向前斜削皮肤，边切边将木板向后滑动。皮片的厚度依据刀片与皮肤表面所构成的角度和刀片对皮肤的压力大小来决定。一般角度愈大,压力愈重,所取皮片愈厚;反之,皮片愈薄。除受上述因素影响外,滚轴式取皮刀所取皮片厚度,还由调节滚轴两端的调节器来控制。鼓式取皮机则依靠鼓面涂有胶水或覆盖有胶纸,然后压紧在供皮区上,仍以拉锯式动作切取皮片。电动切皮机则由机械控制,供皮区涂以石蜡油,调节好取皮厚度,将切皮机向前推进即可。

（2）全厚皮片切取法:全厚皮片的供区可根据需要选择。行面部全厚皮片移植时,一般以耳后、上臂内侧、锁骨上窝或胸部皮肤应用较多。欲切取的皮片可根据缺损的形状与大小,按一般外科基本操作,将皮片全层切取。取下之皮片可用温热生理盐水纱布包裹,略加修整后准备植皮,皮片不应带有脂肪。

4. 供皮区的处理　断层皮片切取后,供皮区所遗留的创面,应立即用温热生理盐水纱布紧压创面止血,然后用消毒的油纱布平铺于创面,外加数层纱布与棉垫,再用绷带加压包扎。如无感染发生,一般在术后不必更换敷料,视供皮厚度,可在2~3周内愈合,敷料自行脱落;术后如发现敷料潮湿发臭,或痒疼渗血,可能为创面感染,应及时打开敷料检查,并根据需要采用湿敷、红外线烘疗等方法处理,定时更换敷料,直至愈合。全厚皮片切取后遗留的供区创面,一般应行直接对位缝合。

5. 受皮区的处理　对于新鲜创面植皮,要求止血彻底,但结扎线头又不宜过多。对于感染创面则应在术前妥加处理后才能植皮。如系肉芽创面,必须表面红润、坚实、无水肿及脓性分泌物。如有水肿,一般在术前应对创面行高渗生理盐水湿敷。感染较严重的肉芽创面,可用次氯酸钠、漂白粉硼酸液或依沙吖啶湿敷;或选用敏感有效的抗菌药物湿敷;如有不良肉芽增殖的创面,尚需先将表面增生松软的肉芽组织用刀轻轻刮去,并用生理盐水冲洗,用绷带加压包扎1~2天后再行植皮手术。如为暴露的骨面,可用钻钻孔使之出血,肉芽生长后才可植皮。

面颈部与口腔前部的植皮固定法均可用打包法,即用皮片平铺于创面上,将创缘缝线留长,然后用棉花、纱布包于油纱布之内覆盖于皮片上,以留线分组结扎加压固定。口腔内特别是口腔后部常用包膜法固定移植的皮片,通常用印模胶制成与创面相似的外形,将皮片用胶水反贴在印模胶模型上,再置入口内创面。如创面有倒凹,则可用碘仿纱条填塞加压固定,无论采用印模胶或碘仿纱布,均应在牙颌间用印模胶加强固定。

一般在手术后1周左右拆除敷料,面颈部植皮可再继续加压包扎1~2天。口腔内由于皮片较薄,此时皮片大部分已成活,应进行张闭口的运动,锻炼3~6个月,以防皮片挛缩影响张口。

6. 皮片移植后的愈合　皮片移植到创面数分钟之后,创面的毛细血管即行扩张,有血浆渗出以供应皮片营养,维持皮片存活。血浆中的纤维蛋白可将皮片黏着于创面,并有助于创面新生毛细血管长入皮片内。约18小时后,创面的毛细血管与皮片的毛细血管即可发生吻合,皮片接受创面的血液循环;皮片下少量坏死组织、细菌与血凝块等可被血浆中的白细胞吞噬或溶解运走。因此,从生理上来说,48~72小时后,皮片即已基本成活,术后8天已有足够的血运;如皮片未能与组织严密接触,或有渗血甚至血肿形成时,则皮片将不生长,并发生坏死,故严格地加压固定和彻底止血,对植皮的成活十分重要。

移植皮片成活后,产生大量纤维结缔组织,数周后皮片因此发生收缩,皮片愈薄,收缩愈

大,因为在皮片与创面之间形成一薄层纤维结缔组织,故在几周内移植后的皮片较一般皮肤为硬;数月后,皮片下逐渐生长一薄层脂肪组织,细胞浸润逐渐消失,以后纤维组织逐渐减少,此时皮片方渐变软;再过数月后,神经末梢也开始生长,痛、触、冷、热觉也相继恢复,约1年后可完全恢复正常。在全厚皮片移植后,毛囊与汗腺可发生暂时退化现象,1年左右方可开始逐渐重新生长。

(二)真皮及脂肪移植

真皮系去除了上皮层(表皮层)的皮肤组织,临床上常用于充填颜面部凹陷畸形及颞下颌关节成形术时充填骨间间隙。脂肪移植主要用于整复颌面部凹陷性缺损,恢复面容丰满度,使两侧对称。

临床经验证明,单纯脂肪移植后较其他组织移植后萎缩、吸收严重。如移植过程中损伤较重,则吸收更多。脂肪组织对感染抵抗力也较低,易感染坏死。脂肪的中心部位有时还因血运欠佳而形成无菌性液化坏死。鉴于以上情况,目前多以真皮带脂肪或筋膜带脂肪的复合组织移植代替单纯脂肪移植,即使如此,移植后仍有一定程度的吸收。

近年来由于显微外科技术的进步,可行血管吻合的真皮脂肪或单纯脂肪移植,只要成活,其吸收程度远远小于单纯游离移植,且可行大面积移植而无坏死之虑。血运重建的真皮脂肪移植的供区多选用腹股沟部,旋髂浅血管和腹壁浅血管均可行血管吻合,成功率也较高。

(三)黏膜移植

黏膜移植也分为游离移植和带蒂移植两类。黏膜移植的组织来源,多取自口腔内颊部,也可用唇、舌黏膜以及鼻中隔、腭部黏膜。由于组织来源有限,故临床应用不甚广泛,可用皮肤代替者,常用皮肤移植以代替之。

切取黏膜常可在局麻下用手术刀进行。由于黏膜极薄,均行不带脂肪的全厚切取。口内两侧颊黏膜可在颊部前庭沟处附近切取,注意勿伤及腮腺导管。黏膜供区可直接拉拢缝合。移植在眼窝、口内之黏膜应按包膜植皮法处理。

唇红的缺损,则可用对侧唇黏膜或舌黏膜行带蒂黏膜瓣移植整复。

行唇颊沟加深术时,可考虑用硬腭黏膜游离移植重建唇颊沟。对肿瘤术后的颊黏膜后份缺损也可考虑用腭部岛状黏骨膜瓣转移修复,但修复的缺损不能大于硬腭的面积。

(四)皮瓣移植

皮瓣移植(transplantation of flaps)也称皮瓣转移(flap transfer)。皮瓣由皮肤的全厚层和皮下组织所构成。与游离皮片移植不同的是,皮瓣必须有与机体皮肤相连的蒂,或行血管吻合重建后供给皮瓣血供和营养的血循环,才能保证移植皮瓣的成活。前者称为带蒂皮瓣移植(pedical flap transfer);后者则称为游离皮瓣移植(free flap transfer),或血循重建或血管化游离皮瓣移植(revascularized or vascularized free flap transfer)。本部分以带蒂皮瓣为重点内容。

1. 分类与特点　带蒂皮瓣在临床上可以分为若干类,目前较常用的是按转移形式与血供来源分类。

(1) 随意皮瓣(random flap):也称皮肤皮瓣(skin flap)。此类皮瓣的特点是:由于没有知名血管供血,故在设计皮瓣时,其长宽比例要受到一定的限制。在肢体与躯干部位,长宽之比以1.5∶1为最安全,最好不要超过2∶1;在面部,由于血循丰富,根据实际情况可放宽至

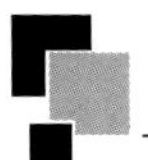

(2~3)∶1,在血供特别丰富的部位可达4∶1。随意皮瓣目前均属近位带蒂转移,按转移形式有以下数种。

1) 移位皮瓣:又名对偶三角瓣或Z字成形术(图5-2)。是由皮肤三个切口连接成Z字而构成两个相对的三角形皮瓣彼此交换位置后缝合。两皮瓣的侧切口与中切口所形成的角度,一般以60°为常用,此时三个切口的长度应基本相等,在两个三角形组织瓣交叉转移换位后,可增加其中轴长度的75%,从而达到松解瘢痕、恢复功能的目的,故这种皮瓣多应用于狭长形索状瘢痕挛缩的松解,也可用于错位组织或器官的正常位置与功能的恢复;以及用于长切口的闭合,以预防术后瘢痕挛缩。此外,尚可根据治疗的需要考虑做多个附加切口,设置成连续的多Z形对偶三角瓣。

2) 滑行皮瓣:又名推进皮瓣(图5-3)。滑行皮瓣由一个蒂部,在接近缺损部位设计一个皮瓣,分离后利用组织的弹性,将其滑行到缺损部位以整复创面。皮瓣的设计应略大于缺损,因皮瓣形成后略收缩。切取皮下脂肪的厚度,应视缺损处需要而定。

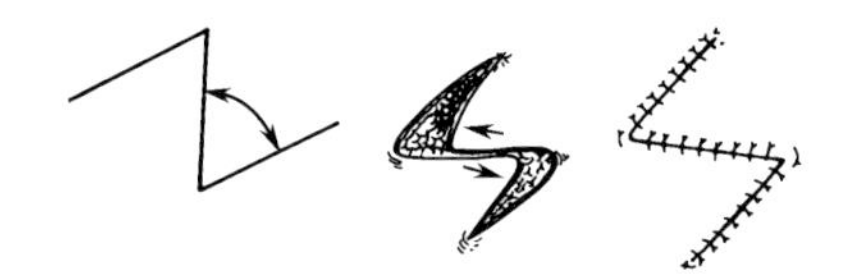
图5-2 Z字成形示意图

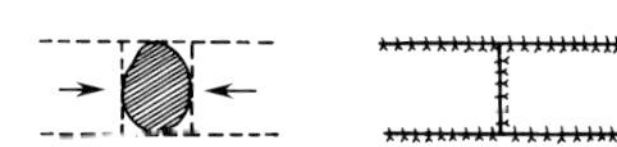
图5-3 滑行皮瓣

临床上为了增加或缩短某一组织的长度和厚度而常用V或Y成形术(图5-4),也属于滑行皮瓣的一种。在皮肤上做V形切口,分离三角形皮瓣及两侧皮下组织,利用组织的收缩性,使三角皮瓣后退,再将切口缝成Y形,可以使皮肤的长度增加,宽度缩小。反之,在皮肤上做Y形切口,分离三角形皮瓣及多直切口两侧行潜行分离,利用组织的弹性,将三角形皮瓣向前推进,把切口缝成V形,则可使皮肤长度缩短,宽度增加。

3) 旋转皮瓣:根据缺损附近的皮肤组织形成各种形态的皮瓣,利用旋转的方法以整复缺损称为转移皮瓣,设计时应注意皮瓣的旋转点及旋转半径要足够长,否则仍然不能达到整复缺损满意的目的。

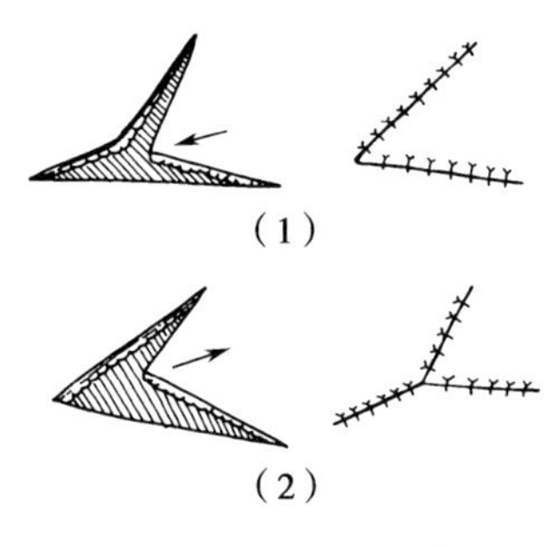

图5-4 V-Y成形术
(1)Y形切口,V形缝合;
(2)V形切口,Y形缝合。

(2) 轴形皮瓣:也称动脉皮瓣。它的特点是有一对知名血管供血和回流,因而只要在血管的长轴内设计皮瓣,一般可不受长宽比例的限制。上述旋转皮瓣、滑行皮瓣等也均可以轴形皮瓣的形式转移。除此之外,作为含有知名血管的轴形皮瓣常以岛状皮瓣或隧道皮瓣的形式转移。轴形皮瓣常用的有以下两种形式。

1) 岛状皮瓣:指一块皮瓣仅含有一条血管蒂,它的特点是蒂长,经过皮下转移灵活,由头皮转移行眉再造常用此法。

2) 隧道皮瓣:指皮瓣必须通过皮下或深部组织进行转移。与岛状皮瓣不同的是:除含有知名血管外,蒂部的横径与皮瓣的横径相一致,仅仅在通过隧道的部分蒂部被去除了表皮。因此,所谓隧道皮瓣实际上是岛状皮瓣与皮下皮瓣的结合和发展。

修复口腔颌面部缺损时,以隧道皮瓣应用最多,皮瓣可通过皮下隧道修复面部缺损,也

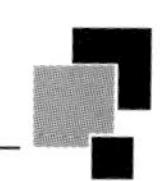

可通过颧弓下隧道修复口腔及口咽缺损。这种皮瓣的最大优点是手术可一次完成，而不需二期断蒂或修整。

2. 皮瓣的延迟　皮瓣延迟手术的主要机制为增加皮瓣的血液供应，提高组织对缺氧的耐受性，以及阻断部分静脉短路回流。延迟手术引起去交感神经化，从而大幅度削弱去甲肾上腺素的作用，是局部血流增加的机制之一。皮瓣形成后24~48小时内去甲肾上腺素基本释放完毕，待儿茶酚胺的贮量也耗尽时，皮瓣则进入相对的去交感神经化状态，血管对肾上腺素类药物的敏感性提高，称为肾上腺素高敏状态。

通过延迟手术，皮下网状层血管数量增多，侧支循环的建立和大血管沿长轴的再定向分布是单蒂皮瓣远端血运供应增加的另一重要因素。炎症和轻度缺血造成的血管扩张剂的释放也使皮瓣长轴向的血流分布情况得到改善。

3. 口腔颌面部常用的带蒂皮瓣

（1）前额皮瓣：属典型的轴形皮瓣，常用于整形修复外科，很早就应用于鼻缺损的修复。近十余年来，由于对其血供有了进一步的认识，应用范围更加广泛。前额皮瓣一般包括皮肤、皮下组织和额肌连接紧密的三层组织，供应皮瓣的血管和神经均位于皮下组织内，被纤维组织包绕和固定。前额皮瓣的血液供应主要包括两个系统：颞浅动脉的额支和眶上动脉及滑车上动脉，这两组动脉之间有丰富的吻合支，呈网状分布，以任何一支动脉为供应血管均可确保整个皮瓣的成活。颞浅动脉额支在耳屏前方约3cm处发出，平均外径1.6mm，向前走行至发际内。滑车上动脉在眶的内上角穿眶隔向上走行，外径超过0.6mm。眶上动脉出眶上孔上行于额部。以上动脉均有同名静脉伴行。皮瓣的神经支配有面神经颞支、滑车上神经和眶上神经（图5-5）。

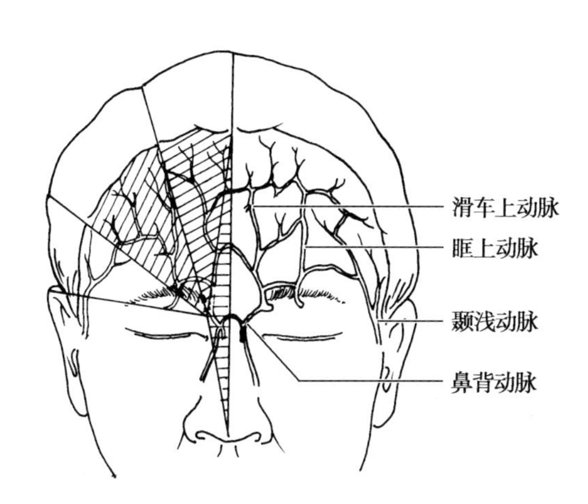

图5-5　额部皮肤的动脉及其支配区域

适应证：①鼻再造：前额皮瓣因其色泽质地和硬度均较匹配，因此是全鼻、鼻下段和半鼻再造的首选材料，外形和感觉俱佳；②颊部缺损重建：如为颊部洞穿性缺损，可用前额皮瓣反折成两层修复，内层修复黏膜，外层修复皮肤，反折处修复口角；③口底和咽部缺损的修复：可以采用过中线的前额皮瓣进行口内缺损的修复，不经延迟同样成活良好；④唇再造：对于不能用邻近组织修复的唇部广泛缺损，可采用双蒂的前额皮瓣修复。

（2）胸三角皮瓣：位于胸上部，由胸廓内动脉的穿支供应。此皮瓣的皮下组织较薄，皮肤的质地、颜色和厚度均和面颈部皮肤类似，是面颈部组织缺损修复的良好供区。

胸三角皮瓣位于锁骨下，第四肋间以上的区域，属轴型皮瓣，其血供来自胸廓内动静脉的穿支。胸廓内动脉在胸骨外缘约1cm的区域发出肋间支穿肋间肌进入皮下。第二、三肋间穿支较粗，直径可达0.8~1.2mm，可作为胸三角皮瓣的主要供血动脉。如果需要皮瓣面积较大时，可切取包括三角肌表面皮肤在内的扩大胸三角皮瓣，皮瓣的一端以胸廓内动静脉的肋间穿支为蒂，另一端以营养三角皮瓣的旋肱后动脉皮支为蒂（图5-6）。

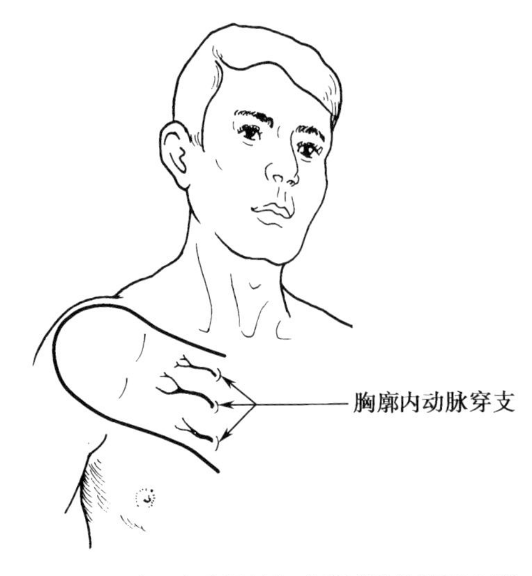

图 5-6　胸三角皮瓣的标准设计及其轴形血管

胸三角皮瓣比较适合于修复面颈部较大范围的皮肤缺损,可转移到颈部、颧颊、口腔内甚至颞部等受区。根据缺损部位和修复要求,可通过延迟手术增加皮瓣的长度,必要时可延长至上臂中份。

关于胸三角皮瓣的解剖层次有两种意见,其一是在深筋膜的浅面进行分离;其二是将深筋膜和胸大肌肌膜与皮瓣一并翻起,以降低损伤皮瓣营养血管的可能。无论采取深筋膜浅层或深层解剖方法,皮瓣内侧解剖界限均为胸骨外侧 2cm,即胸廓内动脉肋间穿支进入皮瓣后约 1cm 处。

胸三角皮瓣可以以下几种方式转移:①皮瓣的远端用于修复缺损,断蒂后其余部分复位至供区。若皮瓣远端与受区接触面积足够大,则可于断蒂时一次完成修复,否则应至少在断蒂后 1 周再进行修复手术。对于供区创面的处理,目前主张只在剩余皮瓣复位后无法覆盖的区域植皮,其余创面在皮瓣复位前做相应抗感染处理,在断蒂手术中用剩余皮瓣直接覆盖。②皮瓣的远端和蒂部同时用于修复面颈部广泛缺损,在这种情况下皮瓣训练成为断蒂手术前不可缺少的步骤,否则近蒂部组织断蒂后容易坏死。皮瓣训练常需持续 1 周时间。③间接转移方式,如先将皮管远端转移至下颌下或耳后,经训练断蒂后,最终转移至受区。

胸三角皮瓣供区距面颈部较近,皮瓣色泽质地比较符合面颈部外观要求。由于有可靠的血液供应,皮瓣转移较安全。如皮瓣较长,需先行延迟术。皮瓣形成转移等步骤,应注意勿损伤轴型血管,勿对皮瓣产生过度扭曲、压迫或牵拉等不利影响。皮瓣用于修复口腔内缺损时尤应注意预防感染。

(3) 颏下岛状瓣:属典型的岛状皮瓣,常用于口腔内组织缺损的修复。近年对其血供有了进一步的认识,应用范围更加广泛。颏下岛状瓣一般包括皮肤、皮下组织和颈阔三层组织,供应皮瓣的血管和神经均位于皮下组织内,被纤维组织包绕和固定。颏下岛状瓣的血液供应为:颌外动脉的颏下动脉分支(图 5-7)。

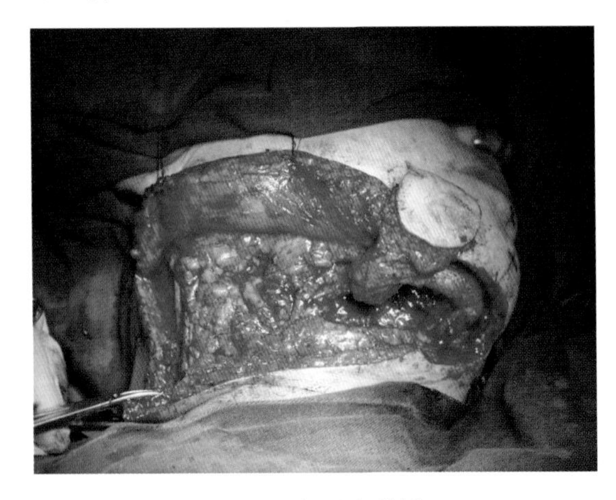

图 5-7　颏下岛状瓣

(4) 鼻唇沟岛状皮瓣:鼻唇沟瓣属岛状皮瓣,常用于口腔内组织缺损的修复。鼻唇沟皮瓣一般包括皮肤、皮下组织和部分表情肌三层组织,供应皮瓣的血管和神经均位于皮下组织内,被纤维组织包绕和固定。鼻唇沟皮瓣的血液供应为:面动脉的分支。

(5) 锁骨上动脉皮瓣:属岛状皮瓣,常用于口腔内组织缺损的修复(图 5-8)。近年来,由于对其血供有了进一步的认

识，应用范围更加广泛。锁骨上动脉皮瓣一般包括皮肤、皮下组织和部分颈阔肌三层组织，供应皮瓣的血管和神经均位于皮下组织内，被纤维组织包绕和固定。锁骨上动脉皮瓣的血液供应为：颈横动脉的分支（图 5-9）。

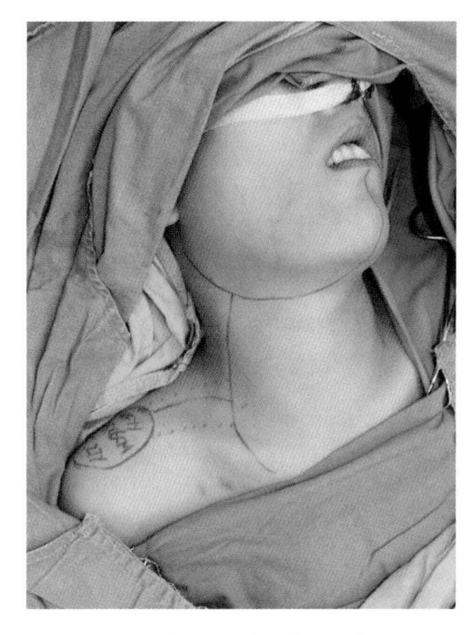

图 5-8　锁骨上动脉岛状瓣设计

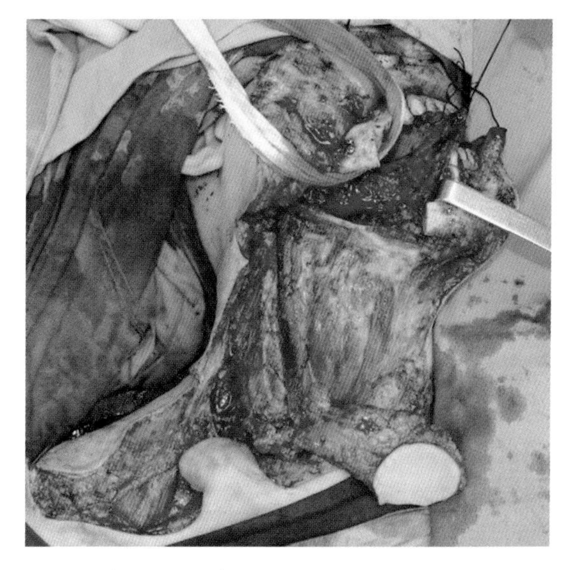

图 5-9　锁骨上动脉岛状瓣（南方医科大学吕晓智提供）

（五）带蒂肌肉瓣和肌皮瓣移植

1. 肌肉的血管解剖　肌肉的血供方式是复杂的，Mathes 将可形成肌肉瓣的肌肉血供分为五种类型。

（1）Ⅰ型：即单一血管蒂，进入肌肉的营养血管只有一组，如腓肠肌、股直肌、阔筋膜张肌等。

（2）Ⅱ型：即优势血管加小血管蒂，有一至两个大血管蒂束，从肌肉的起点和止点进入，另外亦有一小血管蒂，此类肌肉有颈阔肌、胸锁乳突肌、斜方肌、颞肌以及股外侧肌等。

（3）Ⅲ型：即有两个优势血管，或称双大血管蒂，两个大血管蒂起自不同的大动脉，如臀大肌、腹直肌等。

（4）Ⅳ型：即节段性血管蒂，一块肌肉由几组节段性血管供养，如缝匠肌、胫前肌等。

（5）Ⅴ型：即一个优势血管蒂，加次要的节段性血管蒂，又称一大血管蒂加节段性血管蒂，如胸大肌、背阔肌等。

由此可见，肌肉的血供大多数是多源化的，各动脉之间有丰富的吻合支，但有一支管径最粗，供给该肌大部分血液，称为主要营养动脉。在临床应用时应力争保留或吻合这支主要的营养动脉以确保肌瓣或肌皮瓣的成活。

2. 肌皮瓣表面皮肤的血供方式　可细分为以下三种情况。

（1）肌肉皮肤血管穿支：简称肌皮穿支，是节段性血管和皮肤血管系统之间的连接血管，这些血管不仅在肌肉内有分支，而且有无数分支穿出肌膜及深筋膜，以近似垂直方向进入皮下脂肪层形成皮下血管网成为肌皮穿支，这是营养皮肤的主要形式。

（2）血管缘支：肌皮血管缘支是肌皮动脉发出的侧支，主干没有穿过肌肉实质，而是沿

着肌肉边缘的肌间隙进入皮下层,营养皮肤。

(3) 皮下血管网:通过皮下血管网,肌皮瓣表面的皮肤可与邻近皮肤间的血管网形成广泛的吻合支,从邻近皮下获得部分营养,又分为几种类型:①由在肌肉之上水平走行的主干血管向上下发出肌支和皮支,如颜面表情肌等;②皮支与肌支分为两条,各自单独走行,如阔筋膜张肌等;③来自肌肉下方的血管在途中向肌肉发出分支,并贯穿肌间或肌肉,其终支再分布至皮肤,如臀大肌等;④在肌肉间走行的肌支,向皮肤发出了数个垂直的穿支,如背阔肌等。

3. 口腔颌面部常用的带蒂肌皮瓣

(1) 胸大肌皮瓣:胸大肌位于胸廓前上部,起自胸骨、锁骨、胸锁关节及第1至第6肋软骨的前面和腹直肌鞘,止于肱骨大结节嵴。胸大肌的血供主要有三个来源,即胸肩峰动脉的胸肌支及三角肌支,腋动脉的胸肌支和胸廓内动脉的前肋间动脉和穿支。此外,胸最上动脉和胸外侧动脉的分支也供应胸大肌,这些血管之间存在广泛的吻合。

胸大肌皮瓣的血供以胸肩峰动脉的胸肌支为主。血管以及胸外侧神经在胸小肌锁骨喙突附着处内侧穿出胸锁筋膜。锁骨喙突内侧2~3cm是血管神经束进入胸大肌的重要标志点。血管的主干和主要分支并不立即进入肌肉实质内,而是在肌肉的深面向内下方走行,沿途发出小支进入肌肉(图5-10)。

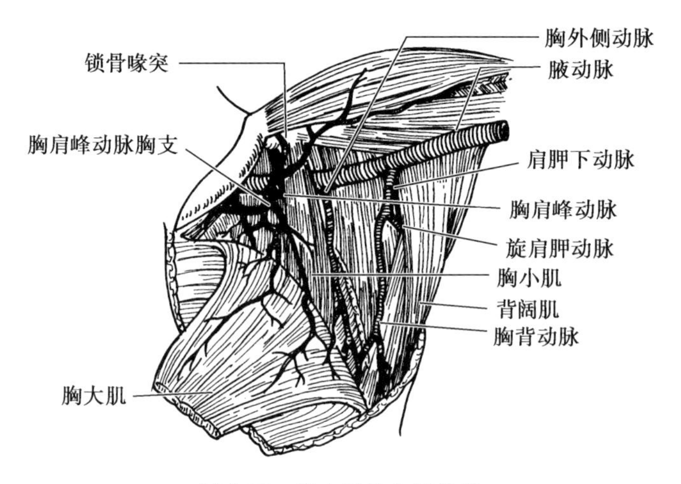

图5-10 胸大肌的血液供应

胸大肌复合组织瓣有肌皮瓣和肌蒂岛状瓣两种形式。岛状瓣的皮瓣部分多位于乳头的下方,相当于第6肋骨水平。皮瓣的范围可大于下方的胸大肌,一般不应超过肌肉边缘的3~4cm,且皮瓣部分应与腹直肌筋膜一并掀起。女性患者由于乳房的存在,特别是乳房形态和大小的差异,在设计皮瓣延长扩大的范围和方向时需要给予特殊考虑。皮瓣主要向内侧而不是向外侧和下方延伸。组织瓣以皮肤肌肉复合蒂形式应用时,相互平行的皮肤切口应以血管为轴,宽度主要由缺损范围决定。肌肉切口基本与皮肤切口一致。如果以肌蒂皮肤岛状瓣形式应用时,首先在相应部位标定皮瓣范围,切口深达肌肉或筋膜。下一步骤是暴露肌蒂并确定血管在肌蒂内。肌蒂一般与皮岛等宽。切断肌肉后将组织瓣自胸壁肋骨肋间肌和胸小肌浅面游离掀起,解剖范围可达锁骨喙突附近。手术过程中应注意保护血管蒂,尽量避免各种不良因素的影响。供区的继发性缺损,视其宽度及其周围组织移动性等情况可直

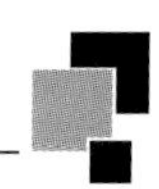

接拉拢缝合、局部瓣转移或游离植皮覆盖。

胸大肌的主要供应血管位置恒定,易于解剖。因血运丰富,一般不需延迟手术即可形成较大范围的组织瓣。皮瓣的蒂较长,常可在无张力的情况下转移,用于修复口底、咽部、下颌下及颈部较广泛的软组织缺损。由于皮瓣组织量大,有利于充填面部凹陷性缺损,消灭无效腔。去除表皮后可形成真皮脂肪肌肉瓣,适用于矫正面颈部大范围凹陷性缺损。

(2)斜方肌皮瓣:斜方肌为三角形扁肌,底向脊椎,尖向肩峰,起自上项线内侧、枕外隆突、项韧带及胸椎棘突,止于锁骨外1/3、肩峰和肩胛骨。斜方肌的血供以颈横动脉的分支为主,此外还接受肩胛上动脉、枕动脉、耳后动脉、椎动脉和肋间动脉的分支。颈横动脉发自甲状颈干或锁骨下动脉,穿过臂丛后,多自斜角肌的前缘走行,其投影位于锁骨上缘上方2.5cm并平行之。在肩胛提肌前缘,血管又分为深浅两支,深支走行于肩胛提肌的深面;浅支位于肩胛提肌与斜方肌之间并再分为升降两支。升支向枕部斜方肌附着方向走行;降支向斜方肌下部走行。颈横动脉的伴行静脉解剖变异较明显,最终汇入锁骨下静脉。斜方肌受副神经支配(图5-11)。

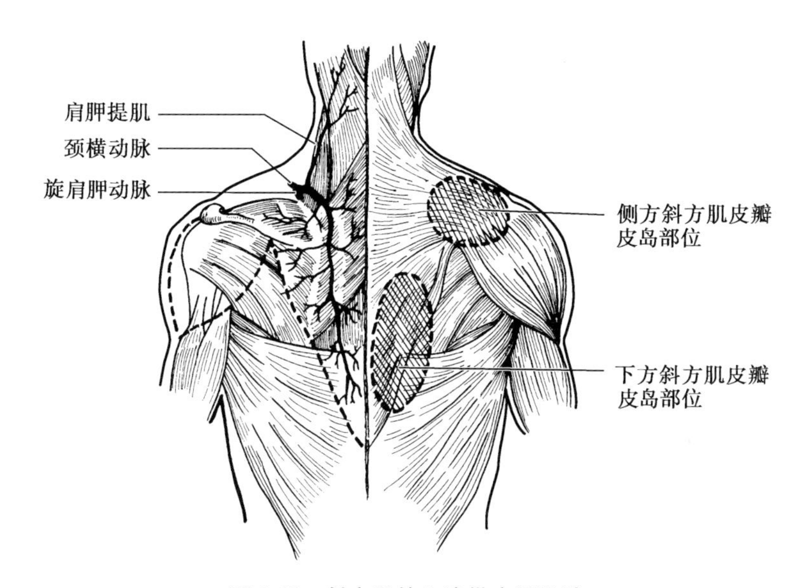

图5-11 斜方肌的血液供应及设计

斜方肌皮瓣系多源性血供,在皮下形成丰富的血管网,同时该肌皮瓣组织量大,可满足不同类型的组织缺损修复的需要。临床上可制备成上斜方肌皮瓣、侧方斜方肌皮瓣、下斜方肌皮瓣以及斜方肌复合组织瓣等多种类型,其适应证较广:①外伤所致的头面部及颈部组织缺损,如头皮撕脱伤后颅骨大面积外露和面颈部重要血管神经暴露等;②用于颌面部及颈部大面积瘢痕挛缩的矫治;③用于颌面部及颈部放射性溃疡以及炎性病灶切除后的组织缺损;④肌皮瓣去除表皮后用于充填面部凹陷畸形。

(六)游离组织瓣

游离组织瓣移植是通过血管吻合,重建移植组织的血液循环,以保证移植组织成活。20世纪80年代后期,随着头颈部缺损功能性修复概念的提出,游离组织移植被推到头颈重建外科的最前沿。进入20世纪90年代,随着显微外科技术的发展和推广,应用于头颈重建的游离组织瓣的成功率已经达到90%~95%以上,远远高于传统的带蒂组织移植。另一方面,游离组织移植在并发症方面比带蒂组织移植具有更多的优越性。目前,游离组织移植已经成为头颈部缺损修复重建的最常规方法。

1. 前臂皮瓣　游离前臂皮瓣(forearm free flap)最早由我国杨果凡于1978年发现,因此又称为“中国皮瓣”。该皮瓣最早应用于四肢瘢痕挛缩的治疗,但很快就应用于头颈部重建方面,目前为头颈部缺损修复应用最广泛的游离组织瓣。

(1) 解剖基础:前臂皮瓣的供养动脉为肱动脉的分支桡动脉(图5-12)。桡动脉行经肘窝时,于桡骨颈稍下方分为桡动脉和尺动脉。桡动脉在前臂上1/3行于旋前圆肌和肱桡肌之间,在前臂中1/3为肱桡肌内侧掩盖,因此前臂上2/3的桡动脉成为掩盖部。前臂下1/3桡动脉走行于肱桡肌肌腱和桡侧腕屈肌之间,位置表浅,仅为皮肤和筋膜覆盖,易于显露,因此又叫显露部。掩盖部桡动脉的口径为2.8mm,显露部直径为2.0mm。前臂皮瓣的静脉回流可通过浅表的头静脉或桡动脉的伴行静脉。头静脉起于手背桡侧,沿桡动脉的桡侧上行,起口径为2.5~3.5mm。桡静脉的口径约为1.3mm。

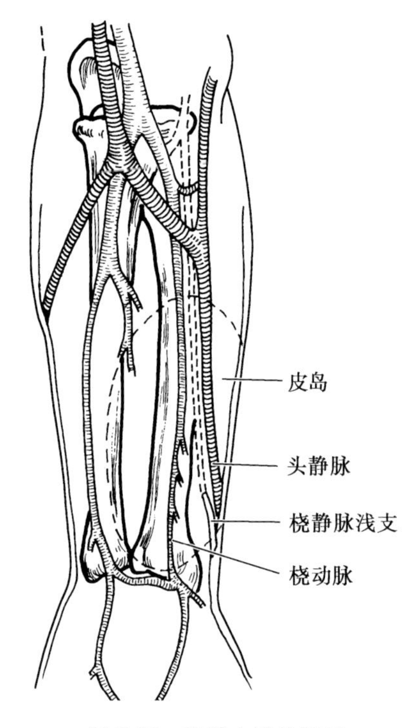

图5-12　前臂皮瓣的解剖

前臂皮瓣的感觉神经为前臂外侧皮神经。该神经由肌支神经发出,在肱二头肌下端的外缘穿臂筋膜,经肘部到前臂外侧皮下,分布于前臂掌面外侧皮肤。前臂皮瓣可携带此神经,制备成感觉皮瓣。

(2) 术前准备:术前应仔细检查供区的组织厚度,头静脉分布和通畅情况,最重要的是通过Allen实验评价尺动脉对手部供血的可靠性。检查者先阻断桡动脉和尺动脉的血供,同时令患者做手掌交替握紧和张开的动作,通过这一机械驱血动作使手掌变白。然后令患者放开手掌并释放压迫尺动脉的手指,手掌将在15~20s内变红。如果手掌变红的时间延长,则有可能尺动脉的循环不够充足,此时应慎用前臂瓣。

在少数情况下,如头静脉闭锁、缺失或无回流等导致无法使用头静脉作皮瓣的回流静脉时,可以利用桡静脉作为皮瓣的回流静脉。虽然桡静脉细小,吻合较头静脉困难,但其作为皮瓣的回流静脉同头静脉一样可靠。

(3) 供区处理:虽然大多数文献介绍用中厚皮片覆盖前臂皮瓣切取后的遗留创面,但也可采用腹部全厚皮片修复前臂创面。前臂皮瓣由于切取后有较多肌腱暴露,采用中厚皮片移植后,皮片易与肌膜发生粘连,影响腕和手指的功能;而全厚皮片成活后不易与深面的肌腱粘连,从而对功能影响较小。前臂创面植皮前应彻底止血并用大量抗生素盐水冲洗,以防皮片下积血影响皮片成活。植皮区应适当均匀加压以利于皮片生长,切忌过分加压而造成皮片坏死。

(4) 临床应用:前臂皮瓣是口腔颌面部应用最广的游离组织瓣,最常用于口腔内缺损的修复,可以用于几乎任何部位的口腔黏膜缺损的修复,如舌、颊、牙龈、口底、软腭和咽侧。此外还可以制备不带皮肤而仅有深筋膜和皮下组织的前臂筋膜瓣,用于颅底外科时修复脑膜缺损时十分有效,特别是对于那些无法容纳臃肿的肌皮瓣的病例。利用此类质地较薄且动

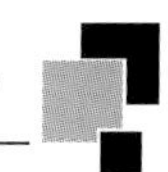

度较差的筋膜瓣覆盖于下颌骨的表面时，非常有利于义齿的戴入。

（5）优缺点：前臂皮瓣具有许多优点：皮瓣的解剖恒定，制备简单；血管口径大，游离移植时容易吻合成功；皮瓣的血管蒂长，很容易到达对侧颈部而不必进行静脉移植；供区远离头颈部，允许实施“双组手术”；皮瓣薄而质地优良，是修复口腔内缺损的最佳选择；可制备成感觉皮瓣；还可以携带一片桡骨，用于颌骨重建。前臂皮瓣最大的缺点是牺牲了前臂的一根主要供血动脉，因此术前应做 Allen 实验以了解尺动脉对手掌的供血情况。该皮瓣的另一缺点是供区无法直接拉拢缝合而需做游离植皮，并对手的感觉和运动功能均有一定的影响。近年来，上臂外侧皮瓣在头颈外科的应用越来越多，其克服了前臂皮瓣的上述缺点，具有很大的潜力。

2. 肩胛皮瓣　Dos Santos 于 1980 年首次介绍了游离肩胛皮瓣，但直到 1982 年 Gilbert 和 Nassif 分别介绍了游离肩胛皮瓣和肩胛旁皮瓣后，该皮瓣供区才引起广泛关注。游离肩胛皮瓣用于头颈部重建的历史较短，但因其具备解剖恒定、血管蒂长且口径大、质地较薄、提供面积大、设计灵活以及供区畸形不明显等优点，目前该皮瓣在头颈重建外科领域的应用被迅速推广，特别是近年来，游离肩胛皮瓣已经成为头面部不对称畸形显微外科矫正的最佳和首选供区。

（1）解剖基础：肩胛皮瓣的血供来自肩胛下动脉的分支（图 5-13）。肩胛下动脉发自腋动脉的三段，自发出后向下走行 2~4cm 后分为旋肩胛动脉和胸背动脉。旋肩胛动脉为肩胛皮瓣的供血动脉，而胸背动脉是背阔肌皮瓣的供血动脉。根据需要，可以结扎胸背动脉后解剖血管蒂至肩胛下动脉根部，以获得较长的血管蒂，也可不结扎胸背动脉而以旋肩胛动脉作为皮瓣的血管蒂。还可以肩胛下动脉为蒂，分别制备旋肩胛动脉的肩胛皮瓣和胸背动脉的背阔肌皮瓣，构成组合皮瓣。

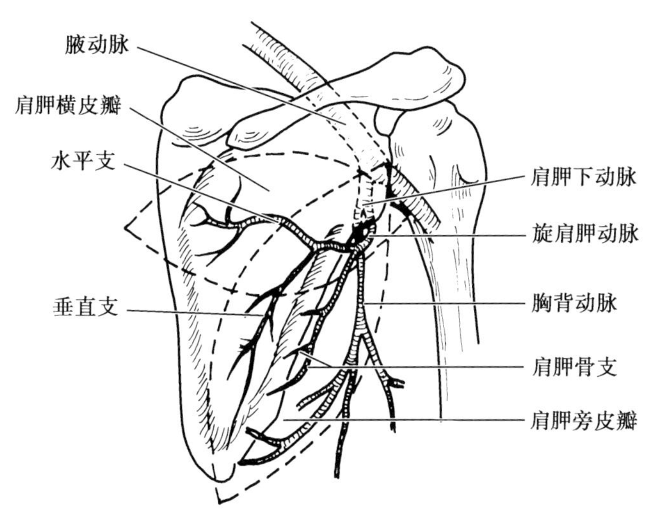

图 5-13　肩胛皮瓣的血液供应

旋肩胛动脉粗大而恒定，为肩胛骨及附着肌肉和表面皮肤的主要供血动脉，自肩胛下动脉发出后，先行于大圆肌深面，随后进入三边孔。旋肩胛动脉走行于三边孔时，发出肌肉支和骨膜支，通过肩胛骨浅面或深面的骨膜血管网供应肩胛骨的外侧缘。这些分支距旋肩胛动脉发自肩胛下动脉的距离约为4cm,在此点旋肩胛动脉分为皮支和骨支。皮支随后沿肩胛骨外侧缘向后走行,分成三个或更多的分支。旋肩胛动脉的主要皮支包括升支、水平支和垂直支。横支水平走行,位于肩胛骨表面的疏松组织内,降支也在这一平面向肩胛骨尖部下行。以旋肩胛动脉水平支为供养血管的皮瓣称为肩胛皮瓣;以垂直支为供养血管的皮瓣称为肩胛旁皮瓣。旋肩胛动脉的外径为1.5~4.0mm,随解剖部位深度不同而异。肩胛皮瓣通过旋肩胛动脉的伴行静脉引流,该静脉为肩胛下静脉的终末支,外径为2.0~6.0mm,皮瓣可通过一对伴行静脉中的一支引流。该区域没有浅表静脉。

肩胛区域由肋间神经的后外侧分支支配,由于该神经细小而难以解剖,迄今尚无有关该皮瓣制备成感觉皮瓣的报道。

(2)皮瓣的制备:术前对供区做仔细检查,有利于对三边孔和旋肩胛动脉的准确定位。旋肩胛动脉通过三边孔穿出,对三边孔的定位可嘱患者用力将上臂外展和向内旋转90°,通过该动作很容易触及大圆肌和肱三头肌的收缩,此即为三边孔的肌性标志。标记肩胛骨的外侧缘、内侧缘尖部及肩胛冈,随后标记肱三头肌长头、小圆肌及大圆肌。小圆肌、大圆肌和肩胛骨外侧缘交界处即为旋肩胛动脉发出处,标出旋肩胛动脉的水平支和垂直支,水平支和肩胛冈走行一致,而垂直支接近于肩胛骨的外侧缘的位置。标记三边孔后,即确定了血管蒂的发出处,随后可进一步通过超声多普勒证实。由于肩胛区域皮下筋膜层的血运十分丰富,该皮瓣可以设计成所需的各种形状,通常为横向或斜向的椭圆形。

大多数学者提倡首先在外侧方解剖定位旋肩胛动脉并部分解剖血管蒂,该方法使随后的解剖简化,由于在整个过程中均能精确了解血管的位置,保证了皮瓣供养血管的安全性。如果对皮瓣的解剖十分熟悉,对于许多外科医师而言,由内侧向外侧的解剖也许更为方便和快捷。

(3)供区处理:单纯切取肩胛皮瓣,供区病变并不明显。宽度为10~13cm的椭圆形皮瓣在切取后,其供区可直接拉拢缝合,不会有十分明显的外形破坏。更大的皮瓣或组合皮瓣切取后,则必须同时做拉拢缝合和植皮。只要有可能,应尽量避免在背部植皮,因为在背部植皮易发生部分失败。

(4)临床应用:由于肩胛皮瓣质地良好,薄而无毛,因此十分适合口内缺损的修复。与前臂皮瓣相比,肩胛皮瓣有许多优点:①皮瓣切取后不会影响供区的血供;②供区隐蔽,容易为患者接受;③供区创口可直接拉拢缝合,无须植皮;④设计灵活,可切取皮瓣的面积较大。

(5)优缺点:游离肩胛皮瓣解剖恒定,血管蒂长,口径大,质地较薄且通常无毛,并能提供较大面积的皮肤,因此十分适合于口内大中型缺损的修复。对于严重半侧颜面萎缩的显微外科矫正,应用最多的皮瓣供区是肩胛皮瓣。近年来,游离肩胛瓣已经成为头面部不对称畸形显微外科矫正的最佳和首选供区。肩胛区域独特的血供方式使得有可能制备单一血管蒂的多个皮瓣,也可同时切取肩胛骨的外侧缘作复合重建,因此在头颈部缺损的修复中具有很大的灵活性。肩胛骨由于形态和骨量的限制,不能很好地适应种植体的植入,因此随着游离腓骨瓣重建下颌骨技术的普及,目前用肩胛骨重建下颌骨已不多见。游离肩胛皮瓣最大的缺点是制备组织瓣时需变换体位,无法行“双组手术”。

3. 上臂外侧皮瓣　游离上臂外侧皮瓣最早由宋儒耀于1982年介绍,其营养动脉为后桡侧副动脉(图5-14)。该皮瓣与前臂皮瓣同属筋膜皮瓣,但与前臂皮瓣相比,游离上臂外侧皮瓣具有其独特的优点:其营养动脉后桡侧副动脉不同于桡动脉,为上肢的非主要供血动脉,切取后不会影响上肢血供;供区较为隐蔽,皮瓣宽度在6~8cm以下者可直接拉拢缝合,仅余

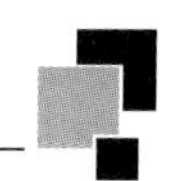

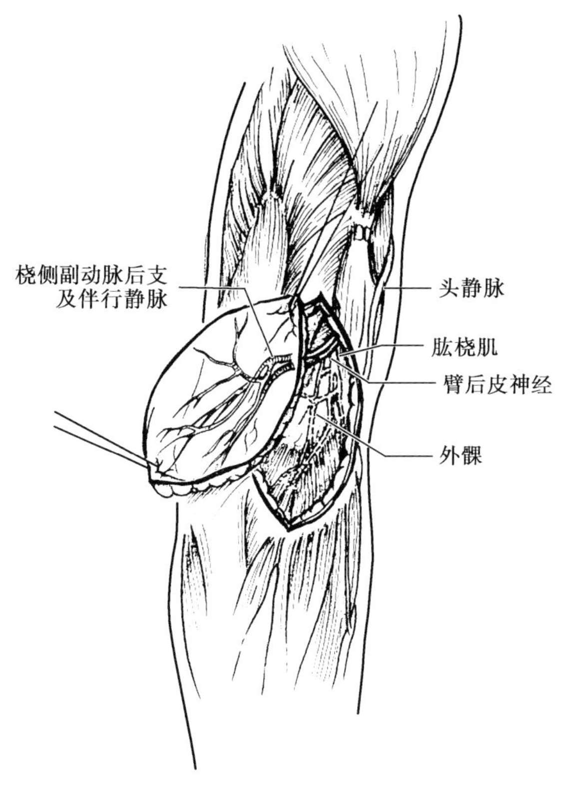

图 5-14　上臂外侧皮瓣的解剖及制备

留线形瘢痕,而前臂皮瓣供区通常均需植皮,因此上臂外侧皮瓣供区病变明显轻于前臂皮瓣。

常规上臂外侧皮瓣的血管蒂长度仅2~6cm,大多数情况下无法满足需要,特别是对于头颈部重建的病例,往往需要血管移植。近年来出现的改良上臂外侧皮瓣技术克服了上述缺点,通过各种延长血管蒂的解剖方法,将血管蒂解剖至肱深动脉自肱动脉发出处,不仅明显延长了血管蒂的长度,而且获得了较大口径的供区动脉,提高了上臂外侧皮瓣游离移植的可靠性。另外,通过将皮瓣设计在上臂和前臂交接处,形成所谓的上臂/前臂上部皮瓣,一方面使皮瓣的质地更薄;另一方面也达到了延长血管蒂的目的。近年来,随着头颈部显微外科的不断普及和推广,上臂外侧皮瓣在头颈外科的应用越来越广,并已成为头颈重建常用的皮瓣供区之一。

4. 股前外侧皮瓣　游离股前外侧皮瓣(free anterolateral thigh flap,FALTF)最早由我国宋业光于 1984 年介绍,此后国内外许多学者对该皮瓣做了详细的解剖学和临床应用研究,但直到 1993 年日本的 Koshima 才首次介绍了在头颈部肿瘤术后缺损的修复中应用此皮瓣。近年来,有关游离股前外侧皮瓣应用于头颈外科领域的报道越来越多,并逐步显示出其超越其他皮瓣供区的优点,成为目前头颈缺损修复常用的皮瓣供区之一(图 5-15,图 5-16)。

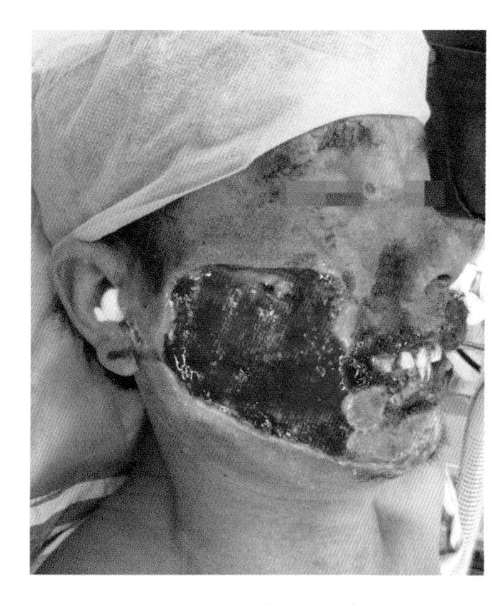

图 5-15　面部创伤缺损

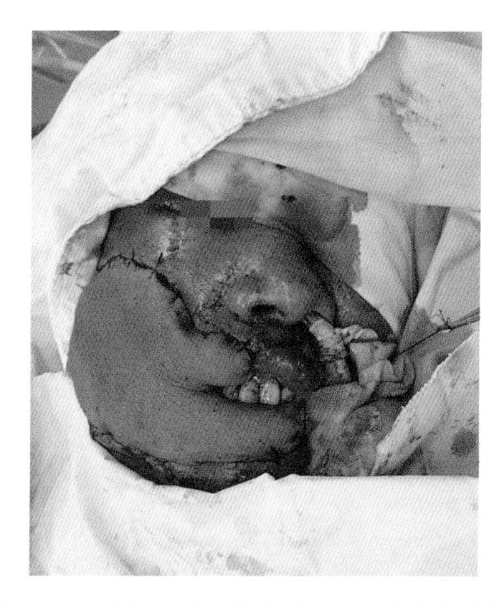

图 5-16　游离股前外侧皮瓣修复面部缺损术后

（1）解剖基础：旋股外侧动脉是游离股前外侧皮瓣的主要供血动脉（图 5-17）。旋股外侧动脉大多起于股深动脉，少数直接起于股动脉。其自腹股沟韧带下 6～9cm 发出后，在股直肌深面走行向外侧，分为升支、横支和降支。升支走行于缝匠肌和股外侧肌之间，分布于髂骨的外层骨皮质；横支分布于阔筋膜张肌；降支向下走行于股直肌和股外侧肌之间的肌间隙内，其终末支分布于膝关节附近的股外侧肌。股前外侧皮瓣的血供通常来自旋股外侧动脉的横支或降支的穿支血管。旋股外侧动脉降支在肌间隙中可以用作皮瓣血管蒂的长度为 8～12cm，其平均直径为 2.5mm，有两条静脉与其伴行，外径稍粗于动脉，为 2.5～3.0mm。

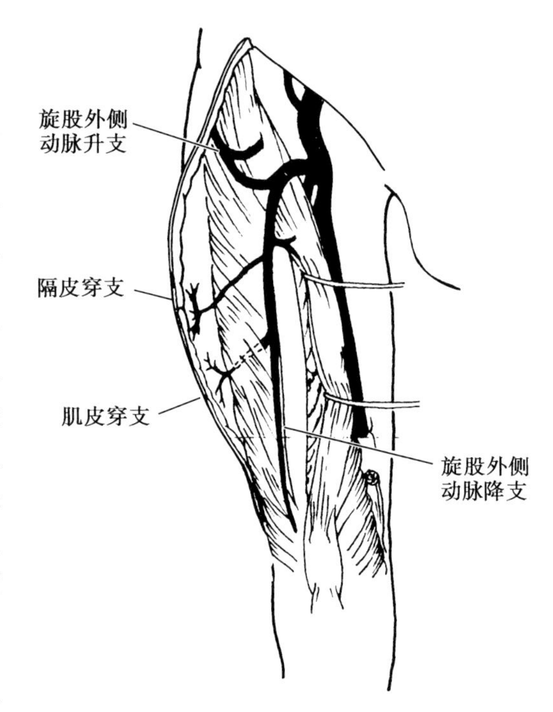

图 5-17　股前外侧皮瓣的解剖

游离股前外侧皮瓣可以制备成感觉皮瓣，其神经支配来自股前外侧皮神经，该神经在髂前上棘前下方 7～10cm 处穿出深筋膜，然后分为前后两支，前支在髂髌连线 1cm 范围内下行，进入股前外侧皮瓣的供区。

（2）优缺点：游离股前外侧皮瓣具有以下显著优点：供区远离头颈部，允许进行双组手术，明显缩短手术时间；皮瓣制备简单；可以获得足够长的血管蒂而不必进行血管移植；血管口径粗大，游离移植时容易吻合成功，并且不易受外界因素影响而形成血栓；皮瓣可同时携带股外侧肌、股直肌、髂骨阔筋膜等而形成复合组织瓣；该皮瓣可在旋股外侧动脉主干或降支的远端吻合另一组织瓣的血管蒂，组成所谓的旋股外侧动脉系统复合瓣；皮瓣的面积很大，可由单一的皮肤穿支血管供应长 25cm、宽 18cm 的皮肤；该皮瓣通常较薄，质地优良，即使较厚也可通过切除深筋膜或皮下脂肪的方法达到皮瓣减薄，形成所谓的薄型皮瓣；可根据需要制备成感觉皮瓣；供区病变较小，宽度在 8cm 以下的皮瓣供区可直接拉拢缝合，且遗留的瘢痕相对较为隐蔽。

游离股前外侧皮瓣的主要缺点是皮肤穿支血管的解剖变异较大，这也是影响该皮瓣应用的主要原因。但是，绝大多数患者的大腿前外侧皮肤均有穿支血管，并且无论穿支血管发自何处（旋股外侧动脉的主干、降支、股深动脉或股动脉），或是皮肤的穿支血管是何种类型（隔皮穿支或肌皮穿支），只要通过仔细解剖，均可成功制备股前外侧皮瓣。据 Kimata（1993）报道，有 5.4%的患者的大腿前外侧皮肤既无肌皮穿支，又无隔皮穿支，对于这部分患者无法制备游离股前外侧皮瓣，但可以应用邻近的游离组织瓣，如大腿前内侧皮瓣、大腿外侧皮瓣或阔筋膜张肌皮瓣等，因此术者应熟悉和掌握有关这些组织瓣的解剖和制备。

5. 腹直肌皮瓣　以腹壁下动静脉为蒂的游离腹直肌皮瓣由 Pennington 在 1980 年首次介绍，Jones（1986）率先将腹直肌皮瓣应用于头颈部重建。目前，该皮瓣在大型头颈部缺损

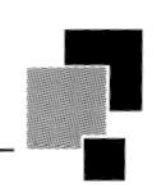

的修复中占据着十分重要的地位。腹直肌皮瓣可以制备成肌皮瓣，也可以制备成单纯肌肉瓣，还可以制备成不带肌肉的薄型皮瓣——腹壁下动脉穿支皮瓣，因此在头颈缺损的修复与重建中具有很大的灵活性，目前仅次于前臂皮瓣和腓骨瓣，成为头颈外科领域应用最多的游离组织瓣之一。

（1）解剖基础（图 5-18）：腹直肌起于耻骨联合和耻骨嵴，止于第 5~7 肋软骨，为躯干的主要屈肌。腹直肌有两个主要的血管蒂：腹壁上动静脉和腹壁下动静脉。腹壁上动脉是乳房内动脉的终末支，分布于肌肉的上部；腹壁下动脉是髂外动脉的一个分支，这两个血管沿肌肉的纵轴方向走行，在脐旁上方吻合并形成桥动脉。腹壁下动脉走行于腹横筋膜和壁腹膜之间的腹膜前组织内，经腹股沟深环的内侧斜向内穿腹横筋膜走行于腹直肌和腹直肌鞘后层之间。本文介绍的腹直肌皮瓣均为以腹壁下动静脉为蒂的皮瓣。

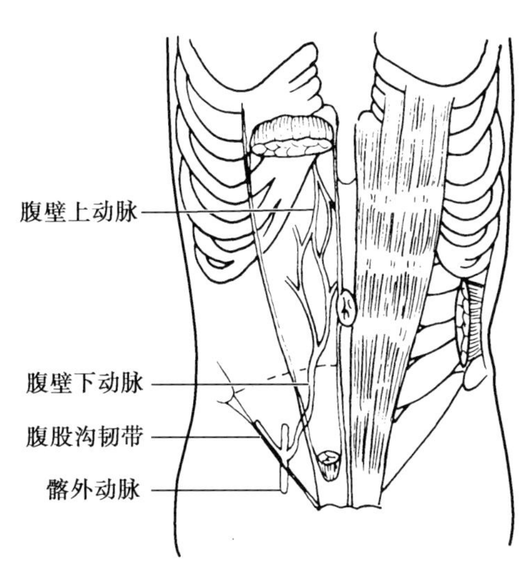

图 5-18　腹直肌皮瓣的解剖

腹壁下动脉的体表投影为腹股沟内 1/3 和外 1/3 的交点和脐的连线。自起点至肌门的血管长度为 9.0cm，起点处直径为 2.5mm。肌门处直径为 2.0mm。肌门的高度均在半环线上方，半环线以下腹壁下动脉很少有重要的分支。半环线以上，腹壁下动脉有三种类型与腹壁上动脉吻合：第一型：腹壁下动脉以一根主要肌内动脉上行（29%）；第二型：腹壁下动脉约在半环线水平发出两根主要分支与腹壁上动脉吻合，其中以外侧支为主要血管；第三型：腹壁下动脉约于半环线水平发出三根肌内动脉上行，与腹壁上动脉吻合。

腹壁下动脉主干在与腹直肌外侧缘交点附近，有一段平均长约 4.5cm 无血管分支，在此段以前，即腹壁下动脉起始部附近发出的分支较小，腹壁下动脉多数于半环线附近开始有较大的分支。动脉主干入半环线以后，沿途有节段性分支发出，除至腹内斜肌和腹横肌之间的肌支和至腹直肌的分支以外，主要有肌皮穿支，在两侧腹直肌鞘的前面，有排列较整齐的内外两侧，上下 4~5 排血管束，内侧支多从腹直肌鞘内 1/3 穿出，垂直穿过浅筋膜，管径较小，行程较短，供应腹直肌前面的皮肤，外侧支多自腹直肌鞘中 1/3 穿出，斜行向外上方，经浅筋膜到达皮下，管径较粗，行程较长，供应腹前外侧皮肤，这些分支呈放射状排列，在脐以上的分支走向外上，在脐以下的则横行分布，在这些分支中，最粗最长的分支均在脐周（即第二、三排的血管的外侧支），外径 0.8mm 左右，长 7~12cm，这些较粗的分支是腹壁下动脉穿支皮瓣的主要营养血管。这些肌皮动脉在穿行腹直肌的行程中发出许多小支进入肌肉，主支穿过腹直肌前鞘至皮肤，因此在主支穿出处血管周围应保留少量肌袖，以免损伤穿支。

腹直肌鞘分为前后两层，在弓状线以上，腹直肌鞘前层由腹外斜肌和腹内斜肌的腱膜融合而成，而腹直肌鞘后层由腹内斜肌腱膜的后层和腹横肌腱膜融合而成。在弓状线下方，腹直肌鞘前层由腹外斜肌、腹内斜肌和腹横肌的腱膜构成，而腹直肌鞘后层仅由腹横筋膜组成。此点在临床上具有非常重要的意义，如果切取了弓状线以下的腹直肌鞘前层，则腹直肌鞘将变得十分薄弱，必须认真修补腹直肌前鞘，有时需植入人工合成物做腹直肌鞘的修补。弓状线位于耻骨结节和脐的中点线附近（脐下方5cm左右）。

（2）皮瓣的设计和制备：组织瓣可以设计成单纯的肌肉瓣或肌皮瓣。若以肌皮瓣的形式转移，其皮岛垂直向可以直接位于肌肉的表面，也可以将皮瓣设计成斜向，皮瓣在腹直肌外侧缘以外的部分位于腹外斜肌腱膜的表面。

如果制备单纯的肌肉瓣，可以在肌肉表面做脐旁垂直切口，切开皮肤和皮下组织后，沿腹直肌鞘前层的整个行程将其切开，将肌肉从其上端的肋缘附着处切断，由上向下翻起肌肉，在肌肉的外侧和深面觅得血管蒂后，继续向近中解剖至其发自髂外血管处。

如果制备成垂直向皮岛的腹直肌皮瓣，在弓状线上方的脐旁区于腹直肌的表面标记皮瓣的范围。切开皮瓣的边缘，并同时切开腹直肌鞘前层，在皮瓣的下方做垂直切口，切开皮肤、皮下组织和腹直肌鞘前层，随后切断腹直肌的最上缘，将肌肉连同表面的皮岛从腹直肌鞘后层翻起。解剖血管蒂至髂外血管处。在血管蒂的内侧切断腹直肌于耻骨处的附着，以进一步游离皮瓣。

如果设计斜行的腹直肌皮瓣，其皮岛的基底位于脐旁区，斜行的部分位于腹外斜肌腱膜的表面，并朝向肩胛骨尖部。切开皮瓣的四周，腹直肌皮瓣表面的皮岛部分深达腹直肌鞘前层的深面，在皮瓣的侧方位于腹外斜肌腱膜表面的部分以筋膜皮瓣的方式从腱膜的表面翻起，当翻至腹直肌鞘前层的外侧缘时，垂直向切开，于皮瓣的下方做垂直切口，切开皮肤、皮下组织和腹直肌鞘前层以暴露整个腹直肌。其后的解剖步骤如前述。

腹直肌供区一个潜在的缺点是切口疝。在关闭创口时应精细而认真地关闭腹直肌鞘，利用不可吸收缝线将腹直肌鞘前层对位缝合。在关闭切取腹直肌皮瓣以后遗留的创面时，可以将腹直肌鞘的外侧向中线拉拢与腹白线对缝，也可以将缺损的边缘与腹直肌鞘的后层缝合在一起。大多数情况下，腹直肌切取后不会引起腹壁强度降低的相关病变，为预防切口疝的发生，我们常规使用聚丙烯网片做腹直肌前鞘的修补。

（3）腹直肌皮瓣的优缺点及改良：传统的腹直肌皮瓣有两个明显的不足：对过于肥胖的患者，皮瓣显得很臃肿；由于术中切取了部分腹直肌前鞘和腹直肌，术后有发生切口疝的可能。为了克服上述缺点，1983年Taylor首先提出了改良的腹直肌皮瓣，该皮瓣仅在皮瓣的肌皮穿支自腹壁下动脉发出处携带一窄条的腹直肌肌袖。其后，Koshima对该技术做了进一步的改进。1994年，Allen首次将此皮瓣命名为腹壁下动脉穿支皮瓣，并将其应用于乳房再造。目前，腹壁下动脉穿支皮瓣在临床的应用越来越广，大有取代传统腹直肌皮瓣的趋势。

腹直肌皮瓣的血管蒂十分可靠，解剖变异少；制备时无须改变患者的体位，允许实施“双组手术”；游离移植时容易吻合成功，在头颈缺损的修复重建中具有很大的灵活性。超长蒂腹直肌皮瓣的应用明显延长了血管蒂的长度，使得血管蒂很容易到达对侧颈部，避免了血管移植的必要。而腹壁下动脉穿支皮瓣的应用，不仅保存了腹直肌的功能，防止术后切口疝发生的危险性，同时克服了传统腹直肌皮瓣过于臃肿的缺点，使得该皮瓣的应用更加灵活和可靠。

6. 背阔肌皮瓣　是医学文献记载最早的肌皮瓣，早在1896年Tansini就介绍了利用该皮瓣修复根治性乳房切除后的胸壁缺损。直到1978年，Quillen才首次报道用带蒂背阔肌皮瓣进行头颈部重建。由于该皮瓣具有神经血管蒂长而粗大、制备简单、面积大、供区病变小等优点，已成为头颈部重建的常用皮瓣。

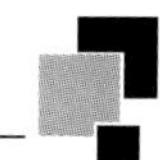

背阔肌的血供主要来自胸背动脉（图5-19）。背阔肌的运动神经为胸背神经，同时还接受 $T_2 \sim T_6$ 肋间神经的节段性支配，可以利用带胸背神经的背阔肌用于恢复运动功能。

游离背阔肌皮瓣的制备十分快速简单，血管蒂解剖恒定而可靠。背阔肌皮瓣的血管蒂长，血管口径大，质地较薄且通常无毛，并且能提供较大面积的皮岛，供区可直接拉拢缝合而无须植皮，从而使供区术后畸形和病变不明显。由于具备上述优点，背阔肌皮瓣已成为头颈部重建的常用皮瓣，主要用于覆盖广泛的头皮和颅骨缺损。该皮瓣特别适合于修复眼眶和颊部的洞穿性缺损，也可用于全舌切除后的修复等口腔内的大中型缺损。

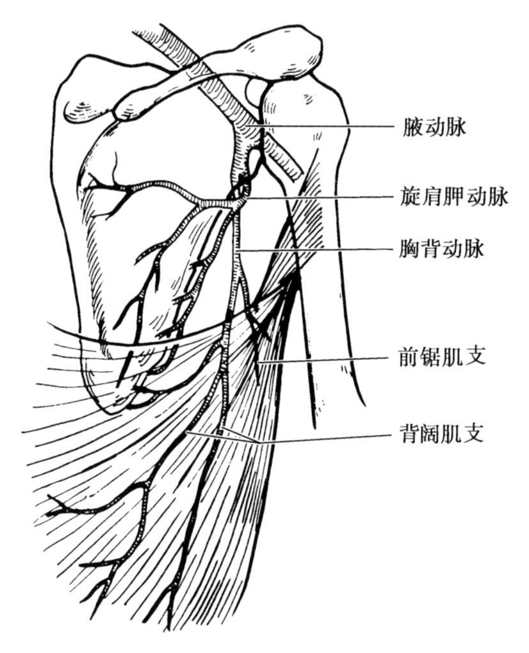

图 5-19　背阔肌的血液供应

背阔肌皮瓣最大的缺点是组织瓣制备时需变换体位，无法进行“双组手术”，因此延长了手术时间。近年来，随着游离腹直肌皮瓣在头颈部重建中的应用日益广泛，背阔肌皮瓣在头颈部修复中的应用比例正逐渐下降。

（七）组织扩张器

皮肤扩张技术一经出现，便受到临床广泛关注。组织扩张技术可用于头颈部多种缺损的修复。如果设计得当，组织扩张技术可具备局部、区域以至远位皮瓣的修复作用。组织扩张技术的突出优点是所提供的皮肤得以维持感觉功能和附属结构，用于修复缺损的皮肤多具备与受区相同或相近的颜色、厚度及附属结构（如毛发）等组织解剖特征。多数情况下，可通过简单的推进转移方式关闭缺损，供区部遗留需要修复的继发缺损，从而避免了一般皮瓣应用中必须破坏一个区域的结构或外形去修复另一个区域缺损的缺陷。

由于经过扩张的皮肤局部血运得到改善，不但增加了修复的成功率，而且提高了皮瓣应用的灵活性。必要时同一区域可进行两次或三次重复扩张，以便为达到更理想的修复效果，提供更充分的组织量。

头颈部组织扩张器的主要缺点是包括埋植和取出扩张器、完成修复两个外科步骤。另一主要缺点是组织扩张过程中出现难以掩盖的局部畸形，这一点术前应向患者详细说明。

1. 术前准备

（1）供区部位的选择：经扩张的皮肤应利于进行较简单的局部滑行或旋转皮瓣设计。

（2）扩张器类型的选择：组织扩张器由硅橡胶制成，有不同的类型和规格，容积自数毫升到数千毫升不等。基本可以分为两种类型：一种由扩张部、注射部及两者之间的连接部组成；另一种是扩张部和注射部为一整体。前者在头颈部多用，由于注射部与扩张部分开，不但减少扩张过程中刺破扩张器的可能，而且便于安排注射部的位置，如远离修复区域，甚至可置于体表。

（3）埋植扩张器前应预防性使用抗生素。

2. 手术要点　组织扩张技术虽然并不复杂，但却可使以往常规方法难以完成的缺损修复成为可能。外科医师术前应对缺损部位、范围作出精确的判断及达到最佳修复效果的治疗设计。

（1）麻醉：根据植入扩张器的类型、部位、数量及患者全身情况可选择局部浸润麻醉或全身麻醉。

（2）切口设计：埋植扩张器的切口多设计在正常组织与拟修复缺损区域的交界处。若需进行多部位组织扩张技术，须根据修复缺损的局部皮瓣设计的要求来安置切口的位置。

（3）在进行头皮区域或额部皮肤扩张时，应在帽状筋膜与骨膜之间做相应范围的潜行分离。在颈部，扩张器可安置在皮下层或颈阔肌下层。剥离范围应能够顺利植入扩张器为度，即扩张器植入后其基底部应平展，不可扭曲或折叠。扩张器的注射部位应经同一切口植入，通过潜行剥离的“隧道”进入单独的囊腔内。

（4）植入扩张器后，通过注射部即刻注入 50mL 液体，以利消灭无效腔和对植入囊腔压迫止血，并有助于检查扩张器的就位情况和是否存在有渗漏现象。用不可吸收缝线分层缝合皮下和皮肤，操作中注意切勿损伤扩张器。

（5）扩张器植入 2 周后开始扩张。以头皮针接 50mL 注射器经皮肤刺入注射部。诸如盐水的量依据表面皮肤张力变化及患者耐受程度而定。一般以扩张器表面皮肤轻微变白为度，然后缓慢回抽至皮肤颜色恢复正常。注入盐水引起的局部疼痛不适感觉常持续 24~48h。通常 1 周扩张 2 次，如果进行更为快速地扩张，各种并发症的发生概率将随之增加。

（6）扩张过程中皮肤逐渐变薄，扩展器周围形成软组织囊，表面皮肤常发生可逆性蓝色或红色改变。有时可见扩张的皮下静脉，须与发绀或感染等并发症加以鉴别。

（7）当扩张器表面被扩张的皮肤的弧长相当于缺损宽度的 3~4 倍时可终止扩张，完成这一过程，在面颈部约需 6~8 周，头皮部约需 12 周。

（8）取出扩张器和修复缺损在同一次手术中完成。释放全部或大部分盐水，从原切口或拟作的皮瓣切口取出扩张器。根据修复缺损的术前设计和术中具体情况，形成带蒂推进或旋转皮瓣。由于扩张后皮肤血运丰富，允许适当修整去薄以更适应被修复区域的形态要求。供区放置负压引流，创面关闭与术后处理同一般皮瓣外科常规。

3. 并发症及处理　皮肤扩张术的并发症较多见，但经过正确的处理多不会对手术效果产生严重的影响。头颈部并发症的发生率因部位而异，以颈部发生率最高（69%），额部次之（50%），头皮区最低（17%）。

（1）皮肤坏死：因伤口裂开、皮肤坏死而发生扩张器暴露为较常见且严重的并发症，约占并发症的 30%。造成此种并发症主要有两个原因。首先是置入扩张器的切口过于邻近扩张中心区，在扩张过程中，切口处承受张力过大而裂开。此外，由于持续扩张，扩张器表面的皮肤和软组织囊逐渐变薄也是发生坏死的重要原因。应注意植入扩张器时潜行剥离的层次和范围，以保证表面皮肤的厚度和质量。切勿因操作不当造成覆盖扩张器的软组织形成过于薄弱的区域。应避免在已受到放射性损害的部位植入扩张器。若已发生扩张器的暴露，则不宜继续进行扩张，应立即取出扩张器并进行修复手术。若因组织量不足而难以达到预期修复效果，则可重新设计，在初步修复的同时再次植入扩张器。

（2）扩张器渗漏：扩张器内液体一旦发生渗漏常使扩张术被迫终止。避免发生此类情况主要有两个环节：①术前仔细检查扩展器是否完好无损。尽量选择合适的扩张器，避免术

中对连接部位做剪短、重新连接等处理。②植入手术及扩张操作过程中注意勿损坏或刺破扩张器的扩张部、注射部及连接装置。

(3) 感染:头颈部血运丰富,皮肤扩张术后感染并不多见。局部红肿、皮温高、剧烈疼痛等为存在感染的明确指征。抗生素应用和引流为有效的对症处理措施。发生严重感染时,应取出扩张器,腔内填塞或引流。

(4) 血肿或血清肿:术后即刻至数周内可能出现血肿或血清肿。若在血管瘤病损区周围行皮肤扩张术时,此类并发症的发生率较高。植入扩张器手术过程中应注意彻底止血,并于术后即刻注入适量的生理盐水使扩张器充盈以利压迫止血。术后正确引流是预防血肿或血清肿发生的重要环节。一旦出现血肿或血清肿,多次抽吸是主要治疗措施之一。

(5) 疼痛:皮肤扩张术后及注射生理盐水后多数患者产生不适感或轻微疼痛。剧烈疼痛可能与扩张速度过快或局部神经解剖因素有关,并须与感染相鉴别。前额部由于有眶上神经和滑车上神经的丰富分支,常为疼痛的好发部位。

三、生物材料在软组织缺损整复的应用

近年来,生物工程皮肤代用品的研制取得了显著进步,并有多种皮肤代用品已在临床使用。临床常用的有完全由培养的角质细胞构成的代用品表皮细胞膜片(如 Epicel)、胶原凝胶皮肤替代物(如 Apligraf)、无细胞胶原海绵(如 Integra)和经脱细胞和异体脱细胞真皮基质。

1. 表皮细胞膜片　自体表皮细胞膜片(商品名为 Epicel),是取患者自体表皮细胞经体外培养后回植于患者创面的皮肤替代物,其最大优点是能用自体细胞提供大面积的永久性创面覆盖,成功重建表皮,阻止水分丢失和微生物污染。在全球已作为烧伤治疗的常规广泛应用。然而其缺点是必须取患者的表皮细胞以及需要 2~3 周的准备时间;缺乏真皮成分;表皮细胞膜片薄而易碎,移植后有起疱倾向,对机械损伤高度敏感;移植成功率主要与创面细菌污染程度有关;费用昂贵;获得的临床效果差于自体皮片移植。

2. 胶原凝胶皮肤替代物　胶原凝胶皮肤替代物[Organogenesis 公司研制,商品名为 Apligraf(Graftskin)],是在含人成纤维细胞(同种异体)的胶原凝胶表面种植异体表皮细胞,再经培养获得。优点是组织学表现接近正常真皮;生产胶原凝胶皮肤替代物的必需细胞数量相对较少;可达到一次外科手术同时重建真皮和表皮。其不足之处是创面感染发生率和免疫排斥反应较高,创面收缩率高,胶原成分易被胶原酶消化降解,脆性大,操作困难,且胶原凝胶工业生产过程复杂。目前,胶原凝胶皮肤替代物广泛应用于糖尿病患者下肢溃疡和静脉性下肢溃疡。

3. 无细胞胶原海绵　以 Integra Life Sciences 公司制造的商品名为"Integra"为代表,由戊二醛交联的牛Ⅰ型胶原与硫酸软骨素构成"真皮","表皮"为硅膜。优点是应用于创面后"真皮"可逐渐自行降解而患者自己的内皮细胞和成纤维细胞长入形成新的真皮结构,瘢痕发生率低,创面收缩轻,外形好,形状、大小和厚度易于改变,有良好的机械性能。主要缺点有:易感染,费用昂贵,可引起排斥反应和炎性反应,使用牛胶原可能存在病毒感染和免疫反应的风险,可能诱发自身免疫性疾病。

4. 异体脱细胞真皮基质(allograft dermal matrix,ADM)　脱细胞真皮基质选用异体皮

片，采用特殊工艺脱掉表皮，将真皮内可能被宿主识别而引起排异反应的成纤维细胞、血管内皮细胞等细胞成分脱除，制备成保留了由胶原蛋白、弹性蛋白、蛋白多糖、糖蛋白等低抗原物质构成的细胞外基质，并完整保留了真皮层与表皮层之间的基底膜。细胞外基质的种属差异小，抗原性弱，可支持来源于宿主、具有再生能力的成纤维细胞、血管内皮细胞按照应有组织学方式浸润长入，继而与宿主组织在无细胞免疫反应及炎症细胞浸润的状况下，达到无差别整合，并为细胞提供生存的三维空间，有利于细胞获得足够的营养物质，进行气体交换并排出废物。有研究表明，应用异体脱细胞真皮基质修复口腔黏膜缺损取得了良好的治疗效果。

四、软组织瘢痕的治疗进展

口腔颌面部创伤或手术后多遗留瘢痕。瘢痕应尽量符合以下要求：①瘢痕平整，不隆起、凹陷或挛缩；②颜色和质地与邻近皮肤相近；③瘢痕长轴与皮肤张力松弛线平行，并应尽量位于自然皮肤沟纹、面部美容单位或亚美容单位交界线内；④瘢痕较窄细；⑤避免直线而连续的瘢痕。

增生性瘢痕和瘢痕疙瘩是对创伤产生的异常组织反应，可导致明显的形态和功能障碍。人类是唯一出现增生性瘢痕和瘢痕疙瘩的物种，在美国黑人、西班牙人和亚洲人更容易出现。虽然增生性瘢痕和瘢痕疙瘩的发病机制仍不清楚，但有研究显示免疫系统、激素、血型、遗传和 HLA 蛋白与其相关。针对增生性瘢痕和瘢痕疙瘩的治疗都基于以下概念：①控制创伤修复的机械特性；②纠正胶原合成和降解的不平衡；③调整免疫/炎症反应。具体的治疗方法如下。

1. 压迫疗法　可使用特殊的衣物或设备。施加的压力至少达到 24mmHg，以超过内在的毛细血管压，但必须低于 30mmHg 以避免影响周围组织的血液循环。压力产生缺血，降低组织代谢，增加创面内胶原酶活性。为了获得更好的治疗效果，加压衣物必须每天穿戴 18~24 小时，至少 4~6 个月，因为早期解除压力往往会继发反弹的瘢痕增生。

2. 瘢痕内皮质激素注射　类固醇激素被认为能减少胶原和糖胺多糖的合成，缓解炎症并减少成纤维细胞和生长因子在瘢痕愈合中的作用。瘢痕内皮质激素治疗的效果变异很大，有效率 50%~100%，复发率 9%~50%。常用的类固醇制剂包括醋酸氢化可的松、甲泼尼龙、地塞米松和曲安奈德，其中曲安奈德最为常用。类固醇激素可以和利多卡因混合使用，以减轻注射疼痛。

3. 硅凝胶　用于治疗瘢痕疙瘩仅有 10 余年历史，但已获得良好的治疗效果。目前临床常用瘢痕贴、瘢痕敌、瘢贴宁、瘢痕平等硅凝胶制品。本疗法起效较慢，一般在 3 个月以后，不良反应少，可有湿疹、瘙痒等。硅凝胶的作用机制目前尚不明确，可能与局部压力、氧分压、温度、湿度改变有关，也可能与表面静电有关。

4. 手术治疗　包括单纯手术切除缝合、手术切除后植皮或皮肤软组织扩张器的应用等。手术强调除严格遵守无菌无创技术外，还应注意无张操作技术，采用各种减张技术，如创口方向与皮肤纹理的方向一致或通过分层缝合把张力转移于皮下组织等。单纯手术切除瘢痕疙瘩的复发率为 50%~80%，且范围较术前病灶大。James 提出瘢痕内切除的概念，优点是可以避免一旦手术失败，由于手术切口延长，导致病灶扩大的可能。目前一般把单纯直

接切除缝合作为绝对禁忌证，若与药物注射、放射治疗等方法联合使用方可考虑。

5. 放射疗法　手术后早期进行放射治疗就有较好的治疗效果，射线剂量一般为800~1 500rad，分3~4次给予。其作用机制是破坏结缔组织干细胞，从而使瘢痕疙瘩中胶原的合成和分解建立平衡。放射治疗的不良反应包括色素沉着、局部瘙痒、感觉异常和疼痛。目前放疗一般是和手术联合治疗瘢痕疙瘩，多主张切除后早期放疗，放疗越早，复发率越低，超过5天疗效下降。

6. 激光　血红蛋白吸收激光，产生选择性光热分解作用，导致局部真皮血管的局部升温，从而产生组织缺血和胶原分解。目前，常用激光器的类型有CO_2和Nd∶YAG激光。

7. 冷冻　临床发现应用液氮冷冻治疗瘢痕疙瘩疗效满意，小面积瘢痕疙瘩极少复发。其基本原理是通过缺血损伤和坏死减少瘢痕过多的体积。

目前，临床上更多将手术、放疗、药物注射、冷冻、激光、硅凝胶等疗法采用二联或三联，甚至四联治疗瘢痕疙瘩，以提高治疗效果。

第二节　软组织缺损整复的实验研究

一、可用于软组织重建的种子细胞

组织工程皮肤作为组织工程研究中较为活跃的领域，是在无细胞的生物材料中引入特定的种子细胞，通过一定的组织构建，形成更加接近于人体组织结构的生物活性替代物。目前用于皮肤组织工程构建的种子细胞主要包括表皮细胞、成纤维细胞、干细胞等。

1. 表皮细胞　来源于胚胎外胚层，由于表皮细胞表达组织相关性抗原，可引起机体的排斥反应，因此目前组织工程所采用的表皮细胞大多为自体细胞。但由于自体细胞的数量及增殖能力有限，需要3~4周的培养时间，对于急需覆盖创面的大面积烧伤、创伤患者，显然无法满足治疗需要，这也成为表皮细胞在组织工程应用过程中亟待解决的问题之一。研究表明，可通过以下途径进行解决：①缩短体外培养时间。如利用表皮细胞载体来缩短表皮细胞体外培养的时间，或将角质形成细胞悬于含纤维蛋白原与凝血酶的纤维黏液中，直接用于烧伤创面。表皮细胞在纤维构架中继续生长，同样可达到缩短表皮细胞体外培养时间、及时覆盖创面的目的。此外，动物实验表明，将异体细胞与自体细胞按一定比例混合培养，不但可以缩短表皮细胞体外培养的时间，移植后也未发现明显的排斥反应，达到一次性修复创面的目的，而且异体表皮细胞合成与分泌的多种生长因子能有效促进自体表皮细胞的增殖。②提高细胞增殖能力。如通过胶原与连接蛋白构成的复合基质吸附或采用流式细胞仪技术提高表皮干细胞比例，进而提高培养细胞的增殖能力。③降低细胞抗原性。研究发现经长期传代培养或利用基因敲除技术可降低表皮细胞的抗原性，研发通用型低免疫原性的表皮细胞也是很有意义的探索。也可采用抗原性较低的胎儿细胞作为组织工程的种子细胞来源。

2. 成纤维细胞　成纤维细胞的生物学作用广泛，增殖快，黏附力强，同时因为成纤维细胞，特别是胎儿来源的成纤维细胞免疫原性低，不引起机体明显的排斥反应，因此成纤维细胞是目前皮肤组织工程应用最为广泛的种子细胞。通过成纤维细胞构建的活性真皮替代物，真皮层具有细胞活性，比较接近正常状态，成纤维细胞的存在使真皮基质结构更加有序化，并且其分泌的某些细胞因子及基质成分，能够对真皮替代物的表面进行修饰，增强血管内皮细胞的移行能力，进而加快血管化速度，促进表皮细胞吸附生长、分化以及增强基底膜形成的能力。

成纤维细胞是皮肤组织损伤后的主要修复细胞，其修复功能主要是通过分泌多种细胞外基质及细胞因子等成分实现的。但在人工活性皮肤中，由于受局部酶解作用等因素的影响，细胞因子的局部浓度较低，时效和量效常无法达到组织再生与改建的要求，而且也无法满足短期内人工活性皮肤迅速血管化的需要。近年来，随着分子生物学方法与技术的快速发展，使人为调控成纤维细胞的生物学功能成为可能，其中以基因转染技术在成纤维细胞研究中的应用最为广泛。利用重组生长因子质粒转染成纤维细胞，使转基因细胞稳定表达特定的生长因子，实现一定的生物学效应，是目前的研究热点之一。迄今为止，多种生长因子转染的成纤维细胞表达体系已经成功构建。

3. 干细胞　干细胞的全能性和无限增殖的特点决定了其应用前景十分广阔。从理论上讲，用单一的干细胞就能够克隆出含多种细胞的复杂而立体的皮肤组织。干细胞包括胚胎干细胞、成体多潜能干细胞、定向干细胞等。用作皮肤组织工程种子细胞的干细胞除了来自皮肤局部外，也可以是来自其他组织的干细胞。由于胚胎干细胞的使用受到伦理学的限制，并且具有一定的免疫原性，因此目前研究倾向于使用多潜能干细胞和定向干细胞。关于皮肤组织工程干细胞的研究目前还多处于实验阶段，重点主要集中在如何进行体外扩增及防止老化，更为重要的是如何诱导干细胞定向分化为特定的功能细胞。

二、脂肪干细胞的研究进展及应用前景

脂肪组织在人体内储量丰富，获取简便，通过抽脂从中获得的大量脂肪干细胞（adipose derived stem cells，ADSCs）不仅在体内外具有多向分化潜能，在不同的诱导因子作用下可以向脂肪细胞、软骨细胞、肌细胞、成骨细胞、神经细胞、神经胶质细胞及胰岛细胞分化，而且可以分泌多种促血管生成因子和抗凋亡因子。最新的研究发现，ADSCs 作为基因治疗的靶细胞具有抗炎、抗氧化的作用，有望成为临床上用来修复受损组织和器官的理想干细胞来源，同时也为一系列疾病的治疗提供了新的思路。

干细胞的临床应用价值主要表现在其组织修复与重建中。ADSCs 能向各细胞系分化，包括中胚层来源的骨细胞、脂肪细胞、软骨细胞、平滑肌细胞、血管内皮细胞及神经细胞等，现在临床上主要的应用策略为定向诱导、体外扩增干细胞后，与载体支架一起移植入人体或实验动物体内。ADSCs 可以在一定的培养条件下分化为成骨细胞，ADSCs 作为种子细胞放于网状支架中，成功修复狗的颅骨损伤模型，为临床治疗骨损伤提供新途径。

ADSCs 以其优势具有很高的应用潜力。然而，在真正临床应用前，还有很多的问题亟待解决。例如，干细胞移植时选用自体同源的 ADSCs 可以免除排斥反应等问题，有时要求患者自身提供所需的细胞有很大难度，因此异体 ADSCs 的移植备受关注。传代以后的人 ADSCs 减少了表面组织相容性抗原的表达，并且当与异基因外周血单核细胞共同培养，它们不能刺激混合淋巴细胞的反应，表明体外环境下 ADSCs 不会引起 T 细胞的细胞毒作用。但是，机体排斥反应的机制比这复杂得多，今后需要有更多的实验来验证同种异基因 ADSCs 移植不会引起强烈的免疫反应和后期的排斥反应。另外，现在针对 ADSCs 的特性大多数是

在体外环境中验证的，在体内复杂的各种体液因子的调控下会产生何种反应都不甚明了，将来的重点应转移到体内和诱导分化时基因表达变化和信号传导的精确机制中。

第三节　治疗设计

一、唇　缺　损

（一）唇红缺损

唇红组织缺损的重建可利用唇内侧黏膜及舌黏膜。

1. 唇内侧黏膜　单纯唇红黏膜缺损，可用唇内侧黏膜向外推进，与皮肤侧切缘直接拉拢缝合后，即形成新的唇红区（图 5-20）。但当唇红黏膜深面的口轮匝肌也存在缺损，下唇的缺损成为四方形，此时，采用唇内侧黏膜推进法则显组织量不足，而需采用舌黏膜修复。

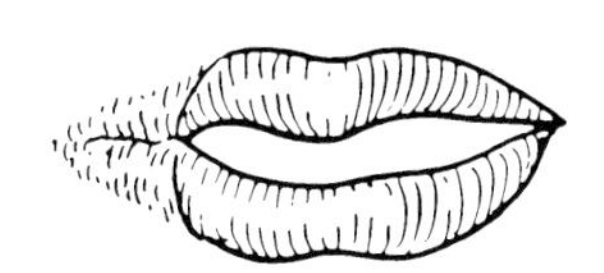
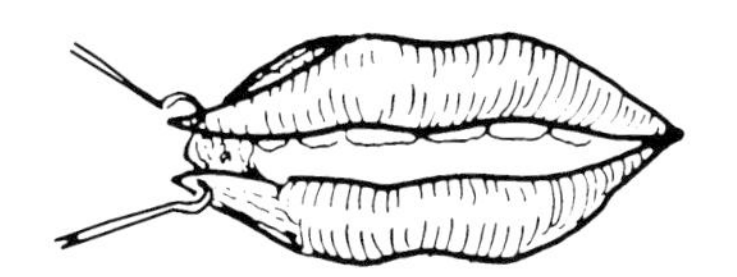
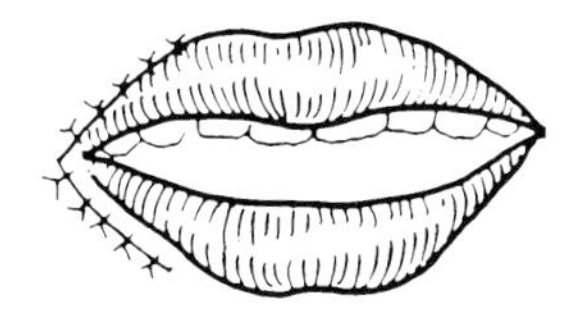

图 5-20　推进黏膜组织瓣修复唇红缺损

2. 舌黏膜　采用有舌肌支持的舌黏膜瓣推进法，可较满意地修复下唇全长甚至包括口角的唇黏膜和口轮匝肌复合缺损（图 5-21）。舌瓣的设计应与唇缺损的外形和长度相适应，由于舌组织缺乏真皮层，无法承受缝合时的张力，因此，舌瓣应包括黏膜和一定厚度的舌肌，后者的厚度及形态应与唇部组织缺损相匹配，形成弧形的唇红缘。

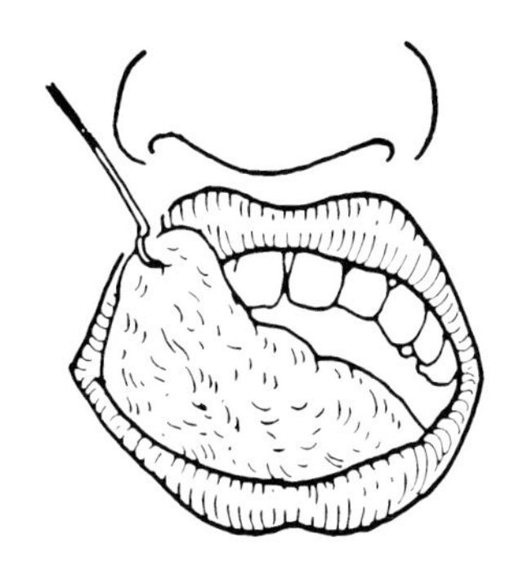
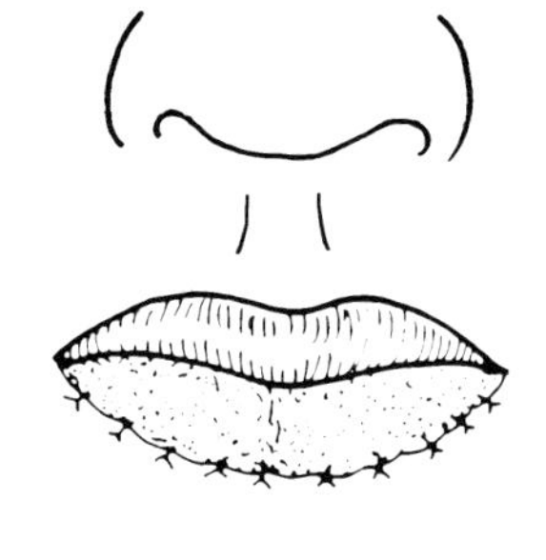
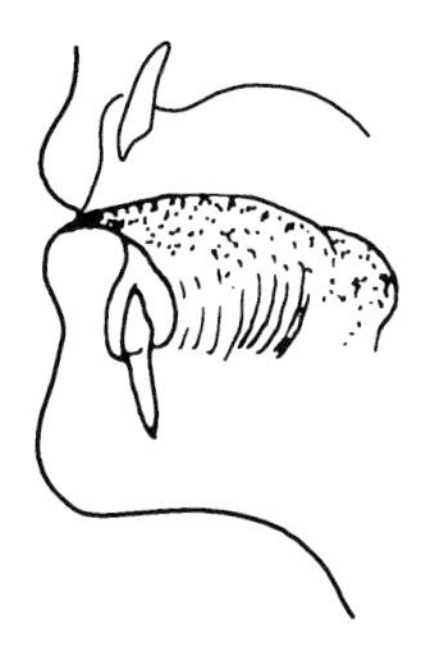

图 5-21　舌瓣转移修复唇红缺损

（二）下唇缺损

下唇组织较为松弛，缺损为唇宽的 1/3，可直接拉拢缝合，一般不影响功能。但当缺损超过 1/3 时，需要进行修复重建。

下唇缺损重建的基本原则是：利用口角外侧皮肤的松弛性及这些松弛组织向鼻唇区靠拢，既可以单侧应用，也可以双侧应用。重建下唇缺损的方法较多，如经典的扇形瓣（图 5-22）、神经血管化扇形瓣、Mc Gregor 改良扇形瓣、滑行推进瓣等，可根据缺损的情况以及术者的经验和习惯加以选用。

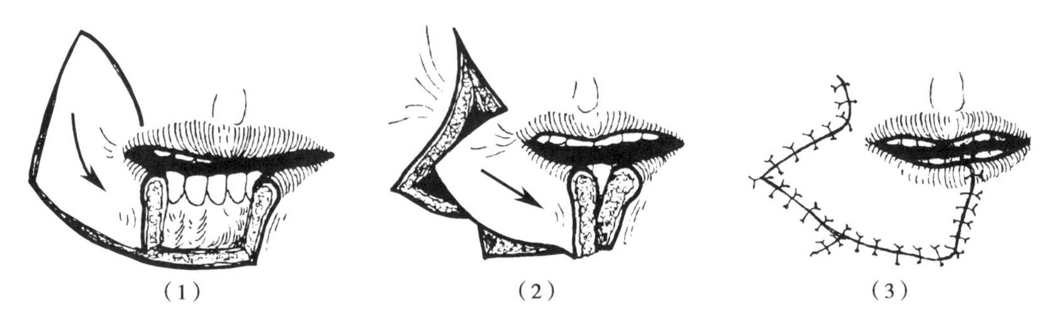

图 5-22 下唇缺损经典扇形瓣修复
(1)切口设计;(2)组织瓣转移;(3)创面关闭后。

(三) 上唇缺损

如前所述,下唇缺损达唇宽 1/3 可直接拉拢缝合,而不致产生明显的小口症,加之下唇组织,包括皮肤、肌肉及黏膜约与上唇组织非常相似,因此,选择下唇组织转移来修复上唇缺损是较常用和较理想的方法。唇红缘附近有唇动脉,只要带唇动脉细窄的蒂,即可既容易又安全地将下唇瓣旋转转移到上唇,来修复上唇组织的缺损,临床上最常用的 Abbe 瓣就是基于这一特点而设计的(图 5-23)。

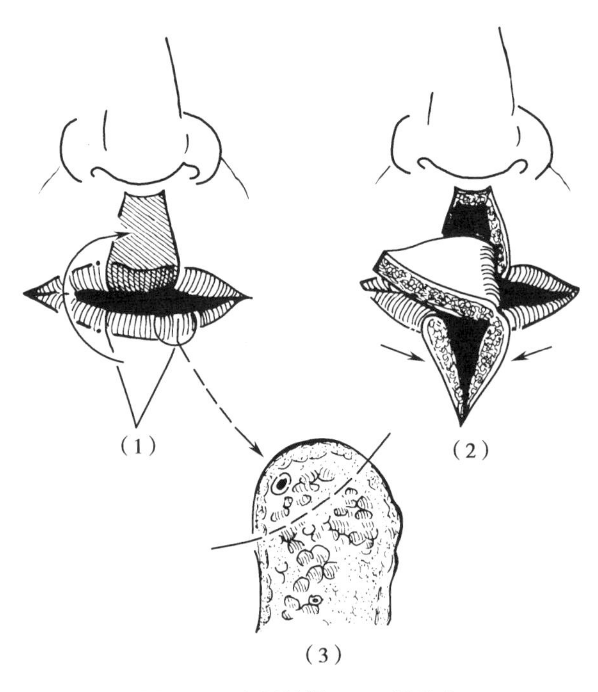

图 5-23 上唇缺损 Abbe 瓣修复
(1)切口设计;(2)下唇带蒂瓣转移到上唇,下唇直接拉拢缝合;(3)显示唇动脉所在位置。

Abbe 瓣的最大允许宽度是下唇宽度的 1/3,因为切除下唇组织后直接拉拢,而不致引起口裂明显缩小的组织量是 1/3。在将下唇动脉完整地保留在组织瓣内的前提下,蒂越窄,瓣的转移越容易。2 周内,Abbe 瓣可安全地断蒂,完成重建,并可将唇缘进行适当修整。

（四）涉及口角的上、下唇缺损的修复

涉及口角的上、下唇缺损常采用Abbe-Estlander法修复（图5-24）。其设计与Abbe法相似，但将位于中间的蒂设计在唇外侧近口角处，V形的外臂与口角的红唇相贴，内臂作为蒂的唇红缘。将瓣掀起后，旋转180°，充填对侧唇的缺损，蒂形成新的口角，遗留缺损直接拉拢缝合。

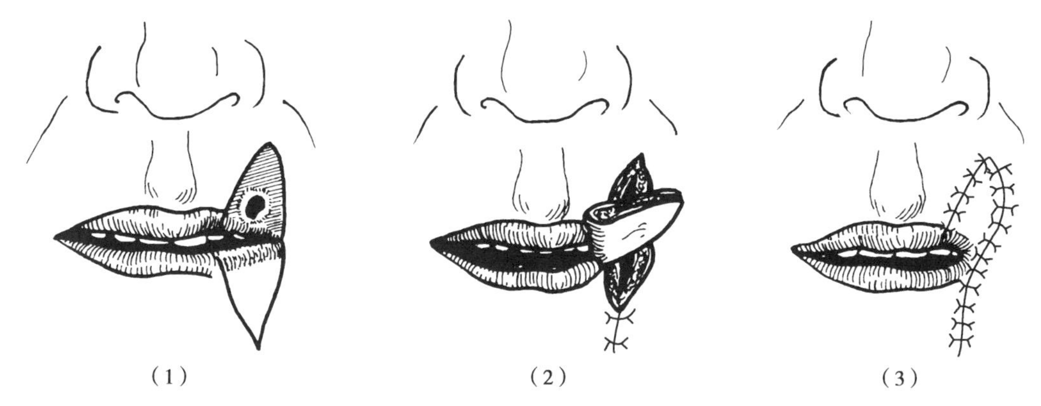

图5-24　Abbe-Estlander法修复涉及口角的唇缺损
（1）切口设计；（2）组织瓣形成；（3）创面关闭后。

二、鼻缺损及畸形

（一）鞍鼻

鼻部损伤，特别在鼻骨骨折后未能适当处理，可继发鞍鼻畸形。此外，鼻中隔脓肿未及早处理，感染可损坏鼻中隔软骨，也可发生此类畸形。

整复鞍鼻所使用的材料有自体组织与生物材料两种：自体组织可用自体或异体肋软骨以及髂骨；生物材料以成形固体硅橡胶为常用。

鞍鼻的整复以恢复正常外形为主，其手术步骤如下。

1. 术前准备　应估计好植入体的大小和形态，必要时，预先制备好蜡型，以作为术中修整植入体时的参考。

2. 切口　沿鼻尖、鼻翼边缘做“鸟形”切口，近年来也有人做上唇唇沟内横切口或鼻腔内鼻翼两侧侧切口。

3. 剥离　切开皮肤或黏膜、皮下组织，然后用细剪向鼻根部行潜行剥离；剥离后形成的腔隙，以植入体正好放入为度，便于术后固定，并达到预期的外形。如潜行剥离的层次在骨膜下则更容易固定移植体。切不可将皮肤在剥离过程中穿通。

4. 填入充填物　将植入体修整合适后，最好一次放入创口固定，如不合适，应估计好修整的部位与量，再次取出稍加修整。

5. 缝合及加压固定　原位严密缝合，鼻孔内置入衬以油纱布的橡皮管；鼻背再加用压力敷料包扎固定。

（二）鼻小柱及鼻翼缺损畸形

临床上，单独的鼻小柱畸形及缺损较少见，一般均合并有鼻翼、鼻尖的畸形和缺损。损伤是鼻小柱、鼻翼畸形及缺损最多见的原因。由于鼻软骨前部与皮肤黏附较紧，故常形成鼻部软骨缺损,造成鼻小柱、鼻翼、鼻尖部畸形。

整复方法如下。

1. 鼻小柱缺损　鼻中隔存在者,可采用上唇皮瓣或鼻唇沟皮瓣转移整复。由于上唇组织量不大,故上唇皮瓣只限于上唇组织正常而鼻小柱缺损不多者,临床上应用不甚广泛。鼻小柱缺损同时伴有上唇缺损时,则可在两侧鼻唇沟组织瓣转移修复上唇的同时一期修复鼻小柱。如行三合一组织瓣修复,则鼻小柱可设计在下唇交叉转移的组织瓣上。

单纯鼻小柱缺损而周围组织较丰富的情况下,可选用耳垂游离移植皮瓣转移。鼻小柱伴鼻中隔缺损时,一般只修复鼻小柱而无须修复中隔。由于缺损较大且无中隔支持,故多用鼻唇沟皮瓣修复。皮瓣蒂可设在上方(鼻旁),也可设计在下方(口角旁)。由于需要二次断蒂,故常形成管状皮瓣进行修复。为避免面部形成继发性畸形或瘢痕,偶可用上臂内侧小皮管修复。

2. 鼻翼缺损畸形　鼻翼缺损的整复方法,应根据鼻翼缺损的范围、瘢痕组织的性质以及缺损周围组织健康的情况而选择。

(1) 全厚皮片移植法:系利用缺损周围瘢痕组织翻转作为衬里,全厚皮片移植修复鼻翼外层。全厚皮片可取自颈部或耳后区,移植后加压包扎。鼻孔仍用由碘仿或油纱布外绕的橡皮管或塑料管支撑鼻翼,外在以胶布固定敷料。

(2) 局部皮瓣整复法:适用于一侧或双侧鼻翼全缺损(图 5-25)。可设计鼻唇沟皮瓣折叠形成鼻翼的鼻腔面与皮肤面。多在缺损的外侧缘延伸向下设计鼻唇沟皮瓣,其长度应是缺损直径的 2 倍以上。鼻唇沟皮瓣与缺损区的外侧缘不能断离,以保持血供;继之使皮瓣向鼻腔侧翻转与缺损的上、内、外边缘的创面缝合形成鼻腔面。在缝合外侧缘时,应将皮瓣蒂部缝合处上皮切除少许,造成创面,以便缝合,然后将皮瓣剩余的远端二分之一当作皮肤面再行折叠缝合。供区可直接缝合关闭。

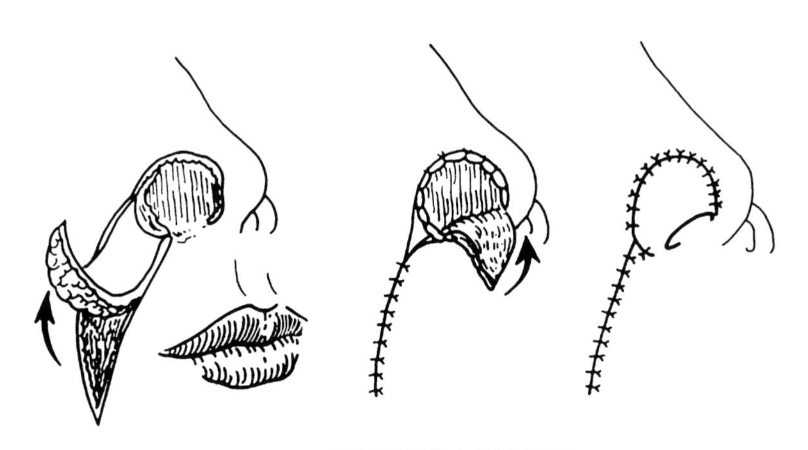

图 5-25　局部皮瓣修复鼻翼缺损

鼻唇沟皮下皮瓣或隧道皮瓣修复法的优点是一般只需一次手术,特别适用于鼻翼肿瘤切除术后的立即整复。

(3) 耳郭复合组织游离移植法:本法对鼻翼缺损不超过 1.5cm 左右,而且鼻尖及鼻翼基底完整者效果较佳。在耳郭后缘中部切取包括软骨皮肤底全层复合组织瓣,供区直接缝合;然后与鼻翼缺损区缝合,缝合完毕后,仍行鼻孔内与外面双层加压包扎 14 天。本手术方法最大的优点是无面部继发性畸形,由于无血管可供吻合,故移植体较小是其缺点。

（4）鼻小柱、鼻尖、鼻翼联合缺损的整复：一般应根据缺损情况灵活设计手术方案，普遍认为以上臂内侧皮瓣修复较好。

3. 全鼻缺损　应包括鼻骨、鼻软骨、鼻中隔软骨以及皮肤的完全缺损，这种缺损的整复所需组织较多。有时鼻部软骨全部缺损形成的鼻部挛缩和塌陷，以及鼻下部的完全缺损也需应用全鼻整复术才能获得良好的效果。

修复方法根据实际缺损情况不同而设计上可有变异：对鼻根部尚完整的鼻缺损，多用额部正中三叶瓣转移形成鼻部（图 5-26），但需二期断蒂修整；如采用隧道皮瓣转移，则可一次完成鼻成形。皮瓣的血供由滑车上动脉提供，术中切勿损伤。额部余留创面用全厚皮片移植。近年来由于皮肤扩张技术的应用，取瓣后可直接拉拢缝合而不必植皮。

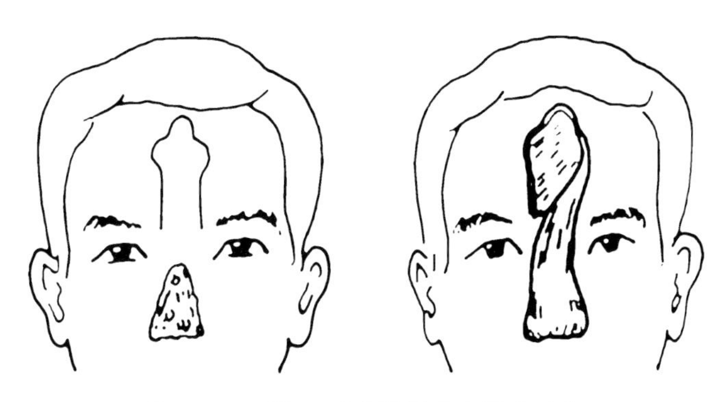

图 5-26　额部三叶皮瓣转移全鼻成形术

应用血管吻合的游离皮瓣行全鼻重建，是近年来修复全鼻的又一方法，其成形效果与额瓣相似，但无额部继发畸形。

三、耳郭缺损及畸形

外耳主要由皮肤和软骨支架组成。软骨支架结构是外耳形态的解剖基础。外耳表面的皮肤具有明显的部位差异。外侧面皮肤和软骨膜紧密粘连，缺乏皮下组织。皮肤和软骨膜之间的筋膜层含有皮下血管网。外侧面皮肤与软骨连接的紧密程度，自耳甲区至外耳道口逐渐增加。外耳内侧面皮肤松弛，含有皮下脂肪层。皮肤与软骨表面连接松散。由于皮肤量较大且富于延展性，常可作为皮片和皮瓣的良好供区。外耳软骨是外耳的支架结构，外耳的上三分之二均含有软骨支架。外耳的动脉供应极为丰富，主要来自颞浅动脉和耳后动脉。动脉血管的解剖及动脉网的分布区域是局部皮瓣设计的关键因素。

外耳的修复方法因缺损的部位和范围而有不同选择。缺损可分为皮肤缺损（合并或不合并软骨缺损）和全层缺损。与软骨连接紧密的外侧皮肤缺损难以拉拢缝合关闭；皮肤较松弛的内侧面创面常可直接缝合。耳后为皮肤移植术常用供区，借助局部皮肤良好的松弛、延展特性，供区创面多能一期愈合。耳轮缘小型缺损，通过耳轮软骨的适当修整也可拉拢缝合关闭。

外侧面单纯皮肤缺损，处理方法以在软骨膜上进行皮片移植为主，所用全厚皮片常取自对侧耳后区。耳前区皮肤也可用于这类缺损的修复。肿瘤切除后常导致软骨膜缺损，受区条件不利于游离皮片的成活。如果暴露的软骨并非维持外耳形态结构的主要支架部分，可将其切除，以下方的皮肤创面作为全厚皮片的受区。外侧面的耳甲、耳舟及三角凹等区域均适合切除软骨后植皮。

如果外侧皮肤和下方支架结构缺损已造成明显形态缺陷或发生全层缺损时，多应将缺损修整成三角形，然后用复合移植体或包含支架结构的复合皮瓣修复。宽度小于 1.5cm 的耳轮或对耳轮缺损，将缺损修成三角形后多可顺利拉拢缝合，术后瘢痕并不明显，但外耳垂直高度相应减小。宽度大于 2cm 的耳轮或对耳轮缺损，多用对侧外耳相应部位外耳复合移植体修复。移植体宽度一般为缺损的二分之一，以便修复后两侧外耳形态仍保持对称。术后移植体的固定制动非常关键。可用 X 线片剪成适合局部外形的“夹板”，通过褥式贯穿缝合来固定移植体。也可去除相应缺损内侧移植体的表皮，再利用缺损区邻近皮肤覆盖其创面，从而明显扩大供受区接触面积，为移植体成活创造更有利的成活条件。以对侧外耳作为供区的复合移植体移植修复手术使两侧外耳都承受某些并发症的风险，所以这种设计并不总是首选方案。

多种类型的局部皮瓣已被用于修复外耳全层缺损。皮肤软骨复合推进瓣等为修复耳轮缺损的理想方法。利用耳轮组织的延展性，特别是耳轮区域的松弛性和组织量，以耳轮脚和耳垂为蒂形成皮肤软骨 V-Y 推进瓣为关闭耳轮缺损的典型术式。复合组织瓣有两种基本设计形式。一种是切口贯通耳轮全层；另一种是只切开外侧皮肤和软骨，保持内侧皮肤的完整性。前一种组织瓣更便于推进转移。耳轮、耳舟区域的动脉网状结构为形成狭窄的复合组织瓣提供了血运保障。根据耳轮缺损的范围，切除一定量的皮肤和软骨，使缺损呈便于组织瓣修复的三角形。大范围的耳轮缺损一般用换位复合组织瓣转移和皮片移植等方法加以修复。

耳前、耳后区都适合制作小型皮管，而这种皮管是修复耳轮缺损的极好供体。根据缺损部位和范围设计皮管形成的区域和大小，先形成双蒂皮瓣，创缘相对缝合成管状，一端离断后转移至受区相应部位，3 周后行断蒂术，完成缺损修复。耳轮区域长度大于 2.5cm 的缺损最适于皮管修复。

耳后换位岛状皮瓣在修复耳甲缺损或一定范围全层耳轮缺损方面表现出比较明显的优点。皮瓣以耳后动脉的外耳支为供应血管，以皮下组织为蒂，皮瓣转移、缺损修复一次完成，供区创面也易于关闭。根据缺损大小、形状在供区合适位置标定皮瓣轮廓，切口深度达耳后肌肉层，后方须切开乳突骨膜。自前上方解剖皮瓣，注意保护自下方进入皮瓣的血管。维持皮下组织与皮岛的连续性，将皮瓣转移至耳甲或耳轮缺损区。耳后皮瓣也可带蒂跨越转移，分两期完成修复手术。在外耳内侧面形成与耳后皮下蒂皮瓣类似的组织瓣，经过插入或跨越转瓣，同样可以修复外耳外侧面皮肤缺损，但可提供的皮肤面积较小，且蒂部血运可靠性不如耳后皮瓣。

四、眼睑缺损及畸形

眼睑缺损修复的目的是重建保护眼球的解剖结构与功能。从眼睑重建的解剖学角度看，眼睑可分为前后两层。前层由皮肤和眼轮匝肌组成，是眼睑的功能运动部分，并参与排泪功能的完成。后层由睑板和睑结膜组成。修复手术的设计取决于局部解剖结构缺损的范围、部位、形状和深度。表浅的缺损可只修复前层，全层缺损则必须行前后两部分重建，而且至少其中一部分必须具有充分的血液供应。

缺损类型和修复方法如下。

1. 直接缝合　适合于直接拉拢缝合的病例，解剖结构的缺损不足以引起眼睑功能的明

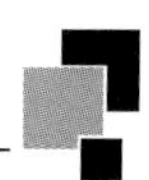

显障碍,达到较好的解剖外形是手术的主要目的。手术一次完成,并可保留眼睑正常解剖层次和睫毛。

2. 外眦成形术　当缺损范围较大时,直接拉拢缝合产生的张力或解剖结构的形态异常,应辅以外眦成形术。沿外眦做水平切口,切开皮肤、肌肉和韧带。在此切口的末端上方切除底边宽度约等于缺损宽度的三角形皮肤,然后将组织瓣向缺损区推进。创缘处睑板必须准确相对缝合,以保证睑缘的连续和稳定。睑缘行垂直褥式缝合,防止创缘错位。

3. 组织瓣转移术　组织瓣有局部皮瓣、肌皮瓣、睑板结膜瓣等多种类型,通过旋转、推进、换位等转移方式修复大型眼睑缺损。①局部皮瓣:推进皮瓣在眶周区域应用较普遍。单蒂矩形皮瓣在此区域实际是肌皮瓣,充分利用皮肤的伸展性,可修复面积达 $25cm^2$ 的缺损。菱形皮瓣是极适于修复内眦和眶外侧缺损的换位皮瓣,但在设计时须注意对眼睑和眉毛解剖位置的影响。上睑双蒂皮瓣是修复下睑皮肤缺损的主要方法。位于侧方的下睑缺损,也可用单蒂皮瓣修复。②肌皮瓣:Tenzel 皮瓣是包含外眦切开术在内的肌皮瓣,可关闭下睑范围达 75%的缺损。自外眦角为圆心,向内眦角画一半径为 20mm 的圆弧,在此范围内形成皮肤和眼轮匝肌复合瓣,并向下方做广泛潜行剥离,以保证组织瓣向内侧充分移动。外眦切开后,离断外眦韧带下脚。若移动幅度有限,尚须切断眼轮匝肌和眶隔。肌皮瓣下缘与眶下缘内面骨膜缝合,来为下睑提供充分的侧方和向后的解剖支持作用。眼轮匝肌和皮肤分层间断缝合。由于缺乏睑板结构,内面仅以黏膜作为衬里,术后可能发生睑外翻、下限等畸形。③睑板结膜复合瓣:亦称 Hughes 瓣,是利用上睑后层结构通过推进方式转移修复下睑缺损的传统术式,极适用于修复宽度超过 60%的下睑缺损。主要优点是以相同类型组织完成眼睑后层的解剖性修复。但需二次断蒂,两次手术之间,眼须维持 4~6 周的闭合状态。④骨膜瓣:颧骨带蒂骨膜瓣转移可修复下睑或上睑外侧后层缺损,并为眼睑后层提供可靠的侧方固定,有利于外眦形态的恢复,手术一次完成,无须破坏眼睑其他部位以及鼻部或耳部解剖结构。可在不做睑闭合的情况下同时进行上下睑修复。其缺点是作为眼睑支持结构,骨膜的强度较睑板有较大差异。

五、舌　缺　损

舌是口腔最重要的器官,舌缺损到一定程度时,必须进行舌再造,以最大限度地恢复舌功能。舌缺损修复的方法应根据缺损大小、部位以及是否伴有软、硬组织缺损等情况,选用不同的组织瓣(图 5-27)。

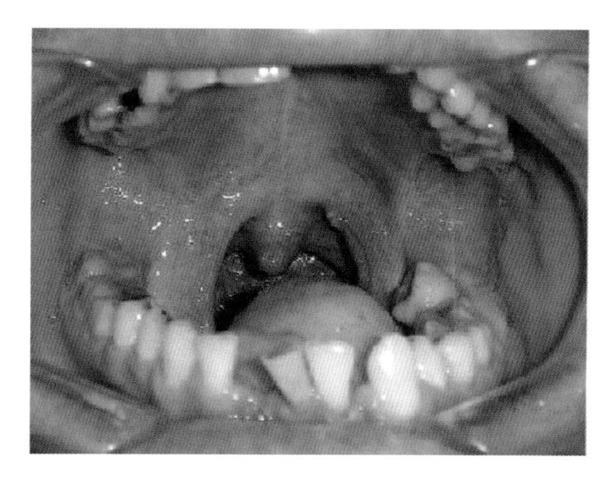

图 5-27　左舌创伤性缺损,舌粘连

(一) 舌体小型缺损

舌体小型缺损指舌体缺损在 1/3 以内者。由于舌的代偿能力很强,因此一般不必行舌再造术,可直接拉拢缝合。缝合时应将舌缘与舌缘、或舌缘与口底缝合,而不应将舌缘与颊黏膜或颊侧牙龈缝合,以免影响舌的运动以及以后义齿的修复。

(二) 舌体中型缺损

舌体中型缺损指舌体缺损 1/3 ~ 1/2

者。一般选用皮瓣或薄的肌皮瓣修复。游离皮瓣可选用前臂皮瓣(图 5-28)或上臂外侧皮瓣。带蒂皮瓣可选用全额皮瓣、胸三角皮瓣、颏下岛状瓣、锁骨上动脉皮瓣、鼻唇沟岛状皮瓣等。薄的肌皮瓣可选用颈阔肌皮瓣、胸锁乳突肌皮瓣以及股薄肌皮瓣等。

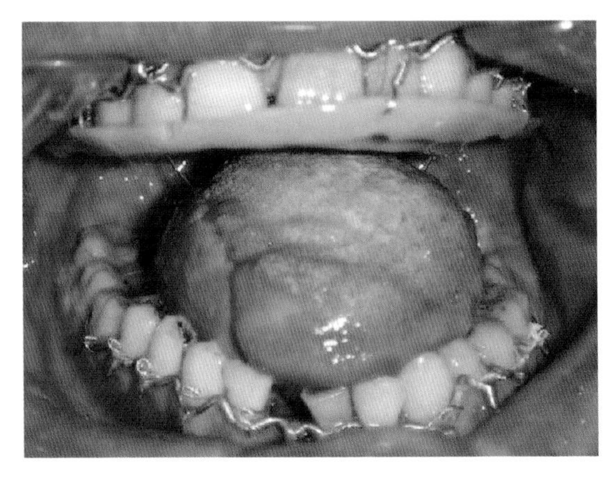
图 5-28　前臂皮瓣修复术后

（三）舌体大型缺损

舌体大型缺损指舌体缺损 2/3 以上者。因组织缺损多,需要提供较大的组织量才能恢复舌的外形和组织量。股前外侧皮瓣组织量丰富,正在逐渐成为大型舌缺损重建的主要游离皮瓣,也可选用背阔肌或腹直肌皮瓣游离移植。胸大肌皮瓣也是常用的修复方法,可采用带蒂或游离移植两种方式。

（四）舌根部缺损

舌根部缺损分为部分缺损和全部缺失,如为后者,则舌体部也无法保留,即典型的全舌缺损。对于部分舌根缺损,宜选择薄的皮瓣或肌皮瓣修复,如游离前臂皮瓣、颈阔肌皮瓣、股薄肌皮瓣等。如为全舌缺损,必须提供足够的组织,才能修复缺损,可选择股前外侧皮瓣、腹直肌皮瓣或背阔肌皮瓣等组织量丰富的皮瓣。

六、口腔黏膜缺损

（一）颊黏膜缺损

颊黏膜缺损的整复方法根据缺损的大小和深度进行选择。

1. 黏膜缺损面积不大,较表浅,未超过肌层的缺损,可采用游离皮片移植或生物膜修复。由于颊部开口肌很薄弱,不足以抵抗皮片的收缩力,故应严格掌握适应证。面积较大,涉及龈颊沟,或侵及肌层的缺损不宜采用游离植皮。

2. 面积不大且表浅的黏膜缺损,还可用邻近的黏膜瓣转移进行修复。如位于后颊部,可用颊脂垫转移修复。

3. 黏膜缺损面积较大,并深达肌层,但未累及口角者,可酌情使用游离皮瓣或额瓣、颞顶筋膜瓣、胸三角皮瓣、颈阔肌皮瓣、颏下岛状瓣、锁骨上动脉皮瓣修复,但以游离皮瓣为首选。

4. 邻近口角的前颊部小缺损,可选用蒂在下方的鼻唇沟瓣修复。

5. 颊部洞穿性缺损分为两种类型:单纯的颊部洞穿性缺损,以及包括口角和邻近上下唇的复合性洞穿缺损。

对于单纯颊部洞穿性缺损,应同时修复口内外两层组织,可选用两块组织瓣进行瓦合式修复,如用额瓣、颏下岛状瓣、锁骨上动脉皮瓣修复黏膜衬里,胸三角或胸大肌皮瓣修复皮肤缺损,或用前臂皮瓣、肩胛皮瓣等游离皮瓣覆盖外层缺损(图 5-29,图 5-30)。也可用一块组织瓣折叠式修复,如前臂皮瓣合前额皮瓣,将皮瓣折叠,一端充当黏膜,另一端充当皮肤,两

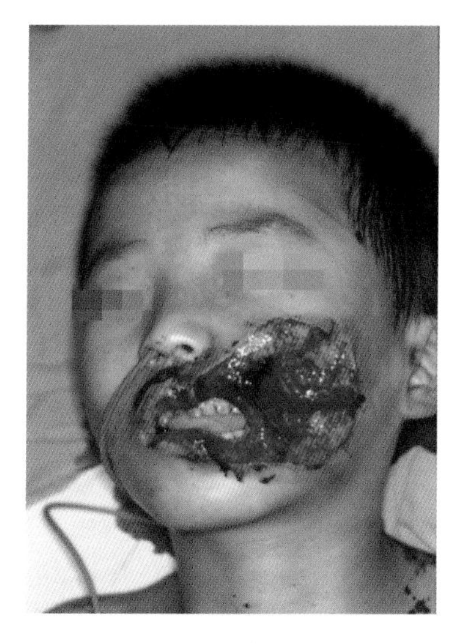

图 5-29　左面颊部切割伤

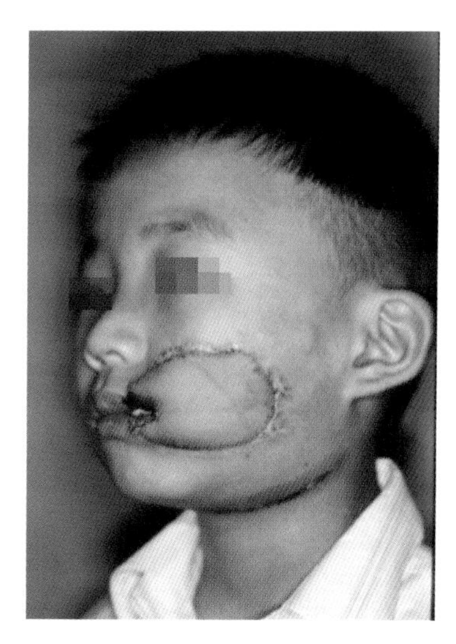

图 5-30　肩胛皮瓣修复术后

瓣之间去除一条表皮，形成创面，使其与前端口角部的黏膜和皮肤缝合，封闭洞穿性缺损。

对包括口角及部分唇一并切除的复合性洞穿缺损，可采用折叠式胸大肌肌皮瓣、双叶式肩胛皮瓣等进行修复。唇红部缺损可用舌瓣修复，小口畸形可行二期口角开大术。

（二）口底黏膜缺损

口底缺损若行直接拉拢缝合或植皮，可因瘢痕收缩限制舌的运动。除了老年人、无牙颌或拟做颌骨方块切除，病灶很小，可以切除后将舌侧缘与牙龈黏膜直接缝合外，均应采用组织移植以修复口底。

软组织缺损修复的方法及组织瓣的选择应根据缺损的大小、缺损的部位、颌骨及牙列是否完整等多种因素来考虑。

1. 小型缺损　缺损限于前部口底时，如果牙列完整，可选用颈阔肌皮瓣、颏下岛状瓣、锁骨上动脉皮瓣修复。如系无牙颌，或拟做颌骨方块切除者，可选用蒂在前的颊黏膜瓣或鼻唇沟皮瓣转移修复。如一侧组织瓣部足以修复缺损，可采用双侧组织瓣转移修复。

位于侧方口底的小型缺损，可选用侧颈部的颈阔肌瓣、单侧鼻唇沟瓣。需要时也可选用胸三角皮瓣或额瓣。游离皮瓣，如前臂皮瓣，既适合于前部，也适合于侧方的口底缺损，可作为首选。

2. 大型缺损　大型口底黏膜缺损，常包括舌腹部的缺损，宜选用前臂皮瓣等血管化游离皮瓣修复，这些皮瓣术后收缩性小，能保持舌体良好的运动状态。当口底肌肉同时存在缺损，宜选择组织量较大的肌皮瓣，如胸大肌皮瓣、大腿外侧皮瓣、背阔肌皮瓣转移。

（三）软腭缺损

软腭有频繁的功能活动，其重建比较复杂和困难，可根据缺损大小选用以下方法。

1. 软腭口腔侧黏膜缺损　可选用：①带腭大血管蒂的硬腭岛状瓣修复。一般选择一侧岛状瓣。如果硬腭中份的黏膜较厚，可用全硬腭或过中线的大部分硬腭的岛状瓣。②蒂在后的舌瓣旋转 270°可修复软腭近后份的缺损，但需在术后 2 周左右断蒂，在此期间必须限制舌的活动，避免撕脱。

2. 软腭大型洞穿缺损　如缺损范围不太大而周围条件又好，可用蒂在上的咽后壁瓣修复软腭鼻腔侧黏膜缺损,然后用硬腭岛状瓣或颊部黏膜瓣修复软腭口腔侧黏膜缺损。如局部组织不能用于修复,可用游离前臂皮瓣(图 5-31,图 5-32)、大腿外侧皮瓣修复软腭口腔侧黏膜缺损,鼻腔黏膜缺损用咽后壁瓣或植皮联合修复。对于老年或面部要求不高者,也可用额瓣转移行软腭再造,此法简单适用,但会导致继发性额部畸形,故不适用于年轻患者。

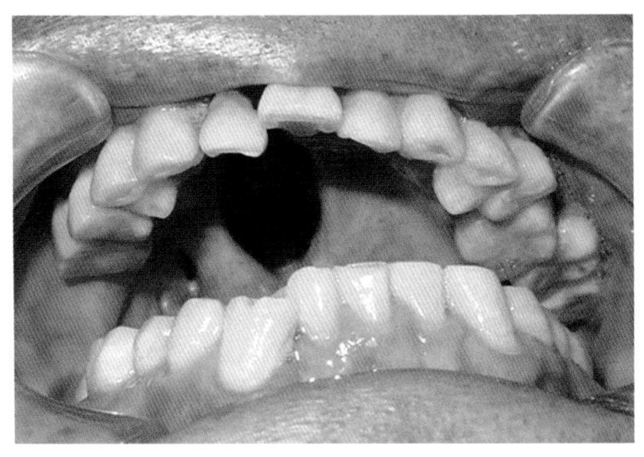

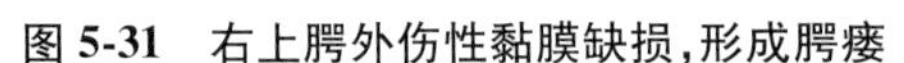
图 5-31　右上腭外伤性黏膜缺损,形成腭瘘

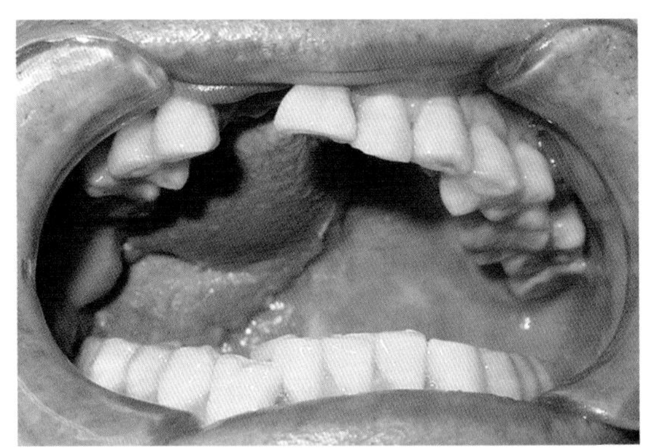

图 5-32　前臂皮瓣皮瓣修复腭黏膜缺损

第四节　软组织缺损整复的治疗规范

伴有软组织缺损的口腔颌面部创伤多为严重创伤,因此有必要对伤情进行全面评价,治疗计划应分阶段进行,通常为三阶段治疗程序:第一阶段为初步治疗,主要包括维持生命体征、处理重要脏器损伤、清创,恢复上下颌关系,尽量维持面部软组织外形和制订下一步治疗计划;第二阶段为修复重建阶段,完成骨性结构复位固定,通过组织瓣移植完成软硬组织缺损的修复;第三阶段为美容整形阶段,主要通过局部美容成形和义齿修复达到最终治疗效果。

1. 临床检查与诊断　全面的颌面部创伤性软组织缺损的诊断应以其病史及临床检查为基础,辅以影像学检查和模型研究,必要时组织多学科专家会诊。

(1) 病史:应尽可能地包括创伤发生的机械原因、创伤时间、创伤后曾做过的处理、创伤的愈合过程等。创伤的机械原因不同,造成的创伤类型也不同。

(2) 临床检查:必须全面地评价其面部对称性、软硬组织的缺损情况、咬合关系和开闭口功能等。

1) 组织缺损:要仔细检查软组织缺损情况,包括软组织量和质的缺损。严重创伤初期软组织损伤的程度往往会被低估,因为随后会发生软组织的坏死或瘢痕形成。这些坏死及瘢痕组织在重建时会被切除,所以术前要充分估量缺损区的组织需要。软组织缺损有时同时伴有硬组织缺损,表现为骨缺损、牙齿的缺失或二者皆有。骨性缺损应通过仔细观察及触诊从三维方向进行评估。

2) 骨折愈合情况:骨性结构的检查应包括错位愈合或未愈合、骨块移位及不对称畸形等。

3) 牙列检查:应包括牙齿缺损、缺失和咬合情况。还应注意了解患者在外伤前是否有咬合异常,有的病例通过仔细观察牙齿的磨损面可判断伤前咬合关系。

4）面部畸形：仔细检查判断患者是否存在不对称畸形以及垂直方向上的面部比例关系，判断是否由于面部软硬组织改变所致。

5）功能障碍：通常表现为张口受限、咬合紊乱、语音功能、吞咽功能以及由神经损伤引起的舌运动障碍、表情肌运动障碍和面部感觉异常等。

（3）影像学检查：对同时伴有骨缺损的病例需要进行影像学检查，包括曲面体层片、头颅正侧位片及三维 CT 检查，以全面判断伤情。

（4）模型研究：对同时伴有骨缺损的病例需要进行牙颌模型和三维头颅模型的研究，以明确牙齿位置、牙弓形态、上下颌牙弓间关系以及颌骨缺损范围等具体情况。

（5）资料记录：无论从临床治疗还是科研角度，拍摄患者的术前面像及口腔内咬合像十分重要，如需记录创伤或畸形部位时，还应从特殊角度进行拍摄。

2. 治疗设计　好的治疗设计只有在完整准确的诊断基础上方能形成。软组织缺损重建的首要任务是关闭创面，重建皮肤和皮下组织的连续性。由于口腔颌面部软组织缺损直接影响面部外形，因此在选择治疗时一定要考虑美观。软组织缺损整复治疗方法主要有植皮、局部皮瓣、游离皮瓣和组织扩张术。每一例缺损都有各自的特点，要对缺损的大小、解剖位置、是否有重要结构暴露、外观影响程度、是否伴有功能障碍、局部及远位供区的可利用性，以及供区皮肤色泽、质地、厚度和毛发是否和修复部位相匹配等进行认真考虑，才能设计合适的修复方法。无论哪种方法都应该是快速简便、安全可靠的，并须尽量减少手术可能带来的并发症。

第五节　研究热点

一、软组织缺损整复的序列治疗

创伤导致的口腔颌面部软组织缺损直接影响外形，因此在修复软组织缺损的同时需要更多地考虑美观因素。由于口腔颌面部的眼、耳、鼻和口腔各有其独特的解剖和功能特点，而软组织损伤经常同时累及不同的解剖部位，因此口腔颌面部软组织缺损的整复已不仅仅是单纯口腔颌面外科的工作，有整形外科、眼科和耳鼻喉科医师的共同参与才能制订出全面的治疗计划，实现关闭缺损并同时恢复外形和功能的目的。眶区、耳区和鼻区的软组织缺损的整复工作需要多学科的横向联系，发挥各自的学科特长，制订治疗程序，分阶段、有步骤地完成整个治疗计划。目前，已有很多复杂病例通过多学科医师的合作，取得了良好的治疗效果。我们需要总结经验，摸索规律，建立规范，以提高治疗水平。

二、软组织缺损组织工程的临床应用

软组织缺损组织工程的进展主要集中在皮肤组织工程领域。由于皮肤对于烧伤整形患者非常重要，近年来烧伤整形科的研究人员做了大量的研究工作，生物工程皮肤代用品的研制取得了显著进步，并有多种皮肤代用品已在临床使用。口腔颌面外科多使用异体脱细胞真皮基质（allograft dermal matrix，ADM），用其修复口腔黏膜的缺损已取得了良好的治疗效果。但 ADM 只是脱去了真皮中的细胞成分，细胞基质中的胶原纤维的末端肽依然有一定的

免疫原性;相对于传统的支架材料,其孔径均匀程度和可控性均较差,在体内的降解程度差异较大,作为有巨大潜力的临床应用生物工程皮肤代用品还需要进一步改进,以期扩大在口腔颌面外科的应用。

(彭　歆　邵益森)

参考文献

1. 邱蔚六,张震康,王大章. 口腔颌面外科理论与实践. 北京:人民卫生出版社,1998.
2. 俞光岩,高岩,孙勇刚. 口腔颌面部肿瘤. 北京:人民卫生出版社,2002.
3. 张震康,俞光岩. 口腔颌面外科学. 北京:北京大学医学出版社,2007.
4. MCCARTHY J G. 现代整形外科治疗学. 赵敏,译. 北京:人民卫生出版社,2007.
5. AO M,ASAGOE K,MAETA M,et al. Combined anterior thigh flaps and vascularised fibular graft for reconstruction of massive composite oromandibular defects. Br J Plast Surg,1998,51:350.
6. AVIV J E,URKEN M L,VICKERY C,et al. The combined latissimus dorsi-scapular free flap in head and neck reconstruction. Arch Otolaryngol Head Neck Surg,1991,117(11):1242-1250.
7. BAKE S R,SWANSON N A. Oblique forehead flap for total reconstruction of the nasal tip and columella. Arch Otolaryngol,1985,111(7):425-429.
8. BAKE S R,SWANSON N A. Tissue expansion of the head and neck. Indications,technique,and complications. Arch Otolaryngol Head Neck Surg,1990,116(10):1147-1153.
9. BERRNETT R G. Local skin flaps on the cheeks. J Dermatol Surg Oncol,1991,17:161.
10. BRANDT K E,KHOURI R K. The lateral arm/proximal forearm flap. Plast Reconstr Surg,1993,92(6):1137-1143.
11. CIVANTOS F J,BURKEY B,LU F L. Lateral arm microvascular flap in head and neck reconstruction. Arch Otolaryngol Head Neck Surg,1997,123(8):830-836.
12. CORDEIRO P G,SANTAMARIA E. The extended,pedicled rectus abdominis free tissue transfer for head and neck reconstruction. Ann Plast Surg,1997,39(1):53-59.
13. DAVIS W E,RENNER G J. Z-platy//Scar revision. St Louis:Mosby-Year Book,1989:137-145.
14. FREEMAN T J,MAISEL R H,GODING G S,et al. Inhibition of endogenous superoxide dismutase with diethyldithiocarbamate in acute island skin flaps. Otolaryngol Head Neck Surg,1990,103(6):938-942.
15. FUTRAN N D,FARWELL D G,SMITH R B,et al. Definitive management of severe facial trauma utilizing free tissue transfer. Otolaryngol Head Neck Surg,2005,132:75-85.
16. JOHNSON P E,KERNAHAN D A,BAUER B S. Dermal and epidermal response to soft-tissue expansion in the pig. Plast Reconstr Surg,1988,81(3):390-397.
17. KATSAROS J,SCHUSTERMAN M,BEPPU M. The lateral upper arm flap:anatomy and clinical applications. Ann Plast Surg,1984,12(6):489-500.
18. KIMATA Y,UCHIYAMA K,EBIHARA S. Versatility of the free anterolateral thigh flap for reconstruction of head and neck defects. Arch Otolaryngol Head Neck Surg,1997,123(12):1325-1331.
19. KOSHIMA I,FUKUDA H,YAMAMOTO H. Free anterolateral thigh flaps for reconstruction of head and neck defects. Plast Reconstr Surg,1993,92(3):421-430.
20. KOSHIMA I,HOSODA S,INAGAWA K. Free combined anterolateral thigh flap and vascularized fibula for wide,through-and-through oromandibular defects. J Reconstr Microsurg,1998,14(8):529-534.
21. KROSS S S,BALDWIN B J. Head and neck reconstruction with the rectus abdominis free flap. Clin Plast Surg,1994,21:97.

22. LYOS A T, EVANS G R, PEREZ D. Tongue reconstruction: outcomes with the rectus abdominis flap. Plast Reconstr Surg, 1999, 103(2): 442-449.
23. MATLOUB H S, LARSON D L, KUHN J C. Lateral arm free flap in oral cavity reconstruction: a functional evaluation. Head Neck, 1989, 11(3): 205-211.
24. ORTIZ M F, MUSOAS A. Nasal reconstruction using forehead flaps. Pespect Plast Serg, 1989, 3: 71.
25. ROSE D, THOMSON J, RESTIFO P, et al. The extended lateral arm free flap for head and neck reconstruction: the Yale experience. Laryngoscope, 1996, 106: 14.
26. SONG R, SONG Y, YU Y, et al. The upper arm flap. Clin Plast Surg, 1982, 9: 27.
27. URKEN M L, TURK J B, WEINBERG H, et al. The rectus abdominis free flap in head and neck reconstruction. Arch Otolaryngol Head Neck Surg, 1991, 117(8): 857-866.
28. WALKER R V, BETTS N J, BARBER H D, et al. Oral and Maxillofacial Trauma. 3rd ed. St Louis: Elsevier, 2005.

第六章　口腔颌面部异物

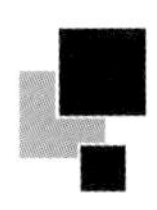

第一节　历史回顾

一、流行病学研究

（一）口腔颌面部异物损伤的危害

口腔颌面部异物损伤的危害，包括异物对人的机体损伤和心理创伤两种。

1. 口腔颌面部异物机体损伤　各种不同性质、种类的异物，以各种不同方式侵入人体口腔颌面部后，对机体造成直接或间接损伤，相继出现不同程度的损害或功能障碍，甚至危及患者生命。

2. 口腔颌面部异物心理创伤　由于人的心理障碍或好奇心，自行或由他人从自身口、鼻腔等处植入或吞入异物。由于异物在体内作用引起病痛和不适，产生畏惧，但又不便于启齿求医；异物长期存留以致出现并发症，加重了心理障碍和机体损伤。

（二）口腔颌面部异物损伤的现状及发病情况

1. 临床资料

（1）年龄、性别：据统计，口腔颌面部异物损伤男多于女，以青壮年患者居多。在一组36例口腔颌面部异物存留患者中，男27例（占75.0%），女9例；平均年龄24.5岁。在一组32例患者中，男性25例，占78.1%；女性7例；单一伤23例，多发伤9例，年龄6~55岁。

（2）发病情况：关于颌面部异物发病情况，各家报道不一。在一组586例颌面部疾病住院患者中，颌面外伤者198人，占同期住院患者的33.78%；颌面深部异物9例，占4.5%。在一组42例颌面外伤休克患者中25例患者因异物或舌后坠导致呼吸困难，占59.5%。

（3）死亡率：除了颌面-颅内异物引起严重颅脑损伤致死的报道外，一般颌面部异物极少引起死亡。一组128例口腔颌面部异物患者中，一例因伴发颅脑损伤死亡，占0.8%。

2. 病因及致伤机制

（1）病因

1）战时多见枪弹、爆炸伤导致金属异物残留。平时多见外伤、戳伤、劳动伤等金属和非金属异物残留。

2）医源性因素导致异物残留。有橡皮条、纱布条、棉球、根管棉捻、中药捻、失活剂等。

（2）异物种类

1）金属异物：多见铅弹、小铁弹、铁屑、医用缝针等。在一组36例患者中，金属异物有

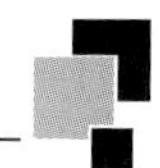

铅弹、小铁弹、铁屑、医用缝针等共 21 例。

2）非金属异物：多见玻璃、竹屑、小木棒、小石块、汽水瓶软衬、瓜子仁、瓜子壳等。其他如橡皮条、纱布条、棉球、根管棉捻、中药捻、失活剂等。

（3）异物部位

1）在一组 36 例患者中：异物多位于唇颊部、眶颧区、颈部、腮腺区、咽旁间隙、颏下口底、软腭表面等。

2）在另一组 32 例患者中：共有异物 78 枚（金属类异物 69 枚、非金属异物 9 枚）。主要位于上颌窦内、面部软组织、腮腺颧弓区、口腔内、颈侧深区，嵌顿于上、下颌骨、枕骨大孔旁斜方肌内、颞额部及头皮下等。

（4）异物存留时间及并发症：从半小时至 1 年不等，最长可达数十年。临床上均有不同程度的疼痛、肿胀或出血、咀嚼功能障碍、炎症包块、慢性窦道、边缘性骨髓炎等并发症。

（5）致伤机制：异物致伤机制复杂、多样，除创伤时致伤物碎片残留外，许多往往是在特殊条件下发生的。如幼儿的吸吮习惯加上无知、贪玩致误吞异物。也有因粗心大意致伤，特别是与老年人口舌感觉迟钝和视力不良有关。大型非食物性异物常见是由于患者企图自杀，多数有吸毒史。特殊异物往往有特殊的临床表现，大型异物除产生异物的固有症状外，最常伴呼吸道阻塞症状。有的异物较为特殊，成人中摄入异物最常见因素是义齿。

（三）口腔颌面部异物损伤的救治状况

目前有关异物损伤救治原则、方法，防治的规范性措施尚欠统一和共识，因此迫切需要提倡：

1. 强化异物急救意识　加强人们对异物损伤危害性的认识，强化提高人们对异物损伤认识的具体措施，是我国当前一项具有特殊意义的任务。

2. 尽快普及自救互救知识　当前，我国的急救现状（人们自救互救知识和技术的普及程度、急救设施和设备等）虽处于发展阶段，但随着生活水平的提高，人们已日渐意识到自救互救知识和技术的重要性。

3. 强化急救技术力量和设施　就目前情况而言，呼吸道异物窒息救治，除了在医院或条件较好的地区卫生室里可进行外，还应在社区里或人群聚集的地方大力强化急救技术力量和设施。而口腔颌面部异物的正确救治，除大型专科医院和大型综合医院口腔科外，基层医疗机构难以完成，应强化专业训练，提高救治水平。

二、口腔颌面部异物的辅助定位技术

术前对异物进行准确定位是成功取出异物的关键。异物定位方法颇多，要求尽量操作简便、定位准确、迅速、无创，可帮助顺利取出异物。

（一）小方格定位

用“方格定位器”对口腔颌面异物进行定位，效果良好。

1. 方格定位器的制作　由直径 1.2mm 不锈钢丝制成 4cm×5cm 长方形大方格，内含直径 0.5mm 不锈钢丝制作的边长为 1cm 的 20 个正方形小方格，大方格的一角连接一个手柄以便操作使用。

2. 操作方法

(1) 摄X线片:先摄头颅后前位及侧位X线平片各1张后,根据X线片,将方格定位器分别固定于患者颌面部正、侧位与异物相对应的皮肤上。再分别摄头颅后前位及侧位X线平片各1张,异物影像位于方格内。

(2) 计算方法:可根据异物所在方格位置计算或获取以下信息。

1) 异物深度:异物距颌面部正、侧位皮肤的距离即深度(可精确至0.1cm)。

2) 垂直和水平距离:异物与邻近骨性标志的垂直距离和水平距离,如果异物影像不在方格内或远离,通过方格各边的平行延长线和平移线增加同等面积的方格,测量其数值。各小方格面积相结合解剖结构,测知异物所在的具体部位。

3) 做异物标记:方格定位摄X线片后,将方格定位器的位置用亚甲蓝着色或针刺小点或其他方法标记出异物的形态和方位,手术取出异物。

3. 方格定位器优点

(1) 适用广泛:对于位置深浅,磁性、非磁性异物,凡X线片显影的异物均可应用。

(2) 简单、方便:能比较容易地测量异物所在的深度以及与各骨性标志的距离。

(3) 安全、无痛苦:使用方格定位器进行异物定位,安全、无痛苦。

(二) X线透视下直接定位

对异物部位先摄X线正侧位、斜位片,后在荧光屏下定位。

1. 放置金属标记物定位　拍片前在伤口旁或估计异物所在的平面体表放置金属标记物,拍X线正侧位片定出异物所在的平面及前后位置。

2. 插针定位法　在明确异物平面上,再插单针或双针定位。

(1) 单针定位法:在正位透视下,按异物相对皮肤的平面上选一穿刺点,采用7号针头对准异物穿刺。将体位从正位转为侧位,在旋转过程中,在电视荧光屏观察下,视穿刺针头距异物前后之偏差,再调整穿刺针头位置。

(2) 双针定位法:透视下,先在异物相对皮肤的平面上找出穿刺点,用7号穿刺针头对准异物穿刺。将体位转为侧位,按同法再刺入另一枚穿刺针头。用两根针于两个方向互相插入,使针头交叉在异物上;若异物较大,可在透视下转动患者,多方向进行观察,找到异物距皮肤的最近点,然后调整插入两针定位。此方法简单,容易掌握,不需特殊设备,适合基层单位应用。

3. 三点三线定位法　利用三点一线原理,异物本身为一点,血管钳夹部为一点,X线荧光屏上影像为一点。当三点影像在荧光屏上重叠时,血管钳尖部向下移动,分开组织直达异物。

4. 磁性导针探测定位法　透视下选择与异物相对皮肤位置为中心,切开皮肤1~2cm,以血管钳逐个对准异物进行软组织分离,插入磁性导针。若为早期患者,金属异物即可顺利吸出。对于病程较长,异物与磁性导针方向不一致或异物已被结缔组织包裹之患者,此时异物均不易吸出,但可以看到异物被吸动的情景,术者可根据所提示方向,继续分离异物周围之结缔组织,一般异物均可取出。

5. X线透视、插针定位法优点　较X线拍片能更直观地了解异物的情况,通过插入1~3根细长针的角度、方向、深浅以定位。

(三) 异物分层定位法

此法实为术中定位,主要用于断针异物取出。方法是:在异物处取与金属异物纵轴相垂

直、与 X 线方向相平行的切口，逐层切开，避开重要血管、神经、肌腱等。当刀片在软组织内触及异物时，即用血管钳顺利取出异物。

1. 异物分层方形定位法　先行第一层方形定位，用注射针 4 根，在断针体表投影四周 2~3cm 处，围成一个长方形并用灭菌胶布固定。透视下用小解剖刀，在方形内垂直于断针体表投影的中部切开皮肤、皮下及部分肌层，小蚊式钳严密止血并钳出异物。若未能取出断针，进行第二层方形定位。由助手拉开伤口，透视下寻找断针，将最初标记的注射针在断针投影的四周继续向深部刺入，穿透部分肌层将其投影围在方形内。同法切开肌层，即可顺利找到并取出断针。

2. 金属环分层定位法　常规拍患侧 X 线正、侧位片，消毒铺无菌巾单，小儿应用适量镇静药物，以免哭闹乱动使断针移动远离。第一层定位是用直径 3~4cm 的金属环，把异物的体表投影定在金属环的圆心处。透视无误后固定，在环内纵行切开皮肤、皮下达肌层。去除体内金属环，拉开伤口严密止血。第二层定位是透视下寻找金属异物，改用直径 2cm 的金属环把异物投影固定在环内圆心处，助手固定之。直视下用 5 号注射针头，在环内圆心处刺探 2~3 次，找到金属异物并取出。

3. 异物分层定位法优点　制作容易，取材广泛，不受工作条件和技术因素的限制。所有可以在 X 线下显影的体表异物均可用此定位方法进行定位并取出。

（四）三维空间直角坐标定位

1. 三维空间直角坐标定位　在体表确定坐标系 *O-XYZ* 的方位，使体表标记点与 *O-XYZ* 坐标系中的原点 *O* 吻合，将 T 形双针作为 *O-XYZ* 坐标系中的 *OX* 轴和 *OY* 轴，则 *OYZ* 为过体表标记点 *O* 垂直于 *O-XYZ* 平面，指向体内的直线，此时 *O-XYZ* 坐标系的方位在体表已被确定。

2. 金属丝网格三维异物定位器定位　将互成 90°角的金属丝网格三维异物定位器固定在异物部位，通过与定位器正侧两面垂直的 X 线透视确定异物的准确部位和距皮肤的准确深度。在皮肤上做标记后，于皮肤最短距处消毒、局部麻醉后，做一 0.3~0.5cm 切口。将异物钳朝异物方向刺入，触及异物后钳夹取出。铁质异物亦可用磁性导入钳头吸出。

3. 三维空间直角坐标定位特点　对于不同位置深浅、磁性或非磁性异物，凡 X 线片显影的异物均可应用，且定位准确。但操作稍复杂，初学者不易掌握。

（五）造影检查定位

个别患者例如腮腺异物一般需行碘油造影定位。怀疑异物靠近大血管，为明确异物与颈内动、静脉及颈外动脉关系，选用数字减影血管造影（digital subtraction angiography，DSA），有一定的诊断价值。此法适用于特殊部位异物的定位。

（六）超声检查定位

口腔颌面部非金属异物的诊断定位较金属异物更困难，而超声检查定位在口腔颌面部非金属异物的定位和引导手术中起主导作用。

1. 仪器　配有高频探头的超声诊断仪。引导手术时，探头和电缆用甲醛气体消毒，用无菌盐水替代耦合剂。

2. 结果　超声对非金属异物探查定位效果良好，但对上颌后区、眶内、翼颌间隙的异物诊断准确率低，应结合 CT、MRI 等其他影像学检查。对超声检查确诊的异物，超声引导下手术方便可行。

3. 结论　超声的诊断定位能力不受异物种类的限制，因而其探查定位能力明显优于 X 线和 CT 检查。然而由于受探查部位的限制，超声的诊断准确率会受到影响。故应结合病史及影像学检查确诊。超声引导手术简便易行，并可避免 X 线损害。但在应用中，有时存在探查区与手术区的干扰，也易受软组织中肌腱、骨、瘢痕组织等干扰，故对 X 线显示清晰的金属异物，应用超声定位较少。

（七）CT 检查定位

体内金属异物行普通 X 线摄影即可确诊和初步定位。但 CT 检查可以将异物更准确定位，获得异物与其周围组织关系的更准确信息，从而使异物取出时尽可能地避免血管、神经和器官的损害，减少创伤。另外，CT 检查对人体各部的不显影的非金属异物如木质、草质、玻璃等也可确诊并准确定位。

用 CT 进行颌面异物定位，可达到解剖学的准确性，为手术提供可靠依据。具体有如下优点。

（1）确定异物与恒定骨性标志的关系：因茎突、舌骨、髁突等骨性标志位置恒定，若 CT 证实异物位于恒定骨邻近间距，术中容易寻到。

（2）确定异物与上颌窦壁、眶壁的关系：上颌窦和眼眶均为不规则四边锥体形，X 线平片往往难以确定异物是在上颌窦内、颌下凹内或眶内，由于定位错误常导致手术失败。CT 扫描结果定位精确，可避免选择手术切口的错误。

（3）确定异物与重要神经血管的关系：避免了手术时广泛探查和损伤较大血管、神经。CT 检查有助于异物取出手术径路的选择，并对手术风险可以做出正确的评估。

（4）确定异物与咽喉腔的关系：对舌根部或咽侧壁处的异物，盲目探查易出血、组织水肿或呼吸困难等。CT 能准确反映异物与咽喉腔的关系，使手术简化。

（5）三维 CT 作用：三维 CT 可以立体显示异物存留部位和相邻骨性结构、解剖标志点的位置关系，明确定位，从而对异物取出时机、把握、手术方案等有指导性意义（图 6-1）。

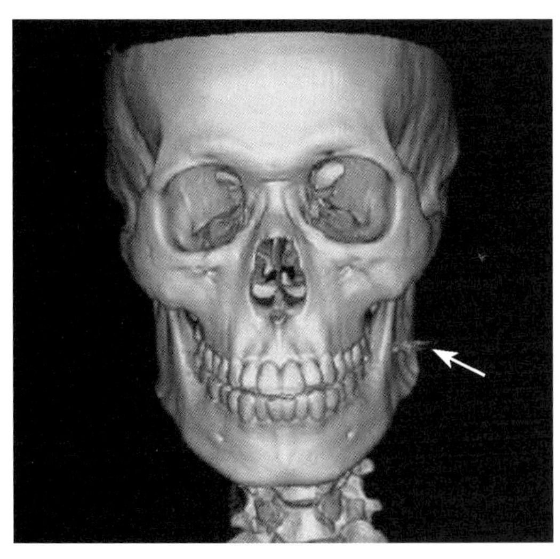
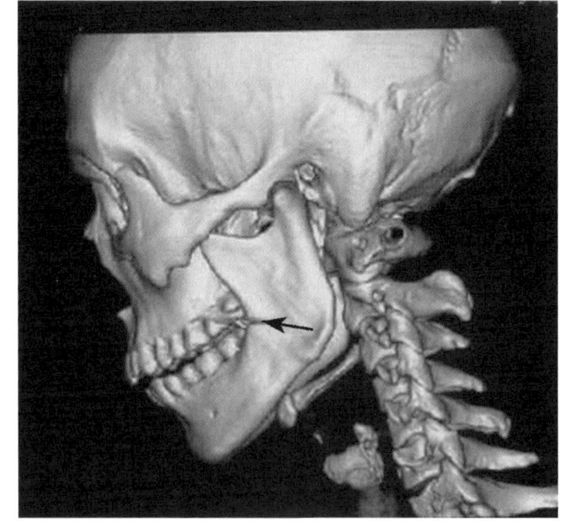

图 6-1　三维 CT 显示异物存留部位

（八）MRI 定位

通过异物的 MRI 表现，并与 CT 和 X 线平片比较，可以进一步了解异物定位及周围邻近

组织的损伤状况，指导治疗。

1. 检出率高　在一组55枚异物报道中，非磁性异物53枚、铁磁性异物2枚。每例均在术前1个月内完成X线平片、CT和MRI检查。结果MRI对55枚异物检出率为94%与CT检出率91%相仿（$P>0.25$）；均明显高于X线平片检出率42%（$P<0.005$）。

2. 非磁性异物　MRI对异物相关并发症的显示优于CT，但其对异物的显示差于CT。非磁性异物MRI呈信号缺失区，无伪迹产生；而铁磁性异物产生大量伪迹，并可致额外损伤。表明MRI是检出非磁性异物的有效方法，特别适用于X线平片和CT不能显示的少数非金属异物。铁磁性异物不适合使用MRI。

（九）计算机辅助三维定位技术

对颅颌面部多发性异物，用计算机辅助三维定位技术，可消除定位误差，进行三维重建，速度快，精确度高，方法简便易行。

1. X线片拍摄方法　采用普通单球管颅颌定位X线摄影机，分别拍摄颅颌正、侧位片。

（1）拍侧位片：首先确定患者左眶点的位置，并用黑笔在面部皮肤上做标记。用头颅定位架将头严格定位，使眶耳平面与地面平行，牙紧密咬合，眶点指针尖指在左眶点。

（2）拍正位片：拍摄完侧位片后将患者的头及头颅定位架向左旋转90°，拍摄正位（后前位）X线片，这时应该核查眶点指针，应仍指向左眶点。

2. 相邻骨标志点的确定与计算机输入

（1）相邻骨标志点：用半透明硫酸纸和细硬铅笔，在观片灯上将颅颌侧位和正位片上的头颅轮廓描下来，注明异物及相邻骨标志点的位置。

（2）计算机输入：将X线片描图放在图形数字化仪上，按照计算机的文字、图形和声音提示，采用人机对话方式，将侧位和正位X线片上的异物及相邻骨标志点影像输入计算机。

（3）三维坐标：也可采用图像扫描仪，将X线片直接扫入计算机，用鼠标在屏幕上确定异物及相邻骨标志点的位置。输入完毕，计算机随即进行定位误差修正及二维重建，并可显示或打印出异物位置及三维坐标。

3. 注意事项

（1）使用头颅定位架：拍摄正位和侧位两张X线片时，只有使用头颅定位架，才能使两张片互成直角。侧位片两侧下颌角应重叠准确，不能偏斜。

（2）取出异物时机：异物精确定位并不等于就可以做到异物摘除。有些微小异物如果位置很深，又处于大的神经、血管旁，取异物弊大于利时，则暂不摘除为好。

（十）模拟定位下取口腔颌面部异物

国内有报道，在模拟定位下取出口腔颌面部异物24例，效果佳。利用BMD-1型模拟定位机进行定位，根据模拟定位机确定的异物位置和距离体表的深度，结合病程长短，选择经原伤道或另行切口，在电视监控下取异物。通过电视荧光屏进行异物定位。并可于一侧转动，使显影图像与手术者视线在同一平面上，手术者可清晰看见金属异物部位，并准确操作。模拟定位机可帮助术者正确选择手术方法，最好在X线电视监控下，沿原伤道或手术切口取异物，才能减少损伤。在此有利条件下，能缩短手术时间，又可避免损伤周围组织及重要器官，明显增加了手术的安全性和可靠性。

（十一）计算机辅助导航技术

近年来，高速发展的医学成像技术、图像处理技术以及机器人技术逐渐应用于医学领域，微创手术已由内镜和关节镜的应用过渡到数字化医学成像系统，逐渐形成了计算机辅助外科（computer assisted surgery，CAS），而计算机辅助导航系统（computer assisted navigation system，CANS）则是其中不可或缺的组成部分。

CANS 将空间立体导航技术、计算机图像处理及可视化技术与临床手术结合起来，实现了术前设计与模拟、术中实时导航定位及术后预测，在颌面外科手术中的成功应用，有力地推进了临床治疗的个性化、准确化、微创化及远程化。经术前设计、模拟及术中导航，配准后行系统误差测定，导航系统误差均小于 1mm。

近年来，国内外相继报道应用 CANS 技术治疗颌面部异物的成功案例。如上海交通大学第九人民医院报道应用 CANS 取异物 5 例，其入路损伤小，无并发症，手术时间比传统手术缩短 40%。Gerbino G 等报道应用 CANS 成功取出下牙槽神经阻滞麻醉断针 1 例。Andrew Campbe 等报道应用 CANS 成功取出移位的第三磨牙 1 例。

CANS 技术的优点在于：术前仿真模拟制定手术计划；精确定位术区解剖结构；术中三维可视实时导航；控制手术入路，保护重要组织结构；虚拟现实，辅助教学及远程医疗。也存在一些问题，例如：导航手术在骨组织手术方面应用较广，由于软组织结构性漂移，在软组织异物手术中的应用受到一定限制。实践证实 CANS 在面部异物定位、选择手术入路、防止周围解剖结构损伤、减少并发症等方面具有重要应用价值。

目前，在口腔颌面外科领域，导航技术主要是采用 CT 采集数据。其主要缺点是患者受线量大，以及牙齿金属填充物会产生伪像。现在，已有学者将 CBCT 引入导航系统，并在治疗口腔颌面部异物方面得到成功应用。如 Mischkowski RA 等报道 12 例以 CBCT 为基础的计算机导航技术，成功治疗 12 例颌面部异物患者。Pohlenz P 等报道应用 CBCT 成功治疗枪伤所致金属异物 1 例。

与 CT 相比，CBCT 的优点是患者所受放射剂量小、费用低。但也有影像质量略差、视野较小等不足。所以，在能充分显露视野的情况下，也可以考虑应用 CBCT 介导的导航系统。

第二节 治 疗 设 计

一、口腔颌面部异物损伤的临床特征

（一）病情特点

1. 影响病情的因素

（1）异物损伤的部位和深浅：人体重要组织、器官部位的异物损伤，病情及后果都比较严重；异物取出亦较危险且困难。一般讲，异物进入人体越深，对组织、器官的损害越严重。

（2）异物的性质和动能：异物质量越高、获得能量越大，其侵入人体后的损伤程度也越严重、破坏性也越大。

（3）异物的种类及形状：异物种类繁杂，有金属性、非金属性异物。异物体积越大、形状越不规则，进入人体后的损害也越大。

（4）异物残留体内的时间：异物进入人体后，取出时间越快，效果越好。反之，异物残留时间越长，对人体生理或心理影响越大，感染等并发症越多，后果也越严重。

2. 病情危急　口腔颌面部异物如堵塞气道，可致呼吸困难甚至窒息而威胁患者生命。

据统计，约有82%咽喉异物临床特点是以声嘶、喘鸣、呼吸困难为主诉，有53%伴发绀。有的行气管切开后因仍呼吸困难、窒息而就诊。

3. 易继发感染　多数异物侵入人体前为污染物，侵入人体后污染创口。如不及时清创、取出异物，容易继发感染、化脓或形成窦道。

4. 解剖关系复杂　颌面部解剖关系复杂，钝性分离时异物极易移位。血管神经丰富，手术时容易损伤重要血管神经，术野渗血模糊，极易造成手术时间较长。往往由于异物较小、渗血多、创伤大而更难取出异物。

5. 诊治较困难　由于口腔颌面部形态特殊，表情肌肉纵横交错，神经、血管丰富。深部异物存留，在处理过程中有一定的难度。诸如深部的枪弹伤及翼颌咽旁间隙断针等情况，盲目探查不但容易损伤重要的组织结构，而且可能将异物推向更深处，给患者造成不必要的痛苦。由于结构复杂，口腔颌面部异物误诊、漏诊的报道不少，由于误诊和漏诊等原因，未能及时取出异物，异物周围组织增生，瘢痕形成，以致粘连、压迫等将引起相应部位功能障碍。

6. 颌面部特殊性　切口的设计根据异物定位，在避开重要组织结构的同时，还应充分考虑到颌面部美观的要求。要顺应口腔解剖的特点，避免发生继发性的心理创伤。手术应尽可能从原创口沿窦道取出异物，并尽量行口内切口，如只能行口外切口，切口也应尽可能小并隐蔽且顺皮纹方向，以尽量避免造成术后面部瘢痕，影响美观。

（二）临床表现

1. 病史　有异物接触、损伤史。有些异物损伤当时可明确，但有些异物损伤是长期、不知不觉地受到损害，例如微粒异物损伤。异物心理障碍者，病史不易采集。

2. 主要症状　异物损伤后出现局部、全身和精神症状。

（1）局部症状：主要是疼痛、肿胀和出血：①伤后局部表现：红肿痛，皮下淤血、溢血或出血。②大出血：如果合并大血管损伤时，可发生大出血、休克等。③神经损伤：少数出现神经运动和感觉障碍。④继发感染：除局部炎性疼痛、脓肿形成等表现外，伤口愈合后，可留有与异物大小相当的瘢痕及疼痛性硬结块，出现局部不适感甚至张口、咀嚼、吞咽、语言等功能障碍。⑤窦道形成：异物残留时间过长，伤道不愈合；或异物取出不彻底，形成窦道。据统计，异物进入人体后，约有91.2%患者出现局部疼痛或/和局部肿块；局部感染经久不愈约占1.3%。

（2）全身症状：发热、头痛等为异物损伤早期症状，晚期出现全身症状。①发热：多处异物伤者，一般3日后不取出，可因感染而全身发热，严重者出现寒战、高热，甚至发展成败血症。②消瘦：多见于口腔颌面部严重损伤异物残留，开口困难，影响进食；或长期发热消耗型患者。

（3）精神症状：异物心理障碍者，除有局部和全身症状外，同时出现精神症状。据统计，正常人异物残留而引起焦虑者占4.7%；无症状者占2.8%。

3. 主要体征　异物损伤出现的体征与异物损伤的部位、严重程度有关。

（1）体征与损伤部位有关：一般伤后局部有创口、流血、陈旧创口流脓等。

（2）体征与损伤组织有关：异物损伤重要组织、血管，可伴大出血、血压下降、休克、呼吸困难，甚至窒息等。

（3）体征与损伤器官有关：口腔颌面部不同器官如眼、耳、口、鼻等的损伤将分别出现不同的体征。

二、口腔颌面部异物损伤的诊断及定位诊断

（一）临床检查与诊断

口腔颌面部异物存留多有明确的外伤史，诊断并不困难。但有时由于残留时间太长或年幼表达不清，往往是以炎症或肿块等临床表现就诊，需作进一步鉴别诊断。

1. 金属异物诊断　一般不难，可根据创伤病史和X线片检查即可确诊（图6-2）。

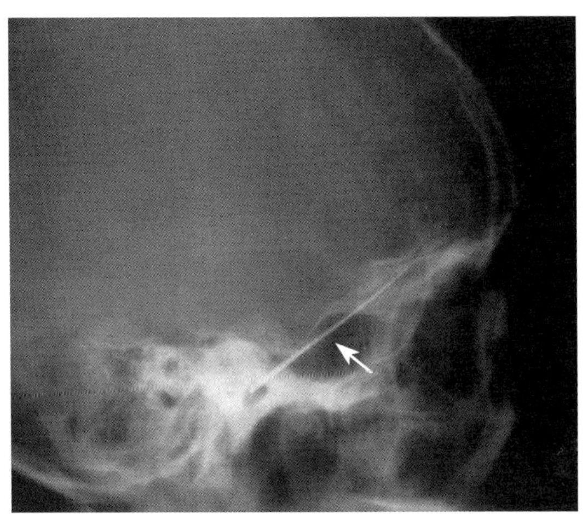
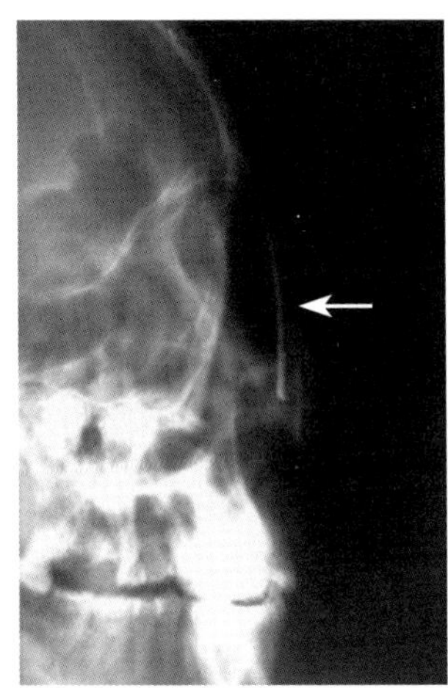

图6-2　X线片正侧位显示颞部金属异物

2. 非金属异物诊断　诊断比较困难，多数非金属异物X线片检查不显示（图6-3），需行CT（图6-4）、MRI、超声或其他影像学检查。

（二）定位诊断

术前准确定位是成功取出异物的关键。异物损伤常因其种类、方向、距离的远近和部位不同而深浅不一。在治疗前应仔细询问病史，定位时应以多方位、立体定位为宜，以明确异

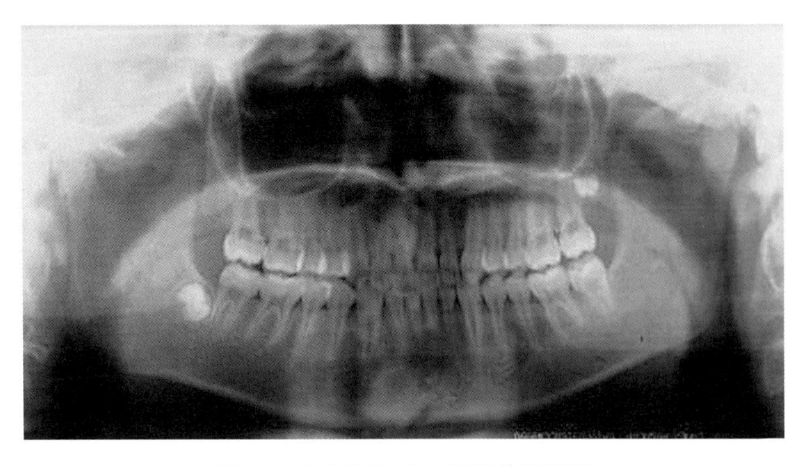

图6-3　患者竹签刺入，X线片不显影

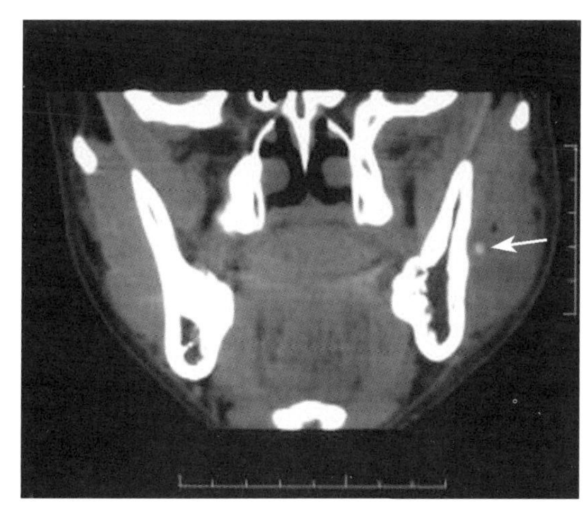

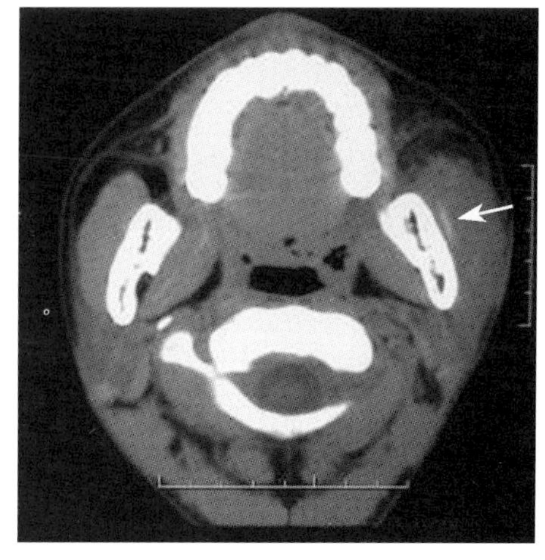

图 6-4　同一患者 CT 显示异物存留

物的位置、数量、深度与周围大血管的关系，便于选择手术方法，尽可能减少并发症的发生（具体定位方法详见本章第一节第二部分）。

三、口腔颌面部异物损伤的治疗

（一）尽快作出异物治疗方案

异物一旦确诊，必须决定是否需要治疗、紧急程度、治疗方法等。根据当时患者具体病情，作出相应针对性治疗方案。

1. 急救原则　异物损伤患者出现大出血、休克、窒息或昏迷等，立即进行心肺脑复苏等各种急救措施。

2. 处理等级　根据当时患者具体病情需要，明确轻重缓急的处理等级，立即安排好处理时间和先后次序。

3. 病情转归　患者经过处理后，根据患者当时病情，作出病情转归的估计，是要继续观察治疗，还是要做进一步检查以明确诊断或是否转科治疗的决定。

（二）异物取出时机

1. 及时取出异物　对重要组织、器官异物或合并大出血、呼吸道堵塞、窒息等威胁患者生命者，应立即进行急救，尽快取出异物，采取相应的复苏措施，以挽救患者生命。

2. 择期取出异物　对异物非取出不可，但由于未能准确定位、患者情况不稳定、取出手术条件不充分或不及时取出亦未威胁患者生命等原因，可择期取出异物。凡口腔颌面异物，尤其并发炎症、形成窦道、疼痛或影响功能者，都必须手术摘除。取出异物前应考虑到面部解剖特性。对于损伤时间短、局部肿胀轻、异物位置表浅者，局部麻醉下用手触摸或用血管钳将原伤道扩张后钳夹取出异物。局部肿胀明显、异物部位较深者，可先行抗炎、消肿等对症处理，待肿胀基本消退后择期手术取出。

3. 暂不取出异物　深在而细小的异物，周围无重要组织器官、无明显症状；尤其是陈旧性异物，勉强取出可能有严重损伤者，可暂不取出异物，保留观察。

(三) 异物处理的具体方法

异物处理必须根据异物损伤的部位,异物性质、形状、大小及患者当时临床表现,采取不同而有效的处理方法。

1. 手术取出方法　根据异物的部位、性质、形状、大小等具体情况,决定手术摘除者,术前应准确定位。方法如下。

(1) 麻醉:应根据不同器官内异物的大小、形状及深浅,采取局麻或全麻下取出。

(2) 切口:根据异物位置,可做口内或口外切口取出。口外切口多采用下颌骨下缘、腮腺切口等;口内切口多做口腔前庭、咽后壁等切口。

(3) 取出途径:常用异物的取出途径为原伤道入路、皮肤或黏膜面近异物点处切开入路和另选安全的解剖学入路三种途径。

原伤道入路:常用于未愈合或刚愈合数天之内的伤口,异物相对表浅,或异物在体表原伤口处可以看到或探到。是最常用的异物取出路径。

皮肤或黏膜面近异物点处切开进路:常用于异物通过较长路径,到达并停留于另一解剖部位并靠近皮下或黏膜下的病例。采用经原伤道入路手术,手术路径长,可能造成更大的损伤。

安全的解剖学进路:是通过解剖上的安全、方便部位入路。通常用于异物位于组织深部,靠近重要的组织器官和大血管,原伤道入路可能造成重要的组织、器官或大血管损伤的情况。选择异物旁的解剖标志点作为手术参照,选择相应的手术切口,便于避开重要的组织结构,减少或避免术中严重并发症的发生。

2. 非手术方法

(1) 磁性吸出:用于磁性异物,用磁铁吸出。

(2) 黏附取出:用黏附剂黏附取出。

(3) 机械清除:用于广泛嵌入创面皮肤异物,可通过机械搔刮、冲洗法清除。

(4) 其他疗法:包括支持疗法、药物治疗等。

四、颌面部异物损伤急救基础知识

在日常生活中,常遇到异物进入人的眼、耳、鼻、喉、气管等部位。若不及时进行急救和正确取出异物,就可能造成永久性伤害,严重者威胁患者生命。

(一) 颌面部异物损伤急救发生情况

1. 需紧急处理的异物　其主要与异物所在部位、异物种类及其损伤程度有关。

(1) 异物残留部位:在一般情况下,异物所在部位决定进行异物处理的紧急程度。①呼吸道(气管、支气管、咽喉部、鼻咽部等)异物:因呼吸道易被堵塞,多数需进行急救处理,否则会威胁患者生命。术后根据患者当时具体情况,决定是否继续采取复苏救治措施。②血管内(旁)异物:多数必须紧急处理,术后继续采取相应的复苏等急救措施。③角膜、球内、鼻腔、外耳道等处异物:多数需急诊处理,及时取出异物。

(2) 异物种类:巨型、超长、多角形、锐利等特殊异物,或已引起严重并发症的异物,均需紧急处理。

2. 异物急救的主要原因

（1）呼吸困难：多见口咽、气道以及鼻咽部创伤及异物、血块、分泌物等堵塞引起呼吸困难、窒息，是颌面部异物最常见且需急救的原因。需要紧急取出异物，保持呼吸道通畅，挽救患者生命。

（2）大出血、休克：多见于大血管等重要组织器官异物直接损伤、破裂，引起大出血、血压下降、休克等。需紧急抗休克、清创止血、修补脏器血管并取出异物。

（3）吞咽困难：多见于口咽部巨型、特殊异物梗阻，引起吞咽困难。

（4）功能障碍：多见于角膜异物、眼内异物，可致视力障碍，甚者致盲，需紧急取出。鼻腔、外耳道异物，亦需及时取出，否则可致听、嗅觉功能障碍。

（5）其他并发症：除上述窒息、大出血威胁患者生命或功能障碍等并发症外，凡引起器官穿孔、严重感染等并发症的异物，都应紧急处理。

（二）人体异物损伤急救原则

1. 国际通用的一般急救原则

（1）确定患者的呼吸道是否通畅，是否被舌、分泌物或某些异物堵塞。

（2）呼吸如果已经停止，需立即实施人工呼吸。

（3）如果脉搏不存在，心脏停止搏动，应速行心肺复苏术。

（4）检查有无出血。

（5）大多数伤员可以正常地抬送医院，但对于颈部或背部严重受损者则要慎重，防止进一步受伤。

（6）让患者平卧并保持安静，如有呕吐，同时无颈部骨折的危险时，应将其头部侧向一边以防止噎塞。

（7）在实施急救的同时，请其他人打急救电话，向医疗救护单位求援，在电话中应向医师讲明患者受伤或发病的地点，并且询问清楚在救护车赶到之前，应该做些什么。

（8）动作轻缓地检查患者，必要时剪开其衣服，避免突然挪动增加患者痛苦。

（9）既要安慰患者，救助者也应尽量保持镇静，以消除患者的恐惧。

（10）不要给昏迷或半昏迷者喝水，以防液体进入呼吸道而导致窒息，也不要用拍击或摇动的方式试图唤醒昏迷者。

2. 异物急救一般原则

（1）及时解除呼吸道梗阻：呼吸道（咽喉部、气管、支气管）异物是常见的急危重症之一，尤以小儿多见，可出现完全或不全性呼吸道梗阻。如不立即取出异物或采取其他紧急通气措施，患者可因呼吸困难、窒息而危及生命。

（2）止血、抗休克：外源性异物多为开放伤并残留体内，如同时损伤重要组织器官、血管，可引起大出血，患者很快出现失血性休克。如不及时清创止血，补充血容量，纠正低氧血症，患者可因长时缺氧致不可逆性休克而死亡。

（3）及时进行心肺脑复苏：由于异物引起呼吸道梗阻、出血性休克等，患者心肺脑等重要组织器官都受到不同程度的缺氧损伤，严重者可致死或留下后遗症。为此，在异物急救的同时，根据患者当时具体情况，采取相应心肺脑复苏措施。

（4）把握好取出异物的时机：原则上体内异物均应取出。但对不同部位的异物取出时机要求不同:梗阻性呼吸道异物必须立即取出;心血管内异物、眼球内外异物应急诊取出;其他部位异物可择期取出。

(三)咽喉部异物急救技术

1. 喉异物现场急救　现场紧急清除咽喉异物非常重要,但并非容易。一是现场很少有医务人员;二是一般人群对心肺复苏术缺乏培训。现场急救徒手清除法如下。

(1) 指拭(手指挖取)法:先开口,术者用左拇指贴紧患者上牙,示指与拇指交叉并压迫下牙,用力即可开口。右手示指插到咽喉深部,手指末节屈曲,从异物旁边伸到其后方,钩出异物。但不要勉强,更不能将异物推入深处。

(2) 背部扣打法:对婴幼儿可用一只手抓持双下肢,将患儿倒提,另一只手拍打背部中央,直到异物吐出。

(3) 上腹部压迫法:急救者双手从背部插入患者腋下,双手握拳,拇指对着患者上腹正中部,一只手抓着另一只手腕用力冲击,压迫腹部,反复多次,以便患者肺内的气体将异物冲出。若患者尚有力气也可将上腹部压在椅背上、桌子角、栏杆等处,反复用力压迫,尽可能冲出异物。

(4) 胸下部压迫法:已昏迷患者,使其仰卧,抢救者骑在患者下半身,双手用力猛压胸下部两侧,尽可能冲出异物。呼吸、心搏停止者,应立即进行心肺复苏。

2. 器械清除上呼吸道异物　直接喉镜和异物钳清除异物,在紧急情况下可用此法急救。方法与气管内插管一样,头后部垫枕使头后仰,用喉镜暴露喉部,在直视下确认异物后,用异物钳取出异物。

3. 环甲膜穿刺及切开　主要用于暂不能清除异物、不能行气管插管,但需及时解除呼吸道阻塞、确保气道畅通、防止窒息的一种紧急通气措施。操作时颈部伸展,在颈前正中线上触到甲状软骨和环状软骨间隙,先用粗针头穿刺,或横向切开 1cm 左右的切口即可,保护好创面。

第三节　治 疗 原 则

一、口腔颌面部不同种类异物损伤的处理原则

(一)金属异物损伤处理原则

1. 均应取出　金属异物原则上均应取出。位于大血管等重要器官旁的异物,若边缘锐利,有很大的潜在危险性,即使无临床症状也应当设法取出。

2. 权衡利弊　取异物前,对异物具体情况要了解清楚,尤其了解手术存在的潜在风险,权衡利弊后,决定是否取出。

3. 尽快取出　对已经出现或可能出现功能障碍和脏器损害的异物,应及时尽量取出。如位于神经干上、关节囊内(旁)的异物,应尽快取出。

4. 患者自愿　个别患者因故坚决要求取出者,即使难度较大,亦应考虑取出。但在寻找和取出异物时,应尽量避免造成新的损伤或并发症。

5. 不勉强取出　对估计难以找到和取出、深部细小或数量多而分散的异物存留者,如

无明显症状或不伤及重要组织器官，可不必勉强取出。勉强取出反会导致取出失败、增加患者痛苦或难以估计的后果。

（二）非金属异物损伤处理原则

1. 术前准确定位　与金属异物相比，非金属异物定位相对困难，应通过试探法、触诊法、反光法、捏挤法、医用胶粘贴法、超声及X线定位法等各种方法，做到术前准确定位。

2. 争取一次性取出成功

（1）细小或深部异物：局麻药勿用过多，避免软组织肿胀难寻到异物。取异物的体位应与受伤时的体位一致，少用钝性分离法寻找异物，以避免异物移位。

（2）玻璃和碎石异物：切勿夹持力过大，以免异物破碎难找。术后充分冲洗和引流，以免细小异物残留或感染等。

二、异物损伤并发症的防治原则

对各部位异物可能造成的并发症要掌握，从开始着手处理异物时，就应考虑到可能出现何种并发症，并及早采取相应防治措施。

（一）常见并发症

首先要掌握异物损伤的常见并发症，异物损伤部位不同，常见并发症亦不同。如口腔异物常见并发症有呼吸梗阻、窒息等。

（二）并发症防治原则

1. 早诊断并及时有效处理　早诊断及时有效处理，是防治并发症的关键。一旦出现并发症必须及时检查定位，尽快进行针对性处理，才能最大限度地恢复和改善器官功能。

2. 异物取出时间　异物取出时间与并发症有密切关联。有些异物，由于各种因素，未能及时处理或处理不当而造成器官功能受限或出现后遗症。应尽早采取补救措施，争取最大限度恢复功能和减少后遗症。

三、异物处理注意事项

1. 早期取出异物　异物原则上应争取早期摘除，原因是颌面部软组织疏松，血运丰富，创伤出血多，容易出现血肿或水肿；污染异物可继发感染；同时颌面部肌肉的功能运动可能促使尖锐细小异物“游走”，增加手术的难度。

2. 择期取出异物　凡全身合并伤较重不能耐受手术、局部明显肿胀有急性炎症表现者，应采取相应的治疗措施。再根据患者条件和异物定位情况，确定手术时间。

3. 麻醉方法　可以选择阻滞麻醉或局部浸润麻醉时，选择前者，以避免局部浸润麻醉引起的肿胀，难以找到异物。儿童的镇痛要彻底，以取得术中配合。

4. 保护组织结构　术中操作要注意保护组织结构。对木质、砂土之类的异物，钳夹时不应用力硬拉，以免异物碎裂或折断难找。适当的扩创是必要的。深部金属异物可用磁化的血管钳或刮匙等，凭磁性吸附感觉取出异物。

四、颌面-颅内异物伤

颅脑外伤合并颌面损伤,尤其是颅内异物残留,病情复杂、骤变,急救不及时或不当可迅速致死。

(一)颌面-颅内异物伤的发病情况

1. 临床资料

(1)年龄、性别:据统计,在一组106例口腔颌面部异物报道中,男79例,占74.5%;女27例。年龄3~10岁15例,50岁以上8例,其余均为青壮年。

(2)发病情况:在一组564例颌面外伤合并伤中,颅脑损伤42例,占7.4%;异物残留17例,占3.01%。在前述一组106例病例中,异物位于前颅凹1例、中颅凹2例、火器性脑干损伤1例,占3.8%。在另一组4例外伤性颅内异物中,1例为颌面-颅内存留。

2. 病因及损伤机制

(1)病因:战时多见枪弹、爆炸弹片等金属异物伤。平时多见车祸、坠落、撞击等。有报道,启动砂轮磨刀时,砂轮突然断裂,大半块砂轮飞出并切入颌面及颅内。

(2)异物种类:有金属类与非金属类异物。金属异物有枪弹、铅弹和爆破金属片异物。非金属异物有木片、砂石、玻璃碎片等。

(3)损伤类型:在前述一组106例口腔颌面部异物中,枪弹及爆炸伤56例(其中脑干火器性异物1例)、飞溅铁块及铁屑伤18例,其余为戳刺进入的树枝、竹棍、玻璃、断针及石块等。一组26例严重口腔-颌面外伤需进行急救患者中,合并脑损伤9例、出血性休克10例、呼吸困难19例(包括异物堵塞8例、舌后坠11例)。

(4)异物停留时间:在上组合并颅脑损伤42例中,异物残留3天~10个月不等。在前述一组106例口腔颌面部异物中,异物在体内存留最长达40年,最短1小时。

(二)颌面-颅内异物伤的临床特征及诊断

1. 病情特点

(1)病情危重:颌面-颅内异物是一种特殊型的颅脑非贯通伤,系暴力异物从颌面、外耳道或乳突插入颅内造成。常因颅脑损伤、出血、昏迷、窒息等迅速致死。

(2)失血性休克:由于口腔颌面部血供丰富,周围脏器重要,创伤往往来势凶猛,出血量大;加上骨折等多发伤出血。如果处理不及时,可因循环衰竭致死。

(3)呼吸道堵塞:口腔颌面严重损伤后,常因异物、血块等堵塞呼吸道。如果不及时清除,可引起窒息、呼吸衰竭而死亡。

(4)颅脑损伤:颌面-颅脑外伤后,往往合并头、面部骨折,出现脑挫伤、颅内血肿等严重并发症。

(5)处理困难:严重、广泛的颅面多发伤,因病情急重、伤情复杂、患者情况差而一时难以作出明确诊断,给处理带来困难。

2. 临床表现

(1)创面肿痛:颌面-颅内异物伤患者,头面创伤部位的创口疼痛明显。

(2)大出血:创伤后因血管破裂、组织缺损等,创面流血多,患者可出现面色苍白、大汗

淋漓、烦躁不安、血压下降、脉搏增快等休克表现。

(3) 呼吸困难：创伤后因异物、血块等堵塞呼吸道，或因中枢损伤致呼吸困难、窒息。

(4) 意识障碍：可因创伤后合并颅骨骨折、异物残留、脑出血、脑挫裂伤等，患者出现躁动、神志不清、昏迷等意识改变。

3. 诊断及异物定位

(1) 诊断：依据患者创伤病史、损伤部位及其症状和体征等进行诊断。

(2) 定位诊断：通过 X 线摄片、CT 扫描、MRI 检查等作出准确异物定位诊断。

(三) 颌面-颅内异物伤的治疗

1. 处理原则

(1) 急救处理：对于严重的颅面复合伤患者，应首先注意患者的全身情况，全面详细检查有无休克、窒息、大出血、颅脑及内脏损伤等，要以抢救患者生命为首要任务。

1) 保持呼吸道通畅，防止窒息：由于颌面部血运丰富，创伤后出血较多，应采取有效措施尽快止血。同时及时清除口腔内积血、异物、积液等，保持呼吸道通畅，必要时行气管切开术。

2) 抗休克、降颅内压：伤后患者可出现面色苍白、大汗淋漓、烦躁不安、血压低、脉搏快等大出血表现。应立即取平卧位，吸氧和输液输血。加快补液速度，补充血容量。同时，给甘露醇和利尿药等降低颅内压。

3) 早期清创、缝合伤口，预防感染：对局部伤口要早期缝合，彻底清创、冲洗和引流，注意伤口的保护。

(2) 颌面创伤处理原则：损伤早期要及时抗休克、维持心肺功能等紧急处理，待生命指征稳定后再考虑口腔颌面部损伤的处理。

(3) 颅内异物处理原则：原则上应取出，不但要处理颌面部损伤，而且必须修补硬脑膜，否则硬脑膜因缺损会发生脑脊液漏、颅内感染。

(4) 药物治疗原则：异物取出前后要使用大量、有效抗生素等，防治一般感染和特殊感染。

2. 手术处理

(1) 颌面异物处理：在处理或排除致命损伤后，尽快处理颌面伤，以免耽误抢救时机。

1) 彻底清创：应迅速、及时地压迫或结扎出血点，清创缝合；深而广的伤口，应放置橡皮片引流。位于口底下颌下区、颈部大面积外伤，因软组织弥漫性水肿、血肿可能影响呼吸道通畅，甚至发生窒息。清创后可放置气管导管 24~48h，保持术后组织水肿期内呼吸道通畅。必要时可早期气管切开，确保呼吸道通畅。

2) 清除口咽部堵塞物：口腔颌面部血供丰富，周围脏器创伤、骨折、组织撕脱移位后出血量大，可直接影响呼吸道通畅。应尽快清除异物、血块等堵塞物，以防窒息。如果患者出现喉痉挛，呼吸停止，应紧急行气管切开。

3) 整复手术：对创伤范围大、失血较多的患者应立即采取局部加压包扎止血、吸氧、补充血容量、电解质、预防性气管切开等抢救措施，待病情稳定后方可施行清创缝合、整复手术。

4) 取出异物：颌面部异物在影像学检查准确定位后，手术方法取出。

（2）颅内异物处理

1）颅内异物摘除：影像学方法颅内异物定位后，应请神经外科医师会诊、联合手术。术中扩大原创口，顺着异物钝性分离至颅骨骨壁，如发现异物已穿破骨壁，在保护好脑组织的情况下取出异物。

2）脑脊液漏修补：可用肌筋膜、生物补片修补硬脑膜缺损，尽量保留碎骨片作支架，用附近的软组织固定支持。以避免脑膨出、脑脊液漏等并发症。

3）药物治疗：术后给予有效抗生素、破伤风抗毒素、皮质激素等治疗。

五、颌面-颈部异物损伤

（一）颌面-颈部异物损伤发病情况

1. 临床资料

（1）年龄、性别：据统计，颌面-颈部异物多见于男性青壮年人群。在一组 26 例颌面-颈部异物报道中，男 19 例，占 73.1%；女 7 例。年龄 10 岁以下 2 例，11~20 岁 9 例，21 岁以上 15 例。在一组 47 例颌面-颈部异物报道中，男 44 例，占 93.6%；女 3 例，年龄 1~50 岁，平均 25 岁多。

（2）发病情况：在一组 120 例颌面-颈部异物报道中，异物存留面部 68 例，占 56.7%；颈部 22 例，占 18.3%；其余分别位于舌、上颌骨、髁突、口底、咽侧、颅底、颈动脉鞘、颈椎、食管后等。

2. 病因及致伤机制

（1）病因：战时多见枪弹、爆炸伤金属异物残留。平时致伤原因多为五金加工过程中，金属碎片飞溅击伤颈部。少数为啤酒瓶爆炸和医源性异物伤。

1）在前述一组 26 例病例中：枪伤 23 例，占 88.5%；箭伤 1 例，跌伤 2 例。

2）在前述一组 47 例病例中：枪弹及爆炸伤 26 例，占 55.3%；飞溅铁屑伤 4 例，车祸 7 例，跌伤 4 例，啤酒瓶爆炸伤 1 例，医源性异物 3 例，其他 2 例。

（2）异物种类：常见异物种类有子弹、砂石、铁质、骨块、牙齿、木质、草质、玻璃、硅胶、笔芯等。综合上述 3 组报道共 193 例颌面-颈部异物性质及种类见表 6-1。

表 6-1　193 例颌面-颈部异物种类

种类		例数/例	比例/%
金属异物	磁性	92	47.7
	非磁性	16	8.3
非金属异物	木质	24	12.4
	玻璃	14	7.3
	砂石	29	15.0
	草质	4	2.1
	骨质	7	3.6
	硅胶	4	2.1
	笔芯	2	1.0
	鱼刺	1	0.5

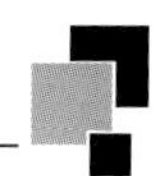

（3）异物部位：在前述一组 26 例报道中，异物分别位于颌前、腮腺、下颌下、颞下以及颈部。在一组 120 例报道中，异物存留面部 68 例，颈部 22 例，舌 4 例，上颅骨 11 例，髁突 2 例，口底 4 例，咽侧 5 例，颅底、颈动脉鞘、颈椎、食管后各 1 例。

（4）异物停留时间：在前述一组 120 例报道中，异物停留时间 1 小时~9 个月。

（二）颌面-颈部异物损伤临床特征及诊断

1. 临床表现

（1）局部肿痛：面颈部创伤异物残留后，局部创口溢血、肿痛、张口困难等。伤口感染后，流脓性分泌物，若经久不愈，形成窦道或出现全身中毒症状等。

（2）创面大出血：面颈部重要血管丰富，异物可直接损伤面颈部大血管，以致大出血，如不及时处理，可出现休克，危及生命。

（3）呼吸困难：面颈部异物损伤后出血，血肿压迫、血块阻塞口咽部或呼吸道，引起呼吸困难，甚至窒息致死。

（4）吞咽困难：咽后壁异物损伤、血肿形成压迫会厌，可致吞咽困难或因异物损伤颈部神经，加重吞咽困难。

（5）意识障碍：多见于面颈部异物穿破颅骨，引起颅内出血、血肿压迫、脑水肿等，以致患者出现烦躁等意识改变，甚至昏迷。

2. 诊断

（1）诊断：包括创伤病史、症状体征、局部检查或探查等，一般可作出诊断。金属异物和显影非金属异物摄 X 线片，为诊断首选。CT 检查、超声检查、MRI 检查均为重要的诊断方法。颈部大血管旁的异物，可采用 DSA 检查。

（2）定位诊断：X 光片、CT、超声、MRI 检查均可做出定位诊断。CT 检查难以发现的小异物，应做 MRI 检查。特殊部位异物，根据需要可做吞钡、强光照射、磁性定位、造影等检查，作出定位诊断。

（三）颌面-颈部异物损伤治疗

1. 处理原则

（1）急诊处理：严重、复杂而广泛颌面-颈部异物伤，常因大出血、休克以及呼吸道堵塞等，致使患者出现呼吸困难、心搏骤停等急症，危及患者生命。必须立即采取针对性抢救措施，清除呼吸道堵塞物，保持呼吸道通畅；进行有效心、肺、脑复苏，挽救患者生命。

（2）颌面-颈部异物应取出：不论是金属异物或非金属异物，存留面颈部均有相应反应；尤其位于面颈部大血管旁的大异物，有损伤大血管致大出血的可能，原则上应采用手术方法取出。

（3）面颈部异物暂不取出：无临床症状、位于面颈部深处的小异物；或位于大血管、神经旁、强行取出危险性大者，应权衡利弊，可暂不取出。

（4）取异物注意事项：不论急诊手术或是二次手术，都必作好异物定位诊断，沿着原伤道探查，轻巧取出异物。应避免强行牵拉，以防止二次损伤。

2. 治疗方法

（1）表浅异物

1）伤口未闭：可沿原伤道伸入止血钳或刮匙，将异物夹出或刮出。

2）伤口已闭：可摸准异物的位置并用两指固定，于异物深部注麻药，切开皮肤伸入止血钳将异物取出。

（2）颈深部异物：异物与肌肉、大血管的关系较复杂。如位于胸锁乳突肌深面、大血管附近，可切开胸锁乳突肌前缘。切口要大，逐层分离颈筋膜，避开血管及神经并加以保护，牵开胸锁肌束找到异物。

（3）创口活动性出血：若创口出血多或组织内血肿，首先考虑大血管受损伤，应进行紧急止血、输血等处理，预防术中出现难以制止的大出血。

3. 并发症

（1）常见并发症：在前述一组26例报道中，并发舌动脉外伤性动脉瘤1例、颈总动脉内异物近心端动脉闭塞（无血液充盈、无动脉搏动）1例、病灶化脓感染且反复发作1例。在一组47例报道中，合并颈动脉破裂1例、眼球损伤2例、颅内血肿4例、面神经损伤6例、腮腺瘘3例、形成瘘管4例。

（2）处理方法：根据出现的相关并发症，采取针对性相应处理措施。

第四节　相关病例介绍

病例1：患者男性，41岁，因工友锤击螺丝致铁屑溅入立于旁侧的患者右面颊部2h，送当地医院就诊但未能取出异物，遂转院。患者全身情况良好，右面颊部肿胀明显，于咬肌前缘见一长约2.5cm的皮肤创口，渗血，轻度张口受限。头颅正侧位X片示：右面颊部见一大小4mm×3mm的高密度阴影，位于下颌骨升支前、平对上颌第二磨牙颊侧牙冠处。CT扫描示异物位于颊脂垫区，距上颌第二磨牙颊侧牙冠25.9mm，距皮肤垂直距离14.6mm，距皮肤创口斜行距离19.2mm。临床诊断：右颊脂垫区金属异物。治疗：局部麻醉下常规消毒、清创，根据X线片和CT定位，从原皮肤创口处小心做钝性分离，先尝试用眼科电磁吸铁器取异物，但未能成功，考虑为异物位置较深、邻近组织厚密所致。为避免损伤腮腺等组织而未做进一步分离。改用X线观察屏直视下行金属异物取出术。手术从原皮肤创口进入，用两把中弯血管钳交叉作立体定位，小心分离异物周围组织，夹住异物，从原创口缓慢退出，顺利取出异物。冲洗创口，止血，缝合，放置橡皮引流片，局部加压包扎，术后抗感染等对症治疗。1周后创口愈合良好，未出现涎瘘等并发症。

病例2：患者男性，38岁，因啤酒瓶爆炸，玻璃片刺入左侧颈部半小时入院。检查：左侧颈动脉三角区有长约3.0cm的裂伤，伤口深，大量出血。全麻下急诊清创，用纱布填塞压迫伤口减少出血，扩大原伤口，充分暴露颈动脉，橡皮片暂时阻断颈总动脉后，缓慢移开压迫止血的纱布。见玻璃碎片约2.0cm×1.5cm大小，位于颈总动脉前方深面，动脉前壁有一约0.5cm的裂口，摘除异物，缝合动脉裂口，放置引流，分层关闭伤口，加压包扎。术后伤口一期愈合，无并发症发生。

病例3：患者男性，50岁，因右侧面部外伤术后局部肿痛16天就诊。曾因右侧面部外伤于当地医院行右侧颧骨开放性骨折清创缝合术，1周后再次行骨折内固定术，出院后第3天面部出现肿胀、疼痛，口内伤口流脓，经抗生素治疗8天后肿胀轻度消退，随后肿痛复发、加重伴发热。检查：右侧面部可见长约5cm手术瘢痕，局部肿胀明显，压痛。口腔前庭沟有一瘘口，大量脓液流出。给予抗生素静脉滴注，伤口切开引流，局部肿胀明显消退，但仍有大量脓液。于局麻下行局部伤口探查术，术中在伤口深处取出手术遗留纱布条。术后1周出院，

随访1个月未见异常。

病例4:患者男性,27岁,因车祸面骨骨折、右眼球破裂、双侧眼睑撕裂伤、眶内异物4小时入院。患者神志清醒,生命体征平稳。CT显示:右侧眼眶及筛窦内见两个条形高密度影。右侧眼球模糊,左侧视神经受压。双侧上颌窦、蝶窦见软组织影,窦壁不完整。筛窦结构紊乱。脑部未见异常。初步诊断:面部外伤,颅颌面部异物,右眼球破裂,左侧视神经挫伤,颅底血管损伤?急诊脑血管DSA造影检查,未发现颅底血管损伤。急诊全麻下清创、异物探查、右侧眼球修补手术。术中于左侧内眦处做弧形附加切口,切开皮肤、皮下组织,分离肌肉至骨膜,显露左侧眼眶内侧骨壁,保护左侧眼球,顺眶内侧壁向下分离,寻得异物末端,缓慢松动并沿伤道后退,将经右侧眶下缘刺入左侧眶内的异物取出。沿右侧眶下缘伤口向内探到另一个刺入颅底的异物,缓慢松动后沿伤道取出。异物取出后压迫止血,清创后分层缝合伤口。术后抗感染治疗,伤口一期愈合。术后1个月复查左眼视力明显恢复(图6-5)。

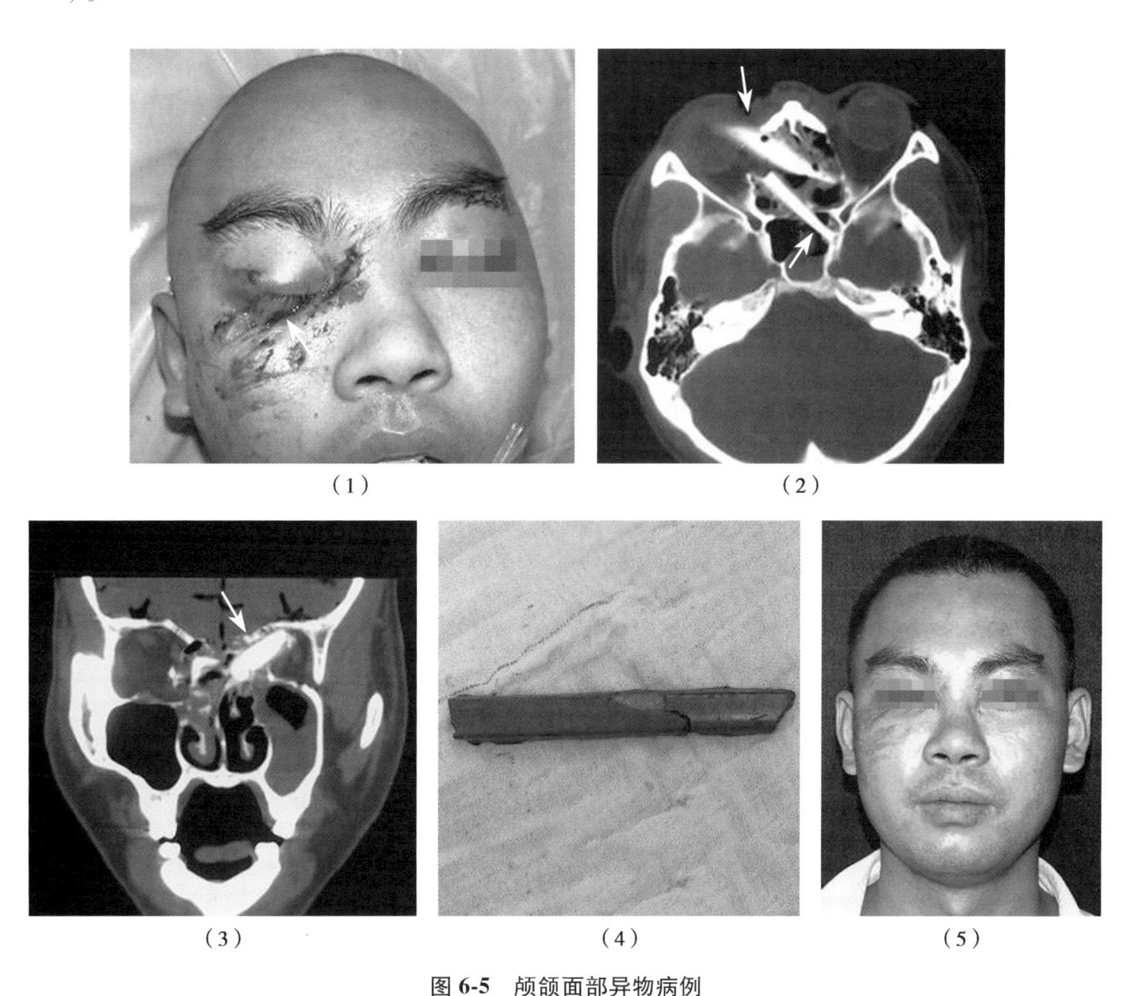

图6-5　颅颌面部异物病例

(1)患者伤后,异物外端位于右侧眼睑处;(2)、(3)CT显示异物位置;(4)术中取出的异物;(5)术后1个月患者面容。

(张　伟)

参考文献

1. 丛超,曲华,杨蔚青,等. 罕见颅内至颌面部异物取出术 1 例护理配合. 齐鲁护理杂志,2009,15(12):85-86.
2. 樊彤海,江银华,田克斌,等. 颌面部损伤后异物滞留手术治疗 21 例. 现代中西医结合杂志,2008,17(18):2814-2815.
3. 郭军,孟庆江,白振西,等. 高频超声检查在颌面部非金属异物中的应用价值. 口腔颌面外科杂志,2004,14(2):133-135.
4. 何鹏. 人体异物损伤. 北京:北京科学技术出版社,2006.
5. 黄迪炎,关振群. 医源性异物遗留颌面部 3 例原因分析. 人民军医,2008,51(3):156.
6. 刘晓明. 面颈部非金属异物 24 例临床分析. 青海医药杂志,2008,38(5):34-35.
7. 孟建忠. 口腔颌面深部金属异物 11 例诊治分析. 杭州师范学院学报,2008,28(3):173-175.
8. 陶肃雄,刘涛,周志聪,等. 颌面部爆炸伤 13 例的救治体会. 实用口腔医学杂志,1999,15(3):203.
9. 杨更森,王陈保,赵民朝,等. 利用多平面双向电视 X 线取出颌面部金属异物. 口腔颌面外科杂志,2002,12(4):358-359.
10. 张善勇,杨驰,裘明华,等. 内镜下取出颞下间隙金属弹片 1 例. 口腔颌面外科杂志,2005,15(3):310-312.
11. 于洪波,张诗雷,王旭东,等. 计算机辅助导航技术在口腔颌面外科的应用:104 例病例分析. 上海口腔医学,2012,21(4):416-421.
12. JANICKE S,WAGNER W. Retained pieces of wood in theretromaxillary space:a case report. J Craniomaxfac Surg,1995,23(5):312.
13. NAKAMURA N,MITSUYASU T,OHISHI M. Endoscopic removal of a dental implant displaced into the maxillary sinus:technical note. Int J Oral Maxillofac Surg,2004,33(2):195-197.
14. NG S Y,PINTO P. Ultrasound-guided retrieval of labial minor salivary gland sialoliths. Dentomaxillofac Radiol,2000,29(5):319-322.
15. SHARMA P K,SONGRA A K,NG S Y. Intraoperative ultrasound-guided retrieval of an airgun pellet from the tongue:a case report. Br JOral Maxillofac Surg,2002,40(2):153-155.
16. SIESSEGGER M,MISCHKOWSKI R A,SCHNEIDER B T,et al. Image guided surgical navigation for removal of foreign bodies in the head and neck. J Craniomaxillofac Surg,2001,29 (6):321-325.
17. WILTFANG J,MOSGAU S S,MERTEN H A,et al. Endoscopic and ultrasonography evaluation of the maxillary sinus after combined sinus floor augmentation and implant insertion. Oral Surg Oral Med Oral Pathol Oral Radial Endod,2000,89(3):288-291.
18. GERBINO G,ZAVATTERO E,BERRONE M,et al. Management of needle breakage using intraoperative navigation following inferior alveolar nerve block. J Oral Maxillofac Surg,2013,71(11):1819-1824.
19. GUI H,YANG H,SHEN S G,et al. Image-guided surgical navigation for removal of foreign bodies in the deep maxillofacial region. J Oral Maxillofac Surg,2013,71(9):1563-1571.
20. CAMPBELL A,COSTELLO B J. Retrieval of a displaced third molar using navigation and active image guidance. Journal of Oral and Maxillofacial Surgery,2010,68(2):480-485.
21. MISCHKOWSKI R A,ZINSER M J,RITTER L,et al. Intraoperative navigation in the maxillofacial area based on 3D imaging obtained by a cone-beam device. Int J Oral Maxillofac Surg,2007,36(8):687-94.
22. POHLENZ P,BLESSMANN M,BLAKE F,et al. Clinical indications and perspectives for intraoperative cone-beam computed tomography in oral and maxillofacial surgery. Oral Surg Oral Med Oral Pathol Oral Radiol Endod,2007,103(3):412-417.

第七章　颌面部骨及骨折的生物学与生物力学

第一节　颌面部骨及骨折的生物学

一、颌面部骨的基本结构

和其他骨一样，颌面部骨是由骨组织、骨膜和骨髓等构成的坚硬器官。骨组织是颌面部骨结构的主体，由细胞、有机基质和沉积之中的无机矿物质（骨盐）组成。骨质的结构呈板层状，称骨板（bone lamella）。颌面部骨的内部结构符合生物力学原理，并可进行适应性地更新和改建。

（一）骨的基本组织结构

1. 细胞　骨内有多种细胞，担负着骨的生长发育和改建的重要任务。

（1）间充质干细胞（mesenchymal stem cell）（图 7-1）：分布于骨膜和骨髓中，为多能干细胞，具有多向分化潜能，受不同的条件诱导会向骨、软骨、脂肪、肌肉、神经方向分化。其天然分化方向为成骨细胞和成纤维细胞，具有自我更新能力，可不断增殖。

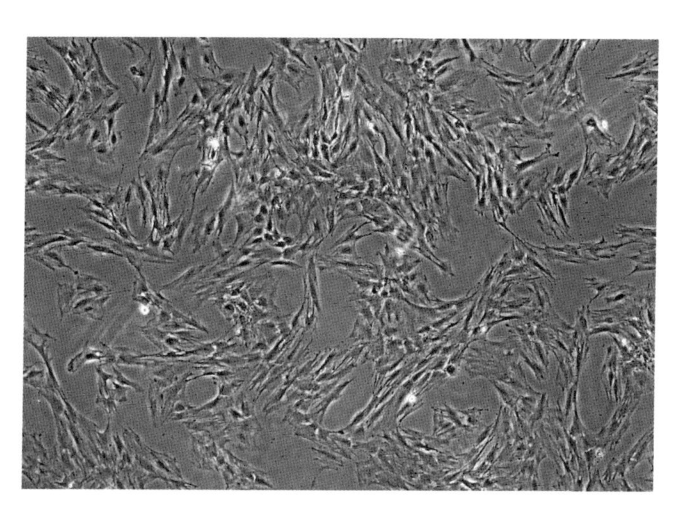

图 7-1　骨髓间充质干细胞

（2）骨祖细胞（osteoprogenitor cell）：由间充质干细胞分化而来，位于骨膜内，能够分化为成骨细胞。

（3）成骨细胞(osteoblast)(图 7-2):分布于骨组织表面,由骨祖细胞分化而来。成骨细胞主要功能是分泌类骨质和胶原蛋白并调节类骨质矿化,对于破骨细胞的活化也有一定控制作用。在成骨过程中,基质沉积和矿化并行,细胞变薄,部分成骨细胞被包埋在骨基质中,成为骨细胞,其他的成骨细胞消失或者在新形成的骨表面变为骨衬细胞。成骨细胞的特异性产物包括骨钙素和成骨细胞转录因子(osteoblast transcription factor)。碱性磷酸酶是成骨细胞分化的可靠标志。

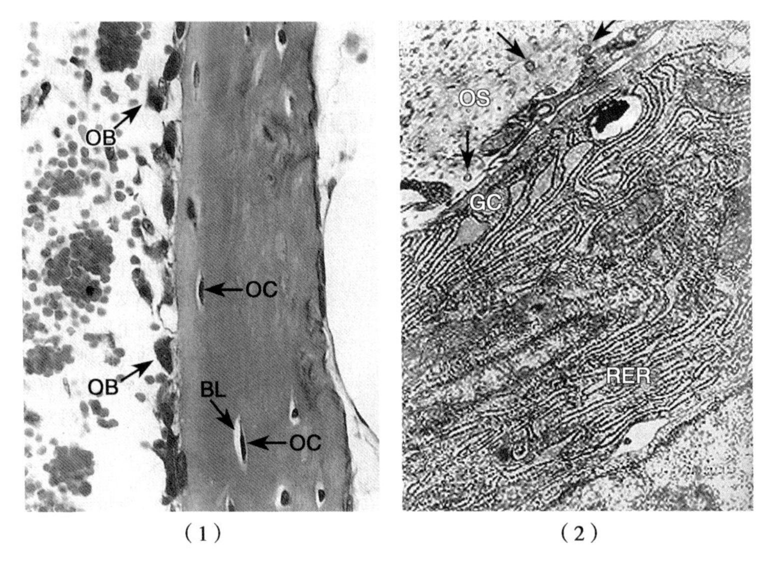

(1)　(2)

图 7-2　成骨细胞

(1)光镜像;(2)电镜像。

（4）骨细胞(osteocyte):成骨过程中,成骨细胞一旦被骨基质包埋,即为骨细胞。骨细胞占骨组织功能细胞总数的 95%。借助骨小管,相邻的骨细胞突起或端端相连,或侧侧相依,使骨细胞互换信息。骨细胞表面有许多长而纤细的突起,在骨小管内延伸,突起可有分支,或两个突起在一个骨小管内,但突起之间并不相连,突起中一般也没有细胞器,但表面有刷状微丝,具有生物力学感受器的作用。骨细胞和突起不是完全充满骨陷窝和骨小管,而是有小的间隙,容纳骨小管液。应力可使骨小管液流动而作用于突起的刷状微丝,将机械能转变为化学信号,并传递到骨表面的骨衬细胞,合成和分泌有关因子。骨细胞的形态和功能随成熟程度而不同。最年轻的骨细胞位于骨表面的骨样基质中,也称骨样细胞,其形态与成骨细胞相似,具有合成骨基质的能力,不断添加骨基质到其所在的骨陷窝壁上;随着陷窝周围基质的钙化,年轻的骨细胞逐渐失去合成骨基质的能力,成为成熟的骨细胞,即一般所说的骨细胞,位于钙化骨基质的浅层。

（5）破骨细胞(osteoclast)(图 7-3):破骨细胞是血源性多核巨细胞,源于单核造血干细胞,数量少,一般含 1~50 个核。位于骨松质表面的凹槽内和骨密质哈弗斯系统圆锥形吸收腔的前缘。破骨细胞具有骨吸收功能,在骨改建中发挥重要作用。破骨细胞含抗酒石酸酸性磷酸酶(tartrate resistant acid phosphatase,TRAP),是破骨细胞的特异性标志物,此外还有脱氢酶、碳酸酐酶。

（6）骨衬细胞(bone-lining cells):成熟骨表面的成骨细胞称为骨衬细胞。细胞扁平,胞

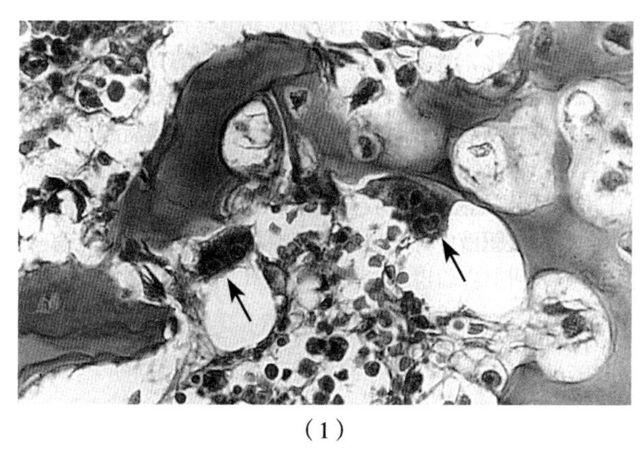

（1）

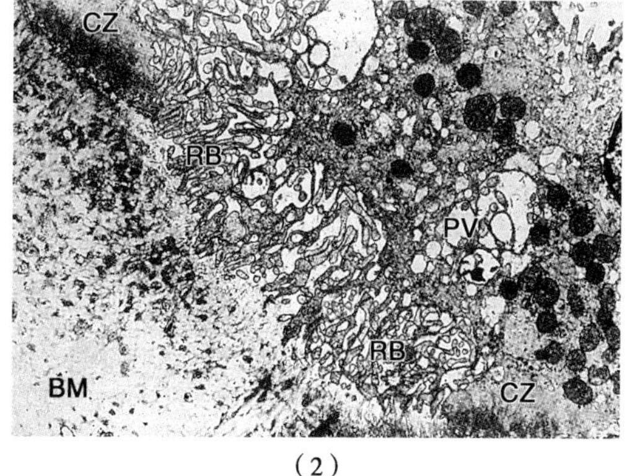

（2）

图 7-3　破骨细胞
（1）光镜像；（2）电镜像。

质及细胞器均减少。标记的胸腺嘧啶测定发现骨衬细胞有 DNA 合成，因而不应认为它们完全静止，在一定的条件下（如骨形成因子）可以转变为活跃的成骨细胞，有成骨功能。骨衬细胞的功能是：①维持骨表面的静止状态，阻断各种因子对矿化骨的影响，形成良好的骨膜屏障，并使骨小管内的液体自成一个微环境以利骨的钙化过程，调节各种因子、离子和营养因素；②协同成骨细胞和破骨细胞参与类骨质的矿化；③与骨细胞共同构成具有力学感受器和微缺损感受器功能的装置，把机械能转变为化学信号，合成和分泌破骨细胞分化因子和破骨细胞形成抑制因子等。

2. 骨基质　骨基质中包括有机质和无机质，有机质主要是胶原纤维、非胶原蛋白和无定形基质。最初形成的细胞外基质无骨盐沉积，称类骨质（osteoid），类骨质经钙化后转变为骨质。有机质和无机质的比例随年龄而变化，随年龄的增加有机质减少，无机质增多。胶原纤维约占有机成分的 90%，组成致密的纤维束呈规则的分层排列，每层纤维与基质构成板层结构，称为骨板。同一板层胶原纤维排列方向相同，相邻板层纤维相互垂直，骨细胞被夹在骨板之间。Ⅰ型胶原占 90%，其余为Ⅲ、Ⅴ、Ⅹ型胶原。胶原纤维在板层骨中为细纤维，编织骨中为粗纤维，随机排列，互相交织，矿化程度低。非胶原蛋白包括骨涎蛋白（bone sialoprotein，BSP）、骨粘连蛋白（osteonectin，ON）、骨桥蛋白（osteopontion，OPN）、骨钙素（osteocalcin，OC），以及骨源性和外源性生长因子，如骨形态生成蛋白（bone morphogenetic protein，BMP）、β 型转化生子因子（transforming growth factor β，TGF-β）、胰岛素样生长因子（insulin-like growth factor，IGF）、蛋白酶类、胶原酶和组织蛋白酶等。颌骨的无定型基质是一种无固定形态呈胶体样的物质，其中最主要是蛋白多糖，具有高度黏着性。其次还有少量的寡糖。无机盐又称骨盐，占骨重量的 65%～70%，主要为钙、磷，如磷酸钙、碳酸钙、枸橼酸钙和磷酸二氢钙，它们以结晶的羟基磷灰石和无定形的胶体磷酸钙形式分布于有机质中，沿胶原纤维长轴排列并与之紧密结合。其次还有镁、锶、氟等。

3. 骨髓　骨髓除作为人体造血干细胞的来源外，与骨的生长发育也有密切关系。与骨髓接触的骨表面，如骨松质骨小梁表面和骨密质骨内面，是骨代谢非常活跃的部位。骨髓内的造血干细胞和间充质干细胞分别是破骨细胞和成骨细胞的前体细胞。脂肪细胞也是骨髓中的重要成分，根据脂肪含量不同，骨髓被分成红骨髓和黄骨髓。随着年龄的增长骨髓中脂肪成分的比例逐渐增加。

4. 骨膜　除关节面以外，骨的内外表面都覆有结缔组织膜，分别称为骨内膜和骨外膜，通常所说的骨膜是指骨外膜。骨外膜（periosteum）又分为内外两层，外层较厚，为致密的结缔组织，纤维粗大密集，交织成网；内层为薄层疏松结缔组织，富含血管、神经和骨祖细胞。骨内膜很薄，由一层扁平的骨祖细胞和少量结缔组织构成。衬覆于哈弗斯管内及骨松质骨小梁表面。骨膜的主要作用是营养骨组织，并为骨的生长和修复提供干细胞。

（二）骨的大体结构

在大体上，骨可以分为骨松质和骨密质两大类。骨密质主要位于骨的表面，包括牙槽窝的表面，由骨单位（又称哈弗斯系统）构成。每一个骨单位由10~20层呈同心圆排列的环状骨板围绕而成，中央有哈弗斯管。骨细胞位于环状骨板的骨陷窝内。骨单位之间为间质骨板，不同骨单位间有穿通管连通。骨松质位于骨密质内部，是由不规则的棒状或片状骨小梁相互连接构成的网状框架结构，其内充满骨髓和血管等组织。在骨发育过程中，先形成骨小梁，再形成骨松质，以后骨松质的表面部分逐渐改建为骨密质。骨松质由于疏松多孔的结构，拥有更多与骨髓腔接触的机会，其代谢较骨密质更为活跃。

（三）骨的显微结构

在显微镜下观察，根据胶原纤维排列的方向，可将骨分为编织骨和板层骨两类。编织骨是不成熟的骨组织，出现在胚胎发育期及骨痂等新骨形成的最初阶段；在某些异常病理状态下（如成骨不全、骨肿瘤患者等），骨的代谢呈高转换状态，往往也出现编织骨。其特征是胶原纤维和骨矿物质的排列无方向性，细胞成分较多，力学性能测试表现为各向异性。人刚出生时，所有的骨都是编织骨。到1岁时，大部分编织骨被板层骨取代。在板层骨中胶原纤维有规律地沿着应力的方向分层排列，与骨的有机成分和无机成分紧密结合，共同构成骨板，力学性能表现为各向异性。

正是凭借着上述复杂而完备的内部结构，骨成为一种特殊的结缔组织，也是一种特殊的生物材料。在人的一生中，骨在行使功能的同时不断地进行自身的修复和改建，维持骨结构和成分的完整性。

二、颌骨的生长与发育

骨的发生有两种形式：一种是膜内成骨（intramembranous osteogenesis），即在间充质增殖形成的原始结缔组织膜内成骨，又称膜内化骨；一种是软骨内成骨（endochondral osteogenesis），即在间充质分化形成的软骨雏形内成骨。虽然这两种成骨方式有所不同，但基本过程一致，都包括因成骨细胞生成而进行的骨形成和因破骨细胞生成而进行的骨吸收与改建等基本过程。颌骨的发育始于胚胎第6周，上颌骨和下颌骨均是由膜内成骨的方式生成。下颌骨的发育略早于上颌骨。

（一）上颌骨的发育

上颌骨发育自第一鳃弓，上颌突、侧鼻突和中鼻突均参与上颌骨的形成，其中上颌突形成大部分上颌骨。上颌骨的发生方式为膜内骨化。在胚胎第7周，上颌骨出现两个骨化中心，一个位于前颌骨，一个位于固有上颌骨内。上颌骨从骨化中心向上形成上颌骨颧突支持眶部，向下形成牙槽突，向前形成上颌表面组织，向后形成颧突，向内形成腭突。上颌窦在胚

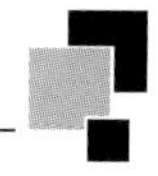

胎第4个月时开始发育，出生时仍是一个始基结构，直径5~10mm。12~14岁时上颌窦发育基本完成。以后上颌窦向牙槽突方向生长，使上颌窦底与牙根十分接近。

（二）下颌骨的发育

下颌骨发育自第一鳃弓，是由下颌突深部的组织发育而来的。首先在下颌突的中心形成一条下颌软骨，又称麦克尔软骨（Meckel's cartilage）。它与下颌骨的发育有着密切的关系，但本身并不直接参与下颌骨的形成。在胚胎第6周，下颌软骨是一个实性的透明软骨柱，外有纤维包膜，从耳区走向中线，两侧软骨并不在中线相连，其间有一菲薄的间充质带。但它大部分要退化吸收，仅其背侧端的两小部分存留骨化形成中耳的锤骨和砧骨；从中耳至下颌这一段软骨保留形成锤骨韧带和蝶下颌韧带。下颌神经出颅后，在下颌软骨背、中1/3交界处的头侧上缘，分叉为舌神经和下牙槽神经。舌神经在软骨的内侧通过，下牙槽神经位于软骨上缘的外侧，平行于下颌软骨行向腹侧，最终分叉为切牙神经和颏神经。切牙神经继续平行下颌软骨行向腹侧。在胚胎第6周，下牙槽神经和切牙神经外侧出现一个较为致密的结缔组织膜，此膜即下颌骨的始基。胚胎第7周，在切牙神经和颏神经的夹角尾侧，相当于将来的颏孔区，下颌骨始基首先出现骨化。骨化从此中心开始，在下牙槽神经下方向后扩展；在切牙神经下方向前扩展；同时也在这些神经的两侧向上扩展，形成下颌骨的内外骨板。神经及下颌软骨逐渐被包埋在形成的下颌体中。随着胚胎的生长发育，内外侧骨板继续生长，骨槽底部渐渐形成下牙槽神经管和切牙神经管。下颌升支部是另一个骨化中心发生的，首先在下颌孔的背侧出现一个致密的结缔组织膜，以后骨化形成下颌骨的升支、髁突和喙突。

下颌骨形成后，继续向多个方向生长。此期间的生长受到三个软骨和肌肉附着的重大影响，三个软骨分别是髁突软骨、喙突软骨和联合软骨。下颌骨发育时，牙胚也在发育。随着牙槽骨和下颌骨下缘不断地有新骨生成，下颌骨体的垂直距离不断增加。下颌骨前后方向的生长在出生前及生后1年内主要靠正中联合处不断增殖的纤维软骨的骨化。至出生1年时，纤维软骨停止增殖，发生软骨内骨化，变成永久性骨联合。此后，下颌骨前后方向上的生长主要靠下颌升支后缘的骨形成和前缘的骨吸收。由于吸收速度小于骨生成速度，下颌支的宽度得以增加。在内外方向上，下颌骨的生长也是靠外表面的骨沉积和内表面的骨吸收实现的。这样既做到了下颌骨体积的增加，又使骨板得以保持一定的厚度。髁突和喙突表面软骨的生长和骨化也增加了下颌支的高度（图7-4）。

（三）颌骨的塑形和重建

在人的一生中，颌骨骨组织的生理活动主要体现在三个方面：生长、塑形和重建。颌骨的塑形是指在生长过程中骨形态的再造，是骨适应承载的需要，显著改变骨外形和结构的过程，一般由于骨内膜面的骨吸收和外膜面的新骨沉积所致。骨的塑形和重建都涉及成骨细胞和破骨细胞的活动，但其表现形式有所不同。塑形往往是在不同表面上发生的骨吸收和骨形成过程；而重建是在同一表面发生的，具有循环周期的骨生成和骨吸收。一个典型的重建周期可以分为5个阶段：静止期、激活期、吸收期、反转期和形成期。在激素、细胞因子等多种因素作用下，骨衬细胞被激活，消化其下方的胶原基质，使骨表面暴露。被激活的细胞产生活化因子，与前破骨细胞表面受体结合，导致其融合并成熟，随即进入吸收阶段。吸收到达最大侵蚀深度后，反转阶段开始，成骨细胞聚集在吸收陷窝的底部。然后成骨细胞开始形成类骨质，并最终矿化。

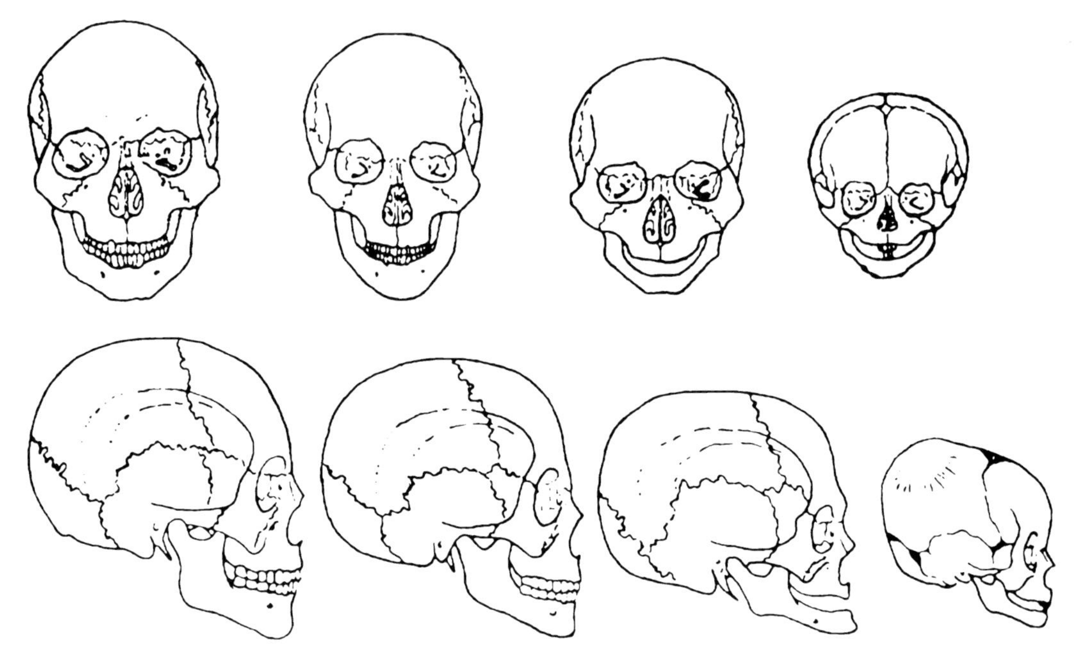

图 7-4　上、下颌骨发育模式图

虽然在胚胎发育阶段,上下颌骨由膜内成骨的方式生成,但在骨折愈合阶段,成骨的方式却不仅限于膜内成骨。这和骨折端所处的环境有直接关系。当采用不同的固定形式时,愈合模式有所不同。

三、骨折的愈合模式

虽然骨组织归于结缔组织类,但其损伤愈合过程与其他结缔组织有明显不同,最终不是形成瘢痕组织,而是与原有的骨结构类似。骨折愈合是一个复杂的组织再生过程,包括干细胞分化及增殖、血管增生、钙质沉积、骨质吸收及改建等,受患者全身情况、局部力学环境、血液供应等诸多因素的影响,其中局部应力是主要影响因素之一。骨折的愈合过程可分为两种,间接骨愈合和直接骨愈合。

(一) 间接骨愈合

间接骨愈合又称二期骨愈合或桥接式骨愈合,其愈合过程可分为血肿形成期、血肿机化期、骨痂形成期和骨痂改建期(图 7-5)。基本组织学过程为骨折断端之间形成血肿、随后血肿逐渐发生机化,并出现钙盐沉积。在此基础上,通过骨折断端承受生理应力的刺激,骨质不断发生吸收和改建,逐渐恢复成为成熟的骨组织。以下简述间接愈合的生物学过程。

1. 血肿形成期　骨折发生后,骨密质、骨松质、骨膜及周围软组织的血管破裂出血,血液聚集于骨折断端及其周围,形成血肿,大约 6 小时凝固。出血量依损伤程度、骨折类型和部位而有所不同。凝血后血小板聚集、炎症反应和凝血系统激活,释放出生化介质,导致巨噬细胞化学趋化、血管发生和间充质细胞增殖。

2. 血肿机化期　毛细血管和成纤维细胞的增殖是血肿机化的重要特征。此期以成纤

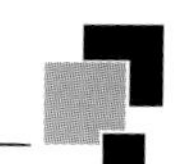

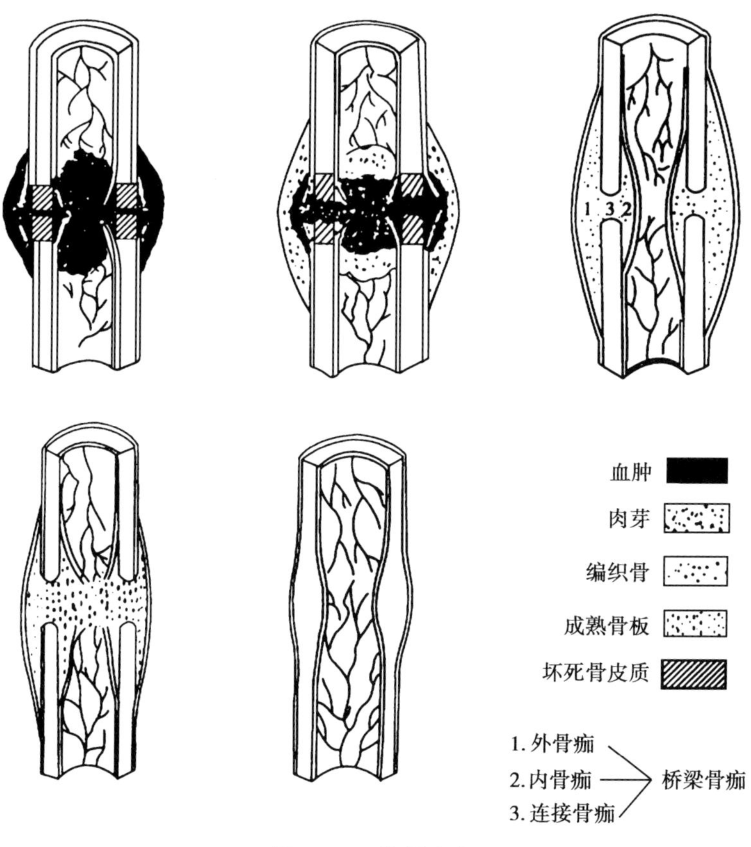

图 7-5　二期骨愈合

维细胞增殖和分泌为主要特点。成纤维细胞在骨折后 3 天出现，随同毛细血管进入血肿，产生机化。其主要功能是分泌 I 型胶原纤维。纤维骨痂逐渐将两个骨折断端包围起来，形成一个梭形体，梭形骨痂两侧延续为外骨膜。纤维骨痂形成时，成骨细胞也开始从骨外膜面、骨内膜、断端髓腔开始增殖。

3. 骨痂形成期　骨折断端间形成的纤维骨痂经软骨内骨化过程成骨，断端周围的骨膜下发生膜内成骨，在骨折周围逐渐形成原始骨痂。骨折后 24 小时内，骨折断端附近内外骨膜开始增生、肥厚，新生毛细血管开始长入骨膜深层，成骨细胞大量增生，合成并分泌骨基质，开始膜内成骨过程。充填于骨折断端之间和被剥离的骨膜下的血肿机化后形成的纤维骨痂逐渐转化为软骨组织。随后，成骨细胞随新生毛细血管侵入软骨基质，软骨细胞发生变性而凋亡，软骨基质经矿化而成骨，即软骨内成骨。包绕于骨折外围，来自于由骨外膜的膜内成骨而形成的骨痂为外骨痂，在骨折外围先形成骨性桥接。由骨内膜的膜内成骨所形成的骨痂为内骨痂。骨断端间由软骨内成骨所形成的骨痂为连接骨痂。连接骨痂形成后，与内外骨痂相连，形成桥梁骨痂，意味着原始骨痂的形成。骨折 4~6 周后，充满整个骨折部位的骨小梁逐渐合并，小梁间较大的空隙被新骨充满。骨基质中胶原纤维由不规则交织状变为层状规则排列。骨密质中出现哈弗斯系统，新的骨单位逐渐形成，从而在骨折断端间形成坚硬的骨性连接。

4. 骨痂改建期　骨折断端在生理应力的作用下,骨质发生吸收及改建。主要通过成骨细胞和破骨细胞的耦合活动得到大幅的重塑。破骨细胞与成骨细胞具有协同作用,在应力强的位置成骨细胞相对活跃,合成和分泌骨基质,局部有更多的新骨沉积,并最终形成板层骨。而机械功能不需要的多余骨痂内破骨细胞相对活跃,骨吸收增强,多余骨痂被吸收。最终编织骨无方向的骨小梁被成熟的板层骨替代,髓腔再通,骨的原有结构和功能恢复,骨折愈合完成。

(二) 直接骨愈合

直接骨愈合又称为一期骨愈合或接触骨愈合,是随着坚强内固定技术的发展而发现的。骨断面在精确的解剖复位基础上,受加压固定作用产生紧密接触,此时骨折断面间裂隙几乎关闭。骨松质髓腔内和骨密质哈弗斯系统的破骨细胞以锥形切割方式沿骨长轴方向向骨折裂隙端移行性吸收,形成狭窄的隧道。新生的毛细血管随隧道长入,成骨细胞以突起的方式推进性增殖,沿毛细血管排列分布,并在管壁周围分泌骨基质,沉积新骨,此即一个骨修复单元(bone repair unit)。由于骨折端面之间没有裂隙或裂隙很窄,这种锥形切割式骨修复单元可以从骨折一端直接跨越到另一端形成骨桥。当无数个这样的单元充填封闭骨折裂隙时,骨折便发生愈合,并同期完成功能性改建。组织学表现为骨折的愈合局限于骨内,无明显的外骨痂,在骨折断端之间直接发生的血管生长和延伸,然后出现成骨钙化,修复骨折。直接愈合的临床特点是骨折愈合快,X 线没有外骨痂形成。直接愈合的条件是骨折端的“密切接触”和“绝对稳定”。这有赖于精确的解剖复位和拉力螺钉或加压接骨板的绝对坚固内固定。对于绝大多数骨折,尽管采用坚固内固定,骨折界面间几乎不可能达到如此完美的接触,总有一些部位未完全对合,则一期骨愈合与二期骨愈合过程不易区分,都存在于骨折愈合过程中。

为尽量增加骨折的直接骨愈合发生率,医师应遵循颅颌面骨折的功能性固定原则:①骨折段的精确解剖复位,特别应注意骨块舌侧的复位情况;②功能状态下的稳定固定,此点应特别注意固定强度的问题;③尽量保存骨块的血供和骨膜;④序列化功能训练,保证骨块在术后早期功能训练,促进骨折断端早期改建。

四、参与骨折愈合的细胞及生长因子

骨折愈合是一个复杂的生理过程,包括细胞迁移、血管生成和骨痂改建等。同时也包括细胞生长因子对细胞分化和增殖的调控作用以及细胞生长因子的骨诱导、分子信号传导作用等,是一个多序列的修复过程。整个骨折愈合过程涉及两部分内容,即有关骨折修复的各种细胞的增殖活动及有机基质的形成和无机盐的沉积。这个过程除有多种细胞发挥作用外,还有许多细胞因子参与调控。

(一) 参与骨折愈合的细胞

1. 炎症细胞　骨折发生后不久,骨断端会发生无菌性炎症反应。中性粒细胞、肥大细胞和巨噬细胞等炎症细胞会侵入骨坏死区,逐步清除骨断端间的坏死软组织。

2. 破骨细胞(osteoclast)　和炎症细胞几乎同时侵入骨坏死区的还有破骨细胞。破骨细胞主要清除死骨。在骨折愈合后期的骨改建期,破骨细胞和成骨细胞协调作用,完成新生骨的改建。

3. 成骨细胞(osteoblast)　不言而喻,成骨细胞是骨折愈合过程中的主角。在骨折愈合过程中分泌骨基质,形成新骨。

4. 软骨细胞(chondrocyte)　骨折愈合过程中会出现软骨的形成,这就要归功于软骨细胞的参与。

5. 成纤维细胞(fibroblast)　成纤维细胞分泌胶原形成纤维骨痂。为原始骨痂的形成奠定基础。

6. 间充质干细胞(mesenchymal stem cell,MSC)　MSC 在骨折愈合过程中占据着重要地位。这种未分化细胞可以大量复制而不发生分化。MSC 有向多个细胞谱系分化的潜能,所产生的细胞形成骨、软骨、肌腱、肌肉、韧带、骨髓基质和脂肪等间充质。在骨折愈合过程中,MSC 的主要来源是骨外膜、骨内膜、骨髓、肉芽组织和周围软组织;血管壁内的管周 MSC 也参与骨折愈合。分化为成骨细胞的 MSC,根据其分化所需的条件可分为定向骨原细胞(determined osteoprogenitor cell,DOPC)和诱导性骨原细胞(induced osteoprogenitor cell,IOPC)两类。DOPC 可自动分化成骨而无需外源性诱导物,是胚胎期间间充质干细胞的残留,如骨髓基质细胞(bone marrow stromal cell,BMSC)和骨膜、骨小梁来源的多能干细胞。IOPC 是广泛分布于结缔组织的未分化间充质细胞,如血管周细胞、血管内皮细胞、成纤维细胞和脂肪细胞等,这些细胞需在外源性诱导物的作用下才可以分化成骨。骨折后,DOPC 和 IOPC 通过骨髓和撕裂的骨膜碎片进入血肿内及其周围,由于趋化作用或经毛细血管向骨折断端聚集。同时,损伤和局部炎症因子刺激骨膜,使骨膜生发层内成骨细胞大量增生。骨折端坏死的骨细胞、成骨细胞及被吸收的骨基质均可释放内源性生长因子,少数细胞膜上的特异性生长因子受体被激活,于是启动成骨性细胞级联机制,包括成纤维细胞在内的大量具有成骨能力的细胞开始增殖,并向成骨方向转化。

(二) 参与骨折愈合的生长因子

多种生长因子在骨折愈合过程中发挥着重要作用。它们大致通过三种途径发挥作用:①自分泌作用:生长因子作用于相同来源的细胞或与其表型相同的细胞;②旁分泌作用:生长因子作用于与其来源细胞表型不同的细胞;③内分泌作用:生长因子被释放入循环系统,作用于与其来源细胞表型不同且相隔较远的细胞。在骨折愈合过程中,有多种生长因子表达,且这种表达具有相对固定的时间和空间分布,期间各种因子协调作用,共同调节骨折的愈合。虽然多种生长因子均参与骨折的愈合过程,但目前只对少数几种有所了解,如骨形态生成蛋白、转化生长因子 β、胰岛素样生长因子、成纤维细胞生长因子、血小板衍生生长因子和血管内皮细胞生长因子等。这几种生长因子由炎症细胞、成骨细胞和软骨细胞合成分泌,在整个骨折愈合期间均有表达。

1. 骨形态生成蛋白(bone morphogenetic protein,BMP)　BMP 是一类多功能生长因子,属于 TGF-β 超家族成员。BMP 的研究始于 1965 年 Urist 的报道。Urist 将实验动物和人的长骨干切成块,用 HCl 脱钙,随后植入兔、大鼠、小鼠和猪肌肉的不同部位以及兔、犬和人的骨缺损内。在植入后 8~16 周观察到经过典型的软骨内成骨形成的新骨。他认为这是因为骨基质中存在一种物质所致,并将这种物质命名为骨形态生成蛋白。BMP 的主要生物学作用是诱导成骨。在生理条件下,BMP 主要由成骨细胞表达和分泌,能诱导间充质干细胞向成骨细胞和成软骨细胞方向转化,刺激成骨细胞和骨髓间充质干细胞内 ALP 的表达。学者们已经应用天然 BMP 部分纯化抗体证实了兔下颌骨骨折愈合过程中 BMP 的存在。在骨折愈合过程中,BMP 以自分泌或/和旁分泌的方式发挥重要的调节作用。骨折早期,在创伤等因素刺激下,骨折断端局部骨膜中成骨细胞及周围间充质细胞增殖,细胞数量增加,BMP mRNA 转录增加,从而使 BMP 合成和分泌增加;局部 BMP 浓度的增高又进一步促进间充质细胞向成骨细胞和成软骨细胞转化,并刺激这三种细胞增殖,又使局部 BMP 高表达细胞进一步增加,形成正反馈调节,从而使局部 BMP 浓度迅速增高。骨折修复晚期,随着成熟细胞的增加,成软骨细胞、成骨细胞和间充质细胞的数量减少,BMP mRNA 转录水平下降,BMP 合成减少,骨诱导作用减弱,直至达到维持正常骨代谢的平衡水平。随着重组技术的应用,目前已鉴定并克隆出 20 种 BMP 分型。在促进骨折愈合方面,目前研究较多的是 BMP-2、BMP-4 和 BMP-7。有关 BMP-2 的成骨作用研究报道最多,体外和体内实验已充分证明了 BMP-2 的诱导成骨作用及促进骨折愈合的作用。目前重组 BMP-2 已在临床得以应用。BMP-4 结构与功能和 BMP-2 相似,具有促进成骨细胞分化和诱导体外成骨的能力,单独使用即可诱导新骨形成。在骨折愈合早期阶段,BMP-4 作为主要的局部刺激因子可促进骨痂形成。而 BMP-4 过度表达,可增加软骨形成及促进分化。BMP-7 主要的生物学作用是诱导骨折周围血肿内未分化的 MSC 分化形成软骨细胞和成骨细胞,并通过钙质沉积形成新骨,促进骨折修复。

2. 转化生长因子 β(transforming growth factor-β,TGF-β)　TGF-β 广泛存在于动物正常组织和转化细胞中,其中以骨和血小板中含量最高。TGF-β 是一种对多种结缔组织都具有复杂生物效应的生长因子,参与体内许多炎症反应和组织修复。在骨修复中所体现的作用则表现在对成骨细胞、破骨细胞、软骨细胞的代谢调节。TGF-β 对细胞代谢调节的作用表现为双相效应,对细胞增殖分化既能刺激也能进行抑制。如果周围环境如细胞群分化状态和生长条件不同,则 TGF-β 对细胞群的作用则显著不同。一般来说,低浓度 TGF-β 起刺激作用,高浓度起抑制作用。在骨折早期,TGF-β 主要来源于血小板,局部血液凝固,血小板脱颗粒,释放 TGF-β,刺激细胞增殖,启动修复过程;中晚期则主要来源于成骨细胞、软骨细胞、巨噬细胞及其他炎性细胞。TGF-β 是骨髓间充质干细胞的强力趋化因子,可促进 MSC、前成骨细胞、软骨细胞和成骨细胞的增殖;还能诱导胶原、蛋白聚糖、骨桥蛋白、骨粘连蛋白等细胞外蛋白及碱性磷酸酶的产生。TGF-β 还能启动骨原细胞合成 BMP 的信号传导,同时抑制破骨细胞激活,促进破骨细胞凋亡。

3. 成纤维细胞生长因子(fibroblast growth factor,FGF)　FGF 最早是从牛脑垂体中提取的一种多肽,隶属肝素调节结合蛋白家族。它包括 9 种结构相似的多肽,其中酸性 FGF(aFGF 或 FGF-1)和碱性 FGF(bFGF 或 FGF-2)在正常组织(包括骨)中含量最丰富。在骨折愈合过程中,FGF 由单核细胞、巨噬细胞、间充质细胞、成骨细胞和软骨细胞合成。FGF 可促进成纤维细胞、肌细胞、成骨细胞和软骨细胞等多种细胞的增殖和分化。骨折愈合初期即可检出 FGF,它在血管形成和间充质细胞的有丝分裂中起重要作用。aFGF 主要促进软骨细胞增生,可能对软骨细胞成熟有重要作用。而 bFGF 是由成骨细胞表达,一般来说其作用强于 aFGF。

4. 血管内皮细胞生长因子(vascular endothelial growth factor,VEGF)　VEGF 是一种具有肝素结合活性的多功能细胞因子,在发育中的正常细胞和成人组织中均可表达,具有增加微血管通透性和促进血管内皮细胞增殖、迁移诱导血管生成的作用。血管内皮生长因子家族共有 7 个成员:VEGF121,VEGF165,VEGF189,VEGF206 及 VEGF-B、C、D。这些成员虽然

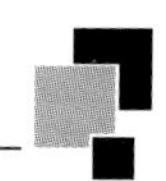

都具有诱导内皮细胞增生的相对活性，但也存在细微的差异。血管内皮生长因子的表达受一系列激素、生长因子和细胞因子的调节。其中缺氧是最主要的调节因素之一，此外还受白细胞介素-6、血小板源性生长因子、内皮生长因子、TGF-β及一些原癌基因和抗癌基因的调控。在骨折早期，VEGF表达较低。软骨痂期，肉芽组织的增长较快，使血液供应相对减少，局部低氧状况诱导软骨细胞开始表达VEGF。VEGF与其他血管形成因子（FGF、IL-8、TGF-α、TGF-β、PDGF、TNF等）共同促进局部毛细血管内皮细胞增殖、分化和血管形成。此外，VEGF可调节软骨细胞的分裂增殖、成熟。当局部骨形成条件成熟时，软骨细胞肥大，VEGF表达降低，软骨细胞死亡，基质钙化，完成纤维骨痂向骨性骨痂的转变。在骨折愈合不同时期，骨痂组织内间充质细胞、软骨细胞、成骨细胞都有不同程度VEGF表达。

5. 胰岛素样生长因子（insulin-like growth factor，IGF）　IGF是一类对机体生长发育起重要调节作用并具有胰岛素样代谢效应的因子，是骨细胞中含量最丰富的生长因子之一，对成骨细胞功能起重要的调节作用。目前已知的IGF主要为IGF-1和IGF-2，由内皮细胞、软骨细胞和成骨细胞产生并储存于骨中。IGF-2的含量要高于IGF-1，二者生物学特性基本相同。IGF-1可由成骨细胞产生并以自分泌方式刺激成骨细胞增殖和基质合成。IGF可以促进成骨细胞分化、增殖、募集，促进骨基质合成。IGF还能增强骨的Ⅰ型胶原的产生，抑制金属蛋白酶，减少骨胶原的降解，刺激成骨细胞的碱性磷酸酶活性，产生骨钙素，促进骨基质的钙化，加速骨折愈合。另外，IGF可以介导生长激素促进已分化的成骨细胞分泌骨基质，促进骨折愈合，加速再生骨组织的骨化。

6. 血小板衍生生长因子（platelet derived growth factor，PDGF）　PDGF是能促进多种细胞增殖的多肽生长因子。它的主要作用是促进成骨细胞DNA合成和细胞复制，加速骨组织形成。其作用是通过具有酪氨酸激酶活性的受体实现的。IL-1、TNF-α和TGF-β可影响其与受体结合。PDGF由血小板、单核细胞、巨噬细胞、内皮细胞和成骨细胞合成，是间充质来源细胞的强力丝裂原。PDGF在骨折愈合初期由血小板释放，是炎症细胞的强趋化因子，对MSC和成骨细胞的增殖、迁徙有很大的促进作用。从骨折愈合的早期到中期，PDGF对于间充质细胞向软骨形成和骨形成方面有一定作用。

骨折愈合是一个极其复杂的过程，涉及多种细胞和细胞因子，它们在骨折愈合过程中起重要调节和促进作用。在这方面的研究不断有新进展，但其具体作用机制以及各细胞因子间的相互作用关系尚未完全阐明。因此，进一步明确各种已知生长因子对骨细胞增殖、分化的作用和机制，尤其是各生长因子之间的相互作用是我们今后要解决的问题。如何应用这些生长因子促进骨愈合，并保障其临床应用的安全性也是十分值得深入研究的课题。

五、颅颌面游离骨移植和骨替代材料的愈合

在颅颌面骨折伴有较大缺损时，常需采用游离骨移植或骨替代材料植入以修复缺损。同单纯的骨折愈合过程相比，游离骨移植和骨替代材料植入后的愈合过程更为复杂，受更多的因素影响。

游离骨移植可分为血管化游离骨移植和非血管化游离骨移植。二者的愈合机制并不相同，前者的愈合过程近似于骨折的常规愈合过程；后者的愈合过程则包括了两种方式，即再

血管化成骨和爬行替代成骨。实际上，在非血管化游离移植骨中常同时存在这两种愈合方式，只是根据具体情况不同而比例不同。对游离骨移植愈合过程的主要影响因素有：①种子细胞来源情况，骨愈合过程所需的成骨细胞多来自于骨髓、骨内膜和骨外膜，种子细胞来源越丰富，骨愈合将越佳。因此，临床工作中应尽量保存骨膜等组织，为骨愈合提供尽可能多的种子细胞来源。②充足的血供，临床工作中应首选血管化游离骨移植，如施行非血管化游离骨移植，也应尽量减少受植床的创伤。③可靠的固定，应根据具体情况选择最佳的固定方案，保证骨愈合处不受到病理性应力干扰。

同游离骨移植相比，骨替代材料不能提供种子细胞和血管，因此，在植入区域只能发挥骨引导作用，作为支架引导来自受骨床的新生血管和细胞长入植入物，从促进新骨沉积于其表面及周围。其愈合过程主要依靠新生血管和细胞长入材料内，最终在材料周围形成骨质沉积和钙化。在临床中应注意，骨替代材料的活性和愈合度均低于自体骨，体积及厚度不能太大，否则组织液难以渗入，血管也难以进入，就容易发生不愈合及感染等并发症。

六、骨不连及其治疗

骨折的正常愈合过程终止称为骨不连（nonunion）。同长骨相比，颌面部骨不连发生率较低，主要发生于下颌骨，其常见部位为颏部及颏孔区，这可能与该部分相对血供较差、易合并牙龈撕裂以及骨折线上有牙齿易引发感染等因素有关。

（一）骨不连的定义

确切地定义骨不连比较困难，因为临床上无法通过精确的力学测试和组织学手段辨别骨折的愈合程度，只能对骨折愈合结果进行判断。James 提出下颌骨骨折颌间固定后 6 个月仍有动度为骨不连。Robert 则将下颌骨骨不连标准定义为：下颌骨骨折在 8 周内未愈合，而且必须重新切开、复位、固定；而骨延迟愈合则是骨折在 8 周内未愈合，但仅需很小的干预或更长时间的固定即可达到骨折愈合。Richard 认为下颌骨骨不连标准是骨折术后 8 周、未经治疗 4 周仍表现出异常动度，并且认为这一标准既留出骨折正常愈合的必需时间，考虑了临床和组织学特征，也能指导对骨折尽早手术干预以及尽早恢复下颌骨伤前功能。

（二）骨不连的病因

颌面部骨不连主要由局部因素引起，全身性疾病、年龄、吸烟和饮酒等因素对骨愈合也有一定影响。

1. 局部血供障碍　骨及软组织大面积严重的损伤，如枪伤、交通事故致多发性和粉碎性骨折、骨折周围软组织严重损伤等，这些均可能引起来自周围软组织新生血管形成缓慢，血肿机化时间延长，局部发生循环障碍，继发骨感染，影响膜内成骨。

2. 骨缺损　如果骨折端存在骨质缺损，则愈合困难。超过一定大小骨缺损，则应予植骨，否则将导致骨不连。

3. 感染　感染使组织缺氧，降低成骨细胞和破骨细胞活性，增强成纤维细胞功能，使纤维组织形成速度快于骨组织形成速度；感染还使骨折端和软组织坏死，加重骨折断面的吸收，延长血管再生和重建血供过程，骨痂的形成和转化受到干扰，骨折愈合过程延迟、甚至停止，导致骨不连。

4. 治疗不当　如果骨折复位不良，将导致骨折断端间接触面积过小，易引发骨不连；如

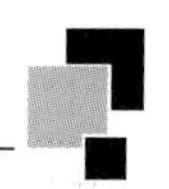

果固定不当,出现固定范围不够、固定位置不当、固定强度不够等,都会使骨折端承受不良应力干扰,影响骨折愈合,引发骨不连;手术,如剥离骨膜过大影响骨膜的血供,也增加感染的危险,增加骨不连的发生率;在粉碎性骨折的治疗过程中,过多地去除碎骨片,造成骨缺损,也容易引发骨不连。

(三) 骨不连的治疗

骨不连的治疗主要根据病因而定,均需再次手术治疗。如果无伴发感染,通过手术形成新鲜骨创面,重新固定,根据情况可局部实行骨松质移植,可有效加速骨折愈合;如果有伴发感染,首先要进行清创,彻底刮除死骨及肉芽组织,反复冲洗,然后形成新鲜骨创面,实施坚固内固定;如果有骨缺损,应同期实行骨移植或骨牵张治疗。

七、组织工程化骨的研究

组织工程学是运用生命科学和工程学的方法、原理和技术体外构建有生物活性的组织,再将其植入体内修复缺损组织并重建功能的一门新兴科学。骨组织工程技术修复骨缺损具有损伤小、无抗原性或抗原性甚微,可以准确重建缺损骨的形态等优点。

(一) 组织工程化骨的构建

目前骨组织工程的构建多采用两种方法。其一为体外构建:把种子细胞和支架在体外培养液中培养,使种子细胞增殖并爬满支架后植入体内,观察人工骨组织与自体骨的愈合情况。其二为体内构建:把种子细胞复合到支架上,将成骨细胞和支架复合物植入体内,种子细胞在体内增殖分化形成骨组织,修复骨缺损,采用该思路已在临床获得成功。也有学者采用种子细胞和细胞因子一起复合到细胞支架上进行培养后植入体内,或者采用细胞因子的缓释系统使细胞因子持续地发挥作用。组织工程化骨的构建包括单纯细胞或材料构建,血管化和神经化构建,骨、软骨、肌腱等多种组织复合构建(如含骨、软骨、肌腱等多种组织的指关节)等三个主要方面。组织工程化人工骨血管化的方法有血管束植入、使用血管内皮生长因子或碱性成纤维生长因子等生长因子或基因转染、血管内皮细胞与成骨细胞复合种植(可用软光刻技术操纵其在材料表面精确定位)、预构组织工程化血管、预构带血管蒂的组织工程骨肌皮瓣以及用带血管蒂筋膜瓣或肌瓣包裹人工骨等方法。

(二) 组织工程化骨在骨缺损中的应用

自体骨移植和生物材料移植等方法修复骨缺损各有利弊,效果难以完美。以组织工程学的原理和方法所产生的新型组织工程化细胞型人工骨的出现为这一研究领域带来了生机。这种含活细胞的人工骨植入体内后,可直接以多中心矿化成骨的生物性结合方式快速而有效地修复骨缺损,从而突破了传统人工骨依靠边缘渐进性骨传导、骨引导或骨诱导成骨作用的局限,对于修复大面积骨缺损和缩短愈合周期具有积极意义,已成为当今骨组织修复重建领域的热点。

组织工程化骨在颅颌面骨缺损中的应用具有明显优势:从少量骨髓中分离 BMSC,经体外大规模扩增后修复大块骨缺损,改变目前骨缺损治疗中供区骨来源不足的问题,避免对自体骨供区的进一步损伤。形成的组织工程骨可以稳定存在,并发挥其生理功能。和传统自体骨移植治疗方法相比,组织工程技术修复缺损可不受缺损面积的限制,不造成供区的组织缺损和功能障碍,因此可达到无创修复大面积骨缺损的目的,患者易于接受。因此,组织工程学在口腔颌面外科领域的应用前景十分广阔。随着各种新型复合材料、快速成型技术,尤其是纳米材料、3D 生物打印等新材料、新工艺的涌现将进一步推动口腔颌面部骨组织工程的顺利发展,从而为颌骨缺损的修复开辟一条新的治疗途径。

第二节 颌面部创伤的生物力学

一、骨骼肌肉系统各组织结构的生物力学基础

生物力学即应用经典力学理论分析生物和生理体系的科学。生物力学的不同方面应用不同的力学原理。例如,静力学(statics)原理用于分析肌肉骨骼系统中关节和肌肉的受力大小和性质。动力学(dynamics)原理用于动作描述、步态分析及分段运动分析,并已广泛应用于运动力学。固体力学为本构方程在生物体系的建立提供了必需的工具,该方程学已被应用于评估生物体系在不同受力情况下的功能性行为。流体力学已被应用于研究循环系统的血流、肺内的气体流动以及关节内的润滑。

学习肌肉骨骼系统的生物力学需要了解基础力学知识。这些常用的生物力学基本概念包括:标量、矢量、张量、力矢量、扭矩、力矩力量、自由体图、平衡状态、静力学、变形模式、法线应力和剪切应力、法向应变和剪切应变、应力-应变图、弹性和塑性变形、黏弹性、基于应力-应变图的材料特性、主应力、疲劳和韧度等,读者可参阅相关的生物力学论著或本书的数字版。

(一) 骨的生物力学

骨骼系统的作用是保护内脏器官、提供运动系统的刚性支架和链接以及肌肉附着点,并参与肌肉活动和身体运动。骨具有丰富的血供和良好的自我修复能力,它的性能和结构能随着力学环境的改变而改变。譬如:废用(disuse)或者过度使用通常会伴随骨密度的改变;骨折愈合过程中或手术后,骨的形状会发生显著改变。

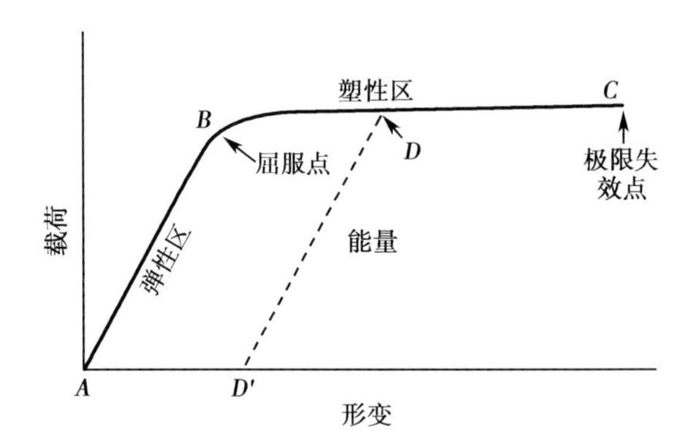

图 7-6 韧性纤维结构的载荷-形变曲线图

1. 骨的生物力学性能 从生物力学角度来讲,骨组织是一种双相复合材料,一相为无机物,另一相为胶原和无定形基质。当坚固的脆性材料嵌入另一种力度较弱但柔韧性强的材料中后,复合材料的性能比其中任何一种单纯材料更加坚韧。从功能上来说,骨组织最重要的力学性能是它的强度(strength)和刚度(stiffness)。图 7-6 为韧性纤维结构的载荷-形变曲线图。如图所示,弹性区的载荷不会造成永久性形变,但是一旦超过屈服点,就会发生永久性形变。弹性区的斜率表示材料的强度。通过弹性区(直线部分)的应力除以对应变可以获得材料的刚度,也称为弹性模量(modulus of elasticity)(杨氏模量 Young modulus),杨氏模量(E)为应力(σ)和应变(ε)的比值:

$$E=\sigma/\varepsilon$$

应力就是结构受到外来载荷时其表面单位面积所受到的力,单位为牛顿/平方米(N/m^2, Pa)或百万牛顿/平方米(MN/m^2, MPa)。应变是结构体受到外来载荷时的形变(大小变化)。两个基本的应变类型是线性应变(linear strain)和剪切应变(shear strain),线性应变导致标本长度改变,剪切应变导致组织结构体角关系的改变。

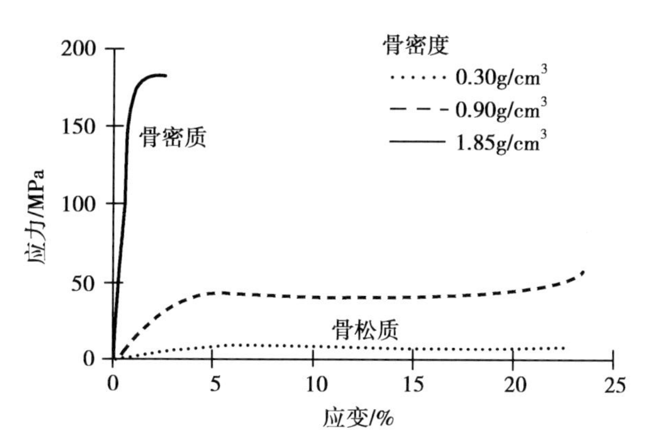

图 7-7 骨密质和骨松质的应力-应变关系

骨密质的刚度比骨松质要大,在材料失效前能够承受较大应力而发生的应变较小。体外实验中,骨松质在达到屈服点之前可以产生 50% 的应变量,而骨密质达到屈服点发生骨折的应变量只为 1.5%~2.0%。骨松质和骨密质之间的物理差异表现在骨密度的定量上,骨密度是指单位体积内骨含量(克/立方厘米,g/cm^3)。图 7-7 显示了在相同情况下不同密度骨密质和骨松质典型的应力-应变关系。表 7-1 则显示了几种不同生物材料的力学性能。

表 7-1 几种材料的力学特征

	最大强度/MPa	模量/GPa	延展率/%
不锈钢	850	210	10
钛	900	110	15
骨水泥	20	2	2~4
陶瓷	300	350	<2
骨密质	100~150	10~15	1~3
骨松质	8~50		2~4
肌腱、韧带	20~35	2~4	10~25

2. 不同载荷方式下的骨特征 力和力矩能够从不同方向作用于物体,产生拉伸、压缩、弯曲、剪切、扭转及复合载荷。在拉伸载荷的作用下,物体有延长和收窄的趋势。在临床上,张力性骨折常见于骨松质比例较高的骨。在压缩载荷作用下,物体有缩短和增宽的趋势。剪切应力相当于很多小的力作用于与载荷方向平行的物体切面上。物体受到拉伸或者压缩时,总会产生剪切应力。在压缩、拉伸和剪切负载下,成人骨密质表现出不同的极限应力。骨密质承受压缩的应力(约 190MPa)要大于承受拉伸的应力(约 130MPa),承受拉伸的应力要大于承受剪切的应力(约 70GPa)。

加载弯曲负荷时,一个结构体受到的负荷使其沿某个轴弯转。当骨受到弯曲负荷时,它同时受到压缩和拉伸两种应力。中性轴处则无应力和应变。弯曲可分为三点弯曲(three-point bending)或四点弯曲(four-point bending)。三点弯曲断裂发生在中间力作用点。因为成人骨抗张性能差于抗压性能,所以骨折一般首先发生在张力侧。不成熟骨具有很好的延展性,所以不成熟骨的骨折一般首先发生于压力侧。四点弯曲发生于两个力偶(force couple)共同作用于物体产生两个力矩时。因为在两个力偶之间整个物体受到的两个弯矩强度是相同的,物体就会在其薄弱点发生断裂(图 7-8)。

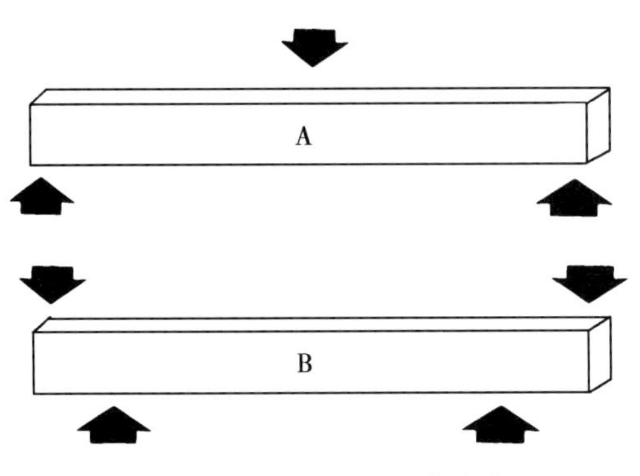

图 7-8　三点弯曲和四点弯曲

扭转就是载荷作用与物体造成结构体沿着轴线发生扭曲,在物体内部产生扭矩(torque)。当物体受到扭转负载时,整个物体分布的是剪切应力。在扭转力作用下,骨折发生的方式表明首先是在剪切力作用下发生骨折,最初发生的骨折裂纹与骨的中性轴平行。接着发生的骨折通常沿着最大的张应力面分布。

虽然每种载荷方式分别独立存在,但是活体骨很少只受一种力的作用。活体骨的受力情况比较复杂,这主要有两个原因:骨持续受到多种不确定性的负载;骨的几何结构是不规则的。因此在颅颌面骨组织的应力学分析中,应考虑多种负载的影响。

3. 骨的应变率依赖性　骨是一种黏弹性(viscoelastic)材料,它的生物力学特征随着它受到的加载速率的变化而发生改变(即作用力加载和移除时的速率)。加载速率较低的时候,能量通过形成单一骨折线释放;骨和软组织相对保持完整,此时骨折端没有或发生很小的移位。当加载速率较高时,更多的积累能量不能够通过单一骨折线很快释放,常发生粉碎性骨折和广泛的软组织损伤。当骨发生骨折时,它积累的能量就会释放。根据骨折时能量的释放将骨折分为三种类型:低能量、高能量和超高能量。如患者行走时不慎摔倒致下颌骨骨折属于低能量骨折;高能量骨折则多见于车祸伤或高坠伤;超高能量骨折一般是由高速的枪弹伤造成的。

4. 骨的重建　骨具有重建能力,能通过改变其大小、形状和结构来适应外界的力学要求。骨骼肌的活动或者重力都能对骨骼进行加载作用。相反,长期处于失重状态能够导致承重骨发生骨量丢失,如宇航员会经历快速的钙丢失及由此引发的骨量减少。废用和活动减少状态对骨骼是有害的。卧床休息可发生每星期丢失约 1%的骨量。

骨折后用于固定骨折部位的植入物在骨折愈合后也会降低骨的强度和刚度。用螺钉将接骨板与骨固定以后,接骨板与骨会按照它们各自的几何结构和材料特性成比例地分担它们受到的负荷。接骨板越大,能承受的负荷就越大,骨相对承受的负荷就减少,骨负荷的过度减少可能引起骨萎缩。因此,采用强大的接骨板对骨折固定时,其他的骨质可能发生部分吸收,这种现象叫做应力遮挡效应(load-shield effect)。

内植物(如螺钉)周围的骨为了适应其所在部位增加的负荷,常引起其附着部位发生骨肥大,即螺钉周围发生骨肥大。该现象在临床上接骨板取出术中有时可以肉眼观察到。

5. 年龄相关性骨退化性改变　随着年龄的增加,骨密度会发生进行性降低。纵向骨小梁变得更加细小,横向部分骨小梁被吸收。随之的结果就是骨松质数量显著下降和骨密质变薄。骨密度、强度和刚度降低导致骨脆性增加。年龄相关的骨量丢失取决于很多因素,包括性别、年龄、绝经后期、内分泌异常、活动减少、废用和钙不足。老年人骨的应变能力是年

轻人的一半,表明老年人骨脆性较大,能量积累能力减少。

(二) 关节软骨的生物力学

人体的关节分纤维状关节、软骨质关节和滑膜关节三种类型。其中,仅滑膜关节称为动关节,允许较大幅度的活动。关节软骨是一种十分特殊的组织,在一般人的寿命期内都可以无损地承担高负荷关节运动。但是从生理学角度上看,关节软骨属于独立的组织,无血管和淋巴管,也没有神经支配。动关节软骨主要有两个基本功能:①受压时提供较大的接触面以降低其上的压力;②减少摩擦力,降低磨损。

1. 软骨的组成和结构　软骨由胶原纤维、蛋白多糖(proteoglycan,PG)以及水分组成。胶原纤维与蛋白多糖均为结构性成分,可形成有力的网状结构,以承受软骨负重时组织内部产生的压力。与水分一起,它们决定了软骨组织的生物力学行为。胶原非均匀地分布于关节软骨组织中,形成软骨组织的层次结构。这种层次变化使得压力可以更均匀地分配在关节承载表面上,起到重要的生物力学作用。与骨一样,关节软骨是各向异性,即软骨的材料性质沿不同方向表现不同,这种各向异性被认为与胶原纤维各层的不同排列有关。蛋白多糖是一种蛋白多聚糖大分子,由核心蛋白附着了一个或多个糖胺聚糖组成。水分是正常关节软骨最丰富的成分,集中在浅表层,含有多种自由移动的阳离子。

2. 软骨的生物力学特征和行为　当关节软骨受到外界负载时,胶原-蛋白多糖固体基质与组织间液以一种独特方式共同作用保护软骨避免受到细胞外基质内形成的高应力应变。关节软骨可以视为双相材料:组织间液液相与多孔渗透性固相(即细胞外基质),它们不可压缩,不融合,性质独特。关节软骨具有黏弹性,受压时具有双相蠕变性和双相应力松弛。关节软骨的拉伸力学行为十分复杂,拉伸中,组织表现出很强的各向异性与不均匀性。同时,关节软骨存在纯剪切行为和膨胀行为。

在生理负载状态下,关节软骨是一种承受高应力的材料。比如在关节接合过程中,关节表面的力可以从零增长到10倍体重。关节软骨只具有有限的修复与再生能力,如果遭遇非正常的压力,软骨会快速完全衰退。目前假设衰退过程与下面几项有关:①所施加的应力的幅度;②持续应力峰值的数量;③胶原蛋白多糖基质的改变;④组织内在力学性质的改变。接触面上密集的应力集中对组织退化起到重要作用。

3. 关节软骨的润滑作用　滑膜关节承受很大范围的负载,正常环境下软骨表面很少被磨损。正常软骨承受如此多的负载却只有最小程度的磨损,这点表明关节内和软骨组织表面具有复杂的润滑机制。从工程角度,润滑有两种类型:①边界润滑:包括一层润滑剂单分子层吸附在软骨表面;②液膜润滑:一薄层液膜将表面与表面分开。在各种环境下关节软骨中两种润滑均有发生。完好的滑膜关节具有极低的摩擦系数,均为0.02。

(三) 周围神经的生物力学

神经是一个具有相当抗张强度的坚固结构。关于神经的弹性及生物力学特性的讨论是非常复杂的,由于神经并不是由单一同类组织构成的,而是由各自拥有不同生物力学特性的、不同成分组成的复合结构。神经外膜和神经束膜等结缔组织基本上是纵向结构。神经受到嵌压或牵拉可能导致神经的机械变形,从而导致神经功能的退化。常见的神经损伤模式有牵拉伤和压迫伤,分别由快速拉伸和挤压造成。正中神经和尺神经所能承受的最大负荷分别为70~220N和60~150N。这些仅是实验数据,事实上神经内组织早在神经断裂前就严重拉伤了。尽管不同的神经抗张强度各有不同,但弹性极限时最大延长度约为20%,而完全的结构破坏时的最大延长度约为25%~30%。

神经压迫中央区域，也就是静水压力最高的地方，该处的神经纤维反而无明显损伤。这一发现可证实较粗的神经纤维相比细神经纤维在特定压力下更易变形的理论。临床上也表明神经压迫损伤，首先影响粗神经纤维（如运动神经纤维），而细纤维（如传递痛觉的纤维）却常被保留。关于神经压迫的力学效应，施压方式、压力水平及持续时间是关键因素。在长时间压迫中，缺血扮演着一个主要的角色。比如对神经直接施加大约30mmHg的压力，持续2~4h，其神经改变仍是可逆的，但超过这个时间则成为不可逆损伤。而400mmHg的压迫持续2h要比持续15min所造成的神经损伤严重。这一现象指出就算再高的压力也需要一段特定的时间才能造成损伤。这些数据也提供了关于周围神经组织的黏弹性（时间依赖性）特性的信息。要使神经永久变形，必须有足够时间的持续压迫。

（四）骨骼肌的生物力学特性

1. 骨骼肌的组成和结构　骨骼肌的结构单位是肌纤维，它同肌内膜包绕组成簇，外面包有肌束膜。肌外膜在整块肌肉的外面。肌纤维由肌原纤维组成，肌原纤维呈条带状排列。每个重复的条带称为肌节，是肌肉收缩的功能单位。肌原纤维由肌动蛋白构成的细丝和肌球蛋白构成的粗丝组成，而肌原纤维内的细胞支架由弹性肌联蛋白和非弹性的伴肌动蛋白组成。根据肌丝滑动学说，肌肉的主动缩短是由于粗细肌丝相对运动的结果；肌肉收缩的力由肌球蛋白头部的横桥与肌动蛋白接触产生。

滑行机制的关键是钙离子（Ca^{2+}），它控制着肌肉的收缩和舒张。钙离子释放的调节机制与肌纤维膜的电生理活动偶联在一起。该电信号激发一系列化学反应触发肌肉收缩的机制称为兴奋收缩偶联（excitation-contraction coupling）。肌电图（electromyography）可以用来评估和比较神经对肌肉的作用和肌肉本身的收缩活动。我们利用肌电图研究了收缩过程的很多方面，特别是肌肉电活动的发生和肌纤维真正收缩之间的时间关系。

2. 肌肉收缩的分类　肌肉在收缩过程中作用于其依附的骨性杠杆所产生的力称为肌肉张力（muscle tension），作用于肌肉的外力称为阻力（resistance）或负荷（load）。肌肉收缩和肌肉做功可根据张力（力矩）和阻力的关系分类。

（1）向心收缩：当肌肉产生的张力足以克服肢体的阻力时，肌肉缩短并产生关节运动。

（2）离心收缩：肌肉产生的张力小于外负荷时，肌肉逐渐延长而不是缩短。

（3）等速收缩：肌肉在动态做功时关节运动的速度是恒定的，因此肌肉延长和缩短的速度也是恒定的。

（4）等重收缩：这是肌肉动态做功的一种收缩形式，肌肉收缩时对抗的阻力是恒定的。

（5）等张收缩：在关节活动范围内肌肉收缩产生的张力是恒定的。

（6）等长收缩：肌肉并不总是直接产生关节运动。它们可以起抑制或控制作用，比如对抗重力使身体保持直立姿势。等长收缩出现在所有的动态收缩的起始静态期，这时肌肉产生的张力等于要克服的负荷。

3. 肌力的产生　肌肉能产生的张力与肌原纤维的横截面积大小成正比，肌肉收缩的速度和范围与肌原纤维的长度也成正比。肌肉的温度升高可加快肌纤维膜的传导速度，增加刺激的频率以及有助于肌力的产生。温度升高还可令肌肉代谢中的酶反应性增高，从而提高收缩效率。肌肉的收缩和舒张都依赖于三磷酸腺苷（adenosine triphosphate，ATP）的生成。如果肌肉有足够的氧和营养供给分解产生ATP，那么肌肉就能维持长时间

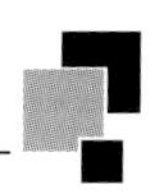

的连续低频率收缩，该收缩频率必须低至使肌肉收缩过程中 ATP 分解的速率与合成 ATP 的速率相一致。

4. 肌肉重建　肌肉的重建过程和骨、关节软骨和韧带类似。正如这些组织，肌肉在废用情况下会萎缩，在超过平时活动强度时会肥大。肌肉的废用和固定对肌纤维产生有害的影响，包括耐力和力量的减退以及在微观和宏观上的肌萎缩，比如肌纤维的数量和体积减小。临床和实验研究表明人或者动物手术后尽早地功能活动有助于预防肌萎缩。

二、生物力学实验方法

（一）机械性能测试

骨的力学实验分为全骨实验和标准试样实验。主要测量以下几方面的机械性质：弹性性能、强度、极限性能、黏弹性参数、塑性参数等。在研究方法上，由于骨的异质性，大多数学者采用骨标准试样，取 4～20mm 的横截面，求得骨单元的平均性能。在标本的选择及保存上，同一品种的动物，年龄和体重对骨的结构力学和材料力学的性能都有较大的影响。因此在处死动物取材前，一定注意称好动物的体重，把体重作为一个权重加在资料分析的因素里往往能得到一些有规律的结论。不能马上进行实验的骨标本可用浸透生理盐水的纱布包裹后放入塑料袋中，存入-20℃以下的冰箱中。这样保存的骨标本 20 天后自然解冻再进行实验，其力学性质没有明显改变。实验中，保持骨试样的湿润是非常必要的。骨的机械力学测试多在万能力学测试机上完成。

1. 拉伸试验　该方法适用于测定骨及骨骼系统的软组织的生物力学特性（图 7-9）。由于拉伸试验所需标本的尺寸要求较大，且骨的主要功能是负重，所以该方法在骨组织的应用并不多，更多应用于软组织的力学测试。将标准试样或整体试样的两端夹于试验机夹具中，设定拉伸速率，试验机量程、原始位移等参数，进行实验。测量指标包括：①弹性模量；②最大载荷；③最大位移；④极限强度；⑤破坏强度；⑥破断延伸率；⑦断面收缩率；⑧能量吸收；⑨结构刚度。

2. 压缩试验　也称为压力试验，常用于骨松质的力学性能测试（图 7-10）。但与拉伸试验相比，测试结果会受到骨与外力之间相挤压所产生的“终端”效应的影响，如骨样本的上、下面受力与压力装置不平行，可导致应力集中在骨样本的某个局部，减少整体应力和弹性模

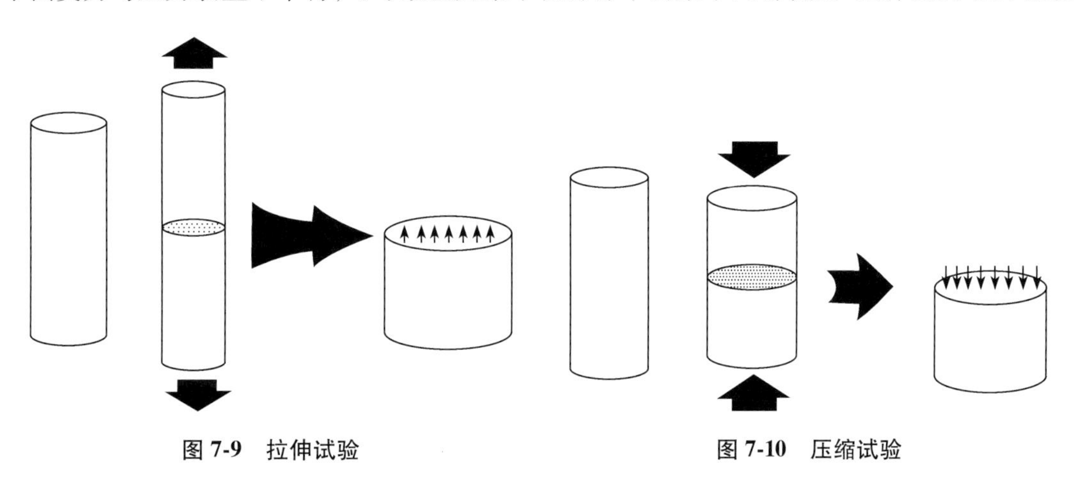

图 7-9　拉伸试验

图 7-10　压缩试验

量。该试验通常可得到最大载荷、屈服和破坏时的应变、屈服和破坏时的应力、破坏时的最大能量吸收等指标。最大载荷直接反映骨松质骨小梁的骨质、结构的连续性、骨密质的强度等，是对骨质量的综合反映，可直接从载荷-变形曲线上读取。

3. 弯曲试验　被大量采用于骨干骨密质的力学性能测量（图 7-11）。弯曲试验包括三点弯曲和四点弯曲试验两种。前者简单易行，主要用于骨材料特性的测试；后者主要常用于对骨折后愈合质量的检测。试验中跨度应为标本直径（或宽度）的 16 倍，过短易产生剪切应力断裂。三点弯曲试验的不足之处是骨中部的骨截面产生较大剪切应力，剪切变形的因素约占整个变形因素的 10%～15%，所以实际测得的变形将比纯弯曲变形大，计算得到的弹性模量将比纯弯曲时得到的值小，这是需要注意的。试验测定的指标有结构力学指标和材料力学指标。结构力学指标包括最大载荷、最大挠度、弹性载荷、弹性挠度和能量吸收。

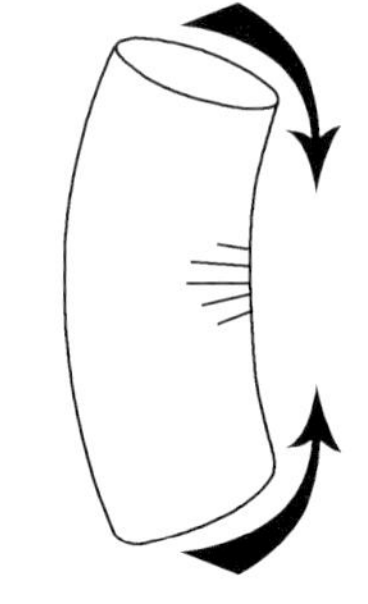
图 7-11　弯曲试验

四点弯曲试验能够克服三点弯曲试验的不足之处，在样本上部的两个载荷点上产生纯的弯曲力，使剪切应力为零，在理想状态下，测试及计算结果更为准确。但是对于大鼠等动物的股骨试样，由于压头设计和加载中的各种因素很难做到加载时使两个集中载荷的大小一致，测量和计算得到的误差难以估计和计算，其结果并不一定比三点弯曲实验得到的结果好。

（二）电阻应变测试

电阻应变测试方法分静态电阻应变测量和动态电阻应变测量。这种测量方法的基本原理是用电阻应变片作为传感元件，将被测试样表面的应变转换为电阻变化，再通过应变指示器将电阻变化转换为电压或电流的变化并加以放大，然后以电信号输入到记录仪器中进行记录。应变片可以做成各种形式的传感器，可以测量力、位移、压强、加速度、扭矩以及最大变形和裂纹扩展速率等参数，能满足力学测量上的多种需要，同时可把测量结果的数据进行处理。其工作过程如下所示：应变—电阻变化—电压（或电流）变化—放大—记录—数据处理。

应变电测法的特点包括：①测量灵敏度和精度高：其最小应变读数为 1$\mu\varepsilon$（微应变，$1\mu\varepsilon=1\times10^{-6}$）在常温测量时精度可达 1%～2%；②测量范围广：可测 1～20 000$\mu\varepsilon$，能满足应力梯度较大的情况下的应变测量；③静态和动态均可测量：可测静应变，也可测量频率范围在 0～500kHz 的动应变；④应变片尺寸小/重量轻：最小的应变片栅长可短到 0.178mm，安装方便，不会影响构件的应力状态；⑤可在特殊环境下进行测量：如高温条件下、水下、人或动物体内和高压下进行测量。

进行骨骼的应变测量时，常用常规的拉伸仪等方法将受到安装方法、测量标距等条件的限制，往往只能测量轴向一定范围内的应变平均值，而不能测出一点处任意方向的应变。用电测法可克服上述缺点，并且可用于动物实体的测量。这对离体骨的力学性能测定，在体内骨骼加载的应力、应变分析，各种植入物在生理加载下的受力分析都具有实际意义。

新鲜骨的温度效应是比较严重的，比钢材高 5 倍多。骨骼是各向异性的、非均匀材料，因此在进行温度补偿时，应选择同类型的骨，应变片应粘贴在相同部位和相同方向上。否则，同样温度的改变会产生较大的附加应变，特别是骨骼的轴向和横向不能作为相互补偿，会带来较大的误差，影响实验结果。

（三）光测法

光测法包括以测试应力分布为主的光弹性（photoelasticity）方法和以激光技术为主要手段测试结构表面变形的光力学（optic-mechanics）方法。近代图像处理技术使光测法的应用得到进一步的推广。

1. 光弹性法　是利用具有应力暂时双折射效应的透明材料，在特殊观测光路中通过观测双折射引起的光程差干涉图像分析结构内部应力的方法。

2. 平面光弹性　在工程结构中，经常遇到平面应力问题，其主要特点是构件的厚度远小于面内其他尺寸，而且与厚度方向垂直的表面上无载荷作用，其受力可以简化为厚度对称面内的平面力系。因而应力状态沿厚度方向不变，利用光弹性方法测量平面应力状态问题的应力分布通常称为平面光弹性方法（two-dimensional photoelasticity）。在平面光弹性试验中，可以得到等差线和等倾线图像或数据。根据这些数据，可以确定模型中任意一点的主应力差和主应力的方向，但结合其具体特征和光弹性原理可以进一步确定其他应力的分布。

3. 光弹性模型材料及模型制作　光弹性模型所用材料的性能和质量将直接影响实验的进行及其精度测量，光弹性模型分为平面模型和三维模型，理想模型材料的力学和光学性质应满足下列要求：①高透明度，本身无色泽，并具有高光学灵敏度。足够高的弹性模量和力学、光学比例极限。②初应力及边缘时间效应要小，力学及光学蠕变要小，均质各向同性。③易于机械加工。④能制成平板材料又能浇铸成立体模型，具有良好的冻结性能。常用的光弹性材料包括环氧树脂、聚碳酸酯、明胶等。

4. 光力学法　是以激光干涉技术为主要手段，测试结构表面变形和位移的方法，主要包括全息干涉法、散斑干涉法、云纹法、云纹干涉法，本书不再赘述，请参考有关专著。

（四）有限元分析法

有限单元法（finite element method，FEM）是利用数学近似的方法对真实物理系统（几何和载荷情况）进行模拟。该方法是一种求解描述物理问题基本微分方程和相应定解条件的数值方法，起源于航空工程中的矩阵分析，它是把一个连续的介质（或构件）看成是同有限数目的单元组成的集合体，在各单元内假定具有一定的理想化的位移和应力分布模式，各单元间通过结点相连接，并借以实现应力的传递，各单元之间的交接面要求位移协调，通过力的平衡条件，建立一套线性方程组，求解这些方程组，便可得到各单元和结点的位移、应力。简言之，就是化整为零分析、积零为整的研究。

FEM 的思路可简述为：从结构的位移出发，通过寻找位移和应变、应变与应力、应力与内力、内力与外力的关系，建立相应的方程组，从而由已知的外力求出结构的内应力和位移。有限元分析过程同其基本代数方程组成：$[K]\{\delta\}=\{F\}$，$[K]$为整个结构的刚度矩阵，$\{\delta\}$为未知位移列阵，$[F]$为载荷向量列阵。这些量是不确定的，依靠所需解决的问题进行定量描述。上述结构方程是通过应用边界条件，将结构离散化成小单元，从综合平衡方程中获得。FEM 是通过单元划分，在一定程度上模拟真实结构，并由数字对结构诸方面（如载荷、几何形状、材料力学性能、边界条件和界面条件）进行描述的。其描述的准确性依赖于单元细划的程度（几何相似性）、载荷的真实性、材料力学参数的可信度、边界条件处理的正确程度（力学相似性）。

有限元的具体分析步骤为：①连续体的离散化；②选择单元位移函数；③建立单元刚度矩阵；④求解代数方程组，得到所有节点位移分量；⑤由节点位移求出内力或应力。由于计算复杂，运算工作量大，往往要通过高性能电子计算机才能完成，当前已有多种成熟的有限元法电算程序。

使用有限元计算分析方法较其他传统分析方法有明显的优越性，其优点在于：①有限元法能够给出所需要的模型任意部位的应力和位移状态；②不仅能给出数据结果，还能同计算机自动给出立体图像；③一旦生物力学模型被转化为数学力学模型，就可反复使用同一模型进行各种加载荷状况的计算，保证了模型的完全相似；④同一种计算机程序，还可以用来对多种不同模型进行计算分析；⑤由于使用了计算机，使大量的数据处理变得较为容易，不管研究对象的几何形状、材料性质、支持条件和加载荷方式多么复杂，都能进行分析，迅速得出结果。为了验证其分析结果是否正确，有时需要用实验应力分析法如光弹法做抽样实验分析，或用已知的基础或实践知识加以验证、判断，得到客观依据，去伪存真，总结出符合实际的规律性，则更具有科学性和可信性。

由于有限元分析的以上特点，学者们已广泛地将其用于骨、关节、肌肉等运动系统研究中，并取得了丰富的研究成果。如：尹翰文等应用有限元分析法对双侧下颌支矢状劈开坚固内固定进行三维有限元分析，以此指导固定物的设计，并对手术进行评价，获得了有意义的研究结果。但应注意，FEM 也有受人为因素影响大、实际边界条件不易精确模拟等缺点，通常应与实验方法相结合，才能取得客观而精确的研究结果。

三、颌骨的生物力学研究

颌骨是面部形状不规则的骨块，与颞下颌关节以及牙齿一起参与语言及咀嚼等重要的生理功能，是咀嚼肌收缩及咬合负载的主要承担者。当颌骨受到外力作用时，将引起骨内应力和自身形变。应力的分布和形变状态取决于骨骼的形状、力学性能和骨骼内的应力轨迹，它们将影响骨的改建、骨折的愈合等。

（一）颌骨的肌力负载与骨折线

1. 下颌骨的肌力和咬合负载（图 7-12）

（1）降颌肌群：二腹肌前腹拉下颌向后下，下颌舌骨肌拉下颌向内下，颏舌骨肌拉下颌向后下。

（2）升颌肌群：附着于下颌角和下颌支外面下半部的咬肌浅层，提下颌向前上；附着于下颌支中份的咬肌中层和附着于下颌支上部及喙突的咬肌深层，提下颌向上；附着于喙突及下颌支前缘的颞肌，提下颌向上并旋转；附着于下颌支内面下部及下颌角内面的翼内肌，提下颌向上并向对侧。

（3）翼外肌：附着于颞下颌关节囊的前方和关节盘及髁颈前方。单侧收缩，下颌向对侧移动；双侧收缩，下颌前伸。

升颌肌群收缩产生咬合。参与咀嚼功能的各组肌向量的方向如图 7-12 所示。各组肌肉呈左右对称分布，但是特别要说明的是在不同的咬合（功

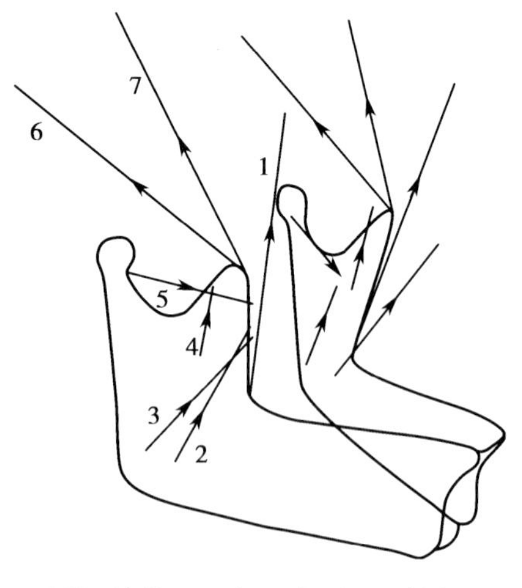

1. 颞肌前份；2. 咬肌浅层；3. 翼内肌；4. 咬肌深层；5. 翼外肌；6. 颞肌后份；7. 颞肌中份。

图 7-12　下颌骨的肌力负载方向

能）状态下，各肌并非都发挥了最大的肌力，因此针对不同的咬合，各肌的肌力大小都不相同，例如当前牙咬合时，咬肌与颞肌只发挥了4%～40%的肌力，而翼内肌仍然保留了78%的肌力（表7-2）。

表7-2　各种咬合状态下各肌力的大小

肌肉	最大肌力/N	肌力（占最大肌力的比例）					
		双侧后牙咬合		前牙咬合		单侧后牙咬合	
		左	右	左	右	左	右*
咬肌（浅层）	190.4	1.00	1.00	0.40	0.40	0.72	0.60
咬肌（深层）	81.6	1.00	1.00	0.26	0.26	0.72	0.60
翼内肌	174.8	0.76	0.76	0.78	0.78	0.84	0.84
颞肌（前份）	158.0	0.98	0.98	0.08	0.08	0.73	0.58
颞肌（中份）	95.6	0.96	0.96	0.06	0.06	0.66	0.67
颞肌（后份）	75.6	0.94	0.94	0.04	0.04	0.59	0.39
翼外肌	95.6	0.43	0.43	0.65	0.65	0.30	0.65

* 为咬合侧

2. 上颌骨、颧骨、颧弓的肌动力　上颌骨和颧骨颧弓为非运动骨，由于其周围有咀嚼肌力的附着，骨折时也会发生骨断端的移位。附着于颧突的咬肌拉上颌及颧骨向后下；翼内肌拉上颌向后下；翼外肌下头拉上颌向后外。

3. 骨折线与肌力的关系　下颌运动主要有下降、上提、后退和侧向。颌周附着有升颌、降颌两大肌群，以及主导前伸的翼外肌。下颌骨断裂时，肌肉收缩可以造成骨断端移位，并影响骨折的稳定性。骨块的移位不仅与直接作用的外力有关，与骨折线的方向及周围的肌肉牵拉也有关系。根据骨折线的方向和肌肉的关系，我们可以将骨折线的方向分为：有利骨折（favorable fracture）和不利骨折（unfavourable fracture）两种。如图7-13所示，当骨折线的方向刚好能阻挡肌肉牵拉所造成的移位时，这时的骨折移位较小；反之，骨断端移位会比较明显。

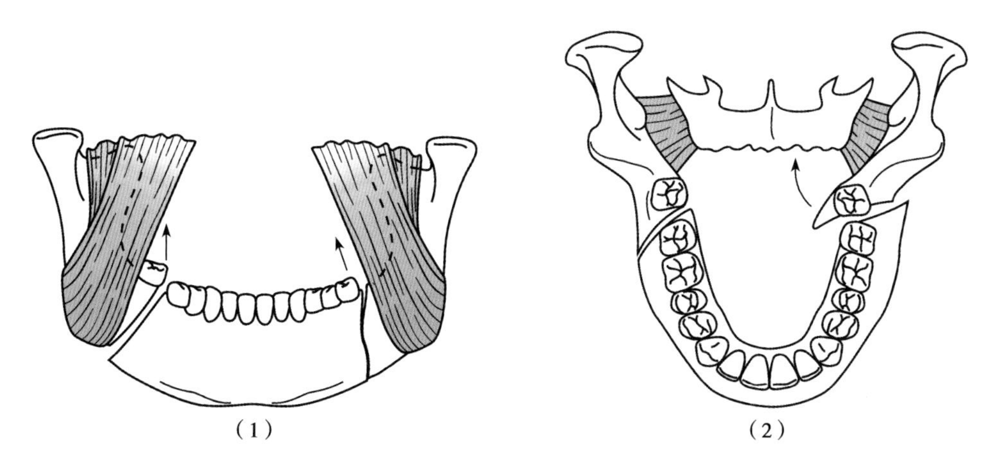

图7-13　有利骨折和不利骨折示意图

（1）右侧为有利骨折，左侧为不利骨折；（2）左侧为有利骨折，右侧为不利骨折。

（二）颌骨的应力分布特点

1. 下颌骨应力分布的特点　下颌骨呈马蹄形的结构，有强大的咀嚼肌附于其上，承担咬合负载，其内部的应力轨迹分布规律，一直是大家研究的热点。近年来，最具代表性的理论是下颌骨张力带和压力带理论。

1948 年 Seipel 采用低压微型切割及骨基质有机成分组织学检查对下颌骨进行了研究，随后首次描述了下颌骨的应力轨迹系统（图 7-14）；1975 年 Champy 详细阐述了下颌骨的应力分布轨迹及骨折后的理想固定路线，即沿张应力轨迹进行固定（图 7-15）。Champy 认为下颌角上缘内外斜嵴处为张应力，下颌角下缘为压应力。最近的研究表明，当咬合负载接近于下颌角时，该侧的下颌角上缘变为压力带，下缘变为张力带。因此，下颌骨的应力分布是因咬合部位的不同而改变的，完全按照 Champy 提出的张力带固定理论，在有些情况下是不适合的。这也就是为什么有些学者强调要在下颌角骨折处固定两个接骨板。

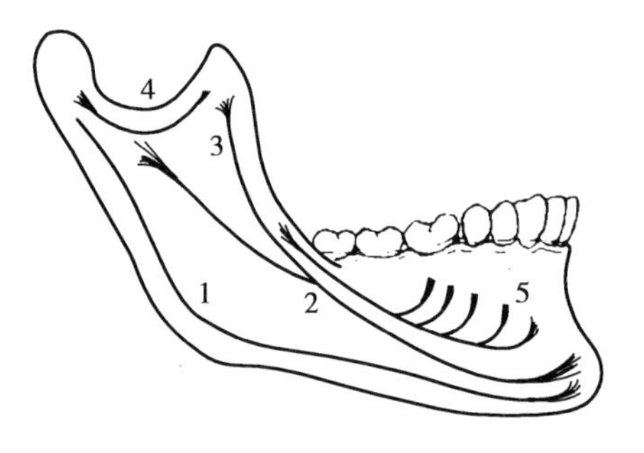

1. 下颌下缘压力轨迹；2. 内外斜嵴张力轨迹；3. 颞肌附着区轨迹；4. 两突联合轨迹；5. 牙槽突𬌗力传递轨迹。

图 7-14　下颌骨应力轨迹

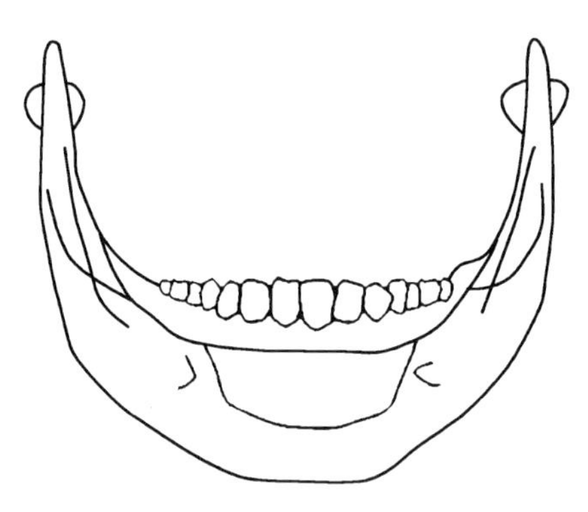

图 7-15　下颌骨张应力轨迹

2. 上颌骨应力分布的特点　上颌骨是面中份的重要骨骼，由于其形态不规则，其内有上颌窦，建立其生物力学模型较为困难。因此，上颌骨骨折的生物力学研究的报道少见。从解剖学上看，面中份的应力传递是通过骨质相对坚固的结构，从咬合面向上传递到颅底。共三个垂直支柱，即上颌骨前份的梨状孔边缘、中份的颧牙槽嵴和后份的翼上颌区。因此，对上颌骨骨折的治疗原则是在解剖复位的基础上恢复其主要力学支柱，使之传递咬合力（图 7-16）。

（三）颌骨骨折的力学机制

外伤造成颌面部骨折的原因包括击打伤、坠落伤、交通伤、枪弹伤等。但是归结来看，都是外力直接或间接地作用于颌面部所致。

最易造成髁突骨折的受力部位是颏部和对侧下颌体部。颏部所受到的外力，沿下颌骨进行传递，在最薄弱的髁突颈部，发生骨折。因此临床上的髁突骨折常由间接外力导致。该结论也在对下颌骨不同部位的撞击实验中得以证实。

通过对猕猴和人尸下颌骨的冲击实验研究，当 1 500N 垂直向上的冲击载荷作用在下颌

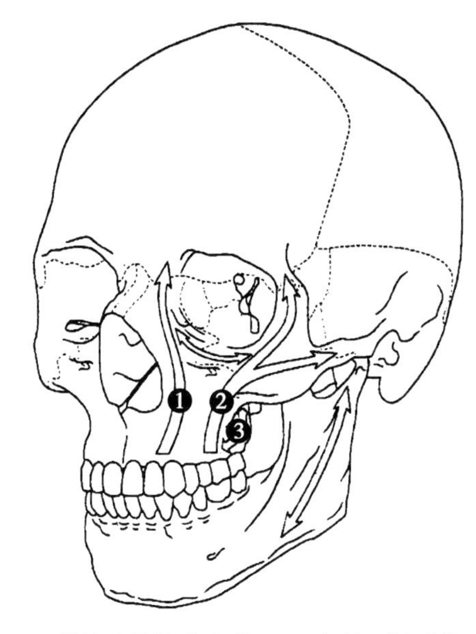

1. 前柱（梨状孔边缘）；2. 中柱（颧牙槽嵴）；3. 后柱（翼上颌结节）。

图 7-16　面中份骨骼垂直支柱

骨下缘时，应力最大的部位是髁突区域，其次是下颌角区域，说明这两个区域是下颌骨受力后骨折好发的薄弱部位。下颌角在撞击颏部和对侧下颌体部时易发生骨折。颏部在撞击自身和下颌体部时易发生骨折。通过对上颌骨撞击的有限元研究发现，应力沿上颌骨、翼突、颧骨向颞骨颅底传导，同时髁突及髁突颈部应力有明显改变，骨结构的横截面积陡然减小的区域出现了应力集中。撞击波呈梯度向后传导，在寰枕关节处应力集中，明显变化。上述研究表明，髁突常常受到较大的间接应力，是最易发生骨折的部位之一，故常伴发于下颌骨其他部位骨折。通过对下颌骨爆炸伤的动物研究发现，冲击波作用于体表、皮下、肌肉、下颌骨表面时的能量会迅速衰减，到达下颌骨表面的压力只有体表的 2.9%~3.6%。当下颌骨受到冲击加速度后，会传递到颅内，但是由于颞下颌关节的缓冲作用，会有所延迟。因此颌面的爆炸伤中，不可忽视邻近器官的损伤，特别是颅脑损伤和颞下颌关节损伤。

（四）颞下颌关节的生物力学研究

颞下颌关节（temporomandibular joint，TMJ）是衔接下颌骨和颅骨并调节下颌运动的关节，是一个拥有两个髁突并同时发挥着作用的关节。介于髁突和关节窝之间是一个纤维软骨组成的、用于吸收压力并使张口闭口时髁突运动自如的关节盘。根据 TMJ 的解剖生理特点，髁突运动可分解为转动和滑动两种基本的方式。下颌骨的髁突被关节囊及坚强的关节韧带约束在关节窝内，其周围被坚强有力的咀嚼肌、颞肌、翼内肌等升颌肌群固定。

使颞下颌关节成为一个独特关节的是关节面上覆盖的纤维软骨而非透明软骨。骨性结构构成了关节窝；关节结节是与关节窝向前延续的突起；关节的髁突息止于关节窝。髁突和关节窝的表面被软骨覆盖。一个致密纤维软骨盘位于颞下颌关节骨性结构之间。关节盘将关节腔分成了两个腔（上腔和下腔）。两个关节腔内均有为关节结构提供润滑和营养的关节液。关节盘通过增加面积将关节集中于一点的压力分散。关节囊内关节盘的存在防止了骨与骨接触，并允许了髁突头和关节窝的更大摩擦运动。骨性结构被韧带结合在一起，韧带包绕着颞下颌关节组成了关节囊。

下颌骨的运动导致了颞下颌关节动力的和静力的负荷（loading）。在关节呈自然负荷的情况下，关节面同时承载压力、拉力和剪切力。

1. 实验研究　髁突在功能状态下的受力情况是 TMJ 生物力学的研究热点。有学者通过 MRI 观察髁突在 5 种咬合状态下的受力情况，发现髁突在咀嚼和咬合状态下均受到压力，且力的作用点是轻度偏心的。髁突在咬合状态下的应力分布与其咬合部位有关，髁突头部的内 1/3 和外 1/3 始终是受力最大的区域。通过对髁突运动轨迹的研究发现，与咬合同侧的髁突的移动距离小于对侧；而且受到的载荷也小于对侧。这也解释了为什么有的患者用患侧咀嚼时会感觉疼痛减轻。

间接技术,如人形机器法、光弹性系统的物理模型法、云纹边缘技术、激光摄影干涉法等都被用来测定下颌骨的生物力学性能。但是这些技术都只能研究物体表面的应力状况,对于解剖位置较深的颞下颌关节受到较多限制。

过大的剪切力可以造成关节软骨内胶原的破坏及关节软骨的吸收,从而引发骨关节炎(osteoarthritis)。而其损伤的程度与剪切应变的频率和大小有关,因此说明了关节软骨表面润滑作用的重要性。TMJ 通常是在运动中发挥作用的,所以动态(dynamic)研究显得更为合适。研究发现关节盘的机械性能是非线性的,而且具有时间依赖性。

2. 有限元研究　有限元模拟(finite element modeling,FEM)能够模拟 TMJ 在功能状态下的几何形态、受力和力学行为。早期,学者们运用 MRI 的影像进行 2D 有限元模拟,实现了 TMJ 简单的应力分析。而三维模拟(3D simulation)更加真实。图 7-17 显示了 TMJ 的三维有限元网格划分。最大的 von Mises stress 应力,位于关节盘的后份,是 8.0MPa。压应力(约 8.0MPa)远远大于拉应力(3.7MPa)。由于髁突的凸面结构主要承受压应力,而关节窝的凹面结构主要承受拉应力。通过改变约束条件,还可以模拟不同的咬合状态下关节盘的受力情况。

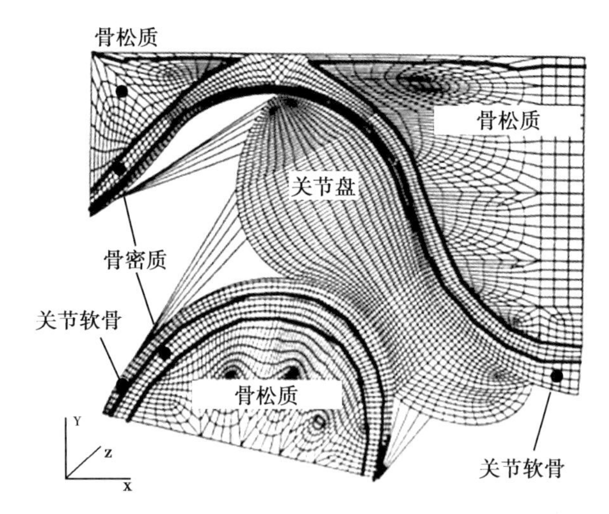

图 7-17　颞下颌关节的有限元分析

近年,有学者建立包括两个关节盘、重要韧带在内的 3D 有限元模型,并且分析了下颌骨侧向运动时软组织生物力学行为。结果表明当下颌骨侧向移动时,双侧的关节盘外侧都是应力集中的区域,因此持续的关节运动可能导致两关节盘外侧部穿孔,符合一侧内部的紊乱是一个自然颞下颌关节发生改变的发病因素的推论。

可见,在 TMJ 的生物力学研究中,研究对象主要包括了关节窝、髁突、关节盘及关节韧带。而关节盘的应力状况是研究的重点和热点。由于体内实验的可行性差,体外实验的准确性差,所以有限元模拟成了近年来主要的研究手段。其模型建立也在不断地进步和完善,包括从二维到三维,从单侧到双侧,从对称到不对称,从静态到动态,从单纯的骨性结构到包括关节盘、韧带以及关节软骨的模拟。其目的都是尽可能真实地反映出 TMJ 各个结构在各种功能状态下的应力状态。

四、颅颌面骨生物力学原则的临床应用

(一) 颅颌面骨生物力学临床应用原则

从生物力学角度看,骨为多种生物力学特点差异极大的组织(骨密质、骨松质、血管、神经、骨膜等)构成的复合材料,这些组织中,骨密质和骨松质是承受生理应力的主要部分。由于骨密质的机械强度远高于骨松质,在生理状态下,骨密质承受了绝大部分生理应力。就

上、下颌骨而言，骨骼上还有负载咀嚼力的牙存在，牙、骨密质和骨松质共同承担了上、下颌骨发挥功能时的生理应力。由上可知，在实施坚固内固定时，骨密质将是承担应力的主要解剖部位。颌骨内固定也因而分为单皮质固定和双皮质固定，前者主要应用于简单骨折的固定；后者则适于粉碎性，伴缺损及无牙颌骨折以及颌骨重建等，以获得可靠的全负载式骨内固定。

骨承受的生理应力对骨的生长、发育和改建有重要影响，其作用主要通过细胞内外离子浓度改变和第二信使分子激活两个途径实现。根据骨的这一特点，学者们研发了动力加压接骨板对下颌骨进行固定，在骨断端之间产生压应力，促进骨折迅速愈合。此外，也可采用牵张成骨技术对骨段进行持续牵引，使骨断端之间产生持续而稳定的拉应力，促进新骨形成，从而延长骨段或修复骨缺损。

颅颌面骨骼上有多处应力轨迹，这些应力轨迹多为骨质较强之处，并形成骨支柱，如：颧上颌支柱、鼻旁支柱等。骨折从组织学角度破坏了骨组织的连续性；从力学角度破坏了骨传递应力的连续性，从而导致受伤骨失去其正常生理功能。从生物力学角度来看，骨折治疗的首要目的是重建骨应力传递的轨迹，实现生理应力的顺利传递。因此，颅颌面骨折内固定时应选取上述骨支柱部位放置接骨板，以修复生理应力的轨迹，实现生理应力传送途径的重建。

（二）颅颌面骨内固定材料力学特点及选择原则

颅颌面骨内固定材料和方法多种多样，如：小型接骨板、微型接骨板、钛网、可吸收接骨板、重建板、拉力螺钉技术、钢丝骨间结扎等（表 7-3）。从其固定强度和机理可分为两类：共负载骨内固定和全负载骨内固定。

表 7-3　颅颌面常用骨固定技术生物力学特点

固定材料	钢丝	微型板	钛网	可吸收板	小型板	拉力螺钉	重建板
抗拉强度	弱	中	中	中	强	强	强
抗压强度	无	中	弱	中	强	强	强
抗弯强度	无	弱	弱	弱	中	强	强
抗扭强度	无	弱	弱	弱	中	强	强
螺钉固定方式	—	单皮质固定	单皮质固定	单皮质固定	单皮质固定	双皮质固定	双皮质固定
力学归类	共负载	共负载	共负载	共负载	共负载	共负载	全负载

1. 共负载骨内固定（load sharing osteosynthesis）　采用该法固定后，骨折断端承受的应力由固定材料和骨段共同承担。该固定技术是颅颌面骨折最早采用的内固定技术。1847 年 Gurdon Buck 首先报告了采用骨间钢丝固定技术治疗下颌骨骨折。随着无菌技术、材料学、生物力学等相关技术和学科的不断发展，小型及微型接骨板、钛网、可吸收接骨板、拉力螺钉技术等内固定材料和固定技术相继问世，并逐渐用于颅颌面骨折临床治疗中。部分负重骨内固定技术适用于面上、中份骨折和大部分面下份骨折。然而，临床医师应注意，小型接骨板、拉力螺钉等各种技术虽然均属部分负重骨内固定技术，但由固定材料和骨段承受的应力分配比例并不相同，固定强度也差异甚大。临床应用时应根据骨折的具体情况，遵循颅颌面骨生物力学和生物学基本原则，即："承力越大，固定越强"和"骨质越弱，固定越强"，选择最佳的固定技术。

（1）骨间钢丝固定技术：这是最早的部分负重骨内固定技术，其操作简单，价格低廉，但固定强度差,易引发异物排斥反应。随着接骨板技术日渐广泛的应用,目前已基本不再用于骨折固定,临床上偶用于内、外眦韧带悬吊等,但也逐步被钛丝等代替。

(2) 小型接骨板技术:诸多部分负重骨内固定技术中,小型接骨板技术无疑是最常用的颅颌面骨折固定技术。1973 年 Michelet 首次报道了小型接骨板系统,该系统具有单层密质骨固定、接骨板易于塑形、尺寸较小因而易于调整放置部位等特点。随后 Champy 对下颌骨内应力分布进行了研究,为小型接骨板在颅颌面骨折的治疗奠定了重要的理论基础。小型接骨板厚度 0.8~1.0mm,孔径 1.5~2.0mm。小型接骨板可为骨折断端提供较强的抗拉和抗压强度,同时提供中等抗弯和抗扭强度,因而广泛用于大多数颅颌面骨折固定。

(3) 微型接骨板技术:在小型接骨板的基础上发展而来,其尺寸更小,厚度 0.4~0.6mm,孔径 1.0~1.5mm。临床适于鼻骨、额骨、颧弓、眶外缘、眶下缘等非承力区骨折,也可用于重建板固定前辅助复位及初步固定。

(4) 钛网:固定强度与微型接骨板相似,由于其为网状,可用于片状修复,主要用于眶壁重建、额骨凹陷性骨折的重建及严重粉碎性骨折的初步固定。

(5) 可吸收材料:主要成分为聚乳酸、聚乙醇酸等高分子聚合物,植入体内后会发生水解,从而逐步降解,最终转化为二氧化碳和水被排出体外。可吸收接骨板和螺钉可避免二次手术和应力遮蔽效应,对骨折断端提供中等抗拉强度、抗压强度和较弱的抗弯及抗扭强度,其适用范围类似于微型接骨板系统。该类材料植入体内后逐步降解,尤其适合于未成年人的颅颌面骨折。

(6) 拉力螺钉和拉力螺钉技术:拉力螺钉技术 1970 年被 Brons 和 Boering 首先报道,近年来在颅颌面外科应用不断增加。该技术既可选用专用的拉力螺钉实施,也可选用长型固位螺钉。

专用的拉力螺钉又称骨松质螺钉,同样由钉头、钉杆和钉尖组成,与固位螺钉不同之处在于近钉头处的钉杆上无螺纹。拉力螺钉固定骨折时,应选取合适长度的拉力螺钉,保证有螺纹钉杆段超过骨折线。其基本程序为:首先采用较粗的钻针(直径≥螺纹外径,多为 2.4mm 或 2.7mm)对进入骨段骨皮质钻孔,直达骨折线;随后在孔内插入导向器,在导向器内采用较细的钻针(直径=螺纹底径,多为 2.0mm 或 2.4mm)直达对侧骨块骨皮质;最后逐渐旋入螺钉,此时靠近钉头的骨块由于钉头的限制不能移动,靠近钉尖的骨块被螺钉拉向钉头,从而使骨块靠拢。除使用专用拉力螺钉外,临床上也常用长型固定螺钉替代专用拉力螺钉,其基本程序同上。

同常规的接骨板技术相比,拉力螺钉技术具有植入物少、价格低、固定强度高等优点,采用拉力螺钉固定后,骨折端段之间的间隙被最大幅度地减少,使骨块摩擦力大幅度提高,提供极强的抗拉、抗压、抗弯及抗扭强度,能促进骨块一期愈合;其局限性是对局部骨质要求较高。在颅颌面骨折中,拉力螺钉技术主要用于下颌骨斜行骨折、前部骨折或髁突颈部骨折,有时也可用于牙槽突骨折。

2. 全负重骨内固定 该法固定后的骨折断端所承受应力将由固定材料单独承担,在颅颌面外科常用技术为下颌重建板。

下颌重建板由 Schmoker 于 1973 年首次报道,其设计目的是用于下颌骨的桥接支架。同小型接骨板相比,其长、宽、厚均显著增加,普通重建板厚度为 2.0~2.5mm,孔径 2.4mm,根据需要可选直型、单弯型或双弯型,必要时可附带人工髁突。

下颌重建板可单独承担骨折断端的所有应力，具有很强的抗拉、抗压、抗弯及抗扭能力。其缺点：体积较大、有时影响局部外形；剥离范围较广，对骨膜及血供破坏大；多需口外切口，影响美观；可引发应力遮蔽效应等。随着重建板在临床上的推广，它不但可用于下颌骨缺损的暂时性桥接固定和永久性植骨固定，也常用于局部骨质较差的骨折，如下颌骨粉碎性骨折、无牙颌以及伴有骨缺损的骨折。

（三）锁定和非锁定固定技术

锁定固定技术指采用锁定接骨板和锁定螺钉实施的骨折内固定技术。随着锁定板钉在临床应用日益广泛，锁定固定技术逐渐成为颅颌面骨折的常用内固定技术之一。为区分锁定或非锁定固定技术，学者们常常将采用锁定固定技术前所采用的常规接骨板固定技术称为非锁定固定技术。

同非锁定接骨板和螺钉相比，锁定接骨板和锁定螺钉在结构上有所不同。锁定接骨板是一种钉头锁结接骨板，其接骨板孔道下半部设有阴螺纹，上半部为斜面状，可配以锁定螺钉，也可配以非锁定螺钉。锁定螺钉的钉头侧面有螺纹，与锁定板孔内侧的阴螺纹扣旋后即产生板钉锁结。锁结后，螺钉与接骨板将形成一个整体，二者所成角基本保证在90°左右（偏差不超过10°）。

对骨折采用非锁定固定技术实施内固定后，由于接骨板与螺钉之间并无锁结，螺钉将接骨板紧压于骨面上，此时，生物应力将通过骨面直接传递到接骨板。锁定固定技术则完全不同，对骨折实施固定后，由于接骨板与螺钉之间相互锁结，成为整体，形成一个内植式的骨折固定支架，骨块承受的生物应力将通过螺钉直接传递到接骨板。

由于上述固定原理不同，锁定和非锁定固定技术在固定力学、适用范围、操作特点和要求等方面均有不同（表7-4）。因此应掌握原则，根据骨折情况选择最佳固定方式，方能获得最好的固定效果。

表7-4　非锁定和锁定骨折固定技术比较

固定技术	固定力学	适用范围	操作特点及要求	二期手术
非锁定固定技术	依靠接骨板与骨面间的摩擦力固定，二者间有较大压力	各种骨折	①接骨板需精确预弯，尽量与骨面贴合； ②螺钉可变角打入，较灵活； ③可利用螺钉对骨折复位行小幅度调整； ④可对骨块加压固定	长期固定后接骨板埋入骨内，取出相对困难
锁定固定技术	依靠螺钉与骨间的摩擦力固定，接骨板与骨面间无明显压力	主要用于已理想复位的骨折	①无须精确预弯，只须尽量贴近骨面即可； ②必须采用套筒，保证螺钉直角打入，螺钉居于孔道正中； ③不能利用螺钉对骨折复位进行调整； ④不可对骨块实施加压固定	二期手术取出接骨板相对容易

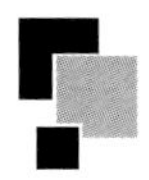

（四）儿童颅颌面骨内固定材料选择原则

儿童颅颌面骨折具有一定的特殊性，考虑手术对面部生长发育的影响，应尽量采用保守治疗。然而，当骨折本身对患儿的相关生理功能有明显影响时，就应首选手术治疗恢复骨折处的应力传递轨迹，从而恢复骨的生理功能，这对于患儿颌面部生长发育具有重要意义。部分医师主张对儿童颅颌面骨折应首选可吸收接骨板及螺钉，以减少固定对颅颌面生长发育的影响，有一定可取之处。但应注意，可吸收接骨板和螺钉固定强度较弱，使用前亦应先判断骨折局部承受应力和骨质情况。如局部承担应力超过可吸收接骨板承受范围，就应选择其他固定方法或增加辅助固定措施，否则就可能引起骨折再次移位，反而增加创伤和患儿的痛苦。

总之，在对颅颌面骨折进行内固定时，应遵循颅颌面骨生物力学和生物学基本原则，"承力越大，固定越强""骨质越弱，固定越强"。"承力越大，固定越强"指固定前首先应判断骨折断端所承受的生理应力情况，根据生理应力大小和方向等因素选择内固定技术和材料。如：眶下缘、鼻骨、颧弓等处承受应力较弱，多选用微型接骨板或可吸收接骨板进行固定；上颌骨承受中等应力，应选择小型接骨板进行固定；下颌骨承受应力较大，应根据具体情况选择小型接骨板或重建板予以固定。"骨质越弱，固定越强"指医师固定前应明确局部骨质情况，如果骨质较好，就应采用小型接骨板等共负载式骨内固定方法；如果骨质差，局部骨质不能承受生理应力或仅能承受很小的生理应力，则应选择固定强度较高的骨内固定方法和材料，如：伴有萎缩牙槽嵴、骨缺损或严重的粉碎性下颌骨折，应选用全负载式的下颌重建板进行固定；如果骨质差，又不能选择重建板进行固定，如上颌骨的严重粉碎性骨折，则应适当增加接骨板数量，为骨折的固定提供足够的生理应力支撑；再如髁突的粉碎性骨折，可在常规的内固定方法外，辅助颌间牵引固定。

在选择颅颌面骨折内固定方法和材料时，应避免固定强度不足或过高。固定强度不足的常见原因有固定技术选择不当、数目不够、放置部位不佳或缺乏必要的辅助固定，这些都会引起术后骨折段不足以承受正常的生理应力，导致骨折段再次移位。固定强度过高则常表现固定技术选择不当、数目过多等，这些不必要的固定会增加对骨膜和血供的损伤，影响骨折愈合，增加术后感染概率；同时也增加了患者的治疗费用。此外，固定强度过高还会造成应力遮蔽效应，此时，骨折断端受到的生理应力过小，可导致骨折愈合不良，部分病例甚至在取出接骨板后发生再次骨折。

颅颌面骨骼众多，承力情况各不相同，加之局部骨质情况的变化，针对单个病例而言，应选用何种固定材料及技术来分担多少生理应力仍需深入研究。从理想角度出发，应制订颅颌面各型骨折实施内固定技术的选择标准规范，并采取个性化治疗。

（刘　磊　王　杭）

参 考 文 献

1. 高英茂，李和. 组织学与胚胎学. 2版. 北京：人民卫生出版社，2010.
2. HAERLE F，CHAMPY M，TERRY B C. 颅颌面骨缝合术图谱：微型钢板、小型钢板和螺钉的应用. 2版. 郭科，译. 北京：人民卫生出版社，2011.
3. 胡蕴玉. 现代骨科基础与临床. 北京：人民卫生出版社，2006.
4. 柯志鹏. 电阻应变测量论述. 科技风，2012，11：218.

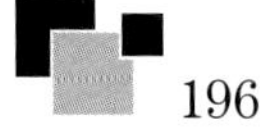

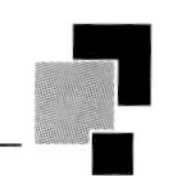

5. NORDIN M, FRANKEL V H. 肌肉骨骼系统基础生物力学. 邝适存，郭霞，译. 北京：人民卫生出版社，2008，11.
6. 李祖兵. 口腔颌面创伤外科学. 北京：人民卫生出版社，2011.
7. 刘磊. 颅颌面骨生物力学及骨折愈合与修复. 中华口腔医学杂志，2013，48(10)：624-626.
8. 刘磊. 颅颌面骨折内固定技术. 中华口腔医学杂志，2014，49(9)：568-570.
9. 刘振东，马梦然，田冠玉. 骨不连的界定与分类治疗，中国矫形外科杂志，2007，15(20)：1598-1600.
10. 税巍，鲁晓波. 骨不连的成因及治疗进展，2009，15(17)：1679-1682.
11. 王绍义，蒋欣泉，张志愿. 口腔骨组织工程研究进展，2005，35(4)：433-436.
12. 谢文广，周静，王强. 光弹性法的发展与应用. 现代物理知识，2006，3：34-36.
13. 尹翰文，林娜，关键，等. 双侧下颌支矢状劈开坚固内固定的三维有限元分析. 上海口腔医学，2012，21(2)：194-198.
14. 张德辉，张益. 下颌骨骨折骨不连. 北京口腔医学，2007，15(4)：238-240.
15. 张益，孙勇刚. 颌骨坚固内固定. 北京：北京大学出版社，2003.
16. ANGLE A D, REBELLATO J, SHEATS R D. Transverse displacement of the proximal segment after bilateral sagittal split osteotomy advancement and its effect on relapse. J Oral Maxillofac Surg, 2007, 65(1): 50-59.
17. CHRCANOVIC B R. Open versus closed reduction: comminuted mandibular fractures. Oral Maxillofac Surg, 2013, 17(2): 95-104.
18. DE MEDEIROS R C, LAURIA DE MOURA A, RODRIGUES D C, et al. Fractographic analysis of 2. 0-mm plates with a screw locking system in simulated fractures of the mandibular body. J Oral Maxillofac Surg, 2014, 72(6): 1130-1137.
19. ASSAEL L. Fractures of the mandibular condyle//MILORO M, GHALI G E, LARSEN P, et al. Peterson's principles of oral and manxillofacial surgery. 3rd ed. Shelton (CT): People's Medical Publishing House-USA, 2011: 441-454.
20. BELL R. Contemporary management of mandibular fractures//MILORO M, GHALI G E, LARSEN P, et al. Peterson's principles of oral and manxillofacial surgery. 3rd ed. Shelton (CT): People's Medical Publishing House-USA, 2011: 407-440.
21. JAMES R B, FREDERICKSON C, KENT J N. Prospective study of mandibular fractures. J Oral Surg, 1981, 39(4): 275-279.
22. MEYER C, SERHIR L, BOUTEMI P. Experimental evaluation of three osteosynthesis devices used for stabilizing condylar fractures of the mandible. J Craniomaxillofac Surg, 2006, 34(3): 173-181.
23. NAYAK S S, PUSHPALATHA C, TAMMANAVAR P S, et al. Efficacy of locking plates/screw system in mandibular fracture surgery. J Contemp Dent Pract, 2013, 14(2): 222-226.
24. NISHIMURA A, SAKURADA S, IWASE M, et al. Positional changes in the mandibular condyle and amount of mouth opening after sagittal split ramus osteotomy with rigid or nonrigid osteosynthesis. J Oral Maxillofac Surg, 1997, 55(7): 672-676.
25. NYÁRÁDY Z, ORSI E, NAGY K, et al. Transgingival lag-screw osteosynthesis of alveolar process fracture. Int J Oral Maxillofac Surg, 2010, 39(8): 779-782.
26. PEREIRA C C, LETÍCIA DOS SANTOS P, JARDIM E C, et al. The use of 2. 4-mm locking plate system in treating comminuted mandibular fracture by firearm. Craniomaxillofac Trauma Reconstr, 2012, 5(2): 91-96.
27. PILLING E, SCHNEIDER M, MAI R, et al. Minimally invasive fracture treatment with cannulated lag screws in intracapsular fractures of the condyle. J Oral Maxillofac Surg, 2006, 64(5): 868-672.
28. MATHOG R H, TOMA V, CLAYMAN L, et al. Nonunion of the mandible: An analysis of contributing factors. J Oral Maxiliofac Surg, 2000, 58(7): 746-752.

29. HUAN R H, SCHWIMMER A. Fibrous union of the mandible: A review of 27 patients. J Oral Maxilofac Surg, 1994, 52(8): 832-839.

30. SENBA M, KAWAI K, MORI N. Pathogenesis of metastatic calcification and acute pancreatitis in adult T-cell leukemia under hypercalcemic state. Leuk Res Treatment, 2012, 2012: 128-617.

31. SESSA G, EVOLA F R, COSTARELLA L. Osteosynthesis systems in fragility fracture. Aging Clin Exp Res, 2011, 23(2 Suppl): 69-70.

32. VAJGEL A, CAMARGO I B, WILLMERSDORF R B, et al. Comparative finite element analysis of the biomechanical stability of 2.0 fixation plates in atrophic mandibular fractures. J Oral Maxillofac Surg, 2013, 71(2): 335-342.

第八章 颌骨骨折的固定

第一节 颌间牵引及固定

一、技 术 方 法

(一) 牵引目的

牵引(traction)是使骨折复位,即在上下颌牙列上安置有橡皮圈挂钩的牙弓夹板或颌间固位钉,按照骨折断端复位的方向,挂上橡皮圈做弹性牵引,借助橡皮筋强大而持久的牵引力量,使骨折段持续、缓慢地按预定轨道复位。牵引的方法包括颌间牵引、颅颌牵引等。

(二) 单颌、颌间牵引复位固定的技术方法

1. 单颌牙弓夹板固定法操作步骤 单颌牙弓夹板固定法适用于牙松动、牙脱位或者牙槽骨骨折复位,一般固定时间为4~6周。作局部浸润麻醉后,先将损伤的牙及牙槽骨复位,再将牙弓夹板弯制成与局部牙弓一致的弧度,并使牙弓夹板能与每个牙齿紧贴,以免个别牙齿受力过重,然后用直径为0.25~0.5mm的牙科结扎丝,将每个牙齿牙颈部与牙弓夹板固定在一起。结扎的顺序是:先结扎两侧的健康牙,后结扎受损伤的牙。结扎丝应统一按一个方向拧紧,其断端留2~4mm并弯压在牙间隙内,以免刺伤牙龈、唇和颊黏膜。

牙弓夹板的长短,一般应根据需要固定的牙数目和牙槽突的范围,再加上两侧作固定支柱的健康牙的数目(健康牙数应为固定牙数的2倍)和范围而定。如在骨折线两侧有牙缺失,可将弓杠弯制成有间隔弯曲的牙弓夹板,弯曲部位恰抵住两侧余牙,可维持原有间隙,对抗肌肉牵拉和瘢痕挛缩,加强固位。

牙弓夹板可用预成的,也可以用自制的。预成的牙弓夹板有直型的和带钩型的,直型的适用于损伤小、不用做牙间牵引或颌间牵引者;带钩型的适用于损伤大、需要做牙间牵引或颌间牵引者。自制的牙弓夹板可以就地取材,紧急情况下也可以用结实的有一定弹力的硅橡胶条、金属板等。例如用一根粗金属丝,弯制成与牙列唇颊面弧度一致的牙弓形夹板,然后用细不锈钢丝将其结扎固定在骨折线两侧的牙上。对于儿童骨折,也可用正畸用金属锁槽代替挂钩,弓丝代替弓杠,做颌间牵引,适用于牙冠短小,牙弓排列不规则者,但粘片容易脱落,牵引力有限。多用于复位后固定。

2. 牙弓夹板颌间牵引固定法(图8-1) 适用于牙槽骨骨折复位后,咬合关系不稳定者;上、下颌牙槽骨骨折者;颌骨骨折坚强内固定术中或术后牵引固位。

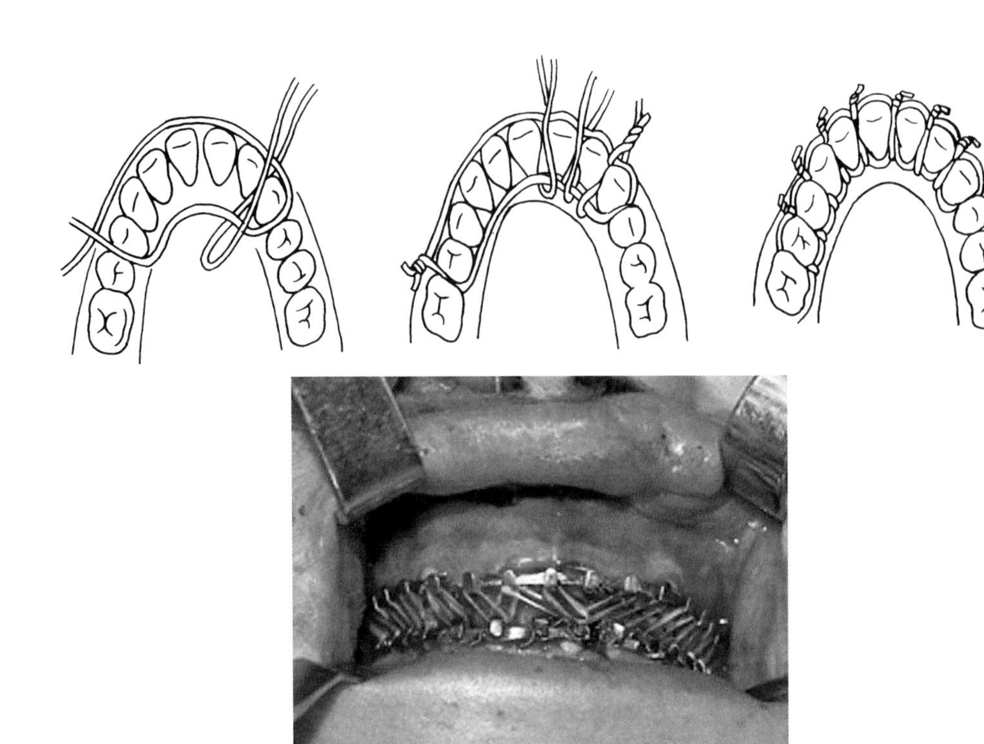

图 8-1　牙弓夹板颌间牵引固定法

操作步骤：先将上、下颌都用带钩的牙弓夹板固定，通过橡皮圈挂在上下牙弓夹板的挂钩上。橡皮圈的走向视骨折段错位的情况而定。橡皮圈产生的牵引力来自拉长后的收缩力，收缩力的方向为牵引力方向，作用点在两端的挂钩上，收缩力通过弓杠传导到颌骨骨折段上。骨折段受到的牵引力，为弓杠上所有橡皮圈牵引力的合力，骨折段将沿合力的方向复位，最终使上、下颌牙齿咬合关系恢复正常。

相对于颌间固位钉，此法的缺点是口腔内异物感强、不舒适。牙弓夹板和拴结丝的阻挡，也不利于口腔清洁，固定时间越长，继发牙龈炎越重。长时间的颌间固定，缺乏张口、咀嚼等功能活动，可并发颞下颌关节强直或张口困难，以及骨质的失用性脱钙、骨质疏松，影响骨折的愈合质量。

因此，颌间固定时间不能太长，应在骨折段纤维愈合期后，骨段基本稳定时，拆除固定，或改用单颌固定，早日进行开口运动。单纯采用颌间固定（intermaxillary fixation）时，下颌骨骨折固定4周，髁突颈骨折固定应少于4周，一般以2~3周为宜。早日开始张、闭口活动，可减少关节的并发症；上颌骨骨折，由于上颌骨血运丰富，骨愈合速度较快，固定3周即可。

3. 颌间固位钉（intermaxillary fixation screw）（图 8-2）　是直径为2mm、长12~16mm的螺钉，钉头直径3.7mm，侧面有环形弧槽，可供悬挂橡皮圈或钢丝。使用时用配套钻头在两牙根之间距前庭沟黏膜转折约2~5mm处直接穿透黏膜于牙槽骨上钻孔，穿透骨密质即可，然后使用配套改锥将固位钉旋入骨内，钉头侧留于黏膜外2~3mm行颌间牵引固定。一般在前牙区、前磨牙区各置入4枚螺钉即可。

颌间固位钉不损伤牙周组织，以固位钉置入牙槽骨做牵引，牵引受力时，通过颌间固位

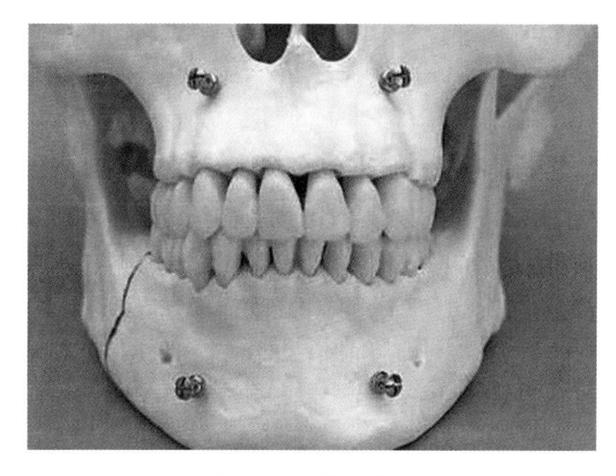

图 8-2　颌间固位钉

钉与牙槽骨组织面的拉力将牵引力直接均匀地分散到被牵引的颌骨组织，其所提供的骨组织支抗力强大且稳固。对被牵引的组织无损伤。操作过程中须注意颌间固位钉固位时，应使固位钉固定在相邻牙根之间牙槽骨上，操作时使固位钉与牙槽骨表面垂直，避免损伤牙根。

4. 牵引力的调试　牵引力要适度，应从小到大，先使用较小的力量。要经常检查牵引效果，并作相应调整。牵引方向也应根据错位的情况，随时调整。在牵引初期，应首先解除骨断端可能存在的重叠阻挡，或伸长牙、骨段移位造成的反𬌗等锁结关系，再进行骨折段的复位。在骨折段的牵引复位过程中，骨段的位置在不断变化，牵引的方向也应根据新的位置予以调整。

5. 颌间牵引的条件　颌间牵引多用于上颌或下颌单纯性骨折。当颌骨骨折移位后，利用对颌的完整性和稳定性作为参照物和支抗，使错位的对颌回到原有正常的位置，并与之"吻合"。吻合处为上、下颌牙，上、下牙咬合面之间的尖窝关系是判断复位是否到位的标准。咬合斜面的引导作用对颌间牵引复位后期的骨段移动方向起着微调作用，对上、下颌牙最终能否获得完善的咬合十分重要。

因此，要选择颌间牵引，通常应具备以下条件：

（1）上颌或下颌骨折时，对颌应在正确的空间位置上。

（2）上、下颌骨上必须有足够的牙齿，牙冠完整，便于放置牙弓夹板。

（3）用于放置牙弓夹板的牙，除了数目足够外，还应无明显松动，能承受牵引力而不致损伤牙周膜者。

（4）颌间牵引复位也常用于因全身情况不允许手术切开复位者。

（5）对严重的广泛牙周病患者；严重牙发育不全患者或外伤伴多数牙冠折断；老人多数牙列缺失者，均不宜使用牙弓夹板颌间牵引。

（6）儿童牙冠短、圆钝，放置牙弓夹板困难，在乳恒牙交替期牙排列不整齐，乳牙松动，加之患儿不合作等，也不宜选用牙弓夹板颌间牵引。

（7）颌间固位钉则可被安置于中切牙已萌出的儿童或已发生颌骨萎缩的老年患者。

二、临床应用

即使在坚强内固定方法普及的今天，对颌骨骨折也还需要在术中或术后采取颌间牵引和固定方法。

（一）单颌牙弓夹板固定法

单颌固定最适于单个或多个牙松动或脱位的固定、单纯性牙槽突骨折的固定。单颌固定不将上、下颌固定在一起，固定后仍可张闭口，对进食和语言功能影响小，也便于保持口腔清洁卫生。同时，适当的功能活动有利于局部血循环，生理性的功能性刺激也可加快骨的愈合和改建。但单颌固定力量较差，不适于有强大肌肉牵拉的骨折固定，也不适于有骨质缺损的固定。

（二）分段式牙弓夹板的应用

在无骨折或骨折无移位的牙弓上，可放置一根完整的牙弓夹板；而在骨折后有明显移位的牙弓上，则应放置分段牙弓夹板。分段的部位就是骨折线的部位。由于两骨折段错位，牵引时需两骨段非同步移位，才能使骨断端最终恢复原有的位置关系。例如：下颌体颏孔区斜形骨折，骨折线从后下斜向前上，长骨折段受降颌肌群牵拉，主要向下、后方移位，前牙开𬌗，而短骨折段受升颌肌群的牵拉向上移位，并伴内旋。这时，上颌置一整体牙弓夹板，下颌牙弓夹板则必须在骨折断裂处一分为二，分别置于各骨折段的牙弓上，短骨段主要是克服其内旋移位，而长骨折段则主要是牵拉骨段向上前，最终使两骨折段回到与上颌牙有良好咬合关系的位置上，以恢复下颌骨的连续性。如果下颌骨置一整体弓杠，则固定了下颌已经错位的位置关系，牵引时两骨折段将同步运动，错位状态将不可能得到纠正（图 8-3）。

（三）下颌髁突骨折

髁突骨折后下颌升支受升颌肌群牵拉向上、后移位，单纯采用手法复位的力量不能克服肌力使下颌升支下降，且不稳定，当牵引力消失后会重新错位，需予以一种持续的牵引力。术中或术后通过颌间牵引（图 8-4），或配合局部或全口𬌗垫，借助橡皮筋强大而持久的牵引力量，使骨折段持续、缓慢地按预定轨道复位。最后通过骨折断端的骨性愈合和改建，就有可能达到临床治愈目的。

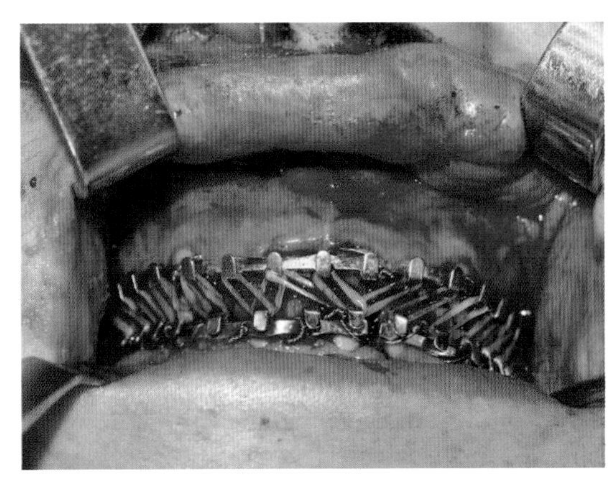

图 8-3　术中牙弓夹板颌间牵引

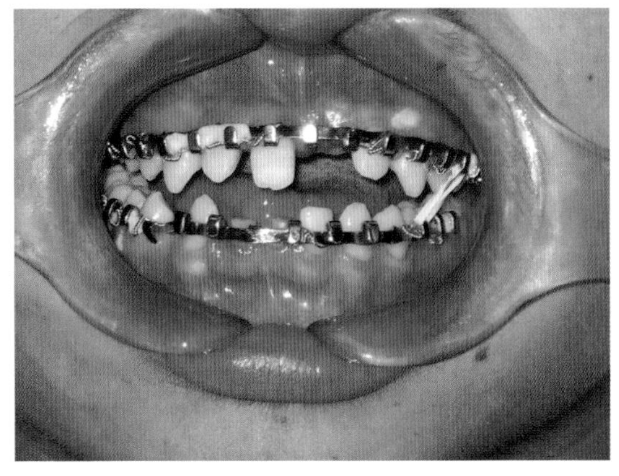

图 8-4　下颌髁突骨折颌间牵引

第二节　骨间固定

骨间固定通常是采用手术方法暴露骨折断端，复位后用接骨板和螺钉等坚强内固定技术，恢复骨段的连续性，使之保持在正确的位置上。采用骨间固定，避免了颌间固定后长期不能张口等缺陷，有利于正常开口运动，符合动静结合的治疗原则，是一种很可靠的固定方法。随着内固定器材的不断改进，内固定技术的不断完善，骨间固定，特别是具有良好生物相容性的钛金属接骨板内固定技术，在口腔颌面部骨折治疗中的应用越来越广泛，已逐渐成为颌面部骨折治疗的主要手段。

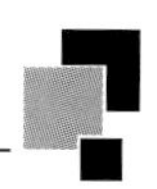

一、钢丝骨间栓结

钢丝骨间栓结是一种方法简单而价格低廉的骨折固定方法,它是用手术方法暴露骨折断端,在骨断端近处钻孔,然后穿过钢丝,进行结扎,将骨折段固定在正确的位置上。尽管坚强内固定技术已得到广泛应用,但钢丝栓结仍有许多值得借鉴的地方。其最大的优势在于不需要暴露更多的软硬组织,较坚强内固定方法创伤小。例如小儿下颌骨骨折,常因乳牙或者乳恒牙交替期不便于做颌间牵引固定,或者采用接骨板固定易伤及恒牙胚,有时可以采用这种方法进行骨折固定。尽管钢丝骨间栓结可以复位固定骨折断端,但它达不到坚强固定的目的,同时在栓结过程中,密质骨上的钢丝往往容易松动,或者会发生断裂。在早期应用中,钢丝骨间栓结必须结合颌间牵引固定。

具体方法:例如下颌角骨折,采用手术方法暴露骨折断端,使骨折段复位。然后在骨折线两侧约 0.5~1cm 的下颌骨下 1/3 处,各钻 1~2 个小孔,穿过 0.5mm 直径的钢丝,在将骨折段准确复位、咬合关系恢复的情况下,做结扎固定,钢丝残端弯向骨面,同时钻孔的位置应尽量避免损伤下牙槽神经管、牙胚和牙根。

值得注意的是,有学者将钢丝骨间栓结与接骨板或螺钉系统进行结合,例如对于下颌角移位明显的粉碎性下颌骨骨折,可以在术中应用钢丝骨间栓结,暂时复位骨折断端,以便重建板或者拉力螺钉固定,最后可以取掉钢丝。

二、坚强内固定的发展及现状

在口腔颌面部创伤治疗领域,坚强内固定(rigid internal fixation)技术已经成为口腔颌面部骨折的首选治疗方法,新型的固定材料和方法也不断用于临床。AO/ASIF 提出骨折治疗的基本原则被引入颌面外科,并贯穿于临床实践长达 30 年之久。随着研究进展,人们展开了一系列有关颌骨机械性能、生理构筑、几何解剖、功能应力,以及骨折固定的稳定性、固定应力分布的合理性、固定对愈合改建的影响等生物力学方面的研究。随着对颌面部骨生物力学的深入探讨,适合于颌骨力学特点的新型的骨折治疗规范也不断得以完善。

(一)坚强内固定技术的历史发展

综观历史,经过长期理论和实践的发展,口腔颌面部骨折治疗的原则已经发生了很大的变化。坚强内固定技术的发展大体经过了绝对固定、坚强固定、弹性固定以及正在兴起的生物学固定几个阶段。

1866 年,Hansmann 首先报道使用接骨板治疗骨折,开始了接骨板内固定治疗骨折的历史。1881 年 Thomas L. Gilmer 提出采用颌间结扎治疗下颌骨骨折。1950 年治疗骨折的外固定支架问世。20 世纪初,人们在接骨板的研制和应用方面做了大量工作,1954 年 Arthur E. Smith 发明治疗下颌骨骨折的接骨板系统。但骨科开始系统使用接骨板和螺钉系统是在 20 世纪 50 年代,而口腔颌面外科学是在 60 年代,并逐渐形成了以 Tomas 为代表的“完全休息,绝对固定”的治疗观点。但是这种“持续的、不间断的和持久的固定”却不可避免地引起了关节僵硬、骨和肌肉萎缩等并发症的发生。

1949 年,Danis 首次提出骨折一期愈合理论,并首创使用加压钢板治疗长骨骨折,后经

Müller 等人的不断丰富和完善,逐渐形成了 AO 学派的坚强内固定理论,提出借助坚强固定,一期恢复骨折的解剖学连续性和力学完整性,其精髓是在绝对稳定条件下骨折的解剖复位与骨块间的加压,达到骨折的一期愈合。根据 Danis 的倡导,提出了解剖复位、坚强内固定、无创操作和无痛性功能恢复的口腔颌面部骨折治疗四大原则。实践证明,准确的复位、坚强的内固定可使患者进行早期无痛性肌肉及关节功能活动,使骨折在功能活动中得到愈合。

20 世纪 70 年代,加压接骨板得到广泛应用,但人们也发现在加压接骨板局部有骨质疏松,接骨板去除后易发生“再骨折”,进一步的研究发现由于当时所应用的接骨板的弹性模量远远超过骨的弹性模量,特别是坚强内固定后所产生的应力遮挡效应很大,骨承受的载荷应力减少,使骨折端失去了正常的生理性刺激而导致骨松变及骨萎缩,骨折的愈合质量明显受到影响,以致拆除接骨板后易发生再骨折。在研究解决这一问题的过程中,逐渐形成了骨折治疗的弹性固定准则。

骨组织生物力学研究表明,在稳定平衡状态最优应变时,骨组织的成骨细胞和破骨细胞的活动是相等的。一个理想的骨折内固定,早期应达到坚强加压的稳定作用,而在中、晚期则应减少这种压力作用,而转变为弹性内固定。骨折内固定材料只能产生相对稳定的内固定,生理性应力和应变对骨组织的变化过程是一种刺激,应保证有生理应力作用以促进骨折愈合,内固定的目的就是应当避免不良应力干扰,保证生理应力存在,促进骨愈合。

最新的研究又提出了以保护骨折局部血供为主的生物学内固定概念,有人称之为 BO 学派(biological osteosynthesis),即生物学内固定。生物学内固定充分重视局部软组织的血运,固定坚强而无加压。弹性固定和生物学固定是在生物力学基础上对坚强内固定的发展,最大限度地减少了应力遮挡作用,又能将血供破坏降至最低程度。其原则包括:

1. 远离骨折部位进行复位,以保护骨折局部软组织的附着。
2. 不以牺牲骨折部的血运来强求粉碎骨折块的解剖复位,如必须复位的较大的骨折块,也应尽量保存其供血的软组织蒂部。
3. 使用低弹性模量、生物相容性好的内固定材料。
4. 减少内固定物与所固定骨之间的接触面积。
5. 尽可能减少手术暴露时间。

(二) 颌面部骨折内固定治疗新技术新理念

近年来,随着国内外医用生物材料及新型医疗器械研究发展,产生了许多新的理论概念和治疗技术,特别是钛金属材料、微创技术、显微外科技术、牵张成骨、计算机辅助设计、快速成型与反求技术的广泛应用,口腔创伤整形成为目前我国口腔临床医学范围内发展最活跃的领域之一。

过去,骨折治疗主要强调恢复骨折前咬合关系和下颌运动功能,而将颜面形态始终置于治疗的从属性地位。现在,外形整复已随着医疗技术的进步和病员的自身要求,逐步上升到与功能康复同等重要的地位,不仅注重功能复位而且注重解剖复位,对陈旧性骨折的复位也从单纯的再骨折复位发展到通过正颌外科截骨矫治复位,牵张成骨方式改善面部畸形;从创伤急救-骨折整复-创伤性面部畸形整复逐渐形成序列治疗体系。在此基础上,髁突骨折、陈旧性面中份骨折、全面部骨折、颌面部创伤畸形和缺损、颧骨陈旧性骨折合并眶周畸形以及鼻眶筛区骨折合并鼻颅骨畸形等颌骨创伤领域的疑难病症的治疗水平显著上升,多数患者可获得较理想的功能和外形恢复。

附：AO 简介

（一）AO 组织

1958 年，国际内固定研究协会 AO 组织（Arbeitsgemeinschaft fur Osteosynthesesfragen）/ASIF（Association for the Study of Internal Fixation）在瑞士成立，这一节点成为 AO 技术发展的里程碑。20 世纪 40—60 年代，主要应用研究普通不锈钢；70 年代主要开发应用动力加压钢板；70—90 年代，推广基于 AO 理念的小型、微型接骨板、Uni-Lock 接骨板。在国外 70—80 年代，AO 技术得到迅速发展并逐渐成熟；国内自 90 年代起步，并取得了快速发展，骨折切开复位，微型或小型接骨板内固定技术已成为颌面部骨折治疗的常规手段。

该研究机构下设研究、教育、信息、基金和技术发展五个管理机构，核心任务是协调国际研究、组织临床协作，发展内固定技术，传播 AO/ASIF 教育。其拥有自己的学术刊物 *AO/ASIF Scientific Supplement of Injury* 等，每年在世界各地定期举办技术培训和专题研讨，并提供经费组织世界各地研究人员和医护人员在研究基地和临床培训中心进行技术培训与研究交流。涉及领域包括创伤、颅颌面外科、骨外科、手足外科、脊柱外科、关节外科和生物材料等，作为 AO 颅颌面组成员（AO CMF Membership）可以有机会通过网络（www. aocmf. org）等途径参加各种学术研修，有 *Craniomaxillofacial Trauma and Reconstruction* 等杂志可供参考和发表文章。

（二）AO 内固定原则

AO 组织在总结以往失败教训和成功经验的基础上，提出骨折治疗的四项原则，在以后的 40 年中，国际内固定的发展始终贯穿着它的影响。70 年代初，Spiessl 等首先将 AO 理论引入颌骨创伤外科，全面推动了颌骨内固定技术的发展，并逐步将其延伸到颌骨重建外科和正颌外科。

AO 倡导的颌骨骨折治疗的基本原则：

1. 解剖复位，要求骨折断端按解剖结构精确对位，同时恢复咬合关系。

2. 功能性稳定固定，即通常所称的坚固固定，要求骨折块在功能状态下达到绝对稳定。

3. 无创外科，重点强调采用更加精细的操作和复位技术，保护软硬组织血运。

4. 无痛性早期功能运动，前提是骨折块稳定固定，目的是允许早期主动运动，实现局部静和整体动相结合，防止“骨折病”的发生。

（三）AO 内固定最新系统

1. 螺钉　颅颌面用的螺钉，直径从 1. 0mm 到 3. 0mm 大小不等，每种螺钉都配有比原螺钉直径稍大的应急螺钉。螺纹形状因螺钉直径和固定方式不同有所区别，自攻螺钉的螺纹呈窄 V 形，纹距较宽，钉尖有楔形切槽，可以自动切割旋入；非自攻螺钉的螺纹平而宽，纹距窄，较自攻螺钉把持力强，但需用螺丝预攻螺纹。螺钉根据使用方法可分为拉力螺钉和固位螺钉，前者单独使用可产生断面加压，后者用作接骨板固位。

AO 系统中，Unilock（universal locking）重建板和 THORP（titanium hollow screw reconstruction plate）的固位螺钉与一般螺钉不同，Unilock 螺钉钉头侧面有螺纹，可以与板孔内面的丝扣旋紧产生板钉锁结，THORP 螺钉钉杆中空，允许骨长入，钉头内有膨胀螺栓，通过膨胀挤压与板锁结，其目的都是为了增加固定的稳定性，同时避免接骨板对骨面的压迫。

2. 接骨板　AO 接骨板类别包括:微型板(micro-plate)、上颌小型板(maxilla mini-plate)、下颌小型板(mandible mini-plate)、动力加压板(dynamic compression plate,DCP)、通用接骨板(universal fracture plate)、重建板(reconstruction plate)。

微型板和上颌小型板规格形状有 X 形、Y 形、双 Y 形、H 形、T 形、左右 L 形、弧形、直形和其他用于颅眶重建的不规则形。DCP 分 1.0mm 厚小型 DCP(Mini-DCP)、1.25mm 厚的限制性接触 DCP(limited contact DCP)和偏心 DCP(eccentric DCP,EDCP)。通用骨折板有直形和角形两种,厚度 1.5mm。重建板分通用型、Unilock 型和 THORP 型,厚度 2.5~3.0mm。最近,AO 新研制一种用于下颌骨矢状劈开截骨术中移动骨块时控制髁突位置的劈开固定板(split fix plate),又称可调节矢状劈开接骨板(adjustable sagittal split plate),已在临床使用并报道。

三、内固定植入体的发展与应用

一个内固定系统从广义上讲应包括两部分,一是接骨板系列,二是辅助器材。接骨板系列含不同规格的接骨板和螺钉。口腔颌面部骨折内固定材料必须具备的基本性能包括:良好的生物相容性、适度的机械性能、耐腐蚀性。

(一) 内固定材料的机械性能

1. 基本机械性能概念

拉伸强度:工程上使用的拉伸性能试验是在规定的温度、湿度、恒定速度下,以纵轴方向牵拉金属试件,使之形变直至破坏。这一过程涉及材料的以下几个性能指标。

1) 弹性极限:当物体受到一定限度的拉应力时,物体内部原子间距离出现变化而发生应变。应力消失,应变也随之消失,此为弹性应变。应力继续加大,物体内部原子出现永久性移位,应力消失,应变并不随之消失,此为塑性应变。物体能够承受在外力消失后又能恢复原状的最大应力称为弹性极限。

2) 弹性模量和比例极限:在物体受到逐渐增加直至物体断裂的拉应力范围内,应力和应变成正比关系。当这种应力应变发展到产生突变前的最大应力极限时,即称为比例极限。任何等于或小于比例极限的应力和应变比值,称为弹性模量。

3) 伸长率和断面收缩率:前者是物体受拉力作用直至断裂时所增加的长度与原长度比值;后者是物体受拉力作用直至断裂时断面面积与原面积的比值。

4) 压缩强度:是物体在抵抗与轴向相反的应力作用时,产生应变直至断裂或屈服时的强度。它表示物体抵抗单位面积上压应力的能力。

5) 冲击强度:是指物体抵抗高速冲击作用下产生断裂时的强度。它表示物体的韧性和脆性。

6) 磨耗强度:是指两个物体在规定的压力作用下,相互接触产生摩擦时,表面破坏的抵抗强度。

7) 疲劳强度:是指物体在弹性极限以内,应力多次重复作用下,抵抗产生破坏或断裂时的强度。它将随应力大小、方向、作用方式而改变。能够耐受这种应力作用的最大极限,称为疲劳极限。

8) 硬度:是指物体抵抗硬物压入的能力,是反应物体表面力学性能的一项指标。常用

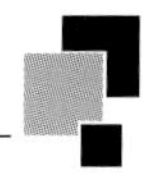

的硬度测定方法有布氏和洛氏硬度测定法。其他还有邵氏、卢氏、维氏等。

2. 内固定植入体机械性能的要求　颌骨-肌肉-䄂系统在生理状态下处于一个复杂的应力体系。据 Champy 等的研究数据,下颌骨行使功能时,可能承受的最大咬合力可以达到 450N。骨折发生后,内固定植入体需要耐受的张力为 300~530N/mm,最大扭力为 920N/mm;固定 14 天左右,一般承受约 140N/mm 的负载力。14 天以后,由于骨修复获得一定的愈合强度,负载逐渐降低;约 30 天时,尚余 10%左右;40 天时降至零。内固定植入体由于解剖因素和外观因素,植入体的可允许体积受到很大限制。为了利用有限的体积承担骨折部位承力功能,又不致失败,就要求内固定植入体必须具有足够的机械强度,但又不能无限增高。通常的概念是内固定植入体材料强度应高于人体骨骼至少一个数量级。

用作骨折固定器的材料对弹性模量要求严格。弹性模量过低,固定器受力后易产生变形,固定的稳定性不足,影响愈合。弹性模量过高,接骨板与骨面不易弯制贴合,相互间存在间隙,可能产生局部应力集中,导致应力腐蚀。不仅如此,过高的弹性模量材料很难实现骨折在某些情况要求的预应力固定。此外,还可能产生固定的应力遮挡效应,影响骨折愈合后期改建。

用作人工关节的金属应当注意它的疲劳强度和耐磨性。人工颞下颌关节在反复张闭口和咀嚼运动中,不断承受大小及方向不等、交替循环性应力而产生循环应变。随着时间的迁移,金属关节的机械性能逐渐减弱乃至破坏,最终产生疲劳裂损。一般讲,人工关节的寿命应按 20~30 年计算。

(二)内固定材料的耐腐蚀性

从物理化学的观点看来,腐蚀不仅对人体有刺激性和毒性,而且腐蚀是一种金属肉眼可见的损害。它可引起结构的破坏和功能的丧失,如植入体材料的断裂。在 20 世纪 60 年代以前,腐蚀是造成金属材料植入体损害的最重要因素。植入体内的金属材料,长期浸泡在血液、淋巴液、间质液、关节润滑液等细胞外液中。这些液体内含有蛋白质、有机酸以及钠、钾、钙、氯及其他微量离子,是一种电解质。生理状态 pH 值为 7.4,略偏碱性。炎症、骨折、手术时,pH 值可降至 5.3~5.6,变为酸性。随着组织愈合,pH 值逐步恢复正常值。金属植入材料必须在这种生理和病理环境中耐腐蚀。腐蚀损害也往往发生在含氧量小的部位,如感染部位。

贵金属银和金对腐蚀有抵抗作用,源于内部一定数值的腐蚀电阻。腐蚀电阻低于银和金的金属如不锈钢、钴基合金和钛的极化电阻相当,但组织反应各异,前者在活体组织内表现出明显的破坏或氧化,所以组织处于缺氧状态,并且常被一层假膜包绕。这种组织反应相当于一种化学损害。在不锈钢植入体邻近组织的金属浓度比正常的肌肉组织高 100 倍,大约达到金属的毒性阈值,直接可以导致死骨的形成。后者钛是一种反应性金属,它会自动在表面形成一层致密、电绝缘的氧化薄膜,产生钝化来保护内部金属免于腐蚀,成为金属溶解的强有力的屏障。

应力与腐蚀也有密切关系。植入体局部应力集中通常发生在裂隙部位,应力集中不仅自身可以产生离子极化引起腐蚀,而且可以产生随应力方向传导的应力腐蚀。此外,由于材料成分和组织不均质也可以产生腐蚀。任何腐蚀都可以降低材料的疲劳强度,加速它的疲劳性断裂周期。磨损也可导致腐蚀,例如人工关节,在关节磨损的同时存在腐蚀。它们之间有彼此交互作用。病理环境下腐蚀会加重磨损,而磨损也可破坏金属表面钝化膜而加速腐蚀。因此材料的性能与牢固固定有助于减少腐蚀。

（三）内固定植入体的材料类型

根据内固定材料性质可以分为金属材料如不锈钢、钴铬钼合金、钛金属和高分子可吸收材料等。

1. 不锈钢　用作人体植入材料约有50年历史。较为常用的是18-8镍铬不锈钢。它具有较好的生物相容性，对人体组织无毒、无刺激，化学性能稳定，抗腐蚀能力强。在其组成成分中，铬具有改善合金抗氧化作用，通过确保金属表面形成稳定的尖晶石氧化膜达到耐腐蚀作用。镍除有高度耐蚀作用外，还能增加合金韧性、延展性和强度。硅能消除合金中氧化物。铁为溶剂元素。

不锈钢的机械性能特点是屈服强度和抗张强度相差较大，加工硬度高。虽然在耐蚀性、机械强度、生物相容性方面相对不如钴铬钼合金，但优点在于这类合金加工工艺比较容易，经济性好。

2. 钴铬钼合金　医用钴铬钼合金发明于1929年，当时主要用于牙科铸造材料。它属于钴基奥氏体合金，在抵抗摩擦腐蚀方面表现出突出优势，加之其耐蚀性、机械强度和生物相容性指标综合衡量，被认为是目前医用金属材料较理想的选择之一。

3. 钛和钛合金　钛和钛合金的医用历史有40余年，被誉为“第二代金属”。金属钛的显著优势之一是具有极好的生物相容性，居三类金属首位。据世界范围内的临床使用，无任何致变态反应、致细胞突变、致癌、致畸及引起组织刺激的报道。钛的另一个优势在于耐腐蚀性强，也居三类金属首位。这是由于钛化学性质非常活泼，极易与氧反应，在空气中即可形成致密而稳定的氧化膜，保护金属不被腐蚀。钛的第三个优势是弹性模量较低，低温韧性好，易弯制成形，极适用于不规则骨的固定。虽然纯钛强度较低，但通过适当增加钛板厚度，也足以抵抗颅面诸骨的各种应力负载，如较高应力负载承受的下颌骨。

钛还具有“骨整合”的特性，它能够在活体组织中与骨结合。钛金属与骨之间的结合能抵抗沿分界面的力（剪应力）和垂直于分界面的力（拉应力），并且这种结合非常牢固。Simpson等对用于骨折治疗的不锈钢、钴基合金和钛植入体进行了研究。发现前两种材料在临床使用中有疼痛、水肿和炎症等症状，但钛没有。局部检查发现不锈钢和钴基合金种植体有死骨形成，而在邻近钛的区域不存在感染和疏松的血管化组织（图8-5）。这些发现自然成为鉴别钛与传统金属不锈钢和钴铬钼合金的区别。Listgarten在他的高分辨率透射电镜图中发现“没有金属表面与骨之间间隙的证据”，并认为这个基本过程发生在原子层面，骨和钛之间的亲和力可以称为“假生物活性”。

综合考虑钛高度耐蚀性和优良生物相容性，颌骨接骨板及螺钉系统已多系纯钛及钛合金制品，可长期留在体内。

（四）可吸收性生物植入材料

金属植入体具有许多不可替代的作用，但同时也存在缺点。对于金属板和螺钉进行骨折固定，愈合后需要取出金属植入物，这样就增加了一次手术的麻烦。高弹性模量的金属板具有应力遮挡作用，妨碍了愈合后期骨功能改建，还可能导致金属接骨板接触区的骨吸收。拆除固定板后，有发生再骨折的危险。即使生物相容性及耐蚀性再好，金属材料对人体组织来讲，也是异物，组织排斥性和金属可能产生的腐蚀性都会引起炎症反应。对于肿瘤术后需放疗的患者，金属修复固定支架的存在易产生放射性衍射。此外，还可能影响X线摄影、CT

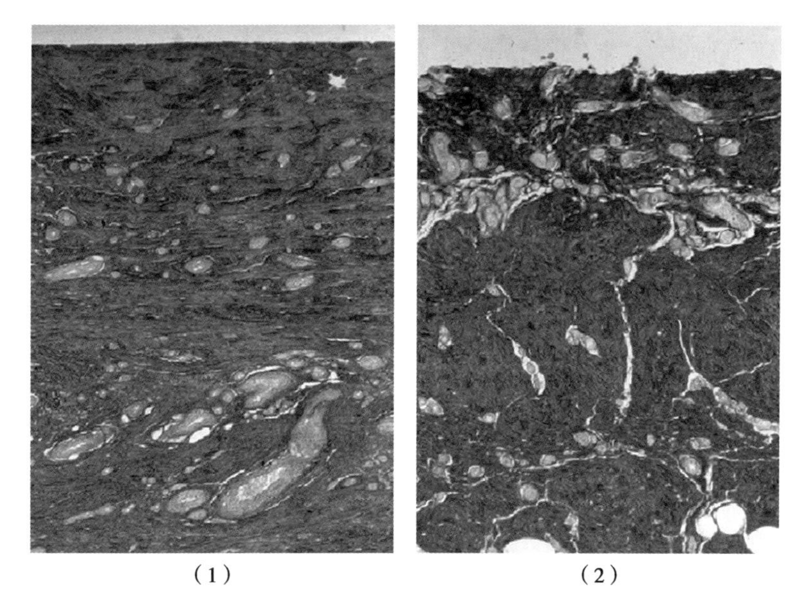

（1）　　　　　　　　　　（2）

图 8-5 光学显微镜下植入体周围的组织

(1)不锈钢植入体周围的组织,未见血管和淋巴管;(2)纯钛植入体周围的组织,血管和淋巴管遍布邻近钛的组织。标本来自术后 1.5 年取出的植入体金属。

和 MRI 检查。为了克服这些弊端,近 30 年来,人们开始研制和发展具有广泛前途的高分子可吸收性生物植入材料。

在体内能降解、吸收的有机高分子材料很多,但理化特性符合内固定力学和生物学要求者较少。与金属植入材料一样,它们首先必须满足生物体要求的相容性和固定要求的机械性能。进而,它们要具备适当弹性,允许骨折断端接受生理应力刺激。更重要的是进入机体后,材料可以随着愈合进展,逐渐被吸收、分解、排泄,同时又不产生任何副作用。这样既能保证骨愈合,可传递生理应力,完善骨改建;又能避免二次手术取出植入体的麻烦。骨折固定使用最广泛的合成可吸收材料是高分子质量的羟基酸聚合物:聚羟基乙酸、聚乳酸以及二者的共聚物等,聚羟基乙酸和聚乳酸在机体内能完全降解吸收。

颌面外科高分子可吸收性生物植入材料的发展始于 20 世纪 70 年代,如应用 PLA 等共聚物行下颌骨骨折内固定,应用 PLA 制成的薄片用于爆裂性眼眶骨折的治疗。国外研制出的可吸收髓内钉(图 8-6)已成功用于临床的躯干、四肢骨折内固定,近年来又成功开发出专门用于颅颌面的可吸收性内固定系统(resorbable craniomaxillofacial fixation system)。

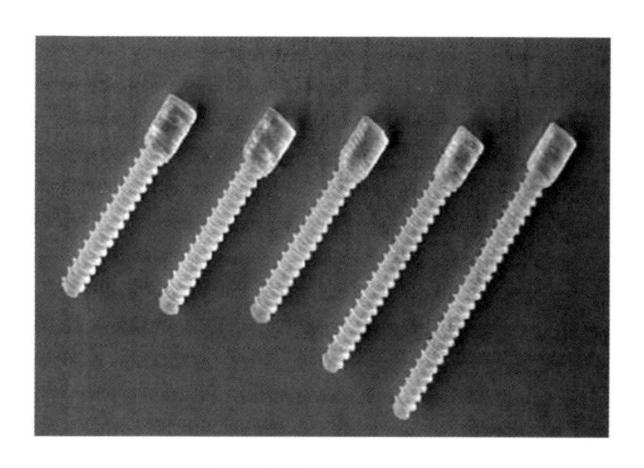

图 8-6 可吸收螺钉

这种专用的内固定系统适用于下列情况:①鼻-筛-眶区骨折;②额窦壁的粉

碎性骨折;③面中份和颅骨其他部位的骨折;④尤其适用于正处于骨骼生长发育高峰期的儿童面骨骨折,避免了使用金属接骨板内固定后限制骨骼发育的缺陷。也存在一些不足,例如:强度有限、不适于下颌骨等骨折移位倾向明显的骨折、价格昂贵。

1. 聚羟基乙酸(polyglycollic acid,PGA)　PGA 在体内降解的速度比离体的快,其原因目前认为可能是细胞的酶的作用。在体内吸收快慢主要取决于它的分子量大小、纯度、结晶度以及植入物的大小和形状。由于其机械强度的维持时间较短,一般在 6 周内丧失,并于几个月内完全吸收。所以它主要用作缝合线。

2. 聚乳酸(polylactic acid,PLA)　是一种白色半结晶聚合物,其机械强度保持的时间是多变的,这主要取决于灭菌的方法、材料的性能和植入物本身,不过一般认为要比聚二氧杂环乙酮、聚羟基乙酸的时间长。聚乳酸在体内完全吸收约需几年。PLA 可用环氧乙烷或蒸汽进行灭菌消毒,具有高强度自身增强作用的植入体可通过 γ 射线辐照消毒,γ 射线消毒显著减轻 PLA 的分子质量,同时可能提高降解率,继而缩短吸收时间。

3. 自我强化技术　是由 Tormala 等人开创的,这一技术使得制成的聚羟基乙酸和聚乳酸植入装置在进行骨折固定时具有较强的力量。这一技术中,聚合物纤维被束缚于同一聚合物的本体上,这一过程并无粘连启动子的作用(图 8-7)。由于植入后具有较高的强度,因此适用于骨折固定。

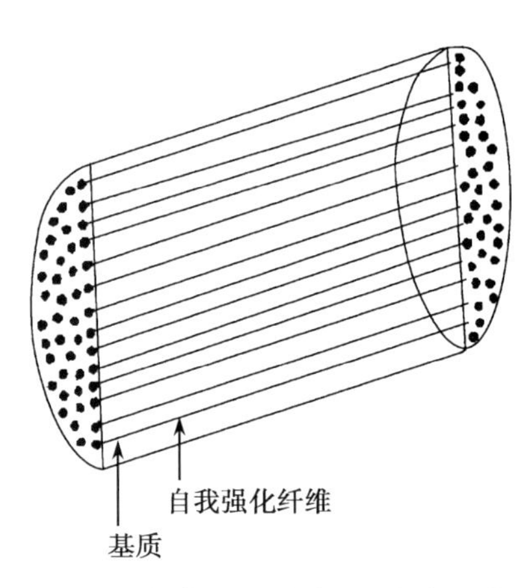

图 8-7　自我强化技术中,自我强化纤维和基质具有相同的化学成分

4. 生物相容性和组织反应　活体组织一般都对这些材料具有良好的耐受性。局部的组织反应主要取决于材料组分的降解率和生物相容性以及聚合物的降解产物。Cutright 和 Hunsuck 研究发现 PLA 的吸收是一特殊的吞噬过程,始于植入后第 4 周,并持续到 38 周;吞噬细胞、巨细胞、绒毛突均参与这一过程。PLA 的组织相容性相当好。Majola 等人应用自身增强左旋聚乳酸和自身增强外消旋聚乳酸共聚物(40/60)夹板固定鼠和兔股骨骨折并示踪了 2 年,发现:植入物的吸收始于植入物外围渐向其中心扩展;组织学观察几乎无明显的炎症反应或异物反应;然而,在吸收期植入物周围可见轻微的炎症反应。Hatton 等人评估自身增强 PGA 膜用于鼠的前体骨细胞培养,发现:2 周内细胞在 PGA 膜表面形成细胞集落;3 周后,骨细胞穿破膜表面,形成钙化的胶原骨样组织;与此同时,可见明显的 PGA 吸收。作者因此得出结论:这种材料具有骨引导活性。但这一方面的研究还有待深入。

(五)内固定植入体系统

内固定植入体主要包括:微型接骨板、小型接骨板、通用接骨板、动力加压接骨板、重建接骨板、升支定位板、钛网等。

螺钉系统主要包括:固位螺钉、应急螺钉、自钻自攻螺钉、普通拉力螺钉、髁突拉力螺钉、THORP 螺钉和 Unilock 螺钉。

1. 小型接骨板　对于接骨板系列的小型和微型的划分,目前尚无统一标准。一般以接骨板的厚度来划分。颅颌面部常用的接骨板一般为 1mm,称为小型接骨板(miniplates),板的宽度随螺钉的直径不同而稍有不同(图 8-8)。小型接骨板配备的螺钉一般为 1.5~2.4mm 多种规

格，板宽则多为 4.0~5.0mm，板的长度则不等，短者含两孔，长者达 24 孔甚至更多。板的形状有直形、T 形、L 形、C 形、Y 形、X 形和不规则形。螺钉的长度短者仅 3mm，长者可达 17mm。

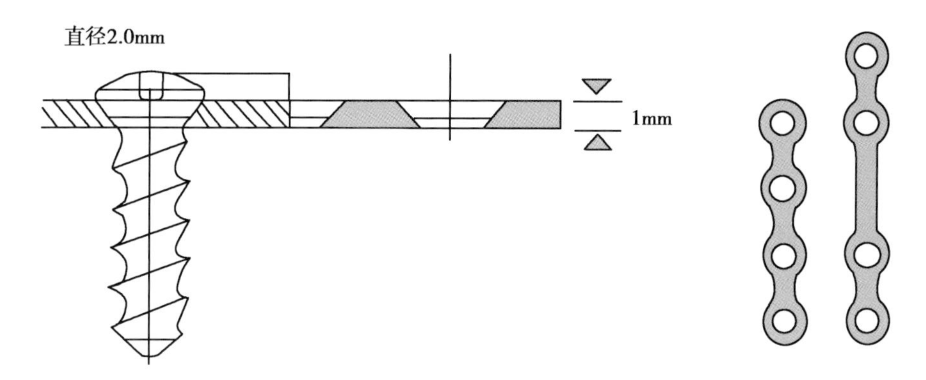

图 8-8　小型接骨板

通用接骨板即非加压式普通接骨板，厚度 1.25~1.50mm，板孔圆形，配 2.4mm 螺钉，形状有直形和弧形两种。具有较强的机械抗力，主要用于下颌骨骨折，沿下颌骨下缘做非预应力性固定。

2. 微型接骨板　比小型接骨板更薄，更窄小者，称为微型接骨板（microplates）（图 8-9），板厚 0.5~0.6mm，宽 2.2~3.0mm，配备螺钉直径 0.8~1.5mm，钉长 3~7mm，主要用于鼻骨、上颌窦、眶壁等非薄骨质部位的内固定。微型接骨板也有一些缺陷：①因接骨板小而薄，刚性不足，对有强大咀嚼肌牵拉部位的骨折，如下颌角骨折，接骨板在术后受扭力后易变形、扭曲；②伴有骨质缺损，以及严重粉碎性骨折，微型接骨板常无足够的支撑力来维持缺损间隙和坚固性。

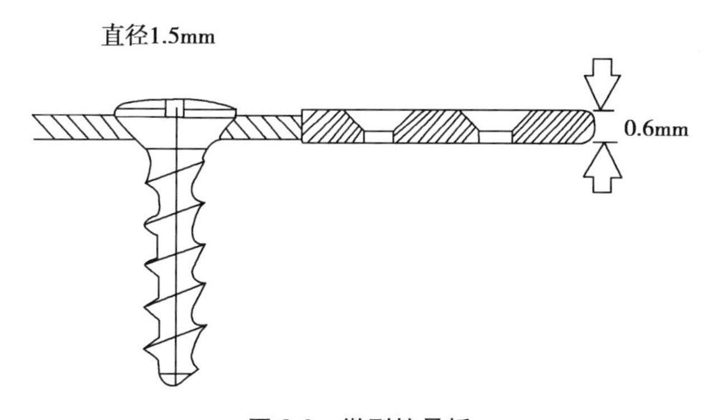

图 8-9　微型接骨板

小型接骨板、微型接骨板配套的固位螺钉有密质骨螺钉（图 8-10），这种螺钉钉头大，螺距小，螺纹平而宽，钉尖段无切槽，钉尖圆钝；把持力强，固定稳定，但需预攻螺纹。而自攻螺钉钉头（图 8-10）小，螺距大，螺纹窄，呈不对称 V 字形，钉尖为圆弧状，锥度小，钉尖段带有切槽。而自攻自钻螺钉是集自钻、自锥、自攻于一体，螺口锋利，无需钻孔，可直接快速旋入，钉头扁平，与钛板极易吻合，主要用于上下颌骨骨折固定。应急螺钉是为固定螺钉固定失败时所设，一般比相配的固定螺钉直径大一个规格。

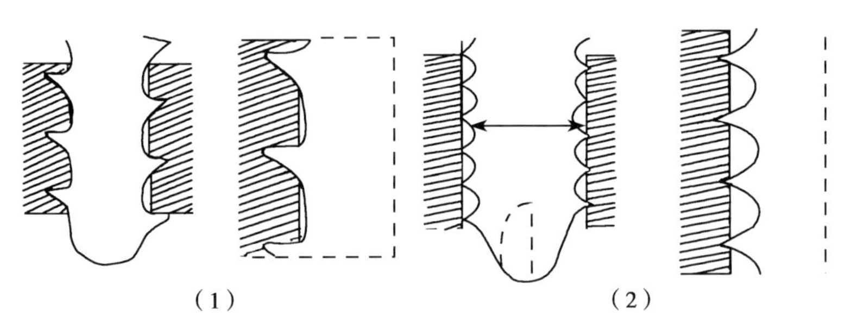

图 8-10　固位螺钉

(1)密质骨螺钉;(2)自攻螺钉。

3. 动力加压板　动力加压板(dynamic compression plate,DCP)(图 8-11)由于螺钉孔特殊的几何形状,使螺钉在拧入过程中在钉孔内向骨折线的偏心移动产生轴向压力作用,这种偏心移动倾向使与螺钉相连的骨段获得自动加压,两骨折段均在受到这种轴向力后向骨折处靠拢,使骨折断端之间的间隙缩小,从而获得稳固固位(图 8-12)。这种轴向压力在钢板固定期间始终存在。

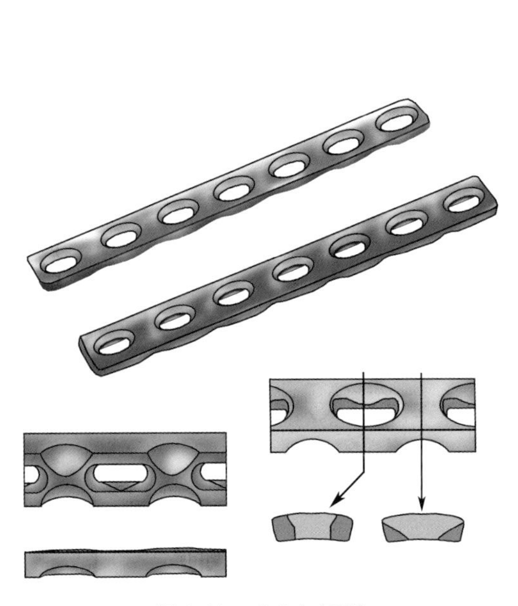

图 8-11　动力加压板

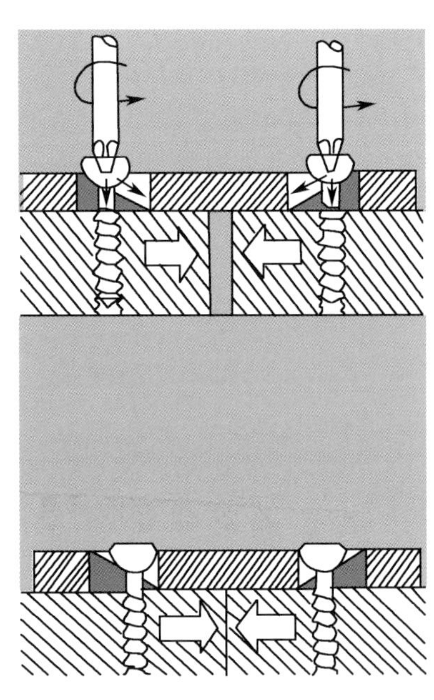

图 8-12　动力加压板轴向压力作用机制

加压板按板孔排列方式分为轴向动力加压板和偏心动力加压板。1. 0mm 厚的板为小型加压板,配 2. 0mm 螺钉,主要用于颧骨和下颌角及髁突张力带固定;1. 25mm 或 1. 5mm 厚的板为普通加压板,配 2. 4mm 螺钉,主要用于下颌骨下缘固定。板孔呈类椭圆形,形状分直形和弧形两种。

加压接骨板的优缺点:加压接骨板在固定期间能施以持续的压力,使骨折断端之间的间隙变小,骨断端之间的愈合方式有所改变,它不像普通骨折那样通过骨断端之间的血肿机化、骨化来完成骨连接。由于两断端之间间隙很窄,故不经血肿机化,而直接成骨,完成骨连

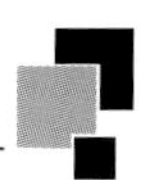

接,称为原发性骨愈合或一期骨愈合。另外,动力加压钢板在固定后持续的压力能否刺激骨细胞的分化和增殖,加速新骨形成,目前尚有较大的争论。

4. 重建接骨板 重建板分通用型、Unilock 型和 THORP 型,厚度 2.5~3.0mm。各板孔间连接段上下及内外面均有凹槽,不仅允许内外向弯曲,而且允许上下向弯曲,甚至在一定限度内允许扭转弯曲,足以满足接骨板成形后外观及功能形状要求,而且根据长度需要可以切断使用,螺钉直径 2.9mm,长度有四种规格 10mm、12mm、14mm、16mm,螺纹为自攻型,钉头圆钝(图 8-13)。

5. THORP 重建板 THORP 螺钉钉杆中空,允许骨长入,钉头内有膨胀螺栓,膨胀螺栓使钉头横向扩张与板孔连接,通过膨胀挤压与板锁结,其目的都是为了增加固定稳定性,同时避免接骨板对骨面压迫,改善接骨板对骨面的压迫性和应力型吸收(图 8-14)。

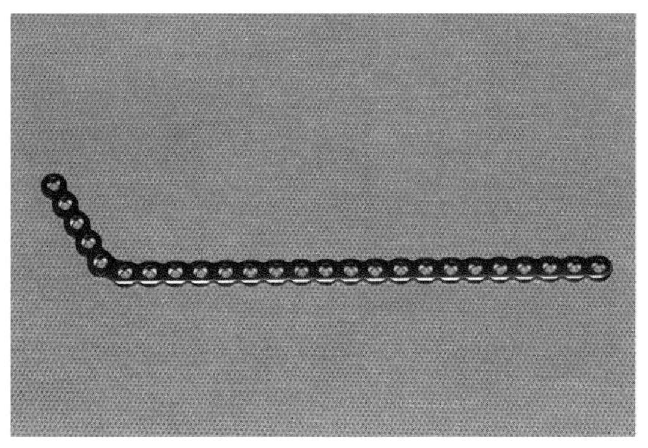

图 8-13 带髁突的重建接骨板

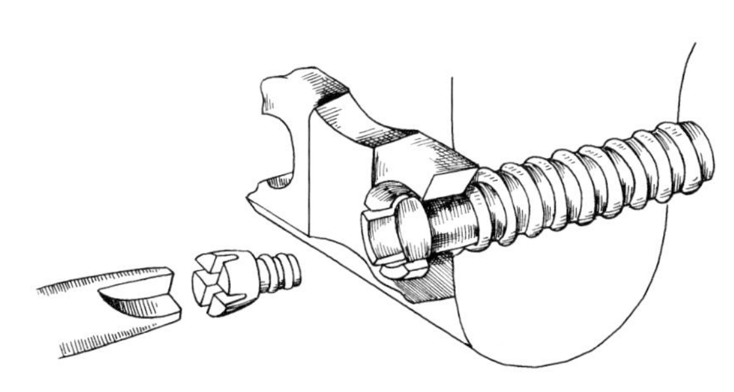

图 8-14 THORP 重建板

6. Unilock 重建板(universal locking reconstruction plate) 设计思路与 THORP 相似,通过板-钉锁结实现板-钉间稳定,增加固定稳定性,避免靠螺钉将接骨板压在骨面上而造成骨面压迫性或应力性吸收(图 8-15)。

7. 升支定位板 在下颌矢状劈开截骨术或下颌骨区段切除术中,用于定位髁突,使之在手术前后不发生变位(图 8-16)。

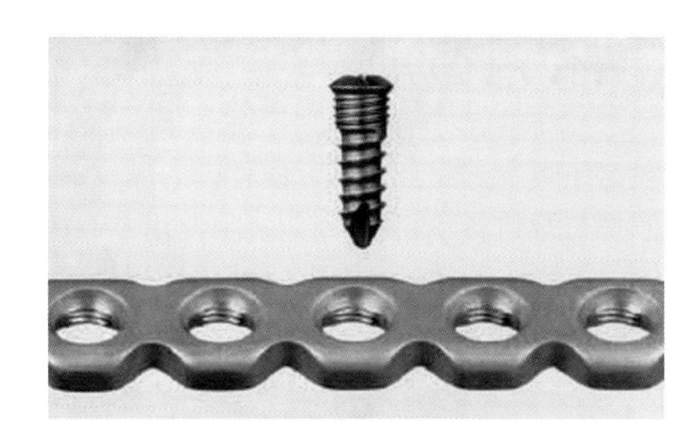

图 8-15 Unilock 重建板

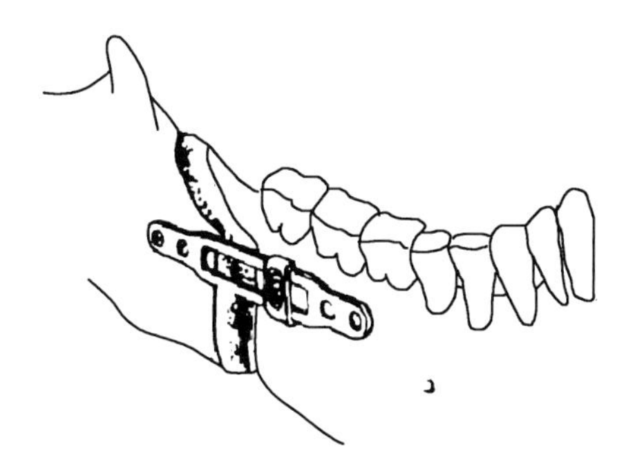

图 8-16 升支定位板

8. 钛网(titanium mesh) 厚度为 0.1~0.4mm(图 8-17)。主要用于下颌骨缺损松质骨移植或眶壁、颅骨修补。

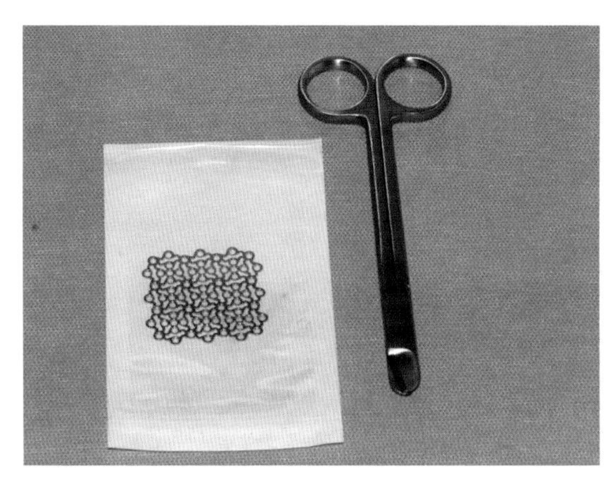

图 8-17　钛网

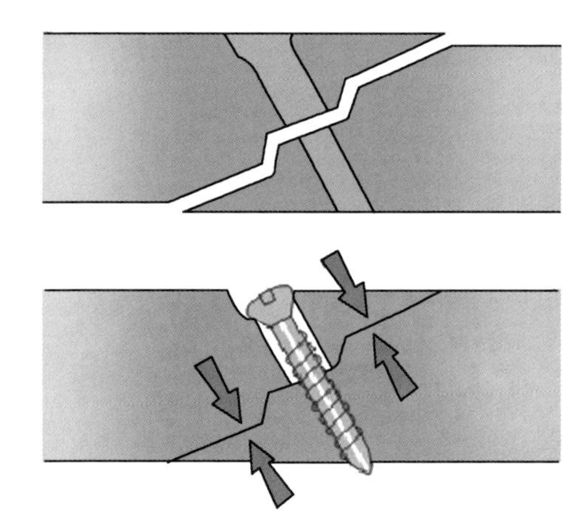

图 8-18　拉力螺钉原理示意图

这类植入物为(30~100)mm×(20~100)mm 大小不等、1.0mm 厚的网板,可用 1.3mm 或 1.5mm 螺钉固定。这些各种各样的植入板可以用一个网板切断钳修整成各种尺寸和形状。

9. 拉力螺钉(lag screw)

(1) 普通拉力螺钉

1) 规格:直径(2.0mm、2.4mm、2.7mm),长度 16~40mm,间隔 2mm 设一种规格。

2) 原理(图 8-18):固定时,钉杆的无螺纹段不超过骨折线,钉杆有螺纹段超过骨折线,当螺钉就位后继续旋进时,靠近钉头的骨折块不受螺钉把持,远离钉头的骨折块被螺纹提拉,向靠近钉头的骨折块移动产生拉力加压。

(2) 髁突拉力螺钉

1) 规格:直径(2.0mm 或 2.3mm),长度 45~70mm,间隔 5mm 设一种规格。螺帽设阴性螺纹。

2) 原理:当螺帽向钉尖方向旋紧时,钉产生反向移动,带动远端骨折块向近端靠拢,起到拉力固定作用。

四、内固定辅助设备的发展与应用

在骨折内固定时一套与之匹配的辅助器械必不可少。配套工具可使骨折的复位、固定简便易行,省时省力。每个厂家生产的接骨板、螺钉规格各不相同,因此必须使用专门的配套工具,不宜混用。常用的配套工具有:复位钳、复位推压器、骨钻、骨钻引导器、深度测量器、面颊组织穿通器、成形钳、接骨板夹持钳、螺钉夹持钳、螺钉刀等。

(一) 内镜

目前,颌面外科的口内入路手术方式越来越多,微创观念使内镜技术发展迅速(图 8-19)。内镜技术能够把局部组织解剖关系放大在显示器上,解决了口内小切口与显露不充分的矛盾,操作的准确性明显提高。借助于内镜的帮助使直视的盲区变为明视区。内镜能通过口内切口在显示器获得清晰的视野,使骨折达到解剖复位,配合经皮穿颊器或者侧壁螺丝刀可以非常

方便地观察钻孔位置，有利于接骨板的就位和固定。主要适用于闭合性下颌骨后份骨折，特别适用于下颌角部、升支部、下颌髁突颈部骨折。对于下颌髁突颈部骨折目前主要用于关节囊外的低位骨折，无明显错位者。

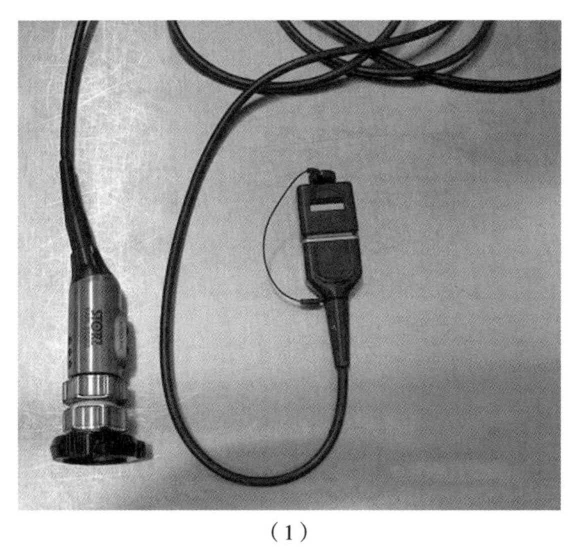

（1）

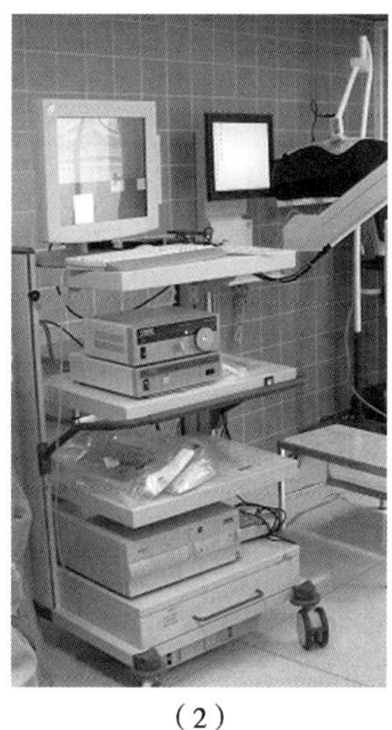

（2）

图 8-19　内镜

（1）微型摄像探头；（2）内镜系统。

（二）面颊组织穿通器

传统的口内切开骨折固定术因为颊部组织阻挡，骨折线固定的位置只能在下颌骨靠前、靠上的部位放置钛板固定；而下颌骨的张力带和致密骨质分布在外斜线、升支后缘、下缘等部位，因此，传统的下颌骨骨折口内切开复位方法不能达到稳定固定。使用面颊组织穿通器则可以稳定地固定接骨板于下颌角张力带区域。

例如 Synthes 公司的穿颊器（图 8-20），可在骨面上放置好钛板，并用软锁复位钳从口内把钛板连同骨折断端一起在对位后锁定。钛板放置位置包括下颌升支后缘和外斜线表面，以保证下颌骨张力带的恢复，同时可以避免牙根和下牙槽神经管在钻孔时被累及。用尖刀片在接骨板之相对应的颊部皮肤做 1 个 3mm 的小切口，用带有手柄和封闭器的套管针经过

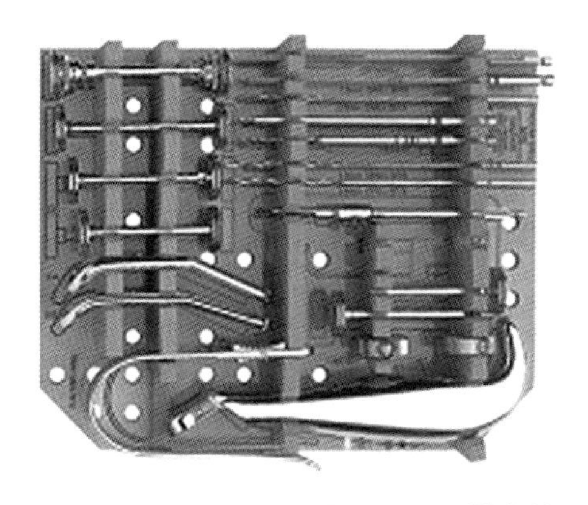

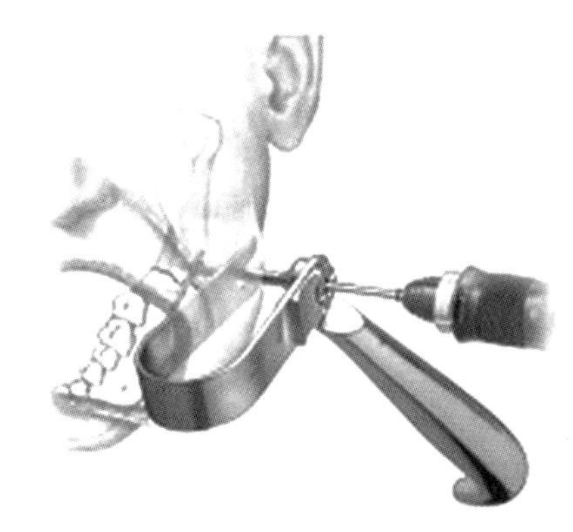

图 8-20　穿颊器

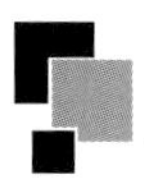

小切口进行穿刺，穿刺点适当靠近下颌骨下缘，直接穿通全层软组织至骨面。穿刺成功后抽出穿刺针，钻套仍留置于原处，并用带有套管固定器的颊部牵引器固定套管，以免操作时滑脱。用钻头经钻套钻孔，螺丝刀经套管固定螺钉。利用组织的弹性，套管可根据需要在小范围内调整位置和角度，每处骨折只需穿刺1次。固定后抽出套管，去除软锁复位钳，冲洗创面，口内创口褥式缝合加间断缝合。

面颊组织穿通器适用于闭合性下颌骨骨折或面部没有创口的下颌骨角部、升支的线性骨折。术后固定效果可靠，手术创伤小，并有效地避免了术中对面神经下颌缘支的牵拉，显著降低了术后面瘫的风险；同时该方法明显缩短了手术时间，切口隐蔽，术后美观效果良好。

（三）侧壁螺丝刀

下颌骨骨折口内切开复位除了可以使用穿颊器，还可以使用侧壁螺丝刀（图8-21）。侧壁螺丝刀一般配有不同型号的钻头和螺丝刀头，并有电动和手动两种模式，可以伸入下颌骨角部和升支颊侧，进行横向打孔，也能横向拧紧固定螺钉，不再需要穿颊器械的辅助。

以某套德国微型侧壁螺丝刀以及配套手术器械为例，只需要在口内黏膜做切口，就可以完成下颌骨角部、升支、乙状切迹、髁突颈等处骨折接骨板内固定的全部操作，完全避免了颌面部皮肤切口，不影响患者的面容。手术剥离骨膜范围局限，创伤小，有利于伤口的愈合和身体的恢复。尤其对患者的心理安慰有着重要意义。但术中需要注意，钻孔的大小要合适，尽可能加大动力系统的扭矩，适当减小转速。微型侧壁螺丝刀横向拧紧固定螺钉时，电动模式的力量不如手动模式。选择合适长度的螺钉，在下颌角和升支颊侧使用单皮质螺钉固定就可以获得较稳定的固位力。但对于下颌骨角部、升支部位复杂的粉碎性骨折，单皮质固定尚不能提供足够的固位力，需要采用重建板或拉力螺钉等来固定时，仍然要辅助口外切口或穿颊器械。

（四）接骨板工具箱

接骨板工具箱由一个包括数个模件盒的箱体和装备有设备的托盘组成（图8-22）。通用设备托盘装有钛板弯曲钳、钛板切断钳、可锁持接骨板的镊子等。

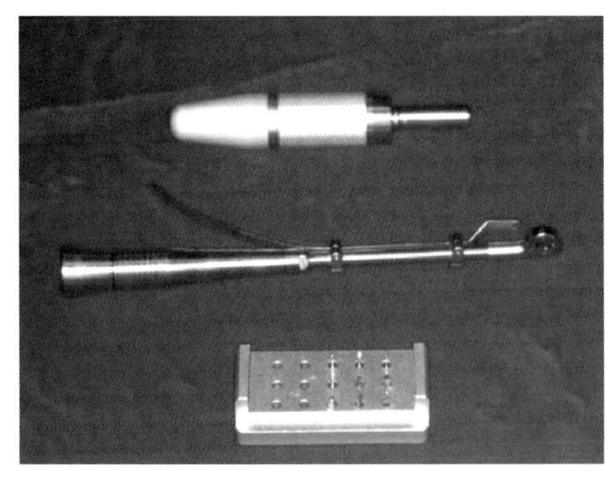

图8-21 侧壁螺丝刀

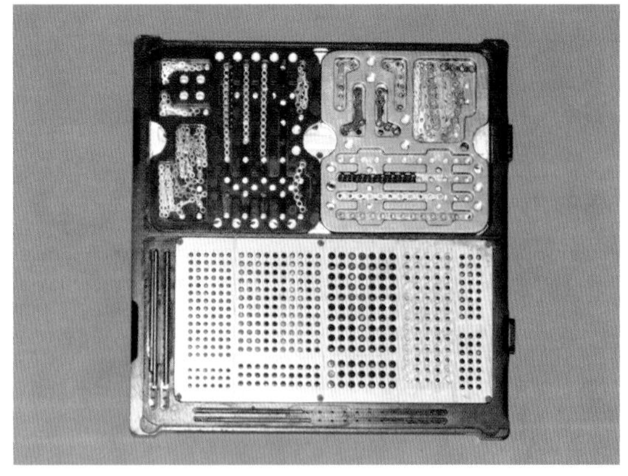

图8-22 设备托盘

例如 AO/ASIF 颌面部坚固内固定系统中，接骨板和螺钉按不同尺寸分装在不同的托盘中，每套模件内的螺钉的规格（1.0mm、1.3mm、1.5mm 和 2.0mm）都对应一种特定的接骨板，及各种深度的钻头。1.3mm、1.5mm 和 2.0mm 系统的钻头预设自停深度为 4mm、6mm、8mm 和 12mm。微型 1.0mm 系统的钻头预设自停深度为 3mm、5mm 和 8mm，以避免穿透紧密相邻的活体组织。通用设备包括宽柄螺丝刀柄、窄柄螺丝刀柄、弯板钳（图 8-23）、直角成型钳（图 8-24）、植入板持板器（图 8-25）等。

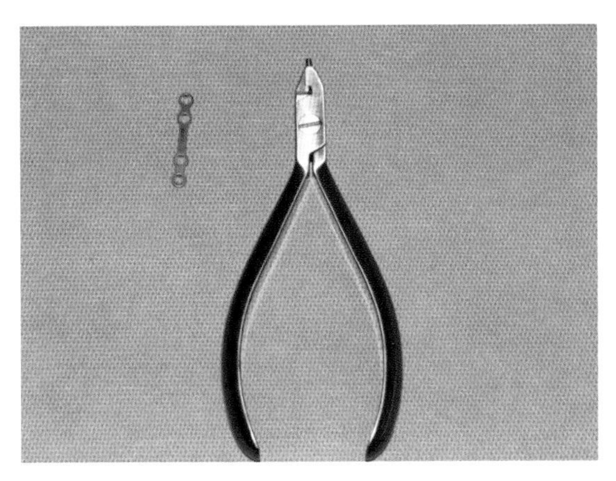

图 8-23　弯板钳

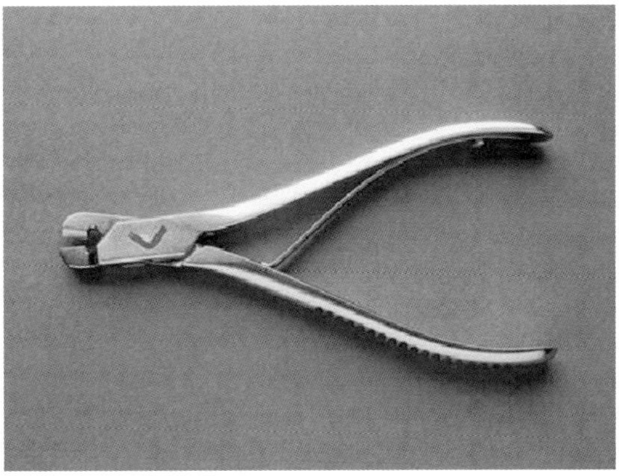

图 8-24　直角成形钳

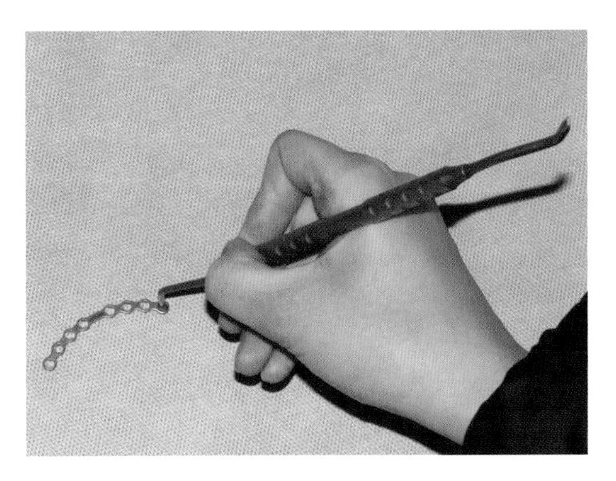

图 8-25　植入板持板器

五、颌骨骨折骨间固定的生物学原理

随着生物力学、材料力学、分子生物学等边缘学科与骨科医学界的互相渗透，骨折治疗的概念和方法发生了彻底革命。颌骨骨折骨间固定的生物学原理既涉及颌骨的组织学、分子生物学、生物信号等研究，也涉及颌骨的生物力学原理。

（一）骨折内固定骨愈合的组织学基础

骨组织属于结缔组织类，但其损伤愈合过程与其他结缔组织有明显的不同，主要特征表现在早期骨折断端的主动破坏及吸收、中期活跃自然的矿物质沉积、后期积极的新生骨组织改建。骨组织愈合是一个典型的组织再生过程。骨愈合与骨折内固定有密切关系。现代理论认为骨愈合分为两种状况：一是间接骨愈合，二是直接骨愈合（图 8-26）。

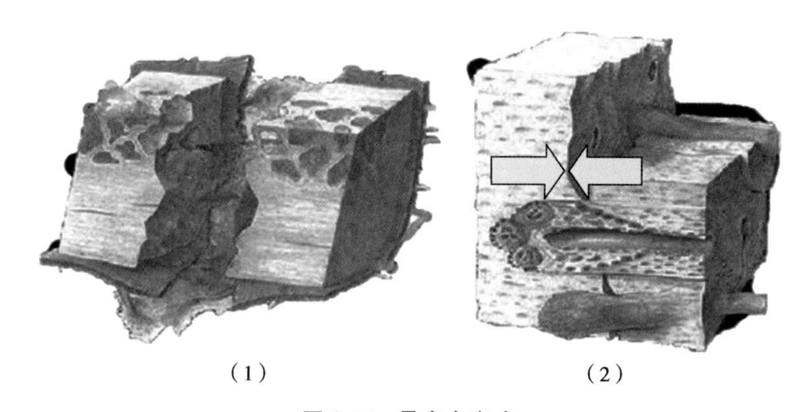

图 8-26　骨愈合方式
（1）间接骨愈合；（2）直接骨愈合。

1. 间接骨愈合过程

（1）骨折血肿和早期急性炎症。骨折发生后，由于血管损伤和断裂，形成血肿。如果骨膜断裂，则血肿扩散进入邻近肌肉和筋膜，骨膜本身因血凝块而膨胀。同时，损伤部立即出现急性创伤性炎症，持续数日。炎性渗出物与血块一起形成混合物。该混合物的大小不仅取决于损伤的程度，而且反映了骨折断端的对合状态。如果断端对合好且无间隙，则该混合物小；如果断端重叠或错位或空隙大，则该混合物大。该期临床上主要表现为受伤部肿胀、疼痛；X 线片上可见锐利的骨断端。

（2）骨的破坏及肉芽组织形成。骨折处出现的多形核白细胞，特别是巨噬细胞，将血凝块及坏死的组织清除掉。在早期，特别突出的是局部出现大量破骨细胞，活跃地吸收骨碎片及骨断端上的锯齿样骨刺，使之形成光滑的骨缘。这些破骨细胞可能由巨噬细胞融合而成。同时，骨折断端部分骨细胞坏死、消失，使细胞陷窝空虚。这主要是由于骨膜损伤导致密质骨内哈弗斯管供血中断所致。

在伤后 1 周内，血管内皮向血肿内长入形成细小血管，周围间质中的成纤维细胞通过接触抑制和接触引导不断侵入并产生胶原纤维，加上数目不等的炎性细胞，一同形成了未成熟的血管型肉芽组织，将骨折断端连接起来。

血肿和新生肉芽组织中氧压低，无氧代谢使局部形成酸性环境，呈正电性，可促进成纤维细胞的胶原合成和破骨细胞的破骨活动。

该过程持续约 2~3 周。临床上表现为疼痛逐渐减轻但肿胀消退不明显；X 线片上可见骨折线更为明显，骨折间隙有所增宽，骨折断端光滑。

（3）骨痂形成（暂时骨痂期）

1）编织骨形成：伤后 3~4 周，新生肉芽组织中氧压逐渐回升到正常组织水平，有氧代谢占主导地位，局部形成碱性环境，呈负电性，大量出现的成骨细胞不仅合成胶原纤维，而且分泌骨黏液蛋白基质，沉积于交织的胶原纤维网内，形成类骨质。类骨质一旦形成，即刻出现矿物盐沉积，形成编织骨。

成骨细胞的主要来源是：①肉芽组织中的成纤维细胞；②周围组织中的间充质细胞；

③骨外膜和骨内膜上的骨基质细胞。这些细胞都显示了充分的分化潜力。在损伤出现时，局部的骨外膜和骨内膜恢复到胚胎期，几天内产生大量前体骨细胞，然后转变为成骨细胞，在骨膜深层活跃起来。

2）钙化软骨形成：与此同时，在肉芽组织中，少数成纤维细胞分化成软骨细胞，合成胶原纤维，但更主要的是合成和分泌软骨基质-软骨黏蛋白，沉积于胶原纤维网内，构成透明软骨，然后矿物盐沉积，在编织骨内形成大小不等的钙化透明软骨小岛。于是形成由编织骨和透明软骨小岛形成的暂时性骨痂。骨折断端固定越不稳固或受到剪力、成角应力的作用，都将增加钙化软骨的形成。

暂时性骨痂包括三个部分：两断端间的骨痂称为中间骨痂；骨折断端以外者为外骨痂，是最初血肿的梭形突起的遗留物；中间骨痂以内者相当于骨髓腔部位形成的骨痂称为内骨痂。有学者认为这个外骨痂相当于接骨板的作用。

（4）骨痂塑形（永久骨痂期）：在暂时性骨痂中，骨小梁排列紊乱而不规则，编织骨间还夹杂不等量的钙化软骨。随着骨折段的功能活动，骨痂接受适量的生理性刺激，为适应生理功能的需要，暂时骨痂将按照力学原则重新塑造。

在生理性应力的作用下，编织骨及钙化软骨被破骨细胞逐渐吸收，血管和成骨细胞长入吸收区域。成骨细胞呈薄层包绕在血管周围，合成和分泌骨纤维，缠绕中心血管，从而形成基本的哈弗斯系统。这样排列的骨被称为板状骨（或成熟骨），它形成粗大的骨小梁，按应力方向排列。这种板状骨取代编织骨和钙化软骨的过程实质上是胚胎发育中膜内成骨和软骨内成骨在创伤中的再现。

在骨痂的塑造过程中，外骨痂被完全清除，留下一光滑的表面；内骨痂被薄条样的板状骨取代，其周围为含有脂肪细胞和造血的骨髓成分的腔，这取决于受损骨的类型；中间骨痂由致密的板状骨取代，形成密质骨。

当形成的骨痂强度足以抵抗由肌肉收缩而引起的成角应力、剪力和扭转力时，骨折即达临床愈合，历时约 6~10 周。颌骨特别是上颌骨骨折临床愈合所需时间更短，一般 3~4 周。这时，临床上表现为局部压痛消失，肿胀消退，骨折断端固定；X 线片上骨折线仍可见或模糊并逐渐消失，形成的骨痂密度逐渐升高，将两断端连接。而骨折生物愈合则历时较长，幼年患者塑造能力强，约 2 年内骨折痕迹可消失，而老年者则需 2~4 年之久。

2. 直接骨愈合过程　直接骨愈合是指骨折断端的骨愈合过程不需要纤维性骨痂形成，无外骨痂的形成，骨折端之间通过哈弗斯系统重建直接发生连接，称为“一期愈合”。是一种简易、快捷、并发症相对较少的骨直接修复过程。X 线片上无明显外骨痂形成，骨折线逐渐消失。其特征为愈合过程中无密质骨吸收，坏死骨在被吸收的同时由新的板层骨取代，达到密质骨间的直接愈合。产生直接骨愈合的条件包括：骨折部位血运良好，骨折断面坏死程度轻，骨折断端精确复位，骨折断面紧密接触，骨折固定绝对稳定。

在精确复位的基础上对骨折实施加压坚强固定，造成骨折断面间紧密接触，以此加大骨断面摩擦力，增强固定的稳定性，并使骨折愈合桥缩短到最小距离，可以为直接骨愈合创造最佳条件。但在显微镜下观察，骨折界面间几乎不可能达到如此完美的接触，总有一些部位未完全对合，导致接触面（或可能是接触点）间存在微小腔隙。因此，在组织学上又可将直接愈合分为两种。

（1）接触性骨愈合：愈合开始于松质骨骨髓腔内和密质骨哈弗斯管区域的破骨细胞，它以锥形切割方式沿骨长轴方向向骨折裂隙端移行性吸收，形成狭窄隧道。新生骨毛细血管沿隧道生长，成骨细胞以突起方式推进性增殖，沿毛细血管排列分布，并在管壁分泌骨基质沉积新骨，此即为一个“骨修复单元”（bone repair unit）（图 8-27）。

当骨折端紧密接触，断面间裂隙几乎关闭时，骨修复单元可直接跨越骨折线构成骨桥，无内、外骨痂形成；当无数“骨修复单元”充填封闭骨折裂隙时，骨愈合形成（图 8-28）。

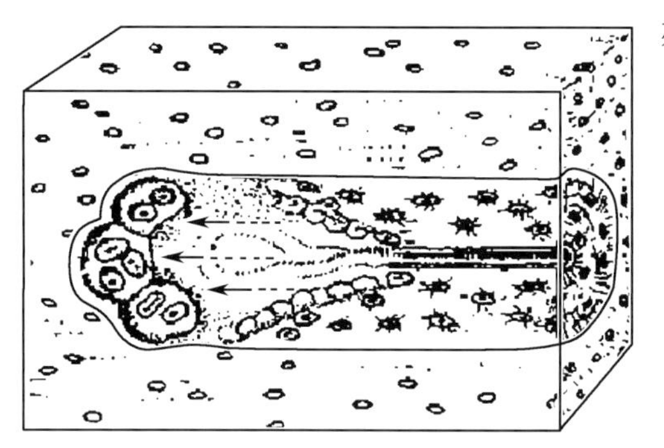

图 8-27　骨修复单元（箭头所指为破骨细胞，中央管两侧有成骨细胞排列）

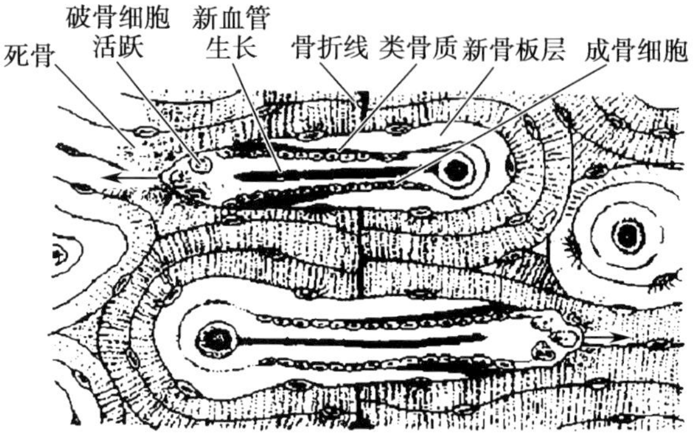

图 8-28　接触性骨愈合模式（骨单位重建越过骨折线）

（2）间隙（裂隙）性骨愈合：在断面对位不够精确或有微小裂隙存在时，隧道切割式“骨修复单元”不能直接跨越骨折线，而是落入骨折裂隙，沿骨折线方向生长，并在骨断面上沉积骨基质，形成与骨长轴垂直的板层新骨，最后需通过方向性改建，形成与骨长轴保持一致的正常骨组织。

实际上在加压接骨板等绝对固定下，间隙和接触同时存在，而间隙面积大于接触部位。因此，间隙愈合构成了直接愈合的主要形式。

3. 骨愈合的影响因素

（1）全身因素

1）年龄：人的骨骼系统一生中都在进行着改建，而且儿童骨骼比成年人代谢更为活跃。因此，儿童骨折比成人骨折愈合更快。

2）全身性疾患：贫血、消耗性疾病（如恶病质）对骨折愈合的延缓作用只当其十分严重时才会表现出来。

3）营养因素：饮食中缺乏蛋白质和维生素 C 不利于胶原合成，可延缓骨折愈合。额外矿物质的补充对骨折愈合影响不大。

4）激素：目前对生长素和促甲状腺素是否促进骨折愈合的看法不一。临床上观察到甲状腺切除术对骨折愈合无明显影响。但是，糖尿病可延迟骨折愈合。可的松可全面抑制骨折愈合。

（2）局部因素

1）固定：骨折部位固定不充分将使肉芽组织及暂时骨痂不断遭到破坏，产生更多的耐折力差的软骨性骨痂，不利骨的愈合和改建。

2）骨折断端对合情况：良好的断端对合、较大的断端接触面积均有利于骨折愈合。

3）骨折断端组织状态：骨折断端松质骨越丰富则愈合越快，故临床上常见颌骨骨折比

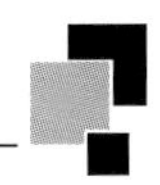

四肢长骨骨折愈合快。如果骨折断端处有肿瘤、慢性炎症等病理性情况则不利于骨折愈合。

4）软组织及骨膜损伤：骨折处如伴有严重软组织及骨膜损伤，常导致骨折断端血供不良，不利骨折愈合。如果损伤的软组织移位嵌顿于断端间，可造成骨折的长期不愈，形成假关节。

5）感染：开放性创伤常导致局部感染，延缓骨折愈合。

6）异物：骨折局部如有异物，不利于愈合。

7）力学因素：肌力和重力产生的力学效应可诱导骨痂的重新塑造。因此，适当的锻炼有利于骨痂改建。

8）电的影响：弯曲骨时产生的压力电势（piezoelectric potentials）、血流因水力机制产生的流体电势（streaming potentials）、肌肉损伤而被提高的骨内电势以及损伤涉及的神经均可改变骨折所处的电环境。一定的电刺激（在骨折处埋入阴极）可促进骨折愈合。

（二）坚强内固定的生物力学基础

关于骨组织的生物力学（biomechanics）研究史，早在几千年前就有记载，增加载荷可以增加骨骼基质，用物理学术语表达生物学的现象曾被认为是17世纪生物学的重大进步。早期生物力学研究的重要内容就是载荷与骨尺寸间的关系。1892年德国医学博士Wolff提出了关于骨变化的定律，即Wolff定律，指出：骨骼的生长会受到力学刺激影响而改变其结构。用之则强，失用则弱。骨功能的每一互变，都有与数学法则一致的确定的内部结构和外部形态的变化。本部分将论述口腔颌面部坚强内固定的生物力学基础，首先了解一些基本的生物力学概念。

1. 基本概念

（1）应力的定义：当材料在外力作用下不能产生位移时，它的几何形状和尺寸将发生变化，这种形变称为应变（strain）。材料发生形变时内部产生了大小相等但方向相反的反作用力抵抗外力，定义单位面积上的这种反作用力称为应力（stress）。

（2）应力的分类：同截面垂直的称为正应力或法向应力；同截面相切的称为剪应力或切应力。按照载荷（load）作用的形式不同，应力又可以分为拉伸压缩应力、弯曲应力和扭转应力。骨是一种弹性材料。骨在承受负载时，各截面上应力性质不同。骨的受压性能最好，受拉性能次之，受剪切性能最差。应力会随着外力的增加而增长，对于某一种材料，应力的增长是有限度的，超过这一限度，材料就要破坏。对某种材料来说，应力可能达到的这个限度称为该种材料的极限应力。材料要想安全使用，在使用时其内的应力应低于它的极限应力，否则材料就会在使用时发生破坏。材料会由于截面尺寸改变而引起应力的局部增大，这种现象称为应力集中。对于组织均匀的脆性材料，应力集中将明显降低构件的强度，这在构件的设计时应特别注意。

2. 生物力学、骨组织生物学、坚强内固定间关系　前面谈到了骨组织愈合的生物学原理，坚强内固定的临床目的是让患者在骨折早期进行无痛性功能运动。组织学目的是实现直接骨愈合。这些都涉及生物力学与骨组织生物学、坚强内固定间的关系，而生物力学的目的是达到“绝对稳定性效果”。

（1）骨组织与生物力学关系：机械应力与骨组织间存在着相互平衡的有机联系。骨生物学行为与所受应力的大小、性质、作用时间、作用形式密切相关。临床事实可证明在特定环境内，应力增加将刺激成骨；缺乏功能运动而减少生理性应力，会导致骨组织通过内塑形降低钙磷含量和外塑形吸收有机质而继发骨强度降低。在一定限度内,骨结构随应力递增而加强。而在应力超过极限时,骨质产生破坏。这些现象的焦点集中在两个方面,一是应力与骨组织之间的生物力学活动规律;二是应力引起骨组织生物学反应的作用机制。

骨组织对应力的反应可以用 Wolff 定律描述,即松质骨中的小梁骨按主应力方向排布;当载荷环境改变时,小梁骨将按新的应力轨线重新取向。这被后来的 Koch 所证实。根据详细的形态测定与骨的应力分析证明符合 Wolff 定律。后来的研究者们又从中得到了骨组织的优化结构(即以最少的材料构成最大的强度)的思想。这是一个典型的结构-功能受生物力学控制的例子,所以 Wolff 定律持续发展至今,在骨生物力学中占有重要地位。

早期文献指出:中胚叶(结缔组织)原始细胞受到纯压力和纯拉力时有成骨倾向;受到剪切力时,易形成纤维组织;而在各方向受同等压力即流体静压力时,则形成软骨。然而,实际情况并非如此简单。单就纯拉力或纯压力促进成骨方面来讲,除应力自身作用形式外,还必须考虑骨生理应力因素的影响。例如,牙齿受正畸矫治力作用产生定向移动。正常状态下,根周牙槽骨由于牙周韧带牵引始终处于张应力状态。张应力与骨代谢保持着生理平衡。当施加外力矫治时,牙槽骨一侧受压产生骨吸收,另一侧受拉力产生骨增殖,结果牙齿向骨吸收侧移动。之所以压力在此产生与离体骨反应相反的结果,一个明显的原因是外力施加后,在骨内表现的应力性质与骨自身生理应力性质不同,而且方向相反,因此导致骨吸收。与此相反,牙槽骨受拉侧产生的骨内应力与骨生理应力性质相同,方向一致,相应出现骨增生。

由此可见,纯压力和纯拉力促进成骨的结论并非完善的理论,只有将这一理论进一步限定在这类应力与骨生理应力保持性质方向一致时方能促进成骨,才更加接近实际情况。此外,在作用形式上,应力可分为持续性和间断性两种。据认为后者形式较前者具有更强的作用效应。基于上述观点,便产生了与骨生理应力保持性质方向一致的纯压力和纯拉应力以及它们时断时续的作用形式最有利于骨折愈合的理论。

(2) 坚强内固定与骨愈合:当今,在学术界关于骨折坚强内固定存在着争议,争论的焦点集中在坚强内固定是否为骨折愈合的最佳环境。虽然肉眼可见的两块或多块骨折碎片间的活动,会导致骨不连合及纤维软骨的形成,然而,骨折块间的微小动度则被认为可以帮助愈合,它通过提供力学信号来刺激生物修复过程。更进一步讲,在骨折愈合区域的局部的应变影响着组织形成的自然过程。这种信号最适合的周期频率、波形、信号周期总数量仍然需要确定。在合适内固定的条件下,骨断端的间隙被最小化,间隙内直接有骨沉积,骨断端达到直接骨愈合而不需外骨痂的形成,断端骨愈合的质量自然会更好一些。

骨折的愈合也需要足够的血供。就手术操作而言,这就意味着:保留骨折块的血供和保留软组织促进早期的血运重建。有大量的研究已经证明:骨愈合区域微血管数量和质量与新骨的形成速率和机械性能直接相关。

用于内固定的接骨板必须具备与骨生理功能相适应的机械性能。此外,用作骨折固定的材料对弹性模量有严格的要求。弹性模量过低,固定装置受力后易产生变形,甚至断裂;弹性模量过高,接骨板和骨面之间不易贴合,可能产生局部应力集中,导致应力性腐蚀,过高的弹性模量还可以产生应力遮挡,影响骨折愈合改建。不同性质材料的夹板其弹性模量不同,机械强度也不一样。不同厚度大小的夹板其机械强度也各异。微型板一般不具备机械抗力;小型板具有一定的机械抗力;通用接骨板具有较强的机械抗力;动力压接骨板也具有较强的机械抗力,通过自动加压使骨折断面彼此靠拢、紧密接触,产生较大的稳定效果;重建

接骨板，主要用于桥接骨缺损作承担负载的支柱固定，具有较强的机械抗力。

3. 坚强内固定的生物力学效应

（1）生理应力效应：恒定的生理应力和间断性生理应力的叠加是骨折断端得到的全部生理应力值。生理应力作用的结果是骨组织适应性改变。在可耐受范围内，张应力或压应力的增加都会导致新骨生成。对愈合效果最有利的是所谓的间断性生理压应力，但恒定生理压应力也不可忽视，它们共同作用于骨折断面，增加固定稳定性，刺激成骨，加速骨愈合。这种应力是固定所应具备的第一效应。

骨折固定稳定性和骨折断面紧密接触是产生生理应力效应的基础。动力加压固定之所以具备这种效应与加压接骨板板孔的椭圆形及球滚动柱形滑槽结构设计密切相关。非加压坚强固定虽可获得相当可靠的稳定性，但由于绝对限制了骨折块与板的相对移动性（向骨折线方向），所以不可能产生这种效应。接骨板骨内固定、钢丝拴结骨内固定具备产生间断性生理应力的条件，然而其微小的恒定生理压应力和有限的固定稳定性使这类固定的应力效应条件大部分丧失。颌间固定既不能保证骨折段的稳定性和断面间的紧密接触，又不能产生生理应力效应，从生物力学角度讲，它是一种不符合应力效应原则的固定。

（2）断面剪应力互逆效应：骨折断面剪应力是影响愈合正常发生的最危险应力因素。固定之所以强调稳定性效果，其目的之一就是为了通过固定结构刚度克服剪切运动。有研究证明，下颌骨骨折后，㕵面阻挡限制下颌剪切向运动。由于下颌骨板形结构，以及肌肉在骨侧面附着，使得骨折端剪切运动主要存在于颊舌方向。下颌骨骨折固定只有具备应力互逆效应，以有效地消除固定自身产生的和肌肉内在动力产生的颊舌向断面剪应力，才能保证愈合的顺利进行。

在静止状态，固定产生的断面压缩力剪切分量与接骨板螺钉系统对骨面压缩力的剪切分量方向相反，具有相互抵消作用。在功能状态下，肌肉收缩牵引骨折段向舌侧移动。由此产生的断面剪切应力分量也可由固定产生的压缩力剪切分量的自动加强来抵消，当然钉板固定结构刚度在其中也起着重要的抗剪切作用。其次，在具有稳定性和断面剪应力互逆效应的固定下，允许骨折固定后早期行使功能锻炼。

静力加压固定和非加压坚固固定无断面剪应力互逆效应，因而不能消除功能状态肌肉内在动力产生在断面的剪应力。但从另一方面讲，这类固定自身不会产生对骨断面的附加剪应力，而且由于其较大的结构刚度，足以限制肌肉牵引力产生的骨折段剪切运动移位，因此仍具有一定的生物力学可行性。钢丝拴结固定虽有一定的剪应力互逆作用，但效应很弱，难以满足固定力学要求。而颌间固定显然不具此效应。在某些骨折类型，甚至可能产生相反的效应结果。

（3）非偏心效应：骨折固定要求几何稳定，这种稳定不是“强硬的”，而是“弹性的”，应在弹性基础上控制移位力，即稳定的固定不应干扰骨的功能性承力或替代行使功能。在稳定的“弹性”固定条件下，促使骨折断面均匀受力，力轴通过截面核心，避免偏心压缩产生的高压力区骨吸收和低压力区无应力效应。此即固定的非偏心效应。

对于任何一种固定方法而言，欲获得非偏心效应，一方面取决于固定结构；另一方面还有赖于固定器的放置位置。

与长骨不同，下颌骨处于多向肌力和合力组成的复杂应力体系。功能状态骨内应力呈多向、弧形，很难准确地确定每一骨截面应力核心。同时由于牙根的存在，无论采用颌间固定、钢丝骨拴结以及接骨板固定,其固定位置都在牙槽骨或近下颌下缘。结果出现固定点远端和对侧密质骨的低应力、无应力状态,有时甚至可能是分离的。显然,这与骨折固定的非偏心效应不相一致。为此,人们建议将两种固定方法组合使用。其目的无疑是为了实现骨折断面上附加应力的均匀分布,以求大体上满足非偏心效应要求,有效地促进骨折断面各区同步愈合。

(4) 应力遮挡效应:这是一种对骨形成后期不利的应力效应。骨折固定是由密质骨、松质骨、愈合骨痂与接骨板组成的承载结构。由于用于制作接骨板的材料多为高强度金属合金。它们的弹性模通常在正常密质骨的 10 倍以上,为松质骨的数百倍,加之较大的钢板截面面积,而根据力学超静定原理,在接骨板固定部位及附近区域,载荷按刚度强弱分配,大部分负载于钢板上,以致使固定部位骨自身承受的应力十分有限。在这种低应力状态下,骨质矿化延迟,矿化程度降低,骨质变得疏松。随后出现紧贴钢板面的骨质吸收、变薄、强度不足。一旦撤除固定,就可能发生再骨折。这种现象被称为应力遮挡效应。

颌面部相对于四肢骨而言承载较弱,加之目前使用的接骨板材料多为钛,由于它相对较低的弹性模量,缩小了接骨板与骨之间的弹性模量悬差,从而缓和了应力遮挡效应作用。所以,这一效应在颌骨骨折钛接骨板固定后的愈合中,表现并不十分效应化。此外,就固定原理而论,动力加压较静力加压和非加压坚固固定的应力遮挡效应,在骨愈合前期是较低的。但是进入骨愈合改建阶段,这种效应也会表现出来。所以,许多学者出于对骨折愈合安全的考虑,主张在固定一段时期后,应适时取出接骨板,允许骨自身改建加强。另外,在游离植骨固定中应对应力遮挡引起的骨改建延迟现象给予高度重视。

(三) 骨折固定的生物力学原则和效能分类

1. 骨折固定的生物力学原则　基于前面谈到的应力效应原理,我们可以将骨折固定的生物力学原则归纳为以下四点。

(1) 建立可靠的稳定性基础,抵抗牵拉、弯曲、扭转、剪切等移位力作用。

(2) 维持恒定的、与骨折截面轴心一致的、分布均匀的、可耐受的压应力于骨断面。

(3) 不妨碍功能状态下内动力产生的间断性生理应力刺激。

(4) 允许被固定骨早期实行功能锻炼,而不干扰愈合进行。

2. 骨折固定方法的效能分类　坚强固定意指功能状态下被固定部位无痛、无异常移动、“绝对”稳定,不影响愈合。可以将固定方法按其力学效能分为以下四类。

(1) 静力加压固定:通过有张力性预应力固定器施行骨折间加压固定。静力加压的典型例子是拉力螺钉。

固位机制:一是通过固定器对骨折断面施加预压应力,抵消功能负载产生的轴向张应力;二是通过加压,增加断面摩擦力,抵消移位性剪力和扭矩,加压使骨折不平滑的断面交错镶嵌,又进一步加强了固体效果。

(2) 动力加压固定:是以抵消所有张力性应力为目的,产生单纯加压性应力的固定方法。在这类固定中,骨折断面不仅受固定器预应力的轴向加压作用,而且受由于骨功能负载和肌肉内在动力产生的骨折断面相互牵引力量所导致的加压作用。典型为下颌角骨折张力带固定,一个放在骨骼张力带的接骨板产生动力加压,在主动运动及功能负载时,骨折断面间加压增强。这种利用动力加压使固定牢固的方式,又称为“张力带固定”。

固位机制:一方面通过固定抵消功能性张应力;另一方面通过骨传导将功能应力转化为轴向压应力。

（3）平衡固定：典型的是加压接骨板固定。它所起的作用是平衡外力。固位机制：由螺钉接触板孔产生骨折断面加压，由接骨板抵抗外力保护螺钉，抵消扭曲力、弯曲力、剪切力，保护骨折面处于压应力状态。

（4）支柱固定：有两种形式：一种是桥接支柱固定，例如重建接骨板桥接骨缺损；另一种是连接支柱固定，例如小型和微型接骨板固定。固位机制：它是通过固定刚性支架，防止骨间隙增宽或缩短的固定方法。即通过接骨板刚度以等长方式保持骨段稳定，而不致塌陷移位。这种固定常用于粉碎性骨折、骨缺损性骨折，以及辅助植骨块固定。

3. 骨内应力轨迹　骨承受功能负载，在骨内产生非常复杂的应力体系，将相同矢量的应力联系起来，便形成有规律分布的主应力轨迹。骨内部结构一般指骨小梁结构，实际上，它是骨内应力轨迹的表现形式。骨小梁作为松质骨的结构单元，沿骨内主应力轨迹拱形排列，从而避免了小梁骨承受剪应力，降低了弯曲力矩，使之处于承受轴向应力为主的有利状态。在密质骨，组成哈弗斯系统的骨单元沿骨长轴平行排列，在与骨纤维走形垂直的截面上，较少承受剪力，从而最大限度地避免骨纤维的剪应变，使之处于优化承力状态。

骨内主应力轨迹可以分为张应力轨迹和压应力轨迹，位于两者之间的交界带可视为零位应力线，它通常与骨内血管神经走行一致。

下颌骨属于高应力骨，学者们研究证实下颌骨内大致分布有两条主应力轨迹，一条是沿牙槽嵴分布的张应力轨迹；另一条是沿下颌下缘分布的压应力轨迹。牙槽嵴和下颌体内的骨小梁根据应力性质塑形，可以将各种复合应力转化为纯张力和纯压力，并传递到两条主应力轨迹上，其中尤以外斜线、下颌体下缘及颏部负载为多。功能状态下髁突颈前内侧通常表现为压应力，后外侧表现为张应力。

颅面骨属于低应力骨，尽管成人牙齿上承担的𬌗力较大（切牙𬌗力达 200~300N、前磨牙 300~500N、磨牙 500~700N），但由于面中骨呈框架结构，这些𬌗力负载被力柱结构分散传递，因此负荷较小。颅面骨的应力轨迹均沿力柱结构走行，力柱结构大致分两类：一类是垂直力柱，包括鼻上颌支柱、颧上颌支柱、翼上颌支柱；另一类为水平力柱，包括眶下缘和颧弓。垂直力柱内为压应力轨迹；水平力柱内为张应力轨迹。对于面中份骨的复位，首先应恢复三对垂直支柱和颧骨的解剖位置，才能恢复面中部的高度、突度和弧度，又因它们是功能区，这些部位的骨质往往增厚，因此也是接骨板放置的主要位置。

4. 固定路线的选择原则　固定路线应按主应力轨迹走行。应力轨迹是由功能负载所决定，骨连续性中断可视为骨内应力轨迹中断，因此骨失去抗力结构和承载功能。骨折固定的生物力学目的是通过固定结构替代中断的骨抗力结构，在骨折愈合期内重建主应力轨迹，以中和功能负载，实现稳定固定。因此，最理想的固定路线应选择张应力轨迹，而在生理状态下，压应力区可以自动闭合，张应力区由于弯曲、扭转、牵拉很容易产生分离。条件不允许时才选压应力轨迹，但通常要求做张力带补偿固定。

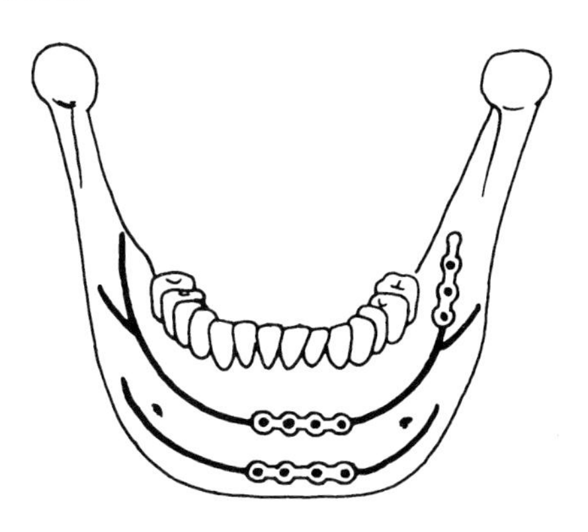

图 8-29　Champy 等提出的下颌骨骨折小型钛板固定复位的理想位置图（小型钛板应位于图中黑线上）

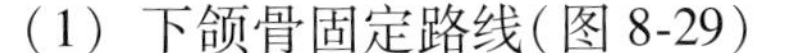

（1）下颌骨固定路线（图 8-29）

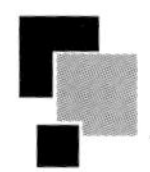

1）沿张应力轨迹的抗剪切负载固定：即张应力带固定（tension-band fixation），目的是中和张应力，传导功能负载产生的压应力。

2）沿压应力轨迹的承载固定：或称抗轴向负载固定，目的是通过预应力或固定结构刚度抵消各类负载应力，以等长方式保持骨段稳定。

（2）上颌骨固定路线（图 8-30）：颅面骨内功能应力很低，功能负载多数通过垂直力柱，少量通过水平力柱传导。固定主要是为了重建力柱结构，固定路线应按力柱结构分布。固定应采用小型接骨板沿主应力轨迹进行。颧骨骨折当有骨折移位发生旋转时，一定要固定三点颧额缝（或颧蝶缝）、眶下缘和颧牙槽嵴。

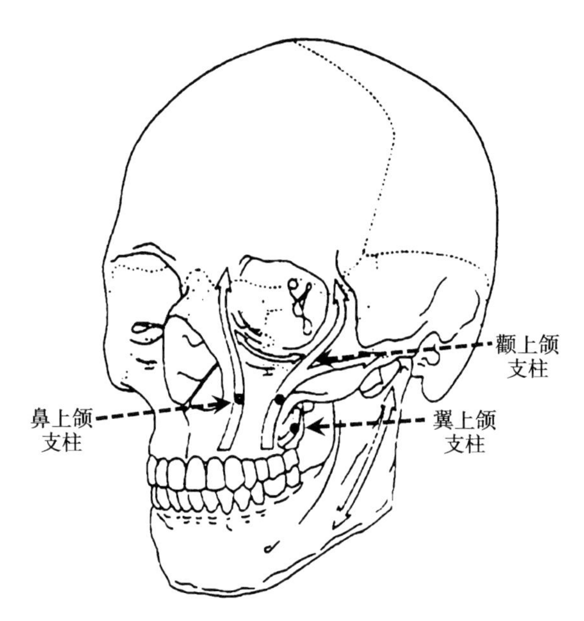

图 8-30　上颌骨的三大垂直力学支柱

六、各种骨间固定方法对比

在骨间固定中有多种多样的固定技术可以提供机械稳定性，但是不同固定技术有不同的生物力学机制，它们影响骨愈合的机制也不尽相同。以下将讨论金属丝、螺钉、接骨板等固定方法的优缺点，以及临床应用规范。

（一）金属丝

金属丝固定术如环扎术或骨缝合术在颌面部重建中应用较少。这两种术式都需要大量金属丝来增加固定严密性。在颌面部仅仅应用金属丝固定不能提供功能上的稳定固定。而且在骨折紧固过程中，必须达到骨折两端张力相等，因为在一个或多个位点的松弛可能会造成骨折断端的活动、骨不连合或是错位愈合。金属丝固定术存在的问题有：必备的器械和外科手术的复杂性（在骨上钻洞，把金属丝穿过洞，拉紧金属丝过程中或随后的疲劳-循环载荷，易造成洞的破裂）。环扎术则需要注意其对骨膜血供的影响和延长血运重建的时间。

（二）螺钉

主要类型有皮质螺钉、松质螺钉和拉力螺钉（图 8-31）。影响螺钉固位力的因素包括内

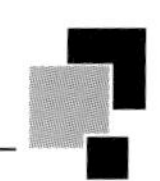

在因素和外在因素,内在因素主要有:螺钉的外径、形态和长度;外在因素包括:骨的性质、骨的类型、螺钉植入的方向和驱动转矩。一个螺钉的本身具有的固位力等于螺钉的功能性外径乘以钉子进入骨内的深度。两个骨折片固定在一起时,螺钉通常处于一种滞后的状态,即螺钉的近端游离于骨折块,这种缺陷可以通过把螺钉设计成没有近端螺纹,或是扩大在近端骨块上的洞来实现,更好的解决办法是在钉头的下边使用垫圈,来获得充足的支持力。插入骨内钉的转矩决定了骨折块结合在一起时所需的力和产生限制骨折块移动的摩擦力。使用限制转矩的螺丝起子来控制转矩,对于防止骨和螺丝帽之间的滑脱很有效。

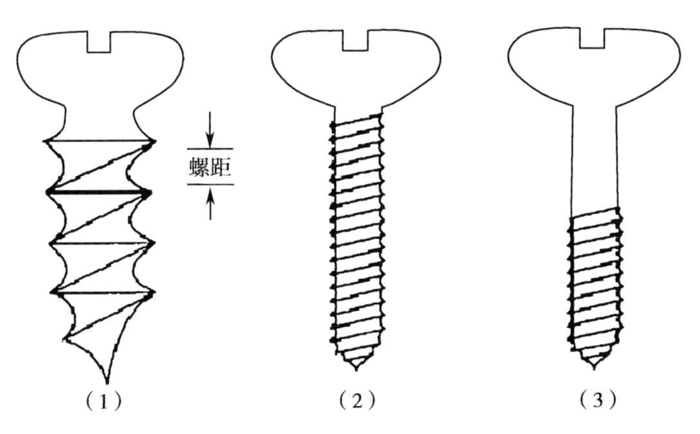

图 8-31 螺钉的种类

(1)皮质螺钉;(2)松质螺钉;(3)拉力螺钉(没有近端螺纹)。

由于解剖结构限制和手术野暴露等因素,螺钉不一定能垂直于骨的长轴,或是骨折块末端的方向和螺钉长轴不一定垂直。在这种情况下,螺钉的固位力会下降,固位力会产生一个分力即切应力(使骨折块不稳定的力)。骨的性质在很大程度上影响螺钉的固位力。密质骨的强度约是松质骨的 10 倍,因此不同厚度和密度的密质骨对固定的强度和稳定性的要求不同,所需的螺钉数和长度就是至关重要的问题。

拉力螺钉固定原理为静力加压固定。拉力螺钉可以有效地将植骨块接合于宿主骨上,不但可获得坚强固定的效果,还可在骨折线上产生压应力,产生稳定的固定效果,同时螺钉体积小,极有利于骨愈合。但如果螺钉植入方向不正确,这种压应力可能分化为一部分剪切力,导致断端移位和不稳定,因此必须将螺钉方向与骨折线垂直(图 8-32),以增强固定的稳定性并能促进骨折愈合,降低一系列不稳定固定引发的并发症。

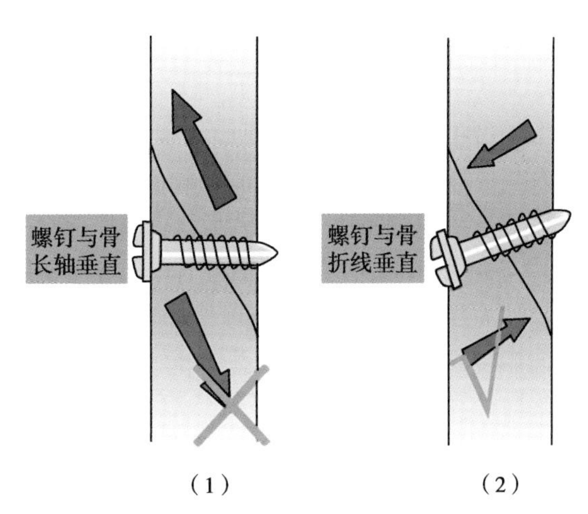

图 8-32 拉力螺钉固定产生的力

螺钉产生的力、挤压骨折断端的力、沿骨折的剪切力。

拉力螺钉的临床应用包括下颌骨层片状或斜面状骨折和小骨折块固定、髁突颈部骨折固定、下颌角骨折固定、颏部骨折固定、植骨固定。斜面状或层片状骨折，至少要用三颗螺钉成角分布固定。

（三）接骨板

由于解剖结构限制了在特定区域内使用螺钉的数量和角度，为了达到足够的稳定性和固定的强度，螺钉和板常联合使用。颌面部接骨板相对较薄，厚度刚好提供足够刚度（刚度即功能宽度乘以高度的平方），刚度能阻止因弯曲产生的移动。当预先弯制接骨板，螺钉拧紧时，骨折断端会相互靠近。在这些设计中，近端螺钉对获得最大的稳定性并不十分重要。

1. 小型接骨板和微型接骨板　小型和微型接骨板固定属于连接支柱固定。

优点：小型和微型接骨板体积小，不会形成局部隆突畸形，放置接骨板灵活，容易满足生物力学要求。对人体无毒、不致炎、不致敏，具有良好的生物相容性及耐腐蚀性，可长期存于体内，固定后一般无需再次手术取出。这种方法手术损伤小、操作简单，在直视下可使骨折得到精确的解剖复位，且不需要大范围剥离骨膜，较好地保护了在骨折愈合过程中起主要作用的骨膜，最大限度地保存骨血运，有利于术后骨的愈合。此外，螺钉固定为单层密质骨固定，一般不会损伤下牙槽神经和牙根。

缺点：强度不够，固定后稳定性不足，抗扭力强度差，对于一些多发性、粉碎性骨折固定，容易导致骨不连接或骨感染，术后常常需要辅助颌间固定。

2. 通用骨折板和重建接骨板　通用骨折板和重建板均有较强的机械抗力，具有部分承载和保护骨折的功效，重建接骨板较 DCP 和 EDCP 厚，强度大，可三维成形，即使不产生加压效能，也可以通过自身刚度提供坚固固定所需的稳定性，从而促进植骨块与骨断端的愈合；而且承受咬合力时应力负载更加均匀，不易发生应力集中导致的钛板断裂、植骨块吸收、螺钉松动、植骨感染等并发症。

重建板可以跨越骨折粉碎和缺损区做支柱固定，有效地恢复和维持下颌弓的长度、外形和机械负载功能。非常适合下颌骨粉碎性骨折和骨缺损支柱固定。无牙颌或老年人骨质疏松，骨折多为斜线和斜面状断裂，不适合 DCP 或 EDCP，也不适合拉力螺钉，可用通用接骨板或重建接骨板。稳定固定是预防骨折感染的有效措施，已发生感染的骨折在彻底清创后可以用重建板做支柱固定。在断端固定时，需预弯曲接骨板，其长度要求的原则是：在每个接骨板的末端至少需要三颗螺钉来固定。螺钉位置应选择在较理想的骨质区，以提高移植骨的固位。

重建板也可用于跨越骨缺损。这种骨缺损一般由严重骨折或肿瘤造成，重建板可以有效地避免术后咬合关系紊乱，起到临时的支架作用，防止健侧下颌骨向内向后移位。此时重建板将承受缺损区的全部负荷，除非即刻行骨移植术。

3. 动力加压板（DCP）　20 世纪 80 年代前期影响较大，后来因小型接骨板的出现，应用渐少。动力加压固定原理：根据弯曲圆柱体滑槽内球体滚动原理设计。DCP 板孔类似于两个圆柱体转角处的形状，螺钉头埋入面类似半球形。螺钉在板孔内做向下至水平移动，带动骨折块内聚直至产生加压（图 8-33）。

加压接骨板具有较强的机械抗力，加压接骨板固定属于平衡固定，由螺钉带动板孔产生骨折断面加压，由接骨板抵抗外力保护螺钉，使骨折断面处于压应力状态。DCP 和 EDCP 固定可以使骨折断面紧密接触，但不会造成断面骨吸收，通过增加断面摩擦力获得绝对稳定性效果。由于其固定稳定性可靠，术后可以完全避免颌间固定，允许骨折早期无痛性功能运

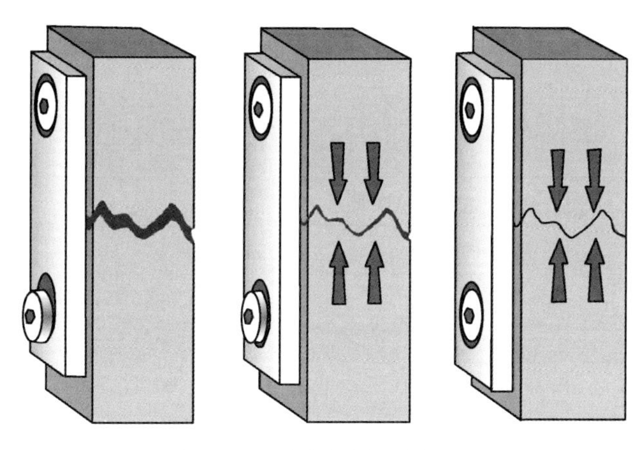

图 8-33　动力加压固定原理

动，极有利于患者咀嚼功能的恢复，降低张口受限和颞下颌关节紊乱等并发症的发生率。由于固位稳定，感染发生的概率降低。

DCP 应用于下颌骨，理论上讲牙槽嵴区为最理想的固定部位。但由于解剖缘故，DCP 只能沿下颌下缘固定，可能在加压后造成牙槽嵴部位分裂（图 8-34），而违背生物力学固定原理。目前主要用于下颌骨垂直断面和小角度斜面状骨折，要求骨折具有较大的支撑断面，无缺损。固定时先固定加压孔，再固定圆孔。DCP 和 EDCP 固定的操作难度大，技术要求高。小型和微型接骨板出现后，逐渐少用。斜形骨折 DCP 固定后，容易导致咬合干扰。

4. 张力带固定　是以抵消所有张力性应力为目的，通过加压复位将肌肉动力产生的张应力转化为压应力，它一方面通过固定抵消功能性张应力；另一方面通过骨传导将功能应力转化为轴向压应力，以此达到动力加压效果。从结构受力情况看，张力带离骨折块旋转中心越远，所需抗张强度就越低，相应地对张力带固位力要求也就越小。这种利用动力加压使固定牢固的方式，又称为“张力带固定”（图 8-35）。典型的是下颌角骨折，在张力侧放置一个接骨板就可以产生动力加压作用。

张力带补偿固定：对于下颌角不利型、严重移位或某些已发生纤维愈合的骨折，在张力

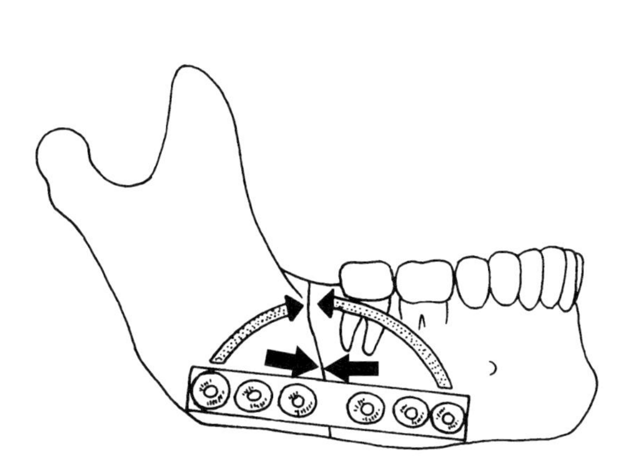

图 8-34　动力加压固定位置，可能产生牙槽嵴断端分裂

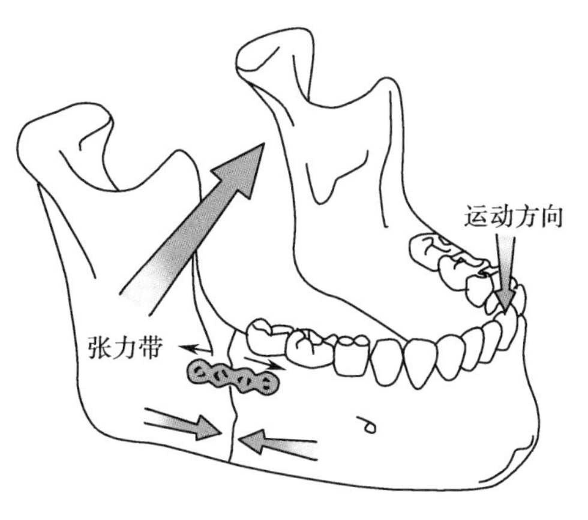

图 8-35　Pauwels（1965）阐述的张力带原理示意图

带固定的基础上，进一步做补偿固定，可以用通用板或加压板沿下缘固定，也可用小型板固定。

第三节　坚强内固定的规范化应用

根据AO提出的四项原则，解剖复位、稳定固定、无创外科以及早期活动是颌面部坚强内固定治疗的关键。本节就将从AO提出的四项原则出发，介绍坚强内固定的规范化应用中应该注意的问题。

一、解剖复位

解剖复位是颌骨骨折治疗中最基本的要求。理论上讲坚强内固定是在切开直视下，骨折端可达到解剖复位，但实际上往往受损伤程度、骨折移位大小、咀嚼力等因素影响，临床操作时有一定困难。这就要求术者操作细致、耐心、反复对骨断端进行复位。骨折解剖复位后，术中进行颌间固定，在保证咬合关系良好的情况下固定接骨板。这对术后达到“外形和功能”完美统一的目标是至关重要的。

二、复位顺序

根据患者面部畸形与功能障碍的不同程度，在恢复咬合关系和确定上、下颌骨位置的前提下，灵活应用“先下后上，从外到内”的复位固定原则，有目的、有步骤地恢复重建颅面部高度、宽度和突度。正确的咬合关系是骨折复位的基础。例如对于面中份骨折伴有下颌骨的多发性或粉碎性骨折，特别是有部分骨折断端错位愈合的情况下，下颌骨的多发性或粉碎性骨折断端受到肌肉强大的牵拉，复位困难，难以根据下颌骨确定上颌骨的位置。在这些情况下，暴露充分后，先从外侧开始，以䶗关系为标准，通过恢复上颌骨与颅底的关系，再根据上颌骨的位置来决定下颌骨的位置。

三、稳定固定

坚强内固定稳定性主要与颌骨的生物力学，接骨板性质、数量、位置及手术操作等因素有关。

（一）颌骨生物力学性质

符合颌骨的生物力学原则是骨折治疗的基本要求，研究骨折及颌骨生物力学变化，对于提高疗效，减少并发症具有十分重要的意义。固定的目的是通过固定结构来替代中断的骨抗力结构，在骨愈合期内重新建立主应力轨迹，以中和功能负载。所以，固定应按主应力轨迹进行。

（二）接骨板、螺钉的性质

（1）共同负载（load sharing）式固定：指在简单的线性骨折、有利型骨折、容易达到解剖复位、肌力对骨折段影响较小、局部负载较少和缓冲较好时，用微型或小型接骨板连接骨断

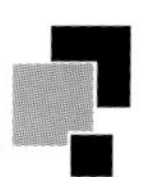

端。这种固定方式主要依靠骨断端间的摩擦力、接骨板的刚性和辅助固定，共同承载颌骨运动产生的力。由于微型或小型接骨板本身的刚度有限，弹性模量较低，容易塑形，材料的抗力作用弱于其接骨作用力，在受到复杂的、较大的力作用时容易发生变形和微动。因此应尽量采用结构性固定方式，即在下颌压力带和张力带采用两块小型接骨板固定，以对抗下颌骨张力带和压力带的骨应变和剪切力；在上颌骨垂直力柱——颧牙槽嵴和梨状孔边缘处，分别采用小型接骨板固定，尽可能使接骨板分担更多的负载。需要提醒的是，结构性固定是最经济且有效的固定，不应简单地理解为多板固定。

(2) 完全负载(load bearing)式固定：指在骨折类型复杂、粉碎性骨折、骨质缺损较多、需要植骨、感染区域或萎缩吸收严重的情况下，由于骨折断端不能恢复广泛的接触而受到颌周肌肉收缩的影响，很不稳定，所以采用厚度大于2mm的重建接骨板，使用更多的螺钉固定，利用重建接骨板的刚度完全承担移位力和破坏力，在骨折愈合过程中获得相对稳定的力学环境。如2.0mm以上的重建板和Uni-Locking系统(图8-36)。这种手术一般采用口外入路，接骨板固定在下颌骨下缘或后缘附近密质骨最厚处，在骨断端至少用3枚螺钉固定。完全负载的作用仅在手术后2~3周内起作用。如果在骨缺损区仅使用完全负载式固定，重建板将长期受不良力作用而发生疲劳折断或螺钉松动等并发症。因此骨缺损区应在适当时机植骨，这样随着成骨量的增加和成熟，完全负载会向共同负载转化。

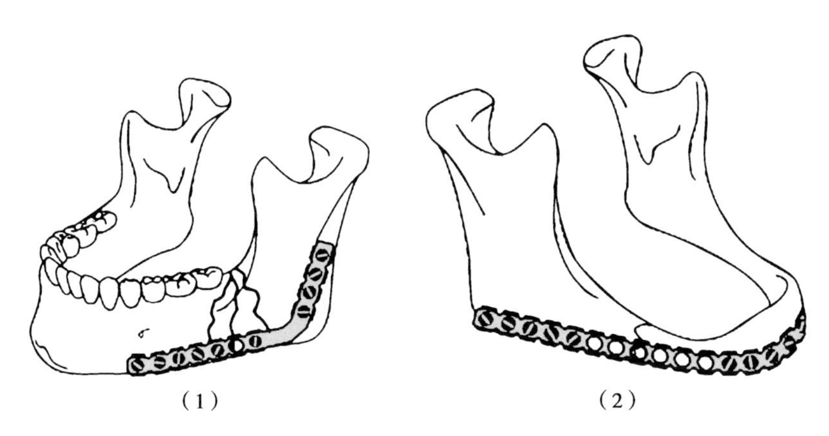

图8-36　完全负载的接骨板系统

(1)可用于粉碎性骨折；(2)可用于牙槽骨严重萎缩的下颌骨。

共同负载式固定和完全负载式固定之间没有绝对的界限。固定是否完全负载取决于生物力学分析后的设计是否合理，使用的材料是否合适，手术技术是否完善，患者是否依从医嘱进行适当的活动等多种因素。完全负载的固定技术追求绝对稳定的效果，但在临床上很难达到，有时仍需用小型接骨板做适当的张力带固定。粉碎性骨折处理应先将碎骨块用微型或小型接骨板进行解剖固定，将复杂的骨折简化为线性骨折，再进行完全负载式固定。完全负载式固定对骨折复位的要求也更为严格。

(三) 接骨板放置的位置与数量

放置接骨板的合适位置的选择是保证接骨板坚强内固定术成功的条件之一。

颏孔前区骨折用两个接骨板平行放置固定，间距至少5mm。除在根尖下水平固定一接骨板以克服张力外,靠近下缘处也应水平固定一接骨板,以克服扭矩。先固定牙槽嵴端的接骨板,每侧至少2颗螺钉。双线骨折用2个接骨板固定,接骨板必须跨越中间骨折块,每侧至少延长2~3个固位孔。

在颏孔后下颌体区,接骨板应先水平固定在根尖和下牙槽神经管之间,再在下颌骨体部下缘放置接骨板。下颌角部骨折时钛板放置的部位和数量常有不同,口内进路常在外斜线固定一块四孔或六孔的小型接骨板。也有学者认为下颌角外斜线一块接骨板固定强度不足,因此主张在骨折线下缘再固定一块小型接骨板。髁突骨折是下颌骨骨折的好发部位,但由于解剖和生物力学方面的特殊性,内固定方法主要有两种:一种是拉力螺钉固定,适用于髁突颈低位垂直断面骨折;另一种是小型接骨板固定,较拉力螺钉有更广泛的适应证。Choi等认为在髁突颈部前后放置2块四孔微型钛板固定后,稳定性好于单一的动力加压钢板和2.4mm厚的单一钛板。

面中部小型接骨板在许多部位的使用逐渐被微型板取代,目的是在保证固定稳定性的前提下进一步缩小植入体体积。微型板体积比小型板小30%,比螺钉体积小60%。有研究通过扭力负载试验证明,小型和微型螺钉的固位力无显著性差异,原因是微型螺钉螺距短,螺纹细,与小型螺钉相比,把持骨内与骨接触面积相近。

在复杂的面骨骨折时,颧骨的正确复位对于恢复面部的宽度和突度具有十分重要的价值。颧骨经解剖复位后相对稳定,对于单向移位的骨折可以不做固定,也可以只固定颧牙槽嵴。如果骨折内陷并下垂,必须固定颧额缝。如果骨折旋转移位,一定要3点固定(颧牙槽嵴、颧额缝、眶下缘)(图8-37)。

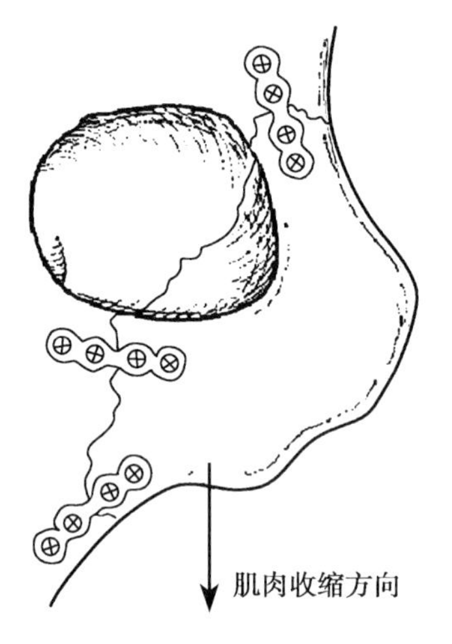

图8-37 颧眶骨折中夹板合理的放置位置

接骨板放置的位置,既要符合颌骨应力集中线的要求,又必须考虑后期义齿修复的因素。尤其是后期行种植修复的患者,应尽量避免对其造成影响。

(四)规范化手术操作

要保证坚强内固定的稳定性还必须注意以下几点:①固定前必须将骨段准确复位和确定原有咬合关系。②根据骨折的具体情况和部位选择合适的微型或小型钛板及正确的放置位置。③钛板固定前应预成型,使其和骨面完全贴合,不留空隙;否则可因钛板的弹性带动骨折片的移位,导致螺钉松动,影响骨折端的愈合。④在钻孔和旋紧螺丝时应使螺钉与骨面垂直,并一次完成。偏斜或重复钻孔可产生非柱型孔洞,降低钛钉的稳定性影响固位。钻孔时不要摆动,专用钻头边钻洞边冲生理盐水降温冷却处理,避免因产热而产生孔周骨质坏死或活力降低导致钛钉骨质结合力降低、日后螺钉松动。在骨折线两侧的钛板上每侧至少固定2颗钉,以满足其固定的稳定性要求。螺钉全部拧紧后需二次核对。⑤创面有充分黏骨膜或肌肉皮肤覆盖,接骨板放置位置应离切口5mm以上。⑥固定部位应避免损害牙根及下牙槽神经血管束。⑦避免在感染骨创中使用坚强内固定。

(五)保存血运

血供与固定是骨折愈合的基本条件,良好的血供可诱导成骨细胞(osteoblast)和破骨细

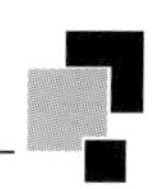

胞(osteoclast)分化,促进炎症反应和骨折修复;保证骨折断端周围有足够的健康软组织包绕以提供良好血运,是促进颌骨骨折Ⅰ期愈合的关键因素之一。

坚强内固定术对软组织的处理应遵循以下原则:①开放性骨折,应仔细地进行清创处理,能保留的组织应尽可能保留,不要随意修剪去除,以防伤口关闭困难;移位的组织应准确复位,一般仅将破碎的创缘略做修整;对游离或撕脱的组织、器官也可采用原位缝合;对从骨面撕脱的软组织应予复位并设法固定;对穿透伤的处理应采取由里及外、由上及下的原则。②在骨折固定时,要注意不要过分剥离软组织;在骨折复位固定后,必须有充足的软组织覆盖,这是骨折愈合的基本条件。③复位后严密缝合,在遇黏膜缝合张力较大时应行减张措施,不能勉强拉拢缝合,避免创口撕裂,引起感染;软组织有缺损时要应用邻位皮瓣、远位皮瓣或植皮进行修复。

(六) 早期功能运动

根据Wolf定律骨折部位的力学环境可以控制骨质的吸收与沉积。骨折断端的应力环境是加速骨折愈合的一个重要因素,骨折断端适当的微动及应力刺激能显著促进骨痂的生长,增加骨痂的强度和刚度,加速骨折的愈合。功能锻炼在骨折愈合过程中起着重要的作用,可改善局部血液循环,加速骨折愈合;可避免关节粘连,防止关节强直,有利于关节功能的恢复;还可加强肌肉力量,预防肌肉失用性萎缩。在强调早期功能锻炼的同时,还要强调一点:过分依赖坚强内固定,忽视必要的辅助固定,也会造成很多并发症的发生。单纯性颌骨骨折在手术中依靠手法复位恢复咬合关系,并用接骨板做坚强内固定,效果比较理想。但对复杂、多发性颌骨骨折应在术后辅以颌间牵引,其弹性牵引力可持续拉动移位骨折端复位,为骨折愈合提供稳定环境,并防止术后因重力和咀嚼肌的牵引发生再移位,利于咬合关系的恢复。一般颌间固定时间不超过10天。

(七) 有无软硬组织缺损

复位固定要修复骨缺损。尤其是在压力侧,即使是小的粉碎骨片无法固定而形成的缺损,也会在口腔运动中导致骨愈合延迟和内固定器材弯曲断裂,使得内固定术失败。植骨的目的是恢复颌骨连续性和面部外形,恢复功能。植骨同时还应充分估计软组织缺损程度,保证足够的软组织覆盖。

(八) 接骨板的选择

首先,必须选择恰当的接骨板和螺钉系统以及正确的复位固定方法,减少对软组织的损伤,为全面部骨骼在解剖上的恢复提供三维立体条件下的稳定性和坚固性。一种方法是设计弹性接骨板,以防止接骨板置入后造成密质骨萎缩的应力遮挡作用。例如在下颌骨骨折中应用限制接触型动力加压钢板(limited contact dynamic compression plate,LC-DCP)可以保护骨膜的血液供应,比接触型动力加压钢板更少发生骨质疏松,并且可引导密质骨表面产生薄层的骨痂连接,这对于老年全面部骨折的治疗具有重要指导意义,值得进一步研究。第二种方法是将骨折部位远近端正常的骨骼以接骨板相连,避免出现由于过大的变形应力造成易于发生疲劳断裂的部位。同时接骨板通过一段距离再应用于骨骼上可以使骨折断端获得更强大的机械支持,允许修复组织获得更佳的血供。例如全面部骨折含一侧下颌骨粉碎性骨折,移位明显,使用接骨板时除了在张力带使用一个单皮质螺钉的小型接骨板,还应在下颌骨下缘使用一个双皮质螺钉的重建板,将骨折部位远近端正常的骨骼相连接。

第四节　颌骨骨折坚强内固定的发展展望

颌面部创伤骨折的固定是颌骨创伤研究的重点。由于AO/ASIF组织在内固定技术领域作出的贡献和影响，一直以来，内固定（internal fixation）技术成为颌骨骨折的核心技术。通常，我们把手法复位外固定称为无创固定，手术复位内固定称为有创固定，而穿针复位框架固定称为微创固定。这三项技术并称为骨科三大固定技术。上述三种固定技术各有其自身的优缺点，都有各自的适应证和局限性，既各自成体系，又互为补充。下面将对内固定技术发展作一简要概述。

一、板-钉锁结

Unilock重建板以及THORP接骨板分别通过螺钉与接骨板之间的锁结或者通过膨胀挤压与板锁结，达到板-钉间稳定，或可称为“自锁”。避免板、钉间摩擦，避免靠螺钉将接骨板压在骨面上而造成骨面压迫性或应力性吸收。

这种接骨板更易于弯制和塑形，不需与骨面紧密贴合，避免了拧紧螺钉拉动骨块导致骨块移动和咬合位置改变，也就不影响密质骨血液循环，降低了并发症、感染等，提高了内固定的稳定性，特别适合于萎缩性下颌骨骨折内固定。

二、弹性内固定

有学者研究发现，内固定接骨板固定后骨的丢失是由于应力遮挡效果造成的，因此Woo等相继提出弹性内固定概念。于是出现了全面降低弹性模量，减少应力遮挡的弹性固定接骨板，但是这些弹性接骨板由于允许骨折端弯曲、扭转和剪切，结果导致骨延迟愈合和不愈合。

随后出现了应力松弛接骨板系统，国内戴克戎领导的研究组与美国Iowa大学合作，通过在传统坚强接骨板的螺孔内放置具有蠕变性能的黏弹性垫圈，构成应力松弛接骨板系统。研究结果显示，应力松弛接骨板系统刚度下降的同时会导致骨折部位的强度逐渐增加，并使骨折区建立起一个理想的渐变力学环境，有效地防止了接骨板源性骨质疏松的发生。Uhthoff领导的研究小组认为，唯一可以提高板下骨折愈合的方法是构建骨折位点的微动，但是微动必须限制在长轴方向上，要限制弯曲、扭转、剪切运动。

三、机械固定-生物学固定

一期愈合是绝对稳定的标志，绝对稳定成为内固定的目的。然而，坚强内固定后可能导致受力后的应力重分布，出现应力遮挡、骨质疏松、取内固定后再骨折等情况，最近的证据表明其与密质骨血液循环被破坏及骨重建关系密切。

准确复位和牢固固定固然重要，但更重要的是骨折的愈合和口颌功能的恢复。美国Willian和Halloran提出骨折愈合三角（活动、血运和骨痂形成）概念。现越来越多的研究发

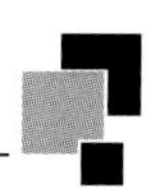

现，活体骨的愈合对有限的和弹性的不稳定具有极强的耐受力，当修复组织的张力在不超过骨愈合张力极限范围内，非但不影响骨折愈合，反而刺激骨痂生长。野生动物的骨折在不稳定情况下的愈合就是一种明显例证。

所以，过分强调生物力学的骨折治疗遭到生物学研究的巨大挑战。AO 学派的观点逐渐演变为以生物学 BO(biological osteosynthesis)为主的观点。过去通过骨折端加压而产生使骨折断端绝对稳定的观念正在被另一种观念所取代，即所谓“生物学固定”，在保持骨生命力的前提下，应用内固定降低骨折部位活动性，而不必要绝对消除活动性。生物学固定的内涵是必须充分重视软组织及骨的血运，固定坚强而无加压。其原则如下：①远离骨折部位进行复位，以保护局部组织的血运，不强求粉碎骨折块的解剖复位；②使用低弹性模量，生物相容性好的内固定器材；③减少内固定物与所固定骨之间的接触面(髓内及密质骨外)；④尽可能减少手术暴露时间。

四、BO 新技术

BO 新概念正处于一个迅速发展阶段，虽尚不能视为成熟的体系，但已成为多数人所接受的一种新的概念。Palmar(1999)指出：“骨折的治疗必须着重于寻求骨折稳固和软组织完整之间的一种平衡，特别是对于严重的骨干骨折。过分追求骨折解剖学的重建，其结果往往是既不能获得足以传导载荷的固定，又使原已损伤组织的血运遭到进一步的破坏”。这一论点基本上反映出了 BO 新概念的核心。现在的问题不是在稳定性或保持生物活性两方面中作出哪一方让步，而是如何减轻每一个让步所造成的负面影响，这需要我们对手术原则、手术设备、手术操作及术后康复进行综合分析运用，才能取得满意的效果。

临床上新型内固定物的设计及应用、手术切口的改良、复位方法的限制、固定技术的调整等(例如学者近年应用数字外科技术设计手术复位导板并将其应用于临床，有效地缩短了手术时间、提高了手术精度等)都是 BO 新概念的具体体现，统称为微创术式(less invasive surgical system，LISS)(minimal invasive procedure，MIP)。

BO 新概念是包括 AO 学派在内的许多专家，在总结 30 年来 AO 的基础与临床，探索改进乃至杜绝原有的不足与误导，同时在对原有技术的优势与精华加以提高的基础上，逐渐构成并日趋成熟的又一重大进展。不可错认为 AO 已被 BO 所取代。临床上如何正确应用 AO 或 BO 技术，关键在于对二者的深入认识、对适应证的科学选择，以及对各自方法的严格掌握和正确使用。

五、面接触-点接触

传统的接骨板固定技术在过去的 30 年，呈现出从 DCP(动力加压接骨板)-DCU(dynamic compression unit，动力加压单元)-LC-DCP(限制性接触型动力加压钢板)-PC-Fix(点式接触固定系统)，这样一个逐步发展的过程。

在 20 世纪 60 年代骨科界极力片面追求解剖复位和牢固固定，在长期的实践中，确实证实了若干相当复杂的骨折，经 AO 技术处理后，获得了前所未有的疗效。但也陆续发现了一些意外，首先是很多骨干骨折，即使按 AO 的原则进行了坚强固定，但骨折愈合并未加快，反而有所延缓。其次,当骨折愈合后去除钢板而再骨折(高达20%)的报道出现以来,先后提出应力遮挡作用的概念和钢板下密质骨因血供破坏而出现钢板下骨质疏松的论据。于是,坚强内固定是为骨折的愈合创造了条件,还是给骨折带来了新的问题,引起了人们的深思。

限制接触型加压接骨板(LC-DCP)既减少了骨与接骨板之间的接触面积(减少约50%),也减轻了对血供的破坏以及植入物的感染率。Perren研究小组设计的点式接触固定系统(PC-Fix),使内固定与骨的接触面积降到最低。该系统在功能上可以被理解成一个内置的外固定支架,通过板下的凸点与密质骨接触,骨与接骨板之间只有点接触,没有面接触。因此减少了骨与接骨板之间直接接触的面积,减少了对骨膜血供的破坏,消除了骨外膜的应力性坏死,减少了骨与软组织的血供破坏,理论上可以促进骨折愈合,达到减少感染和再次骨折的发生。

六、负荷转换:皮质螺钉——PC-Fix

传统钢板是靠螺钉的螺纹产生的“抓”力使钢板紧贴骨面,须借助对侧密质骨达到力学稳定,板-骨间巨大摩擦力保证了负重时作用力在板-骨之间产生无相互作用的传导。外力过大及出现骨松动、改建时在螺帽与金属接骨板间产生微动,螺帽倾斜甚至螺钉弯曲、拔出,传统金属接骨板可发生屈服而导致失去复位最终发生疲劳断裂。而PC-Fix其固定螺钉只需穿过一侧密质骨,螺帽与金属接骨板间通过带槽球形锁定装置牢固锁定,几乎没有力传导到对侧密质骨,其负荷转换的方式不需要板与骨之间大量的接触和压力,相比之下不会发生螺钉的屈服,在应力作用下直到钉孔部位骨断裂之前不会发生移位。

PC-Fix发展成比LC-DCP对接骨板下血供扰乱更小的金属接骨板,板-骨为点接触并采用单皮质螺钉,底面采用底切,与骨之间有一距离。这就为在骨愈合过程中产生没有压力刺激的骨痂创造了空间,这种三维骨痂形成加强骨折带,达到符合机体生理状况的生物学固定。

第五节 颌骨骨折外固定

尽管采用开放复位与内固定后,大多颌骨骨折治疗能达到解剖复位,固定牢固可靠。但对伤者损伤较大,操作复杂,对内固定材料要求高,有感染等并发症的可能。对污染严重的开放性骨折或已感染的骨折,如果选择时机或者接骨板不当,可能出现骨坏死或假关节形成。

实际上,颌骨外固定(external fixation)与颌骨内固定一样历史久远,内、外两大固定技术垄断骨科固定技术百余年。闭合复位与外固定,即采用手法复位后,于身体外面放置固定器材对身体局部或全部进行制动式固定。它包括小夹板、石膏及各种各样的支具和套具等外固定器材。这种固定方法相对可靠,大多能达到功能复位,对患者无损伤,操作简单等。本节介绍颌骨骨折外固定。

(一)外固定研究现状与发展

外固定技术最早始于19世纪中叶,按使用年代计算,要比内固定技术早40年,迄今已有160余年。但实际上是在第二次世界大战中得到较广泛应用,20世纪70年代后才被重视并得到发展,并广泛用于有严重广泛软组织挤压伤的新鲜骨折、开放骨折、骨折不连及肢体

延长等，起到了过去内固定所不能得到的效果，已被国内外学者所公认。

外固定是应用穿针复位固定技术（external pin fixation）或者框架复位固定（frame fixation）装置，对骨折断端进行复位固定。临床实践中发现，外固定不仅能较好地固定骨折，对部分对位对线较差的情况可以得到改善，还可以早期活动，促进骨愈合。外固定框架可以在侧方产生压缩动力，可以保持复位不变，甚至可以迫使轻度的侧方移位和成角移位得以进一步矫正复位；还可以产生纵向的压缩动力，刺激骨折端以加速骨折的愈合。外固定装置由于可以调控对骨移位的控制力，对骨折断面传导生理应力，可对骨折的治疗达到可控、可测和可调的目的，具有良好的固定系统的综合效应。因此，外固定是一种积极能动的固定，它是一种动态平衡，是以动制动适应生理要求、符合外固定生物力学原理的方法。新伤情不断出现的今天，它是一种新型而理想的固定骨折方法，已受到普遍肯定。

（二）外固定治疗方法与适用范围

应用外固定技术可以实现在早期进行坚强固定，中、后期应用弹性固定，固定中活动，活动中调节，无痛性锻炼，适应骨折断端生物应力刺激，有利于骨折修复的过程，值得重视。

这种方法适用于：①颌骨严重萎缩的下颌骨骨折；②病理性骨折；③枪伤造成的严重软组织和硬组织损伤；④颌骨粉碎性骨折同时伴有开放性软组织损伤和感染；⑤因全身情况不允许手术切开复位，或者因颈椎损伤不宜全麻手术的治疗者。

（三）颌骨骨折外固定的临床应用

颌骨骨折外固定主要用于下颌骨骨折的固定。穿针复位框架固定技术即采用数根固定针，从选定部位钻入或钉入骨折两端，固定针贯穿颌骨，然后将裸露在体表外的固定针部分与固定器相连接，构成一个包括固定针、固定器和已准确复位的断骨为一体的几何不变力学体系。通过穿骨针夹角的变化、固定器的调整，对骨折及脱位进行复位和固定。固定方法为：在骨折线两侧各钻入两根骨钉，两骨钉之间呈 45°角并相距 1cm，骨钉在距骨折线 1cm 处，穿过下颌骨内外侧密质骨，钻入部位在下颌骨下 1/3 处（图 8-38，图 8-39）。在骨折段复位后，用金属杆、螺帽等将骨钉连接成一整体，即可获得良好的固定。固定 6~8 周后拆除骨钉及固定杆。

（四）颌骨骨折外固定生物力学基础

框架固定器的刚度不仅决定于其材料和结构特点，也与使用固定针的直径、数量、固定的位置、加压松紧程度以及固定杆与骨的距离有关。生物力学测定显示，骨折断端刚度（轴向扭转变形）随固定器使用时间而逐渐降低，轴向角位移 1°时，可允许患者进行部分负重，

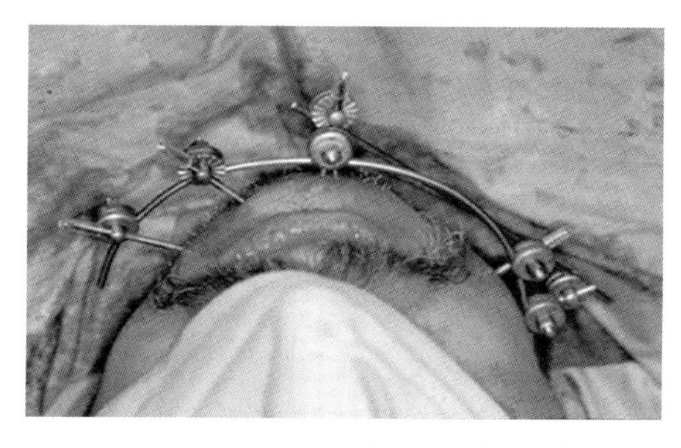
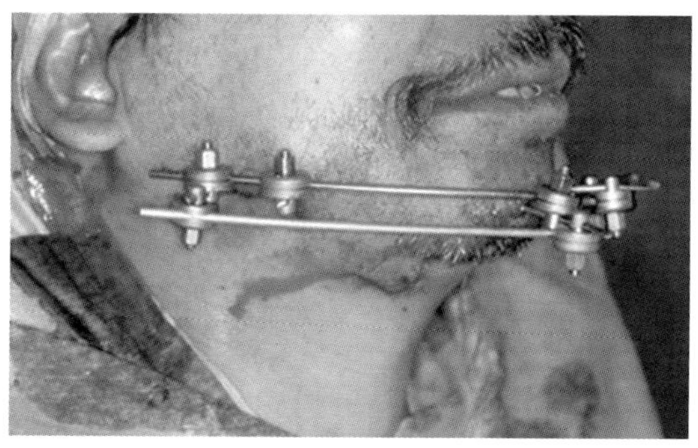

图 8-38　外固定装置用于固定下颌骨碎片，以便固定

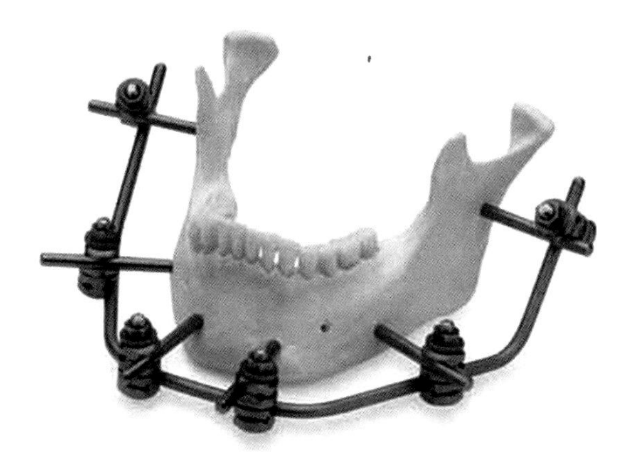

图 8-39　外固定器的杆、针装置

角位移越小,骨折愈合越牢固。多平面者其刚度与加压钢板相近,一或两个平面者,其轴向刚度较差,一个平面固定不能抵抗呈直角的弯曲力,两个平面的框架固定器的弯曲及旋转刚度超过正常骨的坚固性。一般认为框架固定器安放时间以 6~8 周为宜,因既可取得早期稳定,又可避免晚期应力遮挡。

现代框架固定器技术的多平面穿针原则要求每根钢针能以不同角度、不同方向、不同入点穿入骨内。现代框架固定器针-针间距可以任意锁定,两针水平夹角可从 0°~180°调节,与轴向垂直穿入夹角可以从 0°~90°(非常状态穿针可选择 0°~180°任意夹角)。临床上可根据需要选择适当间距及角度穿针,钢针在皮肤-钢针-骨界面零张力状态下锁定,这样构成的一个固定体系不仅在力学上是稳定的,而且是预防针道松动、感染的重要措施。

应力刺激特别是中、后期无遮挡的生理应力刺激,对骨痂的数量生长及质量的改建具有重要的临床意义。微动则允许在轴向平面受到间断荷载,但不会造成大的移位。微动时机一直存在争论,Goodship 等和 Kenwright 等分别通过动物实验和临床研究证实,在框架固定器固定下,早期可控制的微动比坚强固定明显,促进了骨折愈合。Wolf 等和 Augat 等提出,骨折后最初几天骨折血肿分化为肉芽组织,系原始骨痂反应,它对力学环境不敏感。Chao 等则认为提高骨折愈合的最有效时期在骨折愈合的早期,即在一些特异性的细胞募集或分化之前。Kenwright 等研究单边框架固定器治疗胫骨干骨折,骨折端间相对位移小于 1mm,最初 6 周平均轴向移位小于 0.4mm;4 周时,行走负重在骨痂中央产生最大应变为 20%~69%,在其他区域小于 25%,8 周时随着外骨痂的坚强而降为 6%。

(汤　炜)

参 考 文 献

1. 陈华,陈日亭. 颌面颈部创伤学. 北京:人民军医出版社,1984.
2. 丁鸿才,周树夏. 口腔颌面部损伤治疗学. 北京:人民卫生出版社,1988.
3. 刘明铎. 实用颅脑损伤学. 北京:人民军医出版社,1995.
4. MÜLLER M E,ALLGÖWER M,SCHNEIDER R,et al. 骨科内固定. 3 版. 荣国威,翟桂华,刘沂,等,译. 北京:人民卫生出版社,1994.
5. 黎鳌. 现代创伤学. 北京:人民卫生出版社,1996.
6. 王战朝. 现代创伤与急救. 北京:北京科技出版社,1997.
7. 肖轼之,胡振叶. 创伤耳鼻喉科学. 北京:人民军医出版社,1983.
8. 张锡泽,邱蔚六. 口腔颌面外科学. 3 版. 北京:人民卫生出版社,1994.
9. 张益,孙勇刚. 颌骨坚固内固定. 北京:北京大学医学出版社,2003.
10. BROOS P L,SERMON A. From unstable internal fixation to biological osteosynthesis. A historical overview of operative fracture treatment. Acta Chir Belg,2004,104:396-400.

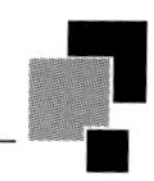

11. JENSEN J, SINDET-PEDERSEN S, CHRISTENSEN L. Rigid fixation in reconstruction of craniofacial fractures. J Oral Maxillofac Surg, 1992, 50: 550-554.
12. JAQUES B, RICHTER M, ARZA A. Treatment of mandibular fractures with rigid osteosynthesis: Using the AO system. J Oral Maxillofac Surg, 1997, 55: 1402-1404.
13. MANSON P N. Midface fracture: advantage of extended open reduction and immediate bone grafting. Plast Reconstr Surg, 1985, 76: 101.

第九章　牙外伤及牙槽突骨折

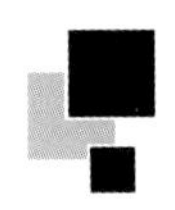

第一节　历 史 回 顾

牙外伤(traumatic dental injury,TDI)是指在突发机械外力作用下,牙体组织和牙周组织发生的急性损伤,包括牙釉质、牙本质、牙髓、牙骨质、牙龈、牙周膜及牙槽突等在内的一种或多种组织的损伤。牙外伤这个术语容易使人理解为专指牙体硬组织的损伤,在儿童牙科学、牙体牙髓病学等相关领域使用较多。口腔颌面外科的教材和书籍则更强调牙周组织的损伤和牙槽突的骨折,因此习惯于把这部分内容称为牙及牙槽突损伤(dentalalveolar injury)或牙折及牙槽突骨折(fracture of tooth and alveolar process)。由于牙外伤这个概念实际已经包括了牙槽突骨折的内容,因此本章将使用牙外伤这个术语对其检查、诊断、治疗及预后进行阐述。

牙外伤发生非常普遍,已经成为一个世界性的牙齿健康问题。虽然口腔区域仅占全身的1%,但是牙外伤在全身所有外伤中的比例却占5%。研究表明,在不同的样本和分类中,牙外伤甚至可达10.2%~69.2%。在不同的国家和地区,牙外伤的病因、发病率、患者年龄有一定的差异,这与当地经济条件、教育水平等因素有关。大量研究证实,青少年尤其是儿童是牙外伤的主要发病人群,其中又以男性患者居多。在低于19岁的人群中,约25%的学龄儿童经历过牙创伤,33%的青少年经历过恒牙损伤。有研究表明,在所有儿童牙外伤中,男孩的比例超过60%,其中绝大多数发生在乳牙与恒牙的上颌中切牙。发生于儿童的牙外伤容易影响恒牙发育,牙齿尤其是前牙缺失将导致儿童心理上的障碍。在所有种类的牙外伤中,脱位伤在乳牙列中最为常见;冠折在恒牙列中最为常见。由于前牙位于牙弓前部,经常暴露于口腔外,是最容易受累的牙齿。严重的牙外伤如果没有及时处理或处理不正规,可能造成牙髓坏死、根尖炎症、牙脱落缺失甚至颌骨炎症。

牙槽突骨折约占颌骨骨折的10%,年龄约在2.6~79岁之间。牙槽突骨折常伴有牙损伤、唇和牙龈等软组织损伤。牙槽突骨折处理不及时则会影响受累牙的外伤恢复,引起牙松动、咬合错乱和牙槽骨吸收,给后续治疗带来困难。

成人牙外伤常见于车祸、跌倒、体育运动、斗殴及工伤等,也有少部分是由气管插管和牙科治疗时发生的医源性损伤所致。儿童牙外伤发生更多是因为跌倒,尤其是10岁以下的儿童。到青少年阶段,参与各种体育活动时造成的损伤多见,使用殆垫进行口腔保护可以明显减少损伤发生率。应该指出的是,部分儿童的牙外伤和口腔软组织损伤是受到虐待所致,因此在接待儿童患者与陪同家属和询问病史时如发现可疑之处需格外注意。

历史上对牙外伤的认识经历了较长一段存在误区的年代。牙外伤有明确的外伤史,常常伴有颌骨骨折,因此最初被纳入口腔颌面部创伤的范畴之内,对牙外伤的处理仅限于松动

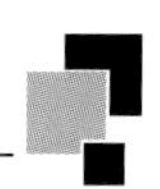

牙的固定。最早在公元前5—公元前4世纪时期，希波克拉底在其著作中第一次描述了外伤后骨折和牙松动的治疗：用手指放在骨折两侧复位，然后用金线结扎松动的牙，以此固定受伤牙齿和折断的骨头，并用亚麻布带包扎颌面部。到18世纪，法国的牙医使用金属夹板放置在颌骨骨折段牙弓两侧，将牙齿固定在一起，即牙弓夹板的雏形。

19—20世纪，X线在人体及牙科的应用给人体硬组织相关疾病和损伤的诊断和治疗发展带来了质的飞越，显微镜的使用使病理学有了重大进展和发现，这些发展极大促进了牙外伤的诊治水平。随着对牙外伤的研究越来越深入，人们逐渐认识到牙外伤的损伤特点和治疗方法与颌面部外伤不尽相同。虽然牙与骨都属于人体的硬组织，但是外伤所致的牙体缺损及牙髓病变不像骨折和黏膜损伤一样可以通过自身的组织修复痊愈，而必须借助人工干预及人工材料进行修复，因此牙外伤中牙体和牙髓组织损伤的部分内容被纳入牙体牙髓病学的研究范畴。同时由于牙外伤发生于儿童的比例较高，所以也一直是儿童牙病学的一个重要内容，最早出版的牙外伤教科书 *the Classification and Treatment of Injuries to the Teeth of Children* 就是针对儿童牙外伤诊治进行的系统描述。当时的诊治原则完全是基于临床病例的报道以及牙科专家的个人经验制定的，缺乏长期随访和循证医学的有效证据。从1965年开始，丹麦哥本哈根综合医院口腔颌面外科建立了牙外伤及颌面创伤患者的随访档案库，并且逐渐建立了一整套随访检查信息系统，包括标准化病史记录（the standardized patient record）、标准化影像学记录（the standardized radiographic examination procedure）以及照片记录（photograph documentation），这为牙外伤诊治的标准化和规范化奠定了坚实的临床和研究基础。

随着对牙外伤的不断研究，越来越多的学者认识到牙外伤不仅包括牙体及牙髓的损伤，而且涉及牙周组织的损伤，同时伴发的牙槽突骨折的治疗与预后与颌骨骨折既有相同点又有明显区别。1972年，丹麦哥本哈根综合医院口腔外科医师安德瑞森（Jens Ove Andreasen）出版了第一本牙外伤专著 *Traumatic Injuries to the Teeth*，他以解剖学特点、治疗方案和预后为基础，对牙外伤进行了科学全面的分类，经过修改后为世界卫生组织牙及口腔疾病国际分类法所采用。同时随着现代口腔医学的发展，关于牙外伤的内容也逐渐发展成为一门相对独立的学科，即牙外伤学（dental traumatology）。1989年国际牙外伤学会（International Association of Dental Traumatology，IADT）成立，学会委员会成员包括多个国家的临床医师和专家学者。学会出版了唯一一本专门报道关于牙外伤诊治研究的国际性杂志——*Journal of Dental Traumatology*，以促进牙外伤的研究、临床、教学、实验发展及国际合作，并制定了牙外伤的诊治指南。

一、分 类 进 展

科学合理的分类应该在解剖结构、临床表现、治疗方案的选择和疾病预后中具有指导意义。牙外伤包含牙体组织和牙周组织损伤两个方面的内容，而在国内由于学科分科的原因，各分科教材一般只习惯于讲述自己学科包括的内容，因此缺乏对牙外伤系统分类的描述。例如《牙体牙髓病学》教材只选用牙外伤中有关牙体组织损伤的内容；而《口腔颌面外科学》教材中使用了牙及牙槽突损伤这样一种描述，其中对牙损伤简单分为牙挫伤、牙脱位及牙折三类，对牙槽突骨折的诊治描述也非常简单。

牙在因外力发生损伤的时候，常常伴有牙槽突的损伤和骨折，因此更多学者倾向于对牙及牙槽突甚至颌骨损伤进行统一分类。如Sanders分类中将牙及牙槽突损伤分为10类，包括牙冠隐裂、冠折、冠根折、根折、牙脱位、牙槽突压缩性骨折、牙槽窝壁骨折、舌侧牙槽突骨折、上颌骨骨折和下颌骨骨折。

Andreasen 根据牙外伤的解剖、治疗和预后等特点,将其分为四大类:牙硬组织及牙髓损伤、牙周组织损伤、支持骨损伤和牙龈及黏膜损伤。此分类法包含了牙软硬组织以及支持组织的各种损伤的诊断,对病情的描述、治疗方案的确定以及治疗的预后都有较高的指导意义,内容全面而详细,因此被 WHO 接受成为经典分类方法。国际牙外伤学会 2012 版指南对以前的内容进行了更新,对冠折和冠根折分类中用牙髓是否暴露来替代以前的"简单冠折""复杂冠折""简单冠根折"和"复杂冠根折"等容易引起误解的描述,使分类名称更加简单明了,与治疗方式和预后关系更密切。具体分类如表 9-1~表 9-4 所示。

表 9-1 牙硬组织及牙髓损伤

分类	备注
牙冠裂纹(crown infraction)	没有组织缺损的牙釉质裂纹
牙釉质折裂(enamel crown fracture)	牙釉质断裂缺损但没有牙本质及牙髓损伤
牙釉质-牙本质折断(enamel-dentin fracture)	牙釉质及牙本质折裂缺损,牙髓未暴露
牙釉质-牙本质-牙髓折断(enamel-dentin-pulp fracture)	牙釉质及牙本质折裂缺损,伴牙髓暴露
冠根折未露髓(crown-root fracture without pulp involvement)	包括牙釉质、牙本质及牙骨质折裂的冠根折,但不伴有牙髓暴露
冠根折露髓(crown-root fracture with pulp involvement)	包括牙釉质、牙本质及牙骨质折裂的冠根折,同时伴有牙髓暴露
根折(root fracture)	牙本质、牙骨质及牙髓的折断

表 9-2 牙周组织损伤

分类	备注
牙震荡(concussion)	牙周支持组织损伤,而不伴有牙松动或移位,但叩诊疼痛
亚脱位(subluxation)	牙周支持组织的损伤伴牙松动度增加,无牙移位及龈沟渗血
嵌入性脱位(intrusive luxation)	牙向根方移位并嵌入牙槽突内,伴有牙槽窝骨折
外脱位(extrusive luxation)	牙部分脱出牙槽窝,伴有牙周组织撕裂
侧方脱位(lateral luxation)	牙非轴向唇舌侧或近远中移位,伴有唇舌侧牙槽窝骨折
完全脱位(exarticulation)	牙完全脱出牙槽窝

表 9-3 骨支持组织损伤

分类	备注
牙槽窝骨折(comminution of the alveolar socket)	常伴有牙嵌入性和侧方脱位
牙槽窝骨壁骨折(fracture of the alveolar socket wall)	唇侧或颊侧骨壁折裂
牙槽突骨折(fracture of the alveolar process)	牙槽突的骨折,也可不伴有牙槽窝骨壁的骨折
颌骨骨折(fracture of the mandible or maxilla)	上下颌骨及牙槽突的骨折,也可不伴有牙槽窝骨壁的骨折

表 9-4 牙龈及黏膜损伤

分类	备注
撕裂伤(laceration)	伤口或深或浅的黏膜裂伤,常因锐器导致
挫伤(contusion)	黏膜下出血导致青肿,黏膜延续性完整,常因钝器导致
擦伤(abrasion)	浅表的损伤导致黏膜表面粗糙、出血,常因摩擦所致

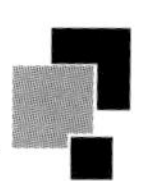

二、治疗现状及存在的问题

（一）治疗现状

牙外伤的治疗通常需要全科牙医和许多专家共同协作。最佳治疗方案的设计和实施依赖于诸多具备广泛专业知识的牙科专家们，如口腔颌面外科、儿童牙科、牙体牙髓科、正畸科、修复科及牙周科等专科医师。牙外伤的急诊处理通常由口腔颌面外科医师或儿童牙科医师完成；随后患者可至全科牙医或牙体牙髓科医师处进行牙髓治疗或充填治疗；接下来，正畸科、修复科及牙周科医师根据具体病情进行进一步的综合治疗。但是牙外伤病例的整体序列治疗通常容易被中断，患儿和家属的依从性差是较常见的原因，同时有些医师不愿意承担治疗失败的风险以及出于经济效益的考虑也会造成治疗不完善。

国际牙外伤学会制定的牙外伤治疗指南是对牙外伤进行系统治疗的国际标准，也受到广大学者和临床医师的认可。其2012版指南对以前的内容进行了更新，对恒牙牙外伤、恒牙脱位和乳牙脱位的诊治专门进行了详细阐述，制定了非常实用的诊疗规范。

由于牙外伤的特殊情况，尤其是患者发生牙完全脱位后的自救处理明显影响牙再植的预后，因此学者对脱落患牙的即刻处理越来越重视。对牙外伤高危人群来说，如小学生和中学生，进行体育活动时牙托和面具等防护器具的佩戴可以显著减少牙外伤的发生率。牙受伤甚至脱落时进行正确的紧急处理也可以有效提高患牙恢复正常生理功能的比例。因此越来越多学者提倡加强牙外伤的一级和二级预防（详见本章“牙外伤的预防”）。

对于牙外伤的治疗，不同类型有不同的处理方式。如牙震荡和半脱位一般不需要进行特殊处理，但需长期随访患牙牙髓活力；各型牙脱位的治疗原则是保存原则，一般急诊操作为局麻下的复位及结扎固定，根据就诊时间及患牙发育程度再做后期的相应处理。因此对于牙外伤的治疗首要任务是进行正确的诊断和分类，然后根据指南完成正规的序列治疗。

牙槽突骨折往往伴有牙外伤或颌骨骨折，单纯的牙槽突骨折比较少见。牙槽突骨折移位可以造成咬合紊乱、唇及牙龈等软组织撕裂、局部肿胀、疼痛，影响咀嚼功能。不伴有颌骨骨折的牙槽突骨折，处理牙槽突上的牙齿是治疗中的重点，利用牙齿进行牙槽突骨折的复位和固定是常规且有效的治疗手段。折断的牙槽突上没有牙附着且移位明显，同时影响外形或咬合恢复时，才需要考虑使用手术方法进行复位和固定。当牙槽突骨折伴发有颌骨骨折时，治疗重点又移向了颌骨骨折的处理，因此对于牙槽突骨折的研究相对较少。

（二）治疗中存在的问题

1. 牙外伤的影像学诊断有一定困难　传统检查中X线摄影在诊断牙外伤中起着非常重要的作用，临床上常用的检查有全口牙位曲面体层片和牙根尖片。但由于牙和颌骨在解剖上的密切关系，口内二维X线影像常由于解剖结构的叠加和几何投影而存在干扰，这对鉴别牙外伤和颌骨外伤带来困难。目前应用较为广泛的是数字成像系统及基于胶片的传统成像，有报道指出目前胶片成像的分辨率超过20LP/mm，数字系统分辨率为7LP/mm，因此对于龋齿和根尖周病变的检测，数字成像系统在图像分辨率上较胶片成像为差。例如对于垂直型根折的患者，其主诉通常为咀嚼时疼痛及压痛，但根折折裂线可能非常细小，尤其是在早期阶段，不易于从X线片中察觉到，此时可能造成漏诊。近几年常规CT和CBCT已经开始逐渐应用于牙外伤和牙槽突骨折的诊断，有研究对 CBCT 与传统口内成像方法在根尖周炎的诊断能力进行了比较，结果提示 CBCT 拥有更高的分辨率和诊断准确性。但是在对患者使用 CT 检查时，仍需要牢记辐射防护最优化 ALARA 原则（as low as reasonably achievable，辐射防护最优化），相比于传统二维成像，CT 将使患者接受更多的辐射剂量。

2. 乳牙牙外伤诊断的困难　牙尤其是乳牙在受到过外伤后，一些关于乳牙及其继承恒牙的常见的后遗症不是都可以立即显现，而是经过中期甚至长期的观察后才逐渐表现出来的，这对于患儿及家长而言，需要进行长期的随访与复诊。牙髓坏死、牙冠变色、牙髓充血、牙髓出血、髓室或根管闭塞和牙根炎性吸收等都是牙外伤后最常见的结果。乳牙的牙髓坏死，只能由临床和影像学征象诊断，如根尖周骨质吸收、瘘管形成、牙根炎性吸收，但是疼痛并不是创伤乳牙常见的症状，因此给乳牙牙髓坏死的早期诊断带来了困难。

3. 牙槽突骨折的处理　牙槽突骨折片上附着有牙齿，但邻近牙缺失，没有办法进行夹板固定时，骨折片的稳定固定较困难。如果骨折片体积较大，可以考虑使用微型钛板固定。但是牙槽突骨折片往往小而薄，且有牙根在内，钛钉没有足够的位置安放。陈旧性的牙槽突错位骨折也会给建立正常咬合带来较大困扰，接诊医师有时会在手术复位和正畸治疗的选择之间犹豫不决。对于牙槽突骨折进行开放固定式的手术进路选择也有不同的认识。牙槽突骨折往往伴有牙龈的撕裂伤，因此一些医师选择使用唇侧龈缘切口暴露骨折线，同时保留舌侧或腭侧的牙龈黏膜血供。牙槽突粉碎性骨折可造成骨缺损，其复位、固定和修复都较困难。

4. 牙外伤的综合序列治疗　牙外伤的治疗很大一部分涉及牙体牙髓病学的治疗，而牙槽突骨折的治疗与口腔颌面外科领域关系更密切。国内很多口腔医师被分成了口内、口外等专科医师，不同科室之间分工严格有余而合作不足，这造成了牙外伤和牙槽突骨折同时发生时整体序列治疗的中断和缺失。

第二节　治 疗 设 计

不同类型的牙外伤所采取的治疗方法各不相同，因此，良好的分类方法对于牙外伤的治疗具有一定的指导意义。Andreasen 牙外伤分类法结合了牙外伤的解剖、治疗和预后特点，本节根据这一分类法结合国际牙外伤学会 2012 版牙外伤指南阐述了牙外伤的治疗设计原则。

一、牙硬组织及牙髓损伤

（一）牙釉质裂纹

牙釉质裂纹的诊断仅靠肉眼观察并不准确，由于影像的重叠，X 线片也不一定能够清晰显示。临床检查时可以使用光固化灯等较强的光束照射牙的唇面侧面或垂直照射舌面，当光线照射牙釉质裂纹时，由于牙釉质折射率发生改变，可以很容易看到裂纹的走向（图 9-1，图 9-2）。牙釉质损伤是否需要治疗取决于损伤是否醒目，若过于明显，酸蚀后以流动复合树脂封闭以防折裂线处变色。

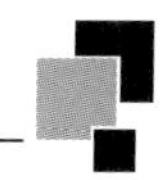

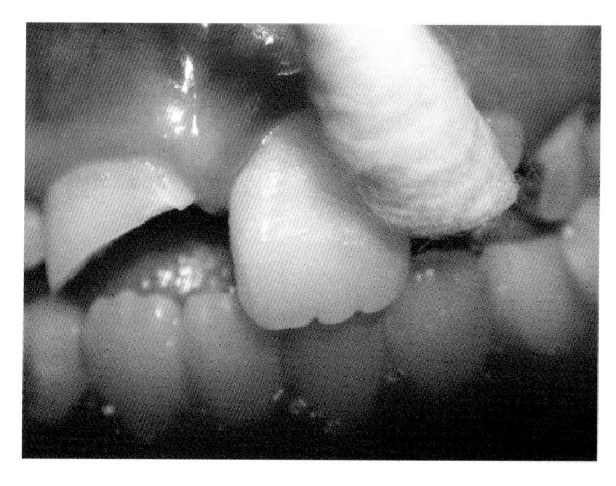

图 9-1　侧面光照显示 11 和 21 牙冠纵向裂纹

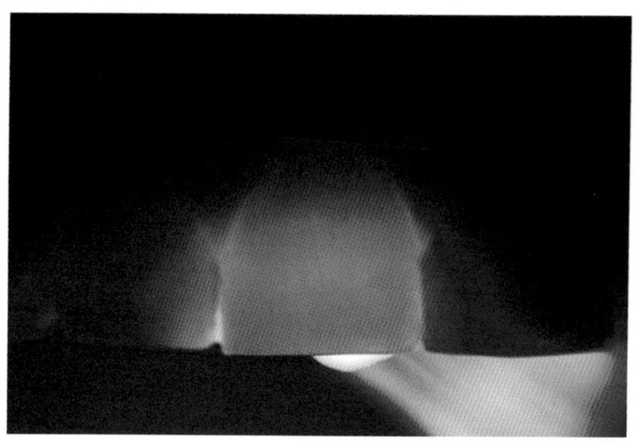

图 9-2　舌侧光照显示 11 牙冠裂纹

（二）牙釉质折断

牙釉质折断缺损，牙本质未暴露（图 9-3）。一般无叩痛和松动，可伴有牙髓敏感。如果有叩痛或松动，则应排除脱位和根折。唇颊软组织如果有伤口，需要探查或拍 X 线片排除牙碎片或异物。折断的牙釉质如果能够保存，可以粘接到断面上。小的缺损把边缘调磨光滑即可；大的缺损可用复合树脂修复。6~8 周和 1 年后复查牙髓活力和 X 线片，如出现牙髓症状则及时处理。乳牙牙釉质折断只需打磨光滑尖锐的边缘即可。

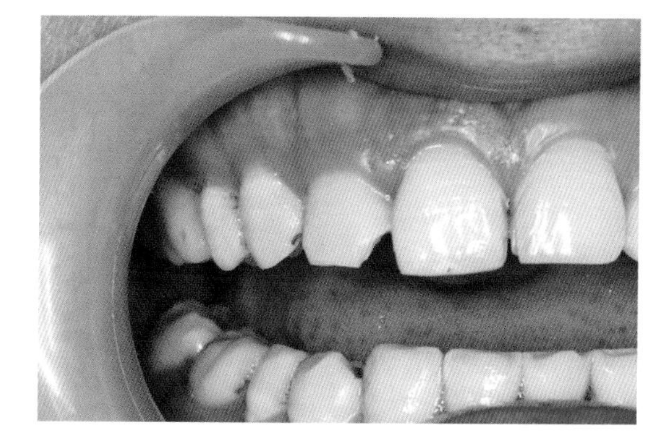

图 9-3　12 近中切角牙釉质折裂

（三）冠折未露髓

冠折未露髓即牙釉质牙本质折断，一般无叩痛和松动，牙髓可能敏感（图 9-4，图 9-5）。如有患牙叩痛和松动，需拍 X 线片排除脱位和根折。对于折裂片仍有保存的患牙，可将折裂片直接粘接至牙体上，否则需要用玻璃离子暂时性修复或复合树脂修复。若暴露牙本质接近髓腔，以氢氧化钙垫底后玻璃离子水门汀暂封，6~8 周后以复合树脂修复。在部分伴有唇颊撕裂伤的病例中，需探查或拍 X 线片排除牙齿碎片或异物。乳牙冠折未露髓者可以用玻璃离子封闭断面，缺损大的时候可以用树脂修复，随访 3~4 周。

（四）冠折露髓

冠折露髓即牙釉质-牙本质-牙髓折断，一般无叩痛和活动，否则需拍 X 线片排除牙脱位和根折（图 9-6，图 9-7）。对于年轻恒牙的治疗，首选盖髓术或活髓切断术；对于牙根发育已完成或伴有明显移位的脱位伤，则应该进行根管治疗术。术后 6~8 周可采用复合树脂或烤瓷冠永久修复。在年轻恒牙的治疗中，有人主张在牙根发育完成后完善根管治疗，其认为牙髓钙化过程将持续进行并最终堵塞根管，这将影响根管预备及桩的置入，导致难以完成根管治疗和桩冠修复。乳牙冠折露髓后可行盖髓术或牙髓切断术，尽量保留部分活髓，树脂修复牙体缺损，复查 1 年。

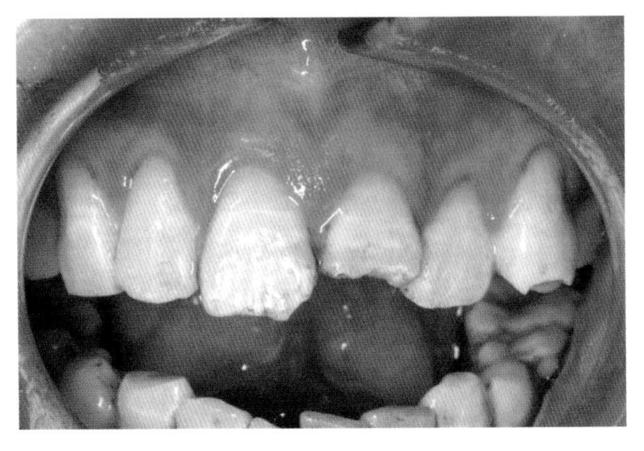

图 9-4　21 冠折未露髓唇面观

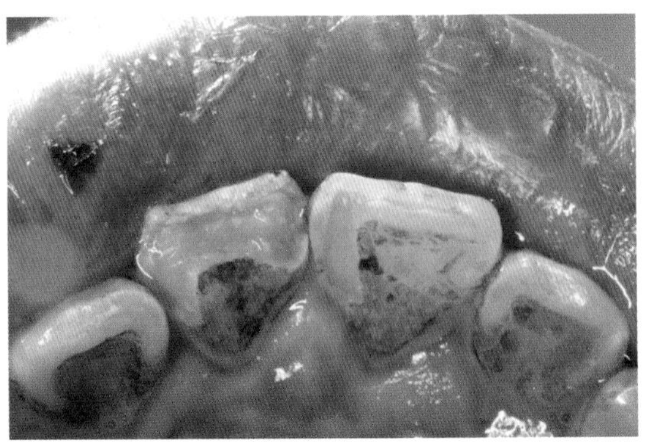

图 9-5　21 冠折未露髓切面观

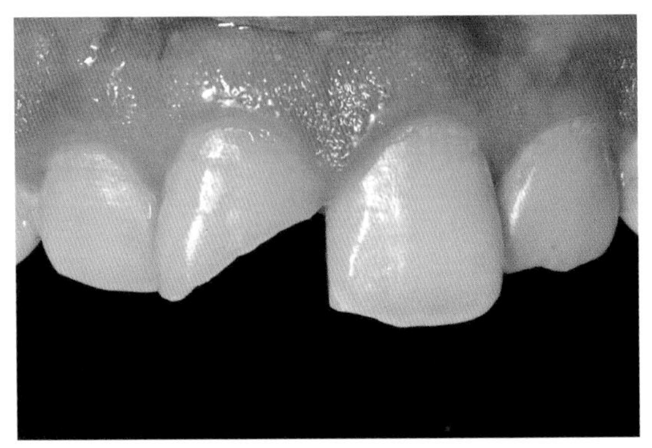

图 9-6　11 冠折露髓唇侧观(病例由刘靖晋医生提供)

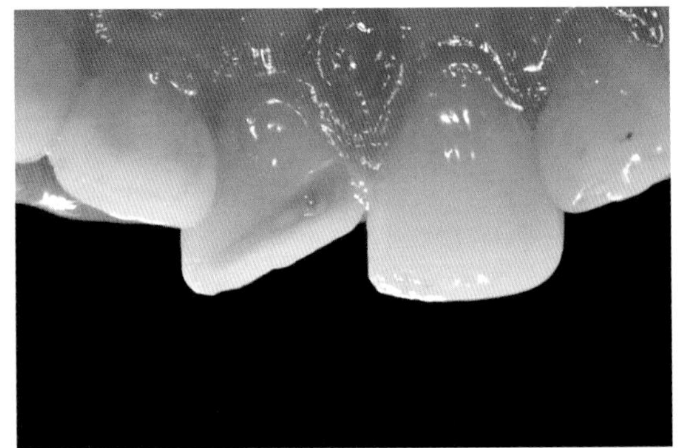

图 9-7　11 冠折露髓舌侧观(病例由刘靖晋医生提供)

(五) 冠根折未露髓

冠根折可延伸至龈下,叩诊有疼痛,折裂线冠方的牙冠有松动,根方牙髓活力测试敏感(图 9-8)。前牙一般是斜折,而后牙为纵折。此类牙折在最终治疗计划制订前,可将松动碎片暂时粘接在患牙上或邻牙上。根据临床研究,可考虑 6 种不同的治疗设计:①单纯碎片移除:将浅表的冠根折碎片去除,后期以复合树脂修复(图 9-9)。②碎片移除及牙龈切除术(或截骨术):移除冠方碎片,行牙龈切除术或截骨术及骨成形术后完善根管治疗,最终以桩冠修复。此类修复适合冠根折延伸至腭侧龈下。③正畸牵引根方碎片:移除冠方碎片并完善根管治疗,以正畸牵引的方式将余下牙根牵出至足够的长度以进行桩冠修复。④手术牵出:将松动折裂片移除后,采用外科手术将残根推至更加冠方的位置,最终完成桩冠修复。⑤牙冠去除牙根包埋术:去除牙冠碎片后,将牙根埋于原牙槽窝内,后期行种植修复。此法可以避免牙槽突吸收并保持牙槽突的体积。⑥牙拔除术:将患牙拔除后进行即刻种植或延后种植修复或以固定桥修复。此法适用于冠根折延伸至根尖区,甚至是纵折的患牙。

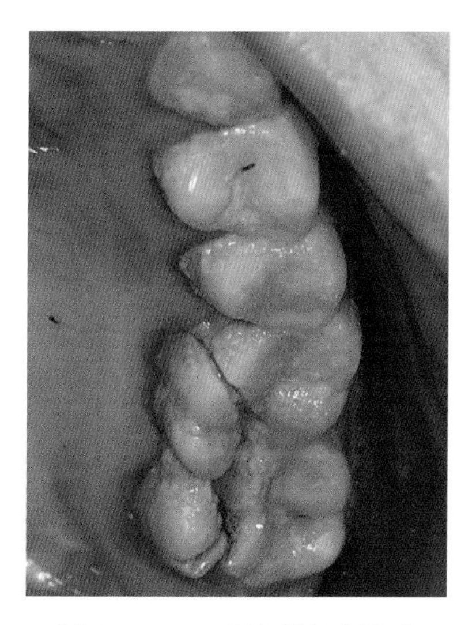

图 9-8　26、27 冠根纵折未露髓

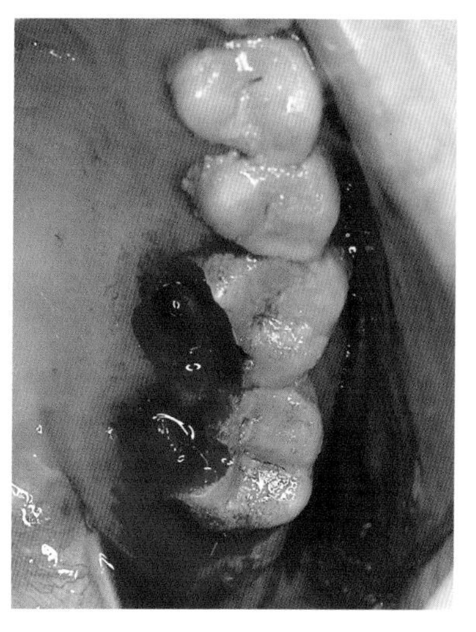

图 9-9　26、27 冠根折拔除折片后

(六) 冠根折露髓

冠根折露髓即牙釉质-牙本质-牙骨质折断，牙髓暴露，一般有叩痛，牙冠有活动(图 9-10)。由于根部折线难以直接观察，可以拍 X 线片确定折线位置和走向。此类牙折亦可将松动碎片粘接于邻牙上进行临时固定。对于根尖未发育完全及发育完成不久的年轻患者，可行活髓切断术以保存牙髓活力。牙根发育成熟的患牙则可选择根管治疗。在治疗方案的选择上，累及牙髓的冠根折与不累及牙髓的冠根折大致相同，其包括碎片移除及牙龈切除术(或截骨术)、正畸牵引根方碎片、手术牵出、牙冠去除牙根包埋术和牙拔除术。乳牙冠根折露髓后需根据具体情况进行相应处理：折片较小时去除折片，剩余牙体稳固的应保留，否则行患牙拔除。

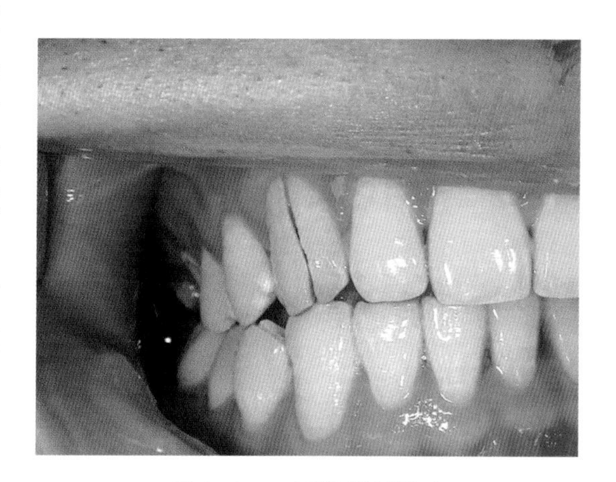

图 9-10　13 冠根纵折露髓

(七) 根折

根折即牙骨质-牙本质折断，牙冠结构完好，但检查时有松动，颜色可能变红或变灰(图 9-11)。对于根折的患牙，应尽快将冠部碎片进行复位，并在 X 线下确认已复位至正确的位置，复位后固定患牙 4 周，若根折位置靠近牙颈部，固定的时间需要适当延长，但不超过 4 个月。术后监测患牙 5 年以确定牙髓状态，若出现牙髓坏死的现象，则需要进行根管治疗。若经固定后仍松动明显，可考虑拔除患牙后行种植修复。乳牙根折时牙冠如果没有移位可以不处理，复查 1 年即可；如果牙冠移位，拔除折断线龈方牙体，牙根应留在牙槽窝中任其吸收。

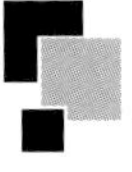

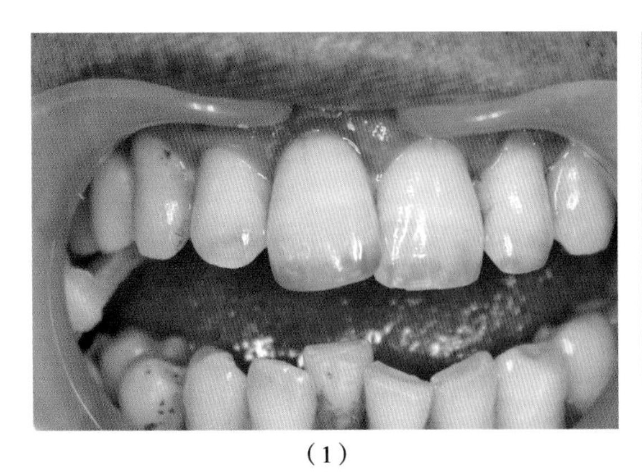

（1）

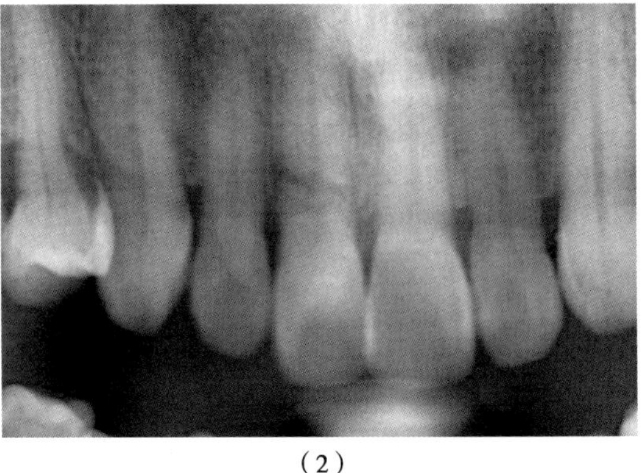

（2）

图 9-11　根折

(1)11 根折,牙冠结构完好;(2)X 线片显示 11 根折。

二、牙周组织损伤

(一) 牙震荡

牙震荡没有牙的松动、移位和折裂,临床检查有触痛或叩痛,牙髓活力检测可能敏感。牙震荡通常不需要进行特殊处理,部分患牙需要调𬌗,避免咬合创伤,然后随访检测牙髓活力状态即可。乳牙震荡不需任何处理,复查 6~8 周。

(二) 亚脱位

患牙松动,触痛和叩痛敏感,牙龈可见出血,牙髓活力可降低(图 9-12,图 9-13)。牙齿亚脱位如果仅有轻微松动,可以进行牙髓活力测试、调𬌗后观察随访。如果牙髓活力 8 周后仍然没有恢复正常则需要行牙髓治疗。如果患牙有明显松动,可以用手指将患牙轻轻复位,再以夹板固定 2 周。监测牙髓状态主要为了早期诊断牙髓坏死和牙根吸收。根尖孔闭合情况对预后有较明显影响:根尖孔未闭的患牙,经复位后可发生血管重建并促进牙根形成;根尖孔已闭的患牙,若复位后出现持续的牙髓活力测试不敏感、根尖周骨质吸收和牙冠变色,则需考虑牙髓坏死并进行牙髓治疗。亚脱位的患牙约有 26%出现牙髓坏死,4%出现外吸收。乳牙亚脱位不需特殊处理,保持口腔卫生,复查 6~8 周即可。

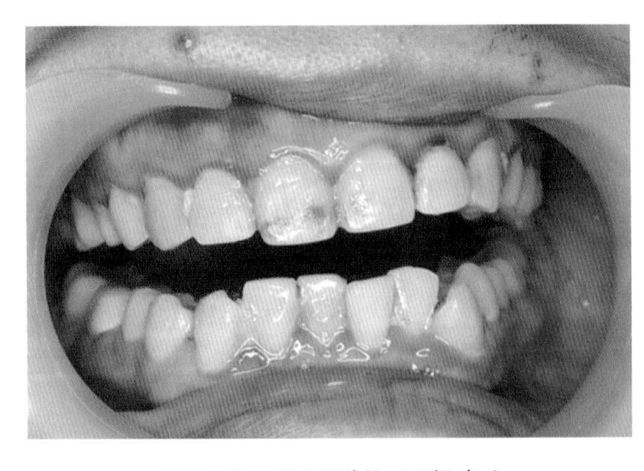

图 9-12　22 亚脱位,牙龈出血

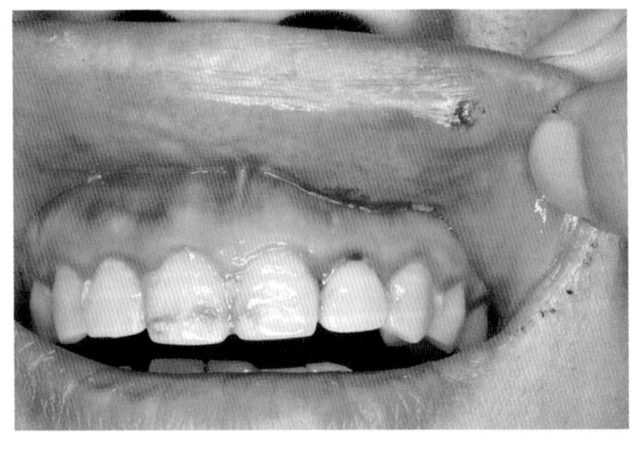

图 9-13　22 唇面对应黏膜擦伤

（三）外脱位

临床检查可以发现患牙伸长（图 9-14），松动明显，牙髓活力测试降低，X 线片显示牙周膜增宽。治疗原则是把脱位牙复位到牙槽窝中（图 9-15），用弹性夹板固定患牙 2 周。随访 5 年，牙髓如果坏死则需进行根管治疗。乳牙外脱位的处理需根据移位情况、松动度、牙根发育情况及就诊时患儿依从性做决定。如果是小于 3mm 的乳牙移位，可手法复位或者不进行复位；如果移位明显可拔除患牙。

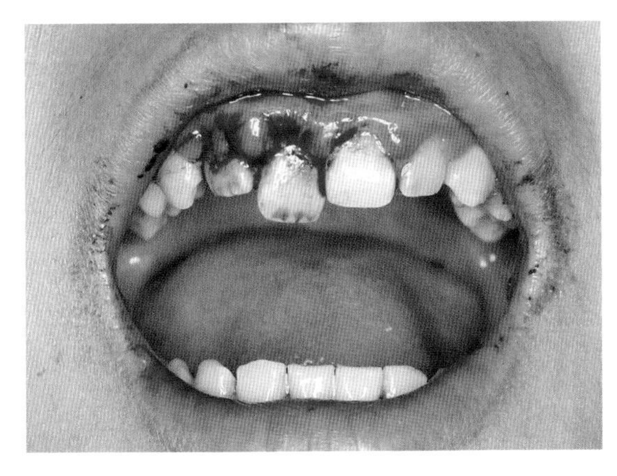

图 9-14　11 外脱位伸长

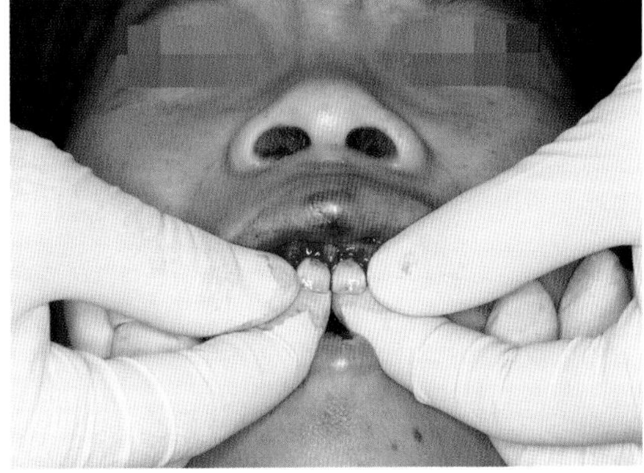

图 9-15　手法复位

（四）侧方脱位

患牙通常向舌腭侧移位，少数患牙出现唇侧移位，叩诊声音清脆，牙髓活力降低，常伴有牙槽突骨折（图 9-16，图 9-17）。X 线片中可以观察到牙周膜增宽。清洁暴露根面，使用牙钳或手指将患牙复位至原位，同时将牙槽突骨折进行复位，夹板固定 4 周。长期随访以观察牙髓状态，发现有牙髓坏死迹象者应进行根管治疗以防止牙吸收。乳牙侧方脱位时如果不影响咬合可以不进行复位，否则应局麻下手法复位；如果患牙移位明显可以拔除患牙。

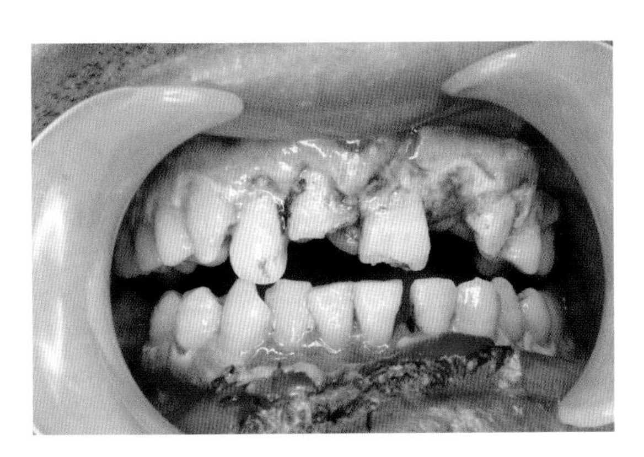

图 9-16　21 唇侧脱位伴冠折，另见 22 完全脱位后牙槽窝

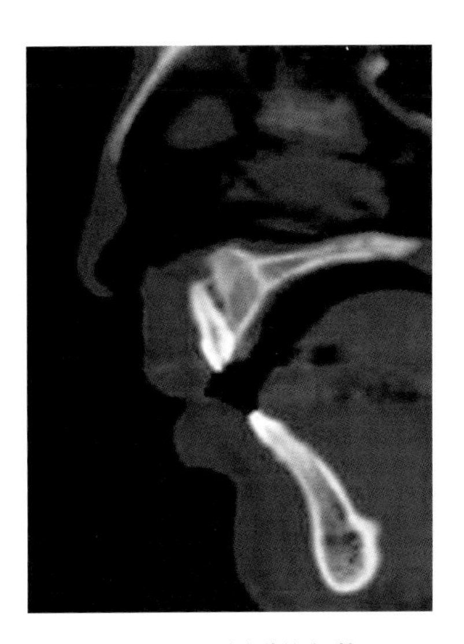

图 9-17　21 唇侧脱位矢状 CT

（五）嵌入性脱位

患牙轴向进入牙槽窝内，伴有牙槽窝骨折，一般患牙无松动，叩诊音增高，牙髓活力降低。X线片显示牙周膜间隙部分或全部增宽，釉牙骨质界向根方移位。此类牙脱位伤中不同种类的患牙有不同的治疗方案。

1. 自发萌出　对于牙根发育不全的年轻恒牙或轻微的嵌入性脱位可选择让患牙自行萌出。若几周内患牙无明显萌出迹象，则在骨性粘连发生前采用正畸或手术复位。

2. 正畸牵引复位　此种方法适用于延迟治疗的患者，并且在患牙缓慢复位的过程中，牙槽突也在同时进行愈合。

3. 手术复位　在患牙嵌入移位较大（>7mm）时可选择手术复位。

4. 根管治疗　可以防止因坏死牙髓感染后造成的牙根吸收，对牙根发育完成的患牙都应该采取根管治疗，其治疗时间一般在创伤后3~4周。乳牙嵌入性脱位时，如果牙根向唇侧移位不影响恒牙，可以不处理；如果牙根影响恒牙牙胚，应拔除患牙。

嵌入性牙脱位的移位程度与复位方法的关系见表9-5。

表9-5　嵌入性牙脱位的移位程度与复位方法的关系

根尖孔	嵌入移位程度	复位方式		
		自然萌出	正畸牵引	手术
未闭	不超过7mm	√		
	超过7mm		√	√
已闭合	不超过3mm	√		
	3~7mm		√	√
	超过7mm			√

（六）完全性脱位

对于完全性脱位的恒牙（见图9-16，图9-18），患者的自行急救措施是非常有必要的。如果条件允许，应立即冲洗患牙并将患牙植入原位，咬一块手帕等保持患牙位置；如果条件不佳，可将患牙含于口内或置于牛奶或生理盐水中并立即就医。当患者就诊后，根据根尖孔发育情况和就诊时患牙的状态进行不同的处理。

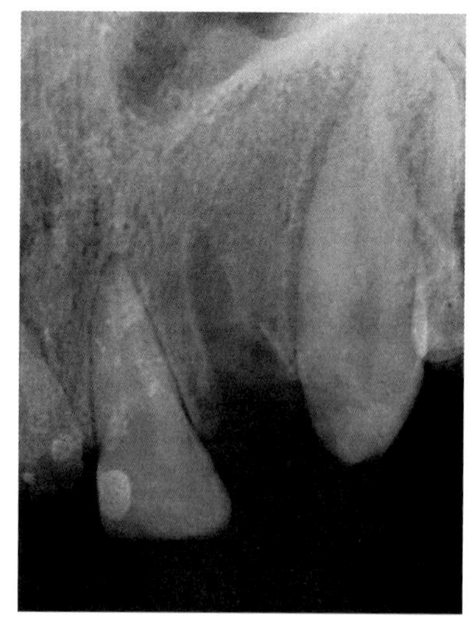
图9-18　22完全脱位X线片，同时可见牙槽窝碎裂

1. 对于根尖孔已闭合的患牙，就诊时患牙已经再植的或者患牙在体外干燥环境中存留时间少于60min并在良好条件下保存不超过60min者，可以将患牙复位至正确位置并以X线片确认，然后用夹板固定2周并应用抗生素。若患牙曾接触过土壤且不能确定是否具备破伤风免疫能力，还需要注射破伤风疫苗或免疫球蛋白，创伤后7~10d完善根管治疗。

2. 对于根尖孔未闭的患牙，就诊时患牙已经再植者或者患牙在体外干燥环境中存留时间少于60min并在良好条件下保存不超过60min者，可将患牙轻轻复

位至正确位置并以 X 线片确认，夹板固定 1~2 周时间，然后定期检查牙髓活力。该治疗的目的是期望牙髓能够血运重建，然而在儿童患者中，若血运重建失败将造成牙根吸收并且进展速度很快，因此牙髓坏死者需及时完善根管治疗。

3. 患牙在体外干燥环境存留超过 60min 且无活细胞生存者，以纱布清除患牙表面软组织，在体外完成根管治疗后将患牙轻轻复位植入牙槽窝，夹板固定 4 周。牙再植的处理参照本章第四节相关病例展示。乳牙完全脱位后不推荐再植。

三、骨支持组织损伤

牙槽突骨折可以延伸到颌骨邻近部位与颌骨骨折线相连，骨折段与其上的牙齿移位可造成咬合错乱畸形。X 线片可以显示骨折线的位置和走向，全颌牙位曲面体层摄影是常用的检查方法。牙槽突骨折以保守治疗为主，用手指即可将牙槽突骨折端复位，再以夹板固定 4 周时间，术后随访 5 年。牙槽突骨折片上如果有牙齿存留，那么手法将骨折片复位后利用牙齿进行固定是最常用的方法。如果骨折片上没有牙齿，手法复位后缝合牙龈和黏膜的伤口即可。牙槽突骨折移位严重时可以导致咬合干扰，无法采用保守治疗，需手术切开来确保牙槽突的正确复位，但是手术中切忌对骨折片上的牙龈和黏膜进行大面积的剥离。手术切口可以采用唇颊侧龈缘切口，保留牙槽突舌腭侧的血供，但固定时仍然首先考虑利用牙齿进行。李智等对影响咬合关系恢复、闭合手法复位困难的严重牙槽突骨折进行了开放手术复位固定治疗，采用前庭沟切口避免对牙龈软组织的广泛剥离，减小开放手术对牙槽骨血供的影响，取得了满意的疗效。没有牙齿附着的牙槽突骨折片可以考虑用钢丝或微型钛板及钛钉固定，但是需慎重考虑植入钛钉、钛板的位置，以免妨碍后期义齿的修复和种植体的植入。乳牙牙槽突骨折时可复位后夹板固定，患儿不合作时可以行全身麻醉，术后随访 1 年。

（一）牙槽窝碎裂

牙槽窝碎裂骨折通常都伴有牙外伤，多为侧方脱位和嵌入性脱位（见图 9-18）。骨折的手法复位及脱位牙的复位和固定足以达到较好的疗效。治疗后需随访患牙的牙髓情况，观察是否有牙根吸收及牙周骨性粘连。嵌入性脱位牙的处理主要根据患牙是否有再萌出的能力来决定。

（二）牙槽窝骨壁骨折

牙槽窝骨壁骨折常伴有牙齿移位，同时有颊舌侧骨板骨折移位和黏膜挫伤（图 9-19，图 9-20）。骨折复位一般在局部麻醉下进行，手指分别放在颊侧根尖区和舌侧牙冠处压迫复位。如果是粉碎性骨折，可以去除没有牙周软组织附着的碎骨片，尽量保留牙齿。骨折复位后应缝合黏膜伤口，调磨早接触，避免创伤𬌗。牙弓夹板应固定 3~4 周以保证骨折愈合。由于儿童骨愈合较迅速，所以固定不是都需要进行的。嘱患儿软食 2 周并观察患牙恢复情况包括牙髓活力。

（三）牙槽突骨折

牙槽突骨折可以单独发生，也可以伴发牙齿损伤和牙龈及黏膜撕裂伤，骨折片上多附着有牙齿（图 9-21，图 9-22）。牙槽突骨折以上颌骨前部较多见，也可上下颌骨同时发生，常伴有唇和牙龈的撕裂伤和肿胀。牙槽突上没有强大的肌肉附着,骨折片移位较小,有明显的动度。摇动骨折段上的一个牙齿时,可见骨折段上的其他牙齿一起移动。由于牙齿与骨折片一起移位,可发生咬合错乱,且常伴有牙折和牙脱位。如果外力来自于面部侧面,也可能造成同侧后牙所在的牙槽突骨折。如果发生在上颌骨,还可以同时伴有腭部骨折和上颌窦损伤。

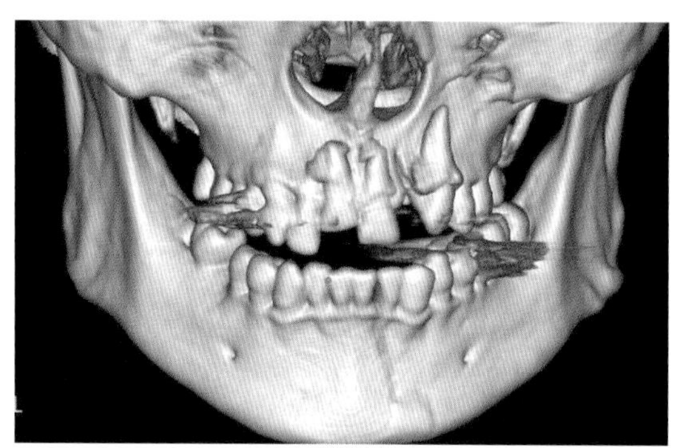

图 9-19　11、21、23 唇侧脱位,牙槽窝唇侧骨壁骨折唇面观(CT 三维重建图)

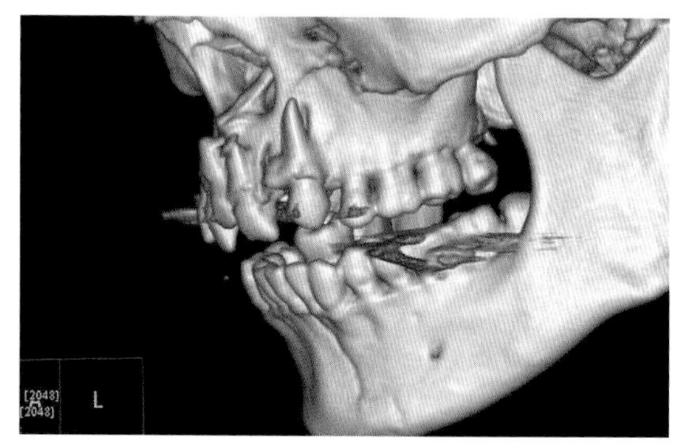

图 9-20　11、21、23 唇侧脱位,牙槽窝唇侧骨壁骨折侧面观(CT 三维重建图)

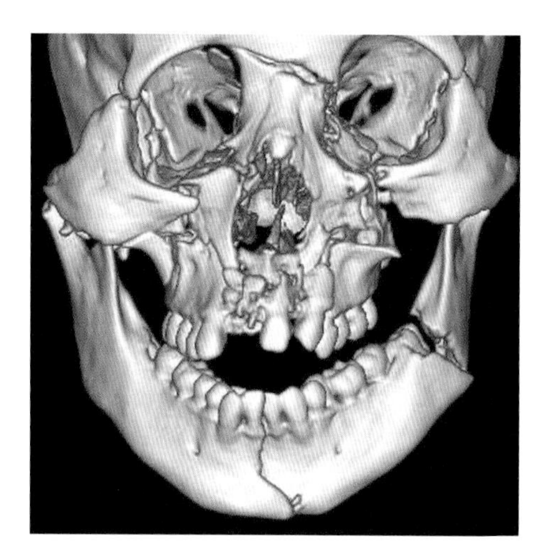

图 9-21　12-23 牙槽突骨折正面(CT 三维重建图)

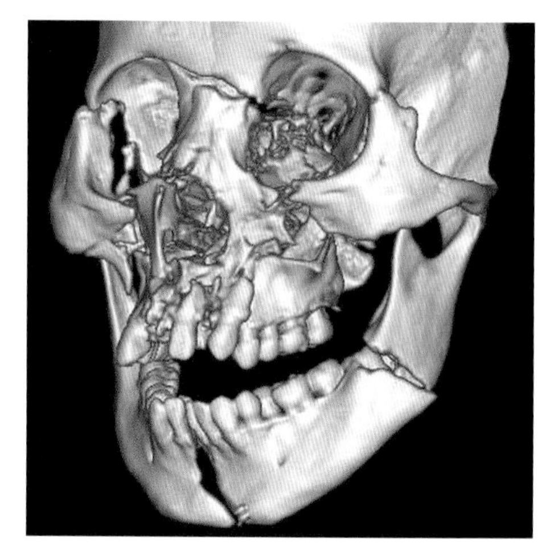

图 9-22　12-23 牙槽突骨折侧面(CT 三维重建图)

牙槽突骨折治疗的重点是骨折片的精确复位和足以保证骨折能够愈合的稳定固定。复位方法有闭合性复位和开放性复位两种方法。闭合性复位的牙槽突骨折固定可以利用骨折线两侧的牙齿进行固定,也可以使用真空压膜牙托固定。开放性复位的牙槽突骨折更多使用微型钛板、钛钉固定。牙槽突骨折伴有骨缺损的处理:牙槽突粉碎性骨折可造成骨缺损,其复位、固定和修复较困难。骨粉植入缺损区或进行膜引导骨再生技术可以恢复牙槽突骨量和形态,为后期义齿修复和牙种植提供有利条件。对于陈旧性牙槽突骨缺损,也可以使用牙槽骨垂直牵张成骨技术增加牙槽突高度。

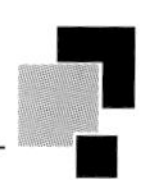

四、牙龈和黏膜损伤

牙龈损伤包括挫伤、擦伤、撕裂伤和撕脱伤等，可以单独发生，也可以伴随有牙齿及牙槽突的损伤。是否有牙及牙槽突的损伤，对牙龈损伤的处理有较大影响。

牙龈挫伤一般不需要特殊处理，瘀斑和血肿逐渐恢复后不留后遗症。牙龈擦伤要仔细清洗伤口，去除可能引起感染的异物。保持口腔卫生，避免进食热的刺激性食物，一般几天后即可愈合。擦伤一般不需要使用抗生素，除非有感染的迹象。

牙龈撕裂伤清创后应尽量复位，在无张力下缝合伤口。牙龈血供丰富，不易坏死，因此清创时要尽量保留组织。根据患者具体情况决定是否使用抗生素和破伤风抗毒素血清或免疫球蛋白，例如综合考虑损伤时间、面积、骨面暴露大小、伤口污染严重情况及伤口的深浅。

牙龈撕脱伤并不常见。伤口清创前由于软组织的收缩，容易让人误以为牙龈或黏膜有缺损，但清创后将软组织复位，会发现并没有组织缺失。处理牙龈撕脱伤，要注意其深部牙齿和牙槽突的损伤情况。牙槽突骨折伴有牙齿脱位缺失时，牙龈软组织要能覆盖在骨面上以促进愈合。牙龈软组织有缺损时，需要做滑行组织瓣来覆盖缺损区和暴露的骨面。使用真空压膜牙托既可以固定损伤的牙齿和牙槽突骨折段，同时可以保护牙周软组织，避免进食及咬合时的二次创伤和污染，有利于组织的愈合。

伴有牙折的软组织损伤，必须仔细检查是否有牙和骨碎片以及其他异物进入伤口，必要时拍 X 线片。

第三节　牙外伤的治疗规范

牙及牙槽突的完整是维持口腔功能及外形的重要保证。牙外伤可以妨碍患者的正常咬合功能，涉及前牙区的创伤亦将影响患者美观，因此牙外伤的诊断和治疗对于患者的美观和功能至关重要。牙外伤的治疗效果可以通过患牙的存留、牙槽突的完整性、外观及咬合功能的恢复等方面来评价。

一、牙外伤治疗的适应证及治疗时机

牙外伤是否需进行治疗以及具体采用何种治疗，取决于患者的临床表现和具体诊断类型。对于牙齿或牙槽突有明显移位的患者，都应进行复位治疗，并且对于存在远期牙髓坏死风险的患牙还需完善根管治疗。

在发生牙外伤后，原则上应及早就医。伴发有重要器官和组织损伤的牙外伤，尤其是严重颌面部损伤及颅脑外伤的患者，待全身情况稳定后应尽早进行牙外伤治疗。部分牙外伤的处理可以在颌面损伤急诊手术中同期进行，但是术中可能缺少相关特殊设备和材料，因此仍需后期进一步治疗。

对于完全脱位的牙齿，若离体超过 1h，其治疗方式将发生改变，相应的预后也较差。若延误病情，其牙周韧带基本坏死而无法愈合，远期可能出现强直或牙根吸收。牙再植的目标

是恢复牙列完整和正常功能并维持牙槽突的轮廓,而牙脱位后的保存方法及再植间隔时间是影响预后的关键。

二、牙外伤的治疗流程与方案选择

(一) 术前诊断与准备

1. 病史采集　详细询问受伤病史有助于做出正确诊断、拟定合适的治疗计划和准确评估预后。确定受伤到就诊的时间有利于明确牙髓治疗方法或是否进行完全脱位牙的再植。了解受伤的原因和地点,可以确定是否需要使用破伤风抗毒素血清和抗生素。了解受外力的部位、大小和方向,可以更准确评估受伤严重程度、并发症和后遗症。同时注意观察了解全身其他部位是否有多发伤。

2. 临床检查　应首先进行全身情况检查,排除其他重要器官和组织损伤,尤其是易与颌面部外伤并发的颅脑外伤。检查患者神志是否清楚,呼吸脉搏是否正常,应答是否切题,颌面部检查应按照由外向内、从上至下的顺序,避免遗漏。牙外伤后的症状一般为牙齿明显移位或松动,而牙槽突骨折通常伴有多颗牙齿整体松动或移位现象,亦可造成咬合干扰。

3. 影像学检查　包括根尖片、全颌牙位曲面体层片及 CT 检查。部分牙折及牙槽突骨折可在二维 X 线片上得到体现,通常表现为一条较为明显的折线。但是无论是全颌牙位曲面体层片或是根尖片,其投照方向均为唇舌向,对于纵折以及唇舌向的斜折难以分辨。因此,对于无法确诊的病例可行三维 CT 检查来明确患牙折裂的方式。随着 CBCT 在各医疗机构的普及,越来越多的临床医师开始使用这种辐射剂量小、结构显示更清晰的 CT 扫描检查方法。

4. 牙外伤的诊断　根据检查结果做出正确的诊断是牙外伤治疗成功的关键。牙外伤通常伴有较为明显的牙齿移位、松动和疼痛,临床上的诊断并不困难。折线靠近牙根、移位及松动较小的根折诊断较困难,有时只能凭借 X 线片甚至 CT 才能做出正确诊断。牙髓是否坏死是诊断和评估的一个难点,并且牙髓活力情况随着时间推移而改变,因此牙髓活力的定期检测是牙外伤处理的一个重要内容。能否及时准确判断牙髓是否坏死并及时进行牙髓治疗是影响牙外伤预后的重要因素之一。

(二) 牙脱位及牙槽突骨折复位与固定方式的选择

牙脱位与牙槽突骨折治疗的主要目的是恢复患牙功能及牙列形态和咬合功能,正确而稳定的复位固定可最大化保存患牙、恢复牙列完整和正常的咬合功能,因此是牙外伤治疗中重要的步骤之一。根据手术方式可分为闭合性复位固定和开放性复位固定。

1. 闭合性复位固定　大部分牙脱位及牙槽突骨折的复位仅行闭合性复位即可,主要通过手法压迫使移位的牙槽突骨折片复位(图 9-23),然后利用牙弓夹板或其他夹板固定,固定时间一般为 4 周,儿童患者固定时间可以缩短至 3 周。对大部分简单牙槽突骨折病例来说,单颌牙弓夹板固定足以为骨折的愈合提供良好的稳定性。利用复合树脂在牙列唇侧进行钢丝的粘接夹板固定可以保持更好的口腔卫生,对牙周的影响也更小,因此是更好的选择。但是在急诊处理时往往没有合适的设备和材料进行复合树脂钢丝夹板的操作,骨折和软组织损伤造成的局部伤口出血也给清洁、酸蚀、干燥和粘接等操作带来困难。因此在各种粘接材

料发展如此迅速的现代牙科治疗时代,传统牙弓夹板加钢丝结扎仍然是口腔外科医师使用最多的固定方法。如果有条件,可以在日后常规处理时更换为粘接夹板,这样可以把钢丝结扎牙弓夹板对口腔组织和牙周卫生的影响降到最低。夹板固定过程中患者须软食以避免再次创伤。

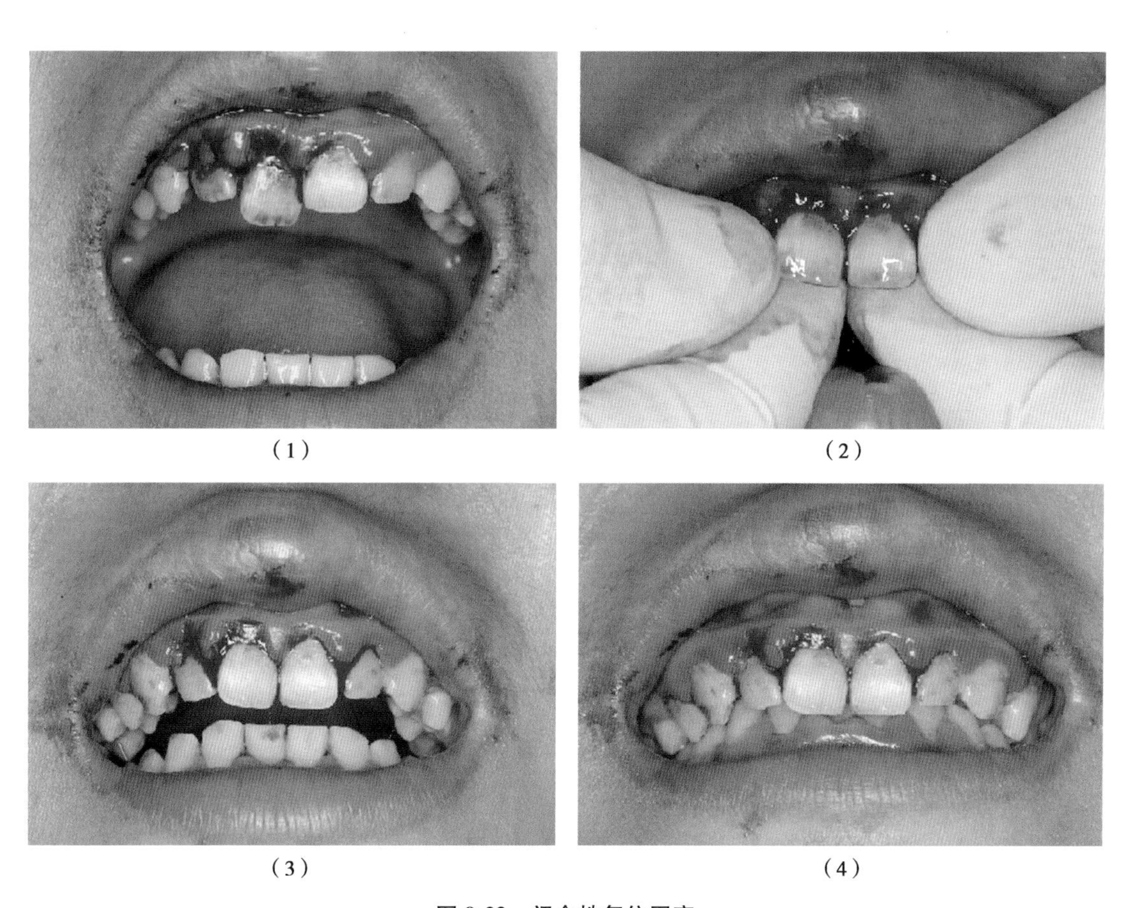

(1)　(2)　(3)　(4)

图 9-23　闭合性复位固定

(1)11 外脱位;(2)手法复位;(3)11 复位后;(4)咬合关系恢复。

2. 开放性复位固定　单纯牙槽突骨折进行开放性手术复位并不多见,主要在牙槽突骨折片移位明显,骨片和上面的牙影响骨折片正确复位的时候才需要开放性操作。陈旧性骨折患者,牙槽突已经错位愈合者也必须行开放性手术复位固定。一般手术切口位于骨折线根方的前庭沟处,以尽量保留完整的牙龈延续性和血供。有时不规则的松质骨会影响骨折片的复位,所以需要去除部分骨质。骨折片正确复位,咬合关系恢复正常后,用小钛板进行稳定固定即可,钛钉放置的位置要避开牙根。骨折片上的牙如已有感染迹象应考虑一期拔除,否则应尽量保留。

牙槽突骨折与颌骨骨折合并发生时,应当在患者全身状态稳定以后再进行骨折的处理。在急诊处理时,手法骨折复位和钢丝牙弓夹板进行颌间牵引固定是保证骨折良好愈合常用的简单易行的方法。随着骨内固定板在颌骨骨折固定治疗中越来越广泛的应用,小钛板及可吸收板在开放急诊手术中使用得也越来越多。

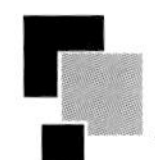

（三）根尖孔已经闭合的恒牙完全脱位后的处理规范

1. 牙完全脱位后患者自行处理的处理规范

（1）患者保持安静。

（2）用手指或器械握持牙冠，避免接触牙根。

（3）如果牙是干燥的，用冷的流动清水冲洗干净后重新植入牙槽窝中，然后咬住一块手帕以固定患牙的位置。

（4）如果无法立即植回脱落牙，可以把脱位牙放入牛奶或其他合适的液体中，患者携至急诊科。脱位牙也可以放到患者口腔内保持湿润，但是年龄太小的儿童患者可能会吞入消化道，因此也可让患者吐一些唾液到小容器中，然后把牙放入容器保存，但一定要避免直接放到清水中。

（5）初步处理保存患牙后，立即到急诊口腔医生处进行治疗。

2. 患者把患牙置入牙槽窝时，行牙再植的处理规范

（1）保持患牙在牙槽窝中。

（2）用生理盐水清洗患牙和周围组织。

（3）缝合撕裂的牙龈和软组织。

（4）患牙再植入牙槽窝，检查咬合并拍 X 线片确保患牙正确植入牙槽窝内。

（5）弹性夹板固定 2 周。

（6）使用抗生素防止感染，必要时注射破伤风抗毒素或免疫球蛋白。

（7）告知患者注意事项。

（8）再植后 7~10d，去除夹板之前行根管治疗。

3. 患牙保持在液体中或干燥时间小于 60min 时，行牙再植的处理规范

（1）生理盐水清洗牙根，去除牙根表面的污物及坏死组织。

（2）局部麻醉。

（3）生理盐水冲洗牙槽窝。

（4）检查牙槽突，如果有牙槽窝骨折，用器械复位。

（5）患牙再植入牙槽窝，轻轻加压，不能用力过大。

（6）缝合撕裂的牙龈组织。

（7）检查咬合并拍 X 线片确保患牙正确植入牙槽窝内。

（8）弹性夹板固定 2 周。

（9）使用抗生素防止感染，必要时注射破伤风抗毒素或免疫球蛋白。

（10）告知患者注意事项。

（11）再植后 7~10d，去除夹板之前行根管治疗。

4. 患牙干燥时间超过 60min 或组织细胞失去活力时，牙再植的处理规范

（1）去除患牙上附着的失去活力的软组织。

（2）再植前进行根管治疗，也可根据口内医师的建议再植后 7~10d 行根管治疗。

（3）局部麻醉。

（4）生理盐水冲洗牙槽窝。

（5）检查牙槽突，如果有牙槽窝骨折，用器械复位。

（6）患牙再植入牙槽窝，轻轻加压，不能用力过大。

（7）缝合撕裂的牙龈组织。

（8）检查咬合并拍 X 线片确保患牙正确植入牙槽窝内。

（9）弹性夹板固定 2 周。

（10）使用抗生素防止感染，必要时注射破伤风抗毒素或免疫球蛋白。

（11）告知患者注意事项。

（四）根尖孔未闭合恒牙完全脱位的治疗规范

根尖孔未闭合的恒牙与已经闭合恒牙处理的不同主要在于再植后是否行根管治疗。对于患者牙脱位立即再植或 60min 之内再植的病例，再植后应随访检查牙髓活力，确定牙髓已经完全失去活力，再行根管治疗。对于患牙干燥时间超过 60min 或组织细胞失去活力的患牙，则与根尖孔已经闭合患牙的处理相同。

（五）治疗中夹板技术的操作规范

1. 夹板的选择　根据患者受伤的严重程度和损伤范围，并根据诊室具备的材料和条件进行及时的夹板固定是保证牙外伤治疗效果的关键。超强纤维带加树脂夹板是固定效果可靠、美观接受度高且容易保持清洁的较佳选择。很多急诊室没有复合树脂或正畸托槽等材料，但是钢丝结扎固定的条件一般都可以具备，简单的钢丝结扎或牙线结扎可以明显降低后期治疗的难度。如因为条件所限仅仅进行软组织缝合，未建议患者及时转诊进行脱位牙和牙槽骨骨折的复位固定，这样所造成的畸形愈合和咬合错乱会给以后的治疗带来非常大的困难。

2. 常用夹板操作规范　牙脱位及牙槽突骨折在正确复位后均需进行固定以利于牙周膜的愈合或促进牙根与牙槽突的骨性粘连，减少牙根吸收。弹性夹板是保持外伤牙正确复位和固定的首选。研究证实脱位牙再植后，允许轻微活动、固定时间不需要太长的夹板固定可以促进牙周和牙髓恢复活力。夹板固定时间一般为 2 周，包括再植的脱位牙。

临床上采用较多的夹板为钢丝结扎夹板、钢丝复合树脂及树脂夹板，夹板需固定在患牙双侧至少一个邻牙上。对于上颌牙的固定，夹板应放置在牙的唇颊侧以避免舌头活动受限及干扰咬合，也方便于进行根管治疗；而对于下前牙，可将夹板置于舌侧以免影响咬合。使用唇侧钢丝复合树脂夹板时，需将钢丝弯制成弓形并与所固定牙的唇面外形一致。牙槽突骨折的固定使用的夹板其长度均应超过骨折线 3 个牙位。临床常用夹板操作规范如下。

（1）牙间隙钢丝间断结扎（图 9-24）：用一根主丝从需要固定牙列部分的两端牙齿远中穿过结扎，然后在每个牙间隙腭侧插入一根 U 形副丝分别从主丝龈方和切方穿过，在保证咬合关系正常的基础上依次扎紧钢丝固定牙齿，伴有骨折的牙槽突也随之固定。主丝舌侧的钢丝务必保持在舌侧隆突的冠方，避免滑入龈沟造成牙周损伤。

（2）钢丝八字结扎（图 9-25）：取直径 0.25mm 的不锈钢丝一段，从中央弯成 U 形，钢丝从固定基牙的远中牙间隙穿过，两端分别位于牙齿唇面和舌面，钢丝在近中牙间隙处进行 8 字形唇舌侧交叉，然后顺时针方向扭结，根据牙间隙近远中宽度确定扭结多少，长度应恰好占据间隙，以防止牙向近远中移位，然后将钢丝绕至近中的邻牙，围绕该牙再做扭结，依次结扎，直至另一侧固定的基牙，最后将钢丝末端拧紧，剪去多余钢丝，断端弯于牙间隙内，如此将患牙及基牙拴结在一起。钢丝在前牙舌侧的位置应处于舌隆突的冠方，防止滑向根方，在邻面应位于牙邻接区的根方，以防止从冠方滑脱。此方法简单易行，但是松动牙较多时结扎稳定性稍差。

（3）牙弓夹板钢丝结扎：牙弓夹板可以带钩也可以不带钩，带钩者可以行颌间牵引对颌骨骨折进行牵引复位和固定。使用直径 2mm 的铝丝或成品带钩牙弓夹板，按牙弓唇面形态

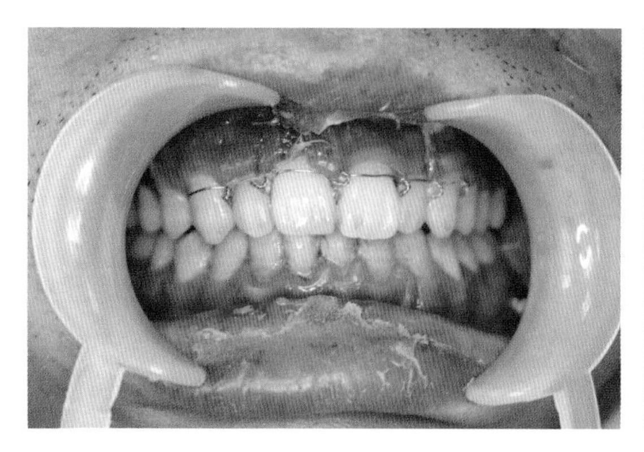

图 9-24　13-23 钢丝牙间隙间断结扎

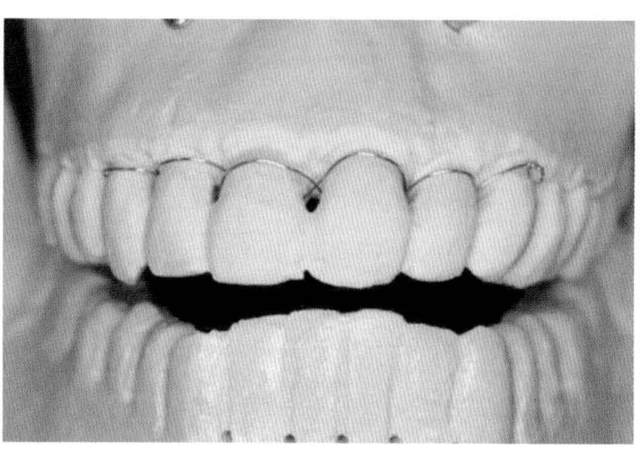

图 9-25　8 字结扎

弯制成形，然后用较细的金属结扎丝穿过牙间隙，将牙弓夹板结扎在骨折线两侧的部分或全部牙齿上，以固定脱位牙和骨折段（图 9-26～图 9-30）。

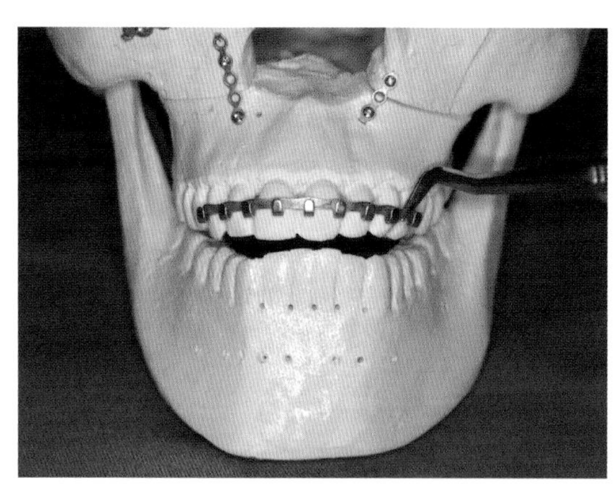

图 9-26　牙弓夹板长度测量

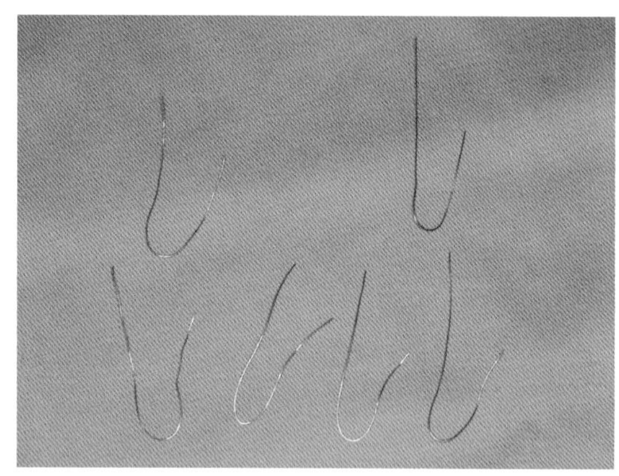

图 9-27　结扎钢丝准备

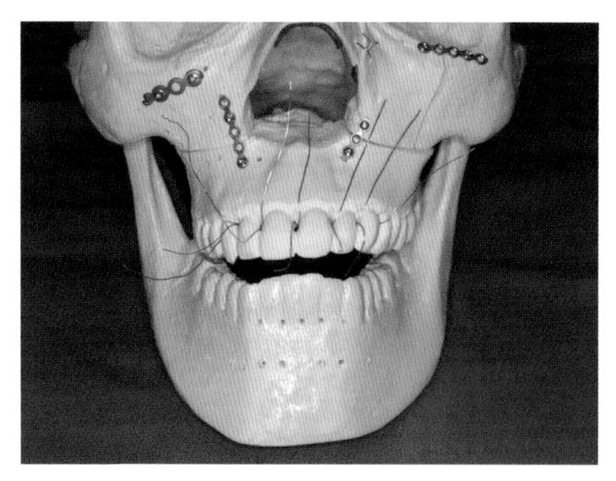

图 9-28　结扎钢丝放置基牙近远中，钢丝两端分别弯向龈方和切方，便于把牙弓放置在钢丝两端之间

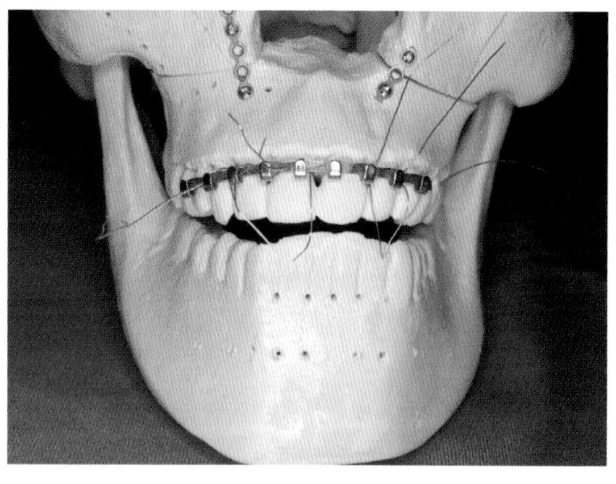

图 9-29　牙弓弓杠放置于结扎钢丝之间，用持针器夹住两端，顺时针拧紧

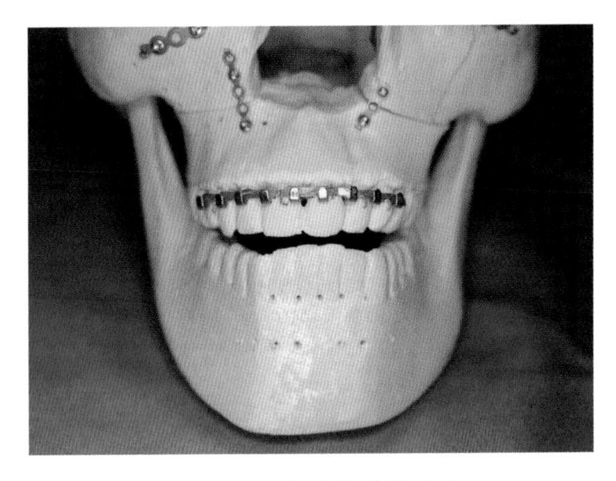

图 9-30　牙弓夹板结扎完成

（4）树脂粘接夹板：用树脂或粘接剂直接固定松动牙。牙面彻底清洁后在需固定牙的邻面进行酸蚀处理，然后清水冲洗、吹干，在邻面放置粘接剂直接粘接，或涂一层粘接剂后再用树脂覆盖充填牙邻面以固定松牙，如为光敏树脂则需进行光照固化。注意树脂材料不能过多，勿刺激牙龈乳头，接近牙根部适当保留牙间隙，以利于控制菌斑。树脂固化后进行调磨抛光，以利于清洁卫生。此法还可配合使用超强玻璃纤维条等加固材料，使夹板更加稳定。治疗过程见本章相关病例展示。

（5）钢丝复合树脂夹板（图 9-31，图 9-32）：在钢丝 8 字结扎后，可用光敏复合树脂覆盖加固。在结扎钢丝附近的牙面清洁后进行酸蚀处理，清水冲洗，吹干后在牙面涂一层粘接剂，光照 1min 后，再用光敏复合树脂将钢丝覆盖，厚度以能遮盖住钢丝为好，不宜太厚，以免光固化不全或妨碍咬合，邻面不要压迫龈乳头、不形成悬突，使外形美观光滑，然后光照固化。最后进行调磨和抛光。这种夹板比较牢固，维持时间较长，一般可达 1 年左右或更长，因此适用于牙松动较明显的患者。此方法仅适用于前牙，尤其是下前牙。对于脱位不严重的病例，也可以仅使用唇面钢丝加复合树脂夹板固定，减少 8 字结扎钢丝对牙龈的损伤，有利于维护口腔卫生。也有人使用牙线或尼龙钓鱼线代替钢丝进行夹板固定，以达到更美观的目的。牙线和尼龙线缺乏刚性，因此在树脂固化前必须再次确定脱位和松动牙是否恢复到正常咬合位置，必要时拍 X 线片确定。

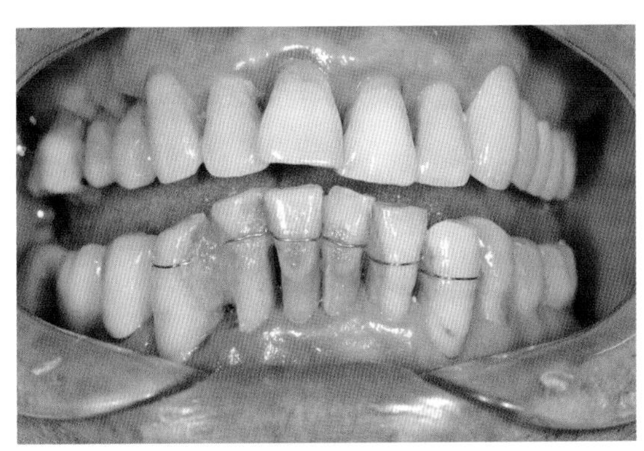

图 9-31　钢丝 8 字结扎复合树脂夹板唇面观

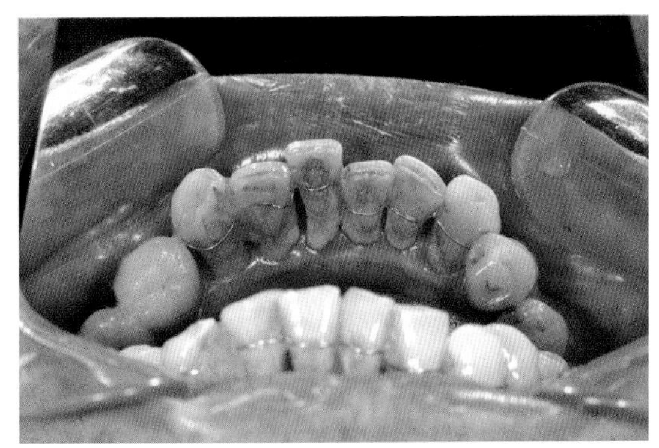

图 9-32　钢丝 8 字结扎复合树脂夹板舌面观

（6）正畸托槽弓丝夹板（图 9-33，图 9-34）：使用正畸托槽及弓丝进行夹板固定是一种操作方便，固定稳定，易保持卫生清洁的方法。托槽粘接在患牙及两侧至少各一颗健康邻牙唇面，如果松动患牙数量较多则需要增加基牙数量。弓丝使用圆丝和方丝均可，需要按照牙弓唇面弯制成形。托槽与弓丝用细钢丝或橡皮圈固定都可以，橡皮圈固定简单且易清洁。

使用托槽固定最有利的一点是可以随时取下橡皮圈来检查患牙恢复情况，如果发现患牙仍然松动可以重新结扎橡皮圈继续固定。另外对于手法复位后患牙仍有移位者可以进行一定的根方或龈方牵引，使患牙调整到理想的位置。

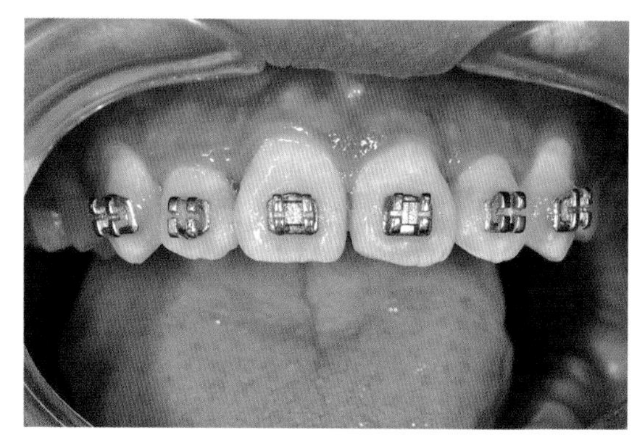

图 9-33　在需要固定的牙的唇面粘贴正畸托槽

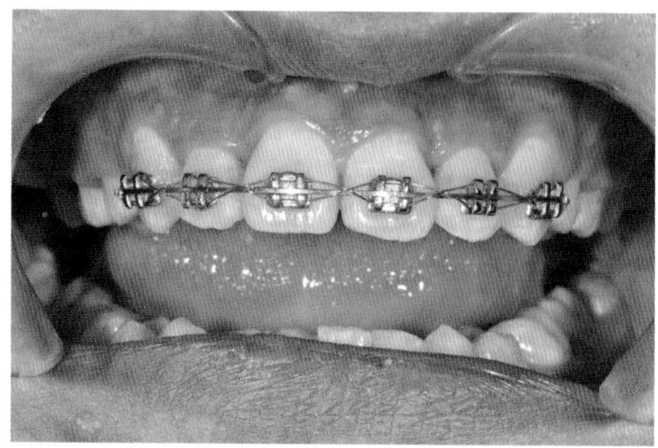

图 9-34　橡皮圈正畸结扎丝固定弓丝

（7）真空压膜牙托（图 9-35，图 9-36）：清创后将牙槽突及患牙复位至正常解剖位置，在骨折线两侧牙齿邻面用流动树脂初步固定。取模后灌注硬质石膏，填补较大倒凹后，使用 2mm 厚树脂膜片在牙科真空成型机上正压成型制作牙托。按照需要固定牙齿数量及牙槽突范围修剪牙托大小，唇侧边缘一般至附着龈，牙槽突骨折处可延伸至骨折线外 3~5mm。

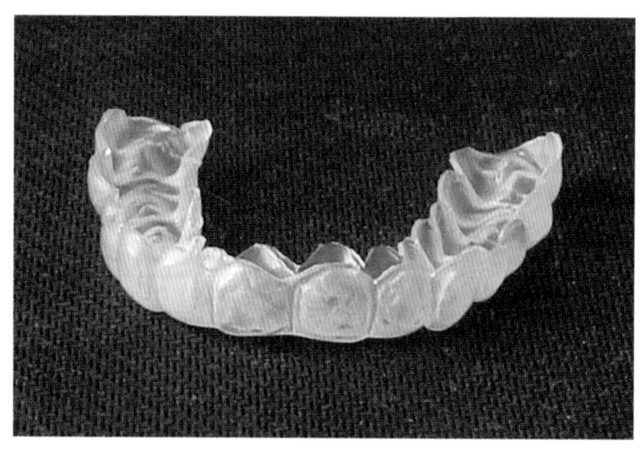

图 9-35　真空压膜牙托

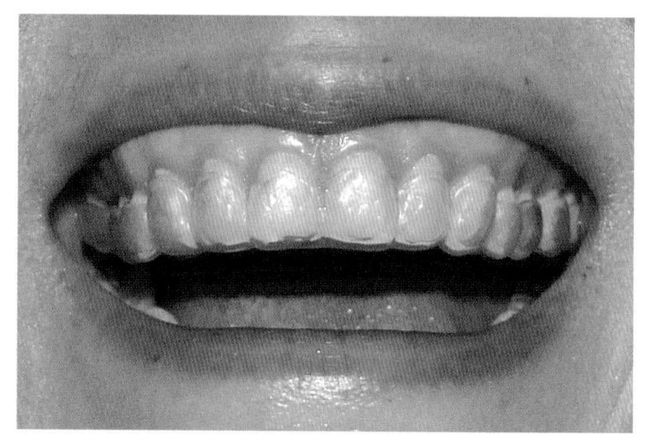

图 9-36　配戴牙托固定牙齿

（六）牙外伤的药物治疗

牙外伤未完全脱位者，术后无需使用抗生素，用抗菌漱口水保持口腔清洁即可。如果受伤区域有感染迹象、牙齿完全脱位后再植，或开放性手术有钛板和钛钉植入固定时，术后应常规使用抗生素和抗菌漱口水。如果伤口污染严重，尤其是有泥土污染时，应使用破伤风抗毒素血清抗体或免疫球蛋白预防破伤风杆菌感染。

三、牙外伤的治疗要点

（一）牙外伤诊治规范的遵循

牙外伤的主要并发症是牙髓坏死、牙根吸收、牙槽骨吸收及牙脱落。遵循牙外伤治疗指

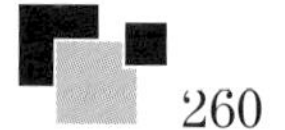

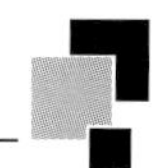

南进行规范诊治和操作可以明显降低并发症的发生。Katharina 等对 291 位牙外伤患者的 361 颗患牙进行了长达 5 年的随访,证实按照 IADT2007 版牙外伤治疗指南进行诊治操作的患者,其并发症发生率明显降低。同时发现牙髓坏死、牙脱落主要发生于受伤后 6 个月之内,因此重点随访期是治疗后半年之内。

(二) 受伤组织的保留

牙外伤的治疗目的是恢复牙、牙槽骨及牙龈的形态和功能。传统上对骨折线上的牙一律拔除的治疗做法已经被摒弃,而尽可能多地保留天然牙是口腔科医师达成的共识。虽然医师在治疗中希望保留所有的受损组织,但是总有一些牙和骨组织不得不去除或者仅能暂时性保留。因此,在对外伤进行诊断并制订治疗计划时,就要充分考虑是否去除以及何时去除不能永久保留的牙和骨折片。牙的保留和治疗通常需要牙体牙髓科、修复科或儿童牙科的医师共同参与进行综合序列治疗。但是对于牙槽突骨折中的牙能否保留必须考虑牙周组织的情况,牙周膜损伤严重却要强行保留患牙的做法并不可取。最终的修复计划中没有作用的牙齿也不必勉强保留,否则会妨碍最后的修复效果。另外,牙槽突骨折中一些无法永久保留的牙齿如果立即去除,可能会增加牙槽突的损伤,或者可以用作固定牙槽骨的临时固定物,那么暂时保留患牙是有益处的。例如完全脱位的牙齿经过检查已经确认不具备再植的条件,但是为了固定剩余牙齿及牙槽突时保持精确的位置和空间,此时利用脱位牙维持牙间隙是一个可行的选择,然后在后期的治疗中再去除患牙。如果不涉及牙槽突的骨折,不能保留的牙齿根折及碎片应该去除,但如果同时伴有牙槽突骨折,且会影响牙槽突愈合时,断根应该暂时保留,待牙槽突愈合后再行牙根拔除。一些根折,尤其是根尖三分之一发生的根折往往在后期治疗行 X 线片检查时才得以发现,此时需根据具体情况来决定是否保留。乳牙完全脱位后一般不主张再植,因为可能会影响恒牙的生长和发育。但是 1 岁以内的乳牙完全脱位对患者美观影响较大,且保持恒牙萌出的空间也是需要解决的问题。Lara 对一位 9 个月患儿脱位的切牙进行了再植,发现是可以保持间隙、改善美观的简单有效的方法,5 年后恒牙萌出没有受到不良影响。

(三) 牙槽突骨折的处理

牙外伤的治疗程序中,首先要考虑牙槽骨的处理,包括复位和固定,然后是与骨相关的牙的复位,最后再进行软组织的缝合。牙槽突上没有咀嚼肌附着,骨质较疏松、血运好,损伤后愈合较快。对于牙槽突的治疗原则是准确复位、妥善固定。准确复位的要求是将骨折段恢复到基本正常的解剖位置,尤其是骨折段上的牙齿需恢复原有的咬合关系。对于牙槽突的骨折,清创操作要保守,尽量多保留骨组织。牙槽骨血运丰富,愈合能力强,只要有很少的软组织附着就能成活。牙槽突骨折片上的牙齿需用牙弓夹板固定 3~4 周。

(四) 牙髓治疗

牙折患者有可能需要进行牙髓的处理,包括盖髓术、活髓切断术、根尖诱导成形术、根管治疗术等,具体内容参考《牙体牙髓病学》。

四、牙外伤的预防

牙外伤往往造成牙齿不可逆的损伤,尤其对于儿童及青少年的生理和心理来说影响更加巨大,因此牙外伤重在预防。对于高风险的活动施行初级预防和二级预防是防止严重牙外伤和牙槽突骨折发生的重要手段。初级预防指医疗保健人员向社区进行牙外伤防护知识的宣讲和普及,督促人们在进行高风险运动时佩戴防护牙托和防护面具、头盔,同时积极进行龋齿和错㕮畸形的治疗。牙托有成品通用型(图9-37)、半成品型(图9-38),也可以根据个人牙列形态制作个体化牙托(图9-39)。

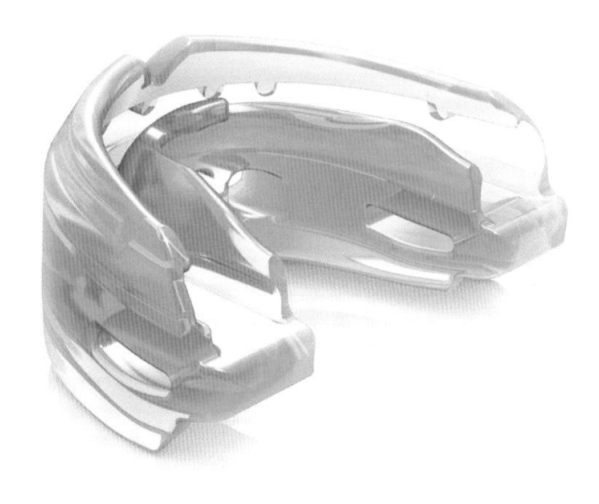

图 9-37　通用型牙托

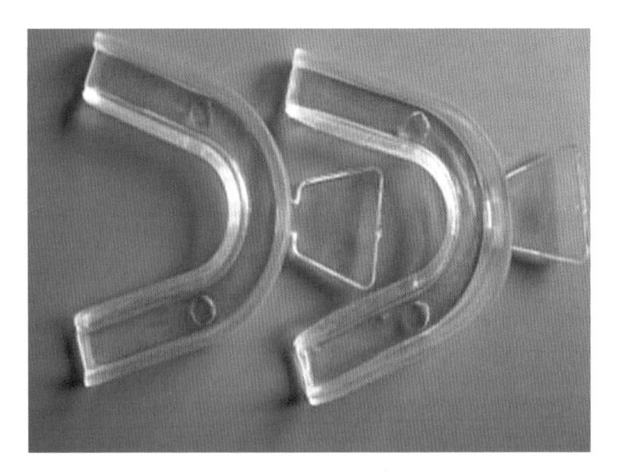

图 9-38　半成品牙托

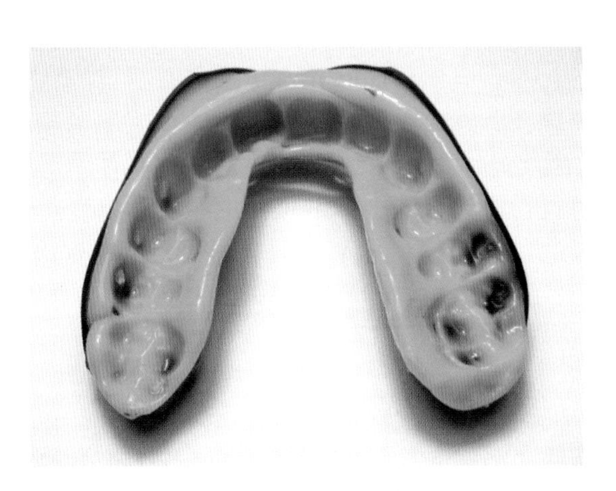

图 9-39　个体化牙托

二级预防是指对牙外伤后的即时处理,尤其是牙齿完全脱位时对离体牙的处置方式。是否正确处理脱位牙对后期的恢复至关重要。

第四节　相关病例介绍

病例1:牙完全脱位后再植复合树脂纤维带固定。

病史及检查:患者,男,21岁,因骑车摔掉上门牙1小时就诊。患者1小时前骑自行车不慎摔倒,面部触地,上门牙脱出,有少量出血,无昏迷、头晕、恶心及呕吐,意识清楚,四肢活动正常。患者找到脱落的门牙,放入牛奶中携带至口腔急诊。查体:自主体位,四肢活动自如。意识清,应答正常,一般生命体征稳定。颏部皮肤擦伤,无出血。11完全脱位,浸泡于牛奶中,表面有少量污物,近中切角冠折未露髓。21冠折露髓,22牙釉质折断。X线片示11牙

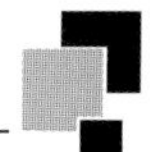

槽窝空虚,无明显牙槽突骨折及颌骨骨折影像。

处理:清洗脱落的11患牙,再植入牙槽窝,使用流体树脂和超强纤维带固定12—22唇面,复合树脂加固表面,固化后抛光、调𬌗。11和21行根管充填(图9-40~图9-59)。

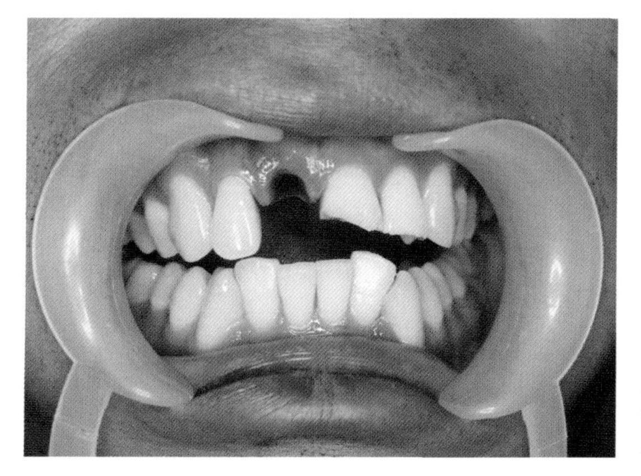

图9-40　11脱落,21冠折露髓,22冠折

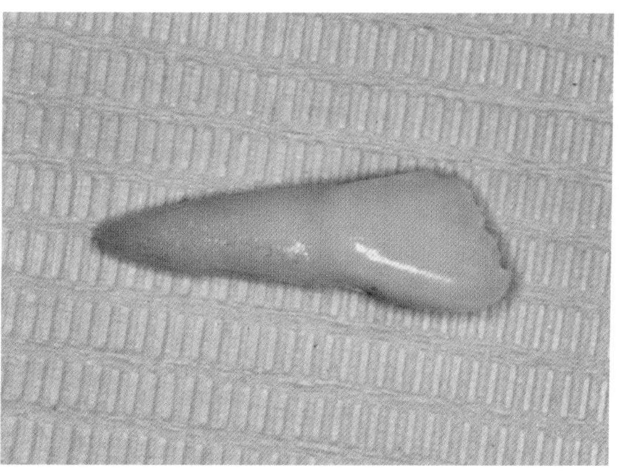

图9-41　脱位牙可见近中切角折断

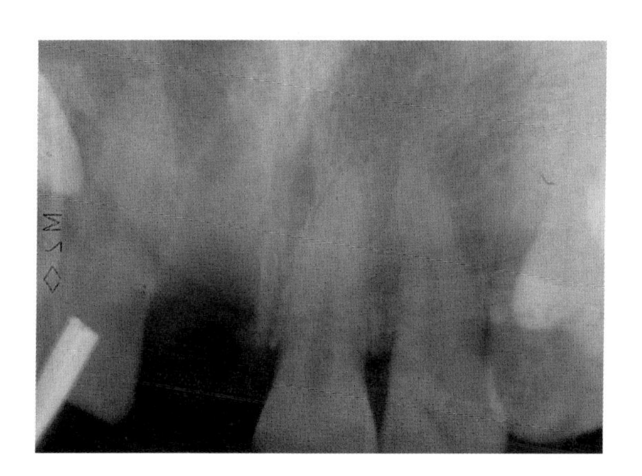

图9-42　牙脱位X线片

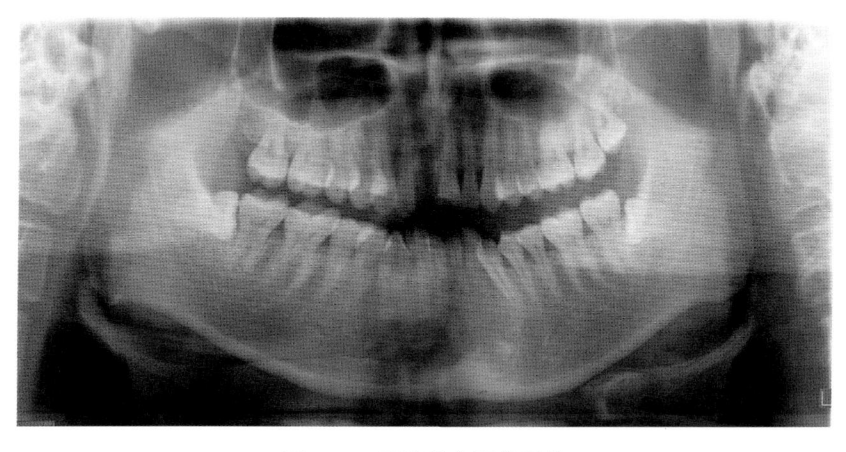

图9-43　牙脱位曲面体层片

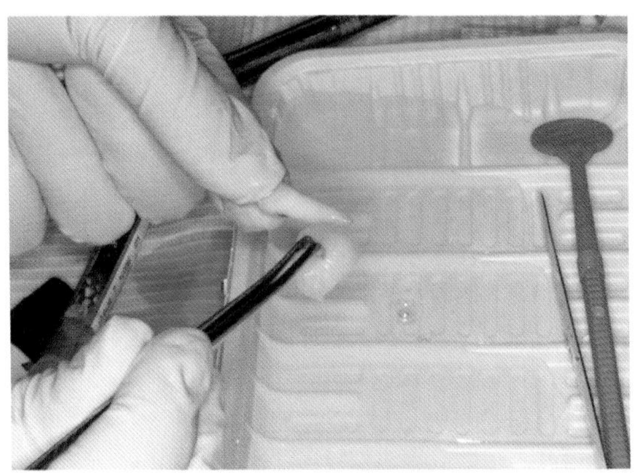

图 **9-44** 脱位牙清洗

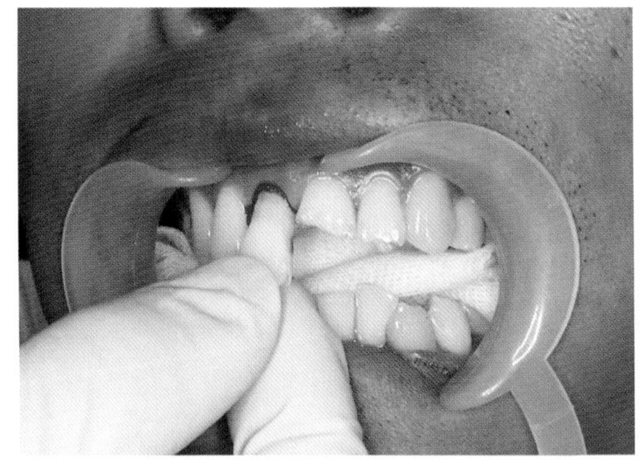

图 **9-45** 脱位牙植入牙槽窝

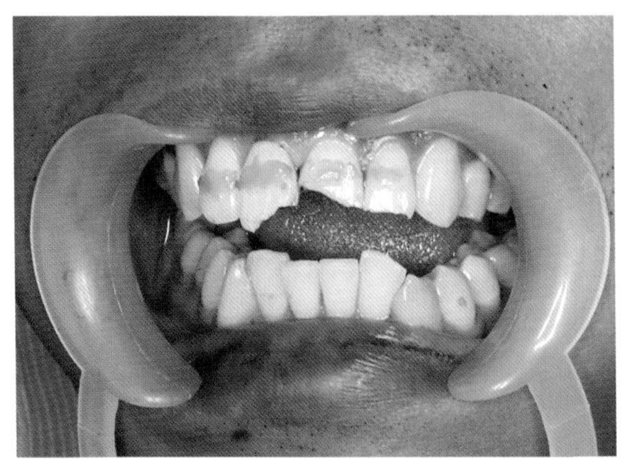

图 **9-46** 牙面酸蚀

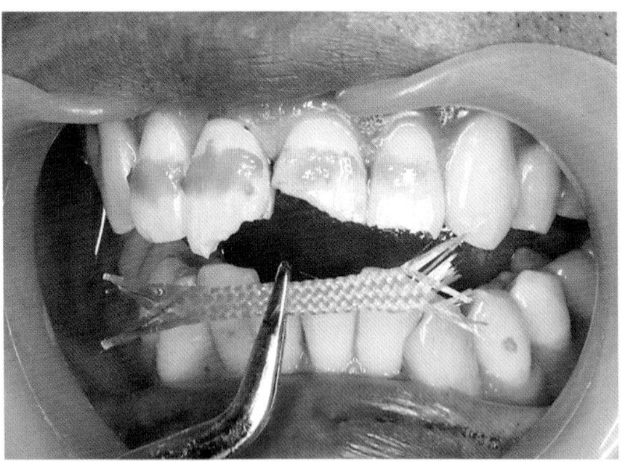

图 **9-47** 测量纤维带长短

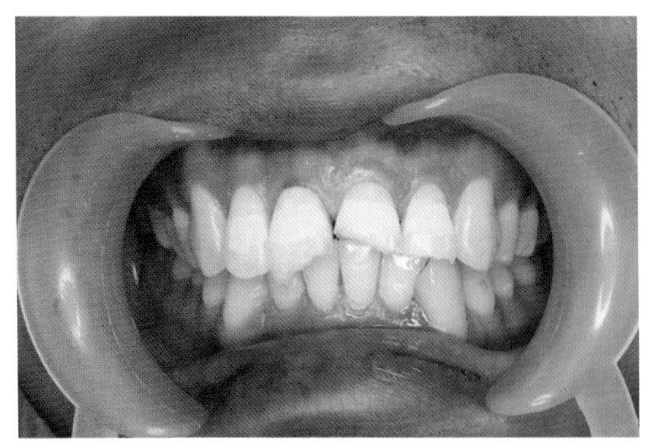

图 **9-48** 唇面酸蚀后吹干

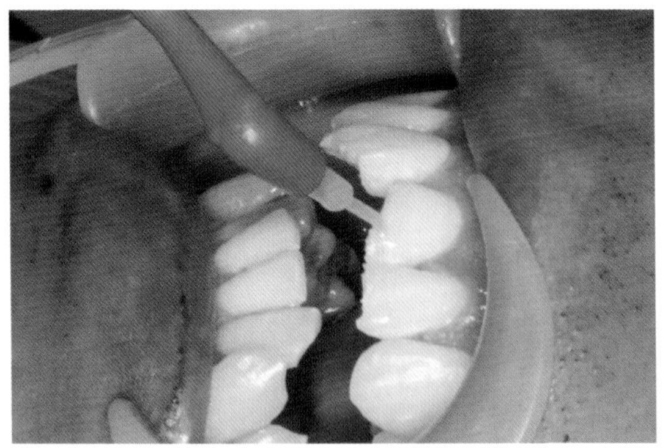

图 **9-49** 涂粘接剂

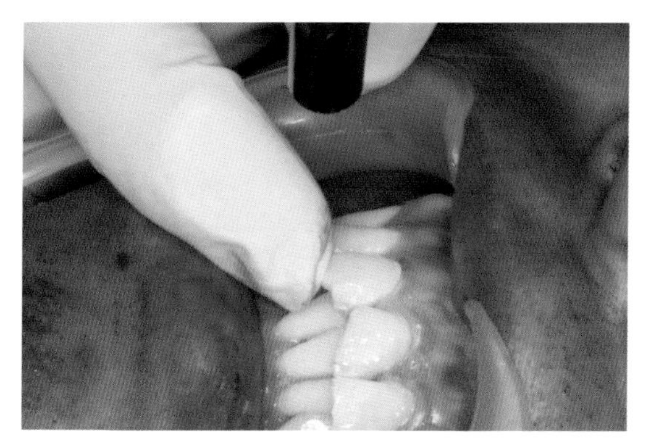

图 9-50　光照粘接剂

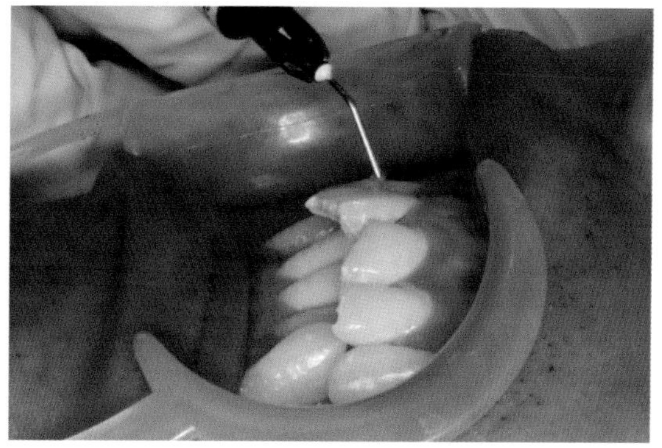

图 9-51　涂流体树脂

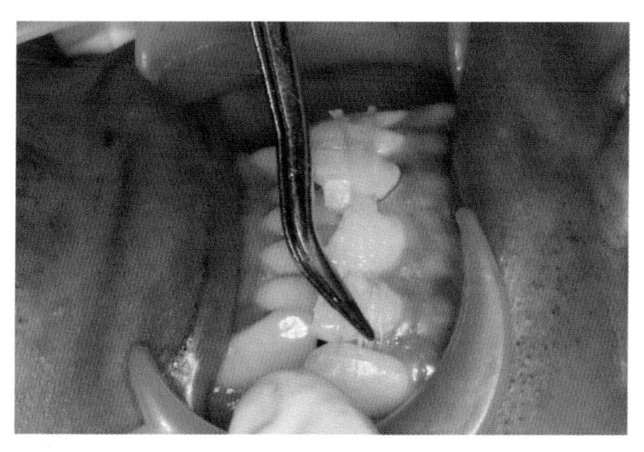

图 9-52　放置纤维带

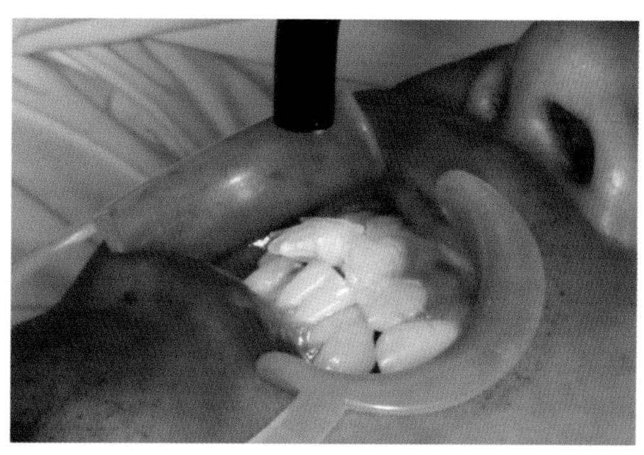

图 9-53　固化纤维带

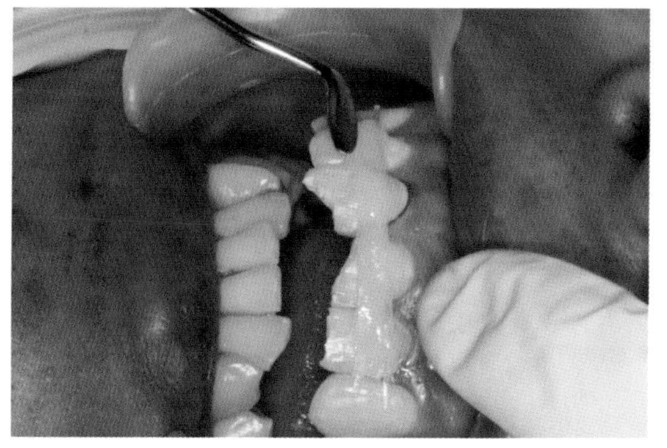

图 9-54　纤维带表面涂复合树脂

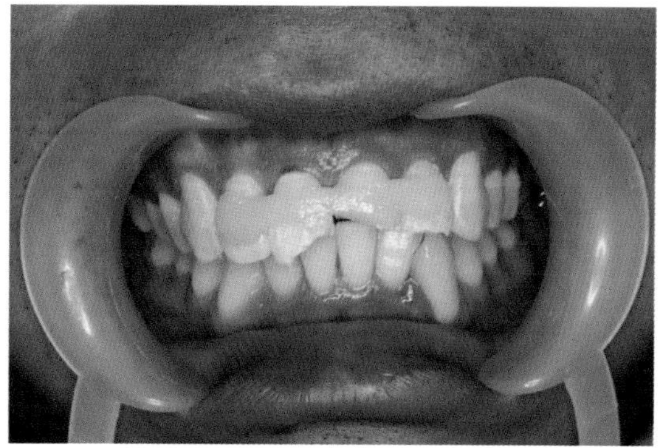

图 9-55　固化完成，抛光，调𬌗

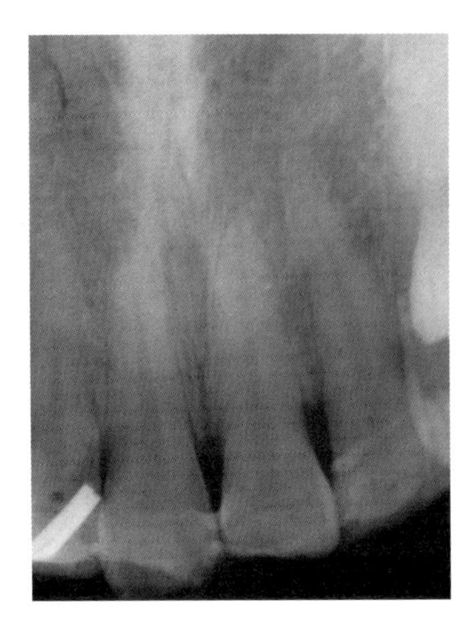

图 9-56　再植后即刻 X 线片

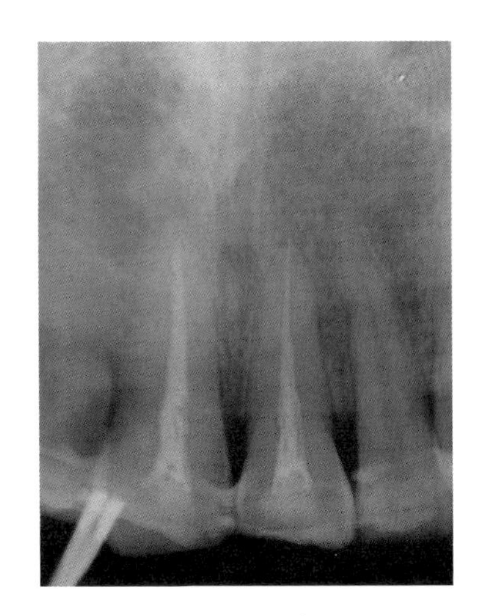

图 9-57　再植 2 周后 X 线片，见再植牙牙周膜影像模糊

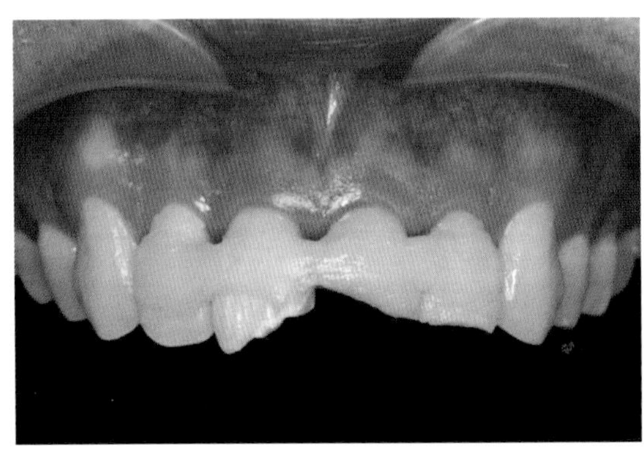

图 9-58　再植 2 周后唇面观

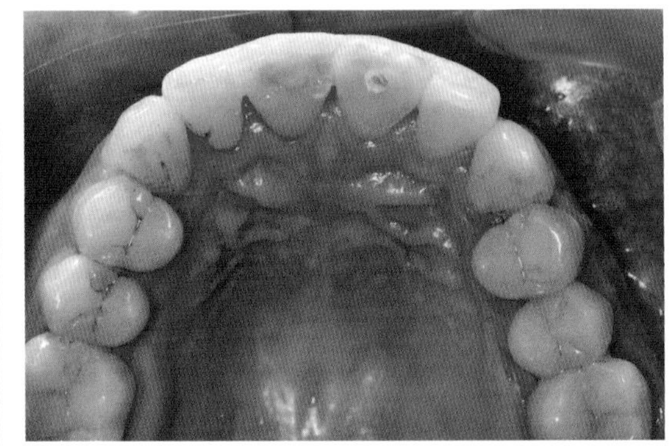

图 9-59　再植 2 周后𬌗面观

病例 2：患者，男，13 岁，外伤致 22、23 脱落，当地医院行清创缝合，脱落牙齿置于牛奶中携带至门诊。临床检查发现 22 根尖已经闭合，23 根尖未完全闭合，距牙齿脱落已超过 1 小时，给予 22 及 23 根充后再植，11—24 唇面钢丝及复合树脂固定（图 9-60～图 9-75）。

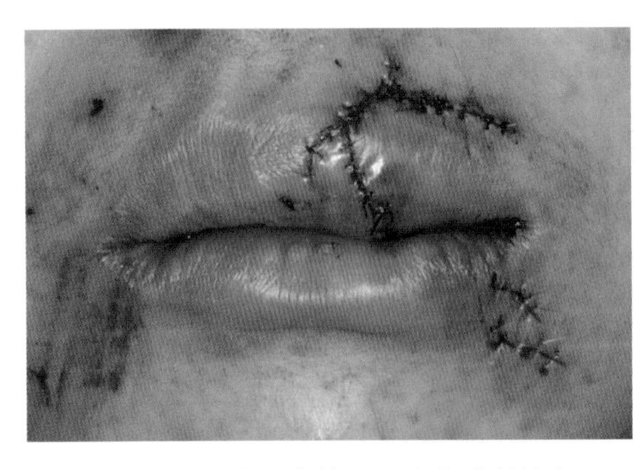

图 9-60　唇部受伤情况，已经行清创缝合

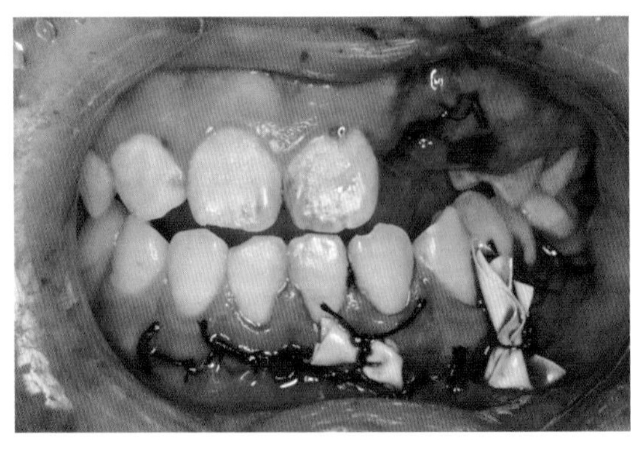

图 9-61　口内受伤情况

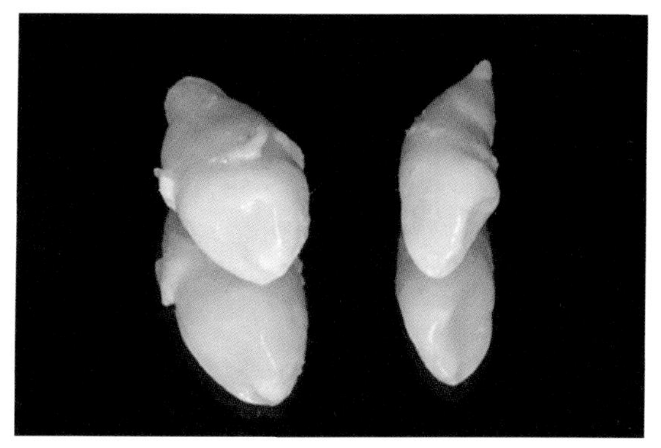

图 9-62　完全脱位的 22、23

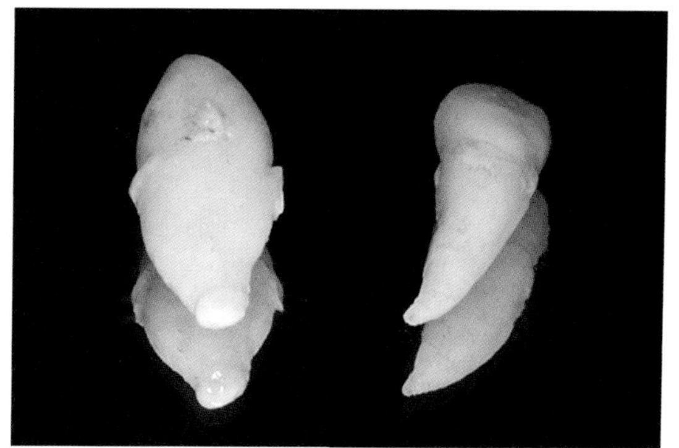

图 9-63　脱位牙根尖，可见 23 根尖孔未完全闭合

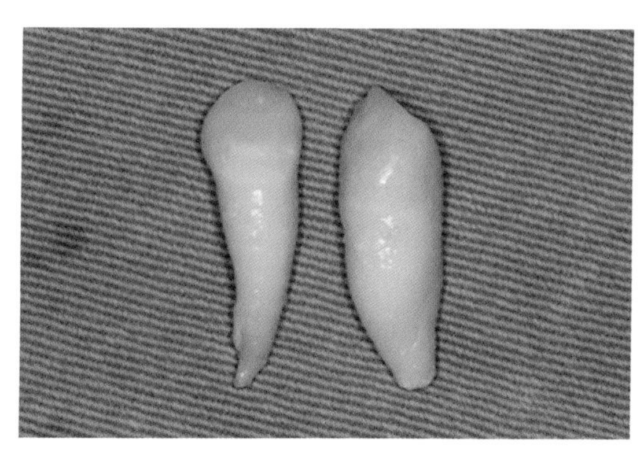

图 9-64　脱位牙 22、23 行离体根充治疗后

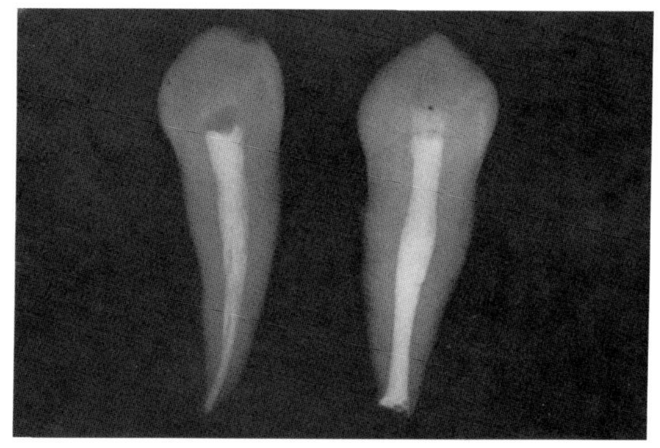

图 9-65　脱位牙根充后 X 线片

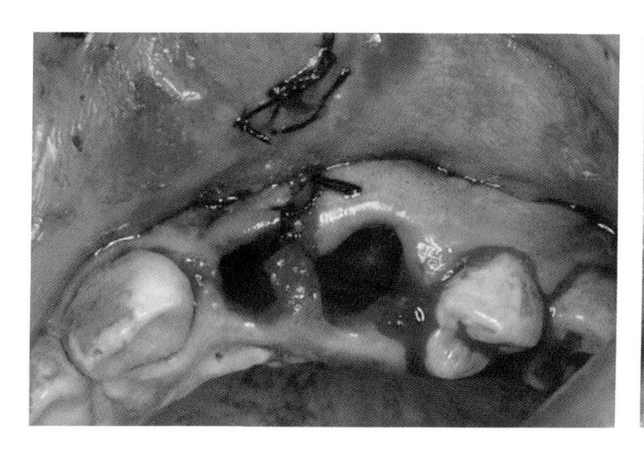

图 9-66　脱位牙牙槽窝𬌗观

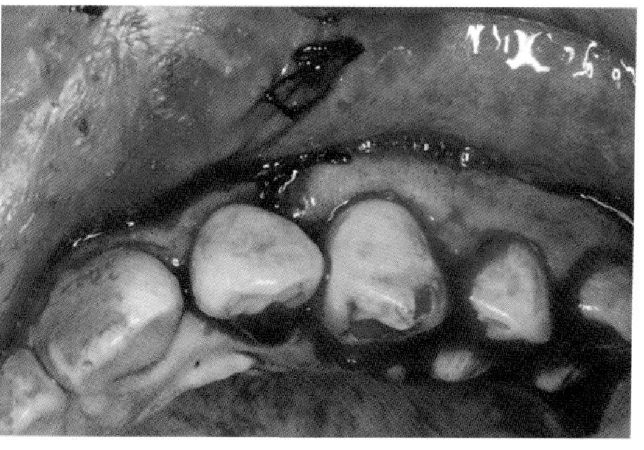

图 9-67　脱位牙 22、23 再植入牙槽窝后𬌗观

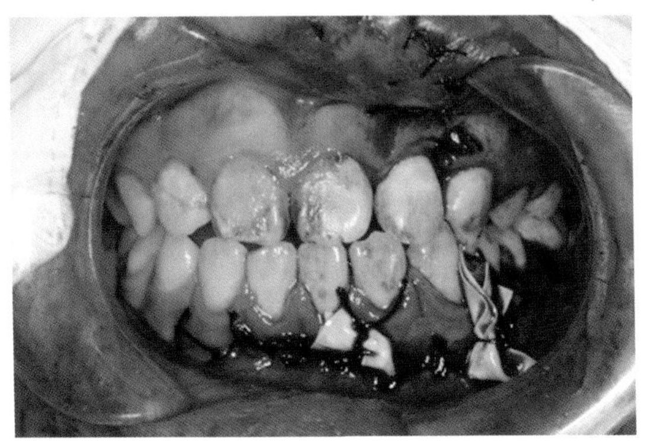

图 9-68　检查再植后咬合关系

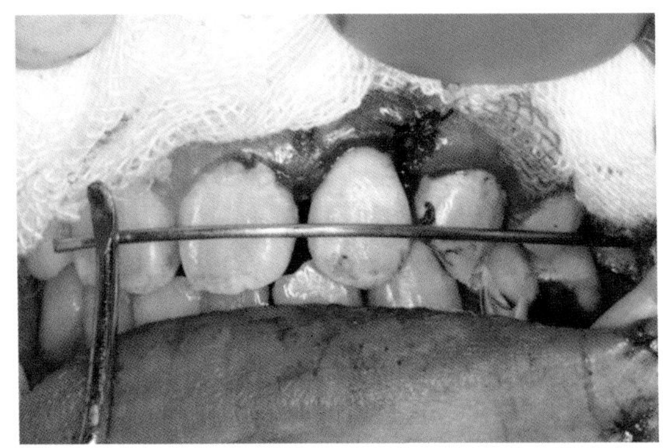

图 9-69　调整固定用钢丝的长度和曲度

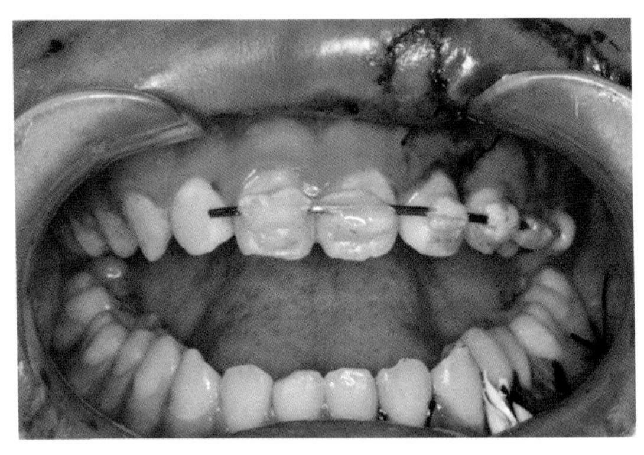

图 9-70　唇侧用复合树脂固定钢丝

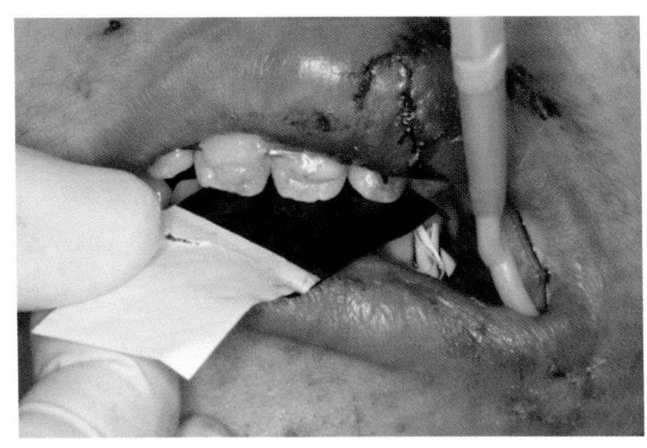

图 9-71　咬合纸检查患牙咬合高点

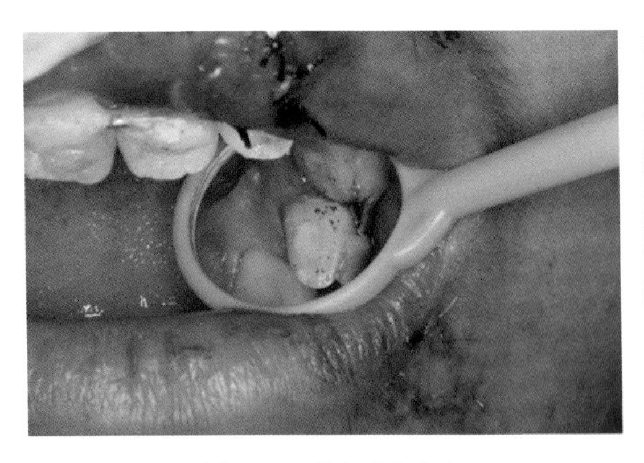

图 9-72　观察咬合高点

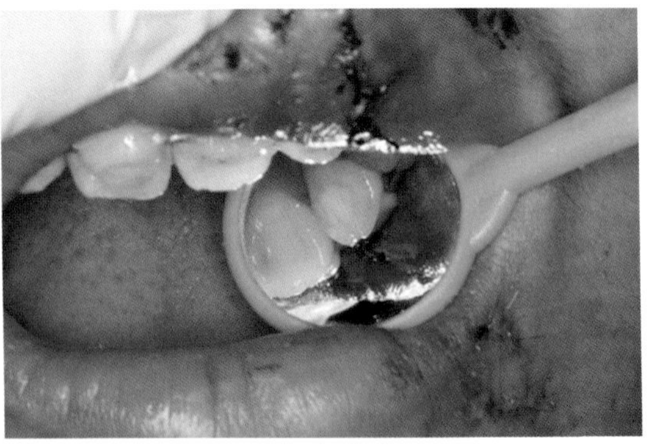

图 9-73　调殆

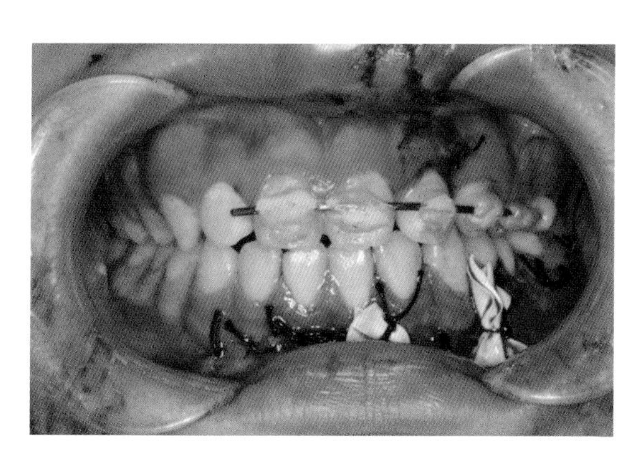

图 9-74　调𬌗后咬合关系良好

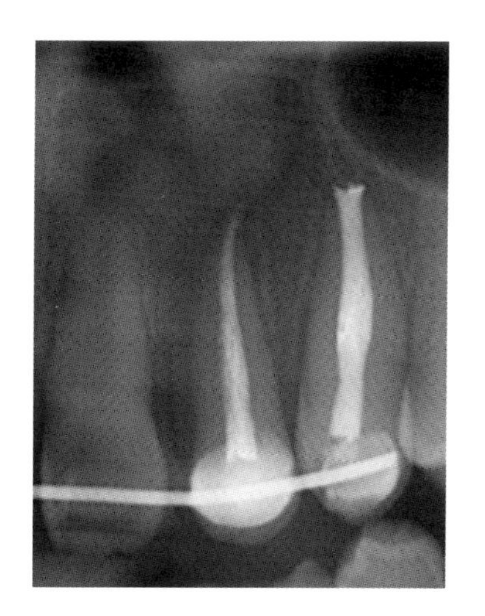

图 9-75　再植固定后 X 线片

第五节　研究热点

（一）牙外伤的放射诊断学研究

牙外伤的正确诊断对于患牙预后的评估以及确定合适的治疗方案非常重要，目前诊断方式依赖于临床表现和影像学检查。传统胶片和口腔数码 X 线摄影是诊断根折最为常用的方法。X 线片上一条透亮的骨折线是诊断垂直型根折的显著特征。然而在早期阶段，骨折线不易在 X 线片上反映出来。传统的 X 线片是三维解剖结构的二维图像，相邻的组织、形态的变化、周围的骨密度、X 线成角和对比度都可以影响影像学的解读。CBCT 是一种新的影像学方法，目前已应用于牙髓的病例诊断、根管形态的评估以及根折类型的评估等。CBCT 可提供临床医师亚毫米级的空间分辨率图像用于诊断，且辐射剂量比传统 CT 扫描显著降低。CBCT 的一个优点是影像可以以不同的表现形式进行研究，它们可以在任何空间平面内旋转而不会将解剖结构叠加。CBCT 可以提供临床医师许多常规 X 线摄影不能提供的信息，并且可以提供更加准确的图像，因此受到众多学者的重视，成为最新的研究热点。

（二）牙完全脱位后的再植

牙完全脱位后的再植一直是牙外伤治疗中的研究热点之一。牙脱位再植治疗后成功的关键是观察能否获得理想的牙周膜愈合，保持牙周膜细胞的活性。影响牙周膜活性的主要因素有脱位牙的干燥时间、牙周膜的感染情况和受到机械损伤的严重程度。牙再植后牙周膜恢复时间一般是 3~4 周，而牙周膜细胞离体 15min 后就开始失去正常代谢。研究表明脱位牙在被干燥 20min 之内进行再植后出现并发症较少，如果患牙脱位后立即放入合适的保存液中，在 1~3h 之内再植入牙槽窝内，也可以获得同样较好的疗效。因此有学者认为适当的脱位牙保存方法比减少离体时间对再植牙能否存活的影响更大，因此如何保存离体牙以保证牙周膜细胞存活一直受到相关学者的关注。

（三）牙外伤治疗的循证医学研究

验证各种牙外伤治疗方法是否可行的标准是获得长期保留和功能恢复，对于乳牙则在于是否保持美观且不影响恒牙萌出。不同的治疗方法对远期疗效的影响都需要长期随访观察才能得到最真实的结论。前瞻性的多中心随机对照研究是最理想的研究方法，但是由于牙外伤并发症可能发生在治疗后 5 年甚至 10 年之后，过长的研究周期带来了较大的操作难度。哥本哈根综合医院已经建立了一些多中心研究体系，同时利用猴子等动物模型进行系统研究。中国在获得充足的研究对象方面具有有利条件，但仍较少参与这种国际多中心研究。

（四）牙外伤治疗后常见并发症

牙髓坏死、根管闭塞、牙根吸收和牙槽骨吸收是牙外伤治疗后常见并发症，当前主要的临床研究目标就是减少这些并发症的发生。如牙齿脱位类型和根尖发育情况与牙髓坏死和根管闭塞之间存在的病因学和病理学联系及机制。牙再植后牙根吸收的机制及预防也是牙外伤研究热点之一。

（五）干细胞在牙外伤后牙髓及牙周膜修复中的作用

牙外伤后牙髓及牙周膜恢复正常结构及生理功能是治疗成功的理想标准，但是对于损伤严重的患牙，尤其是完全脱位后再植的患牙，达到这一标准仍有较大困难。干细胞的自我更新和多向分化潜能有望应用于牙髓及牙周膜的恢复及再生，其机制及方法仍然是当前的研究热点和难点。

（王慧明）

参考文献

1. ANDREASEN J O, ANDREASEN F M, ANDEREASEN L. 牙外伤教科书及彩色图谱. 4 版. 葛力宏，龚怡，等，译. 北京：人民卫生出版社，2012.
2. 樊明文. 牙体牙髓病学. 4 版. 北京：人民卫生出版社，2012.
3. 张志愿. 口腔颌面外科学. 7 版. 北京：人民卫生出版社，2012.
4. 龚怡. 牙外伤. 北京：人民卫生出版社，2009.
5. 彭国光，陈志维. 牙颌创伤治疗学. 北京：人民卫生出版社，2011.
6. ELLIS R G. The classification and treatment of injuries to the teeth of children: a reference manual for the dental student and the general practitioner. Chicago, IL: Year Book Publishers, 1946.
7. ANDREASEN J O, ANDREASEN F M. Classification, etiology and epidemiology of traumatic dental injuries// ANDREASEN J O, ANDREASEN F M. Texbook and color atlas of traumatic injuries to the teeth. 3rd ed. Copenhagen: Munksgaard, 1993.
8. BEZROUKOV V. The application of the international classification of disease to dentistry and stomatology. Community Dent Oral Epidemiol, 1979, 7(1): 21-24.
9. DIANGELIS A J, ANDRESEN J O, EBELESEDER K A, et al. International Association of Dental Traumatology guidelines for the management of traumatic dental injuries: 1. Fractures and luxations of permanent teeth. Dental Traumatology . 2012, 28: 2-12.
10. SANDERS B, BRADY F A, JOHNSON R. Injuries//Sanders B. Pediatric Oral and Maxillofacial Surgery. St. Louis: CV Mosby, 1979: 330.

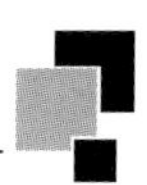

11. LAURIDSEN E, HERMANN N V, GERDS T A, et al. Pattern of traumatic dental injuries in the permanent dentition among children, adolescents, and adults. Dental Traumatology . 2012, 28: 358-363.
12. ROIG M, ESPONA J, MERCADÉ M, et al. Horizontal root fracture treated with MTA, a case report with a 10-year follow-up. Dental Traumatology. 2011, 27: 460-463.
13. TOFANGCHIHA M, BAKHSHI M, FAKHAR H B, et al. Conventional and digital radiography in vertical root fracture diagnosis: a comparison study. Dental Traumatology. 2011, 27: 143-146.
14. WANG P, HE W, SUN H, et al. Detection of vertical root fractures in non-endodontically treated molars using cone-beam computed tomography: a report of four representative cases. Dental Traumatology. 2012, 28: 329-333.
15. ALKHALIFA J D, ALAZEMI A A. Intrusive luxation of permanent teeth: a systematic review of factors important for treatment decision-making. Dental Traumatology. 2014, 30(3): 169-175.
16. ANDREASEN J O, LAURIDSEN E, GERDS T A, et al. Dental trauma guide: a source of evidence-based treatment guidelines for dental trauma. Dental Traumatology. 2012, 28: 142-147.
17. BÜCHER K, NEUMANN C, THIERING E, et al. Complication and survival rates of teeth after dental trauma over a 5-year period. Clin Oral Invest, 2013(17): 1311-1318.
18. DAME-TEIXEIRA N, ALVES L S, SUSIN C, et al. Traumatic dental injury among 12-year-old South Brazilian schoolchildren: prevalence, severity, and risk indicators. Dental Traumatology, 2013, 29: 52-58.
19. KULLMAN L, SANE M A. Guidelines for dental radiography immediately after a dento-alveolar trauma, a systematic literature review. Dental Traumatology, 2012, 28: 193-199.
20. LI Z, HU T Q, LI Z B. Open reduction by vestibular approach in the treatment of segmental alveolar fracture. Dental Traumatology, 2012, 28: 470-173.
21. YUAN L T, DUAN D M, TAN L, et al. Treatment for a complicated crown-root fracture with intentional replantation: a case report with a 3. 5-year follow up. Dental Traumatology, 2013, 29: 474-478.
22. ANDREASEN J O, AHRENSBURG S S, TSILINGARIDIS G. Root fractures: the influence of type of healing and location of fracture on tooth survival rates-an analysis of 492 cases. Dental Traumatol, 2012, 28(5): 404-409.
23. DA SILVEIRA P F, VIZZOTTO M B, LIEDKE G S, et al. Detection of vertical root fractures by conventional radiographic examination and cone beam computed tomography-an in vitro analysis. Dental Traumatology, 2013, 29: 41-46.
24. TOFANGCHIHA M, BAKHSHI M, SHARIATI M, et al. Detection of vertical root fractures using digitally enhanced images: reverse-contrast and colorization. Dental Traumatology, 2012, 28: 478-482.
25. Güngr H C. Management of crown-related fractures in children: an update review. Dental Traumatology, 2014, 30: 88-99.
26. ELKHADEM A, MICHAN S, RICHARDS D. Adverse events of surgical extrusion in treatment for crown-root and cervical root fractures: a systematic review of case series/reports. Dental Traumatology, 2014, 30: 1-14.
27. Yoshizawa M, Koyama T, Izumi N, et al. Autotransplantation or replantation of cryopreserved teeth: a case series and literature review. Dental Traumatology, 2014, 30: 71-75.
28. Andreasen J O, Ahrensburg S S. History of the dental trauma guide. Dental Traumatology, 2012, 28: 336-344.
29. ZHANG Y, ZHU Y, SU W, et al. A retrospective study of pediatric traumatic dental injuries in Xi'an, China. Dental Traumatology, 2014, 30(3): 211-215.
30. HECOVA H, TZIGKOUNAKIS V, MERGLOVA V, et al. A retrospective study of 889 injured permanent teeth. Dental Traumatology, 2010, 26: 466-475.

31. BERREZOUGA L, BELKHIR C, JBIR R, et al. Acute treatment of a concomitant horizontal root fracture and luxation of the coronal fragment of the right upper central incisor: a case report. Dental Traumatology, 2010, 26: 360-362.

32. ATABEK D, ALAÇAM A, AYDINTUĞ I, et al. A retrospective study of traumatic dental injuries. Dental Traumatology, 2014, 30: 154-161.

33. ANDREASEN J O, AHRENSBURG S S, TSILINGARIDIS G. Tooth mobility changes subsequent to root fractures: a longitudinal clinical study of 44 permanent teeth. Dental Traumatology, 2012, 28: 410-414.

34. LARA T F, NICHOLAS P C, BERNADETTE K D. Avulsion and replantation of a primary incisor tooth. Dental traumatology, 2013, 29: 494-497.

第十章　下颌骨骨折

第一节　历 史 回 顾

在颌面诸骨中，下颌骨是唯一可以活动的骨骼。因其位置突出，易受外力冲击而致骨折多发。在面部诸骨中下颌骨骨折的发病率高居首位，可占40%~62%。人类对下颌骨骨折的认识与治疗历史久远。在长期的实践中，人们观察到肌肉对下颌骨骨折端的牵拉作用是产生移位的重要因素，并逐渐认识到下颌骨骨折治疗中骨折断端对齐与固定的必要性以及恢复咬合关系的重要性。

伴随着人们对下颌骨骨折认识的逐渐深入，各种固定装置被用于下颌骨骨折的治疗。早期的治疗主要采用以闭合性复位、颌间固定或外固定为主要特征的闭合性治疗方法。种类繁多的外固定装置各有优缺点，但是大多并不能为下颌骨骨折提供直接、稳定的复位与固定效果。骨内固定始于19世纪中期，主要采取在骨折断端直接放置钢丝、螺钉、接骨板、杆、针以及其他金属固定物来稳定骨折。约在1888年前后四孔螺钉钢板开始用于下颌骨骨折的开放复位固定。金属钉板内固定在下颌骨骨折治疗中的应用，使得下颌骨早期积极主动的功能运动成为可能。实践亦证实坚固内固定是下颌骨骨折获得骨连接的最可靠方法。在20世纪60年代以前，颌骨骨折坚固内固定的生物机械原理主要来源于骨科。60年代中期，口腔颌面外科等领域的学者开展了针对颌骨骨折坚固内固定的基础和临床研究，并研制出了钴铬合金的下颌骨骨折加压板。在70年代偏心动力加压板问世，其特点是在下颌骨的张力带与压力带均产生压应力。此后，皮质骨螺钉以及重建板的应用进一步丰富了下颌骨骨折坚固内固定的形式。而可吸收接骨板的研制与应用则解决了部分患者金属接骨板需二次手术取出的问题。

一、分 类 进 展

由于侧重点不同，下颌骨骨折的分类方法有多种。可以按照骨折性质、有无牙齿存在、骨折线的方向与角度、骨折的严重程度、骨折的移位程度、骨折的部位等特征来进行分类。Rowe和Killey（1968）、Kazanjian和Converse（1974）、Kruger和Schilli（1982）及Kruger（1984）等均对此做过阐述。

（一）按照骨折自身性质分类

1. 青枝骨折　是指一侧骨皮质折裂，另一侧弯曲，但仍保持连续性（图10-1）。多发生

在少年儿童。少年儿童由于正处在生长发育期，其骨质有较强的韧性，故损伤后可有这一特征表现。青枝骨折以四肢长骨多见，在头面诸骨中少见，而其中以下颌骨相对较多。

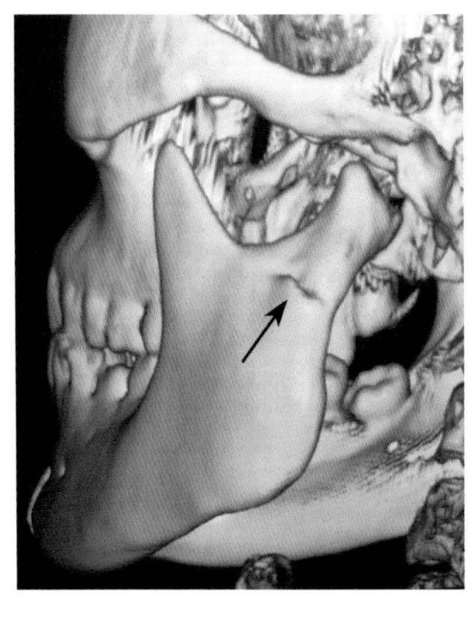
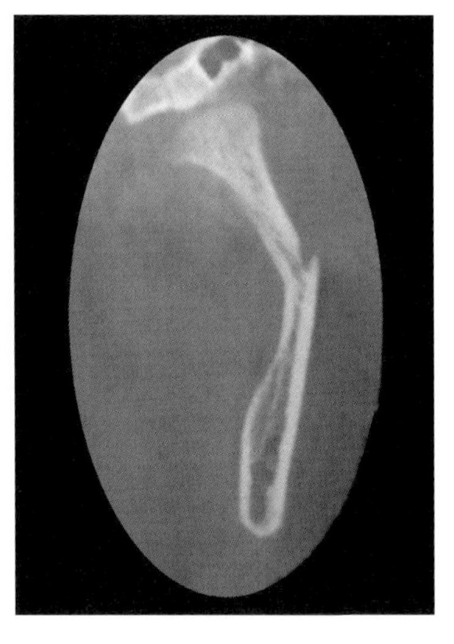

图 10-1　下颌骨髁突基部青枝骨折放射影像

2. 简单骨折　骨折呈线形裂开，部位单发。

3. 复杂骨折　骨折线呈多方向线形延伸，部位多发。

4. 粉碎性骨折　骨折处断裂成许多大小不等的碎片，或出现骨缺损现象。可以为单发，也可以多发。

5. 撞击骨折　骨断端相嵌或重叠(图 10-2)。骨折可以单发、多发或呈粉碎性。

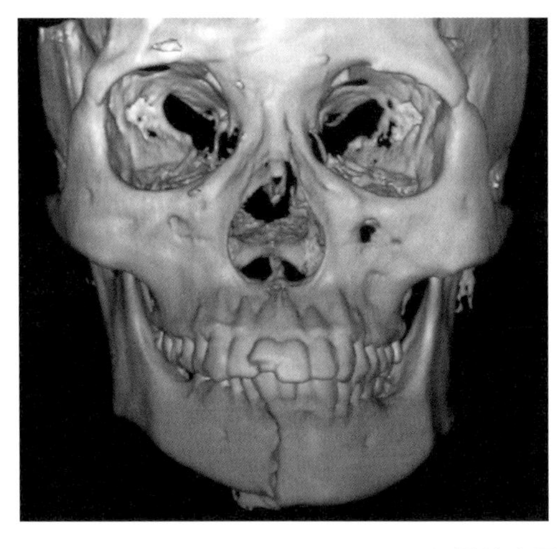
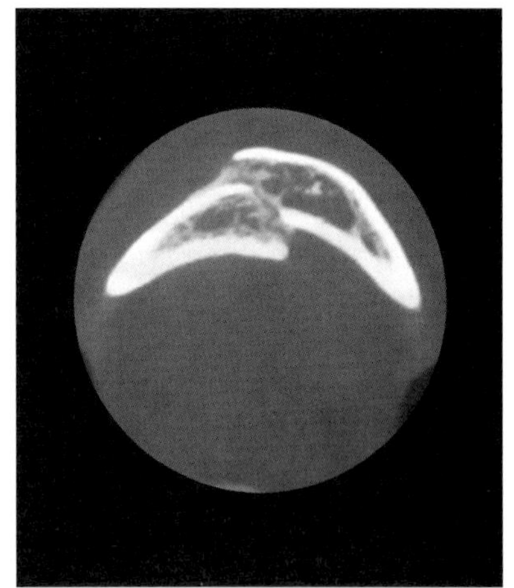

图 10-2　下颌骨撞击骨折放射学影像

(二) 按照有无牙齿存在分类

Kazanjian 和 Converse 根据骨折线两侧有无功能性牙齿的存在，对下颌骨骨折进行了分类。这一分类方法对骨折固定方法的选择有一定的指导意义(图 10-3)。

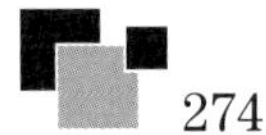

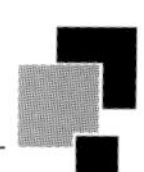

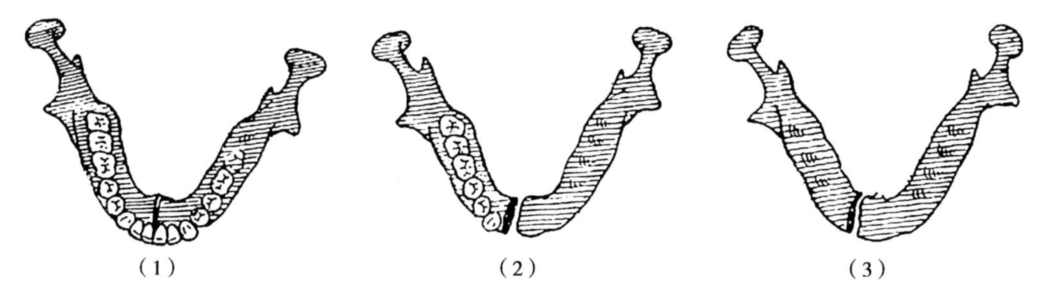

图 10-3　下颌骨骨折按照有无牙齿存在分类示意图
(1)一类骨折;(2)二类骨折;(3)三类骨折。

1. 一类骨折　骨折线两侧的骨折段都有牙齿,有利于做牙间或颌间结扎固定。

2. 二类骨折　骨折线两侧的骨折段仅一侧有牙齿,此类骨折有牙侧可行牙间或颌间结扎固定,无牙侧采用骨间内固定。

3. 三类骨折　骨折线两侧的骨折段因受伤缺牙或伤前就是无牙颌,这类骨折宜采用内固定或外固定。

(三)按照骨折线的方向与角度分类

Kelsey 和 Fry 提出骨折线分类的观点对骨折段移位和愈合具有重要意义,并按骨折线方向和角度将其分为有利型和不利型两大类。当骨段上肌力与骨折线方向和角度相对时,骨折线为有利型。当骨段上肌力与骨折线方向的角度平行时,骨折线为不利型。进一步又可以分为下面四种情况(图 10-4)。

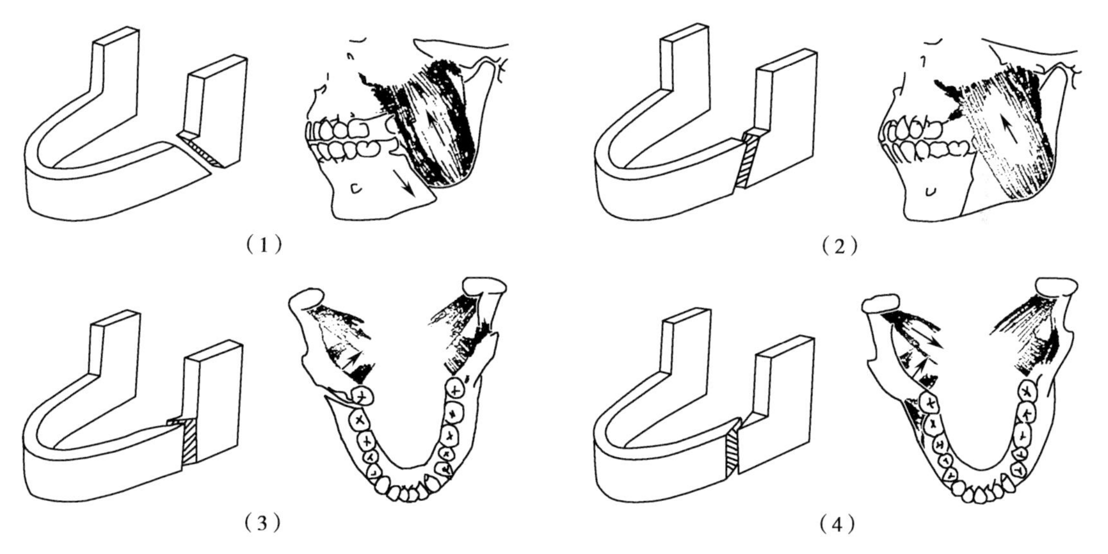

图 10-4　下颌骨骨折按照骨折线的方向与角度分类示意图
(1)垂直不利型骨折;(2)垂直有利型;(3)水平不利型骨折;(4)水平有利型骨折。

1. 垂直不利型骨折(vertically unfavorable fracture)　骨折线由后下向前上,与肌力提颌和降颌的方向一致。肌肉收缩可导致骨折断面的彼此分离。

2. 垂直有利型骨折(vertically favorable fracture)　骨折线由后上向前下,与肌力提颌和降颌的方向垂直。肌肉收缩可导致骨折断面彼此靠拢。

3. 水平不利型骨折(horizontally unfavorable fracture)　骨折线由后外向前内延伸,与肌力牵拉颌骨向内聚和向对侧偏移方向一致。肌肉收缩可导致骨折断面交错分离。

4. 水平有利型骨折(horizontally favorable fracture)　骨折线由后内向前外延伸,与肌力牵引颌骨向内聚和向对侧偏移方向垂直。肌肉收缩可导致骨折断面彼此靠拢。

当骨折双发或多发时,骨折线有利型与不利型的判别将因各骨折线间的关系而发生变化。另外,水平与垂直的混合取决于骨折面的形状。

(四) 按照骨折严重性分类

1. 完全闭合性骨折　骨折区周围软组织或牙齿完整无损,骨折断面处于完全封闭之中,并无任何污染可能。

2. 间接闭合性骨折　骨折区周围软组织裂伤,但未与骨面分离,完整覆盖于骨折区。骨折线可波及牙齿及根部,并通过根面或牙髓腔间接向外界开放,但牙根未脱位。骨折断面处于闭合状态,有液体渗入污染的可能。

3. 间接开放骨折　骨折区周围软组织撕脱,与骨面游离但无缺损,仍可完整覆盖于骨折区。骨折线牙齿脱位或半脱位,但仍滞留于牙槽窝。骨折断面处于半开放状态,并被外环境污染。

4. 完全开放型骨折　骨折周围软组织缺损,牙齿脱落。骨折断面处于外环境直接污染状态,对外环境开放。

5. 感染性骨折　无论何种状态,均已经发生明显感染的骨折。

(五) 按照骨折的移位程度分类

下颌骨骨折后,可以发生骨折段移位。结合移位的程度、移位的方向,加上移位骨段部位名称,并规定以近中线骨折块命名,便可以组成一个清楚而完整的移位诊断。

1. 移位程度根据临床标准可分为四度。

(1) 轻度移位或称骨皮质层限度移位:骨折断面交错约 2mm 以内,保持相互接触。移位幅度在牙龈组织可让范围内,牙龈黏膜无明显撕裂。𬌗关系轻度紊乱。

(2) 中度移位或称骨松质层限度移位:骨折断面交错大于 2mm。断面间保持相对关系,或有接触,或轻度分离。移位幅度超过牙龈组织可让范围,牙龈黏膜明显撕裂。𬌗关系严重紊乱。

(3) 重度移位或称绞锁移位:骨折断面脱离相对关系,呈断端重叠位置,牙龈黏膜随移位骨段撕裂,𬌗关系严重紊乱。

(4) 分离移位:主要见于粉碎性骨折和缺损性骨折,完整的骨折断面呈明显分离状态,非手术不能予以复位接触。𬌗关系紊乱。

2. 移位方向从三维角度观测,可分为四种。

(1) 上下向(𬌗向)移位。

(2) 内外向(颊舌向)移位。

(3) 前后向(近远中向)移位。

(4) 扭转移位。

(六) 按照骨折形状分类

按照骨折的形状有直线形骨折、横线形骨折、斜线形骨折、弧线形骨折、三角形骨折。按

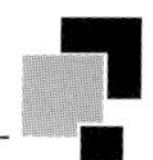

照骨折断面则可以分为垂直面骨折、斜面骨折和层片状骨折(图 10-5)。

(七)按照骨折部位分类

下颌骨在解剖结构上存在几个薄弱部位,这也是骨折最好发的部位。下颌骨骨折最常见的分类方法是按照解剖部位来进行的。按其发生的部位可分为下颌骨联合部及颏旁骨折、体部骨折、下颌角骨折、升支骨折、喙突骨折、髁突骨折、牙槽突骨折等。

1. 联合部及颏旁骨折(symphyseal and parasymphyseal fractures)　联合部及颏旁骨折是指发生在两侧下颌尖牙近中之间联合部以及颏旁区域的骨折,也有学者将发生于下颌中切牙之间的骨折称为正中骨折。联合部在胚胎发育上系两侧下颌骨体联合而成,由于其位置突出,易遭受创伤而导致骨折。但由于联合部有两侧颏结节和颏隆突的增强,使薄弱部位向两侧延伸,因此联合部骨折的骨折线经常自下颌切牙斜向两侧,同时常伴有牙槽突骨折。如果遭受严重创伤,下颌骨联合部可形成多发骨折或粉碎性骨折。

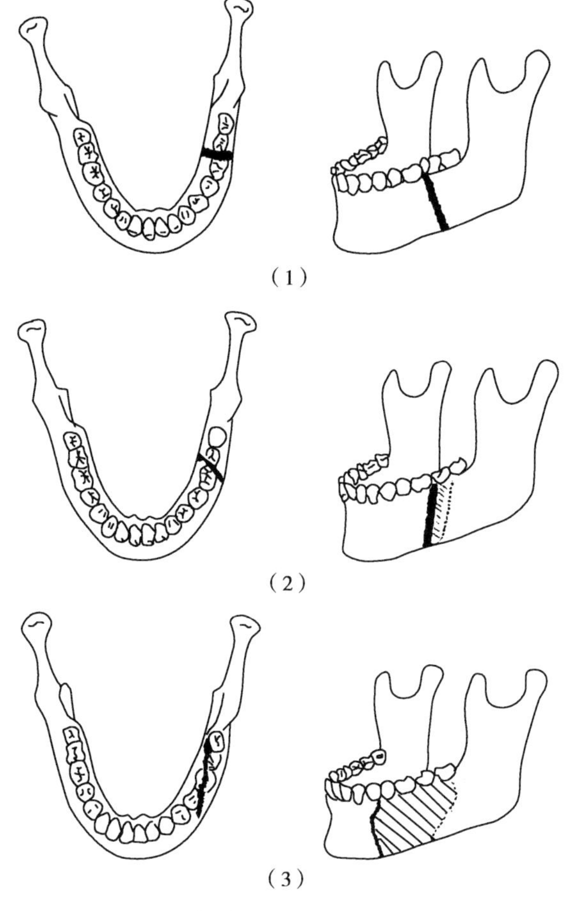

图 10-5　下颌骨骨折按照骨折形状分类示意图
(1)垂直面骨折;(2)斜面骨折;(3)层片状骨折。

2. 体部骨折(body fracture)　下颌骨体部骨折是指发生在下颌尖牙远中至咬肌下颌骨附着前缘之间下颌骨体部的骨折(通常包含第三磨牙区)。下颌骨体部的薄弱区位于颏孔,颏神经血管束自骨内穿出,在下颌前磨牙牙根之间形成薄弱部位。故下颌骨体部遭受打击时,常在此部位骨折。体部其他部位由于有内、外斜嵴和强壮的下颌体下缘的加强,一般不易发生骨折。

3. 下颌角骨折(angle fracture)　下颌角骨折是指发生于咬肌附着的前后界之间三角形区域内的骨折(通常位于第三磨牙的远中区域)。下颌角也是骨折好发区,尽管此区能很好地对抗旋转力,但磨牙后三角至咀嚼肌附着前的区域相对薄弱,尤其存在第三磨牙阻生或有尚未萌出的恒牙胚时,此部位的骨质高度不足,当受到侧向力打击时容易发生骨折。

4. 升支骨折(ramus fracture)　是指发生在下颌角以上部分至乙状切迹水平之间升支区域的骨折。

5. 髁突骨折(condyle fracture)　髁突基部及其以上部分发生的骨折。髁突颈部较细,在解剖上属于薄弱区域,受外力打击时可造成直接骨折。此外,髁突处于应力传导部位,生理状态下可将咀嚼压力通过颞下颌关节传导至颅底。但由于它与下颌骨体形成较大角度,颏部受力传导至髁突,在髁突颈部形成应力集中。故联合部的骨折常伴有单侧或双侧的髁突颈部的间接骨折。

6. 喙突骨折(coronoid process fracture)　包含喙突在内,骨折线可能向后或向下延伸的骨折。

7. 牙槽突骨折(alveolar process fracture)　牙齿承托区牙槽嵴区域发生的骨折。

(八)其他分类方法

下颌骨骨折还可以分为单发、多发性骨折。多发性者可以发生于一侧,亦可发生于双侧。有报道称下颌骨发生一处骨折的比例与发生两处骨折的比例接近,均低于50%。而发生两处以上骨折的比例很小。Rowe 和 Killey 将下颌骨骨折分为两类:不涉及下颌骨基部的骨折和涉及下颌骨基部的骨折。不涉及下颌骨基部的骨折主要是指下颌骨牙槽突的骨折,涉及下颌骨基部的骨折则进一步划分为单侧单一骨折、单侧双线骨折、双侧骨折以及多发骨折。

二、闭合性治疗

下颌骨骨折的治疗方法繁多,大体可以分为闭合性治疗及开放性治疗两大类。以闭合性复位(包括手法复位和牵引复位)、颌间固定或外固定为主要特征的闭合性治疗方法主要适用于无移位的有利型骨折、特殊人群(如无法耐受开放性治疗的患者)及儿童患者。特殊部位的骨折如髁突骨折和喙突骨折,其中一部分也适用于闭合性治疗。此外,对于特殊类型的骨折(如严重的粉碎性骨折、软组织缺失的暴露性骨折等)出于血供的考虑,也有学者推荐使用闭合性治疗。

(一)闭合性治疗的复位方法

下颌骨骨折闭合性治疗中常用的复位方法有手法复位和牵引复位。

1. 手法复位　是指通过手法推动将移位的骨折恢复至正常位置,其方法相对简便。在下颌骨骨折早期,骨折断端间无纤维性愈合发生且骨折段比较活动,是选用手法复位的前提。闭合性治疗中,手法复位后为维持骨折断端的相对稳定常需选用单颌固定、颌间固定或其他辅助性固定方法。

2. 牵引复位　下颌骨骨折若采用手法复位效果不佳,或骨折处已有纤维愈合不能手法复位的,还可采用颌间牵引复位。其原理是利用未骨折的上颌牙弓来牵引固定下颌骨骨折段,恢复正常的咬合关系。通常方法为在上、下颌牙列上分别安置有挂钩的牙弓夹板,下颌牙弓夹板需跨过骨折线。根据骨折段需要复位的方向,在挂钩上套上小橡皮圈做持续牵引。牵引的方向应与骨折段和肌肉牵拉方向相反。如骨折错位明显,不能顺利复位,可在骨折线两侧做分段牙弓夹板结扎,然后做颌间牵引复位。术后经常检查骨折复位情况并适时调整橡皮圈牵拉的方向,直至骨折复位,咬合关系恢复。必要时可更换一副完整的牙弓夹板,维持固定。上下颌牙弓夹板行颌间牵引复位的初期实际上主要起牵引作用;牵引到位后主要起颌间结扎固定作用。下颌骨骨折采用颌间牵引固定通常需要6~8周。

近年来,颌间牵引钉牵引复位也开始应用于下颌骨骨折的治疗。该方法是在双侧上下颌尖牙与第一前磨牙牙根之间距龈缘大于5mm的附着龈处,将自攻颌间牵引钉拧入骨内至基部。牵引钉固定好后,再将橡皮圈套入螺钉末端的槽内行颌间牵引。若所需牵引力较大可根据需要酌情增加牵引钉个数。牵引到位后牵引钉可代替牙弓夹板起到颌间结扎固定

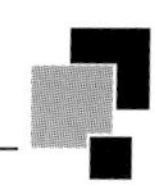

作用。

（二）闭合性治疗的固定方法

下颌骨骨折手法复位后，为保证骨折的正常愈合，防止再移位，必须要有切实可靠的固定手段。临床常用的有单颌固定、颌间固定以及其他几种辅助固定。

1. 单颌固定　是指仅在骨折的颌骨上做固定，而不做上、下颌骨之间的连接。患者骨折固定后仍可以张口活动，对进食和语言影响较小，且便于口腔清洁卫生。这一固定方法由于保持了下颌骨的功能活动，因此有利于骨折的愈合。传统的单颌固定稳定性差，不足以对抗骨折的移位和肌肉牵拉的力量，故多用于无明显移位的简单骨折，如颏正中线性骨折、牙槽突骨折等。常用钢丝、夹板将骨折两侧的牙齿或牙列结扎起来，使之形成一个整体来固定骨折。无论是结扎牙齿还是牙列，这两种方法所施加的固定力量都仅针对牙齿，因此下颌骨下缘仍可能留有裂隙。此外，支架外固定、颌周结扎固定以及克氏针固定等方法也属于下颌骨闭合性治疗的单颌固定范畴。支架外固定和克氏针固定通常需要切开进钉处皮肤，显露骨面，打入骨钉并穿过双侧骨皮质，因此也有学者称其为半开放性治疗。

（1）邻牙结扎固定法：邻牙结扎固定是颌骨骨折所特有的固定方法。其基本方法是将邻近骨折线两侧的牙分别用不锈钢丝结扎，骨折复位后再将两股钢丝相互拧紧，使骨折得到固定。这种方法的缺点是固定力较差，骨折线两侧的牙齿如果松动或脱落，固定效果则不理想甚至失败。目前仅被用于特殊情况下的临时固定。

（2）牙弓夹板固定法：传统的牙弓夹板固定是利用成品牙弓夹板或铝丝自制带钩牙弓夹板，沿下颌牙列唇颊侧弯制成弧形并与牙弓形态相一致。在骨折复位后用钢丝将夹板结扎固定在骨折线两侧牙齿的颈部，固定时将每颗牙拴结钢丝。该方法适用于牙槽突骨折，也适用于移位不大的线性骨折。20 世纪 70 年代以来，随着复合树脂粘接材料的发展，贴钩-尼龙丝-复合树脂夹板固定和金属丝-复合树脂夹板固定开始应用于颌骨骨折的牙弓夹板固定中。

（3）支架外固定：该方法是从口外在骨折线两侧的下颌骨近下缘处钻入骨钉，作金属接头连接金属杆和骨钉，或作自凝塑胶连接骨钉，在骨折复位后进行固定。适用于无牙颌下颌骨骨折、有骨质缺损或粉碎性的骨折。

（4）颌周结扎固定：颌周结扎固定法是用金属丝环绕下颌骨体进行结扎固定下颌骨骨折的方法，适用于无牙的下颌骨体部骨折，特别是原来就戴有下颌全口托牙的病例。

（5）克氏针固定法：常用于下颌骨体前部及颏部的骨折。使用时先行手法复位，复位后必要时可做颌间金属丝结扎以保证咬合关系。在相当于下颌骨体下 1/3 处的皮肤上，做小切口暴露骨面。在下颌骨内、外板之间沿骨长轴钻入克氏针，穿过骨折线。一根克氏针的固定力常不够，可能会导致骨折段松动或转动，因此有必要在对侧再交叉钻入克氏针。由于这种技术存在骨段绕针旋转、固定不稳定和皮肤感染等问题，已经被现代技术所取代。

2. 颌间固定　是下颌骨骨折闭合性治疗中最常用的固定方法之一。它是利用稳固的上颌骨或牙弓作为固定支架来固定骨折的下颌骨，将上下颌骨结扎固定在正常的咬合关系上，以保证骨折的正常愈合。其是恢复咬合关系、防止错䪹最有效的方法。最大的优点是逐渐使骨折和咬合关系得到恢复并可以调整，简单实用，不像坚固内固定，术后一旦发现有咬合问题就很难调整。缺点是患者不能张口的时间有时可长达 6 周以上，影响咀嚼、语言和进食等功能，且不易保持口腔卫生。此外，通过颌间固定恢复咬合关系还不能达到尽善尽美，造成后牙颊尖接触、舌尖不接触是其最主要缺点。对于某些骨折类型颌间固定尚不能提供充分、有效的固定力，还需选择其他固定方法联合应用，才能达到稳定可靠的目的。

（1）带钩牙弓夹板固定法：适用于各类有剩余牙的下颌骨骨折。与前面提到的带钩牙弓夹板牵引复位方法一样，首先在上下颌固定牙弓夹板，用小橡皮圈或成品橡皮圈分别套在上、下颌牙弓夹板的挂钩上，做弹性牵引复位并固定。带钩牙弓夹板颌间固定的时间一般为6周，下颌骨双发骨折或多发骨折可延长至8周。也可根据复位情况做间歇性固定，如在进食时可以解除颌间牵引。最后过渡到单颌固定，动静结合，防止术后张口受限。

（2）小环颌间结扎法：此法适用于下颌骨体部和颏部的线性骨折且无明显移位的患者，但上、下颌必须有数对可供拴结的健康牙齿。将不锈钢丝对折并在中部拧成一个能轻易穿过钢丝的小环，在上、下颌各选用两颗相邻的牢固牙作为一个结扎单元，将两股钢丝的末端自牙的颊面穿入牙间隙，在舌侧将两股钢丝分开，再分别自相邻牙的舌侧间隙穿回颊侧，其中一根穿过小环，与另一根钢丝结扎，如此在上、下颌形成彼此相对的一对小环，然后用另一根结扎钢丝穿过相对应的两个小环拧紧结扎，将上、下颌在正常咬合关系的位置上固定在一起。小环的数目以能达到确实可靠的固定为原则，在骨折线每侧作1或2对即可。

（3）正畸托槽颌间固定：取固定矫治器之带钩托槽，用釉质粘接剂将其分别粘接在每个牙面上，然后在钩上套上橡皮圈，行颌间固定。此方法患者感觉比较舒适，口腔卫生较易保持。是目前比较推荐使用的方法。

（4）钢丝颌间结扎法：适用于单纯性下颌骨骨折，利用两侧上颌牙齿固定下颌骨骨折，比单纯结扎邻牙行单颌固定法的固定力量大。其方法是在上、下颌两侧各选两颗健康牙作为结扎的基牙，通常选第二前磨牙及第一磨牙。先将两相邻的牙齿用细钢丝结扎拧紧，然后用手法将下颌骨骨折复位，咬合关系对好，最后将两侧上、下颌的两股钢丝相互拧紧，达到复位固定的目的。如无稳固的后牙，也可选用前牙结扎。此法的缺点是被结扎的牙齿负荷过重，容易引起牙松动。另一方面，只要有一根钢丝被拧断就会失去固定作用，需重新更换钢丝。

（5）牵引钉颌间固定法：参考颌间牵引钉牵引复位的方法，在上下颌对应的牵引钉间以橡皮圈进行固定。

（三）辅助固定法

颌骨骨折闭合性治疗固定时，有时用一种方法尚嫌力量不足而需要将两种方法合并使用，有些器材主要起辅助固定的作用。下颌骨骨折闭合性治疗固定时常用的辅助固定有以下两种。

1. 带翼腭托　是防止两侧下颌骨体向中线移位的装置。它是在上颌作一个带卡环的树脂腭托，腭托两侧向下延伸出翼状的小板，挡在下颌体部牙齿的舌侧，可防止下颌骨体向中线移位。当下颌骨前部有粉碎性骨折或有骨缺损时，两侧下颌骨体向中线移位的力量较大。即使利用颌间固定也不能完全阻止，反而可导致上、下颌牙齿松动。利用带翼腭托可有效地防止下颌骨体向中线移位。

2. 弹性吊颌帽或头帽颏兜固定　此法是利用医生的工作帽，在两侧帽缘上缝一条宽6~8cm的弹性松紧带。使用时将帽子戴在头上，弹性松紧带托于颏部，利用弹性松紧带向上托起下颌骨。亦有成品头帽颏兜可供使用。这种方法可作为单颌牙弓夹板固定、牙间结扎固定的辅助固定，能限制患者的张口，防止移位发生。但应注意该方法有挤压下颌骨向中线移位的力量，防止的方法是在颏部松紧带下放置硬质树脂托板或颏托。

三、开放性治疗

如骨折段移位时间较久，骨折处已有纤维性错位愈合或发生骨性错位愈合，通过闭合性治疗方法不能达到复位目的时，可施行手术开放性治疗。对有软组织伤的开放性骨折，常在清创的同时，直视下行一次性骨折复位与固定。有些复杂性骨折，为争取早期复位，也可直接采取开放性治疗。

（一）开放性治疗的复位方法

根据不同情况选择在全麻或局麻下施行。通过口内或口外切口暴露骨折线，将骨折线间的纤维性骨痂清除；或用骨凿、骨锯等重新断开骨性错位愈合的骨折线，在可视状态下使骨折断端重新复位。

（二）开放性治疗的固定方法

开放性治疗中，通常选择行骨间内固定，一般应在开放复位的同时进行。临床上可供选择的方法有：金属丝骨间内固定、克氏针固定、加压板固定、皮质骨螺钉固定、小型钛板和微型钛板固定、重建接骨板固定、高分子可吸收接骨板固定等。

在骨行使功能时，能使骨结构足够坚固，防止骨折片移动并直接作用于骨的固定形式称为坚固内固定。而不能防止骨折断端移位的内固定形式均为“非坚固内固定”。坚固和非坚固固定的根本区别是骨折断端是否有移动。颌骨骨折坚固内固定是近30年来发展起来的开放性内固定技术，也是目前下颌骨骨折最常用的固定手段。加压板固定、皮质骨螺钉固定、小型钛板和微型钛板固定、重建接骨板固定、高分子可吸收接骨板固定均可以用于下颌骨骨折的坚固内固定。一些非坚固内固定形式的固定强度虽不能防止骨折断端移动，但其也具有相当的强度，能使下颌骨在骨折愈合期行使功能，这种类型的固定称为“功能稳定性固定”（functiona11y-stable fixation）。它虽没有足够的稳定性保证骨直接愈合，却能在功能状态下具有足够的稳定性，保证间接骨愈合。在行骨间固定时还可同时选择其他辅助固定方法，如单颌牙弓夹板固定或颌间固定来加强骨折固定的稳定性与可靠性。

1. 金属丝骨间内固定　是以往骨折开放固定的主要方法，属于非稳定性内固定。由于固定力量不足，常需要单颌牙弓夹板或小环结扎及颌间固定等形式作为补充，使用中也不如坚固内固定技术方便。目前仅用于粉碎性骨折中小骨片的连接。

2. 克氏针固定　在下颌骨骨折开放性治疗中克氏针固定主要是用于髁突颈部骨折。手术采用颌下切口暴露骨折侧的下颌角、升支和骨折线。首先将髁突复位并利用颌间牵引确保咬合关系，然后自下颌角沿升支后缘向上打入克氏针，并穿过骨折线打入髁突。该方法虽然简单，但固定后髁突头易发生转动，为非稳定性内固定。

3. 加压板固定　加压板可用于下颌骨骨折的固定。其突出优点是加压可以造成骨断面紧密接触，缩短骨折愈合期，并通过产生断面摩擦力增加固定稳定性，是真正的稳定性固定。这种稳定性是比较可靠的，允许骨折早期下颌无痛行使功能运动，避免术后颌间固定。其缺点是技术要求高，操作难度大，临床适应证较局限。其中，动力加压板主要用于下颌颏部骨折，也可用于下颌角和下颌体骨折，但需在牙槽嵴两端附设张力带。偏心动力加压板则不需要用张力带辅助固定。

4. 皮质骨螺钉固定　亦称加压螺钉或拉力螺钉固定，主要用于下颌骨的斜劈形骨折，如颏联合部骨折、下颌角骨折。也有学者用于固定髁突骨折。

5. 小型接骨板固定　自从 1973 年 Michelet 首先提出应用单层皮质骨螺钉小型接骨板固定,以及 1975—1976 年 Champy 阐述下颌骨骨折的理想固定线并发展小型接骨板系统以来,小型接骨板固定技术得到广泛的应用,目前已经成为治疗下颌骨骨折的首选方法。1998 年 Champy 总结小型接骨板固定时认为小型板固定不要求绝对稳定,允许微动。固定只是为了中和张应力,而允许功能性压应力传导。骨折多为间接骨愈合。这种方法实际上是一种稳定的、具有弹性的动力性固定。

6. 重建接骨板固定　重建接骨板较加压板厚,即使不产生加压效能,也可以通过自身刚度提供坚固固定所需的稳定性。重建接骨板固定的特点是固定强度高,可以承载功能力。有骨缺损时,重建接骨板的舌侧可贴附植骨。下颌骨骨折处如有骨质缺损,或为大跨度不规则骨折、粉碎性不稳定骨折,可采用重建接骨板固定。无牙颌或老年人骨质疏松的下颌骨骨折,由于骨断面小且骨质脆而疏松,不宜采用加压固定,但可用重建接骨板固定。此外,已经发生感染的骨折在彻底清创后可以用重建板行支柱固定。

7. 高分子可吸收接骨板固定　严格地讲,可吸收接骨板不属于坚固内固定范畴。受其强度的影响,在下颌骨骨折中主要用于受力较小的区域如下颌骨联合部的线性骨折以及儿童下颌骨骨折。

四、闭合性治疗与开放性治疗的比较

总体上讲,闭合性治疗与开放性治疗各有优缺点,其适应证是相对的。

(一) 闭合性治疗与开放性治疗优缺点的比较

闭合性治疗属于保守治疗范畴,无须切开骨折部的软组织,无须暴露骨折段,在一定程度上保证了骨折段的血供。闭合性治疗方法风险相对小,治疗费用相对较低,对患者全身功能的要求低。Schmidt 以及 Shetty 等学者从经济学角度对下颌骨骨折的闭合性治疗与开放复位固定治疗进行了成本效益分析,结果认为闭合性治疗优于开放固定治疗。但是,闭合性治疗通常所需时间较长,采用颌间固定可影响患者的口腔卫生以及下颌运动,对患者的进食、言语以及社交活动均有不同程度的妨碍。闭合性治疗对骨折段的复位与固定的可靠程度一般低于开放性治疗。

开放性治疗是在直视下将骨折复位,复位后行充分的骨间固定。其复位与固定的可靠性好,骨折愈合速度一般较闭合性治疗快。开放性治疗明显减少了颌间固定的时间,甚至可不用颌间固定,没有颌间牵引固定带来的诸多弊病,有利于患者的口腔卫生与功能恢复。但是,开放性治疗对患者的身体功能有一定的要求,费用相对高;手术自身存在出血、感染、术区瘢痕、神经损伤等并发症;术中必须分离一定的软组织和骨外膜,可影响骨折的血液供应;骨折周围的软组织受外力作用后已有损伤,切开复位将进一步增加软组织的损伤,致使局部抵抗力降低;骨间固定的金属丝、钉板等材料的植入增加了感染的机会,若出现折断、松脱或异物反应则可能需做二次手术取出。

(二) 闭合性治疗与开放性治疗适应证的比较

采用何种手段治疗颌骨骨折取决于骨折的类型、移位的程度以及伤员的全身状况。闭合性、简单的线形骨折应首先考虑闭合性治疗,颌间牵引固定即可获得良好效果。对于多发

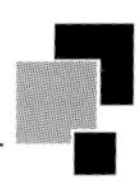

性骨折、有骨缺损的骨折、大的开放性骨折、明显移位的骨折以及感染的下颌骨骨折等应当首先考虑开放性治疗。

1. 闭合性治疗的相对适应证

（1）无移位的有利型骨折：对于此类骨折，简单的闭合性治疗方法即可获得骨折的良好复位与固定效果，且可以避免因开放性治疗所导致的并发症。

（2）严重的粉碎性骨折：由于颌面部血供丰富，如果骨膜未破坏，严重的粉碎性骨折中小的骨折片往往可以存活并发生骨愈合。考虑这个原因，有学者建议对于严重的粉碎性骨折应将其视为"骨袋"进行闭合性治疗以重建其原有的咬合关系，维持下颌骨的完整性，而不对骨折进行开放性治疗以免造成骨片的缺血坏死。但是，通过对临床资料的分析发现，目前对于严重的粉碎性下颌骨骨折临床通常所采用的开放复位重建板固定亦可获得满意的效果。

（3）软组织明显缺损而形成的暴露性骨折：骨折的修复在一定程度上依赖于覆盖在其上的软组织所提供的血供。对于软组织明显缺损而形成的暴露性骨折，若进行开放复位与固定，则可能造成血供的进一步破坏而不利于骨折愈合。因此，有学者认为对于此类骨折应当通过旋转皮瓣、游离皮瓣显微移植或仅靠创面肉芽组织的生长覆盖来保证骨折愈合的血供。而骨折则通过闭合性治疗方法来进行。

（4）无牙下颌骨骨折：由于下牙槽动脉的血供较差，使得无牙下颌骨骨折的治疗具有一定的难度。无牙下颌骨的松质骨相对较少，而且无牙下颌骨骨折通常发生于老年人，因此正常的愈合会被推迟。开放复位要求分离覆盖于骨折段上的骨膜，这必将进一步阻碍骨折的修复。故此，有学者推荐采用颌周结扎固定法来达到闭合性治疗而不破坏颌骨血供之目的，如果发生延迟愈合或者骨不连时再采用开放复位固定，同时考虑骨移植。但是，对于严重骨萎缩的无牙下颌骨骨折，一期需考虑行开放复位与骨移植。因为严重骨萎缩的无牙下颌骨其骨干的直径较小，采用闭合性治疗来进行骨折的复位难度较大（详见第十八章）。

（5）儿童下颌骨骨折：儿童下颌骨中往往含有发育中的牙胚组织，开放复位后进行的金属丝骨间固定或钉板固定有可能伤及牙胚。因此对于简单的儿童下颌骨骨折应尽量选择闭合性治疗。如果骨折严重移位而必须行开放复位时，金属丝骨间固定或钉板固定的部位应当尽量选择在下颌骨下缘，深度仅限于皮质骨为宜（详见第十七章）。

（6）喙突骨折：喙突骨折若无咬合关系的影响、无下颌运动障碍则可以考虑保守治疗，一旦出现了咬合的干扰以及张口受限则应进行开放治疗。

（7）髁突骨折：髁突骨折是采用闭合性治疗或开放性治疗还存在较大争议。目前，对于儿童髁突骨折多倾向于闭合性治疗，对于成人髁突骨折如果没有严重的咬合干扰，则应考虑通过闭合性复位的方法来进行治疗（详见第十一章）。

2. 开放性治疗的适应证

（1）下颌角移位的不利型骨折：当近心骨段向上方以及内侧严重移位时，必须借助于外力维持其复位状态时，则需行开放复位固定。

（2）下颌骨体部与颏旁区移位的不利型骨折：此处的骨折在下颌舌骨肌、二腹肌、颏舌肌以及颏舌骨肌的作用下，可使骨折发生进一步移位。若采用闭合性治疗，颏旁骨折可能在下缘处张开，而骨段的上部分可能沿着固定点向内侧旋转。

（3）颌骨多发性骨折：尤其是在上下颌骨多发性骨折中，下颌骨的开放复位固定可以为上颌骨的复位提供稳定而可靠的基础。此外，对于面中份骨折伴发双侧移位性髁突骨折，至少一侧髁突骨折应当进行开放治疗以恢复面部的垂直高度,否则容易引起面中份缩短与髁突的萎缩。

(4) 无牙下颌骨骨折伴严重移位者:无牙下颌骨骨折伴严重移位者保守治疗无法确保其复位效果时,应当考虑行开放复位,以重建下颌骨的连续性。开放复位对于萎缩的无牙的下颌骨骨折来说,恢复咬合关系不是首要的问题。但是,当下颌骨严重吸收时,应当考虑到下颌骨的血供问题,必要时可行骨移植。

(5) 无牙上颌骨之下颌骨骨折:下颌骨骨折患者若存在无牙的上颌骨,或者上颌骨无足够的牙可施行颌间固定者,则应考虑行下颌骨的开放复位。

(6) 骨折端错位而无接触之骨折或软组织长入之骨折:对于下颌骨骨折若出现骨折端错位而无接触或软组织长入其中者,应行开放治疗。闭合性治疗往往不能保证其复位及愈合效果。

(7) 感染性下颌骨骨折:许多学者认为固定的稳定性是对抗感染的有效因素,因此对于感染的下颌骨骨折可考虑开放性治疗。

五、下颌骨骨折治疗现状及存在的问题

(一) 下颌骨骨折治疗现状

颌间结扎、外固定和外科夹板曾是治疗下颌骨骨折的常用技术。随着研究不断深入,人们逐渐认识到骨折已不能简单视为解剖结构的断裂,而应看作骨承载主应力轨迹的中断。骨折复位固定最直接的目的是恢复中断的承载主应力轨迹。围绕这一理论概念,学者们展开了一系列有关颌骨机械性能、生理构筑、几何解剖、功能应力,以及骨折固定的稳定性、固定应力分布的合理性、固定对愈合改建的影响等生物力学方面的研究。

1958 年,AO/ASIF 提出骨折治疗的四项基本原则,即解剖复位、坚固固定、无创外科和早期功能。10 年后,这些原则被引入颌面外科,并直接导致了坚固内固定技术在颌骨骨折治疗中的广泛应用。坚固内固定技术在很大程度上减少了人们对传统的颌间固定的依赖,提高了疗效,降低了并发症,缩短了治疗期。并允许患者早期进行下颌功能活动,同时保持了口腔卫生。与此同时,手术器械的改进使骨折复位手术可以从口内或通过内镜入路,避免了面部瘢痕的产生,术后效果更加满意。目前,绝大多数下颌骨骨折可采用口内入路进行开放复位和骨折内固定治疗。近三十年来迅速发展的坚固内固定技术使下颌骨骨折的治疗达到了功能与形态并举的效果。

(二) 下颌骨骨折治疗中存在的问题

坚固内固定应用于下颌骨骨折治疗的固定原则与应用技术目前已较为成熟,而骨折内固定装置仍然是目前下颌骨骨折坚固内固定中的一个突出问题。根据 Wolff 定律,骨折后期的骨改建会因金属板的应力遮挡而造成延迟。有的学者为防止愈合后期在应力屏蔽作用下造成骨质疏松,建议常规取出金属固定物。此外,内固定装置的局部组织炎性反应和疼痛可能与内固定物腐蚀释放的金属离子关系密切。即使表面未发生腐蚀的金属内固定物,其周围组织的金属离子浓度也很高,由此是否会产生远期副作用目前尚不清楚。金属固定装置对于部分患者有一定的心理负担,但多数患者不愿再次手术取出。目前,临床医师对于金属固定装置是否需二次取出尚无绝对的结论。可吸收高分子聚合物虽然是目前寻找到的较理

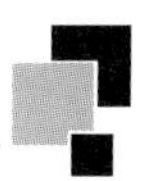

想的骨折内固定物,但也存在不足之处。可吸收高分子聚合物接骨板的主要问题是机械强度不如金属,因此在下颌骨骨折中应用较少,目前主要用于颅眶颧和上颌等低应力部位。虽然可吸收高分子聚合物材料的降解产物与人类的代谢产物一致,但降解过程中还是可能出现异物反应。植入部位非感染性炎症和非特异性异物反应与其释放的酸性降解产物有关。同时,可吸收高分子聚合物不能通过X线显示,不便于术后观察。目前已有研究表明可吸收高分子聚合物接骨板可通过复合其他物质比如羟基磷灰石、骨形成蛋白、磷酸脂蛋白或脱矿冷冻骨,来延长降解时间、提高X线阻射及促进骨折愈合。寻找新的高强度且不释放酸性降解产物的高分子聚合物是今后可吸收接骨板应用于下颌骨骨折固定的一个重要研究课题。

与此同时,在对下颌骨联合部、下颌角及感染性下颌骨骨折的临床治疗上还存在一些问题和争议,也是目前的研究热点内容。另外,在临床治疗中,陈旧性下颌骨骨折也备受关注。关于陈旧性骨折,目前并无统一认识也无明确概念。但是,临床上的确有一部分骨折因未予治疗或在治疗后而表现为错位愈合、延迟愈合或不愈合。国内文献通常将这类骨折称为“陈旧性骨折”,并将其表述为“因治疗不当或延误治疗需再次手术的骨折”。国外文献更倾向于用结果来描述这类骨折,如“malunion, delayed union, nonunion of mandibular fractures”等。事实上,陈旧性下颌骨骨折的发生不仅仅只是由于“治疗不当或延误治疗”。从已有研究来看,发生陈旧性下颌骨骨折的促进因素是复杂的,除了治疗不当或延误治疗,还包括患者自身原因如酗酒、吸烟、吸毒、口腔卫生差、依从性差等;骨折本身的特殊性如感染性骨折、粉碎性骨折、骨缺失等因素也被认为与陈旧性下颌骨骨折的发生密切相关。在不同的国家和地区,由于医疗水平、经济发展与文化背景的差异导致了陈旧性下颌骨骨折发生的差异,对此类骨折的认识还有待统一。从国内研究来看,陈旧性下颌骨骨折的发生最常见于因合并颅脑或四肢损伤而延误治疗,其结果是多数形成错位愈合。而延迟愈合和不愈合多继发于各种原因引起的骨折感染之后,也有固定不当所致。减少和避免陈旧性下颌骨骨折发生的关键还是实施正确而及时的治疗,同时还应积极预防和治疗感染。从目前治疗陈旧性下颌骨骨折的文献报道和结论来看,对于没有错位的延迟愈合,在消除感染因素并予以适当制动后,多可自行愈合;对于伴发错位的延迟愈合和不愈合,必须通过手术重新复位并坚固固定;因感染继发的骨不连首先要去除感染因素,待感染控制后再行手术。术中在骨折断端形成新鲜骨创面,如有骨缺损可植入松质骨并行坚固固定。错位愈合除行“再骨折”之外,还可进行截骨矫正。伴骨缺损的陈旧性下颌骨骨折还可进行牵引成骨治疗。关于陈旧性下颌骨骨折的相关问题,还可参考本书其他章节,在此不做赘述。

第二节　治 疗 设 计

一、下颌骨牙槽突骨折

下颌骨牙槽突骨折可采用手法复位牙弓夹板固定法。可在局麻下将牙槽突复位,核对咬合关系后将夹板弯成与局部牙弓一致的弧度,使其与每个牙面紧贴,以免个别牙受力过重。然后用不锈钢丝将每颗牙与夹板结扎固定在一起,先结扎健康牙,后结扎受累牙。根据损伤的范围和松动移位的牙数决定夹板的长度,通常正常的固位牙数应大于受累牙的两倍。最后将结扎丝的断头剪断后弯至牙间隙内,以免损伤唇、颊黏膜。

对于复杂的牙槽突骨折，手法复位效果不佳者，可采用开放复位。切口位于颊侧龈颊沟底部，应保留骨折断端两侧的牙槽黏膜附着，以免骨折牙槽骨血供不足。也尽量不做骨折段颊侧牙槽骨黏膜的分离，暴露骨折线后将骨折线处骨碎片或纤维骨痂清除以利骨折复位。还可以依据牙根在牙槽窝的就位来复位骨折。开放复位后亦采用牙弓夹板固定。

二、下颌骨联合部及颏旁骨折

下颌骨联合部及颏旁的单发线形骨折，若为无移位的有利型骨折，可采用闭合性治疗。用牙弓夹板做颌间牵引固定或单颌固定并辅助头帽颏兜制动 4~6 周即可。如骨折多发或有移位则采用开放性治疗。通常为口内入路，做下颌前庭沟切口，暴露骨面，参照咬合关系对骨折进行复位。有时需借助暂时性颌间固定或骨折复位钳保持复位状态，再进行坚固内固定或功能稳定性固定。对于复杂的骨折也可以采用口外颏下切口，以利于骨折的复位与固定。

分布于下颌前部的力的方向随下颌运动而变化，不是典型的上缘张力带和下缘压力带模式，而是剪切力和扭力。应用骨内固定时行两点固定，可以是两块接骨板、两颗皮质骨螺钉，或者一块接骨板或皮质骨螺钉再结合牙弓夹板固定。对于单纯单线下颌联合部及颏旁骨折，应用单块小接骨板沿下颌下缘固定并结合牙弓夹板，就可起到充分固定的作用。也可采用坚固内固定，其形式通常包括加压板结合牙弓夹板固定、两颗皮质骨螺钉固定或两块接骨板固定。接骨板固定可用加压或非加压板，一般下缘用加压板，上缘用非加压板。下颌骨联合部及颏旁的垂直断面骨折特别适用于加压板固定，单线骨折用四孔板，双线骨折用六孔板。接骨板放在根尖下 10~15mm 处，与骨折线垂直，以牙弓夹板做张力带固定以保证断面的均匀加压和紧密接触，并提供可靠的固定稳定性。有时骨折线斜行、移位较大或断面不齐，应采用小型板附设张力带固定。对于垂直断面或窄斜面状骨折可以用单颗或双颗皮质骨螺钉固定，单颗皮质骨螺钉固定须在下颌牙列上附设牙弓夹板固定；双颗皮质骨螺钉固定时二者平行或交叉固定。小型接骨板几乎适用于所有类型骨折，通常用两块接骨板，二者平行放置，彼此间隔 5mm。

三、下颌骨体部骨折

下颌骨体部骨折若为无移位的有利型骨折，可采用与下颌骨联合部及颏旁有利型骨折类似的闭合性治疗，如骨折多发或有移位则应采用开放性治疗。

下颌骨体部骨折单纯单线骨折在功能状态下往往有上缘张开的趋势，同时下颌骨体部骨折越靠前，骨折段越容易扭转而导致下缘颊舌向错位。在功能状态下牙弓夹板可充分预防牙间隙形成，但为预防扭转的颊舌向移位，必须在下颌体部用一块接骨板或皮质骨螺钉固定。简单单线下颌体骨折仅有轻度移位或解剖复位后再移位倾向不严重的，可以用小型接骨板，甚至是 1 颗皮质骨螺钉，同时结合稳定的牙弓夹板固定。接骨板放在牙槽管和牙根之间，用 6mm 长的螺钉固位。骨折双发或骨折线呈水平不利型的下颌骨体部骨折应采用坚固内固定。其形式包括下颌体下缘加压板结合牙弓夹板固定；两接骨板固定；下缘的一颗皮质骨螺钉+上缘的一块小接骨板固定，牙弓夹板提供第 3 点固定等。下颌体部骨折主张使用非加压板固定，因为加压板必须放在下颌下缘，经口内固定时需通过穿颊拉钩操作，皮肤留有

瘢痕。用小型接骨板则比较简单,而且适用于各种类型的骨折。下颌体的横断面、斜断面或层片状骨折,可用小型接骨板,也可以直接用螺钉按皮质骨螺钉方式或穿接螺钉方式进行固定。前者用于完善的解剖复位者;后者用于复位有欠缺者。根据骨折面大小,通常用 3 颗螺钉固定,成角分布。

四、下颌骨角部骨折

单发于下颌角的线形、无移位的有利型骨折,一般用头帽颏兜制动 3~4 周即可。如骨折有移位,必须行开放治疗,而不宜采用颌间牵引和颌间固定。

下颌角部骨折中,外斜线处是张力部位,下颌角下缘是压力部位。张力部位经撬动复位后,压力部位可自动闭合。在功能状态下,下颌角单线骨折很少发生内外向移位,所以固定装置主要是防止上缘移位。单发于下颌角的有利型或移位不大的骨折可以单独采用外斜线张力带固定,但是固定后患者应避免用患侧后牙咀嚼。骨折呈垂直断面状或是由后内向前外的斜面状,可以用小型接骨板固定。接骨板沿外斜线放置,中间跨越骨折线,并按复位好的骨面弯制,使之与骨面贴合。骨折线每侧至少用两颗螺钉固定。螺钉为单层皮质骨螺钉,通常不会伤及牙根和下牙槽神经管。由后外向前内的斜面状骨折还可以用单颗皮质骨螺钉按拉力方式做穿接固定。由于固定部位通常只能容纳 1 颗螺钉,所以选择螺钉的长度必须保证能把持在双侧皮质骨上。对于不利型骨折或严重移位的、多发的和粉碎性骨折,仅做外斜线张力带固定不足以维系骨折的稳定性。可以在张力带固定的基础上,进一步经口外入路或经皮穿刺借助穿颊拉钩在下颌角下缘用接骨板行补偿固定。具体的固定方式包括:下颌角下缘加压板结合上缘非加压板固定;两块非加压小型接骨板并列连接固定;重建板下颌角支柱固定。

五、下颌骨升支骨折

单发于下颌升支的线形、无移位的有利型骨折,一般用头帽颏兜制动 3~4 周即可获得满意效果。如骨折有移位,需行开放治疗。下颌骨升支骨折,行常规下颌下切口或下颌升支后缘切口,也可采用口内进路。采用口内入路时应沿升支前缘至外斜线切开黏膜、肌层至骨膜,剥离骨膜显露骨折线,再经颊部穿刺并借助穿颊拉钩行内固定。面部皮肤穿刺点应位于骨折线处,小型接骨板固定的位置处于下颌骨升支的张力带处。

六、下颌骨粉碎性骨折

下颌骨粉碎性骨折由于不可复的连续性中断,不能吸收和传导应力,骨折段不能分担功能性负载,通常都采用重建板进行全负重式固定。经功能复位后,用重建板跨越粉碎区做支柱固定,可以有效地恢复和维持下颌弓的长度、外形和机械负载功能。

为方便粉碎性骨折的治疗,处理中必须首先“简化”骨折。通过颌间结扎重建咬合关系后,显露骨折,以重建板桥接粉碎区。同时以小型接骨板或螺钉将各个骨折片固定于正确位置(图 10-6)。

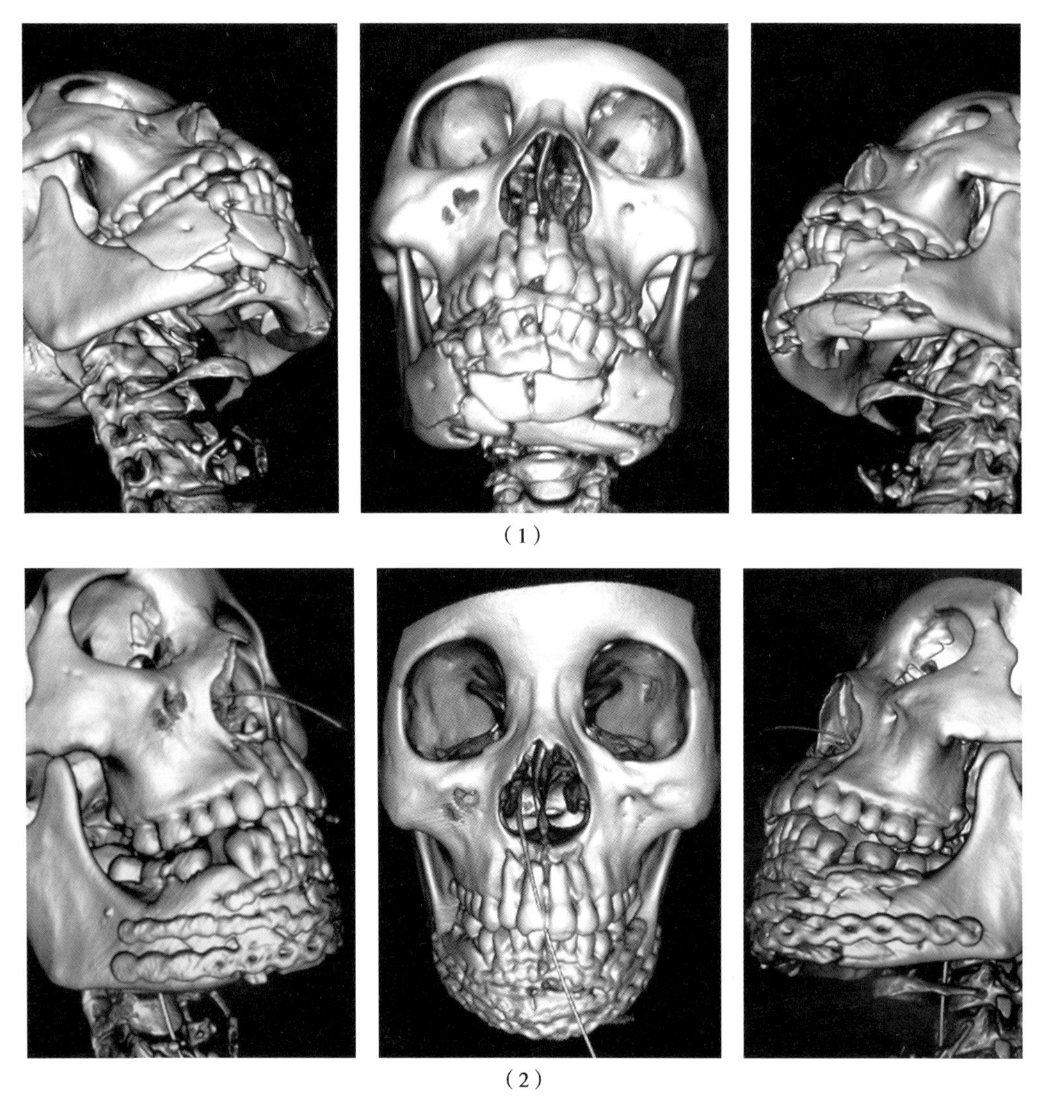

（1）

（2）

图 10-6　下颌骨粉碎性骨折 CT 三维重建图
（1）术前；（2）术后。
（武汉大学口腔医学院李祖兵教授提供）

七、下颌骨多发性骨折

两处以上骨折的固定与单处骨折不同。当两处骨折时，由于骨折线之间的骨段失去双侧的支撑，骨折段的移位倾向更大。因为第二处骨折改变了穿越骨折段的作用力方向，使情况更加复杂。

最常见的两处下颌骨骨折是下颌角合并对侧下颌体或联合部骨折。对于双侧单线骨折，须注意至少在一处应用坚固内固定，而另一处则可以采用功能性稳定固定。实际上，下颌骨骨折部位越靠前越适宜坚固内固定。所以联合部和下颌体骨折可以用两颗皮质骨螺钉、两块小接骨板或一块更强的接骨板结合牙弓夹板固定，而下颌角骨折可以用单块小型接

骨板固定。

下颌角、体部或联合部骨折合并对侧髁突骨折时，两处骨折之间的骨块变成了游离浮动的部分，比单处骨折更易移位。如果对髁突骨折采取保守治疗，穿过下颌角、体部或联合部骨折的力将更加复杂，对两骨折线之间的骨块产生扭转作用。由于骨折块的长度使扭力臂变长，产生更大的力，两骨折线之间的骨块变得更不稳定而导致下颌增宽或错㗖。如果髁突骨折选择保守治疗，为防止这种移位倾向和下颌增宽，下颌角、体部或联合骨折应该使用坚固内固定（更坚固的板或两块小型板）。如果髁突骨折采用开放复位内固定，下颌角、体部或联合部骨折就变成了单处骨折，可以采用功能性稳定固定。联合部骨折合并单侧或双侧髁突骨折最容易导致下颌变宽。由于失去了髁突的支持，下颌在舌侧肌肉的牵引下向后移位，使得联合部骨折至髁突骨折之间的侧方骨段像“翻书样”移位。这样的骨折必须小心处理，首先恢复下颌的宽度，然后固定。如果单侧或双侧髁突骨折选择保守治疗，在复位后的下颌联合部骨折必须使用非常坚固的固定以维持正常的下颌宽度。最可靠的是在下颌联合部使用重建板，或者如果骨折是线形的可使用两颗位置放置良好的皮质骨螺钉固定；也可以用两块比小型接骨板更厚的钛板固定。

第三节　下颌骨骨折的治疗规范

下颌骨骨折治疗总的原则是恢复患者原有的咬合关系，骨折断端复位正确与固定可靠，能在正确的解剖位置上愈合。治疗方法的选择应根据骨折的部位、骨折的类型和移位程度、骨折后至就诊的时间，以及患者的全身状态等具体情况而定。为防止纤维性愈合或错位愈合，骨折复位固定的时间应越早越好。但对伴有严重并发伤的患者，如休克、重型颅脑伤和其他重要脏器伤，必须待全身情况好转并稳定后，方能进行下颌骨骨折的复位固定。合并开放性软组织伤时，应先处理软组织伤口，然后进行骨折段的复位和固定。

一、下颌骨骨折的复位

咬合关系既是诊断颌骨骨折的依据之一，也是骨折复位的标准。闭合性治疗中，必须依赖于咬合关系的恢复来判断骨折段是否正确复位。开放性治疗中，颌间结扎、骨折复位钳、钢丝或临时性的内固定装置可以帮助获得正确的解剖复位。有时去除干扰性的骨折片或牙齿可以获得骨折的充分复位。术中应仔细检查骨折线内是否有肌肉嵌顿，并予以清除。放置内固定装置前可以用牙弓夹板、颌间骨牵引钉或骨间钢丝进行暂时性颌间固定。此外，下颌骨骨折复位成功的一个决定因素就是选择正确的手术入路。不正确的手术入路会使术野受限、骨折复位不充分。大部分下颌骨骨折可以通过口内入路复位固定，而口外入路的选择与否取决于骨折类型和医师的经验。一般来讲，下颌联合部、体部和下颌角的非粉碎性骨折可以通过口内入路，而下颌支的粉碎性骨折、枪伤、髁突骨折和萎缩性下颌骨骨折常采用口外入路。

下颌骨骨折常累及牙齿，骨折线以多种形式通过牙根。以往对位于骨折线上牙齿的处理原则是不论情况如何，多主张拔除，以防止感染或形成病灶而影响骨折愈合。如今，这种观念已经有了很大改变。对骨折线上的牙齿持保守态度有如下优点：①保留牙齿有利于帮助骨折段的复位与固定,防止骨折移位与错位。②防止由于拔牙而引起牙槽骨吸收,导致牙槽嵴高度降低,不利于伤后义齿的修复。因此,只要对骨折的复位与固定有利,即使可疑有感染也应尽量保留牙齿,而不应轻易拔除。感染可以通过抗生素的应用或其他手段控制。有研究表明,对骨折进行有效复位与固定,使骨折处于稳定的状态本身就是抗感染的有效措施。但是,对牙齿的保留不应绝对化,凡是不利于骨折的复位与固定的牙齿应及时拔除。

二、下颌骨骨折的固定

(一) 骨间固定器的应用

虽然板(钉)系统和固定模式可供选择的种类较多,但是大部分下颌骨骨折的治疗仅需少数器械即可完成,例如皮质骨螺钉、2.0mm 小型接骨板或重建板。当希望使用比小型接骨板厚一些的板而仍然用 2.0mm 螺钉固定某些骨折,如用于髁突骨折或萎缩性下颌骨骨折时,可以使用 2.0mm 自锁板(钉)系统。它有不同长度和厚度的接骨板可供选择,以适合下颌骨不同部位的需要。

1. 小型接骨板固定　其在下颌骨骨折中应用最广,几乎可以应用于所有类型的骨折。但是,对于广泛的多发性骨折、粉碎性骨折、陈旧性骨折或有骨缺损之骨折,不宜单纯采用小型板固定。若采用小型板固定则必须辅助颌间固定。感染骨折要求骨折固定必须稳定,所以最好采用加压固定或重建板固定。

选择接骨板放置位置应根据下颌骨骨折的理想固定路线。在颏孔前区,除在根尖下水平固定一块接骨板以克服张力外,靠近下缘处也应水平固定一块接骨板,以克服扭矩;在颏孔后下颌体区,接骨板应水平固定在根尖和下牙槽神经管之间;在下颌角区,接骨板应尽可能高位沿外斜线固定。此外,儿童下颌骨骨折必须使用接骨板固定时,接骨板应放在下颌骨下缘,而不按张力线走行。固定螺钉有单皮质钉和双皮质钉两种。单皮质钉为 3~5mm,为防止损伤牙根和下牙槽神经而设计,主要用在接近牙槽区的固定;双皮质钉为 9~11mm,主要用于下颌骨下缘的固定。

固定前,必须仔细弯制接骨板,使之与骨面贴合。固定双板时,先固定牙槽嵴端的接骨板,后固定下缘的接骨板。骨折线两侧至少各固定两颗螺钉,先固定相对稳定侧骨折块上的螺钉,后固定不稳定侧的螺钉。钻孔时,钻针方向应与骨面垂直,并一次完成。任何偏心或往复钻孔都可能形成锥形骨孔或非柱形骨孔,从而降低螺纹把持力,影响固定稳定性。旋入螺钉时,应顺导进入,避免靠挤压力旋入。也不要过度旋紧,否则可能造成螺纹折裂,影响螺钉固位力。

2. 加压板固定　主要适用于下颌骨垂直断面或小斜面状(通常小于 30°)骨折。加压固定对操作技术要求较高,固定前应充分对好咬合关系,否则术后易出现咬合干扰,不容易调整纠正。

除开放性骨折可以直接通过创口作为手术入路外,所有闭合性骨折均可选择口内入路。固定下颌角骨折时,需要借助穿颊拉钩和导向器操作以避免口外切口。动力加压固定时断面受力不均匀,可能出现牙槽嵴端张裂,因此要求在牙槽嵴端附设张力带。方法有三种:即微型接骨板单层皮质骨固定、钢丝骨拴结和单颌牙弓夹板。下颌角骨折张力带可以用小型板替代。颏部骨折用加压板固定时,加压板放在中间部位;下颌角和下颌体骨折,加压板放

在下颌下缘。

接骨板应尽量与骨折线垂直。对于斜线骨折，接骨板无法做到与骨折线垂直，因此在加压固定时要控制压力，防止骨折交互错动导致术后殆干扰。接骨板必须按骨外形仔细弯制，使之与骨面贴合。为了避免加压固定后骨折线舌侧出现弹性张裂，可以稍微过度弯制接骨板（称为补偿弯曲）。由于下颌骨不同部位的厚度不同，所以要用测深尺测量每个骨孔深度，然后依据测量深度选择恰当长度的螺钉。

3. 皮质骨螺钉　对于下颌骨层片状骨折或斜面状骨折，原则上要求骨折断面长度至少等于下颌骨高度，或等于萎缩下颌骨（长期无牙颌）高度的 2 倍，以便安置 3 颗皮质骨螺钉固定，并成角分布。此外，还要求骨折无缺损，断面可以紧密接触，并有足够的骨面支撑。下颌骨联合部骨折垂直断面或窄斜面状适于皮质骨螺钉固定，单颗皮质骨螺钉固定在下颌牙列上附设牙弓夹板；双颗皮质骨螺钉固定时二者平行或交叉固定。固定方式视情况可以由唇侧皮质骨斜向后下到下缘皮质骨，也可以由一侧的颊侧皮质骨水平穿通到另一侧的颊侧皮质骨。皮质骨螺丝固定通常需要多颗才能达到对骨折的锁结，也可以与接骨板配合使用，辅助接骨板固定斜面状骨折和游离骨折块。

用作下颌骨骨折固定的皮质骨螺钉一般长为 30~40mm，直径为 2.7mm。使用时先将骨折解剖复位，咬合关系固定。钻孔时，先用 2.7mm 钻针钻出滑行孔，止于骨折断面，再借助导向器用 2.0mm 钻针钻出加压孔，穿透对侧皮质骨；也可以先用 2.0mm 钻针穿透双侧皮质骨（预备加压孔），再换 2.7mm 钻针沿加压孔钻入，止于骨折断面（预备滑行孔）。钉道的方向应尽量取骨折线斜面的垂直线，或与骨折面垂线和骨表面垂线相交所形成的角平分线一致。

4. 重建接骨板固定　下颌骨骨折需采用重建接骨板固定时，应首先根据下颌骨骨折或缺损的范围大小，选择适当长度的重建板。在手术暴露骨折区和骨断端的分离过程中，凡与骨膜相连的骨块尽量不做分离，防止骨块游离而不易存活。在骨断端复位，正常咬合位置得以恢复后，在两侧断端的近下缘处，安置一条准备好的重建接骨板。每一端按重建接骨板孔的位置，至少固定 3 颗螺钉，每颗螺钉必须把持在双层皮质骨上。如此即可保持前后骨折段的位置不会发生移动。其间如有较大的分离骨块，可根据情况做适当固定。

（二）固定形式的选择原则

1. 坚固内固定与非坚固内固定的应用　下颌骨骨折时，可选用以下几种方式行坚固内固定，包括：使用两颗皮质骨螺钉或小型接骨板横跨骨折线固定；使用重建板在骨折线一侧至少有 3 颗螺钉固定；使用一块大的加压板跨过骨折线固定。只要应用正确，这些坚固内固定方式完全可在骨折愈合过程中防止骨折断端移动。相对于坚固内固定，“功能稳定性固定”的固定强度尚不足以防止骨折断端轻微的移动，但其也具备了保证骨愈合的强度，且能使下颌骨在骨折愈合期行使功能。也就是说它虽没有足够的稳定性保证骨直接愈合，但能在功能状态下保持足够的稳定性，可以保证间接骨愈合。非坚固内固定只能在两处或多处下颌骨骨折中的一处使用，其他骨折处需要用坚固内固定。如果非坚固内固定用于多处骨折的固定，原来功能性稳定的固定就变得不稳定了。

2. 全负重和部分负重式固定的应用　全负重式固定指固定装置有足够的强度和坚固性，在下颌骨行使功能时可以承受全部负载。下颌骨粉碎性骨折、骨缺损、萎缩性下颌骨等接触面很小的骨折须采用全负重固定。因为骨折线两侧的骨质过少，不能抵抗功能负载产生的移位。固定装置必须桥接骨粉碎区、有限的骨接触区或骨缺损区，承受因咀嚼产生并传导到创伤区域的全部受载。部分负重式固定指不具备充分的稳定性以承受传导到骨折区的全部功能负载的内固定形式。它需要骨折线两侧有充分的骨量分担部分功能负载，通常适宜于简单骨折。沿骨轴方向加压固定的皮质骨螺钉也属于部分负重装置，在此骨承担了部分功能负载。简单的单线骨折也可采用全负重固定。

3. 一点固定和两点固定的应用　治疗下颌骨骨折可采用一点或多点固定，通常是采用两点固定。增加的第二点固定无疑可以提供更好的稳定性，利于骨折的愈合。在采用一点以上固定时，出于力学上稳定性的考虑，固定装置应尽可能地拉开距离。采用两点固定时，必须有足够的骨高度，以使固定装置之间拉开距离。此外，还应考虑到局部解剖因素。如果选择两块部分负重接骨板做坚固内固定，必须考虑牙根和下牙槽神经管（颏神经）的位置。若牙根和下牙槽神经管（颏神经）之间没有充分的空间，就要选择单块接骨板在下缘固定，以避免因放置第2块接骨板损伤上述结构。如果只使用一块接骨板就要根据接骨板的大小确定是否增加另一点固定。而是否使用牙弓夹板作为另一点固定决定了固定形式是坚固的，还是功能稳定性的。

第四节　研究热点

一、下颌骨联合部及颏旁骨折治疗的相关问题

由于下颌骨连续性的丧失，在舌骨上肌群、咬肌以及颞肌的牵拉作用下，下颌骨联合部及颏旁骨折可表现出下颌的后缩、下颌弓的外展与面下份的增宽。此外，下颌骨联合部及颏旁骨折常伴发有髁突骨折，这类患者治疗的难度相对更大。由于髁突的骨折，使下颌后缩、下颌弓外展的趋势更为明显。

临床上，大多数下颌骨联合部及颏旁骨折为移位性以及不稳定性骨折，需要采用可靠的方法进行复位固定。该部位骨折的不当治疗往往会导致不良并发症。常见的问题包括下颌弓外展、舌侧裂隙过大及下颌骨下缘的对位不齐等。这些都直接影响到术后的咬合关系以及面型的恢复。

下颌骨联合部及颏旁骨折开放复位的手术径路存在争议。多数学者认为口内切口为佳；有的学者则认为口外切口对于骨折复位与固定更为有利，视野更为开阔，尤其是对于舌侧骨皮质的正确复位宜采用口外颏下切口；还有学者认为利用颏部已有的伤口行口外切口更好。近来，有学者采用口内前庭沟切口，在保护颏神经的情况下，作颏部软组织的脱套术来确保手术视野的开阔与骨折的精确复位。

下颌骨联合部及颏旁骨折治疗的难点在于恢复下颌联合部的解剖连续性并维持其稳定性，尤其是舌侧皮质骨的正确复位。研究显示只有在舌侧皮质骨复位的状态下才能保证面下份的宽度得以恢复。下颌骨联合部及颏旁骨折的复位必须兼顾下颌弓宽度的恢复，因此有学者在复位过程中利用双手的力量作用于双侧下颌角恢复下颌弓宽度并使联合部向前得到牵引；还有不少学者研制出各种器械使下颌骨联合部及颏旁骨折的复位更为有效和方便。

在坚固内固定广泛应用之前，下颌骨联合部及颏旁骨折的治疗通常采用的是开放复位钢丝骨间固定并行颌间固定。有的学者还通过舌侧的牙弓夹板固定来增加其稳定性。目前下颌骨联合部及颏旁骨折的治疗通常采用的是开放复位后行接骨板固定或拉力螺钉固定。

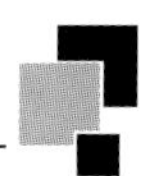

但是,在使用何种内固定系统的问题上仍存在争议。有些学者使用的是动力加压的双皮质骨板,也有些学者使用的是非加压的单皮质骨板。甚至还有一些临床医师坚持认为钢丝骨间固定结合颌间固定可以达到与接骨板固定一样的治疗效果。拉力螺钉用于下颌骨联合部及颏旁骨折的固定被证实可以获得与接骨板同样的效果。

多项研究证实伴有髁突骨折的下颌骨联合部及颏旁骨折的治疗中,恢复髁突的解剖位置与升支的高度十分重要。对于伴有髁突骨折的下颌骨联合部及颏旁骨折,Ellis 和 Throckmorton 等学者推荐先行下颌骨联合部及颏旁骨折复位固定、重建下颌弓的连续性后再处理髁突骨折。其理由是首先纠正下颌骨升支的倾斜可以减少髁突继发性脱位与旋转的风险。但是,在髁突骨折未处理的情况下,受到髁突骨折的干扰,有些下颌骨联合部及颏旁骨折并不能获得精确的复位。此外,有学者认为伴有髁突骨折的下颌骨联合部及颏旁骨折若采用小型板固定,往往因为接骨板的力量不够而无法抵抗咀嚼肌作用于骨折段上的拉力,因此推荐采用较强的接骨板固定并在张力带做小型板固定。

二、下颌角骨折治疗的相关问题

下颌角也是下颌骨容易发生骨折的部位之一,因此下颌角骨折在临床较为常见。在下颌角骨折的治疗上,尽管闭合性和开放性治疗均可以获得理想的效果,但是由于采用颌间固定会对进食、呼吸等产生不利影响,目前闭合性治疗在临床中应用得很少。而开放复位固定在下颌角骨折的治疗中占据了绝对的比例。目前,下颌角骨折开放治疗中研究热点在于下颌第三磨牙的处理以及固定方式的选择。

下颌第三磨牙的存在和萌出状态与下颌角部骨折多发性之间是否存在一定的关系,临床与实验研究较多。这些研究提示第三磨牙的存在的确可以增加患者发生下颌角骨折的危险性。研究还认为未萌出第三磨牙者较已萌出者更易发生下颌角区骨折;下颌第三磨牙角度越小越易骨折;下颌第三磨牙的阻生程度越大越易发生角区骨折。有学者研究认为阻生或低位萌出下颌第三磨牙使下颌角骨折的发生风险增大 2~3 倍,同时却使髁状突骨折的风险明显降低。关于下颌第三磨牙的存在更易导致下颌角骨折的原因,仍有待于进一步探讨。Tevepaugh 提出可能是因为下颌第三磨牙的存在减小了该区域骨的横切面积,从而降低了骨的强度。由于下颌第三磨牙不同程度的阻生,使得局部区域的骨量减小,骨的应力屏障减少,导致了下颌角区骨折发生率增加。有学者用计算机三维有限元法,分析下颌骨在静力、动力作用下的应力分布。结果证实下颌第三磨牙区是大应力区及应力梯度变化剧烈的地方,而大应力区和应力梯度变化剧烈处往往是骨折的好发区。

基于第三磨牙的存在可以增加下颌角骨折的危险性这一结论,有学者提出预防性拔除下颌第三磨牙,以消除因该牙造成的下颌角区骨折的危险因素。但拔除下颌第三磨牙尤其是低位阻生牙时,下颌角区会变得更加薄弱,甚或在拔牙过程中因操作不当亦可导致骨折。而且该区域在拔牙后的 6 个月内,由于拔牙创的新骨尚未完全形成,局部骨强度就有所下降,在遭受外力的打击下更易出现骨折。还有学者认为低位阻生第三磨牙虽然增加了下颌角骨折的风险,但同时降低了髁状突骨折的风险。而下颌角的骨折内固定较髁状突骨折固定容易,术中及术后并发症少,因而不主张预防性拔除阻生智齿。作者认为,下颌角骨折是极小概率发生的事件,而因阻生智齿引发冠周炎等症状却是大概率可能发生的事件。因而不应为预防下颌角骨折而保留阻生智齿。

对于下颌角部骨折线上的阻生智齿的去留，因其所处位置和萌出方向的特殊性，一直是研究的焦点问题。有的学者主张完全骨性阻生因能够提供骨折复位较大接触面积应予以保留，部分萌出伴有冠周炎和其他并发症诸如慢性炎症、囊肿、根折等已失去保留意义者需拔除。Ellis 的研究中，57 例骨折线上有牙，41 例术中拔牙，12 例感染，另外 16 例未拔牙的骨折只有 2 例感染。张益等研究也显示术中拔牙可能会增加感染。此外，阻生智齿的存在对复位固定也有一定的作用。目前大多数学者认为保留骨折线上的牙齿能有效地帮助骨折复位固定，防止骨折片移位。

关于下颌角骨折的固定，是下颌角骨折治疗中的另外一个研究焦点。Champy 等在 70 年代最早提出张力带固定理论，即在下颌角外斜线处固定一块小型接骨板。根据 Champy 提出的下颌骨功能应力分布和骨折固定理论，下颌角骨折采用小型接骨板沿外斜线张力带做单层皮质骨固定符合生物力学要求。单纯皮质骨小型接骨板固定，不要求绝对稳定，允许微动。固定只是为了中和张力，允许功能性压力传导。从生物学角度分析，它是一种稳定的、具有弹性的动力性固定。其相对坚固固定，允许有一定的生理动度，可刺激骨折部位成骨细胞生长，避免张力屏障作用，促进骨折愈合。Choi 等通过研究骨缝的变化，发现当下颌骨受到升颌肌群的作用时，仅在外斜线固定一块小型接骨板会造成下颌角下缘的骨缝明显加大。因此两块小型板比一块小型板更稳定。有实验还发现张力带固定不足以提供坚固固定所要求的固位力，这种固定不能克服下颌角所承受的功能弯曲力和扭曲力。而且，一侧下颌角固定后，健侧后牙及前牙咀嚼时患侧下颌角上缘存在张力，下缘成压力。但在患侧磨牙区咀嚼时表现为患侧下颌角上缘呈现压力，下缘转呈张力。骨内应力性质的转化以及张力区和压力区的相互逆转，使得角下缘可出现移位及分离。不少学者认为下颌角骨折采用小型接骨板张力带固定只适用于有利型和轻度移位的骨折，不利型和严重移位的骨折应增加下缘固定。Ellis 等在 1997 至 2009 年之间对 185 例单发下颌角线形骨折患者进行了研究。他们将患者分为三组，分别使用钢丝骨间固定、张力带一块小型板及上下缘两块小型板固定（均使用单皮质螺钉）。结果证明张力带一块小型板单皮质螺钉固定方法并发症最少。对于不利型和严重位移的骨折需行补偿固定。传统方法是从口外入路固定于下颌骨下缘，但弊端众多。有学者采用穿颊器口内入路的下颌骨外侧壁的补偿固定，获得了较好的效果。

在临床工作中，近年来支持张力带固定的占 51%，支持两块接骨板固定的占 29%，其余的则采用其他方法。目前，文献报道的下颌角骨折固定的方法主要有通用接骨板固定、动力加压固定、拉力螺钉固定、双列小型接骨板固定和张力带固定等。由于这些方法的固位机制和稳定性不同，临床结果存在较大差异。对此，国内外学者做了大量研究。小型接骨板张力带固定的固位力较差，按照稳定与感染的关系，应有较高的术后感染率。Levy 等报道了 17 例用单块小型板行张力带固定的下颌角骨折，术后感染率达 29%，但另外 44 例用两块小型板并行张力带固定者感染率只有 2%。Ellis 和 Walker 另外报道的 67 例下颌角骨折用两块小型接骨板分置于外斜线和下缘进行固定，术后感染率为 25%，提示该方法稳定性欠佳。Peled 等报道了 28 例下颌角骨折采用动力加压固定，术后感染率为 21%；Ellis 等报道了 31 例和 65 例两组下颌角骨折，分别采用 2.0mm 和 2.4mm 螺钉系统的动力加压固定，术后感染率达 29% 和 38%。他们一致认为加压固定感染率高与下颌角薄、断面接触面积小，难以形成有效加压支撑和稳

定固定有关。Ellis 还报道了 52 例采用 AO 重建接骨板固定的下颌角骨折，术后感染率为 7.5%。他认为感染率较低与重建板固定的稳定性有关。下颌角骨折用单根皮质骨螺钉按拉力螺钉方式行张力带固定，可以产生有效的断面加压，并提供足够的固位力。Ellis 和 Ghali 对一组下颌角骨折实施拉力螺钉固定，术后感染率仅 13%。通过对大量文献的总结，Perez 等提出对单一的非粉碎性下颌角骨折经口内采用单块小型接骨板行上缘固定术后并发症最低。对于粉碎性骨折或经口内无法正确复位的，推荐通过口外入路行重建板固定。

三、感染性下颌骨骨折治疗的相关问题

下颌骨开放性骨折时由于骨创与口内外环境相通以及骨折线上感染病牙的存在，骨折区易出现继发的感染。临床上对于感染性下颌骨骨折在清创时是否同期行坚固内固定还存在争议。

下颌骨骨折区的感染与创伤严重程度以及污染程度密切相关。有学者将感染性下颌骨骨折划分为软组织感染和骨组织感染两类，其中骨组织感染是指发生骨髓炎，后者在治疗上困难更大。通过对感染性下颌骨骨折区的细菌培养提示 76% 的患者为 α-溶血性链球菌和 β-溶血性链球菌感染，少数为耐甲氧西林金黄色葡萄球菌和真菌感染。

早在 1978 年 Champy 等报道钛板内固定治疗下颌骨骨折的方法时，就认为这种方法不适于局部感染骨折的固定。Lindqvist 等在 1986 年曾将感染性骨折行内固定治疗视为禁忌。感染性下颌骨骨折应用内固定时，金属固定件的植入可能加重骨折区域的感染。尤其是在固定不稳定的情况下，钛板、钛钉与骨之间互相磨蚀，破坏钛表面氧化层。而在组织内缺氧和炎症酸性环境下，钛表面很难形成氧化层，而使钛植入体成为异物引起炎症反应。但是，有学者通过感染性人工骨折模型进行的动物实验研究证实：同期的坚固内固定可以提高骨折部位的抗感染能力。临床上亦有不少研究报道感染性下颌骨骨折在清创同期行坚固内固定获得了较好的疗效。这可能与清创彻底、固定技术以及固定件质量提高有关。最为关键的是颌面部丰富的血供为骨折的愈合提供了有利条件。

目前，对于感染性下颌骨骨折多数临床医师倾向于清创同期行坚固内固定，同时特别强调固定稳定性。骨清创术中，强调去除感染坏死骨质要彻底，应达到健康骨质区域。抗生素的应用应视为感染性下颌骨骨折的常规治疗手段。有学者推荐根据临床反应以及细菌培养与药敏试验来决定用药种类以及用药时间。骨植入材料复合抗生素缓释系统的研究与开发为感染骨折的治疗提供了新的手段，但在感染性下颌骨骨折治疗中尚未见相关研究或报道。

关于感染性下颌骨骨折坚固内固定材料的选择，多数文献报道使用重建板，但小型板的使用也不乏先例。固位螺钉应远离感染区，固定在非感染区。资料显示最近的螺钉应与骨折区相隔在 1cm 以上为宜。关于骨折固定的螺钉数目，多推荐在骨折一侧最好固定 3~4 颗螺钉以利于固定稳定。但是也有学者认为固定 2 颗螺钉结合 1 周的颌间固定即可，因为固定 3~4 颗螺钉需要分离更大范围的骨膜，这样就进一步破坏了骨折区的血供。

总之，从现有研究来看，局部彻底清创与冲洗、静脉应用抗生素、去除致病牙、骨折复位与坚固内固定、骨移植等手段在感染性下颌骨骨折的治疗中是行之有效的。

（李　智　胡腾龙）

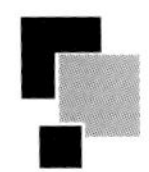

参考文献

1. 陈华,陈日亭. 颌面颈部创伤学. 北京:人民军医出版社,1984.
2. 丁鸿才,周树夏. 口腔颌面损伤治疗学. 北京:人民卫生出版社,1988.
3. EDWARD ELLIS Ⅲ,何冬梅. 下颌骨骨折的固定处理. 中华口腔医学杂志,2007,42(5):257-262.
4. 李祖兵. 口腔颌面创伤学. 武汉:湖北科学技术出版社,2002.
5. 邱蔚六. 口腔颌面外科学. 6 版. 北京:人民卫生出版社,2008.
6. 张益. 下颌骨骨折治疗. 北京:北京医科大学中国协和医科大学联合出版社,1993.
7. 张益,孙勇刚. 颌骨坚固内固定. 北京:北京大学医学出版社,2003.
8. 张益. 下颌骨骨折张力带固定与下颌骨下缘固定的临床对比研究. 中华口腔医学杂志,2000,35(5):340-342.
9. AGARWAL S,GUPTA A,GREVIOUS M,et al. Use of resorbable implants for mandibular fixation:a systematic review. J Craniofac Surg,2009,20(2):331-339.
10. ALPERT B,TIWANA P S,KUSHNER G M. Management of comminuted fractures of the mandible. Oral Maxillofac Surg Clin North Am,2009,21(2):185-192.
11. ANDREASEN J O,JENSEN S S,KOFOD T,et al. Open or closed repositioning of mandibular fractures:is there a difference in healing outcome? A systematic review. Dent Traumatol,2008,24(1):17-21.
12. BELL R B,WILSON D M. Is the use of arch bars or interdental wire fixation necessary for successful outcomes in the open reduction and internal fixation of mandibular angle fractures? J Oral Maxillofac Surg,2008,66(10):2116-2122.
13. BUITRAGO-TÉLLEZ C H,AUDIGÉ L,STRONG B,et al. A comprehensive classification of mandibular fractures:a preliminary agreement validation study. Int J Oral Maxillofac Surg,2008,37(12):1080-1088.
14. CHOI B J,PARK S,LEE D W,et al. Effect of lower thrid molar on the incidence of mandibular angle and condylar fractures. J Craniofac Surg,2011,22(4):1521-1525.
15. COLE P D,KAUFMAN Y,HATEF D A,et al. Optimizing miniplate fixation for simple mandibular fractures. Plast Reconstr Surg,2009,123(2):691-693.
16. DUAN D H,ZHANG Y. Does the presence of mandibular third molars increase the risk of angle fracture and simultaneously decrease the risk of condylar fracture? Int J Oral Maxillofac Surg,2008,37(1):25-28.
17. ELLIS E Ⅲ. A prospective study of 3 treatment methods for isolated fractures of the mandibular angle. J Oral Maxillofac Surg,2010,68:2743-2754.
18. ELLIS E Ⅲ. Management of fractures through the angle of the mandible. Oral Maxillofac Surg Clin North Am,2009,21(2):163-174.
19. ELLIS E Ⅲ,MILES B A. Fractures of the mandible:a technical perspective. Plast Reconstr Surg,2007,120(7 Suppl 2):76S-89S.
20. ELLIS E Ⅲ,PRICE C. Treatment protocol for fractures of the atrophic mandible. J Oral Maxillofac Surg,2008,66(3):421-435.
21. GEAR A J,APASOVA E,SCHMITZ J P,et al. Treatment modalities for mandibular angle fractures. J Oral Maxillofac Surg,2005,63(5):655-663.
22. GERBINO G,BOFFANO P,BOSCO G F. Symphyseal mandibular fractures associated with bicondylar fractures:a retrospective analysis. J Oral Maxillofac Surg,2009,67(8):1656-1660.
23. KOURY M,ELLIS E Ⅲ. Rigid internal fixation for the treatment of infected mandibular fractures. J Oral Maxillofac Surg,1992,50(5):434-443.
24. LI Z,ZHANG W,LI Z B,et al. Abnormal union of mandibular fractures:a review of 84 cases. J Oral Maxillofac

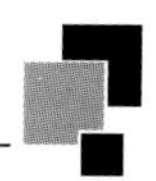

Surg,2006,64(8):1225-1231.

25. LOVALD S T,WAGNER J D,BAACK B. Biomechanical optimization of bone plates used in rigid fixation of mandibular fractures. J Oral Maxillofac Surg,2009,67(5):973-985.
26. MADSEN M J,MCDANIEL C A,HAUG R H. A biomechanical evaluation of plating techniques used for reconstructing mandibular symphysis/parasymphysis fractures. J Oral Maxillofac Surg,2008,66(10):2012-2019.
27. MATHOG R H,TOMA V,CLAYMAN L,et al. Nonunion of the mandible:an analysis of contributing factors. J Oral Maxillofac Surg,2000,58(7):746-752.
28. MEHRA P,VAN HEUKELOM E,COTTRELL D A. Rigid internal fixation of infected mandibular fractures. J Oral Maxillofac Surg,2009,67(5):1046-1055.
29. NUSSBAUM M L,LASKIN D M,BEST A M. Closed versus open reduction of mandibular condylar fractures in adults:a meta-analysis. J Oral Maxillofac Surg,2008,66(6):1087-1092.
30. ORABONA G D,IACONETTA G,ABBATE V. Bifocal mandibular fractures:which should be treated first? J Craniofac Surg,2012,23(6):1723-1727.
31. PEREZ R,OELTJEN J,THALLER S. A review of mandibular angle fractures. Craniomaxillofac Trauma Reconstr,2011,4(2):69-72.
32. FONSECA R J. Oral and Maxillofacial trauma. 3rd ed. St. Louis:Elsevier Saunders,2005.
33. SEEMANN R,SCHICHO K,WUTZL A,et al. Complication rates in the operative treatment of mandibular angle fractures:a 10-year retrospective. J Oral Maxillofac Surg,2010,68(3):647-650.
34. STACEY D H,DOYLE J F,MOUNT D L,et al. Management of mandible fractures. Plast Reconstr Surg,2006,117(3):48e-60e.

第十一章 髁突骨折

第一节 历史回顾

髁突骨折(condylar fractures)发病率占下颌骨骨折25%~52%。由于髁突自身和周围组织结构比较特殊,不同患者的牙列完整性和咬合状态不一,同时外力作用于下颌骨的部位、大小、方向亦有所不同,髁突骨折的发生、临床表现和诊治就显得比较复杂。但髁突骨折发生也有其重要意义,因为在一定程度上避免了颅内损伤,保护了大脑。

不同国家和地区统计出来的髁突骨折致伤原因、骨折类型以及合并伤等都有所不同。在西方发达国家,主要病因是暴力损伤,而对中国和多数发展中国家而言,则以摔伤和交通事故伤为主,随着私家车辆日益普及,可以预见,交通事故伤的比例还会进一步上升。髁突骨折多数情况下表现为闭合性损伤,具有隐蔽性,容易被患者自身忽视。由于不同医院条件设备和医师的临床经验存在一定差异,髁突骨折的正确诊断和处理相对较困难,如耽误最好的治疗时机和错过及时治愈,则可见大量陈旧性髁突骨折。因此临床医师面临着较大的任务和挑战。

髁突骨折的治疗史可以推至两个世纪以前,早在1805年Desaut就发表了有关髁突骨折治疗的观点。由于受当时条件限制,髁突骨折的治疗主要采取保守治疗手段。20世纪初,由于颌面部手术仍具有较高的术中术后死亡率,髁突骨折的治疗仍以保守方式为主。直到第二次世界大战之后,随着气管内麻醉、抗生素改进、灌注和重症监护等技术的全面应用,安全开展口腔颌面部手术成为可能。此时临床上一些以前保守治疗效果不好的髁突骨折有了采取手术治疗的客观条件,因此对髁突骨折的治疗方式选择开始产生争议,从绝对支持保守治疗到极度偏向于采用手术治疗,再到后来提出了保守或手术治疗适应证,逐渐回归理性。但至今对于髁突骨折治疗方式的选择也一直没有明确而统一的观点,关键原因在于一直没有明确而统一的分类标准,因此,临床医师多数情况下是按经验和习惯为髁突骨折患者选用相应的治疗方法。围绕髁突骨折的诊断和治疗的争论持续不断,髁突骨折是口腔颌面外科一个永恒的议题。

一、分类进展

影像学技术在临床普及应用之前,髁突骨折往往单纯从临床症状、解剖学或基于向量的角度进行分类,判断骨折移位的方向和大小程度。如Brophy(1915)按骨折部位和移位

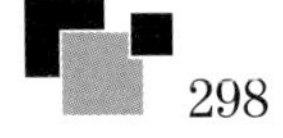

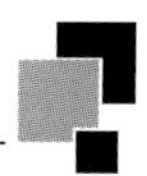

方向将髁突骨折分为:髁颈部骨折,髁颈上份骨折伴发下内移位或倒置移位、上前移位、后下移位。Thoma 在总结以往分类研究的基础上按骨折移位和脱位程度将髁突骨折分为四类:骨折移位、骨折无移位、骨折脱位和骨折完全脱出关节窝。1952 年,MacLennan 提出的分类法相对更为全面,他认为在临床上区分偏曲、移位和脱位这三种不同的情况很有必要。简洁地将髁突骨折分为高位和低位骨折同时伴发无移位、偏曲和移位、部分脱位或完全脱位。Rowe 和 Killey 在 1955 年的新分类中首次将颞下颌关节囊与伴发其他骨折同时考虑在内,分为囊内和囊外骨折;髁突骨折同时伴有关节囊、韧带、关节盘及邻近骨组织的损伤。囊内骨折指涉及关节面,或者累及髁颈部及髁颈部以上的骨折。囊外骨折则是骨折线从乙状切迹最低点延伸至髁突颈部以下和下颌升支后上部位之间。Dingman 和 Natvig 于 1964 年将髁突骨折分为高位、中位和低位三种不同类型,高位骨折发生在翼外肌附着处及以上部位;中位骨折发生在翼外肌附着以下水平;低位骨折则指髁突基底部位的骨折。

髁突骨折的各种分类相对简洁但依然存在明显的局限性,故仅仅适用于非开放性复位与颌间固定的保守治疗,还没有一种分类法是能够明确地围绕开放性治疗髁突骨折制订的,随着影像学技术的普及和技术水平的提高,新的分类变得越来越详细、精确。Spiessl 和 Schroll(1972)两位德国学者详细阐述了髁突骨折新的分类方法,通过影像学手段进行分类评估,按髁突骨折发生部位及移位程度分为六类:Ⅰ类:指髁颈或髁颈低位骨折无移位;Ⅱ类:髁颈低位骨折伴移位(骨断端间部分或无接触,但髁突仍位于关节窝内);Ⅲ类:髁颈高位骨折伴移位;Ⅳ类:髁颈低位骨折伴脱位(髁突部分或完全脱出关节窝);Ⅴ类:髁颈高位骨折伴脱位;Ⅵ类:髁突头部骨折(囊内骨折)。他们所指的髁颈部低位骨折亦指髁突基底部骨折。由于从手术学观点上对无移位、移位和脱位的不同情形以及骨折水平都做了全面而综合的分类,而且相对简洁实用,Spiessl 和 Schroll 分类法自发表后即被广泛引用,作为多数尤其是欧洲学者的学术研究和临床工作的指导工具。

为了追求分类诊断的全面性,Lindahl(1977)从多个角度对髁突骨折进行了详细分类,他认为骨折不可能独立存在,除了考虑骨折水平、错位程度以及髁突头部和关节窝的关系,还必须与年龄因素、创伤因素、骨折伴发创伤、打击时咬合状况以及牙䄅因素同时考虑,因此对牙、牙支持结构、下颌骨(髁突除外)创伤、䄅关系等髁突骨折相关因素同时做了分类。按 Lindahl 的分类体系,髁突基底部骨折指骨折线自乙状切迹处延伸至下颌升支后缘髁颈部以下部位,而髁颈部则是髁突头部以下最细最致密的解剖部位,而髁突头部骨折则指关节囊周围韧带组织附着水平以上部位。髁突头部骨折包括单线骨折(水平骨折)、粉碎性骨折(压缩性骨折)、髁突内极骨折(纵形或垂直骨折)。按骨折移位程度分为:①骨折上端向内侧错位形成断端重叠;②骨折向外侧错位造成断端重叠;③骨折片移位但没有断端重叠;④骨折无移位。按髁突头部和关节窝的关系分为无脱位、轻度脱位、中度脱位和严重脱位或完全脱出关节窝。该分类法虽稍显复杂,然而从现代医学开放复位内固定髁突骨折的手术治疗观点来看,Lindahl 分类法依然是最合适的分类法,所以成为各国学者和临床医师研究治疗髁突骨折的经典依据。

由于前人分类基于关节囊等软组织的解剖学分类在常规影像学诊断中应用的局限性,Krenkel(1997)建议将髁突骨折划分为高位、中位和低位髁颈部骨折,其中高位指位于下颌升支上 1/4 或上 1/3 的骨折;中位指高位以下,介于升支中 1/3 和 1/2 之间的骨折;低位指位于下颌升支下 1/2、下颌角以上的骨折。其中低位髁颈部骨折已经不是真正意义上的髁突骨折了，而是指下颌升支骨折。该分类法虽然对髁突骨折分类按定量标准进行了划分，简单明了，但是缺乏明确的特征性解剖位点（如乙状切迹等）作为参考依据，对下颌升支高度的划分相对笼统，尚不足以充分指导临床决策。

相比之下，Ellis 的分类法相对兼顾了髁突骨折定性和定量双重分类标准。该分类法依靠关节囊附着、乙状切迹和关节结节等经典解剖标志，将髁突骨折分为髁头、颈和基底部骨折，同时对髁突-关节窝相互关系做出了影像学定量划分标准：①X 线上无移位或移位不明显的髁突头部骨折；②轻度脱位，但大部分髁头位于关节窝内，同时骨折成角移位<20°；③中度或最大脱位：髁突头大部分位于关节结节前方，骨折成角移位>20°。

不容忽视的是，由于不同国家学者在表达髁突骨折分类时语法上的差异，对髁突头部骨折的定义产生过分歧（如 intracapsular 和 diacapitular 的不同），对介于髁突颈部和髁基底部之间的骨折区分相对困难，因为临床上无论经典的 MacLennan、Spiessl 和 Schroll，或是 Lindahl 等分类法都没有对髁突颈部和基底部骨折作出明确的区分，临床上诊断有时会面临模棱两可的境地，划分标准不一，影响病情判断和评估，对病例的统计分析带来不便，在总结以往经典分类的基础上，Loukota（2005，2009）就髁突骨折分类定义问题做了专门的阐述，对髁突头部，尤其是髁突颈部和髁突基底部的区分作出了明确而清晰地划分（图 11-1）。这一分类能反映骨折严重程度，实际可行，操作性强。

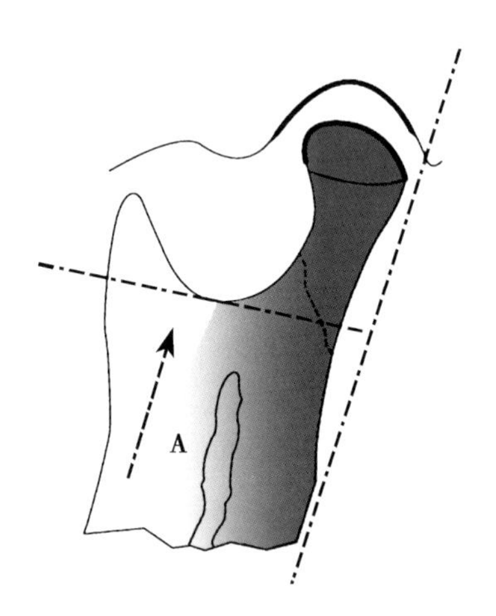

图 11-1　Loukota 髁颈部和髁颈下骨折分类法

首先，在髁突后缘至下颌角后缘做一条切线，通过乙状切迹最低点做一条垂直于该切线的垂线，称为 A 线。髁颈部骨折：骨折线长度有 50%以上高于 A 线者，称为髁颈部骨折；髁颈下骨折：骨折线长度有 50%以上位于 A 线下方者，称为髁颈下骨折［改编自：CENZI R，BURLINI D，ARDUIN L，et al. J Craniofac Surg，2009，20(1)：24-28］。

值得一提的是，以往常规的影像学检查手段往往很难发现囊内髁突骨折，现在，CT 检查使髁突囊内骨折的发现和诊断变得相对更容易。因此也逐渐有了明确的囊内骨折分类标准。髁突囊内骨折分类最早在 1955 年由 Rowe 和 Killey 提出，他们认为囊内骨折是累及髁突关节面和高于髁突颈位置的骨折，可以分为：A 型骨折，骨折线通过髁突头的内斜面；B 型骨折，骨折线通过髁突头的外斜面，造成了升支高度的降低；M 型骨折，即复合型骨折，骨折同时累及髁突头和髁突颈。欧洲学者 Neff（1999）、Hlawitschka 和 Eckelt（2002）在原来囊内骨折分类基础上，将 M 型骨折归纳为粉碎性髁头骨折，即骨折块达三块以上并伴有下颌升支高度的降低。而 He 等（2009）改进了传统囊内骨折分类法，进一步分为 A、B、C 和 M 型囊内骨折，能更好地指导临床治疗。另外，髁突矢状骨折日益受到学者和临床医师的重视，矢状骨折由于纵向或斜行贯穿于关节囊内、外，髁突关节面也受到直接损伤，因此多数学者认为从解剖概念上理解，可将其归入囊内骨折。临床倾向于根据骨折线的部位对髁突矢状骨折进行分类。认为髁突矢状骨折至少可以分为典型的三类，即内侧型：关节面之骨折线位于髁突关节面的内 1/3；中央型：关节面之骨折线位于髁突关节面的中 1/3；外侧型：关节面之骨折线位于髁突关节面的外 1/3。

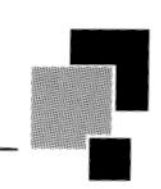

国内不少学者在临床治疗和研究过程中，对髁突骨折的规范分类做了不懈的尝试和努力，如黄盛兴（2000）、翦新春（2000）、曲卫国（2003）、李祖兵（2005）等在结合中国国情的基础上，相应地提出了不同的分类方法，很好地起到了指导临床实践的作用。

总体原则，现代髁突骨折的分类应力求简明，便于特征性诊断和识别，同时对骨折治疗具有直接指导意义。分类诊断除了参考临床症状和体征外，主要依据X线三维检查。通常采用或可供选择的X线片包括：下颌曲面体层；下颌开口后前位片；许勒位片；髁突经咽侧位片；下颌骨升支侧位片；颞下颌关节侧位片；颞下颌关节正位和侧位体层片；CT片及其三维重建图像。综合国内外众多学者的分类特点，去粗取精，髁突骨折可以从三个层次进行分类总结。

（一）骨折分侧与合并骨折情况

1. 单侧髁突骨折；

2. 单侧髁突合并颌骨等其他部位骨折；

3. 双侧髁突骨折；

4. 双侧髁突骨折合并颌骨等其他部位骨折。

（二）骨折发生水平

1. 高位骨折（髁突头部或囊内骨折）；

2. 中位骨折（髁突颈部骨折）；

3. 低位骨折（髁突颈下或基底部骨折，波及升支）；

4. 矢状骨折（骨折线贯穿髁突头与髁突颈下）；

5. 粉碎性骨折。

（三）骨折移位与脱位情况

1. 骨折无移位　指线状骨折或青枝骨折，以及髁突表面局部碎裂。

（1）囊内骨折：骨折局限于关节囊内，呈局部碎裂或表层剥脱。

（2）囊内囊外骨折：骨折线自关节囊外贯穿于关节囊内，可以造成髁突前斜面碎裂。

（3）囊外骨折：骨折线未波及关节囊内结构。

2. 骨折移位　骨折后骨折断面彼此错动或错离，致使髁突骨折块或升支断端偏离正常位置，关节囊被拉松弛或撕脱，但髁突仍保持在关节窝内。常见的形式包括以下几种。

（1）断面错动，保持部分接触。

（2）髁突弯曲，断面保持部分接触。

（3）髁突与升支断端重叠，断面不接触。常见的移位方向依次是：①内侧移位；②外侧移位；③前移位；④后移位。

3. 骨折脱位　骨折后骨折断面彼此错动或分离，髁突骨折块脱出关节窝，关节囊被拉松弛、撕脱、撕裂，关节盘可以同时移位，甚至碎裂。

（1）弯曲脱位：髁突弯曲，断面保持接触，髁头脱位于关节窝外，弯曲角度一般大于40°，临床多见于髁突颈下骨折。脱位方向一般有两种：①内侧弯曲；②外侧弯曲。

（2）分离脱位：髁突与升支断端完全分离，并脱位于关节窝外，常见的脱位方向有：①内侧脱位；②前内侧脱位；③外侧脱位；④前脱位。

二、闭合性治疗

髁突骨折的闭合性治疗又称为保守治疗或非手术治疗，主要包括颌间固定、牙弓夹板颌间弹性牵引和功能训练等。早期的髁突骨折由于受当时条件限制，咬合关系的恢复和保持面临很大困难，直到 1871 年伦敦牙科医师 Gurnell Hammond 首次将钢丝应用于口内上下颌间固定。随着这一技术的改进，颌间固定逐渐成为一种最经典的颌骨骨折保守治疗方式。而功能性治疗是指患者在医师指导下，定时、定向、定节律、有意识地下颌运动和肌肉功能训练，旨在全面恢复髁突骨折后的关节和𬌗功能，促进髁突愈合、改建、塑形。Zemsky(1926)、Guy(1928)和 Steadmann(1939)是最早提倡功能训练作为独立手段治疗髁突骨折的学者。Dufourmental(1929)则建议选用牙弓夹板和弹性牵引做下颌控制性功能训练。在早期工作中，Cole(1916)、Boon(1922)、Bonny(1927)、Ruddi(1928)、Ivy(1928)、Russell(1930)、Krohn(1934)、Mead(1940)、James(1942)、Kazanjian(1942)、Waldron(1942)、Winter(1943)和 Berger(1943)等第一批学者通过大量临床探索，发现绝大部分髁突骨折采用颌间牵引固定的非手术治疗可以取得满意的功能效果。MacLennan(1952)认为“髁突骨折保守治疗的并发症很少”，得到了当时多数临床医师和学者的响应和支持。自此，髁突骨折行保守治疗的观点仍然统治了那个年代。

20 世纪六七十年代起，学者们开始注重在髁突骨折治疗改建后尽可能恢复其解剖外形和行使其功能活动。同期在儿童髁突骨折患者身上取得了满意的疗效，主要是通过即刻或早期颌骨功能活动和牙弓夹板颌间间歇性弹性牵引维持咬合关系的方法。研究进一步发现，只要下颌骨的运动范围达到或接近正常，颌骨发育就不会受到明显影响。早期行使颌骨功能活动的观点成为一条原则，不仅应用于患儿，也开始应用于成人患者。早期功能活动由于具有在相当程度上减少长期并发症的优越性，逐渐推广应用于具有类似髁突骨折的所有年龄阶层患者。虽然颌间固定有时不可或缺，而固定后的颌骨功能训练活动在治疗上同样具有相当重要的地位。

保守性治疗的施行在临床上仍然存在一定困难，关键是需要密切随访和患者良好的依从性。对儿童患者而言，如果下颌骨能自如活动并且咬合关系稳定，无须使用牙弓夹板，相反则要使用，并辅以夜间弹性牵引，白天则摘除弹性牵引带。对食物的选择也无特殊限制；咀嚼能够通过下颌骨将力传导至髁突，促进骨折愈合和改建。尽可能快地在功能训练 10~14 天内训练切牙间张口距离达 40mm 或以上。整个功能康复训练过程持续 3 个月，之后每隔 3 个月接受一次复查，至少持续 1 年。一旦发现咬合关系有漂移或不稳定迹象或开口度降低，即行弹性牵引和功能训练。

夜间颌间弹性牵引固定，目的也是为了促进软组织和骨愈合，在功能训练的时候颌骨对称性和咬合关系得以保持稳定。白天活动则为了确保髁突在功能运动方式下发生改建，同时牵拉颌骨、骨折附近和关节周围的软组织，以足够适应关节和颌骨的功能运动。在软组织愈合过程中产生的瘢痕挛缩和组织牵拉是不可避免的，但我们功能训练的目的即是为了在瘢痕成熟以前，让肌肉尽可能形成足够的长度，使髁突骨折改建和软组织愈合达到动态平衡，直到不会限制颌骨和髁突的正常活动范围。3 个月的功能康复性训练以后，软组织愈合和髁突改建基本完成，咬合关系、颌骨和颞下颌关节位置都基本达到稳定。如果这 3 个月的

功能训练未能足以延伸拉长软组织并保持，就可能出现关节炎、关节强直(骨性或纤维性)、瘢痕形成和关节疼痛等症状。并发症的大小多少和功能训练质量直接相关，未必取决于损伤的严重程度。无论髁突所处位置如何，翼外肌通常情况下还是附着在髁突上，所以在康复性训练前期，足够的颌骨活动是可以获得的。与儿童患者不同的是，成人患者肌肉组织的牵拉更为强劲，因此夜间颌间弹性牵引需借助更大的牵引力以对抗肌组织的牵拉挛缩，辅以功能康复训练对恢复颌骨正常运动同样极为重要。

下颌骨功能性康复训练并不会干扰破坏骨折后软硬组织愈合，因为在骨折发生瞬间，破坏已经造成(此时关节囊、关节周围韧带和关节盘被牵拉撕脱或移位)，组织也并未发生瘢痕化，此时移动它们并不困难，所以在骨和软组织愈合发生之前，应设法尽快获得正常范围的颌骨和关节动度。此时也无须过分担心会发生骨不愈，因为只要骨折断端有接触，骨折愈合就会发生。随着功能训练和愈合进程，髁突骨折会发生适应性改建以重建颞下颌关节。

过去采用的辅助开口练习的机械装置通常较昂贵且繁琐，所以最简单实用而有效的方法莫过于使用木楔子或是捆扎在一起的压舌板，将它们放置于上下颌切牙之间(木楔子则可以向里推)，最开始根据初始开口度调整压舌板的数目，逐日增加，直至24块(此时开口度大约为40mm)，这个过程最好控制在5~10天以内，之后3个月的康复期则维持练习，每天训练4~5次。在开口度练习的同时，还应被动或主动地让下颌骨侧向移动和前伸运动。

对于颌面部其他部位伴发骨折的处理，比如下颌正中联合部、下颌体、下颌角等部位的骨折，如果采取了钢板或拉力螺钉的方法进行了固定，由于固定系统的抗屈曲的机械性能，此时下颌骨结构仍可以看作完整连续的，因此仍可以提倡早期颌骨功能活动，与单纯髁突骨折保守治疗过程相似。如果下颌骨伴发其他部位的骨折采取非手术方法处理，就应在纠正咬合关系后即行牙弓夹板颌间固定(固定时间儿童1~2周，成人3~4周)，颌间固定所需的时间越短越好，因为颞下颌关节活动受限可能会导致严重并发症情况的出现。之后3个月的功能康复练习过程和单纯髁突骨折相一致。

对于颌间固定的争论，早在1805年，Desault曾经描述：保持骨断端的接触状态是非常重要的，如果下颌骨有轻微活动也有可能导致骨不连或骨愈合失败，因为断端接触不充分就会产生骨痂，而骨痂会导致髁突改建后畸形发生，最终妨碍颌骨执行正常功能，所以认为颌间固定是促进骨愈合发生的必需条件。这一观点在创伤学界曾长期占主导地位。然而目前多数学者关于颌间固定的观点已逐渐发生转变：认为保守治疗不等于长期颌间固定，甚至认为无须颌间固定，因为非手术治疗的目的本身是为了在保持正常咬合关系的同时尽早恢复髁突及颌骨的功能性运动。Ellis(2005)从生物学观点进一步否定了颌间固定的合理性，因为几乎没有文献能够证明颌间固定促进骨愈合，也没有证据表明没有颌间固定会导致骨不愈。研究表明，无论是否对患者进行颌间固定，髁突骨折大多数情况下都会愈合。假如颌间固定是必要的话，那么应当遵守下颌骨其他部位骨折的颌间固定原则，固定要持续5~6周的时间，而大多数临床工作者对髁突骨折都不推荐也不愿意那么长时间固定。颌间固定时会导致前牙伸长、后牙降低，致使𬌗平衡遭到破坏，同时长期颌间固定会导致骨折愈合后下颌运动明显受限。即便没有颌间固定，早期功能活动和颌间弹性牵引同样能获得很好的咬合关系。研究还表明，功能性康复治疗比颌间固定更有助于髁突的再生与改建。同时，颌间固定会使患者感到不适，甚至出现恐慌心理，影响日常饮食、生活和社会交流，特别是影响口腔卫生健康的维护，最终导致营养吸收缺乏和体重降低等长期系列并发症。Ellis认为，没有理由在髁突骨折保守治疗时强行或长期颌间固定。

临床干预的原则本来就在于用最简单有效、最廉价的方法取得最好或至少同样的临床治疗效果。对髁突骨折保守治疗适应证选择的观点已初步达成统一,适应证有:①未移位或无明显移位的髁突骨折(移位角度小于30°~45°);②青春期和青春期前正在发育的患者;③经复位可以恢复咬合关系的闭合性髁突骨折;④完整的牙列用以保持适当的关节间隙。保守治疗的理论依据还包括髁突是下颌骨的生长发育中心,具有很强的再生和改建功能。颞下颌关节、牙、神经肌肉系统以及颌面骨骼共同组成了咀嚼系统,髁突骨折不仅导致了关节和关节窝生理关系的改变,同时破坏了咬合关系,打破了神经肌肉系统平衡。但是每个系统都可通过自身改建并影响邻近组织来尽可能恢复系统的原有功能,神经、肌肉、骨骼和牙颌共同发生的复杂改建,在不同时间段发挥着重要的作用,从而弥补了骨折导致的功能失衡。临床亦证实,使用牙弓夹板和间断的颌间弹性牵引,并尽可能恢复下颌运动,髁突可以通过改建来恢复正常的解剖位置及功能。保守治疗还可以避免手术治疗可能会带来的各种并发症,因此相对较为安全有效。

髁突骨折采用保守治疗后,其愈合方式是形成一个新的颞下颌关节,即颞下颌关节的生物学改建,这种改建在骨折后立即开始并持续达数月之久,包括结构和功能的改建。颞下颌关节的改建主要通过三种途径:①髁突的再生;②颞骨关节窝的改建;③下颌支后缘高度的改建。其中,髁突的再生是最为重要的途径,决定着颞下颌关节改建的结果。髁突再生的程度与年龄有关。临床和实验均证实,儿童髁突改建能力强于成人,这与髁突的软骨层有关。当髁突发生改建时,儿童髁突软骨层表现为增生,而成人由于髁突软骨层已经发育成熟,其生理性改建和再生能力基本消失,主要表现为功能适应性改建。髁突骨折保守治疗后,颞下颌关节窝内即开始生成骨组织,这一改变有利于减轻髁突再生与改建的负担。

保守治疗的选择有一定程度的限制,临床上医师对适应证的选择或是患者本人的依从性均会影响保守治疗最终效果,因此结果多具有一定程度上的不确定性,甚至存在治疗失败的可能,因此最终不得已求助于手术治疗,但此时已经错过最佳手术时机。另外,保守治疗本身是一个长期过程,此时患者本人神经肌肉组织、骨组织、𬌗会面临彻底的重建,咀嚼方式、效率和周期也会发生明显的变化,这个过程给患者带来长期的慢性疼痛或饮食生活习惯上的干扰与不便,因此过程中患者保持乐观的心态、坚定的信念以及良好的依从性对取得保守治疗的理想效果非常重要。

保守治疗客观上来说是时代局限性的产物,远不及完美,髁突骨折也没有任何完美的治疗方法,只有最适合的治疗方法。治疗的重心是要以患者为中心,综合考虑各方面的因素后选择最适合的治疗方案。随着医学进步,将来髁突骨折的保守治疗方法设计和适应证选择范围可能会发生一定程度的变迁。

三、开放性治疗

早在1924年,以Perthes为代表的一批学者首次对髁突骨折采取了手术疗法,通过临床研究对“广泛性”保守治疗提出疑问。他们发现有相当一部分严重的髁突骨折采用保守治疗后会继发咬合紊乱、功能性疼痛、下颌运动受限、假关节、关节炎、关节强直、颜面偏斜畸形等并发症,因此主张早期实行手术。在20世纪50年代以后,以Markowitz(1950)和Silvennoinen

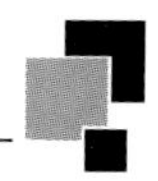

(1992)为代表的学者们通过大量研究后形成的普遍观点是严重移位或脱位的髁突骨折,应早期切开复位。

Zide(1983,1989)则系统地阐述了髁突骨折手术治疗的绝对适应证和相对适应证,并迅速被广大临床医师接受并将其视为治疗髁突骨折的指导思想。Zide 认为绝对适应证包括:①髁突头脱位进入颅中窝或颞窝,伴功能障碍;②关节腔内异物;③髁头外侧移位穿破关节囊;④经保守治疗后仍无法开口或无法恢复正常咬合关系;⑤复合型损伤,如枪伤等。而相对适应证有:①无牙的双侧髁突骨折;②患有癫痫等精神疾病或抵抗性心理问题;③同时伴有面中份骨折及其他颌面部骨折;④同时伴有颌骨畸形(下颌前突或下颌后缩)。

以 Widmark(1996)为代表的学者提出的手术适应证则为:①骨折断端纵轴方向移位>30°;②髁突向下移位>5mm,下颌骨升支患侧较健侧缩短 5mm 以上;③保守治疗不能恢复理想咬合关系。这一观点同样被广为引用。

对于髁突骨折开放性治疗的手术入路方式,最早在 1925 年由 Silverman 介绍,自口内切口、沿升支前缘和内侧推髁突复位。但由于剥离范围较广,破坏血运影响术后愈合,目前已极少使用。1927 年,Wassmund 提出口外入路暴露骨折进行复位固定的方法。发展到今天演变成三种主要入路途径:耳屏前切口(角形切口,弧形切口)、下颌下或下颌后切口以及二者联合的环下颌角切口。在选择切口时,术者需参考骨折水平、骨折移位后髁突位置、固定方式、骨折后时间,结合 X 线检查,确定髁突是否位于关节窝内及其所处位置、角度、骨折块的大小、髁突移位或脱位类型。对于严重移位的骨折,入路途径应尽可能满足视野要求,使复位操作最直接。一般性原则,高位骨折或颈部骨折应用耳前切口,低位髁突骨折应用下颌后切口,为方便复位有时还需增加耳前切口。骨折后时间长短会影响操作难易程度,如骨折 2~3 周后手术,由于组织瘢痕化,骨折块复位难度大,常须采用联合切口。最近几年有作者采用经下颌后切口穿腮腺入路对髁突骨折进行复位固定,此切口暴露尚可,但仍须解剖面神经并注意保护腺体。

髁突骨折复位后是否固定及如何固定的观点是一个演变的过程,赞成固定者认为:在骨折复位中,常常发生牵拉、肌肉撕脱造成髁突游离的情况,因此固定很有必要,并逐渐认识到翼外肌重新附着和关节盘复位的必要性。而以 Raveh(1989)为代表的学者赞成复位非固定的观点:骨折经解剖复位后,重新复位的髁突经周围软组织包绕缝合,颌间固定制动,很快可以愈合而不会再移位,并且任何植入的固定物都会影响骨愈合改建。然而,随着材料的改进如小型钛板和可吸收夹板等生物材料的使用,初步解决了固定材料的生物相容性问题,同时还提倡在开放手术复位内固定后鼓励早期功能性活动,因此多数学者仍坚持内固定的必要性。

髁突骨折固定方式的演变与创伤外科固定技术的发展密切相关。早期的髁突骨折固定一般采用钢丝、牙弓夹板等半固定方式,产生间接骨愈合,经历纤维和软骨骨痂阶段,容易发生骨折感染和骨愈合延迟,并发症较多。随后产生了针杆固定如克氏针固定法,这些固定很难达到稳定要求,原因是髁突容易错位扭动,术后要求短期颌间固定。拉力螺钉固定技术由于其较好的生物机械稳定性、对周围软组织血供的良好维持和相对容易取出,受到临床医师的普遍欢迎。Eckelt(1981)改进和扩展了拉力螺钉技术,创造性地将其用于髁突骨折固定并获得成功,但有一定的适应证限制。动力加压固定是 20 世纪 50 年代发展起来的新技术,60 年代末 Luhr 首次将动力加压板引入颌面外科领域,而 Spiessl 在标准化使用动力加压板的基础上,引入了 AO/ASIF 固定原则,使之成为颌面部骨折手术的常规固定方式。随后,Pape 于1980 年首次将小型骨接合板发展应用于髁突骨折固定。随着骨折材料机械性能和生物相容性的改进提升,不仅使小块骨折固定成为可能,小型骨接合板固定这一技术也逐渐成为当时世界创伤外科的潮流和艺术。微动力加压骨接合板比常规适应性骨接合板更结实耐用,克服了其他不利的应力,抗旋转移位和抗弯曲的能力更强,同时产生轴向压应力,促进了骨折直接Ⅰ期愈合,所以从生物力学的角度而论,微动力加压骨接合板是最适合髁突骨折固定的。在髁突骨折治疗中,骨折经坚固内固定后允许早期功能性活动,也就是骨折治疗过程中所遵循的"动静原则"。

在髁突骨折围绕保守抑或手术治疗方式选择争论不休的时候,随着微创外科内镜技术的发展,学者 Jacobovicz 于 1998 年首次将内镜引入到髁突骨折治疗中来,为髁突骨折治疗方式选择开辟了新的道路。只要操作符合规范,技巧熟练,面神经的损伤、术后感染以及髁突缺血性坏死发生概率几乎接近于零,内镜能通过小切口获得相对较为清晰的视野,创伤小、美观,术后颞下颌关节功能恢复快。但内镜辅助的复位固定也有着明显的局限性,通常适用于髁突颈部以下低位骨折,手术视野也不如口外入路开放手术的视野宽,因此术中剥离范围较广,达到髁突骨折完全的坚强内固定比较困难,手术时间也相对较长,对操作技能的要求很高。内镜对于髁突粉碎性骨折和髁突严重脱位患者也不适用。但新事物的发展和进步是循序渐进的,随着手术器械材料的改进、技术的提升,内镜辅助开放复位内固定这一技术会更为成熟可靠,将成为髁突骨折开放复位新的发展方向。

四、闭合性治疗与开放性治疗的比较

对髁突骨折治疗方式选择的争论由来已久,早在 1943 年,*Journal of Oral Surgery* 刊登了一篇具里程碑意义的文章"Fractures of the Mandibular Condylar",作者 Bellinger、Henny 和 Peterson 在文中指出:"对髁突骨折治疗方式的选择面临很多争议,究竟是保守治疗好,还是开放性治疗好,不同学者都有临床实践依据来支持各自观点。即使是最公正的评论家,也无法做出孰优孰劣的评判。"这种局面直到今天仍不明朗。

正如这篇文献里所述,三位作者对连续一百位接受保守治疗的髁突骨折患者,通过颌间固定、弹性牵引和功能性训练,除两位出现明显并发症接受手术治疗外,其余患者功能均恢复到了正常水平。从而作者断言:不应将手术作为髁突骨折常规治疗手段,手术在极少数不得已的情况下才能使用,在简单的颌间固定就能获得满意治疗效果的情况下,手术治疗就显得毫无必要。

然而凭客观而论,作出上述论断只是基于所处的年代而言,当时影像学技术、麻醉条件、抗感染措施相对落后,坚固内固定技术尚未成熟,而且髁突骨折解剖区域特殊、复杂,固定相对也很困难,哪怕技术最娴熟的医师,无论采取何种固定方式,都要冒着损伤周围组织的风险。因此极力倾向于保守治疗情有可原。随着时代进步和科技发展日新月异,产生了先进的诊断设备;麻醉措施越来越完备;抗生素的使用降低了术后感染发生风险;固定方式更加成熟精确可靠,因此逐步具备了对髁突骨折患者实施手术治疗的必要条件。

随后 Thoma(1945)、Chalmers(1947)、Maclennan(1952)、Kromer(1953)、Belvins(1961)、Lindahl(1977)、Zide(1983)、Chuong(1988)、Raveh(1989)、Takenoshita(1990)和 Konstantin-

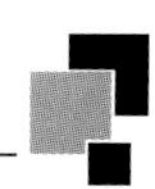

ovic(1992)等学者就保守或手术治疗髁突骨折阐述了各自观点,莫衷一是。持手术治疗观点者认为,在对明显移位或脱位的髁突骨折采取保守治疗时多数情况下会出现髁突畸形、下颌功能紊乱和颜面不对称等并发症状。针对以上争论,简单地得出究竟手术治疗好还是保守治疗好的判断是不合适的。还应综合分析以下问题方能作出正确的决定:如骨折移位程度(尤其与关节窝相互关系)、骨折水平、患者年龄以及伴发面部骨折等。在做出治疗抉择之前还应考虑两个问题:①保守治疗相对手术治疗技术更为简易;②在不同手术治疗方式预期结果相同的情况下,治疗越简单越好。

既往临床回顾性研究最大的问题是由于伦理道德方面的限制,对比研究往往难以或缺乏随机对照,也缺乏前瞻性,对各种变量缺乏控制和规范化,存在明显偏倚,设计实施确实也非常困难,因此结论相对缺乏科学性,难以做出客观公正的评价。由于以上限制,有学者开始利用髁突骨折动物模型进行对比研究,Zhang 和 Obeid(1991)曾做了很好的尝试:将 18 只成年新西兰白兔作为研究对象,首先制作单侧髁突骨折模型,按治疗方式分为三组,第一组:开放复位微钛板固定组;第二组:髁突游离回植术;第三组:行保守治疗。前两组不采用颌间固定,最后一组行颌间固定。术后发现,第一组手术效果最佳;保守组其次,出现患侧下颌升支高度降低和功能活动减弱;游离组效果最差,出现严重的术后并发症状,面形不对称、错𬌗,愈合缓慢,甚至出现骨不愈。

但是动物实验只能作为临床试验参考,不能直接提供临床治疗决策,故须行临床随机对照研究。1994 年,Worsaae 和 Thorn 发表了第一篇关于髁突低位骨折保守或手术治疗前瞻性随机对照研究。101 位单侧低位伴脱位髁突骨折成年患者,其中 61 位接受闭合性治疗与 4 周的颌间固定,40 位患者经开放复位钢丝固定后行 6 周的颌间固定。只有 52 位患者接受了为期平均 2 年的随访。手术组 24 位患者中只有 1 位患者表现出错𬌗、咀嚼功能损伤和疼痛的并发症(4%);而保守组 28 位患者有 11 位患者出现并发症(39%):3 位下颌不对称,8 位错𬌗,3 位切牙间开口距离减小,2 位持续性头痛。总体评价手术组优于保守治疗组。但是该研究也存在一些较明显的缺陷:随机的方法未进行充分阐述,其研究设计严谨科学性存在疑问;失访率过高(49/101);髁突骨折采取了非坚强内固定方式(钢丝固定);都采用了长期颌间固定,与现代治疗理念不符,长期颌间固定也导致保守组 28 人有 11 位出现术后并发症,远远差于其他学者的相关研究结果。

同期,Hidding(1999)、Konstantinovic(1992)、oezemen(1998)、Haug 和 Assael(2001)、Palmieri(1999)、Ellis 和 Throckmorton(1999—2001)做了大量研究工作和深入探索。结论显示多数情况下手术治疗组同于或优于保守治疗组,而手术组主要缺陷是瘢痕相对明显,保守组则表现为慢性疼痛。Ellis 和 Throckmorton 在 1999—2001 年发表的关于髁突骨折治疗的系列文章尤为值得关注,几乎对每个临床评价指标都做了全面而较深入的探索,结论显示:下颌和肌肉活动功能两组间无差异;咬合关系手术组优;髁突位置改变和活动度两组间无差异;错𬌗率保守组更高;保守组中升支后缘高度降低更明显。并发症:手术组少数情形下表现为出血、面神经麻痹、伤口感染、Frey's 综合征(Frey's syndrome)、涎瘘和术区瘢痕等;保守组常表现为慢性疼痛、错𬌗、开口受限和影像学畸形等。

随着医学界国际合作程度日益加深,多中心临床对照研究成为新的趋势,Schneider 和 Eckelt 等多位不同国籍学者分别于 2006 年和 2008 年先后发表了两篇关于髁突骨折开放和保守治疗的前瞻性、多中心、随机对照研究,纳入对象:①年龄>18 岁;②单或双侧骨折;③髁头颈基底骨折；④偏移 10°~45°；⑤升支高度降低≥2mm。共纳入 66 位患者（79 侧髁突骨折）。保守组采用 10 天的颌间弹性牵引固定，手术组为开放复位功能稳固性骨接合板固定，术后 6 个月内对疗效进行评价，临床功能评估参数包括最大开口度、前伸、侧向移位距离；影像学评估包括骨折线水平、骨折偏移、升支高度降低；主观评估包括疼痛评估的视觉模拟评分法（visual analog scales，VAS）和下颌功能损害调查问卷（mandibular function impairment questionnaire，MFIQ）等。结果显示：无论客观指标或是主观评估手术治疗均优于保守治疗组，该文作者也因此得出结论：如若再坚持髁突骨折必须保守治疗的观点是不正确的。但本研究也存在诸多缺陷：如随访时间太短，只有半年，目前还没有长期观察结果，同时对每位患者的手术治疗程序、固定材料选择、固定方式和手术入路依据临床情况由医师当时决定，故手术方式存在选择性等诸多偏倚，故得出手术优于保守的结论仍有待商榷。现今对髁突骨折的治疗，大多数临床医师持这样的观点：保守治疗或手术治疗的成功关键取决于适应证的正确选择。

临床所面临的情况复杂多变，比如临床上一些并发症不仅仅出现在治疗后的骨折患者，甚至在普通或正常人群中同样存在，比如关节紊乱症状和疼痛等，临床上的最大开口度往往不代表髁突的活动度或滑动运动，因为多数情况下可被髁头转动所弥补，将最大开口度视为下颌运动功能重要参考依据缺乏严谨科学依据，所以将其作为临床治疗效果的评估难以消除这些参数带来的偏倚。保守治疗和手术治疗方式本身不是终极标准治疗方案，一直在改进；手术固定方式也多种多样，如保守治疗的颌间固定长期面临争议；而坚固内固定技术也达不到完美的程度，产生的“应力遮挡”效应是临床上值得关注的一个问题。由此可见，髁突骨折开放性手术或是保守治疗的争论还将持续。

开放性手术和保守治疗的比较其实是静和动、速度与安全的比较。赞成开放复位固定的理由一般包括：解剖复位，𬌗关系稳定，功能恢复快，易于维持垂直高度，避免面部左右不对称，术后颞下颌关节紊乱的发病率更低，以及不需要颌间固定；而赞成保守治疗者则认为可以降低整体发病率，多数情况下咬合关系可接受，避免典型手术并发症的可能，简化程序，降低关节强直和发生血管坏死的风险。无论保守或是手术治疗髁突骨折，治疗目标都是一致的，即 Walker 提出髁突骨折的治愈标准：①开口度大于 40mm 时无疼痛；②下颌在各个方向有良好的活动度；③恢复到受伤前的咬合状态；④稳定的颞下颌关系；⑤颌面部良好的对称性。而适应证选择两者都是相对的，如手术适应证则主要参考 Zide（1983，1989）和 Widmark（1996）提出的标准（见“开放性治疗”）。本着“以人为本”的治疗宗旨，临床工作者要对每一位患者进行综合性分析和详细评估，如：骨折的水平及数量、单侧或双侧、牙列缺失或缺损、颞下颌关节对下颌运动的影响、咀嚼肌系统、髁突移位的方向及程度、手术入路困难程度、关键解剖结构损伤的风险、瘢痕明显程度、患者的健康状况、其他颌面部骨折情况、施行物理治疗的可行性、神经肌肉适应能力等，之后制订出更符合患者病情的个性化治疗方案。

正如 Ellis 所指出：对同样的髁突骨折处理为何会有如此多的治疗方法和治疗技术，原因在于我们还是仅仅依靠传统习惯和经验。目前闭合性治疗和开放性治疗的比较研究仍然存在许多问题需要解决，如 Nussbaum（2008）所著的一篇髁突骨折开放或保守治疗的 Meta 分析指出，或许由于伦理学限制，现有的研究方法设计、技术手段上存在诸多明显缺陷，无法满足 Meta 分析所需条件，所以究竟是开放性治疗好，还是保守治疗好，仍然无法得出统一的结论，要想解决这一难题，理想的观点认为，未来相关临床随机对照研究首先需满足以下前

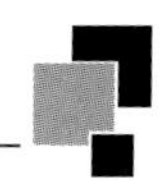

提条件:①随机化原则,对患者和检查人员实行盲法;②每组内所有患者治疗方法相一致(或相似);③骨折分类、数据收集和报告分析均标准化,以利于有效分析比较;④足够的样本量。

五、髁突骨折治疗现状及存在的问题

髁突是面部最易发生骨折的部位之一,其骨折发生率占整个下颌骨骨折的25%~52%,儿童占40%~60%,并且对颌、殆功能有较大影响。又因髁突是下颌骨的发育中心,儿童的髁突骨折还会影响其整个面部的生长发育。因此,髁突骨折是口腔颌面外科研究的重要课题。通过前文对髁突骨折治疗的历史回顾和现状分析,我们可得知至今对髁突骨折的分类和治疗没有统一的观点,因此分类和治疗方法也是多种多样,临床医师多数时候凭习惯和经验做决策,有时难免存在因决策失误造成治疗失败的可能,影响患者健康和生存质量。临床治疗和研究若要取得进步,就应当重视目前髁突骨折治疗中所存在的问题。

(一)现有髁突骨折分类和治疗适应证选择的局限性

目前关于髁突骨折分类主要根据两个原则:①按骨折线的高低分为高位骨折(又称髁头骨折或囊内骨折)、中位骨折(髁颈骨折)和低位骨折(髁突基底部骨折);②按骨折片移位和脱位的方向与程度不同进行分类。一个好的骨折分类应尽可能地反映患者的综合状况,又不至于使分类过于复杂,还能对治疗方法的选择起较好的指导作用。然而,影响髁突骨折治疗的因素是多方面的,包括患者的年龄,伴发的面部骨折、患者的咬合情况、全身健康状况、患者的主观意愿等。既充分考虑到各方面的影响因素又做到简单明了,是当今髁突骨折分类要达到的一个重要目标。

临床上就髁突骨折治疗方案的选择长期存在困惑和争议,关键是缺乏明确的髁突骨折分类的量化标准,同样,对髁突骨折适应证的选择也存在诸多争议,虽然Zide(1983,1989)和Widmark(1996)提出的开放手术治疗适应证是治疗髁突骨折经典的参考依据,但仍然存在明显缺陷,与现实相对脱节:①髁突骨折在极少数情况下会嵌入颅中窝,目前全世界报道的只有数十例;②关节腔内异物和枪伤亦很少见,因为目前髁突骨折流行病学调查显示,主要病因为交通意外伤和跌落伤,而且主要表现为闭合性骨折创伤;③虽然目前许多学者试图以髁突移位角度和升支垂直高度的变化来确定适应证量化标准,但他们测量髁突移位角度缺乏统一标准。因此对适应证的选择,国内外学者各执己见,提出了很多建议,但基本都倾向于:①对明显移位、错位或脱出关节窝的髁突骨折实行开放性治疗;②对无移位或轻度移位的髁突骨折实行闭合性处理;③对儿童骨折普遍持保守治疗观念。

(二)保守治疗和开放性治疗所面临的问题和争议

1. 关于保守治疗和开放性治疗颌间固定的问题 对颌间固定的争论在本章闭合性治疗中已经作了专门介绍。值得一提的是,对于保守治疗中放置殆垫后,行颌间弹性牵引能否使骨折复位存在争议,Ellis(2000)和张益(2003)通过临床实践和研究后认为,颌间弹性牵引只能恢复咬合关系,不能复位髁突。因此对严重错位的髁突骨折,预计功能改建不能满足愈合目标,应积极手术处理。

2. 开放性治疗所面临的问题

(1)儿童和青少年髁突骨折治疗的争论:对儿童髁突骨折的治疗,没有提出公认的专门的适应证和治疗成功的标准，长期以来对儿童髁突骨折凭经验行保守治疗的观念根深蒂固。但对于髁突严重移位和脱位骨折的治疗，仍然存在争论。主张闭合性治疗的学者如 Anderson(1995)认为：儿童髁突比成人有更强的改建能力，闭合性治疗可以取得满意的远期疗效，开放性复位和固定可能会破坏髁突这一生长中心，引起髁突生长障碍，甚至诱发髁突无血供性坏死，进而导致髁突吸收。如 Deleyiannis 等(2006)对 6 例髁突低位脱位骨折儿童患者行开放性复位内固定治疗，长期随访(平均 67.6 个月)后发现所有患者表现出影像学改建和升支高度降低的症状；有 3 位儿童出现Ⅱ类错𬌗、下颌后缩和下颌偏移；4 位儿童出现主观和(或)客观颞下颌关节紊乱症状，因此作者认为：除非开放性手术治疗表现出明显的优越性，儿童髁突骨折还是首选闭合性治疗。

目前依然没有大量而充分严谨的证据表明开放性治疗更加适合儿童脱位或严重错位的髁突骨折。由于伦理学考虑，前瞻性随机对照原则在临床治疗过程中实施会很困难，今后可以从动物实验入手，针对性地开展相关方面的科学研究。

(2) 囊内髁突骨折的开放性治疗：对高位(囊内)髁突骨折的治疗方式选择历来存在争论，一般性原则，囊内发生小块、脱帽或是移位不明显的骨折通常采用保守治疗，因为多数囊内骨折经保守治疗可以功能性改建达到临床愈合，且由于骨折片太小难于固定，手术多只是摘除骨折片，甚至因剥离周围软组织导致血运破坏，对愈合产生不良影响。对于囊内骨折导致升支后缘高度降低的患者，已有报道表明采取开放性手术取得了很好的治疗效果。长期以来对于矢状骨折和粉碎性骨折治疗选择的争议较大，但多数情况下，这两类骨折都波及了关节面，故最容易继发关节粘连、强直或产生机械阻挡，从而限制下颌关节活动，若临床上发现有明显功能障碍，持续 1~2 个月不能改善时，此时若颌间固定或功能训练反而更容易使关节发展为真性强直，故部分学者建议应积极手术治疗。

(3) 髁突陈旧性骨折的开放性治疗：陈旧性骨折广义上指从骨折发生到接受治疗所间隔的时间超过 3 周，也指髁突骨折经保守或手术治疗失败，需要进一步治疗，此时临床上多表现为畸形愈合、继发错𬌗、关节疼痛等症状。国内髁突陈旧性骨折较为常见，统计武汉大学口腔医院 1988—2008 年共 533 例住院髁突骨折患者，时间间隔 3 周以上的陈旧性骨折有 168 例(占 31.5%)，分析原因可能在于：①骨折后当时症状不明显，直到出现明显功能障碍时如咬合错乱等，才接受检查；②患者本人不重视；③患者经济状况比较差，不敢上医院治疗；④当地医院医疗条件落后，无法开展髁突骨折手术；⑤外伤发生后，首先检查颅脑部有无骨折、内脏有无破裂以排除危及生命的严重并发症，在转院前已错过最佳治疗时机；⑥临床医师适应证选择不当或技术不成熟，治疗失败导致陈旧性骨折。

髁突陈旧性骨折的治疗是临床公认的难点问题，临床上多倾向于手术处理，尽可能地施行开放复位内固定术，但有时髁突骨折因粉碎或吸收无法复位，需要摘除和关节成形，为防止下颌骨升支高度降低，可以采用升支提升或倒置术、升支垂直牵引成骨和关节重建等术式。值得提出的是，升支截骨明显增加了“医源性”创伤，约 30%经游离再植的髁突术后被吸收，并可能继发难治性开𬌗。

(4) 髁突骨折合并颌骨骨折使用坚强内固定技术时所面临的困惑：由于颞下颌关节是一个左右联动关节，马蹄形的下颌骨将左右两侧关节联结成一个整体，通常情况下，下颌骨其他部位骨折的固位正确与否会决定髁突经坚固内固定后所在位置，有时由于其他部位的

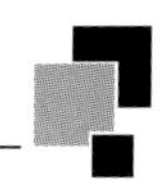

骨折固定不正确导致下颌骨横向变宽或偏斜，因此复位后的髁突难以恢复至原来的生理位置，不能形成创伤前正常的盘-突关系，导致髁突吸收或改建负担加重（生理性改建与功能性双重改建），同时导致咬合关系紊乱。就这些问题，何冬梅等（2009）做出了详细而充分的阐述。

（5）究竟是AO还是BO：近二十多年以来，AO思想已经逐渐发生了变化，即从坚强内固定转化为生物学固定原则（biological osteosynthesis，BO），而目前临床上髁突骨折的手术治疗仍采用传统解剖复位坚固内固定的治疗方式。髁突骨折治疗理念上的更新和进展相对缓慢。BO的核心思想是保护骨的生理血供，因此绝不允许牺牲局部血运的方式来强求骨的解剖复位。Palmer的论点："寻求骨折稳固和局部软组织完整之间的一种平衡"辩证地概括了BO的骨折治疗原则，纠正了AO所强调的"早期恢复骨折解剖学的连续性和力学的完整性"这一生物力学观点的片面性，树立了"骨折治疗必须着重于寻求骨折稳固和软组织完整之间的一种平衡，即重点维护局部软组织血运"的以生物学为主的骨折治疗观念，即应该间接复位。具体措施包括：①间接复位；②减少内固定物与骨皮质之间的接触面积，使用低弹性模量的内固定物；③不强求骨折端的解剖复位；④微创内固定术等。

这一原则在早期的髁突骨折治疗研究中，就已经有所显现。有学者发现坚固内固定有时会带来咬合紊乱和髁突吸收等系列问题，如Lizuka（1991，1998）、Brandt和Haug等（2003）认为，坚固内固定有时往往导致髁突复位于非生理性解剖部位，导致髁突承担过大的应力，加剧了髁突病理性改建，所以认为在这种情况下复位而非内固定相对更为可行，因为髁突骨折在复位非固定后的功能训练时期先后通过两种方式进行改建：①颌间固定期的翼外肌牵拉致髁突移位改建；②颌间固定之后，髁突进行活动性功能改建。髁突骨折经复位后在肌肉牵引作用下发生移位，仅仅简单对齐骨折边缘就能正确复位髁突-颞窝的解剖关系是可遇不可求的（很难的）。因此，开放复位内固定并不能保证治疗结果是永久性的，固定越坚固，越容易导致术后改建不利和功能障碍的风险。准确的解剖复位不一定确保髁突生理性地位于颞窝内，所以有学者建议采用开放复位非内固定结合术后颌间固定的方式。

对AO坚强内固定下产生骨质疏松导致二次骨折发生的现象主要有两种解释，一是接骨板的应力遮挡效应（Wolff定律，骨的形态与其所处的力学环境相适应）；二是接骨板对皮质骨的压迫导致血供破坏。

提出以上问题并不是为了否认AO治疗原则，我们应清醒地认识到任何一种治疗方法和原则都有它的局限性和适应证。一般来说，在临床治疗过程中，对髁突骨折的解剖复位和恢复力学完整性一直是我们努力的方向，这种愿望本无可厚非，问题是要达到这一目标，我们究竟付出了多大代价，若不惜破坏血运，造成术中术后严重并发症，结果适得其反，岂不是得不偿失？然而，BO在理论上虽有优于AO之处，也并非完美无缺，尚未完全成熟，BO的二期愈合虽然不同程度避免了骨质疏松，但外骨痂强度不够，需要长时间的塑形期方能满足功能需要。从AO到BO，需要更多的研究来解决以上所讨论的问题。

（三）疗效评价体系标准化问题

髁突骨折通常会伴发周围甚至对侧软硬组织损伤；髁突与咀嚼肌、下颌骨、牙、𬌗关系密切，在结构和功能上彼此依赖、相互适应、相互影响。任何一个环节的不完善都预示着治疗的不合理。因此对骨折不同治疗疗效评价最好采取综合评价方式，围绕神经肌肉、骨组织和

咬合关系三大改建,以髁突为主,包括关节、肌肉、颌骨、咬合在内的多项评价指标;影像学评估和临床功能评估相结合;在考虑客观评价指标的同时,还应重视患者的主观感受。

在采用以上指标进行评价分析时,不容忽视的是:一些并发症不仅仅在治疗后的患者当中出现,甚至在正常普通人身上也很常见,如颞下颌关节功能紊乱等问题。不同指标评估会得出大不相同的结论,故需完善而严谨的设计、科学的研究方法与合理的评价体系,才能得出相对正确的结论。

(四) 关于髁突骨折治愈标准

关于髁突骨折治愈的标准不一,国外普遍采用 Walker 提出的标准,但在国内,临床普遍采用的治愈标准包括:恢复伤前咬合关系;开口度>37mm;关节功能稳定,可以无痛性运动;面形对称,无明显下颌后缩畸形。需要指出,判断骨折是否治愈不能限于近期,许多并发症可能发生在治疗后几个月,甚至几年。例如,因髁突吸收逐渐形成的𬌗干扰、因翼外肌功能恢复不全造成的张口型偏斜、因髁突生长中心受到损伤后继发的下颌骨发育缺陷(偏颌和下颌后缩),以及关节强直和创伤性关节炎(弹响和慢性疼痛)等。这些并发症与损伤严重度、骨折类型有关,同时与治疗方法有关。对此目前还很难预测,也很难主动预防。另外,也需要思考,在制定髁突骨折治愈标准时是否还应当考虑年龄因素以及东西方人种差异?

第二节 治疗设计

一、囊内骨折

(一) 分类

囊内骨折(intracapsular fractures)通常按 Neff 分类法分为三类:A 型:骨折线通过髁突内极,下颌升支高度无降低(图 11-2);B 型:骨折线通过髁突外极,伴有下颌支垂直高度降低;M 型:粉碎性骨折。

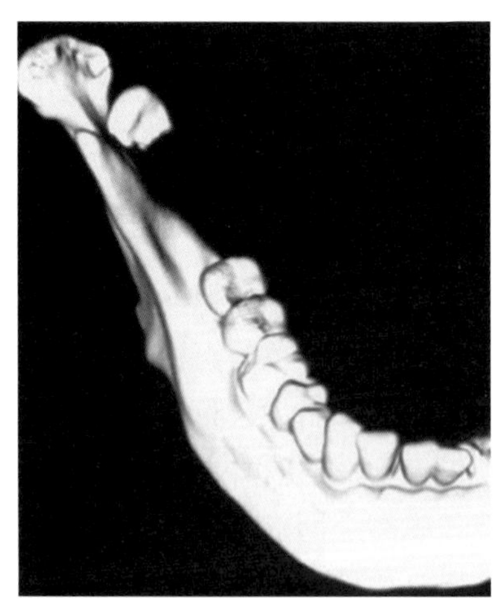

图 11-2 囊内骨折

(二) 适应证选择

保守治疗适应证:①A 型骨折下颌升支高度无降低;②囊内骨折无移位;③儿童囊内骨折。相对适应证:M 型即粉碎性骨折。

开放治疗适应证:①B 型囊内骨折,下颌升支高度降低或脱出关节窝向外侧移位;②M 型骨折伴有明显颞下颌关节功能障碍。

(三) 治疗设计与方法

1. 保守治疗　成年患者若咬合关系正常且稳定,只需密切观测配合软食调节及功能训练即可;若咬合关系不稳定或错𬌗,则在上下牙列安置带钩牙弓夹板后行橡皮圈颌间牵引,一般 1~2 天内恢复咬合关系,继续颌间牵引 2~3 周,之后进行功能性活动训练,包括最大张口、左右侧方运动、下颌前伸等。儿童亦可以采用头颏弹力绷带或上

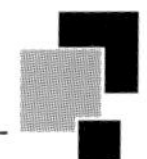

下颌牙槽骨植入种植钉辅助性颌间弹性牵引，关键是及早进行功能训练。

2. 开放性治疗

（1）手术入路：一般采用耳屏前入路。耳屏前切口适用于髁颈上段骨折复位和髁突摘除术，同时还可用于关节盘破碎摘除和修复，以及移位关节盘的复位。标准耳前入路在面部与耳轮皮肤交界处画线，一般下缘不超过耳垂，向上延伸至耳轮顶部。切开皮肤和皮下结缔组织（包括颞顶筋膜）至颞肌筋膜浅层深面。在切口的上份（颧弓上面），用骨膜剥离器或解剖剪在颞肌筋膜浅层深面钝性分离，向前翻起皮瓣约 1.5~2cm，此层含血管较少。颞浅血管和耳颞神经被包裹在翻起的皮瓣内部。在颧弓下方，外耳道软骨附近钝性解剖分离。用解剖剪沿着外耳道软骨处和腮腺腺叶之间的无血管层次分离。向前牵拉皮瓣，于耳屏前方颧弓根部切开颞肌筋膜浅层，向前上方斜形达皮肤切口近上角处。切开颞肌筋膜浅层之后，居于颞肌筋膜浅、深两层之间的脂肪便会显露。在颧弓根部切开颞肌筋膜浅层和骨膜，将骨膜剥离子的尖端插入骨膜下，前后滑动分离其浅面的组织。向前下于颧弓外、上交界区掀起颧弓骨膜。然后继续向下钝性剥离，前后向移动骨膜剥离子，注意不要过度剥离内侧，误入关节囊内。也可用解剖剪钝剥离颧弓骨膜。在剥离范围达到颧弓下方 1cm 处，沿最初的切口平面很容易将皮瓣翻起来。

向前牵开整个皮瓣，在颞下颌关节囊浅面钝性分离，向前至显露颞骨的关节结节，颞下颌关节囊便完整显露。此时面神经颞支被翻起在皮瓣内。之后，弧形向后切开关节囊，显露关节下腔，寻找移位的骨折片。

（2）骨折复位：由于囊内髁突骨折发生后会发生骨折片向前内下移位，搜寻较困难，需先行牵引下颌角向下扩大关节间隙，以便于探寻骨折碎片，若骨折片过小，预计去除后不会影响髁突外形和功能，则直接摘除。若骨折片能提供足够的固定位置，则设法将骨折片解剖复位，保留翼外肌附丽，同时复位关节盘。

（3）骨折固定：骨折固定前后都需确保咬合关系正常稳定，由于囊内骨折碎片较小，难以微钛板坚固内固定，多使用拉力螺钉技术，若骨折片足够大，需使用两枚侧向拉力螺钉，一枚与髁突横轴方向平行，另一枚与髁突骨折面垂直。具体步骤是：髁突骨折块正确复位后，在髁突颈残端外侧骨面设计两个钻孔位置，一孔方向与骨折断面垂直；另一孔与髁突长轴平行。先用 1.5mm 直径钻针行贯穿外侧髁颈残桩与内侧游离复位髁突的全层钻孔，再换用 2.0mm 直径钻针扩大外侧钻孔至骨折断面处停止。测量钻孔全长，根据髁突体积或横轴宽度（内外嵴间距）决定其选用关节固定螺钉（直径为 2.0mm），旋紧螺钉牢固固定，再次复查髁突位置，确保咬合关系正常。若骨折片较小，只需一枚（图 11-3）。手术过程中需预防钻孔加压导致骨折片粉碎破坏，可以用单孔微钛板作垫圈加强螺钉头端固位，同时需避免拉力螺钉穿透骨质进入关节窝。若骨折片较大，亦可采用倒 L 形微型钛板加螺钉固定。避免损伤关节面软骨，保护和恢复关节盘、关节囊和周围软组织结构的完整性对后期髁突功能性活动非常重要。对于单线型囊内髁突骨折，预计髁突骨折片复位后肌肉牵拉力较小，亦可采用可吸收螺钉进行固定（图 11-4）。

（4）术后功能性训练：7 天后拆线，1 周后开始功能性活动训练，训练项目和保守治疗功能训练相似，流软食 4~6 周，逐渐过渡到正常饮食。分别于术后 1 周、1 月、3 个月、半年或 1 年随访。

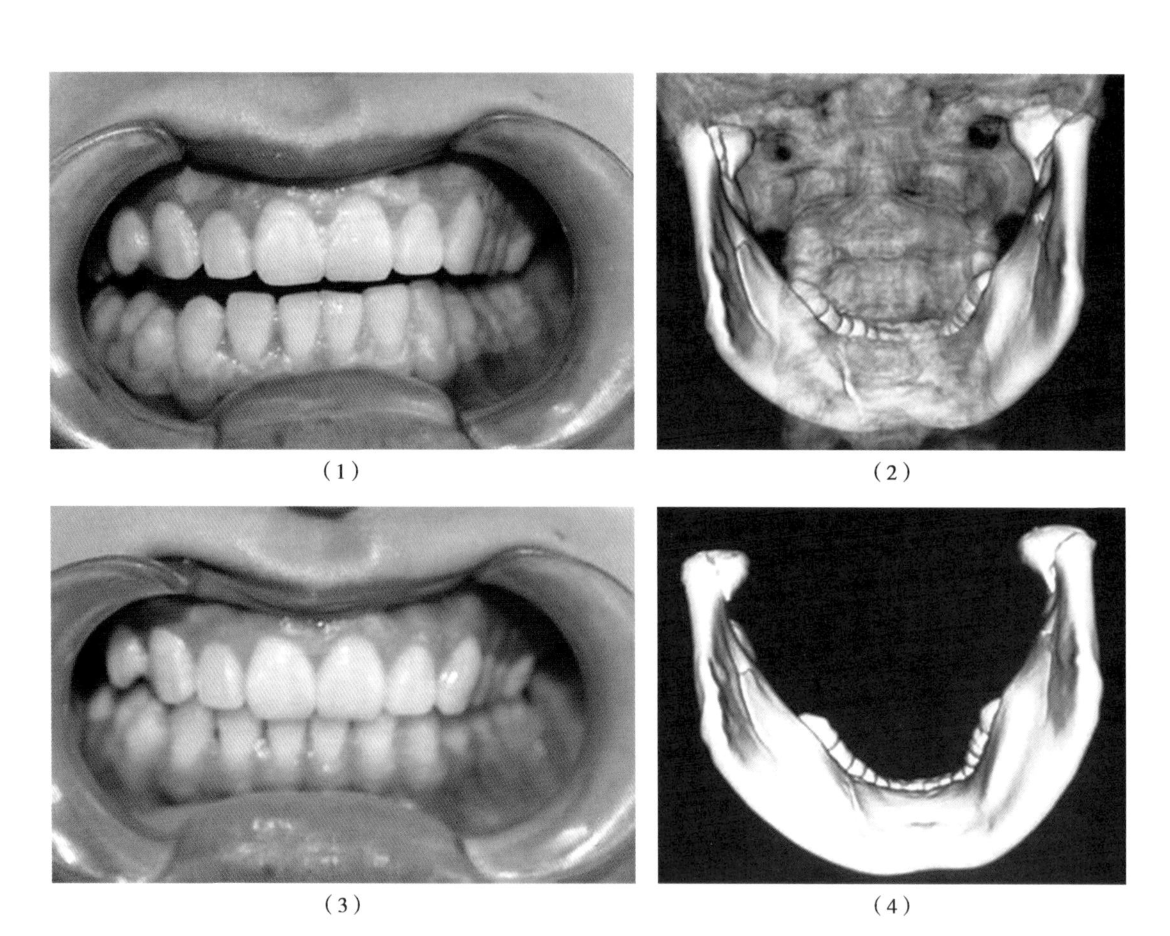

（1） （2）

（3） （4）

图 11-3 双侧囊内髁突骨折复位固定

（1）术前咬合关系差；（2）术前 CT；（3）术后咬合关系良好；（4）开放复位长螺钉固定术后 CT。

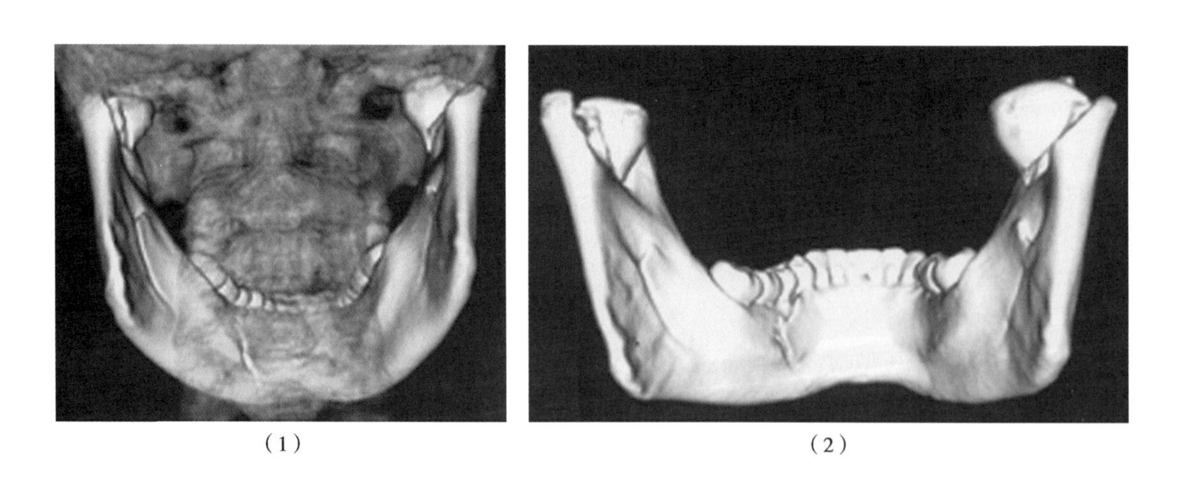

（1） （2）

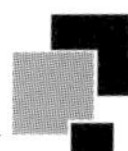

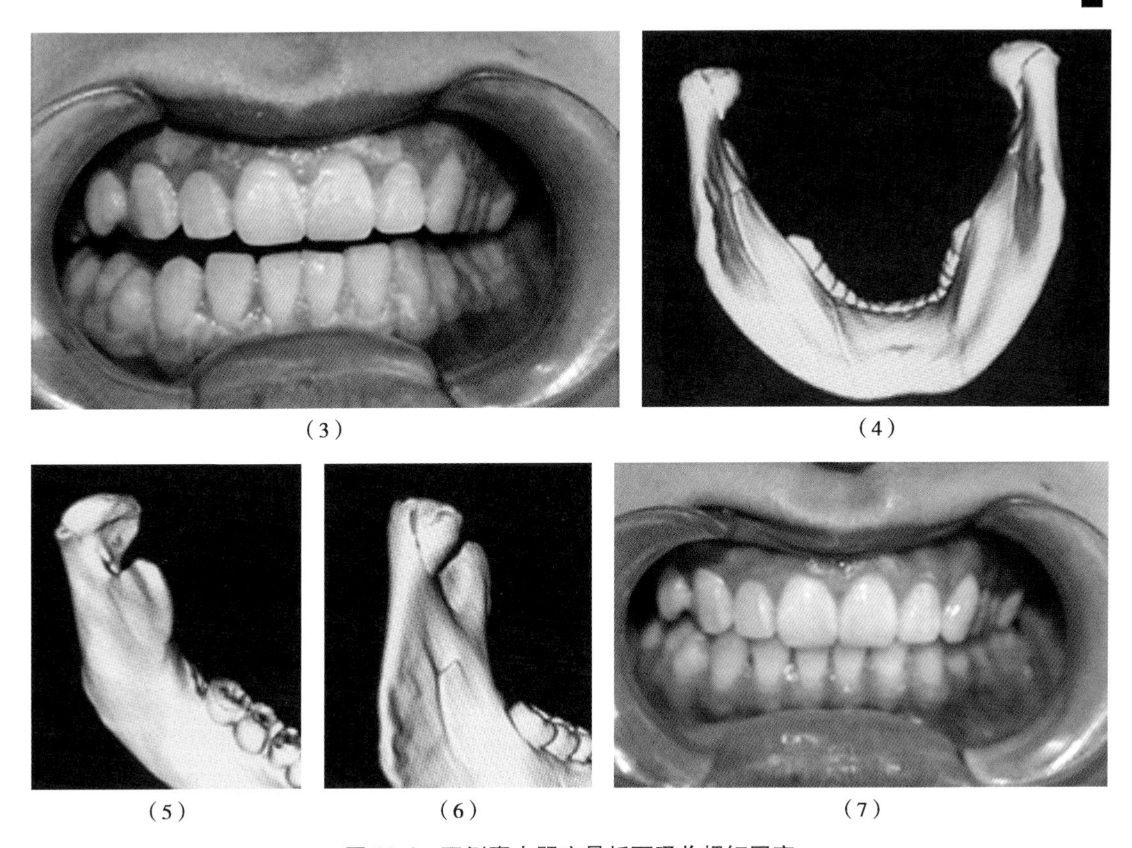

(3)　(4)

(5)　(6)　(7)

图 11-4　双侧囊内髁突骨折可吸收螺钉固定

术前:(1)、(2)CT 示骨折块呈线型,骨折移位不明显;(3)口内见咬合关系差;
术后:(4)~(6)CT 示可吸收螺钉固定后,髁突外形恢复良好;(7)口内见咬合关系恢复良好。

二、髁颈部骨折

(一) 分类

髁颈部骨折(condylar neck fractures)(图 11-5)分类可以参考 Widmark 分类标准:①骨折断端纵轴方向移位>30°或≤30°;②髁突向下移位>5mm 或≤5mm,下颌骨升支患侧较健侧缩短 5mm 以上或不足 5mm。

(二) 适应证选择

保守治疗适应证:①骨折断端纵轴方向移位≤30°;②髁突向下移位≤5mm,下颌骨升支患侧较健侧缩短不足 5mm;③儿童髁颈部骨折无明显移位。

开放性治疗适应证:按 Zide 标准或参照:①骨折断端纵轴方向移位>30°;②髁突向下移位>5mm 下颌骨升支患侧较健侧缩短 5mm 以上。

(三) 治疗设计与方法

1. 保守治疗　若髁颈部骨折无移位和升支高度降低,直接颌间固定和功能训练即可;若移位较明显且升支高度降低,则在骨折侧后牙区放置 2~3mm 厚的殆垫,然后牵引开殆区,使殆关系复原,取出殆垫,维持颌间弹性牵引 2~3 周,之后开始张口功能训练,可以配合关节

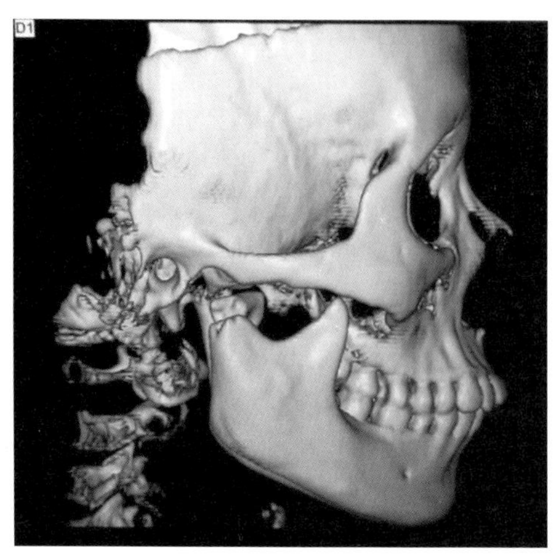

图 11-5　CT 示髁颈部骨折

区理疗。在伴发下颌骨其他部位骨折时，颌间牵引固定需谨慎使用，至少需行其他部位骨折开放复位固定后才能使用。

2. 开放性治疗

（1）手术入路：通常采取耳屏前入路，耳屏前入路过程与囊内骨折入路相似，区别是，关节囊切开后，需向下顺延切开髁颈后缘，显露骨折，寻找髁突。

相比而言，另外一种入路称为"经颌后切口穿腮腺入路"，在开放性治疗髁突颈部及以下骨折显示出良好的优越性。这种手术入路在 Ellis（2006）专著中曾详尽描述过。国内学者也有临床应用报道。这一入路的解剖学基础是面神经颊支与下颌缘支之间有一较大的安全空间，由此入路可以近乎垂直地显露和固定髁颈或低位骨折，而在此之前多采用经耳屏前切口和环下颌角下颌后切口联合入路才能完成手术。手术步骤要点：切口通常设计在下颌骨后缘后方、耳垂下 0.5mm 处，向下延长 3~3.5cm。是否超过下颌角水平取决于术中需要显露的范围。切开皮肤、皮下组织，达颈阔肌水平，切开颈阔肌、浅筋膜系统和腮腺筋膜融合，显露腮腺。在腮腺组织内，向前内下颌骨后缘方向钝分离。止血钳分离的方向应该与面神经可能的走行方向平行。在分离过程中有时会遇到面神经下颌缘支，可以用神经刺激器寻找面神经下颌缘支，充分分离后根据其位置将其牵拉向上或向下。继续向深面分离，直至下颌骨后缘，显露翼咬肌联合韧带处的骨膜（下颌后静脉位于该解剖层次，垂直向下走行，在下颌后切口内常能完全显露，除非误伤，否则不需要结扎）。向周围牵拉被分离的组织，在下颌骨后缘处显露翼咬肌联合韧带并用手术刀切开，骨膜剥离器尖端自升支后缘沿切口长轴将咬肌自下颌骨外侧面，由上而下完全剥离。剥离过程中应保持剥离器与骨面紧密接触，避免损伤血管导致咬肌内出血。完整显露下颌升支外侧面，上至颞下颌关节囊和喙突水平。

（2）骨折复位：复位过程基本与囊内骨折相似，注意保护周围软组织结构的完整性。

（3）骨折固定：骨折片尽量行解剖复位，需注意的是由于髁颈部较细，固定操作相对较为困难，若条件允许，尽量固定两块微钛板，但通常只能固定一块。固定位置位于髁颈后外侧骨皮质处，骨折复位后先在近端骨折块钻孔固定，然后再"把持"它与下颌升支端固定，每端至少固定两颗螺钉，术前、中、后均需注意正常咬合关系（图 11-6）。

若同时伴发下颌骨其他部位骨折，有时会发生纤维性错位粘连，则需解剖分离粘连组织，使下颌骨和髁突无障碍性复位，然后坚强内固定下颌骨骨折，恢复正常咬合关系后再行固定髁颈部骨折。亦有作者将同时伴有下颌骨骨折病例的复位固定顺序设计为：先复位固定髁突，再到下颌骨，然后再到其他面部骨折（图 11-7）。

（4）术后功能性训练：术后行弹性牵引和功能性训练，可以采取白天功能训练，晚上颌间弹性牵引的方式，动静结合，原则上应尽早恢复功能训练。

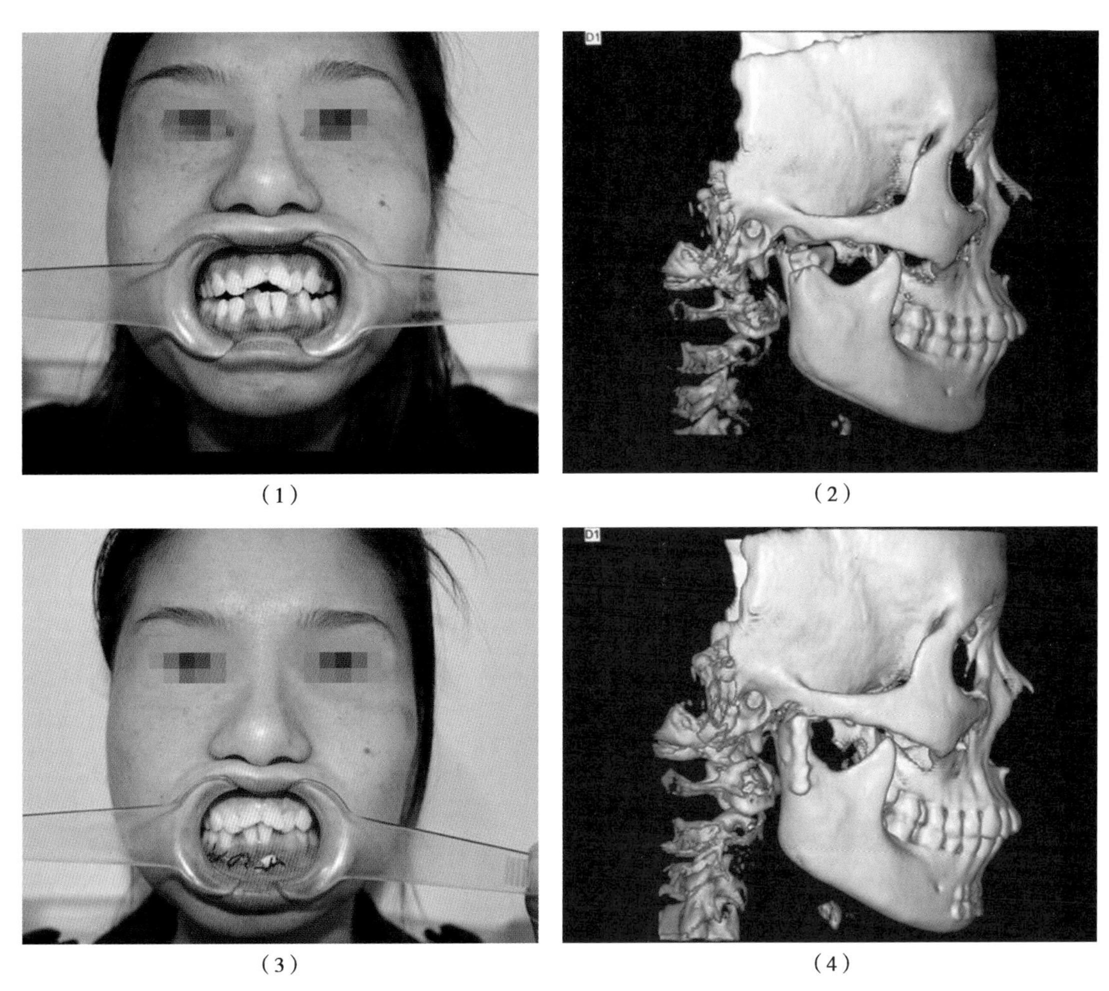

(1) (2)

(3) (4)

图 11-6 髁颈部骨折开放复位固定

(1)术前咬合关系差;(2)术前 CT;(3)术后咬合关系良好;(4)内固定术后 CT。

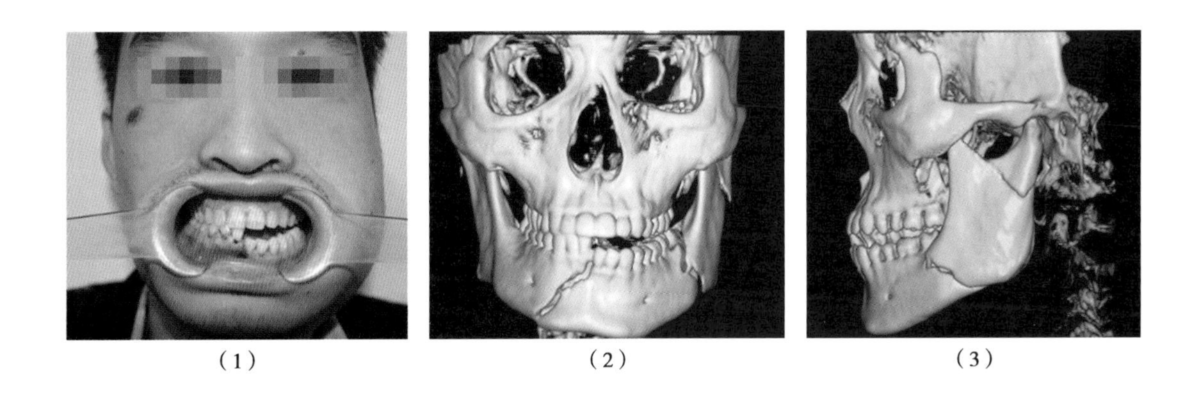

(1) (2) (3)

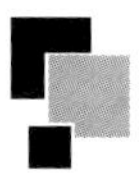

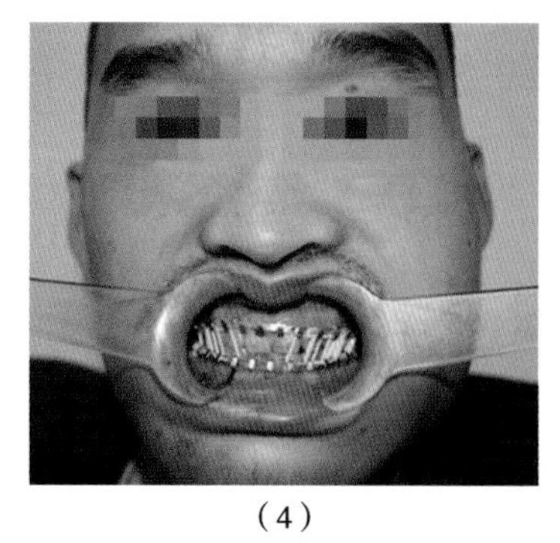

（4）

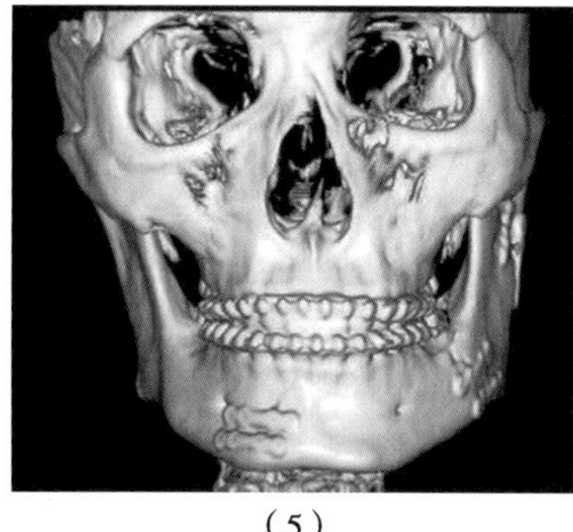

（5）

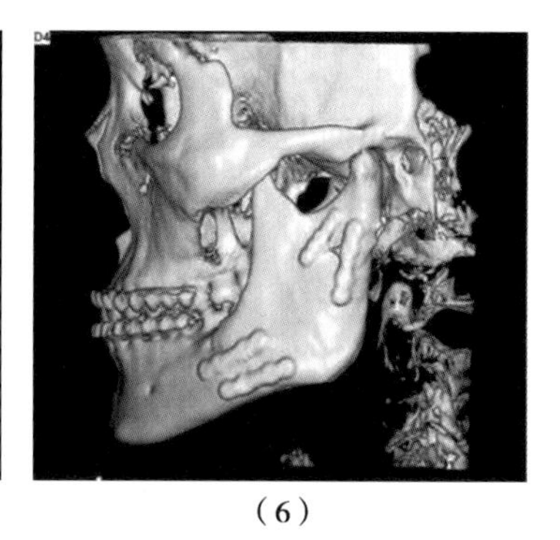

（6）

图 11-7　髁突骨折合并下颌骨其他部位骨折的治疗

（1）术前咬合；（2）术前 CT 正位像；（3）术前 CT 侧位像；（4）术后咬合关系；（5）术后 CT 正位像；（6）术后 CT 侧位像。

三、髁颈下骨折

髁颈下骨折（subcondylar fractures）亦可称为髁基底部骨折（图 11-8）。

（一）分类

同样可以参考髁颈部骨折的分类标准。

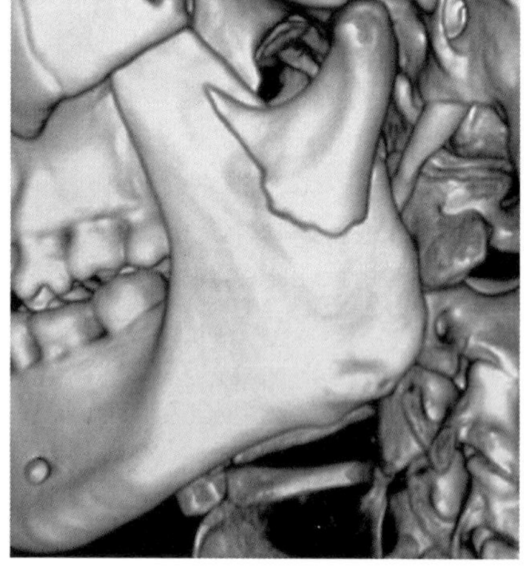

图 11-8　CT 示髁颈下骨折

（二）适应证选择

和髁颈部骨折适应证选择相一致。

（三）治疗设计与方法

1. 保守治疗　基本过程与髁颈部骨折保守治疗一致。但髁基底部骨折位于翼外肌附着以下水平，由于力矩关系，髁基底部骨折的保守治疗牵引复位所需橡皮圈拉力比囊内和髁颈部大得多，时间也相对较长，因此复位相对比较困难，因此临床上对髁突骨折水平线较低的骨折多采用开放性治疗的方式。

2. 开放性治疗

（1）手术入路：多采用下颌后入路：通常沿下颌角后缘外和下缘下 1.5cm，或沿颈纹线设计，切口 4~5cm 长，经皮肤、皮下、颈阔肌至咬肌浅面，沿下缘离断咬肌附丽，推咬肌向上，为扩展手术视野，同时暴露并游离腮腺下级，切开升支后缘的腮腺筋膜并将腮腺向后牵拉，最终暴露骨折区，尽量避免切开关节囊。还可以采取内镜辅助下口内入路方式。或单独采用经下颌后切口穿腮腺入路。

（2）骨折复位：复位过程基本与髁颈部骨折复位相一致。但髁颈下骨折通常向内或向外重叠，且由于肌肉牵拉致错位明显，复位时需用力牵引下颌角才能暴露或复位。

（3）骨折固定：由于翼外肌附着于髁突头部前内侧，所以功能状态下髁基底部前内侧表现为压应力，后外侧表现为张应力，按照生物力学固定原则，接骨板应放置在张应力区，做张力带固定。否则就会影响固定的稳定性，导致骨折块术后再移位或接骨板变形，甚至断裂。由于髁颈下骨折，翼外肌力点距骨折线支点远，力矩大，通常还要求在髁颈前和乙状切迹处做补偿固

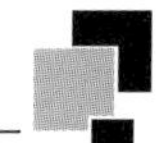

定。固定方法基本与髁颈部骨折一致(图 11-9)。对于单线型髁颈下骨折,移位不明显且需要手术固定的,应用可吸收板可以提供充分的固位力,并可以有效地避免金属释放对机体带来的刺激,还可避免二次手术取出,从而减少面神经损伤的概率(图 11-10,图 11-11)。

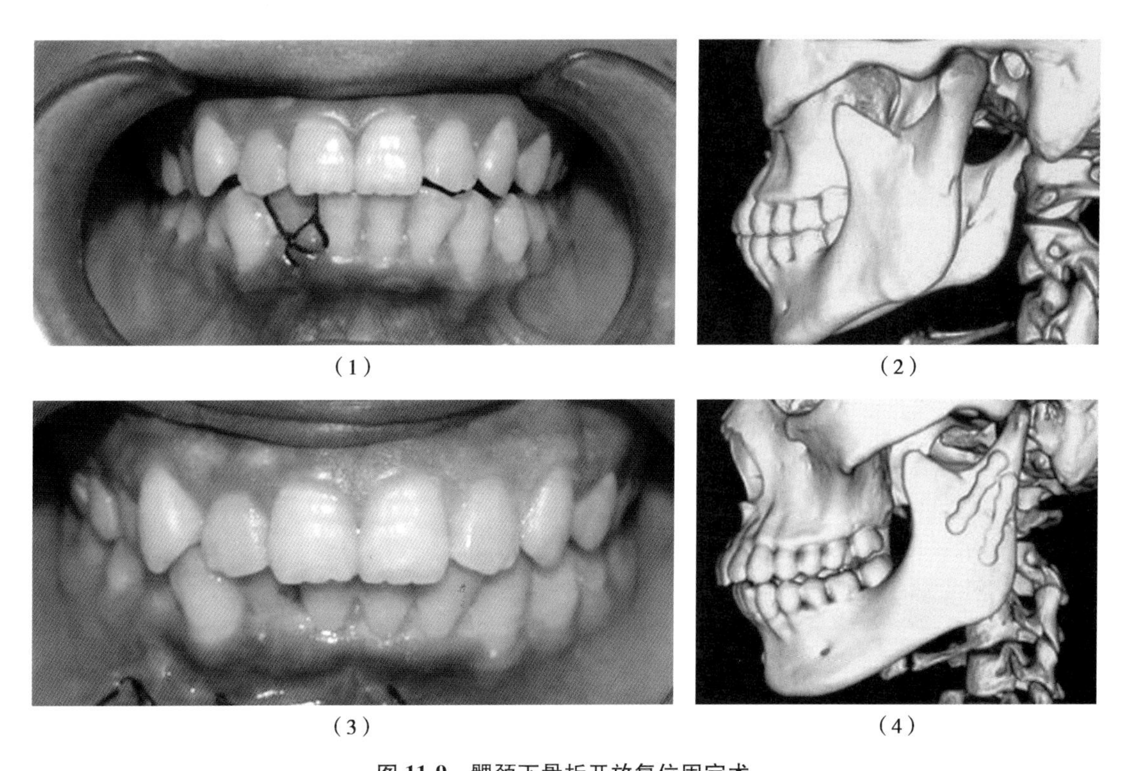

(1)　(2)　(3)　(4)

图 11-9　髁颈下骨折开放复位固定术

(1)术前咬合关系差;(2)术前 CT;(3)术后咬合关系良好;(4)术后 CT,沿后缘做张力带固定,沿髁颈前或乙状切迹做补偿固定。

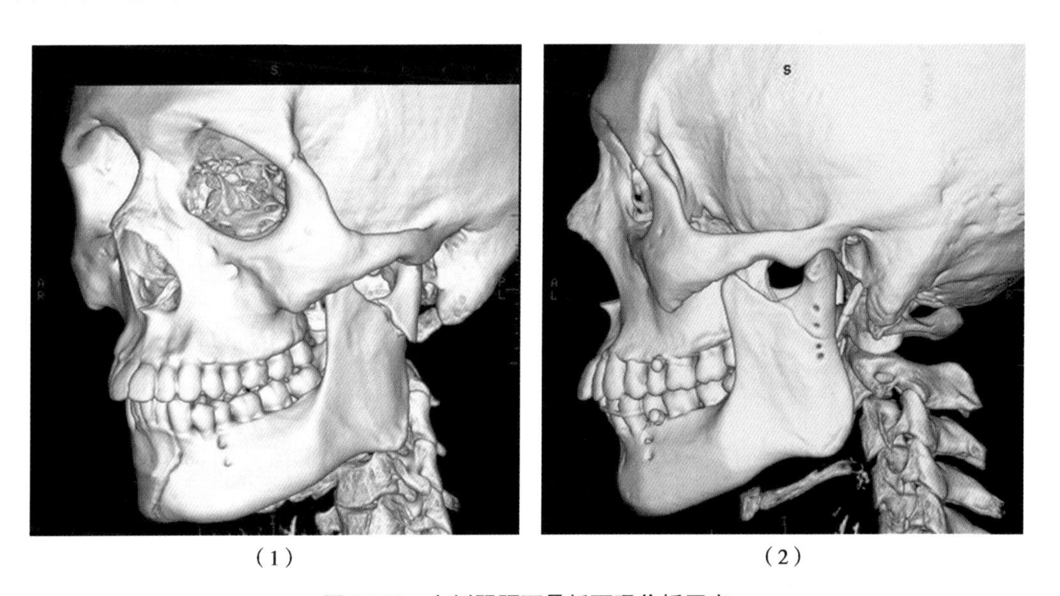

(1)　(2)

图 11-10　左侧髁颈下骨折可吸收板固定

术前:(1)CT 示左侧髁颈下骨折,髁头位于关节窝内,骨折移位不明显;
术后:(2)CT 示髁颈下骨折可吸收板固定术后,断端对位良好。

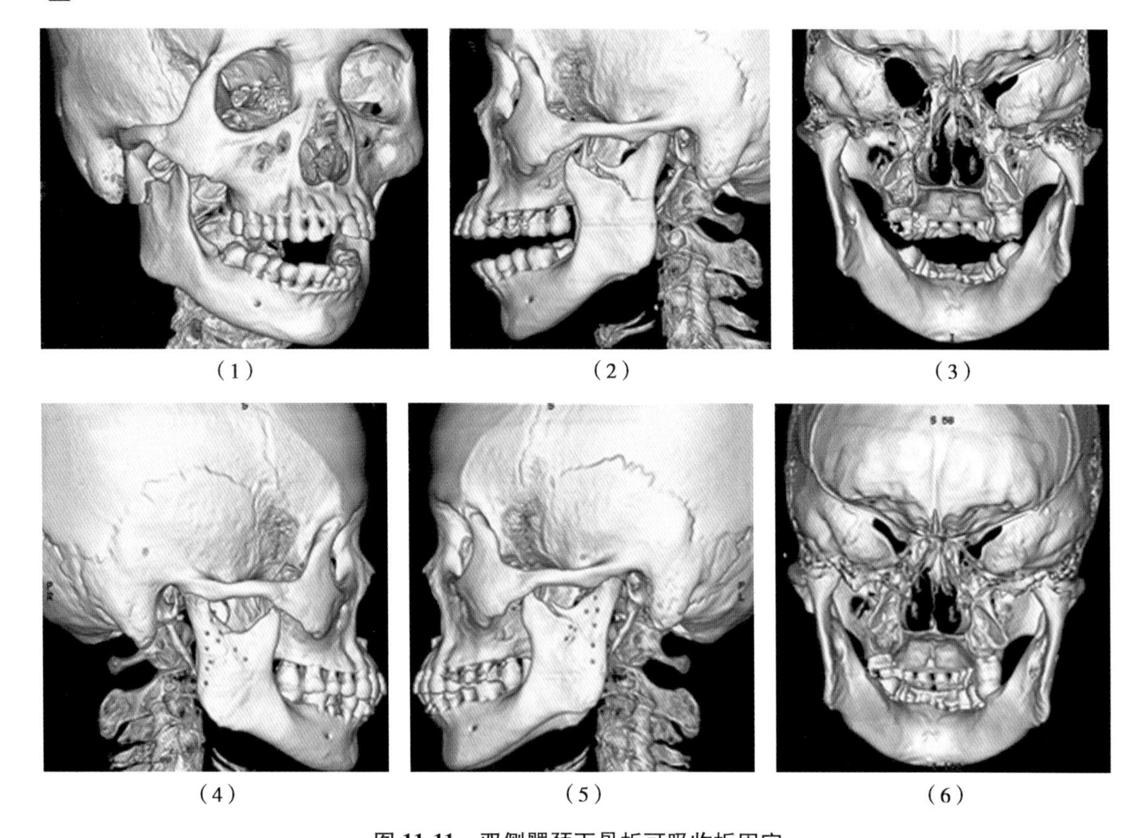

图 11-11 双侧髁颈下骨折可吸收板固定
术前：(1)～(3)CT 示双侧髁颈下骨折移位不明显，断端有接触，髁突均位于关节窝内；
术后：(4)～(6)CT 示双侧髁颈下骨折经可吸收板固定后，复位良好。

(4) 术后功能性训练：由于髁基底部骨折固定遵循了生物力学原则，一般情况下，无须术后长期颌间固定（但若是伴发下颌其他部位骨折，短期颌间固定相对安全）。此时行颌间弹性牵引固定和功能性训练即可。密切随访，调整维持正常咬合关系。

四、矢状骨折

髁突矢状骨折（sagittal fractures）亦可称为髁突纵形骨折。

（一）分类

目前，临床倾向于根据骨折线的部位对髁突矢状骨折进行分类。髁突矢状骨折至少可以分为典型的三类，即内侧型：关节面之骨折线位于髁突关节面的内 1/3；中央型：关节面之骨折线位于髁突关节面的中 1/3；外侧型：关节面之骨折线位于髁突关节面的外 1/3（图 11-12）。

（二）适应证选择

只要髁突矢状骨折无明显移位，且咬合关系基本正常，临床症状较轻微以及较年轻的儿童患者均是保守治疗的适应证。内侧型骨折一般情况下可行保守治疗，但必须定期随诊，一旦关节盘有移位，继发关节强直的可能性则明显增加，当出现持续性张口受限时，应争取早期手术。中央型和外侧型骨折适合于开放复位后侧向拉力螺钉固定。

（三）治疗设计与方法

1. 保守治疗　一般采用颌间固定和颌间牵引的方法，持续约 1 周，然后应尽早进行开口

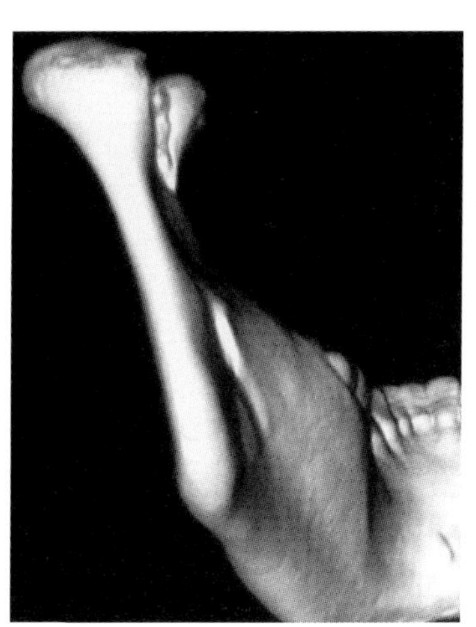

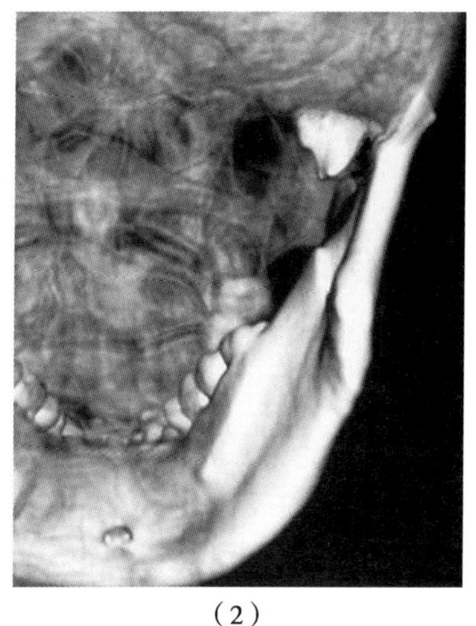

（1）　　　　　　　　　　（2）

图 11-12　矢状骨折

（1）CT 示内 1/3 矢状骨折；（2）CT 示外 1/3 矢状骨折。

等功能性训练和理疗等，以预防关节强直发生。

2. 开放性治疗

（1）手术入路：一般采取耳前切口，与囊内骨折基本一致。术中根据 CT 冠状面平扫以及三维 CT 重建检查提示探寻移位的髁突内侧骨折片，一般位于髁突残端的前下内侧。

（2）骨折复位与固定：在暴露移位骨折片后，用骨膜剥离器去除骨折断面上的纤维骨痂组织，以骨膜剥离器上抬将骨折片复位至髁突残端的断面上。髁突骨折固定采用螺钉固定，包括普通固位螺钉与侧向拉力螺钉固定。在完全复位的情况下，用骨科器械从侧方固定并维持骨折段的复位状态。采用普通固位螺钉者，从髁突残端的外侧面用长钻针斜向上方、与骨折断面相垂直，贯穿髁突残端钻孔达髁突骨折片深层至骨皮质，根据钻针进入的深度测量钉道全长，选用相应长度的螺钉旋入孔道并旋紧螺钉。

采用拉力螺钉固定者，先用 1.5mm 直径钻针行贯穿外侧髁突残端与内侧骨折片的钻孔，再换用 2.0mm 直径钻针将外侧髁突残端钻孔扩大，测长度后选取相应长度的拉力螺钉旋紧螺钉固定骨折。骨折块较小时也可用钢丝固定。

手术中仔细检查关节囊是否存在撕裂和穿孔，或关节盘是否撕脱和移位，因损伤部位通常在双板区，整个关节盘卷曲收缩至前内侧。用无齿镊牵拉关节盘将其正确复位，标志是关节盘凹面分别对着关节结节后斜面和髁突前斜面。用可吸收线将关节盘缝合重新附着于关节囊，冲洗并分层缝合。

（3）术后功能性训练：术后 48 小时行轻度下颌运动训练，1～2 周后行正常的下颌运动训练以恢复下颌功能。术后 1 周拆线。半年内定期复查。髁突矢状骨折固定后应尽早进行功能训练以避免术后髁突骨质吸收、瘢痕粘连或关节强直的可能。早期避免咀嚼较硬的食物，以防止固定物松脱。

五、粉碎性骨折

（一）定义和分类

髁突粉碎性骨折（comminuted fractures）无明确的定义和分类。临床上可根据经验进行诊断描述,认为骨折线在两条以上,抑或两条骨折线相交的情况均可以定义为粉碎性髁突骨折。粉碎性骨折发生时,往往伴发关节盘撕裂及周围软组织的严重损伤,出现下颌开闭口偏斜、咬合紊乱、耳屏前区肿胀或关节活动度消失,三维 CT 能较好地反映骨折情况(图 11-13)。

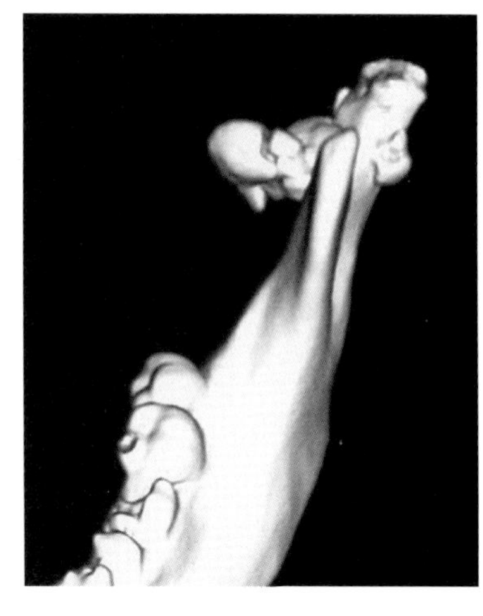
图 11-13　CT 示粉碎性骨折

长期以来对粉碎性骨折治疗方式选择的争议较大,但多数情况下,粉碎性骨折都波及了关节面,通常容易诱发关节粘连、强直或产生机械阻挡,从而限制下颌关节活动,若临床上发现有明显功能障碍,持续 1~2 个月不能改善时,此时若颌间固定或功能训练反而更容易使关节发展为真性强直,所以部分学者建议应积极手术治疗。

(二) 适应证选择

单侧粉碎性骨折:若无明显功能性障碍或临床症状,则可以先行保守治疗,通过𬌗垫和颌间牵引恢复正常咬合关系、面部对称和下颌升支高度;若有明显功能性障碍的情况,行保守治疗多数是无效的,甚至会加重病情导致关节强直的可能。

双侧髁突粉碎性骨折:会出现下颌骨升支高度明显降低,前牙开𬌗,后牙早接触,关节活动完全消失等症状,多数时候应行开放性治疗(图 11-14),对于粉碎至无法复位固定时,多数

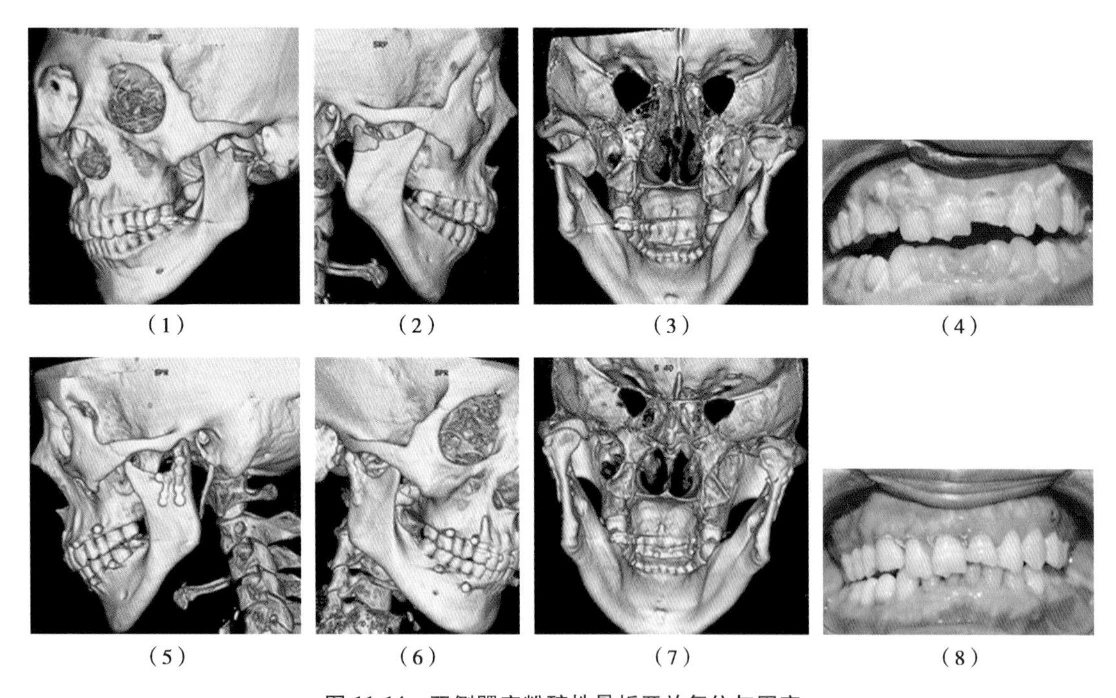
(1)　(2)　(3)　(4)
(5)　(6)　(7)　(8)

图 11-14　双侧髁突粉碎性骨折开放复位与固定

术前:(1)CT 示左侧髁突粉碎性骨折;(2)CT 示右侧髁突粉碎性骨折;(3)CT 示双侧髁突粉碎性骨折后面观;(4)口内见咬合关系差;
术后:(5)CT 示左侧髁突粉碎性骨折复位固定后;(6)CT 示右侧髁突粉碎性骨折复位固定后;(7)CT 示双侧髁突粉碎性骨折复位固定后面观;(8)口内见咬合关系改善。

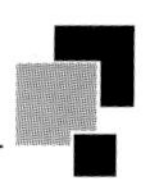

情况下只有手术摘除，拟行同期或二期手术，通过提升升支或升支垂直牵引成骨恢复高度或重建颞下颌关节。

（三）治疗设计与方法

1. 保守治疗　可以参考髁颈部和髁颈下骨折保守治疗部分。

2. 开放性治疗

（1）手术入路：根据骨折部位和严重程度酌情选择手术切口，高位囊内的粉碎性骨折通常只需采取耳屏前切口；骨折发生在颈部或甚至延伸至升支部，同时需要重建者，多数需联合采用耳前、下颌下切口。

（2）骨折复位和固定：手术时可以采用大块骨折片复位固定，小块无法复位者摘除，固定时可以按需求联合采用侧向拉力螺钉、钛钉、钢丝、钛板等不同固定方法，尽量保留翼外肌附着和关节囊的完整性，复位关节盘对预防关节强直的发生非常关键。

（3）术后功能性训练：治疗原则总体同保守治疗，及早功能活动避免强直发生的可能。

第三节　髁突骨折的治疗规范

一、髁突骨折的诊断

首先应通过问诊和视诊了解受伤的经过，如受伤的原因、受伤部位、受伤时间、受伤后的临床表现等，重点是了解创伤力的方向和作用的部位，详细的病史将有助于明确骨折的部位和类型。

（一）髁突骨折无移位

通常正中联合部（或颏部）受打击致关节区间接创伤多见。临床表现为关节区疼痛、肿胀、轻度张口受限，一般无𬌗关系紊乱，用手指放在耳屏前或外耳道前壁可扪及髁突动度，X线检查可见骨折线存在，但无移位。

囊内骨折和囊内外骨折可伤及髁突前斜面表层纤维及软骨组织，甚至造成骨剥脱碎裂，普通 X 线检查容易漏诊，三维 CT 对该类型骨折诊断具有显著优越性。

（二）单侧髁突骨折移位

髁突骨折后发生移位，头端骨折块仍位于关节窝内或下方，关节囊松弛或撕脱。依据创伤机制不同，髁突表现出不同形式和方向的错离以及断裂水平，其中以髁颈骨折内侧弯曲移位最常见。临床表现为耳屏前疼痛，张口时加重，局部肿胀、压痛，由于疼痛、肌平衡失调反射性痉挛和移位骨折块机械性障碍，可出现严重的张口受限。

𬌗平衡紊乱主要与肌肉失衡，升支段骨移位有关。健侧翼外肌与患侧提颌肌群的收缩失衡是下颌骨移位的原动力。对于单侧髁突移位性骨折，由于髁突移位形式多样，肌肉失衡程度不同，因此关系紊乱无临床定式。可能的情况是患侧升支上抬，下颌向患侧偏斜，相应出现患侧后牙早接触，健侧后牙前内错𬌗伴轻度开𬌗。如果患侧肌肉创伤不大，无反射性肌肉痉挛，或由于对颌牙阻挡，升支不上抬，下颌骨仅受健侧翼外肌作用向患侧偏斜，就会出现患侧后牙无接触。有时，尽管髁突发生了明显移位，但颌周肌肉受影响不大，其仍可以平衡下颌骨保持原位，𬌗关系也保持正常。此外，𬌗关系紊乱还与创伤机制有关，外力可以直接造成升支段骨移位，形成错𬌗。

髁突骨折错位向前外、后外弯曲移位时，错𬌗程度较轻，于耳屏前或外耳道可扪及髁突，

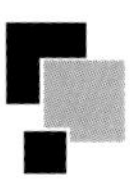

但动度减弱；骨折内侧弯曲移位和重叠移位时，错𬌗程度较重，于耳屏前或外耳道前壁触诊，发现关节窝内空虚，髁突动度消失。

部分髁突颈部骨折，由于骨折断端锐利或髁突受伤时向后猛烈撞击，可以造成外耳道前壁破裂、出血，应与颅中窝、颅底骨折鉴别。偶然，髁突骨折还可以进入颅中窝，导致严重并发症。临床诊断应警惕。

髁突骨折移位的临床诊断依赖于三维影像学检查。通常选用下颌骨开口后前位观察内外侧移位。根据骨折复杂程度，还可行 X 线断层、CT、或三维重建。

（三）单侧髁突骨折伴脱位

髁突骨折后发生脱位，一种情况是髁颈或髁颈下骨钝性断裂，断端尚有接触，髁突向内或向外弯曲，弯曲角大于 40°，髁突脱出关节窝；另一种情况是外力致髁突脆性断裂，骨折断面分离，髁突受翼外肌牵拉向内侧或前内侧脱位，甚至达颞下间隙和升支内侧，或因外力撞击向外侧脱位。若髁突折断时，下颌恰好处于开口位，此时髁突位于关节结节下方，则可能发生前脱位。

髁突脱位性骨折除表现为耳屏前疼痛、肿胀、张口受限外，通常伴有明显的𬌗关系紊乱。于耳屏前或外耳道前壁触诊，关节窝空虚，如果是向外侧脱位，可扪及髁突膨隆，但动度减弱或消失，三维影像学检查，可明确骨折脱位情况。

髁突发生脱位的同时，还可造成韧带拉伤、关节囊撕脱、关节盘破裂和移位。如治疗不当，可形成关节区慢性疼痛、结构紊乱、下颌运动障碍。

（四）双侧髁突骨折移位或脱位

双侧髁突骨折后均发生移位或脱位时，双侧关节区可出现类似于单侧髁突骨折的局部症状。临床常见的移位或脱位形式是髁突向内侧、前内侧，偶尔向外侧偏离。由于双侧升支失去髁突支撑，受提颌肌群牵拉，向上抬高，因此𬌗关系通常呈典型的后牙早接触前牙开𬌗状态。如果双侧升支移动不均等，下颌骨会产生偏移。髁突移位或脱位后，下颌骨失去翼外肌的牵引作用，所以不能前伸和侧方运动。

二、髁突骨折分类

见本章第一节第一部分“分类进展”。

三、髁突骨折的治疗原则

髁突骨折的闭合性或开放性治疗均须严格掌握适应证，但一般情况下保守治疗相对手术治疗技术更为安全，操作简易，在与手术治疗预期结果相同的情况下，尽量保守处理，但要掌握适应证，否则会导致治疗失败。在开放性治疗时，一般需掌握以下手术原则：①骨折解剖复位；②功能性稳定固定；③无创外科；④早期无痛性功能运动。

四、髁突骨折的治疗

（一）保守治疗

1. 功能性治疗　功能性治疗是指患者在医师指导下，定时、定向、定节律、有意识地进

行下颌运动和肌肉功能训练。旨在全面恢复髁突骨折后的关节与颌、殆功能。目前,功能训练普遍用作手术及颌间固定后期辅助性治疗,但它也具有主导治疗的适应对象。

（1）适应证

1）中、高位和矢状无移位性骨折。

2）高位和矢状轻度移位性骨折。要求殆关系正常且稳定。

（2）治疗方法:功能性治疗阶段,定期复诊及医疗咨询十分重要。患者应能完全理解目前的问题和治疗全过程,并予以积极配合。功能性训练一般在骨折 7 天左右急性期后开始,骨折早期应适当制动让受伤的关节得到完全休息,训练在医师指导下以个别肌肉群和单方向为重点逐步推向全面,定时、定节律。开闭口、前伸、侧方运动及咬合应力求重复性殆关系及功能到位。如不能准确到位,成年患者可以借助牙弓夹板在前牙和双侧牙挂橡皮圈弹性牵引,而儿童患者行颌间牵引固定时,为避免伤及乳恒牙或恒牙胚,通常在上下颌牙槽嵴植入种植钉或旋入特制的 IMF 螺钉,以代替牙齿固位做颌间牵引固定,帮助下颌到位。夜间保持牵引有助于髁突在功能位愈合。随着下颌偏斜纠正、疼痛减轻,适当增加运动量。在患者了解治疗计划和步骤后,通常要先在镜子前模仿,直到熟练掌握各步要领。有时在下颌运动的同时,还需要用手推移下颌作被动辅助锻炼。饮食配合是功能性治疗的有机组成部分,先是流食,不强迫下颌运动,随症状减轻,约 2 周以后,逐步过渡到能耐受的有规律的饮食范围。骨折初期,可能存在暂时性张口困难,它与囊内血肿、韧带创伤、肌痉挛有关,因此,积极理疗、活血化瘀很有必要。

赵玉鸣等(2009)介绍的全牙列软殆垫治疗儿童髁突骨折取得了良好的疗效,具体方法为:将制作好的软殆垫戴入患者口内,24h 戴用,进食时必须戴。X 线显示髁突骨折移位明显者殆垫 2~3mm 厚;≥3 岁,使用中等厚度殆垫,以免对关节韧带等软组织造成进一步的损伤;≥6 岁殆垫则较厚,以使移位的髁突断端能够复位与下颌支断端愈合;≥12 岁恒牙列患者殆垫较薄,主要以恢复咬合关系为主。1 个月内进软食,伤后 2 周开始张口训练。密切随访注意咬合关系恢复情况。

功能性治疗有众多优点,最重要的是可以避免出现外科手术及颌间固定所带来的并发症,允许下颌早期活动行使功能,同时有助于营养摄入,也有利于口腔卫生维护,所以是髁突骨折治疗中首先被考虑的。

2. 颌间牵引和颌间固定

（1）适应证

1）髁颈下无移位性骨折;

2）单侧移位性骨折,双侧移位性骨折;

3）高位脱位性骨折;

4）中位向前和外侧弯曲脱位骨折;

5）矢状向前和外侧弯曲脱位骨折。

（2）治疗方法:髁突骨折后,采用颌间牵引和颌间固定进行治疗促使骨折在功能位置上愈合或改建是最常用的牵引复位、制动固定方法。

在上下牙列上安置带钩牙弓夹板。对于双侧髁突骨折致前牙开殆、后牙早接触者,可以在双侧后牙殆面放置 2~3mm 厚的橡皮垫,单侧骨折或殆关系紊乱不严重的双侧骨折,不放殆垫,直接牵引复位。然后根据错殆情况以相反的方向在牙弓夹板上挂橡皮圈牵引复位,一般1~2天内可恢复咬合关系。一旦𬌗关系得到纠正,回到正确位置,撤除橡皮垫,调整橡皮圈方向,继续颌间弹性牵引2~3周,并辅以功能性训练。

少数情况下如伴发颌骨其他部位骨折行保守治疗时,或需颌间固定,但长时间的固定将对咀嚼系统产生不良后果。而儿童通常固定时间需更短甚至无须固定,颌间固定与否以及固定时间长短并不是最重要的,关键在于固定后早期进行功能训练。髁突骨折移位,发生错𬌗及下颌偏斜主要是由于失去正常骨结构支撑,加上翼内肌、咬肌、颞肌痉挛和双侧翼外肌不平衡收缩造成的。在正确𬌗关系位置固定7~10天后,组织肿胀消退,肌痉挛缓解,疼痛减轻。进一步治疗的目的应以维持𬌗关系、建立新的功能平衡为主。这时,坚固制动应逐步过渡到弹性矫治和动静结合。通过适当减少牵引橡皮圈由后下向前上斜形悬挂,防止下颌向患侧偏移。随着愈合进展,橡皮圈数量逐渐减少,下颌运动度逐渐加大,直到完全撤除固定。

头颏弹力绷带是一种辅助性固定方法,单独使用适用于无移位或轻度移位且𬌗关系良好的骨折;不适用于弯曲、重叠、脱位骨折;作为辅助手段可用于手术后下颌制动。

(二)开放性治疗

1. 适应证

(1)双侧移位性骨折;

(2)中位内侧和前内侧弯曲脱位骨折;

(3)低位弯曲脱位骨折;

(4)矢状内侧和前内侧弯曲脱位骨折;

(5)中、低位和矢状分离脱位性骨折。

注:手术适应证亦可参考Zide(1983,1989)和Widmark(1996)提出的标准(具体内容见本章“开放性治疗”)。

2. 治疗方法

(1)手术入路

1)口内入路:适用于低位性和移位程度较轻的髁突骨折。最早在1925年由Silverman介绍的自口内切口、沿升支前缘和内侧推髁突复位,目前已极少使用,但在内镜辅助性复位固定中较为常用。

2)耳屏前入路:见本章第二节“治疗设计”中的“囊内骨折”部分。

3)下颌下及下颌后入路:见本章第二节“治疗设计”中的“髁颈下骨折”部分。

4)经下颌后切口穿腮腺入路:该入路在本章第二节“治疗设计”中的“髁颈部骨折”部分已做介绍。

(2)骨折复位和固定

1)小型接骨板坚强内固定:髁突骨折行小型接骨板坚强内固定可以有效防止骨折块术后再移位,避免颌间固定,并允许早期功能运动。髁突骨折块复位时,需将下颌升支牵引向下,扩展复位空间,将骨折块牵拉向外,但要保留翼外肌附着不致骨折块游离。从耳屏前入路可以探查关节盘,如发现移位,需在髁突复位的同时将关节盘复位。

固定骨折前,需先仔细检查骨折线走行、骨折断面形态,并试做解剖复位,以确认骨折块回复路径和接骨板放置位置,同时弯制接骨板成形,使之与骨面贴合。然后,重新牵出骨折块,将接骨板先固定在骨折块上,待解剖复位后,再固定骨折线下方的升支段。

髁突骨折固定需遵循生物力学固定原则。具体内容见本章第二节“治疗设计”中的“髁

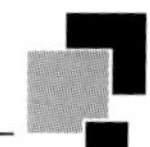

颈下骨折”部分。

2）拉力螺钉固定：新鲜的横断面骨折可以采用轴向拉力螺钉固定，陈旧性骨折或斜断面骨折因陈旧性骨断端对位不密合和斜断面的交错移动，若采用拉力螺钉固定，骨折固定将不稳定，可能造成骨折块吸收、折裂、松脱或再移位。轴向拉力螺钉固定技术的关键在于准确地沿升支后缘进行髓内钻孔。如操作不当，临床很容易发生前倾或内侧偏轴，致使螺钉头端的螺纹段不能全长把持骨折块，从而造成骨折块边缘折裂和固定失败。

3）克氏针固定：先在耳屏前做切口复位并把持髁突，然后在下颌下做小切口达骨下缘。参考X线，从下颌角下缘将克氏针沿升支后缘方向钻入骨内，向上从升支断面穿出，然后再穿入复位的髁突，以此达到复位。

另一种克氏针固定改良技术是在髁突复位后，于下颌升支外侧密质骨内用钻磨出一道长2cm，宽、深各2~3mm的沟槽。将克氏针尖端插入或旋入髁突内，余部放入预备好的沟槽内，用快速聚合材料或钢丝固定。

此类固定很难达到稳定要求，原因是髁突容易错位扭动，术后仍要求短期颌间固定。

（3）髁突摘除与关节成形术：临床上许多误治或长期未治疗留下许多陈旧性髁突骨折的病例，骨折片多已部分吸收，或有粉碎性髁突骨折，断端难以复位固定，故需选择手术摘除和关节成形术。

单侧中高位髁突摘除后，一般不影响术后功能，有时一些较年轻的患者的髁突残端通过改建可以形成一个功能完好的新的髁突，但多数情况下可能会出现下颌向患侧偏斜、面部不对称症状；如果是双侧髁突同时摘除，势必造成升支距离变短，导致前牙开𬌗、后牙早接触。故双侧髁突摘除后重建升支高度十分重要，至少一侧行升支垂直截骨上移或倒置术，也可以通过升支垂直牵引成骨术恢复升支高度和关节重建。

（4）术中术后注意事项

1）关节盘复位：髁突骨折后有时会伴发关节盘随骨折块游离向前内移位并伴有裂开或盘后区撕裂，应分离复位关节盘或与盘后区、盘侧区缝合使之复位于髁突上方、关节窝下方，仍可维持关节盘上方间隙。若关节盘有撕裂或穿孔，应尽量修补缝合。如果残余的关节盘只有正常1/2或完全破碎以及退行性变，则需应用颞肌筋膜瓣修补。

2）翼外肌复位：解剖研究表明，翼外肌主要分上下两头，下头的主要作用是牵拉髁突和关节盘向前，使下颌前伸并下降，同时参与下颌侧方运动，辅助髁头的滑动运动；上头在闭颌时收缩，有稳定关节盘的作用，同时辅助髁头的转动。因此翼外肌复位对维持下颌术后功能运动和肌力结构平衡具有十分重要的意义。有部分学者认为翼外肌的牵拉对髁突骨折的愈合不利，事实上毫无理论依据，因为髁突骨折经坚固内固定后已平衡了翼外肌对骨折块的牵引力。

3）伴发下颌其他部位骨折时的髁突骨折处理：在处理伴发下颌骨其他部位骨折的髁突骨折时，有时会出现复位时对位良好，而固定后却造成咬合关系紊乱的情况。具体原因已经在本章第五部分“髁突骨折治疗现状及存在的问题”中做了阐述。这里着重讨论如何预防和处理。

A. 伴发下颌骨骨折手术治疗的两种顺序：第一种顺序是先复位固定下颌骨其他部位骨折，再复位髁突骨折：Ellis（2000）曾详细地描述了这种治疗的方法和步骤：首先上牙弓夹板，暴露下颌骨其他骨折部位，经分离牵拉解剖复位并在恢复至正常咬合情况下采用颌间固定；

行下颌骨其他部位骨折坚强内固定；接下来将钢丝拴结的颌间固定换成弹性牵引固定，便于牵拉下颌骨向下以寻找复位移位的髁突；髁突骨折坚强内固定，须注意在髁突复位前后注意咬合关系是否正常和髁突是否恢复到解剖生理部位；术后颌间牵引固定和功能性训练；康复后最终取出牙弓夹板。另外一种复位顺序是先复位髁突骨折，再复位下颌骨其他部位的骨折。该方法的优点是符合无菌原则，有利于髁突骨折的复位固定。但是对于陈旧性骨折，应该首先松解下颌骨错位愈合的骨折，使下颌可以推动，再行髁突骨折的手术，这样有利于髁突骨折块的显露和复位固定，最后再行下颌骨的固定。

内固定关键是必须精确对位恢复正常的下颌骨弓的生理性解剖外形，如双侧髁突合并下颌骨正中联合部骨折（图 11-15）是一类治疗难度大的复杂骨折，也是最容易导致下颌变宽的骨折类型。为了控制下颌宽度，正中联合部骨折如果是非线性骨折，最好采用 2.4mm 重建板实行严格坚固内固定；如果骨折为线性，可应用两颗平行放置的拉力螺钉固定。在颌骨外侧固定钛板时，需避免舌侧骨折线因接骨板弹性反张出现间隙，导致舌侧不稳定和术后𬌗干扰。Ellis（1992）和张益（2003）介绍过另一种固定方法：在弯制接骨板时，做适量的“补偿弯曲”，补偿弯曲的方法是当接骨板弯制与骨面贴合后，继续舌向过量弯曲，形成 1~2mm 的拱形跨度反折。随着螺钉旋紧，板下区直接受压，而接骨板补偿弯曲的弹性效应传递到舌侧，产生补偿加压关闭舌侧骨折裂隙。同时也有学者介绍在下颌

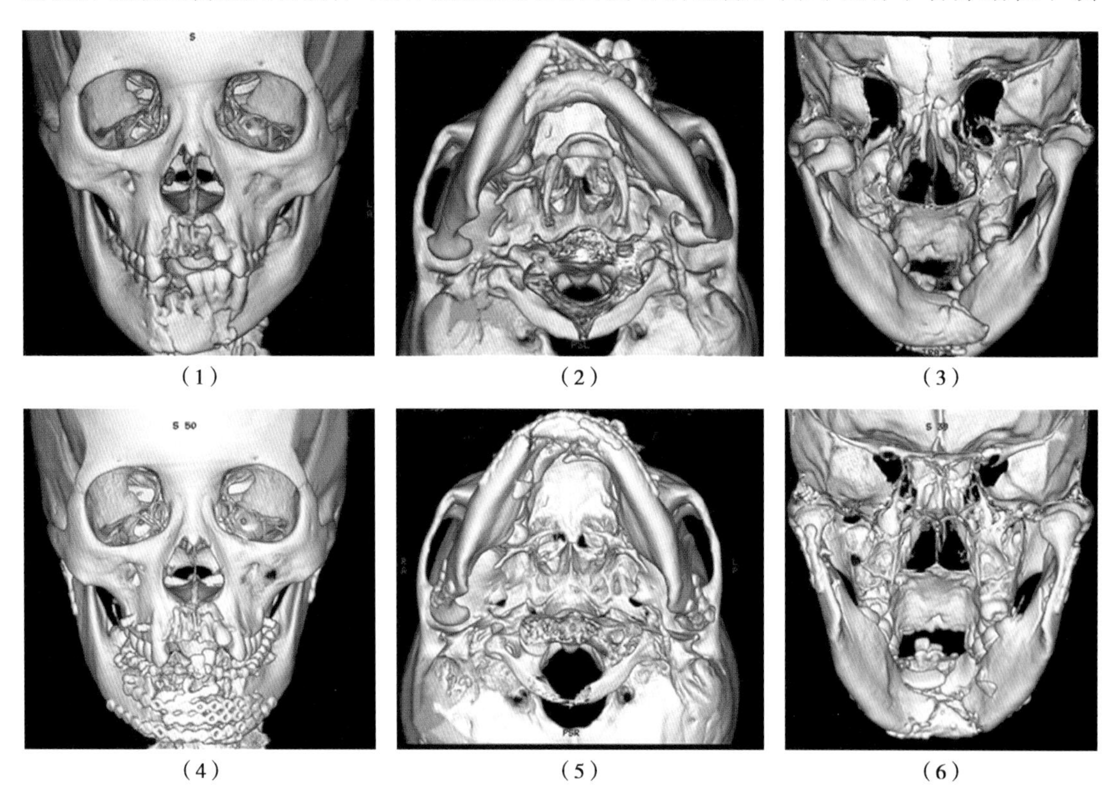

（1）（2）（3）

（4）（5）（6）

图 11-15　CT 示双侧髁突合并正中联合部骨折

术前：（1）正面观：下颌骨弓变形，前份变窄，后份变宽；（2）底面观：下颌骨弓明显外展变形；（3）后面观：左侧髁突脱出关节窝；

术后：（4）正面观：下颌骨弓外形恢复连续；（5）底面观：下颌骨弓基本恢复外形；（6）后面观：双侧髁突位于关节窝内，下颌骨弓宽度得到有效控制。

骨下缘补充做坚强内固定(国外亦有学者尝试从下颌舌侧骨板做坚强内固定),同样达到了理想的固定要求。

B. 髁突骨折合并面中份骨折(图 11-16~图 11-18)的复位固定顺序:何冬梅等(2009)认为,髁突骨折合并面中份骨折会导致面部高度、突度和宽度的变化,重建恢复双颌的位置难度较大。上颌骨骨折固定前必须先复位固定髁突骨折和咬合关系,然后以此为模板复位固定上颌骨骨折。此时要根据上下颌骨骨折的情况决定复位顺序:先恢复牙弓的完整性,以上(下)颌完整的牙弓为模板,恢复对颌牙弓的完整性,再复位固定髁突骨折,然后以完整的下颌骨作为模板,通过颌间结扎恢复上颌的位置,从而正确恢复面部的垂直高度。如果上下颌骨均发生粉碎性骨折,牙弓完整性破坏,恢复牙弓从骨折线较少,容易拼对的颌骨入手,然后复位顺序同上。

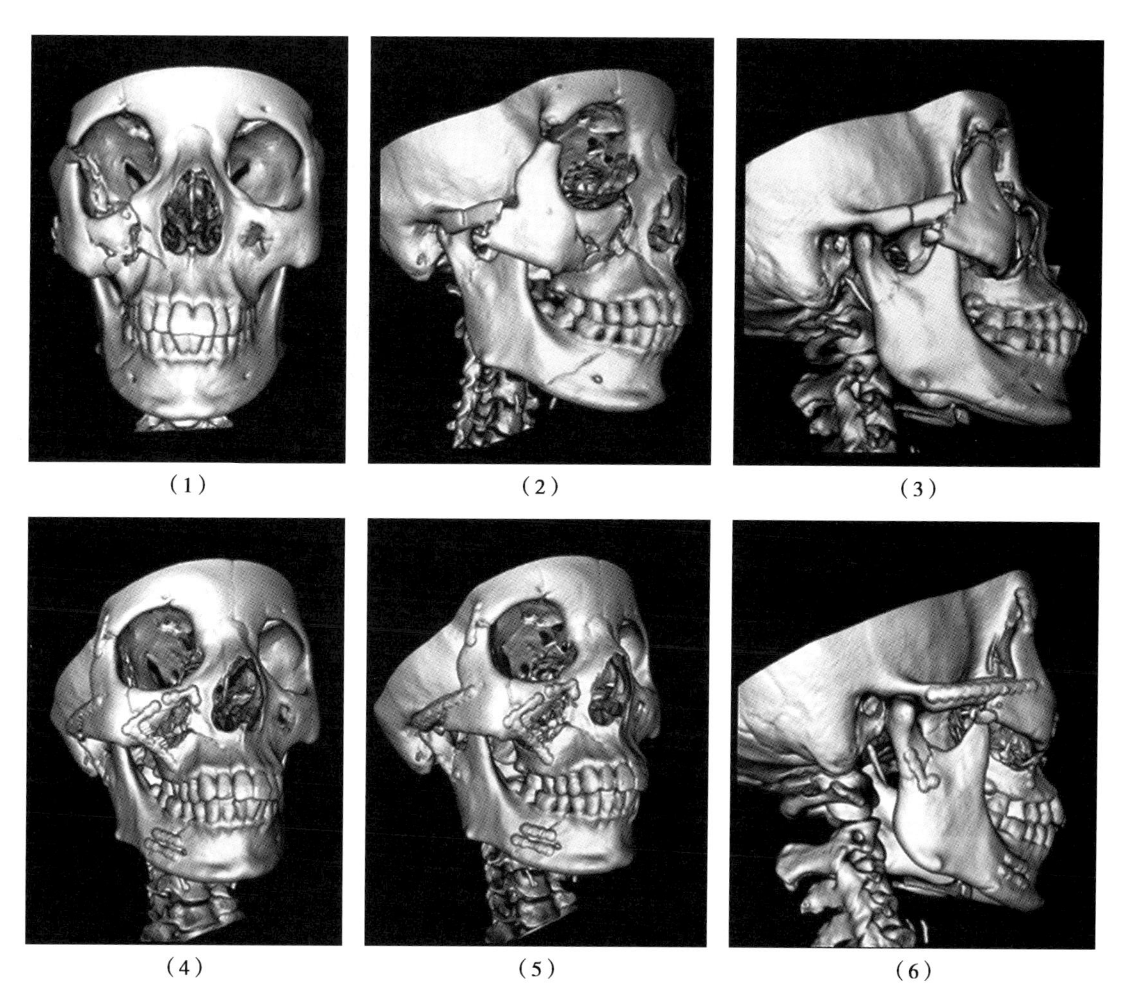

(1)　(2)　(3)

(4)　(5)　(6)

图 11-16　CT 示右侧髁颈下合并面中份骨折

术前:(1)正面观:颧骨复合体及颧弓多发性粉碎性骨折;(2)侧面观:颧骨复合体旋转移位伴塌陷;(3)侧面观:颧骨复合体、颧弓和面中份突度降低;

术后:(4)侧面观:颧面部外形突度基本恢复;(5)侧面观:面中份高度得到维持;(6)侧面观:颧弓与面中份外形明显改善。

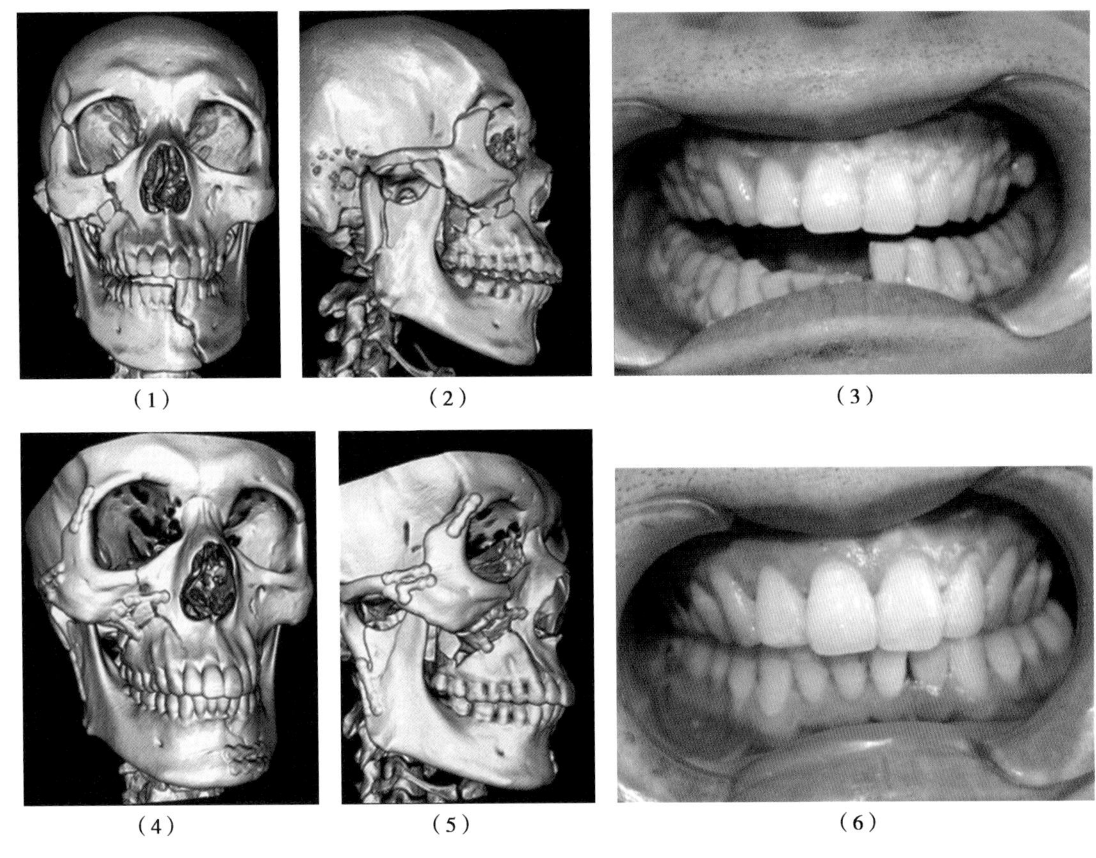

图 11-17　右侧髁颈下合并面中份骨折

术前:(1)CT 三维重建正面观:颧骨复合体多发性粉碎性骨折,正中联合部偏左侧骨折,右侧下颌骨骨折段向下塌陷;(2)CT 三维重建侧面观;(3)口内见上下牙列无法咬合,下颌咬合平面呈现台阶;

术后:(4)CT 三维重建示颧骨复合体外形基本恢复,下颌骨正中联合部骨折解剖复位;(5)CT 三维重建示右侧髁突位于关节窝内;(6)口内见咬合恢复良好。

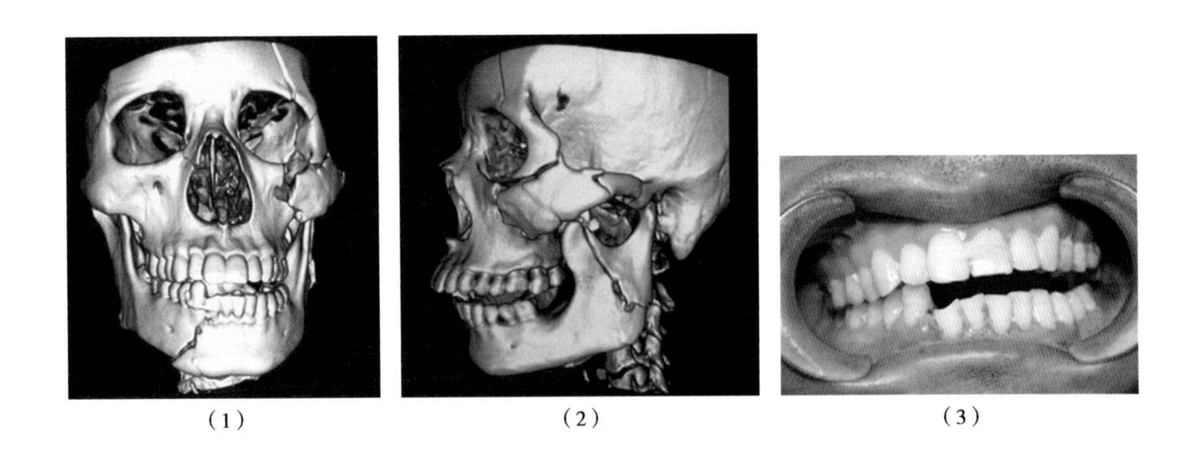

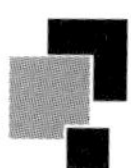

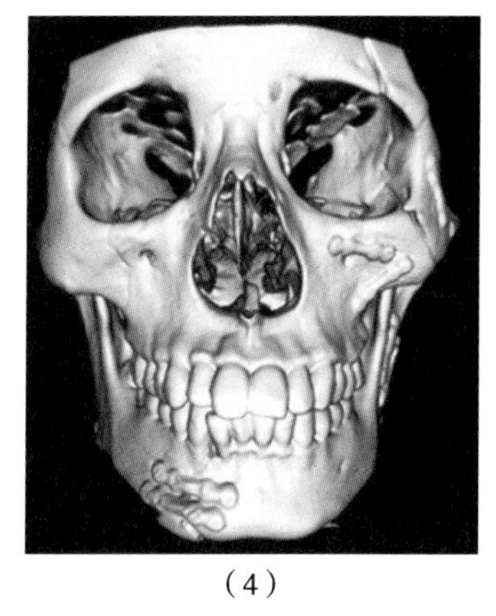

（4）

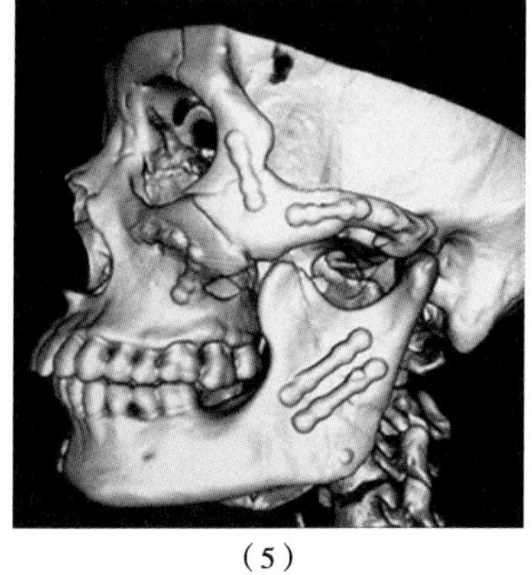

（5）

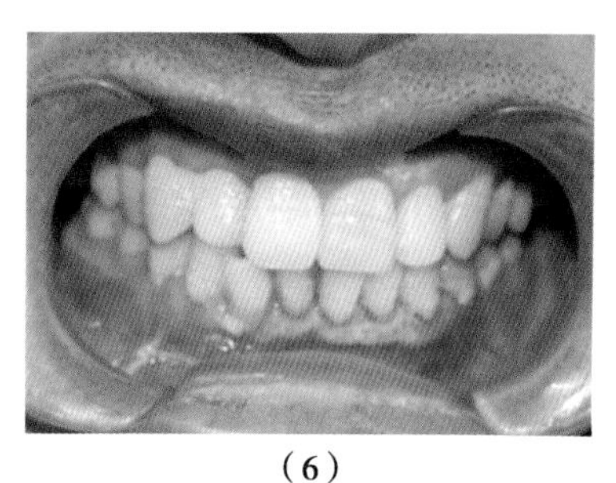

（6）

图 11-18 左侧髁颈下合并面中份骨折

术前:（1）CT 三维重建正面观:左侧颧面部粉碎性骨折,面中份突度降低,下颌骨正中联合部偏右侧骨折,左侧下颌骨段塌陷,下颌咬合平面出现台阶;（2）CT 三维重建侧面观;（3）口内见右侧牙列可咬合,左侧上下牙列无咬合;
术后:（4）CT 三维重建示颧骨复合体突度基本恢复,下颌骨弓外形恢复;（5）CT 三维重建示左髁颈下骨折恢复解剖形态;（6）口内见咬合关系恢复良好。

4）避免髁头游离再植和骨折块的轻易摘除:髁突骨折后骨折块的血运主要靠髁头周围附着的肌组织血管提供,此时骨折块的复位相当于血管化骨组织复合瓣再植,因此十分有利于骨折充分快速愈合改建。多数研究表明,髁突骨折游离再植术后效果最差,髁突会长期出现吸收,甚至骨坏死。

除非陈旧性骨折或严重粉碎性骨折等极少数特殊情况,髁突骨折后骨折块的摘除需谨慎,髁突头部冠状面上分两极,外极和内极,下颌升支高度主要由髁突外极决定,一旦髁突外极骨折块摘除会直接导致下颌升支高度降低,从而影响术后面型和功能;而髁突内极骨折块摘除后,虽然多数情况下短期对升支高度和颌骨功能没有明显影响,但可能会导致髁突横轴变短或消失,两侧髁突横嵴的连线分别与枕骨大孔前缘或水平面构成的 145°~160°和 20°夹角丧失,故难以维持下颌关节内外侧的稳定性,长期也会加重髁突-关节窝的改建负担,而且髁头正常外形的丧失也不利于髁突行使正常而复杂的运动功能。

5）髁突低位骨折尽量采用两块接骨板固定:髁突颈部骨折一般用单块接骨板放在髁颈后外侧缘进行固定,髁突基底部骨折由于有足够骨质用以固定,这时除遵循张力区固定的生物力学固定原则外,在前后缘各用一块钛板固定能够更好地分散应力,更加符合生理情况下髁突的受力。

6）避免术后长期颌间固定、鼓励早期功能运动:开放性手术坚固内固定的目的和真正价值在于尽量避免颌间固定,消除骨折疼痛,允许患者早期功能性无痛运动。没有证据表明开放复位内固定后行颌间固定会促进骨连接,更没有根据表明若无颌间固定便会导致骨不愈,恰恰颌间固定违反了骨折治疗“动静原则”,而且功能康复性治疗比颌间固定更有助于髁突的再生与改建。

（5）术后功能性康复训练:本章前面部分已作论述。

（三）开放性或闭合性治疗的术后常见并发症、原因分析及应对措施

髁突骨折无论手术治疗与非手术治疗都存在着并发症，其原因：①治疗方法选择不当或过度治疗；②复位不当、固定错误以及固定技术选择不当；③复杂特殊的骨折，如髁突矢状骨折和伴有关节软组织损伤的髁突骨折处理不当也导致了较多不良后果；④患者的依从性也非常重要，手术以后需患者在医师指导下自觉进行功能性康复训练，以及定期随访来完成后继治疗，患者的依从性直接决定了手术的最终效果。

1. 开口偏斜　主要原因是髁突复位不佳或下颌骨升支缩短。严重的髁突粉碎性骨折，摘除髁突后可导致患侧下颌骨升支高度降低，儿童单侧髁突骨折所致的髁突发育障碍可致下颌偏斜甚至是面型改变。此外，髁突骨折可损伤翼外肌附着，同时手术治疗中也有可能破坏翼外肌附着，双侧翼外肌附着水平的不一致可引起开口时的下颌偏斜。单纯髁突解剖复位只是颞下颌关节部分重建，同时重建翼外肌功能才能进一步保证髁突的血液供给，为恢复关节功能奠定基础。所以保留翼外肌是髁突骨折手术中恢复关节功能的重要步骤。

2. 开口受限　髁突骨折治疗后开口度减少，其原因：①未恢复关节结构；②未行开口训练或开口训练不充分，颌间固定过久，关节长期制动可导致关节面退化，纤维粘连，从而限制关节运动导致开口受限。因此只有早期进行功能训练，才能恢复正常的下颌运动。功能训练一般在术后一周开始。临床上有部分患者虽进行开口练习，但开口度仍长期受限，此时颞下颌关节可能已经发生关节内粘连，可采用关节镜手术解除关节内粘连。

3. 咬合紊乱　咬合紊乱在髁突骨折中相对常见，如双侧髁突骨折易导致后牙早接触、前牙开𬌗。而单侧髁突骨折则易导致患侧后牙早接触、对侧开𬌗或偏𬌗等。同样骨折后骨错位愈合、髁突吸收、髁突摘除等均可导致错𬌗发生。

儿童髁突骨折导致的错𬌗大多经保守治疗以及牙颌生理性改建后恢复正常，随年龄增长，髁突重建能力下降。对于成人严重骨折错位引发的错𬌗行手术治疗时，注意保护髁突周围软组织，以最大限度地保证骨折段的血供。避免髁突游离再植，慎用髁突摘除，设法恢复正常下颌升支高度。

功能性训练过程中，应当密切注意咬合关系变化，以随时调整牵引力方向和大小，对较重错𬌗患者可采取正畸、正颌或牵张成骨等方式重建升支高度，恢复正常咬合关系。

4. 关节症状　髁突骨折治疗后的关节症状包括关节弹响、关节疼痛以及关节强直等。手术如果仅以恢复髁突骨性正常解剖结构为目的，未把关节盘复位固定作为常规治疗程序，术后易发生远期开口困难和骨关节病，甚至是颞下颌关节强直。髁突骨折、关节盘的脱位以及颞下颌关节强直之间的关系可以概括为：①急性创伤引起髁突骨折伴发关节盘移位；②对骨折和关节盘移位的漏诊及治疗不当导致关节活动减弱；③髁突骨折和关节盘的移位是发生创伤性关节强直的必要条件。多年临床经验和研究提示我们，预防创伤性颞下颌关节强直的关键是在髁突复位的同时必须有效恢复关节盘位置。当前，恢复正常关节盘-髁突关系的观点已日益受到重视。

5. 面神经麻痹　面神经的损伤与手术入路方式选择以及术者术中牵拉剥离软组织有关，如面神经颞支与颞下颌关节外科关系最密切，耳屏前入路时如果层次不清，操作不慎很

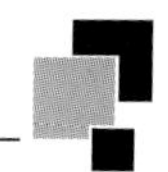

容易损伤该神经，而下颌下入路则相对容易损伤下颌缘支，故手术时应明确解剖位点，充分熟悉面神经各分支的走行方向和周围组织解剖结构。选择内镜辅助的口内切口入路可有效减少面神经损伤。国外普遍采用神经刺激仪降低面神经损伤的风险。术中避免过度牵拉面神经，防止止血时误伤。

根据面神经损伤程度选用包括药物治疗、物理治疗、神经探查甚至神经移植等在内的不同治疗方法，密切随访，轻微损伤导致的面神经麻痹症状一般在术后 6 个月左右消失，功能逐渐恢复正常。

6. 其他并发症　瘢痕的大小与手术方式选择有关，手术入路多数情况下都比较隐蔽，但极少数患者的瘢痕相对较明显，Ellis 等认为主要和个体组织愈合能力和种族差异有关，如黑色人种的瘢痕体质概率相对其他人种高一些，所以更容易出现瘢痕反应。研究表明，耳屏前瘢痕组织会不同程度影响到髁突关节活动功能，所以需对症处理。同时还有观点认为，颞下颌关节损伤区纤维瘢痕的形成可限制下颌骨在生长发育过程中向前下移位，继而导致面部不对称或下颌后缩畸形，因此，手术过程中注意合理的切口和微创的软组织分离，以避免术后明显的瘢痕反应。

味觉出汗综合征，又称耳颞神经综合征或 Frey's 综合征（Frey's Syndrome），通常是由于切断了耳颞神经后，原支配腮腺分泌功能的副交感神经纤维再生时，与被切断的原支配汗腺和皮下血管的交感神经末梢发生错位连接愈合，故而当咀嚼和味觉刺激时，引起副交感神经兴奋，同时引起面部潮红和出汗。髁突骨折治疗时相对罕见，但应极力避免。

涎漏的发生罕见，主要由腮腺筋膜未能严密缝合引起，故手术时应分层严密缝合，尽量避免在术区放置引流条以免术后涎漏发生。

由于抗生素的使用，术后感染的发生概率已大为减少，临床上仍有极少数患者因固定失败松动脱落伴发原术区感染，诸如出现钛板排异、变形、断裂的情况，应当机立断，积极处理。

（四）治愈标准和疗效评价

髁突骨折手术治疗的目的是恢复髁突解剖形态、咬合关系及下颌对称运动，较早进行下颌功能运动。髁突骨折开放复位和内固定可使移位的髁突回到受伤前的位置，恢复髁突和下颌骨升支部的延续性，进而恢复下颌骨的正常位置和上下颌牙正常的咬合关系，其咀嚼功能也就可得到较好的恢复。

Walker 提出髁突骨折的治愈标准至今仍广为应用：①开口度大于 40mm 时无疼痛；②下颌在各个方向有良好的活动度；③恢复到受伤前的咬合状态；④稳定的颞下颌关系；⑤颌面部良好的对称性。

五、预后评估

（一）影像学评估

影像学评估的手段通常包括：下颌曲面体层；下颌开口后前位；许勒位；髁突经咽侧位；下颌骨升支侧位；颞下颌关节侧位；颞下颌关节正位和侧位体层；核磁共振关节成像；CT 片及其三维重建图像。评估的内容通常包括骨折处骨密质疏密度和改建程度，关节窝改建，升支高度改变,髁突冠状、矢状和水平方向的偏移,髁突的滑动和转动运动,关节盘和周围软组织的影像变化等。

(二) 临床和功能评估

临床和功能分级评估包括:①面神经功能评估;②咬合关系;③术区瘢痕大小;④下颌骨活动功能,包括前伸、侧向、最大开口度、开闭口偏斜和下颌功能损害调查问卷(MFIQ)等;⑤面部外形和对称性;⑥视觉模拟评分法(VAS)进行疼痛评估;⑦咀嚼能力;⑧颞下颌关节系统 Helkimo 评估等。

多数情况下预后评估需将影像学评估和临床功能评估两者结合起来,因为影像学结果的好坏并不能代表临床症状大小和功能情况。

第四节 研究热点

历经两个多世纪的发展,髁突骨折的治疗仍然面临很多困难,产生了诸多争议,随着医学进步,髁突骨折治疗的理念也跟随时代在向前发展,由于髁突骨折在影响后天颌面部发育和结构中的重要性、特殊性和治疗所面临问题的复杂性,目前对髁突骨折的临床和实验研究相对比较多见,主要概括为以下几方面。

一、关于髁突骨折开放或保守治疗方式选择的争论持续存在

临床上大多数患者通过保守治疗可以恢复面部外形和活动功能,但所需的时间相对较长,患者相对较为痛苦。而手术治疗对一些骨折相对较为严重的患者显示出了一定的优越性,如见效快,可以使患者更早地恢复工作。随着生活节奏加快和社会环境改变,更多的患者不能承受长期的休养而要求尽快解决问题,诊疗技术的提高也为此打下了良好基础,尽管在恢复下颌运动功能和咬合等方面手术较非手术治疗的疗效并未显示出明显优势,但外科医师似乎总是首选手术,手术治疗的比例也与日上升。这种状况令人担忧:“现在的手术适应证是不是被人为扩大了”。而且,目前临床上对开放性治疗和闭合性治疗的对比研究多数缺乏科学性,如伦理学因素的限制,存在很多偏倚,研究方法和设计缺乏科学性和严谨性,基于随机对照原则的临床研究较少,治疗观点多取自非对照性、回顾性研究或临床经验总结,结果往往带有研究者主观愿望的倾向性,因此,很难形成统一的、有说服力的结论。因此亦可以理解国内两组学者文献数据的循证结果分析后的结论也不完全一致,甚至相反,结论与经验做法间存在着较大偏差。所以若能在伦理允许的范围内开展前瞻性随机对照和队列研究,将有助于形成正确而客观的科学结论,从而更好地指导临床医师做出合理的治疗决策。

髁突骨折开放性治疗的适应证也一直在变化和争议,如 Zide(2001)本人也曾经改变了固有观念,指出髁突的移位和升支高度的不稳定性是真正唯一的开放复位内固定术的适应证。所以开放性和/或闭合性治疗的选择仍是研究热点。就目前而言,不管哪种观点,该问题首先必须在明确髁突骨折分类和掌握骨折严重程度的基础上才能进一步分析讨论。

二、儿童髁突骨折和囊内髁突骨折的手术与否

曾经一段时间,儿童髁突骨折和囊内髁突骨折被认为属于开放性治疗的禁忌证。随着手术器械改进和技能的提升,越来越多的学者尝试用手术的方法来进行治疗,相关依据和争论在本章第一节第五部分“髁突骨折治疗现状及存在的问题”中已做了介绍。鉴于目前手术是否优于保守疗法尚无确切结论,在临床工作中做治疗决策时仍需谨慎。

三、髁突矢状骨折和关节盘、创伤性关节强直机制研究和治疗策略

由于临床CT的使用逐渐推广普及,观察发现矢状骨折的发生率约占髁突骨折的15%,髁突矢状骨折的治疗和预后也显著区别于其他骨折,因此有不少专家学者提出将矢状骨折与髁头、髁颈、髁基底部骨折分类并列,由于矢状骨折多发生于囊内波及关节面,故多数学者建议将其归类为囊内骨折。另外,由于髁突矢状骨折相对是最容易导致关节强直的骨折类型,相关病理机制和治疗研究受到众多学者和临床医师的重视。

近年来,就髁突骨折、关节创伤与关节强直的关系,学者们展开了一系列临床与实验研究,趋向为:髁突骨折中关节面的严重损伤和关节盘的损伤移位是关节强直形成的重要因素。但是,就目前的研究而言,关节强直的形成条件、发生机制和发展病程并未被真正揭示。

对创伤性关节强直的研究主要体现在三个方面,即对强直机制的理论阐述、早期强直的诊断依据和治疗原则、晚期强直的髁突与关节重建,其中早期强直的诊断和治疗对关节功能活动的恢复尤为重要。目前对早期关节强直的诊断依据仍不确切,在治疗的同时也面临很多疑惑:①是应该采取松解关节的手术治疗,还是张口训练配合理疗的非手术治疗?②手术与非手术的界限是什么?③张口训练也许能延缓强直,但能终止强直的发展吗?作用机制又是什么?所有这些问题都有待于临床进一步地研究和总结。

四、微创手术与传统开放性手术

微创外科(minimally invasive surgery,MIS)的概念于1983年由英国学者Wickham首次提出,微创已经成为目前和将来外科的发展方向。而关节内镜是骨科领域中最具微创性质的技术之一。随着微创技术的发展,关节内镜外科技术逐步得到重视,关节内镜尤其利于术中寻找移位的骨折碎片,了解关节囊和关节盘的损伤情况,对于骨折复位与关节周围结构的修复起着非常重要的作用,有着传统开放性手术治疗所不具备的诸多优点。但关节内镜本身还存在一定的局限性,对粉碎性和严重脱位的髁突骨折也不适用,而且操作显得较为复杂,临床医师需长期训练方能掌握,尚难以普及。目前在我国一些专科医院已逐步开展。

五、重视以循证学为基础的髁突骨折临床研究和加强高质量的流行病学研究

髁突骨折的研究很活跃，发展也很快，同时存在诸多争论的焦点和热点，反过来也说明了现行对髁突骨折的认识和诊疗手段上的不足。如临床分类、临床诊断、治疗设计、治疗手段和预后评估缺乏现代统一和规范化。面临这一局面，加强循证医学（evidence-based medicine，EBM）为基础的临床研究对于科学认识和评价新的治疗理念和技术至关重要。著名的临床流行病学家 David Sackett 定义循证医学为：慎重、准确和明智地应用所能获得的最好的研究依据，同时结合临床医师的个人专业技能和临床经验，并考虑患者的价值和愿望，将三者结合制订出患者的治疗措施。循证医学的基础工具是系统评价（systematic review，SR）。系统评价是一种严格的评价文献的方法，包括定性和定量的研究。它针对某个具体的临床问题，采用临床流行病学减少偏倚和随机误差的原则和方法，系统、全面地收集全世界所有已发表或未发表的临床研究结果，筛选出符合质量标准的文献，进行定性或定量合成，获得较为可靠的结论。国内外已有少数学者开展了这方面的研究工作。

中国是一个有着 13 亿多人口的大国，临床病例资源极其丰富，但临床医师由于患者众多、工作繁忙的缘故，或其他原因，往往忽视了许多患者治疗后的随访调查工作，甚至对罕见珍贵病例视若无睹，失去了报道的最佳时机，这样往往无法远期客观评估治疗效果，难以构建完善的知识体系，难以形成技术突破和理念创新。同时，高质量临床流行病学调查研究的缺乏，使国外同行难以了解中国目前髁突骨折治疗的现状和学术水平，难与国际接轨，不利于国际交流和知识的拓展更新。临床医师需要树立良好的科研思维理念，用严谨而科学的研究方法去解答临床工作中所面临的问题。

随着新技术、新理念、新材料的快速发展，我们面临新的机遇、新的挑战。我们不仅要细致研究髁突骨折发生、发展和结局的整个病理过程，而且在深入理解疾病转归和尊重患者意愿的前提下，要结合最新的理念和技术，推陈出新，共同提升髁突骨折的诊疗水平。

第五节　髁突重建与关节置换

严重的髁突区外伤、外伤后发育畸形和颞下颌关节强直（temporomandibular joint ankylosis，TMJA）等原因常造成髁突的破坏、缺损、缺失，或者髁突与关节凹、关节结节之间骨性黏着。这些情况所导致的颞下颌关节解剖结构破坏，需行颞下颌关节成形或重建术，往往涉及髁突重建与关节置换。

目前，临床上髁突重建的方法主要有骨移植、牵张成骨和假体植入。骨移植主要为自体骨移植，包括游离自体骨移植及血管化骨移植两种方法。游离自体骨移植方法有：肋骨、肋软骨、喙突、髂嵴、游离第二跖骨、胸骨外科板移植等；血管化的骨移植主要有血管化腓骨移植、带血管蒂的第二跖骨、带血管蒂肋骨移植和血管化的髂嵴移植等。此外，异体髁突移植也有报道。牵张成骨则是通过延长下颌支以达到重塑髁突之目的。假体植入采用的是各种异体材料如硅橡胶、聚四氟乙烯以及各种金属的人工关节置换体，包括标准化预制型的关节假体和个体化定制型的关节假体等。

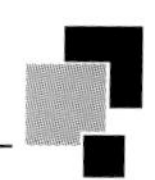

一、髁突重建与关节置换的适应证

严重的髁突区外伤导致的髁突缺损，如火器伤导致的髁突完全性缺损、粉碎性骨折等，需行髁突重建。由于创伤所致的骨发育不全或发育不良，严重影响面部美观及咀嚼、吞咽等功能，也需重建髁突。当需要外科手段介入时，自体组织常被用来重建髁突。但是有些特殊的患者可能需要进行关节假体置换手术，如具有既往两次以上颞下颌关节手术史、颞下颌关节人工植入物手术史，或局部的瘢痕不利于再次自体组织移植者。其治疗往往可能需要下颌骨前移和上颌骨逆时针旋转以获得最佳的外形和功能，而这样的颌骨移动将导致关节间隙增大，此时需要关节假体来重建颞下颌关节。

创伤性颞下颌关节强直患者在行关节成形术时，一般在截骨后对升支的残端进行打磨以形成新的髁突；对于严重的解剖结构畸形的创伤性颞下颌关节强直患者，若存在升支高度不足或咬合关系丧失、发育畸形等情况时，应考虑行髁突的重建或人工关节置换。

二、自体骨移植髁突重建

自体骨移植修复颞下颌关节缺损的下颌骨髁突重建方法具有取材相对方便、组织相容性好、可以根据髁突缺损情况选择合适的骨瓣、费用相对低廉等优点。其缺点是：自体组织供区形成不可逆的损伤，组织供应无同源重复性、自体骨塑性差，体积、形状很难与原关节解剖结构吻合；组织游离移植后，在血管再生和重建过程中，组织吸收过多而造成后期功能障碍。此外，自体骨移植修复颞下颌关节缺损的下颌骨髁突重建方法对骨断面的处理较困难，即使在截开的关节间隙内插入带蒂颞筋膜或高分子化学材料，也可能发生插入物移位或破碎而被骨痂包埋，术后易发生关节强直等并发症。

（一）肋骨软骨移植

Gillies 于 1920 年首先报道采用肋软骨移植重建颞下颌关节缺损。随后，有很多文献报道采用该技术用于重建髁突缺损或缺失并取得成功。自体肋骨软骨移植重建髁突是目前临床上公认最为成熟的髁突重建方法，也是诸多医师的首选。肋骨软骨的优势是可恢复正常的面后垂直高度和具有一定程度的预防复发作用（发挥透明软骨的组织分离特性）。肋骨软骨重建下颌骨髁突后过度生长是常见的并发症，且通常出现在青春后期。Saeed 和 Hensher 报道肋骨软骨术后关节强直发生率为 18.37%。

动物实验支持肋骨软骨移植的应用，因为其具有生物学的生长中心和功能改建适应性，具有保持生长、改善面部畸形的潜力，其外形类似髁突，软骨部分易塑形，且不易与关节凹骨壁粘连，术后可早期进行下颌运动，被广泛应用于下颌支和髁突的重建。起初其形态异于正常髁突，经过一段时间改建可最终类似或接近正常髁突。Daniels 等认为，肋骨软骨改建成接近正常髁突的关节头，可能归功于下颌支骨膜和关节囊的作用。亦有学者认为，肋骨软骨能够向下颌骨髁突一样随着周围功能基质的增多而改建适应，同时亦由体内激素调控其内在的生长潜能。

传统上，重建髁突时常取用对侧第 6~9 肋。部分学者建议仅取用右侧肋骨，如需重建双侧髁突，则取右侧间隔一根的两根肋骨，亦有学者建议取用第 4、5 肋，以减少术后肋骨软骨过度生长的可能。行肋骨软骨重建下颌髁突的受区切口的经典径路是Sada(1970)和Rowe(1972)提出的联合耳前切口和下颌下切口,其后多位学者报道了联合耳前和下颌下Risdon切口行肋骨软骨重建下颌髁突,并沿用至今。2004年,Maria等报道辅助内镜监视下行肋骨软骨重建髁突,将下颌下切口缩短至1.5cm。常规植骨床的制备方法是:骨膜下剥离咬肌附着,暴露下颌支,根据所需肋骨瓣的大小以及摆放的位置,去除下颌支相应部位的骨密质,并形成一定的固位型,使移植后的肋骨软骨瓣能够与下颌支紧贴。

(二) 喙突移植

喙突移植目前在临床上也应用较多。1982年,有学者首次报道应用自体喙突移植进行颞下颌关节重建,并认为该方法具有取材方便、不开辟第二术区等优点,而且在骨块性能方面较肋骨更加优越、强度更大、更利于坚强内固定。更为重要的是利用喙突移植新建的髁突有健康、光滑的骨突起,小而圆钝的“点”与“关节窝”形成点、面接触关系,降低了外周阻力和肌接触面积,有利于重建后的颞下颌关节的远动;咀嚼肌剥离后,下颌骨与咀嚼肌重建新的附着,有利于下颌前伸、咬合关系调整、下颌骨升支高度恢复,明显改善面容。真性颞下颌关节强直患者喙突有一定程度的伸长,能有效地恢复下颌支的高度,更有利于关节成形手术;如果不切除伸长的喙突,可能会导致颞下颌关节重建后张闭口困难。喙突游离移植后也会出现移植骨吸收现象,但这种吸收随时间迁移而变得相对稳定,也不会导致咬合错乱,这可能是因为喙突是来源于膜性成骨。研究证实,膜性成骨较其他更不容易吸收。但是,当髁突因各种原因受到广泛破坏时,喙突往往也被波及,因此喙突作为一种骨移植物也有局限性。

(三) 其他骨移植

血管化骨瓣也是髁突重建的方法之一,较多应用的有血管化腓骨瓣和血管化的第二跖骨。近年来,国外相继有学者就血管化腓骨瓣下颌骨重建中髁突的重建方法进行了探讨,认为血管化腓骨移植是重建髁突的最佳选择之一。相对于其他方法而言,血管化腓骨瓣还可同时重建涉及下颌髁突、升支、角区及体部的多区段缺损。Dingman等首先将第二跖骨用于双侧颞下颌关节重建,Ting等首先将血管化的第二跖骨用于颞下颌关节重建。第二跖骨能提供长约7cm的关节软骨用于颞下颌关节重建。研究证实,移植血管化的第二跖骨具有生长潜能,能随儿童的下颌骨发育而生长。

三、牵张成骨

McCormick曾报道运用牵张成骨技术重建颞下颌关节的方法,在下颌支乙状切迹至下颌角下缘上1.5cm之间做L形骨切开,安置牵张器将近心骨段(输送盘)向上延伸至关节窝,经过一段时间的功能刺激,此输送盘逐渐改建形成新的髁突。其生物学原理在于输送盘的上端在牵张过程中有一层纤维软骨帽形成,这一层纤维软骨可以代替关节盘行使关节功能,因此这种技术可以作为整复髁突缺损的新方法。

对于骨性关节强直患者,一般先行升支高位截骨,形成至少1.5cm的间隙,在间隙下方行骨切开术,形成一个骨输送盘,用特制牵张器向上逐渐牵开,推移此骨输送盘至关节窝。在牵张期、固定期及拆除牵张器之后,需加强开口训练,防止关节再强直。牵张成骨治疗关节强直尚处于探索阶段,其远期效果还有待观察和深入研究。

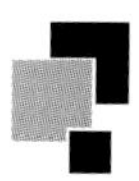

四、关节置换

在重建关节包括颞下颌关节时，相关的材料和技术问题一直受到广泛争论。争论的焦点在于选择半关节假体，还是金属全关节假体，抑或金属/聚乙烯复合式全关节假体。理想人工置换关节的异体材料应满足以下条件：生物相容性及功能相容性好；耐磨、疲劳系数低；能很好地适应解剖结构和功能要求；化学性能稳定；抗腐蚀、不易碎、无毒；过敏概率低等。人工颞下颌关节材料表面会出现磨损和降解、老化或机械性断裂，而产生各种材料的碎屑，这些碎屑在颞下颌关节内会导致机体巨细胞异物反应，出现异位骨形成和渐进性骨吸收。

1946 年，Eggers 最早报道了颞下颌关节人工植入物的应用。Kent 等报道了带有四氟乙烯涂层的髁突假体的初步研究。因为关节窝的吸收问题，1983 年，增加了多层四氟乙烯和聚四氟乙烯材料的关节窝假体，颞下颌关节假体系统从而问世，其应用开始普及。但是，随着临床和影像学随访的深入，研究证明碳合聚四氟乙烯碎片可引起严重的骨吸收和巨细胞反应，大多数使用的患者出现了严重的疼痛、髁突吸收、咬合错乱以及假体周围的异物巨细胞反应。因此，1993 年，该产品被 FDA 禁止。

目前，FDA 认证的颞下颌关节假体系统有两种：金属关节头/金属关节窝的 Christensen 系统和金属关节头/聚乙烯关节窝的颞下颌关节 Concepts 系统。Christensen 关节系统是美国唯一拥有全、半关节假体并有标准型成品面市的颞下颌关节假体系统。通用髁突假体是由钴铬合金框架和聚甲基丙烯酸甲酯关节头组成，长度有 45mm、50mm、55mm 三种，设计用来置换切除的髁突高度为 13mm，并用钴铬合金的螺钉固定在下颌支上。颞下颌关节 Concepts 假体是在 CAD/CAM 技术基础上，根据患者解剖结构生产的金属关节头/超高分子量聚乙烯关节窝的定制型全关节假体；除了定制型、个体化的颞下颌关节全关节假体外，还提供两种成品、标准型的关节假体。颞下颌关节 Concepts 全关节假体系统使用纯钛作为关节窝假体的底座材料与颅底骨面接触，用钛合金作为关节头假体的下颌支部分与下颌支骨面接触，所以植入物可以发生骨整合。

目前，纯钛髁突假体在临床应用较多，它包括髁突、连接部，连接部为重建钛板。髁突假体置换术前常规行 CT 检查，获取原始数据后，用快速成型技术制作三维头模，在三维头模上分析患侧关节强直发生的部位、模拟手术截除强直的区域；选择长度和形状适宜的人工髁突，将髁突置于关节窝合适的位置，保证髁突顶端和关节窝之间有 1~2mm 的间隙，避免两者直接接触（图 11-19）。手术采用耳屏前切口联合下颌后下切口，通过耳屏前切口暴露关节强直病变区域，截除强直区域，修整骨面并制备出安放人工髁突的间隙；通过下颌后下切口暴露下颌角与下颌升支（图 11-20）；拼对咬合关系，依术前设计安放人工髁突并做坚强内固定。

单纯应用人工髁突进行髁突置换术后存在“骨形成”的问题，但是异位骨的形成不仅是人工髁突置换后出现的并发症，全关节置换后同样会面临这一问题。有学者在人工关节周围移植自体游离脂肪，结果发现脂肪对阻止异位骨的形成有明显的效果。虽然目前还没有长期观察的证据显示异位骨形成一定会导致关节强直的复发，但可以肯定的是，将软组织植入人工髁突和关节窝之间（如转移颞肌筋膜瓣至关节窝与关节盘残端缝合），可以避免金属和骨面的直接接触，防止该部位的异位骨形成，从而降低关节强直复发的可能性。

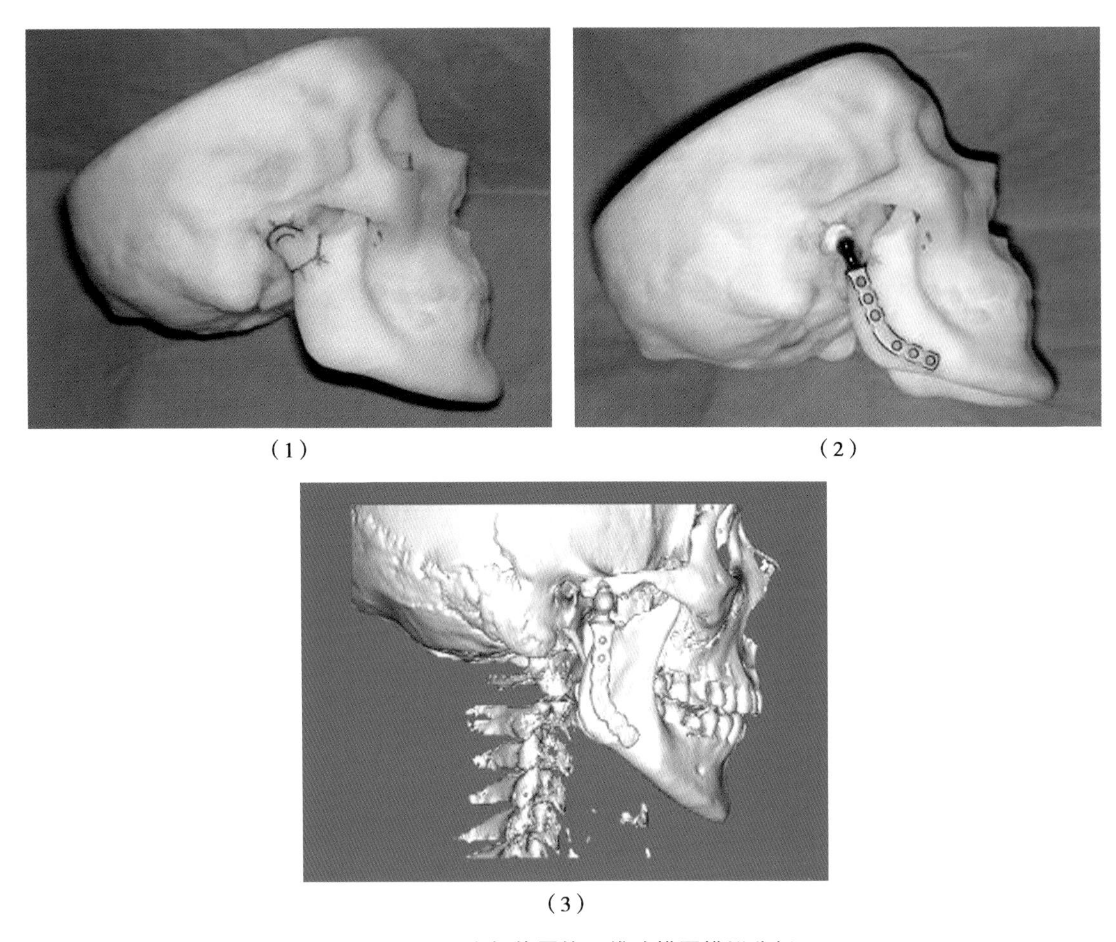

（1）　　（2）

（3）

图 11-19　髁突假体置换三维头模图模拟分析

（1）在三维头模上确定所要截除骨球的范围；（2）模拟截除骨球、关节成形并安放人工髁突；（3）置入髁突的位置（此图来自北京大学口腔医学院张益教授）。

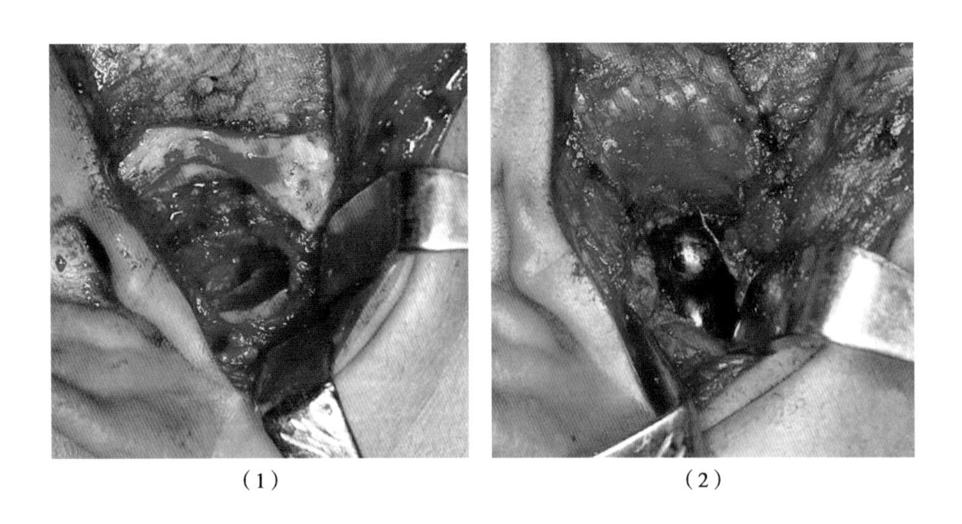

（1）　　（2）

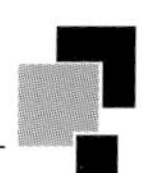

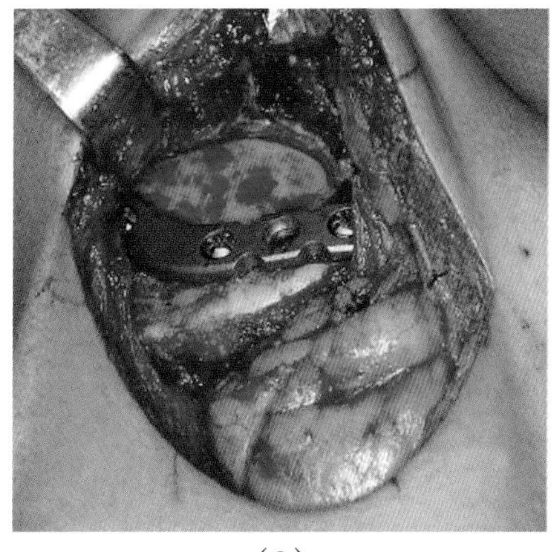

（3）

图 11-20　髁突假体置换手术图
（1）术中关节区骨球切除成形后；（2）人工髁突就位于关节窝；（3）连接部作坚强内固定（此图来自北京大学口腔医学院张益教授）。

第六节　创伤性颞下颌关节强直的防治

颞下颌关节强直是口腔颌面外科的一种常见疾病，近年来创伤已经成为颞下颌关节强直的主要致病原因，创伤性颞下颌关节强直的研究日益受到关注。造成创伤性颞下颌关节强直比例增多的主要原因有两个：一是随着抗生素的普遍应用和开发，临床对感染的控制能力不断增强而使得感染性颞下颌关节强直日益少见；二是随着交通事故的增多，髁突骨折的发生率逐年增多，创伤性颞下颌关节强直相应增多。

一、髁突骨折中关节盘移位与关节强直的关系

尽管髁突骨折是创伤性颞下颌关节强直的主要原因，但是，临床上髁突骨折创伤后继发颞下颌关节强直的比例并不高，国际上报道最多大约在 0.4%，我国学者洪民报道为 1%～2%。一方面创伤性颞下颌关节强直的发生与髁突骨折存在着密切的关系，但是另一方面髁突骨折创伤后继发颞下颌关节强直的比例又并不高，这是一个有意思的问题。

创伤性颞下颌关节强直的形成是机体对损伤"失调性过度修复"的结果。从病理学上来讲，髁突骨折后由于损伤常引起关节囊内血肿或积液，髁突骨折如不及时治疗，由于局部代谢增加，局部组织在各种成骨因子的作用下过度增生，最初形成肉芽组织，继而破坏纤维软骨，使之变性并形成关节内纤维性粘连，在局部组织变性坏死过程中释放出过量 CO_2，使关节内显酸性反应，从而加剧结缔组织的钙质沉积，关节纤维粘连遂又可转化为骨性粘连。王琳源等从细胞学和分子生物学角度概括髁突骨折后继发创伤性颞下颌关节强直的机制，认为髁突骨折后的过度异常增殖是髁突损伤后反应、神经源性反应、免疫反应以及细胞因子作用的结果。此外，颞下颌关节强直的发生还与组织的活跃程度有关，儿童期成骨活跃，血管丰富，损伤后以修复性增生为主，容易导致颞下颌关节强直。从髁突骨折后继发颞下颌关

节强直的病理发生过程上来讲,复杂程度越高的髁突骨折类型可能越容易继发颞下颌关节强直。

何种类型的髁突骨折与颞下颌关节强直的关系最为密切,目前的研究结论仍然是不肯定的。临床一般认为髁突矢状骨折、粉碎性骨折均是发生颞下颌关节强直的潜在模式,因为髁突骨折粗糙不平的残端及游离的骨碎片容易形成纤维骨痂组织,并过度生长而最终导致颞下颌关节强直。张益等在对 37 侧创伤性颞下颌关节强直的病程特点的研究中发现:在所涉及的 37 侧颞下颌关节强直中,22 侧(59.46%)继发于髁突矢状骨折;15 侧(40.54%)继发于髁突粉碎性骨折。髁突矢状骨折、粉碎性骨折等骨折类型多造成髁突软骨关节面的损伤,同时伴有关节腔内的出血,所导致的颞下颌关节强直多起自于关节腔的血肿机化,符合髁突骨折后继发颞下颌关节强直的病理发生过程。这几种类型的骨折都会破坏髁突关节面,不平整的髁突残端会对关节结构造成继发性损伤,最终往往造成关节腔部分或完全消失,这也可能是进而逐渐形成颞下颌关节强直的一个主要原因。

但是,亦有学者发现创伤性颞下颌关节强直也可以是位于关节外侧的髁突骨折残端和关节窝融合在一起,而内侧的关节腔仍存在。这些颞下颌关节强直的形成可能是关节外侧软组织的损伤修复逐渐发展而来,而不是整个关节腔出血机化形成的。在临床上的确有一些创伤性颞下颌关节强直病例,仍可见到表面完整的髁突并未完全融合骨化,只是髁突远心端在外侧与关节窝相融合。吴汉江等对 28 例有髁突骨折病史的颞下颌关节强直患者受伤后及强直后的 X 线片对比研究表明:髁突高位(囊内)横断骨折伴有髁突和关节盘明显移位、下颌升支明显上移者,易发生颞下颌关节强直,这可能是损伤暴力较大时,在暴力和翼外肌牵张作用下,髁突骨折块发生严重前内移位,脱出关节窝,同时关节盘也伴随髁突发生移位;而下颌升支则在咬肌、翼内肌、颞肌等的作用下上移,骨折断端直接与关节窝接触,形成继发损伤,最终局部发生纤维粘连、骨性融合。

汇总以上相关临床研究结果,推测髁突骨折所导致的颞下颌关节强直应该包括两种基本形成方式:一种是髁突骨折后骨折段间纤维骨痂组织的异常增生骨化,并最终与关节窝融合;另一种则是骨折断端与关节窝直接的“桥接”骨愈合。实际发病过程中亦可能是两种方式的混合。从这个意义上来讲,髁突骨折的类型并不是创伤性颞下颌关节强直的唯一决定因素。

目前国内外学者已公认在创伤性颞下颌关节强直的发生中关节盘的损伤移位是一个关键因素。Laskin 认为髁突骨折后是否出现颞下颌关节强直主要取决于关节盘的位置,正常位置的关节盘可阻止粘连的形成,关节盘的缺失常会导致纤维性颞下颌关节强直,未发生位置改变的关节盘可以阻止关节内纤维性强直的发展。不是所有髁突骨折都必然形成颞下颌关节强直,只有当骨折对关节结构造成比较严重的破坏,特别是引起了关节盘移位、破裂时,才会造成颞下颌关节强直。多数学者也认为髁突骨折尤其是囊内矢状或粉碎性骨折伴发关节盘继发损伤或者移位者容易造成颞下颌关节强直。动物实验已证实髁突软骨的损伤以及关节盘切除在颞下颌关节强直发生中具有重要的作用。许多动物实验结果表明,诱导颞下颌关节强直是困难的,单独采用延长制动时间、关节积血以及粉碎性髁突骨折并不能导致关节的强直,然而这些方法如果合并关节盘的摘除则可以导致颞下颌关节强直的形成。成年羊髁突软骨的损伤合并关节盘切除后 3 个月可以造成纤维性颞下颌关节强直。Yao 等研究了幼年期髁突纵行骨折与关节继发性强直的关系,实验结果发现髁突纵行骨折对关节软骨与关节盘软组织所造成的严重继发性损伤与颞下颌关节强直有密切关系。通过实验研究,还发现关节盘软组织附着的损伤合并髁突软骨损伤在髁突骨折后继发颞下颌关节强直中起重要作

用;在颞下颌关节强直的实验模型中,移位的关节盘可以存在于强直的纤维和骨团之外。这些研究为诱导颞下颌关节强直动物模型提供了一定的参考,即应该考虑到关节盘的作用。

毫无疑问,关节盘在行使关节正常功能的过程中发挥着重要的生物机械功能。髁突骨折作为一种严重的关节创伤,可能同时伴发有髁突软骨损伤以及关节盘及其附着损伤。很多学者描述了颞下颌关节急性创伤中关节盘的移位并强调关节盘复位的重要性。Chuong 在回顾 32 例髁突骨折时,讨论了关节盘撕脱或移位的可能性,建议在骨折固定的同时行移位关节盘的复位与修复。Zide 和 Kent 在讨论髁突骨折开放复位的指征时提到关节盘,认为由于关节的活动减弱可继发关节盘撕脱或移位。Sysoliatin 和 Arsenova 曾对 2 103 例颞下颌关节损伤情况通过关节内镜、CT 和 MRI 进行分析,结果提示髁突骨折易并发周围软组织损伤,其中基部和颈部骨折合并关节盘、关节韧带损伤率为 54.1%±5.4%,高位骨折中软组织损伤率高达 100%。Takaku 等对髁突损伤后 2~12d 的 10 例(12 侧)TMJ 区域拍摄 MRI 影像,关节盘均随髁突移至前内侧,关节囊和双板区普遍肿胀,8 例囊内炎性渗出液积聚。这些研究结论有力地支持了颞下颌关节急性创伤中关节盘移位后造成颞下颌关节强直的可能性。

二、关节盘复位在创伤性颞下颌关节强直手术的意义

在颞下颌关节强直的关节成形术中进行关节盘的复位,其关节结构的恢复程度将显著增大,而且关节盘必将发挥其天然关节间置物的功能,这些将对降低创伤性颞下颌关节强直的关节成形术的复发有积极意义。就颞下颌关节强直的治疗来说,关节重建治疗的目的在于:①减轻患者的痛苦、增强关节的功能;②减轻畸形的程度;③避免过多的治疗和过高的费用;④防止发生并发症,无论是用何种材料重建关节。据此,利用尚存在的关节盘作为关节成形中的间置材料将是治疗创伤性颞下颌关节强直的好方法。利用关节盘作为间置材料具有许多优点,由于关节盘所具备的对压力、弹力和剪切力的抗性,因此术后的下颌运动可尽早进行。无论是自体还是异质材料均不具备与关节盘相同的生物学特性,与关节盘比较,异质材料还存在费用较高的问题。材料的磨损、失败和长期稳定性也是异质材料的缺点。异质材料植入物尤其不适用于发育生长期的儿童。目前,关节成形术中应用较多的材料包括全厚皮肤移植、颞肌筋膜瓣以及肋软骨移植。这些方法的缺点在于手术时间较长和额外的手术部位及供区发生并发症。在创伤性颞下颌关节强直关节成形术中行关节盘复位这一术式改变了以往关节成形术的同时进行关节间置物植入的传统观念,缩短了手术时间,减轻了患者的医疗费用,还明显降低了术后复发率。因此,研究创伤性颞下颌关节强直手术治疗中的关节盘复位是具有极大临床价值的。

从预防髁突骨折后颞下颌关节强直的角度来讲,髁突骨折的手术治疗中将移位的关节盘进行复位无疑可以增强关节的生理功能与结构完整性,也必将起到预防颞下颌关节后遗症的效果。对于伴发关节盘损伤移位的髁突骨折应强调手术治疗,手术中应将周围软组织尤其是关节盘复位作为髁突骨折治疗的基本程序。在进行髁突骨折手术关节盘复位的临床操作中应注意以下几点:①损伤部位通常位于双板区,术中一般在髁突前内侧和前方找寻移位的关节盘;②用无齿镊向后方牵拉伸展后固定于关节囊后壁,对游离的关节盘应仔细辨认使凹形区域与关节结节后斜面及髁突前斜面相对应,长轴与髁突横嵴方向一致;③关节盘复位一般采用三点固定法,即前内、后、外侧,因前内侧与关节囊相连,故仅缝合双板区及外侧即可;④缝合时尽量位于盘周较厚的区域,避免术后关节盘位置异常或继发穿孔、撕裂。

髁突骨折的发病率逐年增多,有必要加深对伴有关节盘移位之髁突骨折的认识,以预防髁突骨折后继发颞下颌关节强直的发生。目前,随着先进的检测手段如 MRI、关节内镜等在临床的逐步普遍应用,检测髁突骨折时伴发的软组织损伤也已经成为现实。相信随着临床对伴发关节盘损伤移位的髁突骨折的日益重视与有效治疗,髁突骨折后继发颞下颌关节强直的比例将大为降低。

三、颞下颌关节盘复位的可能性及预后

从对髁突骨折、关节盘损伤与颞下颌关节强直的形成来看,虽然创伤性颞下颌关节强直的发生机制尚不完全清楚,但是与这一过程密切相关的因素至少包括两点:①髁突骨折后骨折片间纤维骨痂的异常增生骨化并与关节窝融合或骨折断端与关节窝直接的“桥接”骨愈合;②关节盘的缺失导致阻挡强直骨桥形成屏障的丧失。在创伤性颞下颌关节强直的发生过程中,关节盘损伤移位的作用不言而喻。目前,临床对伴有关节盘损伤移位的髁突骨折均强调进行关节盘的复位,那么有没有可能在创伤性颞下颌关节强直的手术治疗中也进行关节盘的复位呢?这是近年来国内学者不断探索的一个课题。要解答创伤性颞下颌关节强直手术中关节盘复位的可行性这一课题,必须弄清楚两个问题:①创伤性颞下颌关节强直中关节盘的状态以及进行关节盘复位的可操作性;②创伤性颞下颌关节强直中行关节盘复位的效果。

创伤性颞下颌关节强直与感染性颞下颌关节强直不同,后者往往通过血液或局部扩散引起整个关节结构的破坏。必须明确的是颞下颌关节强直中的纤维骨团只是组织的自身过度增生,它不同于肿瘤组织,并不对周围组织产生侵袭性的同化作用。因此,颞下颌关节强直中移位的关节盘可以存在于纤维骨团之外,并不与纤维骨团相融合。对颞下颌关节强直中移位关节盘的组织学研究表明:其组织学特征与正常关节盘结构基本一致,仅部分区域软骨变薄,呈轻度退行性变,具有再利用价值。创伤性颞下颌关节强直患者进行关节盘复位的手术过程中,可在融合的关节附近仔细寻找分离出移位之关节盘,寻找分离关节盘的方向包括:关节的前下、后内以及在升支与颞部之间。从临床开展的创伤性颞下颌关节强直手术治疗中行关节盘复位的 50 余例病例来看,术中均在关节附近寻找并分离出移位的关节盘,移位的关节盘通常发生卷缩并与周围软组织粘连(图 11-21)。实际操作过程中,可将分离后的关节盘展平,保留其原有附着,并复位至髁突顶端的解剖位置,最后将关节盘的外侧端缝合固定至颧弓根部的软组织。凡关节盘破裂、穿孔者,常规行关节盘修复,方法同髁突骨折中关节盘修复;关节盘碎裂成数片者,拼合缝拢,尽量恢复关节盘的形态。

目前,临床研究已经证实关节盘对髁突残支与颞骨之间形成骨性粘连可以起到一定的阻隔作用,从而有效预防术后复发。通过近年来的临床应用,进一步证实在创伤性颞下颌关节强直的治疗中,关节盘复位可行、有效,是重建关节结构、恢复关节功能和预防复发的好方法。此外,应强调“早期”治疗颞下颌关节强直,以尽早恢复关节结构和功能。通过回顾性比较,与以往手术方式相比,创伤性颞下颌关节强直的治疗中进行关节盘复位的手术方式复发率最低,可有效地防止强直复发,而且符合人体生理结构和生理特征。

关节强直的手术存在一定的风险性,由于视野所限,有时不慎会发生颅底穿通和术中引发大出血,通常需要手术医师具备较好的手术经验和临床操作技能。随着计算机导航技术的出现和发展,关节强直手术的风险逐渐降低,将造福于越来越多的关节强直患者(图 11-22,图 11-23)。

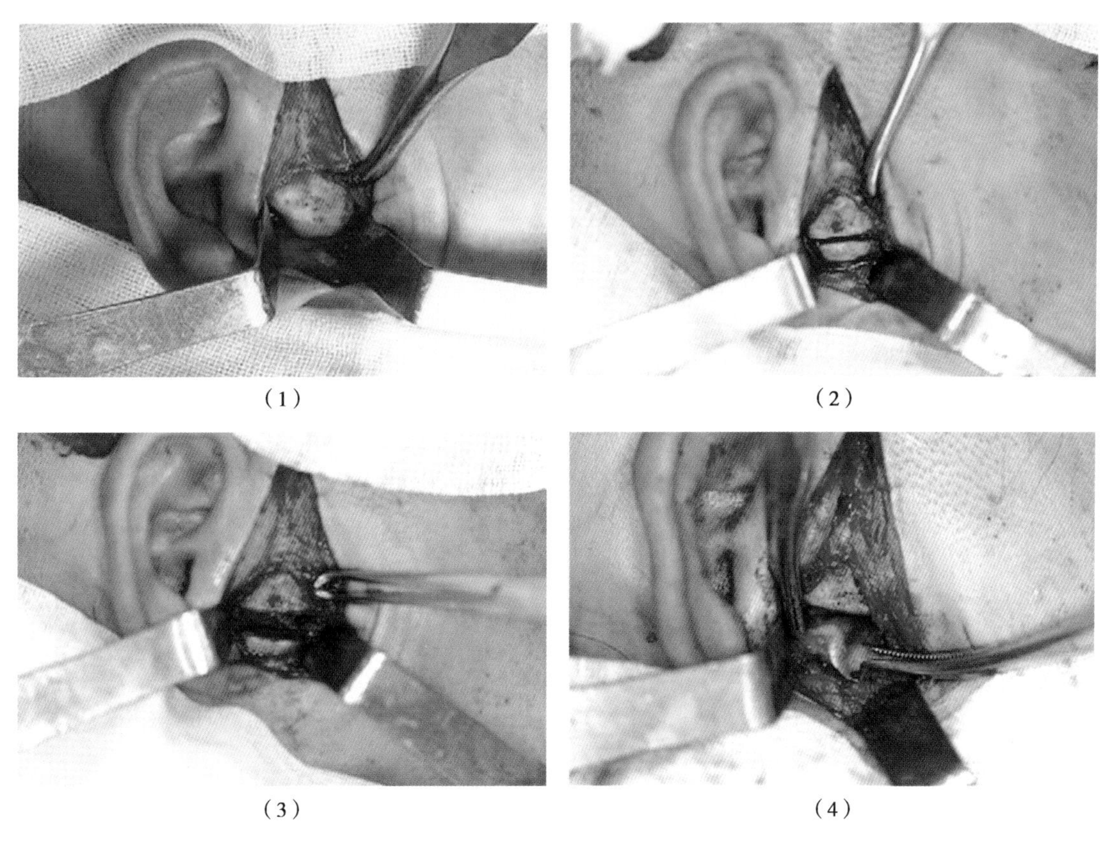

图 11-21　关节盘复位术中

(1)术中显露融合的骨团;(2)、(3)截骨并形成新的髁突;(4)寻找到关节盘并将其复位。

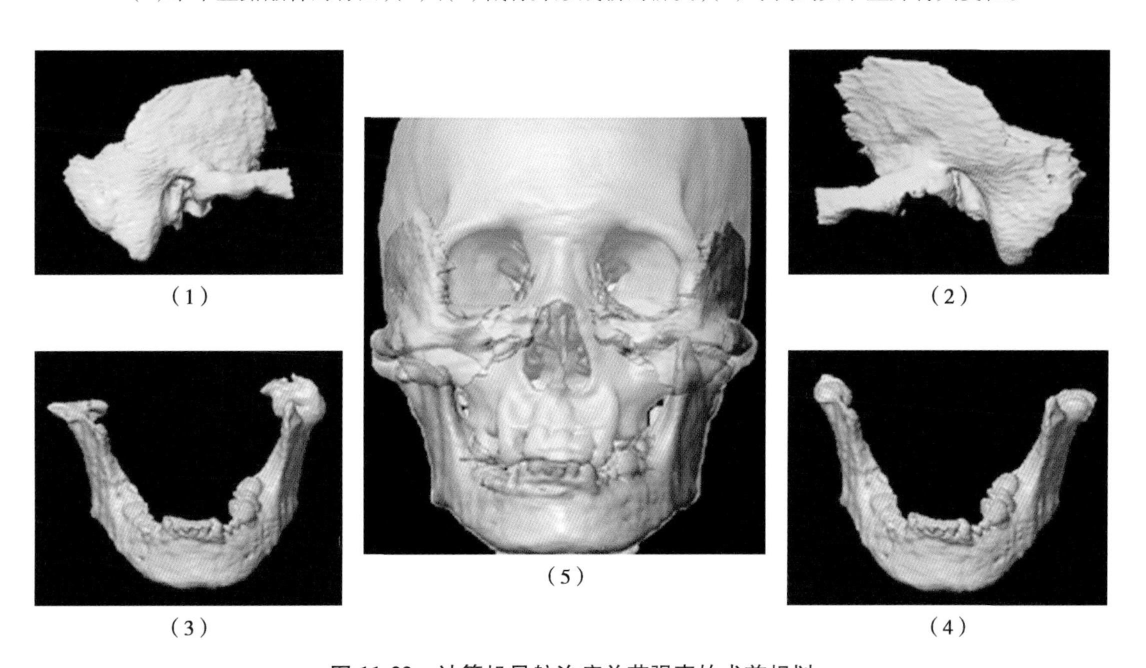

图 11-22　计算机导航治疗关节强直的术前规划

(1)、(2)描述颞骨范围,为手术定界限;(3)、(4)采用镜像技术行患侧关节成形;(5)三维模式下对关节强直手术进行模拟和评估。

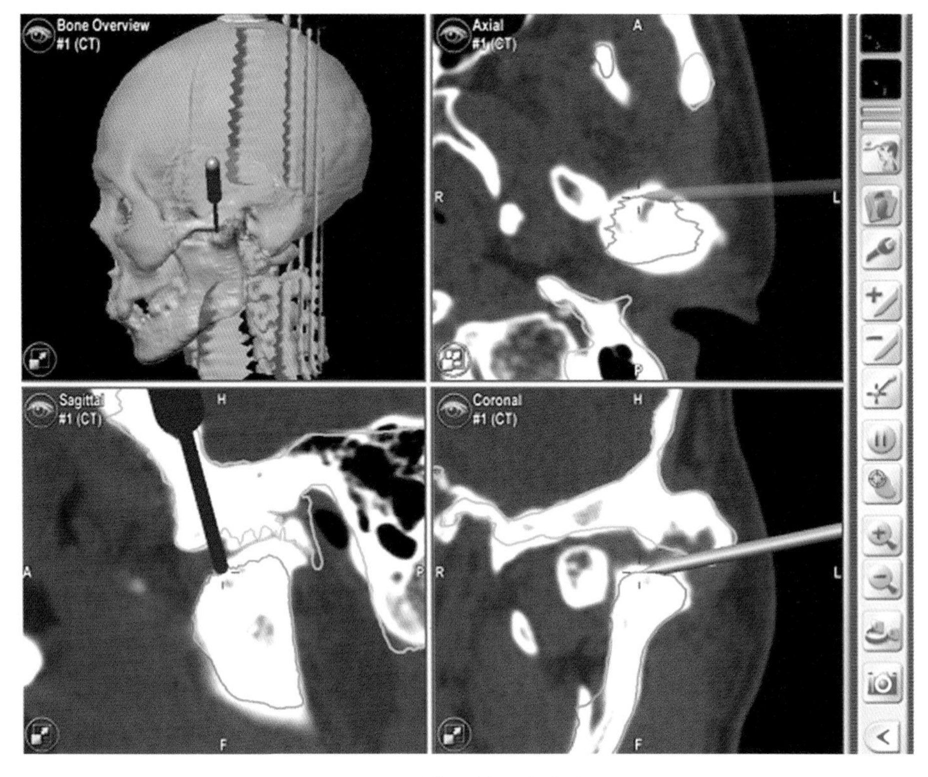

图 11-23　关节强直手术术中导航

术中界定关节强直手术需切除的范围,关节强直手术由过去的盲探变为可视化。

（李祖兵　周海华）

参 考 文 献

1. 安金刚,张益,何锦泉,等. 髁突置换治疗创伤性颞下颌关节强直五例. 中华口腔医学杂志,2009,44(12):717-721.
2. 段登辉,张益. 下颌骨髁突骨折治疗的 Meta 分析. 中华口腔医学杂志,2006,41(7):388-390.
3. 何冬梅,杨驰. 单(双)侧髁突骨折与合并颌骨骨折的治疗原则. 中华口腔医学杂志,2009,44(12):725-727.
4. 李智,李祖兵. 髁突矢状骨折的复位与螺钉固定. 中华口腔医学杂志,2009,44(12):706-712.
5. 李祖兵. 髁突骨折致颞下颌关节强直相关问题的探讨. 中华口腔医学杂志,2009,44(12):728-730.
6. 李祖兵,李智. 髁突骨折的保守治疗. 中国口腔颌面外科杂志,2008,6(5):323-325.
7. 张益. 对颌骨骨折治疗中误诊误治和难点问题的讨论. 中华口腔医学杂志,2004,39(1):22-24.
8. 张益,何冬梅,马绪臣. 创伤性颞下颌关节强直的病程特点与分类治疗. 中华口腔医学杂志,2006,41:751-754.
9. 张益. 髁突骨折的问题和对策. 中华口腔医学杂志,2009,44(12):705-708.
10. 赵玉鸣,白瑞春,葛立宏,等. 3~16 岁儿童髁突骨折的功能性治疗与效果观察. 中华口腔医学杂志,2009,44(12):713-716.
11. ECKELT U,SCHNEIDER M,ERASMUS F,et al. Open versus closed treatment of fractures of the mandibular condylar process-a prospective randomized multi-centre study. J Craniomaxillofac Surg,2006,34(5):306-314.

12. ELLIS E,MCFADDEN D,SIMON P,et al. Surgical complications with open treatment of mandibular condylar process fractures. J Oral Maxillofac Surg,2000,58(9):950-958.
13. ELLIS E,SIMON P,THROCKMORTON GS. Occlusal results after open or closed treatment of fractures of the mandibular condylar process. J Oral Maxillofac Surg,2000,58:260-268.
14. ELLIS E,THROCKMORTON GS,PALMIERI C. Open treatment of condylar process fractures:Assessment of adequacy of repositioning and maintenance of stability. J Oral Maxillofac Surg,2000,58:27-34.
15. HE D,ELLIS 3rd E,ZHANG Y. Etiology of temporomandibular joint ankylosis secondary to condylar fractures: the role of concomitant mandibular fractures. J Oral Maxillofac Surg,2008,66(1):77-84.
16. HE D,YANG C,CHEN M,et al. Intracapsular condylar fracture of the mandible:Our classification and open treatment experience. J Oral Maxillofac Surg,2009,67(8):1672-1679.
17. LI ZB,LI Z,SHANG ZJ,et al. Potential role of disc repositioning in preventing postsurgical recurrence of traumatogenic temporomandibular joint ankylosis:a retrospective review of 17 consecutive cases. Int J Oral Maxillofac Surg,2006,35:219-223.
18. LI Z,LI ZB,LI JR. Surgical Management of Posttraumatic Temporomandibular Joint Ankylosis by Functional Restoration with Disk Repositioning in Children. Plast Reconstr Surg,2007,119:1311-1316.
19. LOUKOTA RA,ECKELT U,DE BONT L,et al. Subclassification of fractures of the condylar process of the mandible. Br J Oral Maxillofac Surg,2005,43:72-73.
20. SCHNEIDER M,ERASMUS F,GERLACH KL,et al. Open reduction and internal fixation versus closed treatment and mandibulomaxillary fixation of fractures of the mandibular condylar process:a randomized,prospective,multicenter study with special evaluation of fracture level. J Oral Maxillofac Surg,2008,66(12):2537-2544.
21. WALKER RV. Condylar fractures:nonsurgical management. J Oral Maxillofac Surg,1994,52(11):1185-1188.
22. WORSAAE N,THORN J. Surgical versus nonsurgical treatment of unilateral dislocated low subcondylar fractures:A clinical study of 52 cases. J Oral Maxillofac Surg,1994,52(4):353-360.
23. ZACHARIADES N,MEZITIS M,MOUROUZIS C,et al. Fractures of the mandibular condyle:a review of 466 cases. Literature review,reflections on treatment and proposals. J Craniomaxillofac Surg,2006,34(7):421-432.
24. ZHANG Y,HE DM. Clinical investigation of early post-traumatic temporomandibular joint ankylosis and the role of repositioning discs in treatment. Int J Oral Maxillofac Surg,2006,35:1096-1101.

第十二章　上颌骨骨折

第一节　历史回顾

上颌骨是构成面中部的主要骨骼，内有上颌窦，骨壁结构薄弱，受到外力容易发生骨折，是口腔颌面部常见的骨折类型之一，约占20%左右。上颌骨骨折（maxillary fracture）最常见的致伤原因是交通事故，占上颌骨骨折的58%～66%。上颌骨骨折常与面部其他骨折、四肢骨折以及颅脑损伤伴发。

上颌骨的应用解剖如下。

1. 上颌骨位于面中部，左右各一，相互对称。上颌骨由一体四突构成，分别与额骨、鼻骨、泪骨、蝶骨、筛骨、颧骨、腭骨、犁骨相连，参与眶底、口腔顶部、鼻腔底部和侧壁、颞下窝和翼腭窝、翼上颌裂及眶下裂的构成。其中上颌体的前外面有眶下孔，位于眶下缘中点下方约0.5cm处，眶下孔向后、上、外方通入眶下管；后面（颞下面）有颧牙槽嵴和上颌结节；上面（眶面）有眶下管；内面（鼻面）参与鼻腔外侧壁的构成，有上颌窦裂孔；向前下方的沟与蝶骨翼突和腭骨垂直部相接构成翼腭管。上颌骨的四个突起分别是：①额突：与额骨、鼻骨和泪骨相接，并参与泪沟的构成；②颧突：与颧骨相接；③腭突：与对侧腭突在中线相接，构成硬腭；④牙槽突：两侧在中线相接，形成上颌牙弓。

2. 上颌骨在承受咀嚼力的部位骨质增厚，形成垂直和水平力柱支撑面部，并将咀嚼负载传递到颅底。是骨折固定的首选部位。其中尖牙支柱（鼻额支柱）主要承受尖牙区的咀嚼压力，起于上颌尖牙区的牙槽突，上行经眶内缘至额骨；颧突支柱主要承受第一磨牙区的咀嚼压力，起于上颌第一磨牙区的牙槽突，沿颧牙槽嵴上行达颧骨后分为两支：一支经眶外缘至额骨，另一支经颧弓至颅底；翼突支柱：主要承受磨牙区的咀嚼压力，由蝶骨翼突构成，翼突与上颌骨牙槽突的后端连接，将咀嚼压力传导至颅底。

3. 上颌骨的血液供应极为丰富，既接受骨内上牙槽动脉的血供，又接受颊、唇、腭侧黏骨膜等软组织的血液供应。其多源性的血供特点，为成功地进行正颌外科截骨术提供了重要的解剖学基础。由于上颌骨血运较下颌骨丰富，故抗感染能力强，骨折愈合较下颌骨迅速，但外伤后出血亦较多。

一、分类进展

上颌骨骨折的分类目前临床普遍采用的是LeFort的分类方法。1901年René LeFort通

过32例尸头创伤实验对上颌骨骨折进行了分类,骨折线也是面部骨骼的薄弱部位。

LeFort Ⅰ型骨折:又称上颌骨低位骨折或水平骨折。骨折线从梨状孔水平、牙槽突上方向两侧水平延伸,绕颧牙槽嵴和上颌结节向后至翼突。

LeFort Ⅱ型骨折:又称上颌骨中位骨折或锥形骨折。骨折线自鼻根部向两侧,经泪骨、眶下缘、颧上颌缝,绕上颌骨外侧壁向后至翼突。有时可波及筛窦达颅前窝,导致颅底骨折,出现脑脊液鼻漏。

LeFort Ⅲ型骨折:又称上颌骨高位骨折或颅面分离骨折。骨折线从鼻额缝横跨眼眶,经颧额缝向后达翼突,形成颅面分离,常导致面中部拉长和凹陷。此型骨折多伴有颅底骨折或颅脑损伤,出现耳、鼻出血或脑脊液漏。

由于临床中的上颌骨骨折线不规则,可以是一侧发生Ⅰ型骨折,另一侧为Ⅱ型;还可能发生上颌骨的纵形骨折,如矢状骨折以及牙槽突骨折等,因此1996年Manson对LeFort分类进行了改良。

(1) 水平方向可分为:牙槽突骨折、低位横断骨折(LeFort Ⅰ型)、上颌中央三角骨折(LeFort Ⅱ型)上颌高位横断颅面分离骨折(LeFort Ⅲ型)。

(2) 垂直方向可分为:腭中部和腭侧方骨折。

(3) 非典型性骨折:上述两种类型以上的骨折和粉碎性骨折。

由于LeFort Ⅲ型骨折很少单独发生,也很少单独与LeFort Ⅰ型骨折合并发生,多数情况是与LeFort Ⅱ型骨折合并,或与LeFort Ⅰ型和Ⅱ型骨折同时发生,因此2005年张益对上述分类进一步归纳整理,提出上颌骨骨折的临床分类改良方案,将上颌骨骨折分为4类。

(1) 低位水平骨折(LeFort Ⅰ型骨折)。

(2) 高位水平骨折(LeFort Ⅱ、Ⅲ型骨折)。

(3) 矢状骨折(上颌正中或正中旁骨折)。

(4) 牙槽突骨折。

二、上颌骨骨折治疗现状及存在的问题

(一) 上颌骨骨折的治疗现状

目前上颌骨骨折的治疗观念已从以往的闭合复位、颌间固定及颅颌悬吊法,发展为开放复位、微型或小型钛板固定的治疗模式,从而明显减少了繁杂的颅颌外固定和颌间固定的时间,可以加快骨折的愈合和患者咬合功能的早期恢复。这主要得益于手术技术的提高、固定材料的改进和应用,以及影像学技术的发展。但是对于某些病情不允许切开复位内固定或经济困难的患者,颌间弹性牵引(intermaxillary elastic traction)或石膏帽颅颌固定(craniomaxillary fixation)仍然可以达到较好的治疗作用。

(二) 上颌骨骨折在治疗过程中可能出现的问题

1. 早期并发症

(1) 出血、呼吸障碍及感染:特别是呼吸道梗阻和失血性休克,应予高度重视,早期发现,采取相应的抢救措施,以免发生生命危险。对于上颌骨骨折,可行初步处理,待伤情稳定后再做进一步处理。

(2) 脑脊液漏(cerebrospinal fluid leak):上颌骨骨折常合并不同程度的颅脑损伤。如合

并颅底骨折时出现脑脊液漏,如损伤蝶窦、额窦、筛窦时,硬脑膜撕裂出现脑脊液鼻漏;如损伤耳岩部出现脑脊液耳漏。文献报道,LeFort Ⅱ型及Ⅲ型骨折有30%左右发生脑脊液漏,大多能自行停止。为避免颅内感染,禁止任何形式的耳、鼻腔填塞或冲洗,同时可应用抗生素预防颅内感染。额窦骨折所致的硬脑膜撕裂,可在探查时做修补;脑脊液漏持续3周以上时间尚未停止者,常需做硬脑膜修补术。

(3) 视觉障碍(visual disturbance):LeFort Ⅱ型和Ⅲ型骨折波及眶底,可造成眶底向下移位,一方面,导致眶体积增大,眼球内陷;另一方面,伤侧眼球受下直肌和下斜肌的牵拉,使两侧眼球不在同一平面而出现复视。严重者可伤及动眼神经及展神经,出现双侧眼球运动不协调。若因骨折片移位伤及视神经,可致失明。因眼球移位引起的复视,可通过骨折复位或骨移植恢复眼眶解剖形态而得以纠正;视神经损伤则应解除骨折段压迫以恢复其功能。

2. 晚期并发症

(1) 骨不连接(nonunion of the fracture):主要由于骨折未得到及时复位和稳定的固定,也可因为固定装置拆除过早,使骨折部位形成纤维性连接。由于上颌骨血供丰富,发生骨不连接的比率比较低。临床上应在病情允许的情况下,尽早行骨折的复位和可靠的固定,外固定应在3周以上,以预防骨不连接的发生。

(2) 错位愈合(malunion of the fracture):复位固定不当或未经过治疗的上颌骨骨折,可导致骨折段的错位愈合,出现咬合紊乱、复视和面部不同程度的畸形,需要进一步手术矫正。通过LeFort Ⅰ型截骨术可以恢复后缩的上颌骨的位置和咬合关系。对于粉碎性骨折引起的短面畸形,可以通过植骨重建面部长度和突度。

(3) 神经损伤(nerve injury):约40%的上颌骨骨折会出现眶下神经损伤症状,通过手术解除骨折片的移位压迫后,可逐渐恢复;对因损伤严重或致眶下神经断裂者,可不做处理,待其逐渐恢复和部分恢复。根尖区的横断骨折,常出现牙齿麻木,但牙髓活力可逐渐恢复,必要时行患牙根管治疗。

(4) 其他:如鼻泪管堵塞、泪囊损伤、嗅觉障碍等,需眼科和耳鼻喉科联合治疗。

第二节 治疗设计

一、上颌骨牙槽突骨折

上颌骨牙槽突骨折(dentoalveolar maxillary fracture)临床常见,可以在局麻下手法复位,牙弓夹板结扎单颌固定4~6周。大的骨折片可用微型钛板固定。骨折片上的牙齿,应根据情况进行根管治疗,以免牙髓坏死后引起牙根吸收。

二、LeFort Ⅰ型骨折

LeFort Ⅰ型骨折(LeFort Ⅰ fracture)是最常见的上颌骨骨折,占上颌骨骨折的37%~55%。治疗首先结扎上、下颌牙弓夹板,或上、下颌植入牵引钉,然后松动上颌骨,如比较困难,可以用Rowe复位钳来辅助复位(图12-1),拼对咬合关系,进行颌间结扎,之后利用下颌

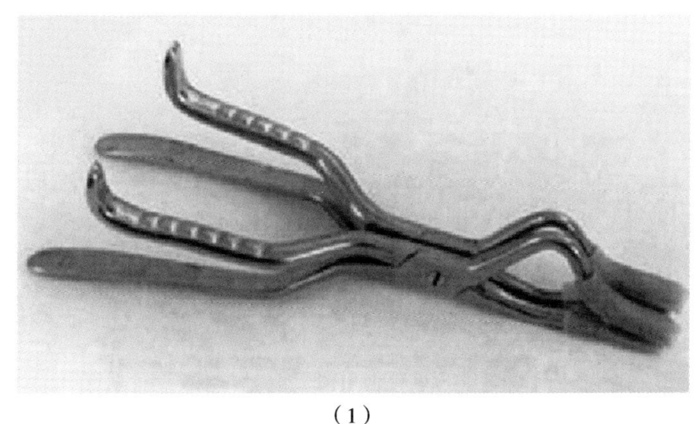

（1）

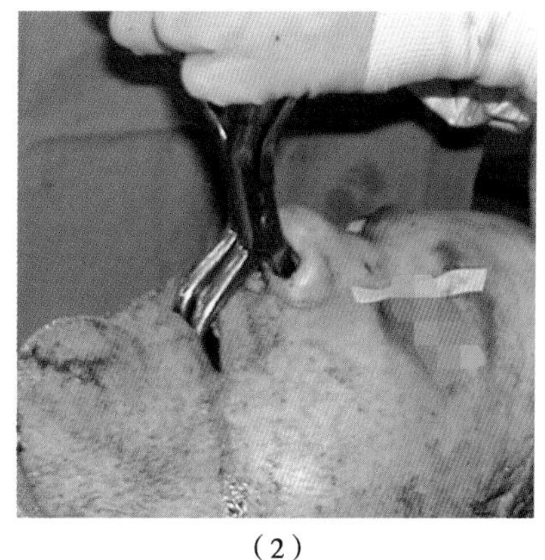

（2）

图 12-1　LeFort Ⅰ型骨折 Rowe 复位钳辅助复位
（1）Rowe 复位钳；（2）Rowe 复位钳辅助上颌骨复位。

骨来恢复上颌骨的前突度和咬合关系，注意确保下颌骨髁突位于关节窝内，最后进行钛板固定，通常选择梨状孔边缘和颧牙槽嵴这些上颌骨骨质较厚的垂直立柱进行固定（图 12-2）；然后打开颌间结扎，检查咬合恢复情况。对于骨折线位置比较低，靠近牙槽突的上颌骨骨折，也可以使用橡皮圈颌间弹性牵引来恢复咬合关系。

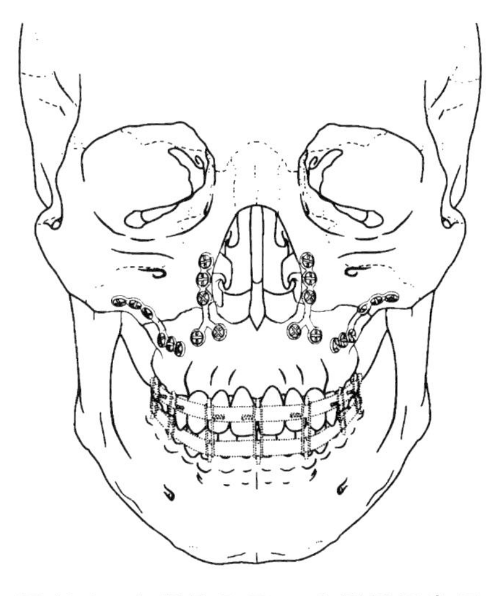

图 12-2　上颌骨 LeFort Ⅰ型骨折常用固定部位

三、LeFort Ⅱ型骨折

LeFort Ⅱ型骨折（LeFort Ⅱ fracture）又称锥形骨折，骨折线在鼻额缝和眶下缘。有的文献报道其发生率高于 LeFort Ⅰ型骨折，占上颌骨骨折的 49%～67%；有的报道其发生率次于 LeFort Ⅰ型骨折，占上颌骨骨折的 25%。手术通常经口内切开显露颧上颌骨折线，进行复位固定，如果该处为粉碎性骨折无法固定，可经睑缘下和鼻根部切口复位固定眶下缘和鼻额缝的骨折（图 12-3）。如有伴发的眶底骨折，可经睑缘下切口进行探查。

四、LeFort Ⅲ型骨折

LeFort Ⅲ型骨折（LeFort Ⅲ fracture）的发生率比较低，仅占上颌骨骨折的 5%～19%，骨折线形成颅面分离。手术应先通过颌间结扎恢复咬合关系，然后按照由外向内的顺序，先复位固定颧额缝、颧颞缝和鼻额缝的骨折，最后恢复鼻外形和进行眶底修补重建（图 12-4）。手术入路可采用冠状切口或面部小切口加口内切口。

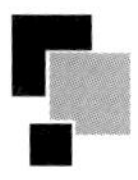

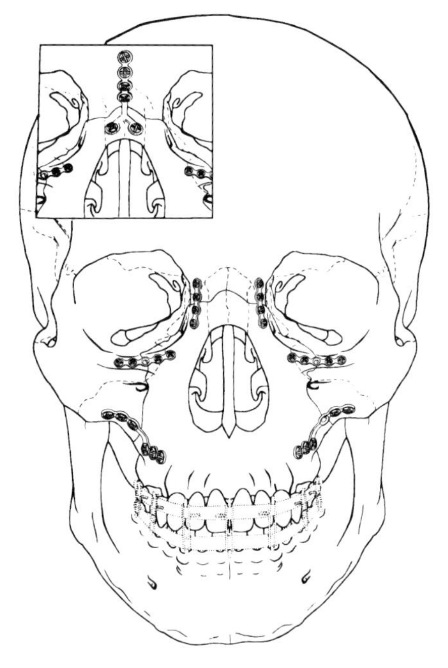

图 12-3　上颌骨 LeFort Ⅱ型骨折的固定

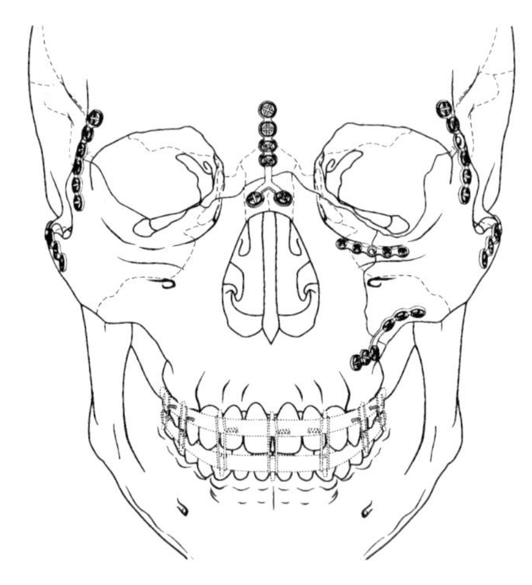

图 12-4　上颌骨 LeFort Ⅲ型骨折的固定

五、矢状骨折

矢状骨折(sagittal fracture of the maxilla)多在较大外力作用下发生,大多伴有低位水平骨折,占上颌骨骨折的 13%~15%。可以发生在腭部正中或正中旁,形成创伤性"腭裂"。由于骨折线多不规则,且通常前部较低而后上方较高,使得手术复位比较困难。需要打磨或咬除复位过程中的骨干扰,结扎牙弓夹板,甚至𬌗板辅助固定。如果通过上述方法仍然不能复位,可行对侧 LeFort Ⅰ型截骨,折断降下上颌骨后,直视下去除骨间干扰和肉芽组织,重新拼对上颌牙弓,以利于复位和固定。矢状骨折线可用微型或者小型钛板于相应牙根尖上方 5mm 处固定,水平骨折线根据部位固定同其他 LeFort 类型上颌骨骨折(图 12-5)。

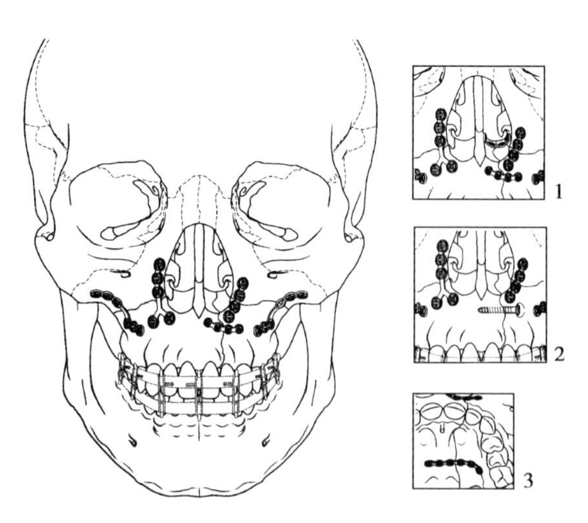

图 12-5　上颌骨矢状骨折的固定

六、上颌骨粉碎性骨折

上颌骨粉碎性骨折(maxillary comminuted fracture)多由高能量创伤引起,如枪伤、爆炸伤、汽车、摩托车伤等,常伴有严重的软组织撕脱伤。治疗应彻底清除血块和异物,充分止血,关闭软组织裂伤,使上颌骨建立良好的血运,有利于骨

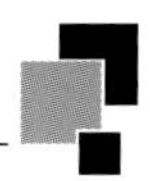

折的愈合。同时保证呼吸道通畅，并使用抗生素和破伤风抗毒素预防感染。对于严重的粉碎性骨折，可以采用𬌗板颊侧边缘打孔固定于牙弓夹板上，来辅助固定粉碎的牙弓。无牙𬌗患者可以用钛钉将义齿固定于上颌骨上来固定骨折。对于严重粉碎的上颌窦前壁骨折，可以通过植骨或植入人工材料如钛网、多孔聚乙烯材料人工合成骨等来防止软组织向上颌窦脱垂，从而避免面部畸形的发生。

七、上颌骨多发性骨折

上颌骨骨折多不规则，可以一侧是低位骨折，另一侧是高位骨折，或者 LeFort 骨折同时混合了矢状或牙槽突骨折，可称为上颌骨多发性骨折(maxillary multi-fractures)(图 12-6)。因此，其治疗应该按照上述原则，进行骨折的复位和固定。对于一些不完全或难以松动的上颌骨骨折，特别是高位骨折，可行 LeFort Ⅰ型截骨，折断降下上颌骨后，更容易拼对咬合关系。

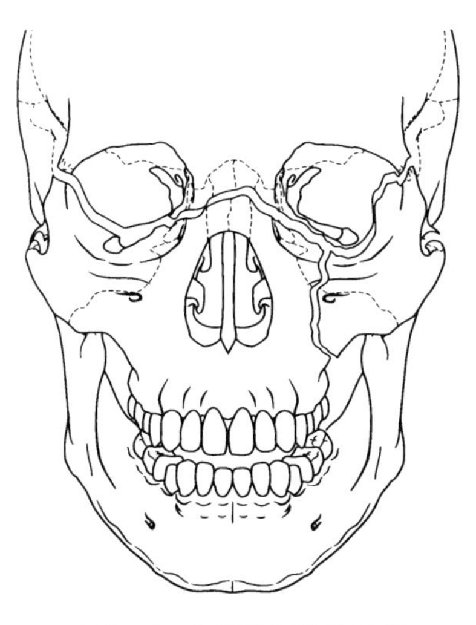

图 12-6　上颌骨多发性骨折
右侧 LeFort Ⅲ型，左侧 LeFort Ⅱ、Ⅲ型。

八、陈旧性上颌骨骨折

骨折断面常有嵌顿或重叠，错位愈合后很难找到骨折线并沿骨折线重新凿开复位。需要采用正颌外科技术，取牙颌模型，拼对咬合关系并制作定位𬌗板和个体化唇弓通过 LeFort 分型截骨来复位上颌骨，以恢复咬合关系。LeFort Ⅰ型截骨术适用于上颌骨低位陈旧性骨折继发错𬌗的矫治。伴有上颌骨矢状骨折时需要在 LeFort Ⅰ型截骨的基础上，进一步分块截骨。上颌骨高位陈旧性骨折单纯为解决𬌗关系问题，也可以采用 LeFort Ⅰ型截骨，但最好在骨折后 3 个月进行，以免骨折未发生骨性愈合而截骨，造成双重骨断裂，影响复位和固定。LeFort Ⅱ型截骨适用于上颌骨高位陈旧性骨折继发面中部后缩畸形，要求上颌骨高度基本正常，上颌骨体完整，允许整体移动。

采用正颌外科技术治疗陈旧性上颌骨骨折(maxillary delayed fracture)时应注意。

1. 低位水平骨折的截骨线应尽量照顾原骨折线，尽可能与之吻合。如果在尚未骨性愈合的骨折线附近截骨，会造成骨折线与截骨线之间的骨片碎裂，形成骨缺损。

2. 截骨时要注意上颌骨后内壁交界处和翼上颌连接的处理。在离断后内壁时，骨凿不宜切入过深，以免损伤走行于骨壁内的腭降动脉。凿断翼上颌连接时，应选择宽度小于 15mm 的弯形骨凿，注意骨凿的方向沿上颌结节后外侧斜向前下插入翼上颌缝，以免损伤颌内动脉的翼腭段引起出血，或者造成不完全性离断以致影响复位。

3. 上颌骨骨折常伴有鼻中隔断裂、扭曲和错位，继发不同程度的鼻道阻塞，手术应尽可能从鼻底矫治鼻中隔。鼻底黏膜多有损伤性瘢痕，剥离鼻底黏膜显露硬腭鼻腔面时，容易造成黏膜撕裂，继发术后鼻出血，矢状骨折还可能造成口鼻腔漏。因此，在骨折固定前，应仔细缝合鼻底黏膜。

4. 矢状骨折需待上颌水平截骨并折断降下后，再沿矢状骨折线分块，不能像正颌外科那样选择分块截骨，以免形成多条骨折线。矢状骨折线腭侧黏膜常有裂痕，分块复位时容易造成穿孔，应予缝合修补。

5. 上颌高位水平骨折受外力作用通常沿颅底斜面向后下滑行移位，临床表现为面中 1/3 变长，𬌗平面下降，后牙早接触，前牙开𬌗(图 12-7)。采用 LeFort Ⅰ型截骨折断降下上颌骨后，应适当磨短后部骨块，以抬高𬌗平面，矫治错𬌗，否则容易造成面中 1/3 进一步加长和关节变位。

6. LeFort Ⅱ型截骨采用头皮冠状切口或者双侧内眦旁弧形切口显露鼻根和眶内下缘时，要注意保护泪器和内眦韧带。在凿断鼻中隔骨性部分时，方向和位置掌握不准容易造成颅底骨折、硬脑膜损伤和脑脊液鼻漏。此外，泪器处理不当，使泪点变位、外翻、闭锁，以及泪小管或鼻泪管断裂，导致术后溢泪。

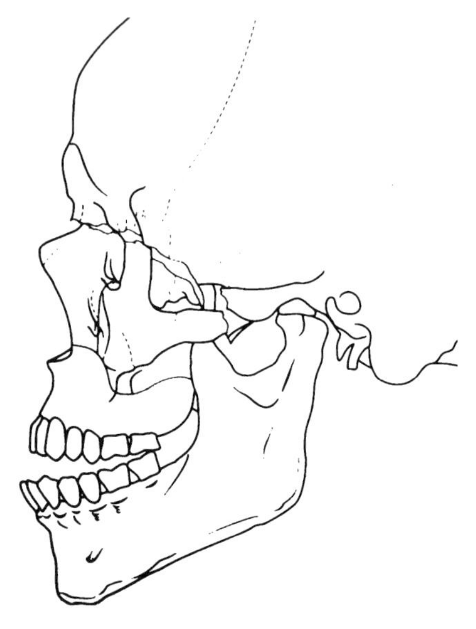

图 12-7　上颌高位水平骨折上颌骨向后下移位导致后牙早接触，前牙开𬌗

第三节　上颌骨骨折的治疗规范

一、上颌骨骨折的诊断

1. 临床表现

(1) LeFort Ⅰ型骨折：为上颌骨的低位骨折，多由前部外力所致，临床表现为咬合紊乱、骨的异常动度和骨擦音。骨折块受致伤力、骨重力和翼肌牵拉向下向后移位，导致后牙早接触、前牙开𬌗。患者自觉症状为咬合痛和牙弓的不稳定感。软组织损伤可引起上唇肿胀、上颌前庭沟疼痛、瘀斑和气肿。临床检查以示指和大拇指放在上颌牙弓上向各个方向移动，感受上颌骨的动度。少数嵌入性骨折骨异常动度不明显。

(2) LeFort Ⅱ型骨折：为上颌骨的高位骨折，骨折块通常向后移位，临床表现为鼻根、眼眶、颧面部和上唇的广泛肿胀和咬合紊乱。鼻额骨折常伴有脑脊液鼻漏和鼻出血；眶下缘和眶底骨折可出现眶周瘀斑、复视和结膜下出血。上颌骨前壁或颧上颌骨复合体骨折可表现为眶下区麻木。临床检查为口内移动上颌骨时，鼻额连接或眶下缘出现异常动度。如果发生嵌顿，骨折块的异常动度不明显。

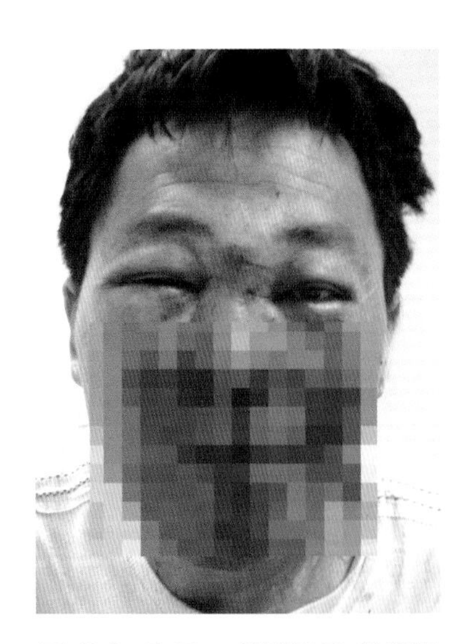

图 12-8　LeFort Ⅲ型骨折：熊猫眼

(3) LeFort Ⅲ型骨折：为上颌骨的高位骨折，临床表现为“盘形脸”、颧骨复合体的异常动度，常伴有脑脊液鼻漏和耳漏、眶周瘀斑，形成“熊猫眼”和创伤性眶距增宽(图 12-8)。多因外力所致，呈嵌顿性，很少单独发

生，常与颅脑损伤伴发。临床检查为口内移动上颌骨时，鼻额缝和颧上颌缝可扪及异常动度。如果发生嵌顿，骨折块的异常动度不明显。

(4) 矢状或垂直骨折：常发生在中线或中线旁，骨折分裂上颌骨腭板和腭骨水平板，可引起牙弓增宽，形成“创伤性腭裂”(图 12-9)，常伴有鼻中隔和鼻窦损伤。骨折线侧向上行，断裂梨状孔或上颌骨额突、鼻骨至眼眶，可引起各种眼科症状。骨折线垂直上行至颅底，可引起脑脊液鼻漏和嗅觉障碍。

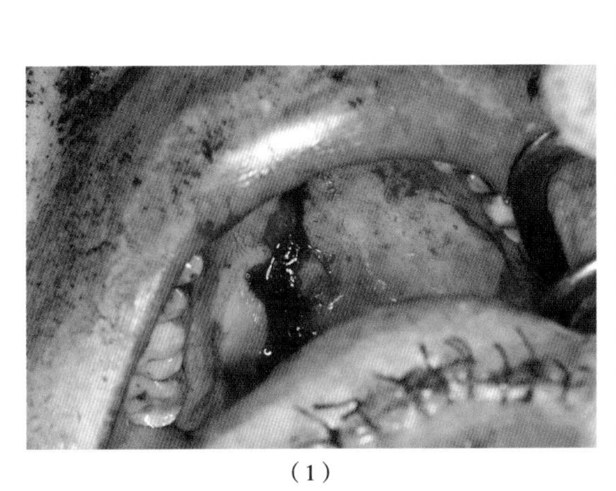

(1)

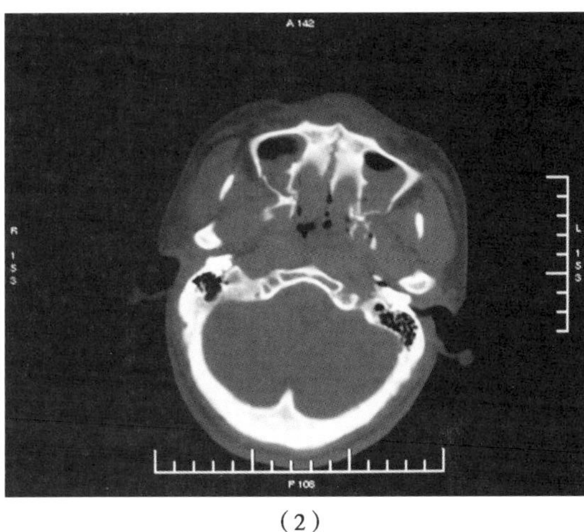

(2)

图 12-9　上颌骨矢状骨折

(1)上颌骨矢状骨折形成“创伤性腭裂”；(2)CT 显示上颌骨矢状骨折。

2. 影像学检查　华氏位和头颅侧位是以往诊断上颌骨骨折的影像学方法，由于影像干扰严重，骨折的详细部位很难看到。CT 扫描是目前常用的影像学检查方法，轴位和冠状位 CT，特别是三维骨重建可以直观地从多角度观察和分析骨折发生的部位和移位情况，以及是否累及眶底等，避免了手术探查的盲目性(图 12-10)。

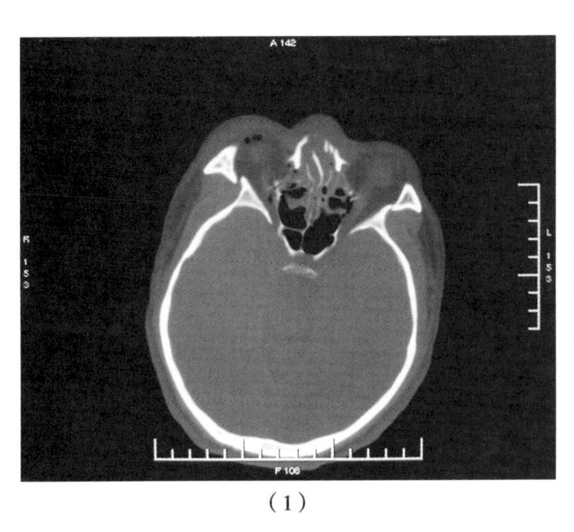

(1)

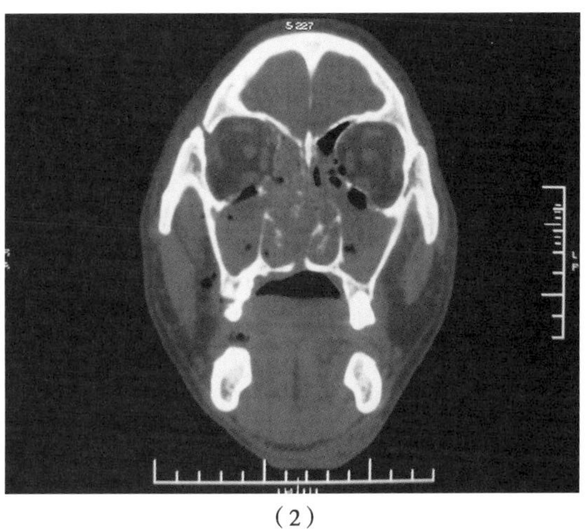

(2)

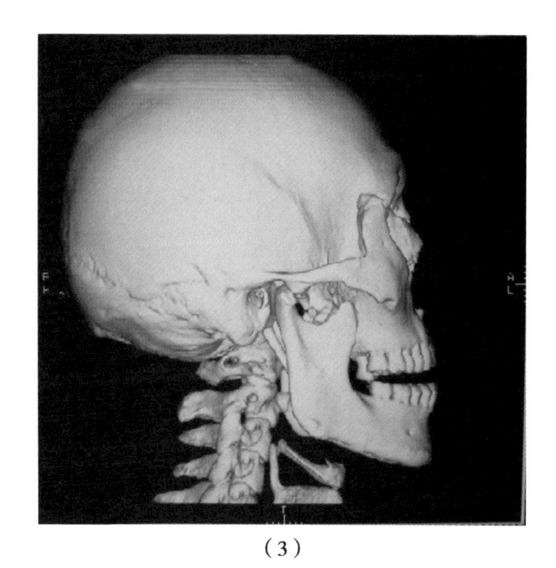

（3）

图 12-10 CT 示上颌骨 LeFort Ⅲ骨折
（1）轴位 CT；（2）冠状 CT；（3）三维 CT。

二、上颌骨骨折的治疗

1. 早期的急救处理　上颌骨骨折的早期急救处理包括维持呼吸道的通畅和积极止血。由于骨折段受外力的打击和在重力作用下常发生向后下方向的移位，容易导致呼吸道梗阻而危及生命，临床检查应及时发现，积极治疗，以维持呼吸道的通畅。对于伤情较重的患者，要进行相应的 CT 和 X 线检查，排除合并的颅脑损伤、颈椎骨折和胸腹损伤等严重危及生命的多处伤。大量临床实践表明，上颌骨骨折患者的死亡，往往是由于严重的全身伴发性损伤或大出血所致。因此，对于颅脑损伤，要了解伤后的昏迷程度、时间长短和有无再昏迷史，昏迷 1 小时以内为轻度颅脑损伤，超过 1 小时多为中重型颅脑损伤；胸腹及骨盆等严重合并伤或出血性休克，应争分夺秒，进行有效的抢救。待生命体征平稳后，应尽早进行骨折的复位和固定，以免引起错位愈合、面部畸形、功能障碍等后遗症而造成晚期处理的困难。上颌骨骨折常见的出血部位是鼻中隔，可通过鼻腔填塞的方法止血。颌内动脉及其分支破裂引起的出血是致命的，应行颈外动脉结扎止血。

2. 骨折段的复位　上颌骨骨折复位的标准是恢复上颌骨的解剖位置和患者原有的咬合关系。可以根据骨折的部位、类型和伤后时间选择不同的方法。

（1）牵引复位：适用于早期无嵌顿的上颌骨骨折。可以在局麻下手法复位，上下颌结扎牙弓夹板，颌间固定 4~6 周（图 12-11）。偏斜移位的横断骨折手法复位困难时，可采用颌间牵引复位，然后颌间固定 4~6 周。单纯下垂移位的上颌骨骨折可采用头帽颏兜上托颌骨复位并制动 4~6 周。

（2）手术复位：适用于嵌入性骨折或复杂的上颌骨骨折。对于伤后时间较长，已发生纤维性或骨性错位愈合的骨折，手法复位困难，需要手术切开复位（图 12-12）。

手术切口的选择：对于低位或矢状骨折采用口内移形沟切口，注意保护眶下神经，用上

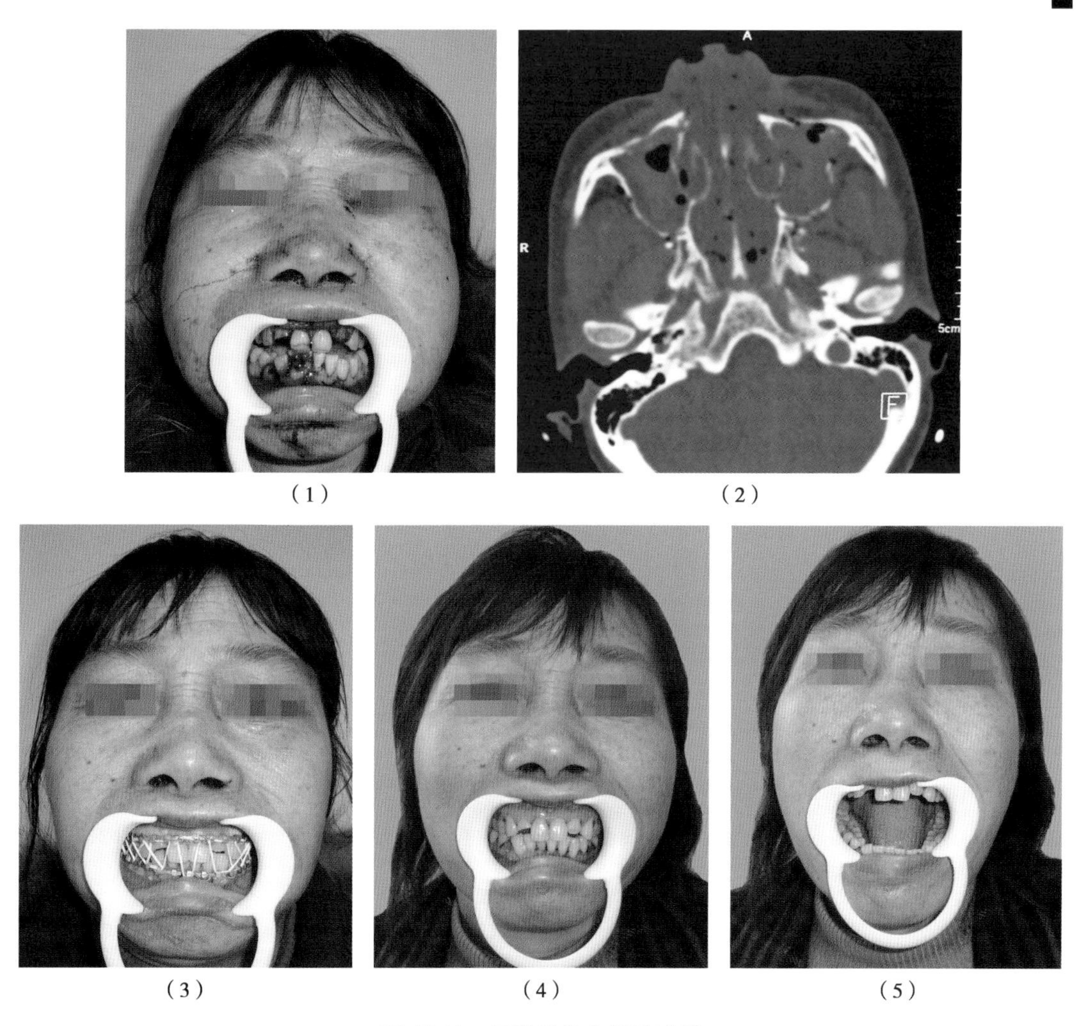

图 12-11　无嵌顿的上颌骨骨折

(1)女,39岁,上颌骨骨折造成上颌骨向后移位;(2)CT显示上颌骨骨折;(3)颌间弹性牵引治疗;(4)牵引治疗后咬合关系恢复;(5)牵引后张口度。

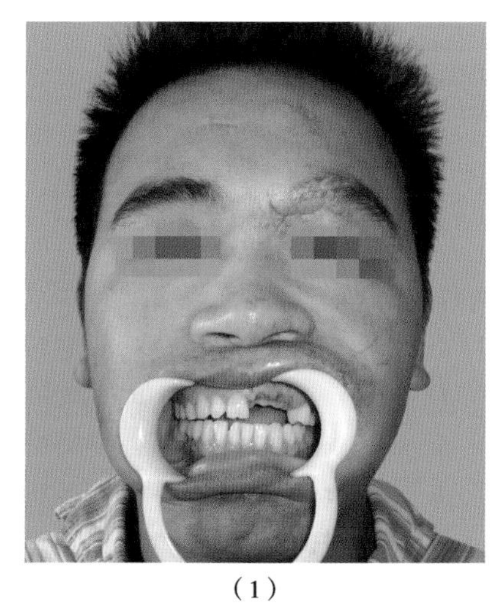

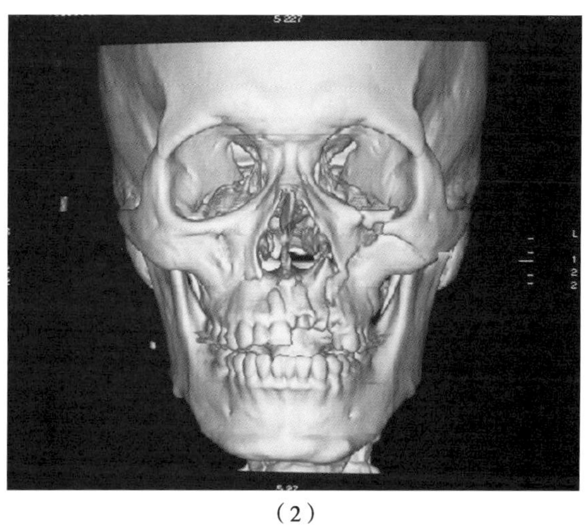

(1)　　(2)

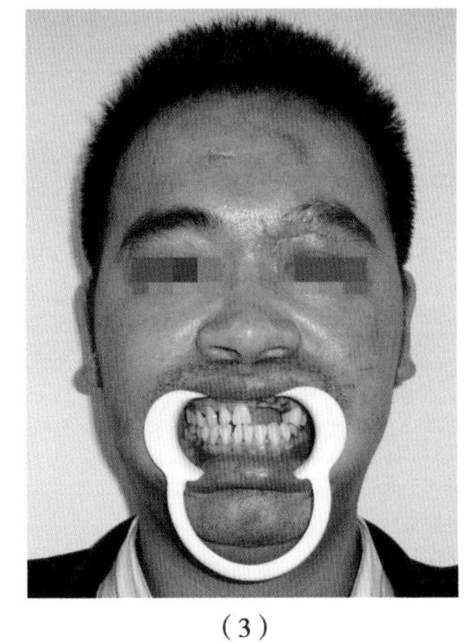

（3）

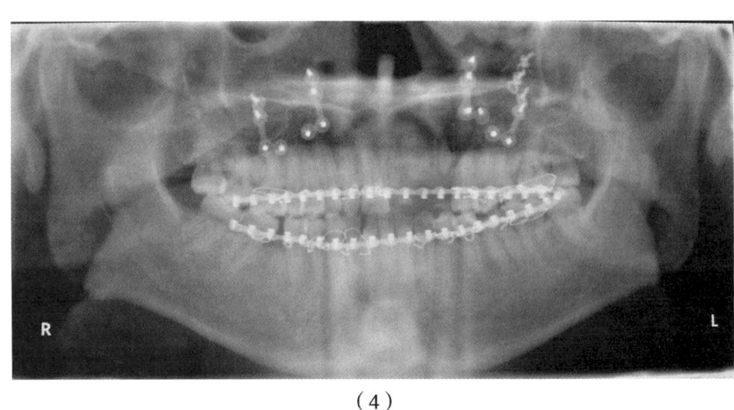

（4）

图 12-12　上颌骨骨折手术治疗前后
（1）、（2）术前；（3）、（4）术后。

颌把持钳（Rowe 复位钳）夹持鼻底和腭板撬动松解骨折块后，很容易复位。对于上颌骨高位骨折，根据骨折线的位置，可以增加睑缘下、眉弓和鼻根部切口辅助复位。如合并颧骨颧弓、鼻眶筛或额骨骨折，可采用冠状切口进行复位。

对于已经发生骨性错位愈合的陈旧性上颌骨骨折或者骨折断端严重嵌顿者，需要采用局部截骨进行复位。截骨的两个关键部位是鼻中隔和翼上颌连接。截断鼻中隔前要先剥离鼻底和鼻腔侧壁黏膜，然后沿鼻棘垂直向后凿断鼻中隔，再将上颌骨把持钳插入鼻底，下降上颌，使之复位。截断翼上颌连接的情况多见于翼上颌连接处骨折片绞索嵌顿，这时强行撬动和牵拉骨折块，可能损伤颌内动脉的腭降动脉支，导致大出血。因此必须先凿断翼上颌连接，然后复位。在牵拉上颌骨复位过程中，可适当过度复位，以免复位不全造成术后殆干扰。

由于上颌骨内含上颌窦，前壁骨质较薄，常形成粉碎性骨折，而且骨折片常常游离，无法完全对位，因此上颌骨骨折的复位只需将颧牙槽嵴和梨状孔侧缘解剖复位，恢复其垂直力柱后，再将骨折片放回原位，便可满足功能、外形和骨折愈合的要求。如果骨缺损超过 10mm×10mm，可从下颌骨外斜线或颏部切取单层皮质骨植骨覆盖，以利于表情肌附着。骨折复位过程中，一般不对上颌窦做专门处理，如果上颌窦没有炎症，不要搔刮，应尽量保留上颌窦黏膜，除非上颌窦已有感染，才考虑同期做上颌窦刮治。

3. 上颌骨骨折的固定

（1）颌间固定：可以采用牙弓夹板、小环钢丝结扎、正畸托槽或颌间牵引钉固定，后两种方法固定比较舒适，对牙龈的损伤小，有利于口腔卫生的维护。

（2）坚固内固定：是近 20 年发展起来的颌骨骨折内固定的新技术。其基础是固定材料的应用和骨折的生物力学原理。现代接骨板和螺钉由钛制成，通常选择有足够支持力的 2.0mm 小型钛板系统，在梨状孔边缘、颧牙槽嵴、眶下缘、颧额缝和颧弓等骨质增厚的部位进行固定，以抵抗重力和咀嚼力（见图 12-5）。固定时需要注意钛板的位置，以免损伤牙根。钛板的弯制应尽量与骨面贴合，以免上紧螺钉后骨折块移位导致术后殆干扰和螺钉松动。螺钉通常选择直径为 1.5mm、4～6mm 长的皮质骨螺钉。由于上颌骨骨质较薄，不推荐使用带

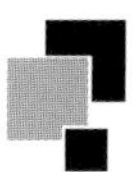

切槽的自攻螺钉,以免拧入时压力较大引起骨裂。上颌骨的垂直力柱发生粉碎或骨缺损时,如果裂隙小于5mm,小型钛板的使用在一定程度上减少了植骨的需要,在稳定固定的前提下,骨折可以跨裂隙愈合;如果裂隙大于5mm以上,超过了骨的爬行愈合能力,仅靠小型钛板支持很容易产生金属疲劳,最终导致螺钉松动和骨不连接,这时必须植骨,可以采用颅骨外板或下颌骨外斜线、颏部外层骨板(图12-13)。

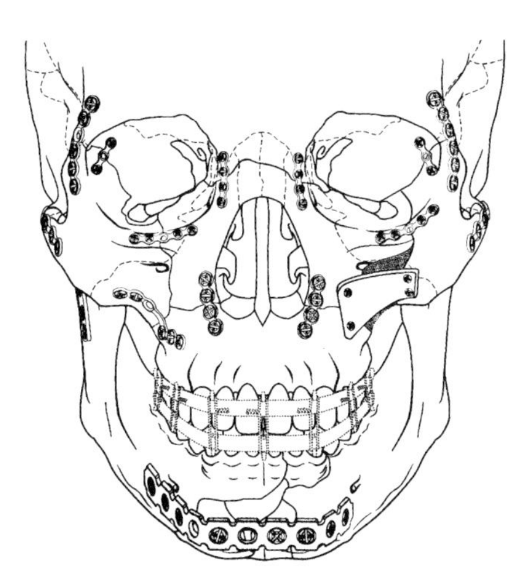

图 12-13　上颌骨骨折骨缺损的植骨

4. 术后咬合调整　少部分患者术后可能需要颌间弹力牵引来调整肌力,恢复术中重建的咬合关系。

第四节　研究热点

目前上颌骨骨折的研究热点在于合并下颌骨骨折的治疗顺序、上颌骨陈旧性骨折的治疗、矢状骨折的治疗以及粉碎性骨折的治疗等。

一、合并下颌骨骨折的治疗顺序

下颌骨完整时,上颌骨骨折的复位以下颌骨为模板,通过殆间结扎来恢复咬合关系。当上下颌骨同时骨折时,应根据骨折的复杂程度决定复位顺序。当上下颌牙弓均完整时,通常先复位相对简单的骨折,再以此为模板复位对颌骨折;当上颌或者下颌牙弓不完整时,应以完整的下颌或者上颌牙弓为模板,先恢复牙弓完整性,再复位固定颌骨;当上下颌牙弓均不完整时,以容易恢复的颌骨骨折复位为先,再以此为模板复位固定对颌牙弓。

二、上颌骨陈旧性骨折的治疗

关于如何正确采用正颌外科技术矫正陈旧性骨折继发的错殆及面部畸形,陈旧性骨折截骨及其固定与正颌外科手术的不同点在于以下方面。

1. 陈旧性骨折治疗的目的以复原为主，而正颌手术以创新为主。

2. 陈旧性骨折的血运破坏，周围纤维组织增生，手术难度增大。正颌手术的血运完好。

3. 陈旧性骨折的理想固定部位常常因骨折而破损，截骨时必须照顾到固定部位的存留，正颌手术可以按理想设计进行固定。

4. 复发因素不同，陈旧性骨折瘢痕复发因素大于正颌手术。

三、矢状骨折的治疗

由于骨折线多不规则，常呈嵌顿，目前临床普遍采用手术的方法来缩小增宽的牙弓。单纯上颌骨骨折时，首先复位腭中份，恢复上颌骨牙弓的宽度，然后再复位垂直力柱。如合并有下颌骨骨折，颌间固定前也要先复位腭板并完成腭部固定，以获得正确的面部宽度，然后再引导下颌复位。但在临床中，有时先复位下颌牙弓，再以下颌引导复位上颌更容易，这要视情况而定。先复位和固定硬腭的方法主要适用于合并下颌牙弓及髁突骨折的情况。

矢状骨折复位的关键在于充分去除骨间干扰，以恢复牙弓宽度。固定一般设在前鼻棘区，为增加固定的稳定性，Manson（1983，1990）建议在硬腭后部增加固定，由于硬腭黏膜的覆盖性较差，骨折愈合后需手术取出钛板。

（何冬梅　万林忠）

参 考 文 献

1. 曹清清，李祖兵，周鑫才. 226例上颌骨骨折的临床分析. 北京口腔医学，2005，13：120-123.
2. 何黎升，彭品祥. 上颌骨骨折的治疗. 实用口腔医学杂志，2000，16：490-491.
3. 刘静明，祝为桥，陈志远，等. 上颌骨矢状骨折的处理. 实用口腔医学杂志，2007，23：682-684.
4. 张益，顾晓明，蔡业军，等. 对上颌骨骨折LeFort分类的改良补充方案. 中华口腔医学杂志，2005，40（2）：134-136.
5. 张益，孙勇刚. 颌骨坚固内固定. 北京：北京大学医学出版社，2003.
6. COOK H E，ROWE M. A retrospective study of 3 midfacial fractures occurring in 225 patients. J Oral Maxillofac Surg，1990，48：574.
7. GASSNER R，TULI T，HACHL O，et al. Craniomaxillofacial trauma：a 10 year review of 9543 cases with 21067 injuries. J Craniomaxillofac Surg，2003，31：51-61.
8. HAUG R H，PRATHER J，INDRESANO A T. An epidemiologic survey of facial fractures and concomitant injuries. J Oral Maxillofac Surg，1990，48：926-932.
9. HE D M，ZHANG Y，ELLIS E Ⅲ，et al. Panfacial fractures：Analysis of 33 cases treated late. J Oral Maxillofac Surg，2007，65：2459-2465.
10. IIDA S，KOGO M，SUGIURA T，et al. Retrospective analysis of 1502 patients with facial fractures. Int J Oral Maxillofac Surg，2001，30：286-290.
11. MANSON P N. Some thoughts on the classification and treatment of Le Fort fractures. Ann Plast Surg，1986，17：356-363.
12. MORGAN B D G，MADAN D K，BERGEROT J P C. Fractures of the middle third of the face：a review of 300 cases. Br J Plast Surg，1972，25：147-151.

第十三章　颧骨颧弓骨折

第一节　历 史 回 顾

颧骨和颧弓是面部比较突出的部分，易受到外力的撞击而发生骨折，颧骨骨折（fracture of malar bone）和颧弓骨折（zygomatic arch fracture）是颌面部常见的骨折之一，近年来发病率呈上升趋势。颧骨与上颌骨、额骨、蝶骨和颞骨相关联，颧骨体本身很少发生骨折，骨折线常常发生在周围薄弱骨，常形成以颧骨为中心的邻近骨的骨折，因此在描述该区域骨折时，也有称为颧眶复合体（orbitozygomatic complex，OZC）骨折、颧上颌复合体（zygomaticomaxillary complex，ZMC）骨折，这些以颧骨为中心的骨折统称为颧骨复合体骨折（zygomatic complex fracture，ZCF）。由于颧弓由颧骨颞突和颞骨颧突构成，单纯颧弓骨折（isolated zygomatic arch fracture）常累及这两块骨，故将其也包括在颧骨复合体骨折内。

在不同的国家和地区，颧骨和颧弓骨折的病因、发病率、患者年龄有一定的差异，这与当地的社会、经济、政治以及人群的受教育程度等因素有关。大多数研究发现男性患者是主要的发病人群，发病的主要人群在20~40岁年龄段。世界多数地区颧骨颧弓骨折的主要病因为斗殴伤，机动车交通事故伤占较大的比例，此外工伤也占一定比例。近年来，随着机动车交通事故伤增多，复杂的颧骨颧弓骨折的病例有所增加。在斗殴伤所致的颧骨颧弓骨折中，左侧的罹患率明显高于右侧，这与大多数人习惯于使用右拳有关。而在其他原因所致的颧骨颧弓骨折中则没有这一显著特征。双侧颧骨和颧弓骨折多与机动车交通事故伤有关，一般比率较低。从这个意义上来讲，机动车交通事故伤所致的颧骨颧弓骨折往往较斗殴伤严重。

以往对颧骨颧弓骨折的处理多以“改善功能，兼顾外形”为原则，治疗重点是解除张口受限，采取保守治疗者多，开放治疗者少。随着“功能与外形双项标准”的提出和对面中份骨折研究的深入，颧骨颧弓骨折的开放治疗逐渐增多。

一、分 类 进 展

关于颧骨颧弓骨折的分类，方法繁多。这些分类方法中，有的试图详细准确地去描述骨折移位的解剖部位，有的则采用部位以及复位后的稳定性标准来进行分类以期指导临床骨折复位与固定方法的选择。颧骨颧弓骨折一般可分为颧骨骨折、颧弓骨折、颧骨颧弓联合骨折、颧眶骨折以及颧上颌骨折等，而颧弓骨折又可分为双线型及三线型骨折（M形骨折）。

具有代表意义的颧骨颧弓骨折的系统分类，早期有 Knight 和 North(1961)提出的六型分类法，Manson(1988)提出的高、中、低三种能量分类法和 Zingg(1992)提出的不完全性、完全性和多发性骨折三型分类法。

Knight 和 North 分类法：①无移位骨折；②颧弓骨折；③颧骨体骨折向内下移位，不伴有转位；④内转位颧骨体骨折，左侧逆时针向，右侧顺时针向或向中线旋转，X 线片表现眶下缘向下，颧额突向内侧移位；⑤外转位颧骨体骨折，左侧顺时针向，右侧逆时针向或远离中线旋转，X 线片表现眶下缘向上，颧额突向外侧移位；⑥复杂性骨折。他们认为：②、⑤型骨折复位后稳定，不需固定；③、④、⑥型骨折复位后不稳定，需固定。Knight 和 North 分类法规律性地描述了颧骨旋转移位，以及与骨折复位稳定性的关系，根据骨断端复位后的稳定性来决定需固定的骨折类型，对临床治疗有一定意义；不足之处在于建立分类方法时所依靠的手段主要是 X 线平片，对骨折移位的判断存在误差，与颧骨颧弓骨折的临床特征仍欠吻合。

1990 年，Manson 根据外力作用于颌骨的能量大小来对面中份(包括颧骨颧弓骨折)进行分类。该分类是参照 CT 检查的结果将骨折划分为“高能量”骨折(high-energy fractures)、“中等能量”骨折(medium-energy fractures)以及“低能量”骨折(low-energy fractures)。“高能量”骨折一般有明显的移位、相关骨骼的成段性骨折或粉碎性骨折，这类骨折通常需要广泛暴露，且需要做充分的固定。另一方面，低能量骨折一般可发生移位但没有粉碎性骨折，这类骨折往往可以采用创伤小的方式进行治疗。

目前，在颧骨颧弓骨折中使用较多的分类法是 Zingg 分类法。Zingg 依据除标准考氏位、华氏位、额顶位平片外，对范围较大的颅面、眶部及面中部骨折行高分辨率 CT 扫描，部分患者选择使用了三维 CT 成像技术，将颧骨颧弓骨折分成三型：①A 型骨折：不完全性颧骨骨折，即颧弓骨折或眶外侧壁、眶下缘骨折，没有发生颧骨复合体的移位；②B 型骨折：完全性单发性颧骨骨折，发生颧骨复合体的分离移位；③C 型骨折：多发性颧骨骨折，即颧骨复合体的粉碎性骨折。Zingg 分类法能更好地对颧骨骨折手术方法的选择提供指导。临床中一般采用冠状切口者多为 Zingg C 型骨折，采用局部小切口者多为 Zingg B 型骨折。

2002 年，Manolidis 等根据颧骨颧弓骨折严重程度将其分为五型：Ⅰ型为累及眶缘及前额窦的颧骨颧弓骨折；Ⅱ型为累及眶顶及前额窦的颧骨颧弓粉碎性骨折；Ⅲ型为累及眶顶及前后额窦的颧骨颧弓粉碎性骨折；Ⅳ型为累及前额窦底，筛骨(有或无硬脑膜撕裂)和前后额窦的颧骨颧弓粉碎性骨折；Ⅴ型则是Ⅲ型或Ⅳ型骨折同时伴有颧骨颧弓的部分缺失。该分类法更能体现出面中部骨折的复杂性，即呈现多发性和病情的严重程度。

2004 年，何冬梅等根据颧骨的临床和影像学研究发现，颧骨复合体骨折畸形的发生机制是颧突点的移位、面宽改变和颧骨外形轮廓破坏，据此在 Zingg 分类的基础上对其进行改良，以颧骨体是否完整、颧骨体是否移位以及颧突点移位的方向，将颧骨骨折分为 3 型 9 个亚型。①A 型：颧骨体完整，颧骨体无移位的骨折，其中 A1 型为颧骨体完整无移位，未产生面部畸形的骨折；A2 型为颧骨体完整无移位，眶缘及眶底局部骨折移位，伴眶缘畸形的骨折；A3 型为颧骨体完整无移位，颧弓骨折移位，伴面侧方畸形的骨折。②B 型：颧骨体完整，颧骨体移位的骨折，其中 B1 型骨折为颧突点后移位的骨折；B2 型骨折为颧突点后内或后下移位的骨折；B3 型骨折为颧突点后外或后下外移位的骨折；B4 型骨折为颧突点前下外移位的骨折。③C 型：颧骨体粉碎性骨折，颧骨体外形破坏，其中 C1 型骨折为颧骨体粉碎性骨折，

颧弓完整;C2 型骨折为颧骨体及颧弓均粉碎性骨折。根据上述分类采用不同的治疗原则,A 型骨折以解决局部畸形和功能障碍为主,不涉及颧骨体的复位及外形重建;B 型骨折以解剖复位为原则,恢复颧骨的前突度、面宽和解决功能障碍,也不涉及颧骨体外形重建;C 型骨折不仅要复位颧骨、颧弓,而且要重建颧骨体外形轮廓,特别是外形高点、前突度和面宽,同时解决功能障碍。这种分类简化了以往的分类方法,与手术要点和随诊评判疗效的标准紧密结合,对此类骨折的诊断分类、处理原则和疗效评价均有临床参考价值,也是本章推荐使用的颧骨颧弓骨折的分类方法。

二、颧骨、颧弓骨折治疗现状及存在的问题

（一）颧骨颧弓骨折治疗现状

目前,颧骨颧弓骨折的治疗包括保守治疗和手术治疗两类。保守治疗适用于无移位或轻度移位和面部畸形不明显,无功能障碍者;手术治疗主要适用于有明显移位,粉碎性或陈旧性,而且伴有面部畸形及张口受限、复视以及眶下神经麻木等功能障碍者。颧骨颧弓骨折的手术治疗多于保守治疗,虽无功能障碍但有明显畸形者也可考虑手术。

临床上常用的复位方法包括头皮冠状切口径路复位、颞部 Gillies 切口径路复位、上颌前庭沟切口径路复位、下颌升支前缘切口径路复位、眉弓切口径路复位、经皮径路复位以及上颌窦填塞复位法。

颧骨颧弓骨折的手术切口设计,相应有头皮冠状切口、上颌前庭沟切口和局部小切口,包括口内小切口、颞部 Gillies 切口、眉弓外切口以及下睑缘下切口等。对于骨折断端移位明显的复杂、陈旧性骨折一般首选头皮冠状切口。在实际的复杂病例中,除选择头皮冠状切口外,还常常选择上颌前庭沟切口和局部小切口为补充。局部小切口主要用于骨折部位移位不严重的病例,或者作为进行眶缘以及眶底手术的切口。单一的局部小切口如口内小切口径路、经皮径路多为间接复位所采用,具有一定的盲探性,其复位情况多依靠术者的经验确定,由于术中不能直接了解复位情况,常需术后再拍摄 X 线片或 CT 来确认。近年来,有学者采用在 C 臂机(C-arms)监导下进行经口内前庭沟小切口颧弓骨折复位术,效果理想,弥补了此类局部小切口间接复位的“盲探性”的不足,但是医患双方都要接受一定量的 X 线辐射。随着微创外科理论的提出,许多学者倡导微创切口,虽然其创伤小、并发症少,但如何对复杂性颧骨颧弓骨折进行良好复位是值得研究的课题。

由于内固定理论引入颌骨创伤外科,颌骨骨折生物力学研究的深入及影像诊断技术的发展,颧骨颧弓骨折的治疗取得了长足的进步。坚强内固定技术的发展和广泛的应用,使得传统的颌骨骨折固定方法发生了根本性改变,坚强内固定已经成为颧骨颧弓骨折固定的常用方法。传统使用的钢丝固定属于非坚强内固定,这种固定方式骨折断端不能紧密贴合,受肌肉牵引产生“微动”,可刺激骨膜形成纤维骨痂和软骨骨痂,而导致间接愈合过程;骨折块若在愈合过程中发生移位,可出现面中部变短,上颌后退,而呈现“盘状脸”的表现。坚强内固定可以中和骨折部位所承受的静力和动力负载,骨折端在稳定状态下没有纤维骨痂和软骨骨痂的形成。采用钉板固定系统的最大优点在于可以在三维空间上进行颧骨颧弓骨折的稳定固位,以钉板固定系统为代表的坚强内固定技术对于不稳定的颧骨颧弓骨折所产生的可靠固定与效果,是其他固定方法所不能比拟的。

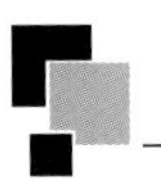

绝大多数的颧骨骨折复位后需要做固定。颧骨骨折的固定部位与骨折的类型有关。由于颧骨颧弓骨折的类型各异,因此各种颧骨颧弓骨折的固定具有个体化的特点。一些骨折可能无须固定,而有些骨折可能需要使用3~4块或更多的接骨板。但是从总的治疗原则来说,目前多数学者强调三点固定(3-point fixation)的治疗方法,即颧额缝、颧颞缝、眶下缘、口内颧牙槽嵴四点中的三点,这样才能够防止颧骨固定以后的轴向旋转所导致的固定失败或骨断端再错位。

近年来,随着社会和科技的发展,内镜辅助技术、计算机辅助外科技术以及计算机辅助手术导航系统等手段逐渐被应用到颧骨颧弓骨折的治疗中,在一定程度上提高了颧骨颧弓骨折的治疗水平和治疗效果。

Lee等较早报道采用耳前及眶外侧切口进入颧弓及颧额区、前庭沟切口进入眶下及颧上颌支柱区的内镜辅助技术来进行颧骨颧弓骨折的复位与固定。实践证明内镜辅助下的微创内固定技术能够有效、安全地用于颧骨颧弓骨折的复位与固定。但是,对于有骨缺损需要植骨重建,涉及眶内探查和眶底粉碎性骨折等情况,不适合应用内镜技术。内镜辅助技术手术切口小,避免了术后遗留大面积瘢痕;血淋巴循环受损轻,减少了术后水肿的发生。不足之处是骨折固定复杂,手术时间长。此外,该手术需要手术者经过一定的训练,才能熟练操作内镜和配套手术器械。

计算机辅助外科技术为复杂的颧骨颧弓骨折矫正治疗提供了新的手段。对于复杂的颧骨颧弓骨折,在复制仿真的三维头颅模型上可以沿骨折线进行切割、分块,模拟拼接骨折片并确定最终的复位状态;分别在颧额缝、眶下缘、颧颞缝以及颧牙槽嵴等解剖标志部位以及骨折线固定处弯制钛板或钛网用作术中复位模板或固定接骨板。对于陈旧性错位愈合的颧骨颧弓骨折,利用三维头颅模型则可以实现截骨线与截骨块移动方向的术前设计与模拟。对于陈旧性的颧骨颧弓粉碎性骨折需要通过植骨或植入骨代用品进行矫治者,也可以借助计算机辅助外科技术,根据三维测量所确定的面部宽度和颧骨突度,在术前预制一个植入体备术中使用,以期获得衬垫植骨的最佳效果。在实际应用中,复杂的颧骨颧弓骨折,尤其是多发骨折错位愈合后,相邻器官如眼、鼻等往往制约了复位手术,计算机辅助外科技术模拟的手术效果与临床实际操作可能有一定差距。但是,计算机辅助外科技术所进行的三维头颅模型的制作与手术设计,在虚拟手术与实际临床操作间起到了桥梁作用。此外,通过计算机辅助外科技术,可以前瞻性地确定理想手术效果与实际操作中的差距,并且将手术后的效果通过头颅模型与患者进行沟通。

近年来,计算机辅助导航系统在颧骨复合体骨折手术治疗中的应用也日益广泛。复杂的颧骨复合体骨折的手术治疗不仅要做颧骨、颧弓的复位,而且要重建颧骨体的外形与轮廓,尤其是外形高点和突度。这些颧骨复合体骨折在复位过程中没有可靠的复位参照;手术中还有可能因为患侧软组织的肿胀而影响与对侧颧骨体外形轮廓的对比。因此,手术治疗的难度相对较大,效果难以达到理想的程度。计算机辅助导航系统手术以术前影像数据为基础,应用图形处理软件,镜像翻转复制健侧颧骨、颧弓和眶骨的位置,形成术前计划,术中根据术前计划,在实时导航下引导颧骨复合体骨折的复位,可显著提高颧骨复合体骨折复位的精确性及准确性(图13-1)。虽然计算机辅助导航系统术前计划模拟的手术效果与临床实际操作可能有一定差距,但是计算机辅助导航系统所进行的手术设计,在虚拟手术与实际临床操作间起到了桥梁作用。

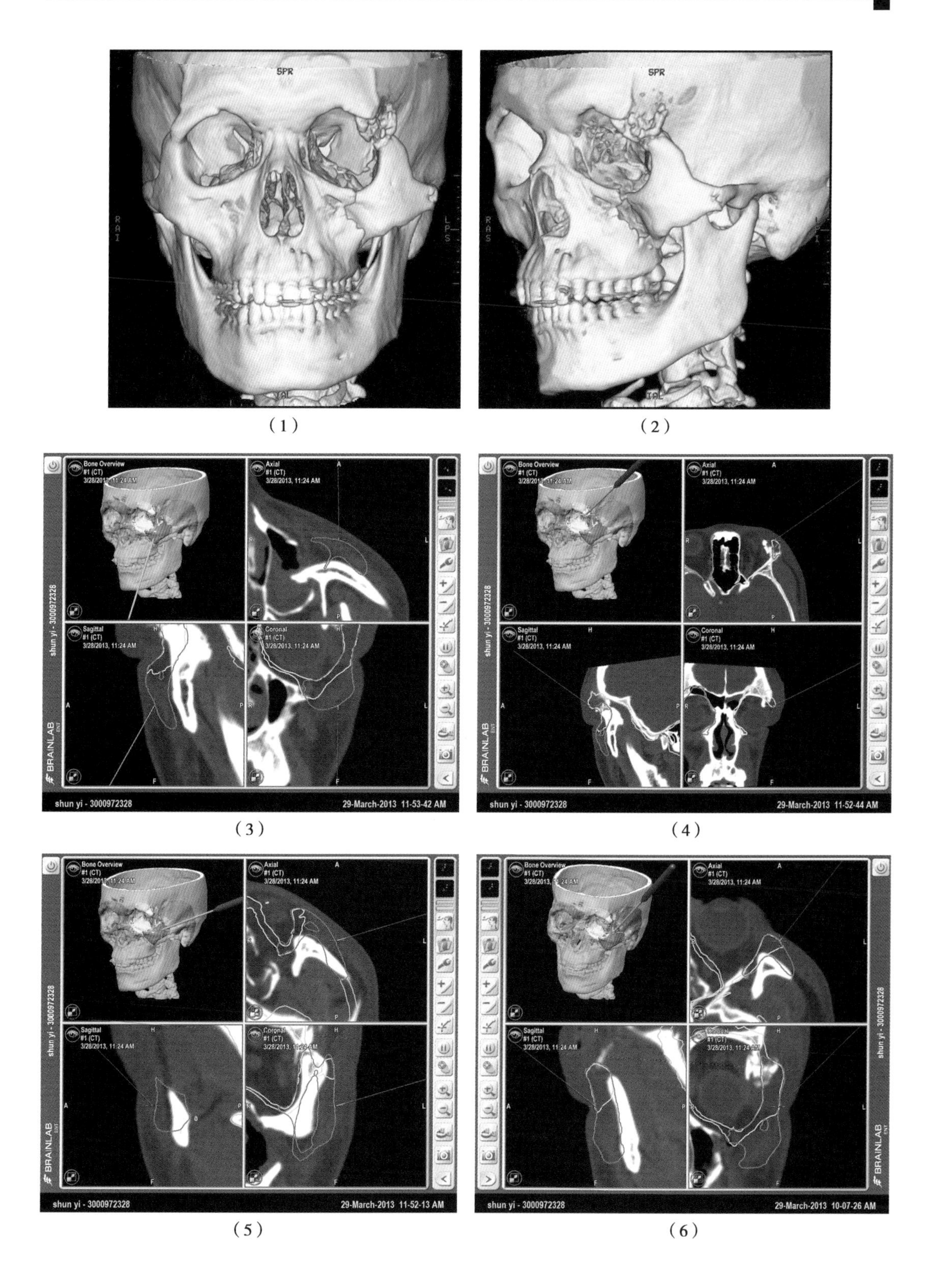
SPR
SPR
Bone Overview
#1 (CT)
3/28/2013, 11:24 AM
Axial
#1 (CT)
3/28/2013, 11:24 AM
Sagittal
#1 (CT)
3/28/2013, 11:24 AM
Coronal
#1 (CT)
3/28/2013, 11:24 AM
shun yi - 3000972328
BRAINLAB
shun yi - 3000972328
29-March-2013 11-53-42 AM
shun yi - 3000972328
29-March-2013 11-52-44 AM
shun yi - 3000972328
29-March-2013 11-52-13 AM
shun yi - 3000972328
29-March-2013 10-07-26 AM

（1）　（2）

（3）　（4）

（5）　（6）

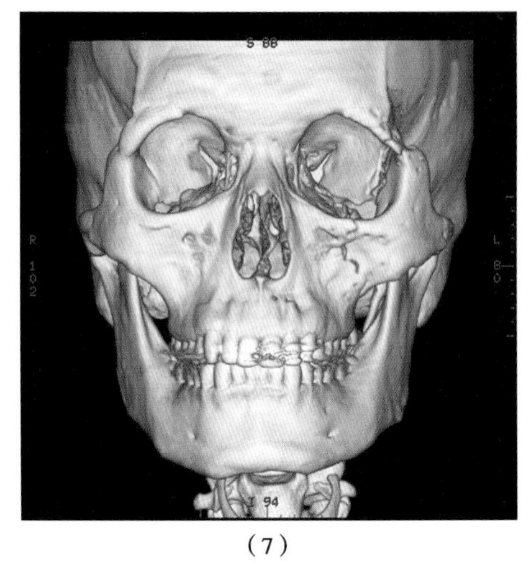
(7)

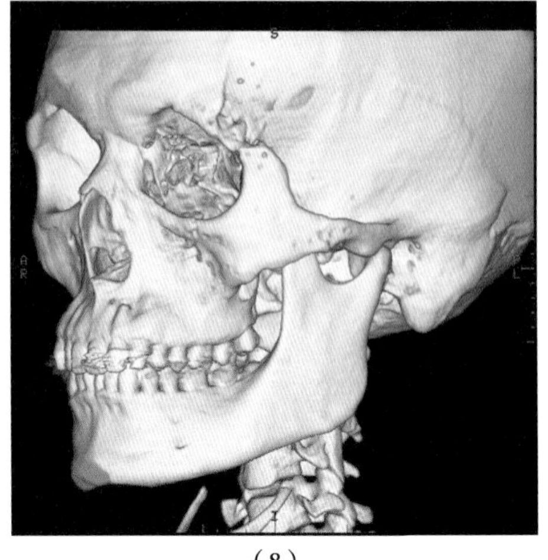
(8)

图 13-1 计算机辅助导航系统应用于复杂颧骨复合体骨折的复位

(1)、(2)示左侧颧骨颧弓骨折患者术前影像,颧额缝解剖标志丧失,颧骨体移位明显;(3)~(6)示术中利用计算机手术导航系统,实时指导颧骨颧弓骨折复位,各解剖标志点复位达到术前设计位置;(7)、(8)示左侧颧骨颧弓骨折患者术后影像,骨折基本达到解剖复位。

(二) 颧骨颧弓骨折治疗中存在的问题

复杂的粉碎性颧骨颧弓骨折的治疗、因各种原因延期治疗而形成错位愈合的陈旧性颧骨颧弓骨折的治疗、有严重骨缺损或骨吸收的颧骨颧弓骨折的处理,一直是临床治疗中的难题。

复杂的粉碎性颧骨颧弓骨折的手术治疗不仅要做颧骨、颧弓的复位,而且要重建颧骨体的外形与轮廓,尤其是外形高点和前突度。如前所述,复杂的粉碎性颧骨颧弓骨折在复位过程中没有可靠的复位参照、缺乏可遵循的复位程序、与对侧颧骨体外形轮廓的对比也受软组织肿胀影响,因此,手术治疗的难度相对较大。

对于发生错位愈合的陈旧性颧骨颧弓骨折,即便是颧骨体轮廓和外形突点尚完整,也很难采用所谓的"再骨折"的方式进行复位。颧骨颧弓骨折一旦发生错位愈合,很难再找到原来的骨折线。即使能找到骨折线,也很难通过骨折线来恢复原始的骨折状态来进行复位与固定。近年来,有学者开展了运用正颌手术的方法行"截骨矫正"治疗陈旧性颧骨颧弓骨折的研究,取得了一定的成果。但是,对颧骨截骨块如何进行解剖就位是一个难题。颧骨截骨后的解剖就位缺乏复位参照点,术中仅仅依靠术者的经验判断以及对健侧颧骨突度的参考来进行操作,容易造成误差。

陈旧性颧骨颧弓粉碎骨折的患者一般都表现为典型的面颊部塌陷畸形,颧骨体轮廓和外形突点均破坏并消失。因为骨折断面往往发生吸收与改建,在进行手术操作时有些严重吸收的骨折片往往没有保留价值须取出而造成颧骨颧弓的骨缺损,或者有些骨折在受伤时就有骨缺损,都使得陈旧性的颧骨颧弓粉碎性骨折再行复位难度较大。因此,陈旧性颧骨颧弓骨折需要通过植骨或植入骨代用品进行矫治,以恢复患者颧骨的形态及其突度(图 13-2)。临床亦有运用牵张成骨技术进行矫治陈旧性颧骨颧弓骨折的报道。如何精确恢复颧骨体的

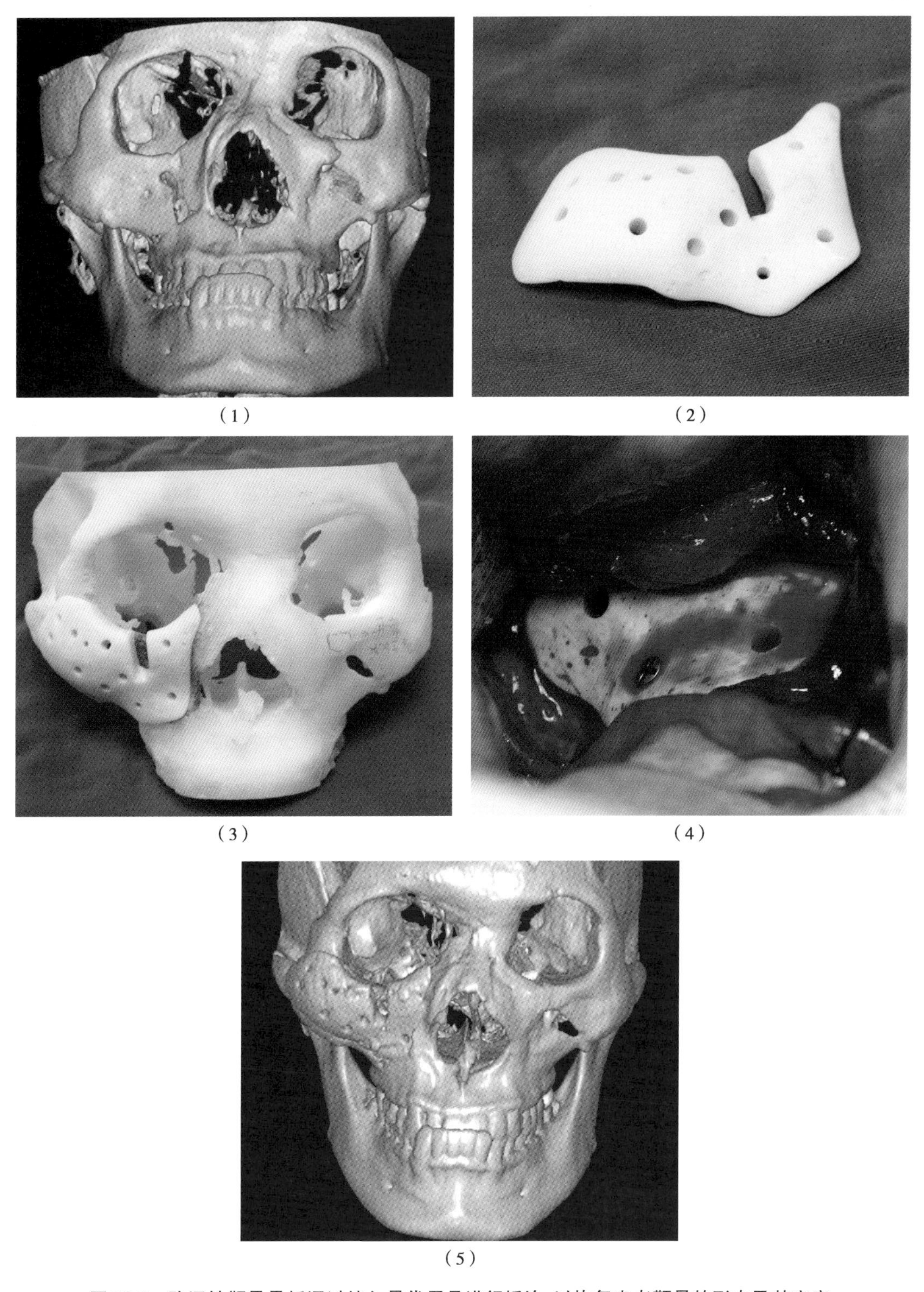

（1）　（2）　（3）　（4）　（5）

图 13-2　陈旧性颧骨骨折通过植入骨代用品进行矫治，以恢复患者颧骨的形态及其突度
（1）示陈旧性颧骨骨折，错位愈合，患侧颧骨塌陷，颧骨突度不足；（2）示利用镜像技术及数字化技术设计植入物假体；（3）示三维打印成形的假体植入物；（4）示假体植入物植入颧骨凹陷区并固定；（5）示术后 CT。

突度与外形轮廓,是今后的一个重要的研究方向,需要在微创外科、骨移植及计算机快速成型技术方面做深入的研究。

此外,颧骨骨折中涉及眼眶尤其是眶底的重建是目前治疗中存在的又一疑难问题。颧骨骨折中眶底的破坏,其程度各异,有的仅表现为线性断裂,有的则表现为整个眶底甚至是内外侧眶壁的破坏。Davies 报道颧骨骨折中有 47%的患者出现明显的眶底损伤。Sacks 和 Friedland 报道 2/3 的颧骨骨折患者伴有眶底损伤。Crumley 和 Leibsohn 报道 39%的颧骨骨折伴有眶底的粉碎性骨折。Pozatek 和 Wiesenbaugh 认为 2/3 的眶底骨折患者有必要进行眶底的重建。Ellis 等则认为 1/3 的眶底骨折需要进行眶底的重建。关于眼眶重建问题本书有专门章节介绍,在此不再赘述。

第二节 治疗设计

颧骨颧弓骨折的治疗,从保守治疗到开放复位固定,方法繁多。长期以来,对颧骨颧弓骨折分类方法的不统一,以及各种分类方法或多或少存在的不足,导致了颧骨颧弓骨折治疗方法选择上的纷繁复杂。从颧骨颧弓骨折的治疗设计上来讲,首先要解决的问题是选择一个理想的分类方法。通过运用统一的分类方法,尽可能涵盖所有的骨折类型,并依据其分类的特点能够作出相对统一的治疗设计,从而指导临床骨折复位与固定方法的选择。

何冬梅等以颧骨体是否完整、颧骨体是否移位以及颧突点移位的方向对颧骨骨折进行了 3 型 9 个亚型的分类法:A 型骨折(颧骨体完整、无移位之骨折)、B 型骨折(颧骨体完整、有移位之骨折)和 C 型骨折(颧骨体粉碎、外形破坏之骨折)。此种分类简化了以往的分类方法并且基本涵盖所有类型的颧骨颧弓骨折,在骨折类型的划分与治疗方法的选择上得到了统一,有利于临床医师依据骨折的诊断分类来掌握处理原则与手术要点。故此,本节将以这一分类方法为基础,来阐述颧骨颧弓骨折的治疗设计。

一、颧骨体完整、无移位之骨折(A 型骨折)

颧骨体完整、无移位之骨折的手术治疗以解决局部畸形和功能障碍为主,不涉及颧骨体复位以及外形的重建。此类骨折如果未产生面部畸形且无功能障碍(A1 型骨折),无须手术处理;若表现为眶下缘的凹陷性骨折(A2 型骨折)或单纯的颧弓骨折(A3 型骨折)则应考虑行手术处理。

(一) 眶下缘的凹陷性骨折(A2 型骨折)

局限于眶下缘的凹陷性骨折在临床不多见,但是可以表现为眶下缘台阶畸形和眶下区麻木,应当予以积极治疗,争取早期复位骨折,解除神经压迫症状。若存在眶底骨折,应当视情况予以修补。手术复位可采用经睑缘下切口,于眼轮匝肌深面和眶隔膜浅面分离至眶下缘。由于眶下缘呈凹陷性移位,或缺损或粉碎,直接剥离不易探知骨面,可先找寻邻近骨折区没有移位的眶缘,并沿完整的眶缘向后暴露眶底行探查,从非骨折区向骨折区移行找到骨折块,复位后用微型板固定。眶下神经损伤多因骨折片压迫或刺伤所致,骨折复位后神经功能一般可以自行恢复。

（二）单纯的颧弓骨折（A3 型骨折）

单纯颧弓骨折以 M 形凹陷移位较常见，单纯颧弓骨折是否需要作手术治疗取决于患者面容与功能的损害程度，一般表现为面侧方凹陷性畸形与开口受限，应当予以积极治疗。单纯颧弓骨折的手术复位方法较多，包括口内复位法和口外径路复位法。一般用于颧骨体复位的方法均可以用于颧弓骨折，但是颞部 Gillies 切口径路复位、上颌前庭沟切口径路复位、下颌升支前缘切口径路复位以及经皮径路复位法（包括单齿钩复位法、巾钳复位法和局部切开复位法）比较常用。单纯的颧弓骨折复位的方法较多，术者可以根据骨折的类型以及个人的经验酌情选择。

对于单纯的颧弓骨折（如 M 形骨折）一旦恢复其拱形结构，自身便获得较好的稳定性，无须特别固定。在颧弓骨折复位后，无论固定与否术后均应予保护患侧颧弓，避免重新受力和过早大张口。即便是睡眠状态下，头部压向枕头的力量亦可能导致颧弓骨折的再移位。为了避免颧弓复位后发生再移位，可以在颧弓外侧安放保护装置 2~3 周。

二、颧骨体完整、有移位之骨折（B 型骨折）

颧骨体完整、有移位之骨折在临床最为多见，颧骨体骨折移位后一般继发面部畸形、张口受限和眶容积改变，可能产生复视或眼球内陷，应当尽早手术复位。手术治疗以解剖复位为原则，但不涉及颧骨体外形的重建。此类型骨折如果伴发颧弓骨折移位时首选头皮冠状切口，如果不伴发颧弓骨折则通常经口内径路，根据需要可附加眉弓切口和下睑缘下切口。

（一）B1、B2 型骨折

B1 型骨折颧突点向后移位，B2 型骨折颧突点向后内移位或后下内移位。一种方法是用单齿钩经皮穿刺或经口内入路钩住颧骨结节后面，向前或向前外提拉颧骨使之复位；另一种方法是经头皮冠状切口或眉弓外侧切口至颧弓的浅面分离，至颞筋膜深层，沿颧弓上缘紧贴颧骨颧弓的内侧，于颧骨结节后方插入大骨膜剥离器，向前向外撬动骨块使之复位。复位时核对颧牙槽嵴、眶下缘和颧额缝的对位情况。

B1 型骨折经解剖复位后一般比较稳定，复位后做颧牙槽嵴固定即可。B2 型骨折复位后一般必须做包括颧牙槽嵴在内的两点固定，另一点依据骨折移位情况进行选择，有下移位者固定颧额缝，没有下移者固定眶下缘。伴有颧弓骨折骨折还需行颧弓骨折复位与固定，但有时在固定颧弓骨折后可以不再固定眶下缘。

（二）B3、B4 型骨折

B3 型骨折颧突点向后外或后下外移位，B4 型骨折颧突点向前下外移位。选用头皮冠状切口、口内、眉弓外以及下睑缘下切口，广泛暴露骨折，找出断面部位，充分松解骨折块，进行多点协同复位。复位时核对颧牙槽嵴、眶下缘和颧额缝的对位情况。必要时，还应核对颧蝶缝的对位，即眶外壁的外面。

B3、B4 型骨折，如果骨折移位没有旋转（后内移位、后外移位），行颧牙槽嵴、颧额缝固定；如果骨折有旋转（后下内移位、后下外移位以及前下外移位），则必须做颧牙槽嵴、眶下缘和颧额缝的三点固定。B3、B4 型骨折常伴有颧弓骨折，还需行颧弓骨折复位与固定。一般应当先固定颧弓，准确恢复颧弓的弓形结构，以保证颧骨体外形和颧突点的前突度，再固定其他部位。

三、颧骨体粉碎、外形破坏之骨折(C型骨折)

C型骨折是指颧骨体粉碎、颧骨体外形轮廓被破坏的骨折，根据颧弓是否完整又进一步分为C1型骨折(颧弓完整)和C2型骨折(颧弓粉碎)。此类手术治疗不仅要行颧骨、颧弓复位，而且要重建颧骨体外形轮廓，特别是外形高点和前突度，如果涉及眶底缺损，还应考虑眶底重建。

C型骨折应当采用头皮冠状切口径路。术中可以根据CT影像学资料找到所有骨折断面的正常侧，然后松解骨折片，去除断面间骨痂，再由颧弓开始首先恢复颧弓的长度和弧度，以确定颧骨的前突度以及面侧宽度，之后依次拼接颧骨体上端、下端和前端，在颧蝶缝和颧牙槽嵴处核准骨折复位。确认复位后，可以选用微型钛板分别固定颧额缝、颧牙槽嵴、眶下缘以及颧颞缝等处。颧弓粉碎性骨折，可以选用长的微型钛板进行固定，而颧骨体处的粉碎性骨折还可以选用钛网进行固定。

第三节　颧骨颧弓骨折的治疗规范

颧面部在面型上起着重要的作用，而颧面部的形态与颧骨复合体的形态息息相关。此外，颧骨复合体位置的改变亦可以对咬合以及下颌运动产生影响。基于美观与功能的双重考虑，颧骨颧弓骨折的正确诊断与治疗显得尤为重要。

颧骨颧弓骨折的治疗效果应根据治疗后功能恢复的情况、面部畸形整复效果以及并发症的消失程度来进行评价。简单来说，颧骨颧弓骨折的治愈标准是：骨折复位，功能和容貌基本恢复，伤口愈合，无并发症。

(一) 颧骨颧弓骨折治疗的适应证及治疗时机

颧骨颧弓骨折是否进行手术治疗，取决于患者的表征、症状以及功能状况。颧骨颧弓骨折后如仅有轻度移位，畸形不明显，无张口受限及复视等功能障碍者，可不行手术治疗；凡有张口受限者均应作复位手术；虽无功能障碍而有显著畸形者也可考虑进行手术复位。

总体来讲，骨折后有塌陷畸形或功能障碍的伤员，原则上应及早进行，应当在伤后还没有发生组织水肿时进行骨折的复位与固定为佳。已经出现明显水肿或血肿，则应在肿胀基本消退后再进行手术治疗。颌面部软硬组织有丰富的血供，组织愈合快，骨折后两周即可达到纤维愈合，这时的手术复位远比新鲜骨折复位困难；另一方面若骨折发生错位愈合，软组织瘢痕收缩，二期整复将变得十分困难。及早治疗的目的，其一是尽可能争取在面部软组织出现严重水肿和感染之前进行准确的解剖复位与固定；其二是骨折的复位固定将极大改善患者的呼吸、饮食和口腔卫生，将为全身合并伤的处理创造良好的条件。国内患者耽误治疗的原因多为颅脑损伤和初诊医院治疗条件的限制。对于严重的颅脑损伤和其他合并伤，理应慎重对待，必须在解除患者生命危险后再考虑颧骨颧弓骨折的治疗。

(二) 颧骨颧弓骨折的治疗流程与方案选择

1. 术前诊断与准备　颧骨颧弓骨折常造成明显的面部畸形和功能障碍，临床诊断并不困难，骨折后典型畸形表现为双侧面部不对称，颧骨体向外下移位、颧上部凹陷、患侧面部增

宽以及颧突下移。病史应着重询问作用力的大小与方向，然后对比检查两侧眶下缘与眶外缘、颧部以及颧弓有无塌陷，有无骨连续性中断，有无台阶感。若触及有塌陷、骨连续性中断或台阶，局部有压痛，即为骨折的所在部位。

颧骨体骨折的伤员，在口内前庭沟处，常可触及台阶感。影像学检查包括X线平片检查与CT检查。X线平片检查，多选用华氏位与颧弓切线位，X线平片检查的目的是确定骨折的范围与骨折移位的情况。由于骨折涉及的部位多，骨折的部位深，有时对于复杂的骨折为进一步明确诊断和便于手术设计，尚需做颅颌面三维CT重建。三维CT重建能直观显示骨折发生部位、骨折断端移位程度、骨折线的走行方向、碎骨片的移位以及骨断端的毗邻关系，为诊断和手术治疗方法的选择提供可靠的依据。对于极其复杂的颧骨颧弓骨折，涉及咬合关系紊乱者，还可以进行牙颌模型分析。

颧骨骨折常累及眶外侧区和眶下缘，典型的表现是眶周的瘀斑(熊猫眼征)，眶下缘骨折可表现为眶内容物经眶底骨折缺损疝入上颌窦、复视、眼球内陷、眼球运动障碍以及眶下神经损伤等。眶外侧壁骨折可累及颧骨、颧弓和上颌骨颧突，可伴有视力障碍。眶骨轴面和冠面CT检查，可明确眶骨各壁骨折情况以及眶内容物有无移位嵌顿于邻近骨折线或腔窦内，从而为眶壁的修复、眼球内陷的矫正提供参考。颧骨骨折术前诊断中需要强调的一个重点是近中眶下缘(上颌骨之眶下缘)的状况。颧骨骨折有时可能伴发同侧的鼻眶筛的骨折，而使近中眶下缘向侧方移位。这种错位往往很难察觉，如果颧骨骨折复位时仅以此近中眶下缘为参照物，复位后的颧骨体将整体向侧方移位，从而增加眶容积，并增加面部的宽度。因此，对于这种情况下单侧鼻眶筛的骨折应慎重，术前必须进行CT扫描检查诊断。

2. 颧骨颧弓骨折的复位　由于颧骨与周围骨骼解剖关系的复杂，给颧骨骨折的复位造成了一定的困难。颧骨颧弓骨折手术治疗中最重要的步骤就是术中判断骨折是否正确复位。颧骨的突度与面中份的宽度存在关联性，如果颧骨体向侧方旋转，则颧骨高点向后方移动，因此颧骨颧弓骨折的复位必须保证颧骨突点正确地向前方突出。如果发现颧骨有视觉上的扁平，说明颧骨并没有被正确地抬升复位。术中如果怀疑复位不到位，最好进行开放复位，如补充口内上颌前庭沟切口，可以很好地观察到颧牙槽嵴和眶下缘的复位情况。伴有复杂性骨折，尤其是伴有上颌骨骨折的颧骨颧弓骨折，在固定前后必须保证咬合关系的恢复。

对于开放暴露三点者，复位的成功与否相对容易判断。如果没有进行三点或三点以上的暴露，则首先应当进行触诊判断是否复位的部位是眶缘。若骨折已经正确复位，则眶缘是连续而光滑的，但是这并不足以说明颧骨骨折得到了正确的复位。临床上较常见的错误就是认为眶下缘和眶侧缘的解剖位置恢复后颧骨复合体即恢复了正常的解剖位置。在手术中如果仅恢复眶下缘和眶侧缘的解剖位置无法保证整个颧骨复合体的正常解剖复位，因为颧骨体仍有可能发生近中向的旋转。必须明确的是在与颧骨体相连接的额蝶突、上颌突、颞突和眶突四个解剖标志中，只有至少3个突起恢复至其正常解剖位置后才能保证颧骨复合体的骨折得到了正确的复位，仅有2个突起恢复其解剖位置是不够的。颧上颌支柱亦是判断颧骨骨折复合体骨折是否复位的有价值的参照标志之一，通过口内前庭沟切口显露颧上颌支柱的过程中，也可以很好地暴露眶下缘。尽管颧额缝区是颧骨最为坚强的支柱，但是颧额缝也是整个颧骨复合体中最不可靠的复位参考标志。

颧骨颧弓骨折治疗的目的是恢复面部外形及正常咬合关系、解除开口受限、矫正复视等眼部症状。颧骨颧弓骨折手术治疗中,选择手术径路的原则是能较好地显露骨折断端,便于施行有效的复位和固定,同时从美容角度考虑应尽可能隐蔽无瘢痕,尽量减少继发性损伤的可能性。因此,应根据患者面部畸形、功能障碍的程度及骨折的不同类型,选择不同的手术入路及复位技术。如果患者已存在伤口,也可加以利用,作为手术入路。

(1)头皮冠状切口径路复位:头皮冠状切口能广泛暴露眶缘、眶壁、颧骨体、颧弓、额骨、鼻骨以及上颌骨前壁,能对颧骨复合体骨折进行颧额缝、颧颞缝以及各骨折块断端的直接复位与固定;尤其是对于这些部位的粉碎性骨折及错位愈合畸形,术者能够在直视下进行准确解剖复位和可靠固定。在颧骨颧弓骨折中,头皮冠状切口的绝对适应证包括颧骨或颧弓多发性骨折、粉碎性骨折以及错位愈合的陈旧性骨折。单纯颧弓骨折在某些特殊情况下(如颧弓局部受力过于集中),也可以表现为颧弓局部的粉碎性骨折、颧弓中段的骨折段整体向内侧移位等少见的形式。此类骨折的复位必须在可视下进行复位与固定,一般也应采用头皮冠状切口(图 13-3)。

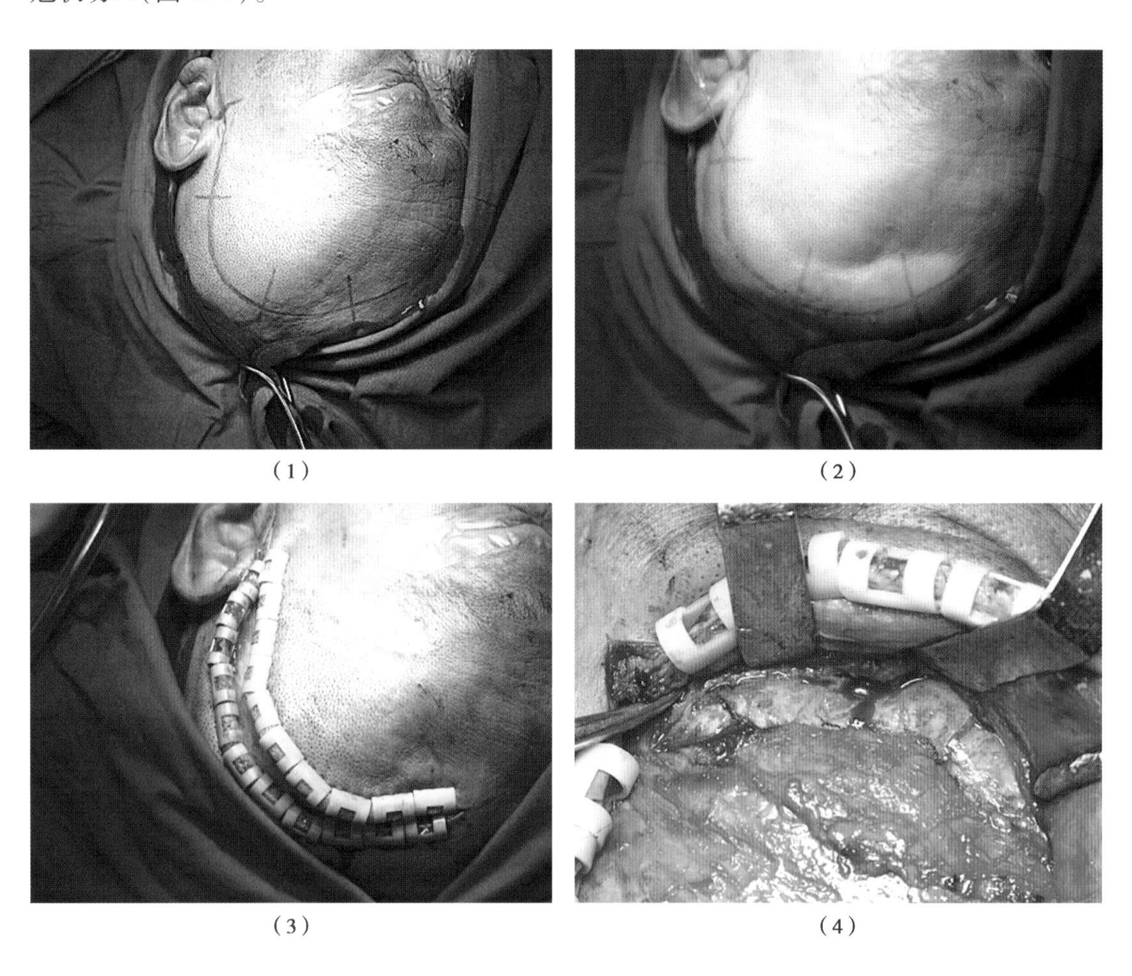

(1) (2) (3) (4)

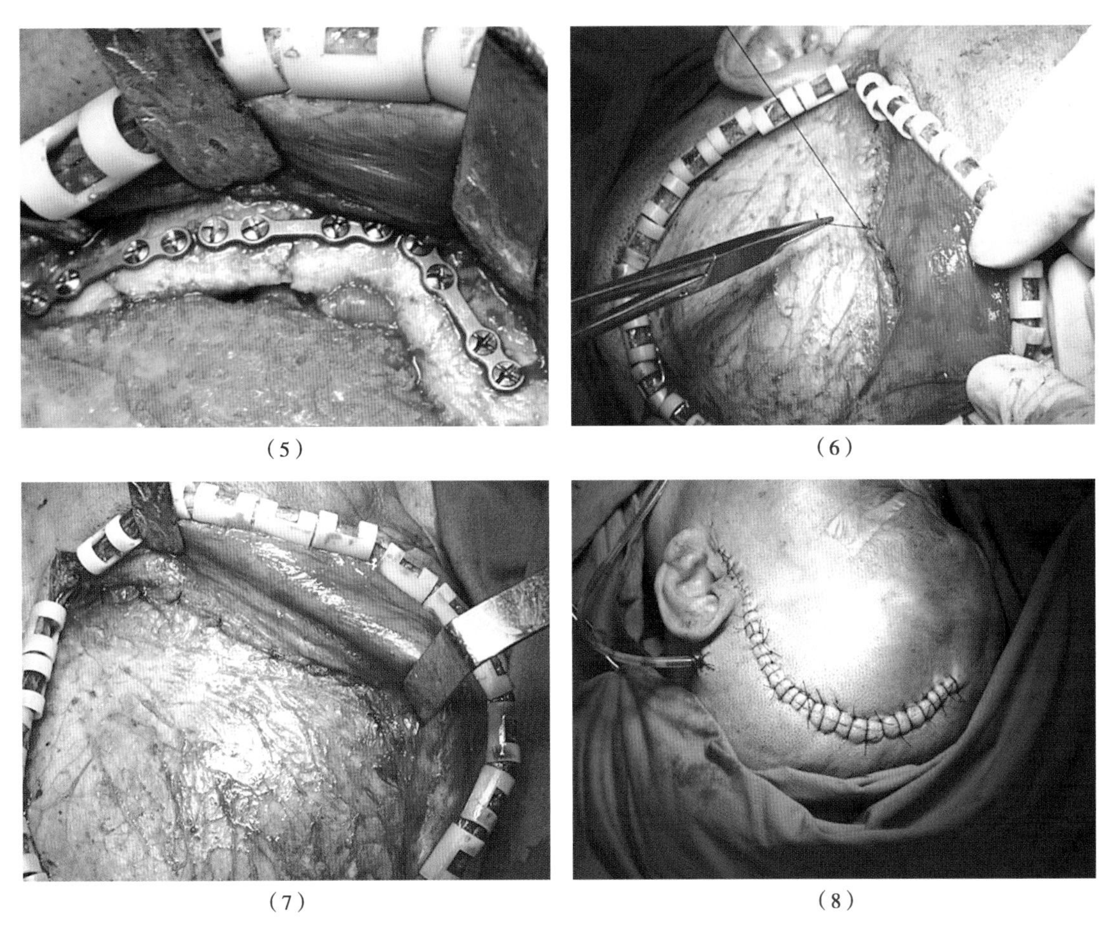

(5)　(6)　(7)　(8)

图 13-3　头皮冠状切口

(1)示头皮半冠状切口设计;(2)示沿切口线局部注射含肾上腺素盐水以减少出血;(3)示切开后以头皮夹止血;(4)示翻瓣并切开骨膜后,显露骨折;(5)示骨折复位与固定;(6)示缝合切开的颞深筋膜浅层;(7)示颞深筋膜浅层缝合完毕;(8)示分层缝合头皮切口并放置引流装置。

手术切口可从两侧耳屏上端经过颅顶连线切开,所翻开的皮瓣内包含颞浅动静脉的额支、顶支,仅仅切断后支;也可以根据骨折情况,将切口稍向前移,切口切至帽状腱膜下疏松组织,从该层次向前分离皮瓣,至眶上缘上 1cm 处切开骨膜,在骨膜下继续完成分离。侧面的颞区解剖自骨膜上沿着颞筋膜表面分离皮瓣,分离至颧弓上约 2cm 处,在此处颞深筋膜便分成两层,可在颞深筋膜浅层上做向上、向前 45°的切口,此切口在前方与眶上骨膜切口相连。当颞深筋膜浅层深面的解剖平面确立之后,可切开颞深筋膜浅层,继续向下分离至颧弓、再切开颧弓上端的骨膜,分离暴露颧弓,同时在眶上缘外侧切开额骨骨膜,行骨膜下分离,暴露眶外侧缘、颧骨面。由于头皮冠状切口充分显露了颧骨与颧弓,复位时可以在直视下将复位器械插入颧骨体或颧弓深部做撬动或提拉复位,直接观察骨折段的复位情况。

(2) 颞部 Gillies 切口径路复位:该复位方法能有效用于颧骨与颧弓骨折,是颧弓骨折复位的主要复位方式之一。其最大的优点在于可以使用较大的复位力量;可以运用于复杂的颧骨颧弓骨折,尤其是陈旧性骨折。颞部 Gillies 切口径路复位也是一个快捷简便的方法,并发症较少。

采用颞部 Gillies 切口径路复位需在耳轮上 2.5cm 及前方 2.5cm 大约 3cm×3cm 的区域行术区备皮。通常此区域内可见颞浅动脉的分支,可以此作为切口参照标志,切口可位于颞浅动脉分叉处之上,位于两分支之间。在此区域内做一长约 2.5cm 的从前上到后下的切口,依次切开皮肤与皮下组织,到达颞肌筋膜。在此水平颞肌筋膜分为两层,一层附着于颞肌,另一层则向下附着于颧弓,而切口深度须位于两层之间,以便器械容易进入颧骨颧弓的内侧。术中可以观察到颞肌自切口处膨出,颞肌是手术的标志性结构。可用骨膜剥离器插入颞肌与颞肌筋膜浅层之间,将骨膜剥离器来回移动逐渐进入颧弓内侧以及颧骨体的颞下面。在此层次颞肌与颞肌筋膜间并无致密附着,器械可以自由移位。但是,如果颧弓发生了内侧移位则器械进入颧弓内侧较为困难。在这种情况下,器械的头部应当向内侧紧压颞肌而进入颧弓内侧。在进行复位撬动之前,应充分探及颧骨颧弓的内侧面,了解骨折的部位和范围。复位时,将骨膜剥离器取出,换用扁平且足够坚硬的器械进入同一层次进行骨折复位。复位可以颞部和颅骨为支点,但是在支点以下必须垫纱布缓冲,以免局部压力过大而引起颅骨骨折。复位过程中,根据骨折移位的特征,可自前方、上方以及侧方用力抬升颧骨体或颧弓,同时在颧面部的外侧进行触诊感知骨折的复位。骨折复位过程中通常可闻及骨摩擦音。若感觉到复位过程中抗力较大,则应考虑颧骨的严重嵌顿,此时需使用较大的力量。还应考虑复位器械的头部是否放置得过远而使复位的力量不够。颧弓部存在骨折者,在颧骨体复位后可将器械向后侧移行至颧弓骨折处,继续行颧弓骨折的复位。

(3) 上颌前庭沟切口径路复位:是一个应用较多的颧骨颧弓骨折复位方法,主要优点在于不存在皮肤瘢痕。上颌前庭沟切口径路复位不适用于需要做稳定固定之颧骨颧弓骨折。

在上颌第一磨牙远中的前庭沟处向后横行或纵行切开黏骨膜后,在骨膜下沿上颌结节钝性分离至颧弓下,以扁平的骨膜剥离器伸入颧弓内侧、颧骨的颞下面,并在骨膜上钝性分离软组织;改用大的骨膜剥离器或其他复位器械,在颧骨的颞下面插入,相应使用向上、向侧方以及向前方的力量使骨折复位。在复位的过程中应当避免将上颌骨骨面作为支点。对于单纯的颧弓骨折,在最低点处用力将塌陷的颧弓撬起、复位。上颌前庭沟切口径路复位同时在颧面部的外侧进行触诊感知骨折的复位,复位的标准是开口度恢复正常,骨折塌陷处消失,且左右颧面部基本对称。

(4) 下颌升支前缘切口径路复位:这一复位方法不适用于颧骨骨折,仅适用于单纯颧弓骨折的简单复位,且不做固定。主要优点也在于不存在皮肤瘢痕。

首先沿着升支的前缘做一长约 1cm 的口内切口,切透黏膜和黏膜下组织,切口一般未及骨面,但是应到达颞肌附着于升支的深度,在颞肌的外侧向上做钝性分离,通过这一径路到达颞肌与颧弓之间,且可触及颧弓的内侧面,然后改用大的骨膜剥离器或其他复位器械,并确保器械位于喙突的外侧,在最低点处用力将塌陷的颧弓向外侧撬起、复位。复位过程中,另一只手放在面部,通过手指的感觉控制复位程度。复位的标准是开口度恢复正常,骨折塌陷处消失。无须做内固定,但是局部必须加以保护,以防再次出现骨折。口内伤口做单层缝合,放置引流条,并用缝线固定于口内黏膜,术后 1~2 日后拔除。

(5) 眉弓切口径路复位:通过眉弓切口径路复位的最大优点在于可以直视眶缘的骨折,必要时还可以通过同一切口做骨折的固定;眉弓切口不涉及重要的神经血管结构,而且基本位于眉弓之内而使得瘢痕不易触及。其缺点在于手术暴露面积较小,不能产生足够大的复

位力量，尤其是向上方向的力量有限。

手术前不必剃除眉弓处毛发。术者可用两指扪及眶缘处皮肤，做长约 2cm 的切口，切口与眉弓相平行，并避免损伤毛囊而影响术后眉毛的生长。切口首先达到骨膜水平，做较小范围的潜行分离后，在骨膜上做锐性分离，显露出眶外侧缘的外侧、内侧以及后侧面，暴露出颧额区的骨折后再沿骨膜下做进一步分离，然后从后方沿着颧骨的颞面插入复位器械，复位时一手触及眶下缘和颧骨体，相应向前、外、上用力抬升颧骨体。

（6）经皮径路复位：此法可能是最为简便的复位方法，常用的方法有单齿钩复位法和巾钳复位法等。经皮单齿钩复位法可以应用于简单的颧骨或颧弓骨折，巾钳复位法一般仅用于单纯的颧弓骨折。经皮径路复位被广泛应用的原因在于其无须分离软组织，可以直接向一定方向施加复位力量，而不必受到邻近结构的阻碍。其缺点在于在面部比较醒目的部位留有瘢痕，但是在实际应用中一般术后 2~3 周瘢痕已经不甚明显。

单齿钩复位法用于单纯颧骨骨折复位时，可先于骨折凹陷处标记，同时描出颧弓轮廓。实施复位时将单齿钩 U 形弯曲平行于颧弓放置，钩尖对准相应于骨折凹陷的颧弓下缘处，经皮直接穿刺垂直插入软组织，至钩尖深度略超过 M 形最凹陷点为止。然后 90°向颞侧转动单齿钩，使单齿钩钩端置于颧弓下方，再扶正单齿钩使钩端绕颧弓内侧面。这时，一手放在骨折表面感知复位程度，另一手用力提拉单齿钩，直到复位。复位的同时可以听到骨折块的回弹声响，复位后开口度立即改善；在颧弓的下方滑行探查，可感觉平滑的拱形结构。手术成功的关键在于复位着力点准确放置，一般手术越早，成功率越高。此外，B1、B2 型颧骨骨折，有时也可采用单齿钩经皮穿刺钩住颧骨结节后面，向前或向前外提拉颧骨使之复位，在复位颧骨的过程中，通过单齿钩可以在任一方向使用足够大的复位力量。

巾钳复位法亦无须做皮肤切口。在局部消毒和麻醉后，利用消毒巾钳的锐利钳尖，在骨折部位刺入组织内，深入到塌陷的骨折片深面或夹住移位的骨折段，紧握钳柄向外提拉、牵引复位。

3. 颧骨颧弓骨折的固定　颧骨颧弓骨折手术治疗的另一个关键步骤就是在正确复位后决定是否需要进行固定。在颧骨骨折复位后，如果需要保持一定的复位力量使颧骨体保持在正确的解剖位置以维持其稳定性，则往往需要进行固定。如果在复位后不需要使用外力，骨折断端即能保持正确的复位关系并维持稳定，而且在颧骨或颧弓上施加较小力量时，骨折块不发生移位，则可以考虑不固定。一般移位程度小的骨折在复位后不进行固定亦可获得较好的稳定性。在手术中如果怀疑复位的稳定性，最好还是进行固定。此外，有学者还指出颧骨骨折复位后稳定性的关键点在于骨折断端的状况。如果骨折断端不是粉碎性骨折，则骨折块即便没有固定装置亦可保持稳定，但是骨折断端若存在粉碎性骨折，将增加其复位后的不稳定性，则需要采用有效的固定方式。

颧骨复合体骨折坚强内固定的原则是水平支柱用微型板固定，目的是抗拉；垂直支柱可以采用小型板固定，目的不仅要抗拉，还要抗扭。对于一些仅仅下端内陷或外翘移位的骨折，复位后只做颧牙槽嵴固定即可；如果骨折内陷并有下垂，还需要固定颧额缝；当骨折移位发生旋转时，一般要固定三点：颧牙槽嵴、颧额缝和眶下缘；伴发颧弓骨折移位者，还必须增加第四点颧弓固定。由于颧牙槽嵴是上颌骨主承力轨迹，受力较大，因此固定这个部位可恢复颧上颌骨承力结构，并支撑颧骨，防止下沉、内陷和外翘。而颧额缝是颧上颌骨次承力轨迹，又是骨折旋转移位的轴点，可用小型钛板固定，但此处放置小型板可能造成皮下可触知的隆突,所以一般情况下在临床上此处应用微型钛板,但前提是保证固定的稳定性。眶下缘是颧上颌骨的水平力柱,受力小,经解剖对位后比较稳定,可以不固定,但当旋转时,则必须固定,可以用微型板。在眶周尽量使用较薄的接骨板以防止局部过于突出而产生突出感。颧弓是面侧水平力柱,一般用微型板固定即可,当发生多段骨折或预计眶下缘不准备固定时,可用较长的微型板固定,以克服肌肉拉力和骨形态本身的变应力。颧弓根部骨折的固定在临床上容易受到忽视,实际上颧弓根部骨折的正确复位与可靠固定十分重要,其后部的矢状骨折可以用拉力螺钉固定,但是螺钉要远离关节,固定在颞窝后上方(图 13-4)。

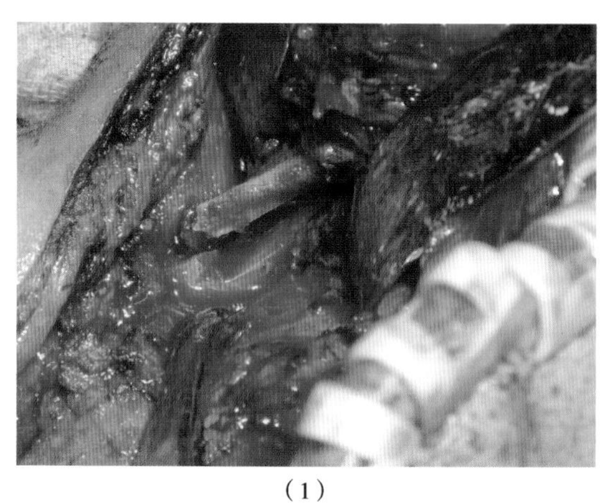
(1)

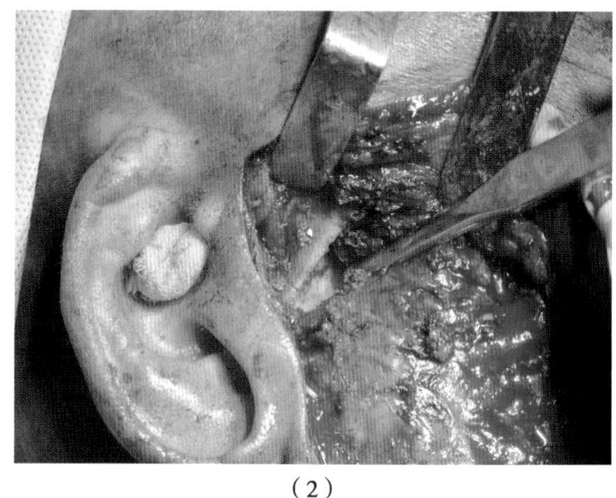
(2)

图 13-4　颧弓根部骨折的固定
(1)示颧弓根部骨折;(2)示颧弓根部的矢状骨折用拉力螺钉固定。

事实上,关于颧骨颧弓骨折固定中小型板的应用,临床存在一定的争议。小型板的不利之处较多,如在处理不稳定性或粉碎性颧骨骨折时,颧上颌支柱区小型板固定可能导致前突;小型接骨板用于颧弓,可能导致颧弓向外侧移位;眶下缘的接骨板还会引起慢性炎症、眼睑水肿和外翻等。因此,小型板的应用应慎重选择。

由于颧骨颧弓的骨质相对较为薄弱,有作者推荐使用自攻式螺钉,认为在薄弱的骨块上自攻式螺钉所产生的夹持力更大。在选择接骨板的类型时,应当考虑重要解剖结构如牙根、眶下神经等的位置。如通过颧上颌支柱的骨折位置较低,可以选择 L 形、T 形或 Y 形接骨板,以使低处的两个螺钉位于牙槽突根尖水平以上行水平排列,既避免了损伤牙根,又起到了稳定固位的作用。此外,还需注意的是对于伴有骨缺损的骨折,应当选择长的接骨板跨越过骨缺损区,以利于骨折的愈合。

(三) 颧骨颧弓骨折手术治疗中的相关要点

1. 头皮冠状切口复位避免面神经损伤的措施　无论是颧骨骨折,还是颧弓骨折,做头皮冠状切口切开复位固定时,均存在可能损伤面神经颞支与颧支的风险。术者应当熟悉面神经颞支与颧支的行径、层次和方向,在设计切口时加以避免。面神经颞支与颧支在颞筋膜层与腮腺嚼肌筋膜融合的纤维组织层内,颞支分支额支,向前上进入额肌,并支配该肌运动;颧支从颧骨体部越过,向前进入眼轮匝肌,并支配该肌运动。额支的表面投影为自耳垂分别至眉弓外侧与最高额角处做两条连线,神经走在两条连线之间。相当于耳屏下 0.5cm 至眉

弓外上方 1.5cm 处的连线上。颧支表面投影为耳轮角至眼外眦做一连线，多数颧支在连线的中 1/3 处向上前行。为此，手术切口应避开神经走行部位。耳屏切口过于靠前，有损伤颞支的可能，颞支损伤后额支也就失去了功能。必须强调在颞筋膜的深层翻瓣，即在颞肌表面进行分离，将神经连同皮瓣一同向前翻起，就可以有效地防止神经损伤(图 13-5)。

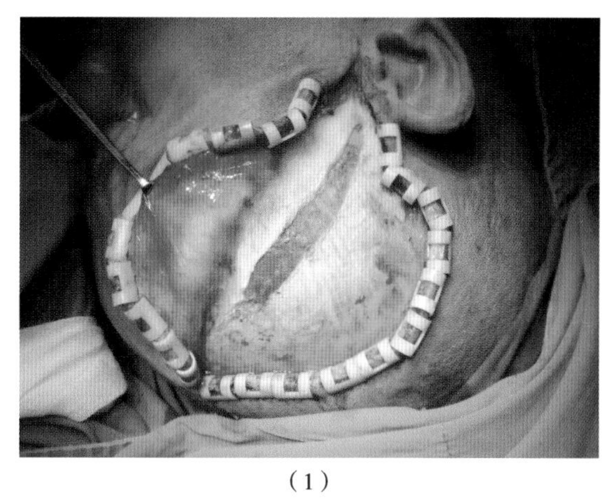

(1)

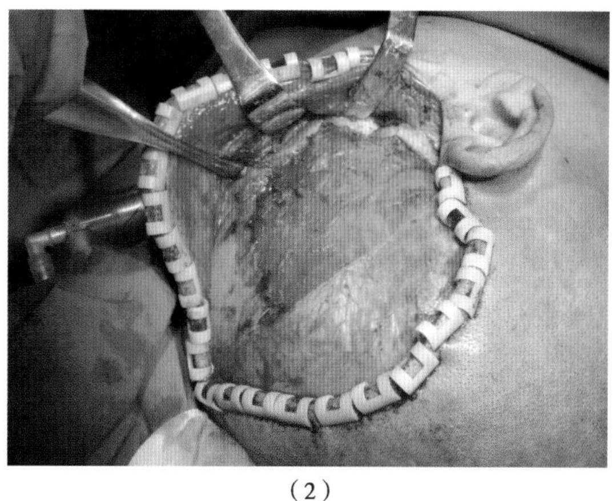

(2)

图 13-5　头皮冠状切口翻瓣避免面神经损伤

(1)示切开颞筋膜，到达颞肌表面；(2)示在颞筋膜的深层翻瓣，在颞肌表面进行分离，将神经连同皮瓣一同向前翻起。

2. 眼球的保护以及相关问题　颧骨手术复位固定治疗引起视力损伤的可能性很小。眼的状况是决定是否进行开放手术以及选择手术方式的一个决定因素。对于颧骨复合体骨折患者，若本侧眼出现了视力减退，或对侧眼无论是何原因引起的视力减退、失明，在进行本侧颧骨复合体骨折开放手术时，应当慎重，必要时在术前进行眼科的会诊。术后由于软组织的肿胀，患者可能出现双眼暂时性复视现象。涉及眶底骨折以及眶区重建的患者，术后应常规进行瞳孔反射、视敏度等相关检查，并定期检查眼底情况。手术中眼球的保护，首先是避免手术中不慎导致的角膜损伤。采用上眼睑切口、下眼睑切口(睑板下切口、睫毛下切口)以及经结膜切口时，可使用眼膏涂抹于眼球表面、上下眼睑暂时性缝合等方法。眶周小切口比较精细，手术时需注意保护眼球及泪器，分离时如果破入眶隔，会引起脂肪的外溢，影响手术操作，术后可能会引起睑外翻。

3. 软组织的缝合处理　在完成手术复位与固定关闭创口时，应当对眶下以及颧骨部位的软组织进行悬吊定位。由于创伤时组织结构断裂、神经损伤，致使颧颊部软组织以及外眦下垂，加之显露骨折部位时，广泛的骨膜下剥离致大部分软组织失去了与骨面的附丽关系，若不做悬吊固定，软组织将可能出现松弛以及左右侧的软组织不对称，下眼睑处受到组织的牵拉而引起下睑外翻。有资料显示，软组织未做悬吊时，20%的患者发生巩膜外露。因此，对于此类软组织完全从骨面剥离的骨折手术，缝合时必须深达颧面部软组织的深部，以恢复软组织与骨骼的正确附丽关系。悬吊方法可将软组织骨膜复合组织缝合固定于邻近的骨膜上，或通过邻近骨钻孔固定，也可通过将颞顶头皮瓣的帽状腱膜缝合固定于颞线处的颞深筋膜上而将颧颊部的软组织上提固定。骨折复位过程中，如果外眦韧带被剥脱，应予以游离并缝合悬吊于颧额缝的板孔上。

第四节 研究热点

一、颧骨颧弓骨折复位的相关研究

关于颧骨复合体骨折的复位,一般认为在额蝶突、上颌突、颞突和眶突四个解剖标志中,至少3个突起恢复其正常解剖位置,即可保证颧骨复合体得到了正确复位。也有学者总结认为成功进行三维复位的关键在于处理好五个区域,即:颧颞支柱区、眶外侧壁内侧面蝶骨大翼区、眶底区、颧上颌支柱区和颧额缝区,其中,蝶骨大翼内侧面的处理尤为重要,被认为是完成准确复位的可靠参照标志,越来越受到临床重视。尸体研究发现,当眶下缘及颧额区复位后,颧蝶区仍可能错位,此时颧骨可能前突或突出不足,而当颧蝶缝对齐后,正确的颧骨体的位置才能被建立。尤其是在上颌窦前外侧壁骨折时,颧上颌支柱对位困难,颧额缝及眶下缘对位不足以恢复颧骨的正常位置,而颧蝶区对位为颧骨体的三维复位提供了可靠的依据。此外,由于位置较深和受眶内容物的保护,颧蝶区不易发生粉碎性骨折,骨折线清晰,易于对位。也有学者强调颧骨颧弓骨折成功复位的另一重要因素是颧弓形态的恢复,恢复颧弓前后向距离及外侧突度是纠正颧突点位置,重建面部高度和面容突度的关键。临床上部分病例术后仍表现为一定程度的面中部塌陷及面部横径过宽,多与不重视颧弓形态的恢复、中面部受到破坏的骨架未精确重建有关。

对于颧骨复合体骨折复位顺序,不同的学者有不同的观点。Rohner 等认为以颧蝶缝复位作为颧骨复位的参照,应按照颧额缝、蝶颧缝、眶下缘、颧上颌缝的顺序复位。Gruss 等则强调颧弓在面中部复杂性骨折治疗中的重要性,认为颧弓准确复位不仅恢复了面中部眶架的完整性,也为确立面中部正常宽度和突度提供了重要的解剖依据,因此颧弓应首先被固定。也有学者提出当颧骨复合体骨折合并有颧弓根部骨折,如果忽视颧弓根部骨折,即使整个颧骨复合体骨折都行坚强内固定,颧骨体在强大的肌张力作用下仍然不可避免地后移,难以保持颧骨体的正常解剖位置,因此首先应使颧弓根部复位。颧弓根部的首先复位,一是在前后方向恢复了颧弓根与颞骨基部的解剖关系;二是在水平方向恢复了颧弓突度的弧度,使颧骨的复位有了较明确的参照。

二、颧骨颧弓骨折固定的相关研究

颧骨颧弓骨折手术治疗中的另一个争议话题就是颧骨骨折需要做何种程度的固定才足以预防术后的移位。文献中关于颧骨骨折固定的观点不尽相同,从认为无须应用接骨板到“一点固定”“二点固定”再到3~4块接骨板的“多点固定”,多种观点并存。Zingg 应用闭合复位治疗164例颧骨复合体骨折,术后出现明显不对称畸形的仅为10例(6.10%)。Champy 应用颧额缝“一点固定”治疗342例颧骨复合体骨折病例,术后仅6例(1.8%)对外形不满意;Manson 等也认为颧上颌突“一点固定”即可达到可靠效果,尤其对移位不大的骨折来说是稳定的;Ghahreman 认为只须在颧额缝处进行固定即可;Ellis 和 Covington 等认为30%~40%的颧骨复合体骨折可选用“一点固定”。Davidson 应用颅骨标本模拟颧骨复合体骨折,观察不同方法(钢丝、小钛板)在不同部位(颧额缝、眶下缘、颧牙槽嵴)进行一点、两点、三点

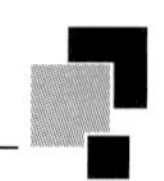

固定后受力时颧骨体发生移动的情况,结果表明无论钢丝还是小钛板三点固定颧骨体都很稳定,无移位。Ellis 和 Kittdumberng 曾经对采用不同的手术径路、治疗时间也各异的一系列颧骨骨折病例进行了回顾分析,这些病例有复位后不做固定者,亦有使用了 3~4 块接骨板的“多点固定”者,但是很少有发生术后骨折移位者。

也有学者认为固定方式不是绝对的,主要依据骨折的严重程度和移位情况而定,不同的固定方式如果应用得当可以获得同样良好的临床稳定性,一些多点固定的患者减少其固定数目仍有获得稳定固定的可能。因此,在保证颧骨体复位后稳定性的前提下,应当尽量减少不必要的固定。因为这种“过度固定”对临床效果的提高不但没有帮助,相反会加大手术创伤,增加术后软组织畸形的发生率。

颧骨骨折复位后的稳定性不仅仅与固定的方式有关。多数学者认为咬肌的牵拉是颧骨颧弓骨折复位后再移位的重要原因,颧骨颧弓骨折的单纯复位并不能使颧骨颧弓获得足够的稳定性,因为咬肌向下方的牵拉有可能使颧骨体在骨折愈合前发生旋转移位。为了减小咬肌对颧骨体的牵拉力,有学者甚至认为有必要在颧骨颧弓骨折后进行颌间固定。关于咬肌牵拉对颧骨骨折复位稳定性的影响,学者持不同观点。Oyen 和 Tsay 的动物实验证实了嚼肌的收缩可以对颧骨体产生拉应力。尸体和颅骨实验也表明向下的牵引力可以使模拟的颧骨复合体骨折发生移位。动物实验虽然证实了嚼肌的收缩可以对颧骨体产生拉应力,但在人体上这种力的大小以及对颧骨复合体移位的作用如何还不清楚。对于尸体或颅骨模拟颧骨复合体骨折的实验,一方面这种模拟是否能够反映颧骨复合体骨折的真实情况有待进一步讨论;另一方面即使能够反映颧骨复合体骨折的某些特征,由于应用的方法和加载的条件不同,所得到的结果也有很大的差别。因此,尚无直接证据可以证明嚼肌的牵拉力是颧骨复合体骨折复位后发生再移位的主要原因。Santo 等认为在颧骨颧弓骨折后咀嚼肌力明显减小,不会引起复位后骨折断端的不稳定,术中精确复位更重要,可按需要选择接骨板的数量甚至不固定。他们在相关研究中对 10 例单侧颧骨骨折患者与对照人群的咬肌力量进行了对比,结果发现单侧颧骨骨折患者的咬肌力量显著减小,直到手术后 4 周患者的咬肌力量仍较正常者小。

三、微创外科技术在治疗颧骨颧弓骨折中的应用

颧骨颧弓位于面中部且与面神经相邻近,这决定了其手术入路的特殊性,即:需要从邻近相对隐蔽的解剖部位选择手术切口并避开面神经,如头皮冠状切口、口内前庭沟切口以及眶周切口等。这些切口由于远离骨折区域、径路相对较长,因此需要显露得更为广泛,往往造成的创伤亦较大,存在出血多、切口区感觉异常、面神经损伤、瘢痕过大、脱发以及感染等并发症。

实际上,在“微创外科”(minimally invasive surgery,MIS)这一概念被正式提出以前,临床医师在颧骨颧弓骨折治疗中已经十分重视手术创伤的减小,尽量避免大的手术切口而选择损伤相对小的切口或经皮径路。然而,微创外科却是比单纯的小切口有更深的含义;必须明确的是——微创的概念是相对的,与传统或常规手术相比较,手术创伤减小及其并发症减少,就可以视为微创。颧骨颧弓骨折后的形态与功能的良好恢复,必须建立在微创的基础上。随着手术技巧、辅助器械和仪器设备的发展,在目前颧骨颧弓骨折的治疗中,微创一方

面体现在小切口或经皮径路在颧骨颧弓骨折中应用得更为广泛，而在选择头皮冠状切口时则较为慎重；另外一方面则是体现在以影像辅助、内镜辅助以及计算机辅助为代表的新技术应用在颧骨颧弓骨折治疗中的兴起，这些新技术使得手术创伤进一步减小。

颞部小切口、口内小切口或经皮肤径路复位颧骨颧弓骨折，符合微创的原则，但是具有一定的盲探性，从而促使临床寻找术中的影像辅助手段来确保其可靠性。如前文已提到的C臂机监视下进行小切口径路颧弓骨折复位术，即可避免反复分离所造成的颞下间隙组织损伤，手术操作相对简单，因而可减少手术本身的创伤性。此外，也有报道将超声应用于颧骨颧弓骨折的复位术中，取得了满意的效果，其具体方法是对颧骨颧弓骨折患者，先行超声将骨折点定位，然后按照传统的口内途径复位法行复位术，术中超声予以监视，即时评价手术效果，并提供复位方向，依据超声图像当即可知手术效果。将超声应用于传统的颧骨颧弓骨折的复位术中，利用超声显示近体表骨皮质的连续性，了解骨折端的状况及复位时动态复位效果，使得原来盲目性很大的复位术变得直观、准确，因此创伤较小。C臂机或超声引导的颧骨颧弓骨折复位手术，在传统小切口微创手术的基础上，进一步提高了手术的直观性，减少了对组织的损伤和并发症的发生，在一定程度上可以提高小切口或经皮径路微创术在颧骨骨折复位中的疗效。

近年来，借助内镜通过小切口行颧骨颧弓骨折复位固定受到关注。通常内镜辅助下的手术具有创伤小、术后恢复快等诸多优点，是一个很有价值、值得研究和应用的方向。借助内镜行颧骨颧弓骨折复位，可充分显露骨折部位，保证精确解剖复位，手术创伤小，组织水肿轻，有利于判断颧部的对称性。手术中，根据术前影像学检查确定骨折部位及形式，选择不同的手术路径，主要有三种路径：①经颞部和上颌前庭沟小切口；②经耳前和眶外侧小切口；③经上颌前庭沟和耳前切口。以上三种路径可联合应用，充分暴露骨折端，确认骨折充分复位后再行固定；放置微型钛板后，经皮穿刺切口置入套管，以螺钉固定钛板；固定部位包括颧弓根、颧额缝、眶下缘和上颌骨颧突四点固定。

计算机辅助技术为颧骨颧弓骨折的治疗提供了新的手段，包括术前的规划、术中的定位与检验等方面，主要应用的是计算机辅助的模型外科技术和计算机导航技术。计算机辅助的模型外科技术使颧骨骨折手术的过程更为直观，减少了传统手术的时间，其手术创伤也会相对减小。计算机导航技术应用于颧骨颧弓骨折，术前即可规划设计出颧骨颧弓骨折复位后的正常解剖位置，术中借助于术者用手术器械对患者解剖结构位置的“可视化”掌握，利用有限的手术入路或较小的组织分离即可实现颧骨骨折的可靠复位，从而极大地提高手术精度，并降低了手术造成的创伤。在计算机导航技术的辅助下，传统需要做头皮冠状切口者可相应减少。此外在颧骨骨折累及眼眶外侧壁或眶底骨折，需要行眼眶壁整复手术时，计算机导航技术则具有独特的优势，不仅提高了眼眶壁整复手术的疗效，且可以有效防止眼眶内重要结构的损伤而减少相关的并发症。

手术必然造成损伤，颧骨颧弓骨折的手术治疗亦不例外。微创外科理念，不仅仅强调切口小，更强调以最小的侵袭或损伤达到最佳的外科疗效。颧骨颧弓骨折的手术治疗中，小切口或经皮径路的应用和影像辅助、内镜辅助和计算机辅助等新技术的应用，互为补充并相互促进，使得颧骨颧弓骨折的微创外科治疗技术日益提高，而手术创伤亦相对减小。随着科学和外科技术的发展，颧骨颧弓骨折的微创治疗也必将不断发展、丰富、完善和普及。

（李　智）

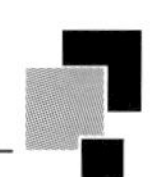

参考文献

1. 东耀峻,张清彬,李祖兵,等. 颧骨骨折复位径路与固定部位的临床研究. 中华口腔医学杂志,2004,39(1):12-14.
2. 何冬梅,张益,张震康. 颧骨复合体骨折的分类研究和治疗. 中华口腔医学杂志,2004,39(3):211-213.
3. 李智. 微创外科技术在颧骨骨折治疗中的应用. 中国实用口腔科杂志,2013,6(9):513-516.
4. 李祖兵. 口腔颌面创伤学. 武汉:湖北科学技术出版社,2002.
5. 李祖兵. 颧骨复合体骨折解剖复位与选择性固定. 中华口腔医学杂志,2013,48(12):763-765.
6. 马骁,柳春明,柴家科. 颧弓根复位在颧骨复合体骨折治疗中的意义. 口腔医学研究,2007,8(4):414-416.
7. 张善勇,杨驰,张伟杰,等. C 臂机导向下颧弓骨折复位术. 口腔颌面外科杂志,2009,19(1):35-37.
8. 张益,孙勇刚. 颌骨坚固内固定. 北京:北京大学医学出版社,2003.
9. 张志光. 微创外科技术在颌面部创伤中的应用. 中华口腔医学杂志,2006,41(10):587-589.
10. GEIJERSTAM B A,HULTMAN G,BERGSTRÖM J,et al. Zygomatic fractures managed by closed reduction:an analysis with postoperative computed tomography follow-up evaluating the degree of reduction and remaining dislocation. J Oral Maxillofac Surg,2008,66(11):2302-2307.
11. ANOLIDIS S,WEEKS B,KIRBY M,et al. Classification and surgical management of orbital fractures:experience with 111 orbital reconstructions. J Craniofac Surg,2002,13(6):726-737.
12. BARRY C P,RYAN W J,STASSEN L F. Anatomical study of factors contributing to zygomatic complex fracture instability in human cadavers. Plast Reconstr Surg,2007,119(2):637-640.
13. BEZUHLY M,LALONDE J,ALQAHTANI M,et al. Gillies elevation and percutaneous Kirschner wire fixation in the treatment of simple zygoma fractures:long-term quantitative outcomes. Plast Reconstr Surg,2008,121(3):948-955.
14. BOFFANO P,SALENTIJN E G,ROCCIA F,et al. Closed management by Ginestet hook elevator of V-shaped fractures of the zygomatic arch. J Craniofac Surg,2014,25(3):1130-1132.
15. CHEON J S,SEO B N,YANG J Y,et al. Clinical follow-up on sagittal fracture at the temporal root of the zygomatic arch:Does it need open reduction? Arch Plast Surg,2013,40(5):546-552.
16. ELLIS E, ZIDE M F. Surgical approaches to the facial skeleton. Baltimore: Lippincott Williams & Wilkins,2005.
17. KAUFMAN Y,STAL D,COLE P,et al. Orbitozygomatic fracture management. Plast Reconstr Surg,2008,121(4):1370-1374.
18. KELLEY P,HOPPER R,GRUSS J. Evaluation and treatment of zygomatic fractures. Plast Reconstr Surg,2007,120(7 Suppl 2):5S-15S.
19. LI W Z,ZHANG M C,LI S P,et al. Application of computer-aided three-dimensional skull model with rapid prototyping technique in repair of zygomatico-orbito-maxillary complex fracture. Int J Med Robot,2009,5(2):158-163.
20. MOHAMMADINEZHAD C. Evaluation of a single miniplate use in treatment of zygomatic bone fracture. J Craniofac Surg,2009,20(5):1398-1402.
21. FONSECA R J. Oral and Maxillofacial trauma. 3rd ed. St. Louis:Elsevier Saunders,2005.
22. SCHUBERT W,JENABZADEH K. Endoscopic approach to maxillofacial trauma. J Craniofac Surg,2009,20(1):154-156.
23. TAHERNIA A,ERDMANN D,FOLLMAR K,et al. Clinical implications of orbital volume change in the management of isolated and zygomaticomaxillary complex-associated orbital floor injuries. Plast Reconstr Surg,2009,123(3):968-975.

24. UDA H, KAMOCHI H, SUGAWARA Y, et al. The concept and method of closed reduction and internal fixation: a new approach for the treatment of simple zygoma fractures. Plast Reconstr Surg, 2013, 132(5): 1231-1240.
25. XIE L, SHAO Y, HU Y, et al. Modification of surgical technique in isolated zygomatic arch fracture repair: seven case studies. Int J Oral Maxillofac Surg, 2009, 38(10): 1096-1100.
26. YAMAMOTO K, MURAKAMI K, SUGIURA T, et al. Clinical analysis of isolated zygomatic arch fractures. J Oral Maxillofac Surg, 2007, 65(3): 457-461.
27. YONEHARA Y, HIRABAYASHI S, TACHI M, et al. Treatment of zygomatic fractures without inferior orbital rim fixation. J Craniofac Surg, 2005, 16(3): 481-485.
28. ZHANG Q B, DONG Y J, LI Z B, et al. Coronal incision for treating zygomatic complex fractures. J Craniomaxillofac Surg, 2006, 34(3): 182-185.

第十四章　鼻眶筛区骨折

第一节　应用解剖和相关临床特点

一、应用解剖

鼻眶筛区(naso-orbital-ethmoid,NOE)是人体最为复杂的解剖区域之一,特指面中部由两侧眶上孔和眶下孔之间构成的矩形区域,范围包括鼻骨、额骨、上颌骨额突、泪骨、筛骨,位于颅、眶及鼻三者交叉区域,又称鼻上颌泪额筛区。鼻眶筛区又称为鼻眶筛复合体,位于面中部中央偏上,其骨性结构由鼻骨、泪骨、筛骨、上颌骨额突、额骨鼻突等交汇而成。它占据眶间区,位于两眶之间,上方是前颅凹,前方是鼻额突,两侧是薄弱的眶内壁,后方是蝶骨前界。鼻眶筛区的水平支架由上方的额骨(眶上缘)和下方两侧的眶下缘及梨状孔下缘构成,它们决定了鼻眶筛区的前突度;垂直支架由上颌骨额突、额骨鼻突和鼻骨构成,有人将其称为表面中央支架,而将由额骨、筛骨垂直板、犁骨构成的额-筛-犁骨支架称为深面中央支架,这些支架相互交错构成火柴盒样结构。

当外力作用于鼻眶筛区的前部支架时,使这一相对脆弱的结构碎裂,支架塌陷向后、向外移位,造成眦距增宽、鼻背塌陷、鼻尖上翘等鼻眶筛区骨折的特有体征,同时还可以并发额窦骨折、前颅凹骨折、脑膜撕裂、脑脊液漏、眼球损伤等。

与鼻眶筛区相关的解剖结构还包括泪道和鼻旁窦。

泪道分骨性鼻道和膜性鼻道。骨性鼻道包括泪囊窝和骨性鼻泪管,泪囊窝由上颌骨的泪前嵴和泪骨的泪后嵴、泪沟围成,向下延续为骨性鼻泪管。骨性鼻泪管由位于外侧的上颌骨泪沟、内侧的泪骨降突、下鼻甲的泪突共同构成,上口位于眶下缘水平,下口位于下鼻道。膜性泪道包括泪点、泪小管、泪囊和膜性鼻泪管。NOE 骨折常因骨支架的坍塌移位压迫泪道或因骨折片离断泪道造成伤后溢泪和泪囊脓肿等。

与 NOE 骨折关系最密切的是筛窦与额窦。筛窦位于鼻腔外上方的筛骨迷路内,每侧有数个至数十个小气房,左右不对称,排列不规则,各房间由薄骨片隔成蜂窝样结构,脆而易碎。筛窦的血供来自筛前动脉和筛后动脉,借筛前孔和筛后孔与眶内交通,外伤可致血管撕裂造成眶内出血。额窦位于眉弓后方的额骨内外两层骨板之间及筛窦的前上方,借鼻额管开口于中鼻道,NOE 骨折累及鼻额管致额窦引流不畅易患额窦炎。

正常人内眦间距约为容貌两眼外宽的 1/3、形态两眼外宽的 2/5、口裂宽的 3/4、瞳孔间距的3/5。内眦处鼻梁矢高约为鼻根宽的1/2,内眦距的1/4(女)或1/3(男)。鼻高/容貌上面高约为3/4,鼻高/形态上面高约为4/5,鼻长/鼻高约为9/10,鼻宽/鼻长约为3/4,鼻宽/鼻高与黄金分割比率(5/8)相近,鼻深/鼻宽约为1/3。

二、鼻眶筛区骨折临床特征

鼻眶筛区骨折的发生率较低,约占面中部骨折的5%,但伤情重,合并伤多,可合并有颅骨、颅底骨折,其中额骨骨折、颅底骨折及蝶骨骨折多见。同时可伴发面部其他部位的骨折,如颧骨复合体骨折、上颌骨LeFort Ⅰ型及LeFort Ⅱ型骨折、LeFort Ⅲ型骨折,上颌骨矢状骨折也较常见,下颌骨骨折较少。致伤原因以交通事故为主,其次为暴力伤、工伤、火器伤和摔伤。

鼻眶筛区骨折,以前又称筛骨骨折、鼻眶骨折、鼻筛骨折等。1985年Gruss和1988年Paskert将其正式定义为同时涉及鼻、眶、筛区的骨折。鼻眶筛复合体骨折是面中部骨折的一种特殊类型。由于本身及其所牵涉的相邻解剖结构的复杂性,单纯的NOE骨折较为少见,多合并颅颌面其他部位的骨折,如诊断和处理不当,常造成多种难以纠正的并发症和畸形,一直是颌面外科治疗中一个比较棘手的问题。近年来随着对面部骨折特点的认识和诊断技术的不断发展,NOE骨折才逐渐被重视。

鼻眶筛区骨折主要表现为严重的面部畸形和功能障碍。突出的表现是以鼻根部为中心的面中部畸形;鼻根及内眦部因骨折下陷而呈扁平状,内眦角变平、内眦窝消失,伤侧眼裂缩短,而内眦距中线的距离明显比对侧增宽,可有眼球移位;鼻泪管损伤导致泪溢;严重的出血以鼻出血常见,多为鼻黏膜损伤所致。若有筛前动脉或筛后动脉破裂,则出血猛烈,一般鼻腔填塞法难以止血;眼部症状主要表现为上、下眼睑淤血,可呈现典型的"眼镜征"。多伴有程度不等的眼部损伤,如球后血肿、视网膜水肿和视神经损伤、眼球内陷、眼球运动受限等;眶骨膜撕裂后可有复视和半侧头痛;同时可出现眶下缘骨折。

创伤性眦距增宽(traumatic telecanthus)即眦距增宽和内眦角圆钝,是NOE骨折的典型表现。在面中部骨折中,其发生率约为10%,在NOE骨折中高达70%。创伤性眦距增宽的发生机制主要有三种:①内眦韧带被骨折片离断;②内眦韧带附着从骨面撕脱,可附带小块碎骨;③NOE区骨支架塌陷,骨片向后方及两侧移位,韧带随之侧移而松脱。临床以第三种情况最多见。内眦韧带是否松脱可以通过"眼睑牵拉试验"检查,方法是一手拽住上睑或下睑侧向牵拉,一手置于内眦处,正常情况下可触知内眦角处内眦韧带弓弦样绷紧的感觉。反之,则说明内眦韧带松脱。

NOE骨折后,当内眦间距大于35mm时,提示眦距增宽;大于40mm时,即可诊断为移位性NOE骨折。临床是否存在创伤性眶距增宽症尚有争议,Markowitz曾报道过6例遭受高能打击致面中部骨折的患者出现颧-眶-鼻筛区侧向移位,双侧眼眶扩大和离散组成创伤性眶距增宽症。但Tessier指出,创伤使骨性眼眶的某一部位发生移位从而导致创伤性眦距增宽,属于假性眶距增宽(pseudohypertelorism)。

NOE骨折还可造成鞍鼻畸形,主要因骨性鼻支架向后向外移位所致。临床表现为鼻

梁塌陷扁平、鼻尖上翘、鼻唇角变钝。NOE骨折中，约20%的患者可出现眼及附属器损伤，包括创伤性虹膜炎、前房积血、虹膜撕裂、创伤性白内障、视网膜水肿、视网膜剥离、视神经损伤、眼肌损伤等。此外，动眼神经受损可导致上睑下垂，眶底骨折致眼球下移亦可产生上睑下垂的假象。泪道损伤阻塞后，早期溢泪，后期可出现泪囊炎、泪囊囊肿或脓肿。

NOE骨折常常合并眶壁骨折、额窦骨折和颅底骨折。眶壁骨折可致眶腔扩大、眼球移位和眶内容物嵌顿。额窦及颅底骨折可造成脑脊液鼻漏、颅内血肿、脑挫伤。

影像学诊断NOE骨折可拍摄华氏位、柯氏位、鼻骨正侧位、半轴位等X线平片观察骨折情况，但平片显示分辨率不够，应常规进行CT检查。要求CT层面间隔最好能不超过1.5mm做薄断层扫描。轴位平扫可观察上颌骨额突、眶内缘、眶内壁、额窦骨折及其移位，同时估测眶容积改变情况。冠状平扫可观察骨折是否扩展至颅底、眶底、眶内壁。三维CT由于部分容积效应，不能准确反映NOE骨折的细微变化，但有助于从三维形态整体上判断NOE周围骨折的情况。

鼻眶筛区骨折的主要临床特征表现如下。

1. 鼻骨骨折　多发生在鼻额缝和梨状孔边缘。鼻骨上份骨质较厚，骨折多呈鼻额缝分离，鼻骨整体移位；鼻骨下份梨状孔边缘骨质较薄，骨折多呈粉碎性。鼻骨间缝可能裂开，鼻骨可沿其长轴左右侧旋转移位。严重时可出现鼻中隔骨折，甚至鼻骨缺损。

鼻眶筛区骨折产生的鼻骨骨折以伴发上颌骨额突骨折为特征。Markowitz等(1991)将组成眶内缘下2/3的上颌骨额突称为NOE区骨折的中心骨段(central fragment)。典型的中心骨段骨折多沿其周围骨缝发生。NOE骨折中，中心骨段上方骨折线可位于额颌缝、额颌缝上方或额颌缝下方。中心骨段下方骨折线主要表现为眶下缘斜向梨状孔走行。中心骨段内侧骨折线表现为鼻颌缝断裂。

2. 眶内下壁骨折　该区骨折可出现眶内下壁骨折。眶内壁骨折中，可出现典型的blow-in骨折及blow-out骨折。眶下壁骨折均为blow-out骨折。

Burn等(1998)根据眶内、下壁是否联合骨折将其分为：眶内壁骨折、眶下壁骨折、眶内下壁单纯型骨折(内下壁同时骨折，但内下壁交界处完好)和眶内下壁复合型骨折(内下壁及两者交界处同时骨折)。

根据骨折片的移位方式，Burn(1998)又将其分为：①活门型骨折(trapdoor fracture)，骨折片一端游离突入窦腔内，另一端与正常眶壁相连；②击出型骨折(pouched-out fracture)，骨折片完全游离，突入筛窦或上颌窦内。国内专家张益等发现还有另外两种移位方式：①凹陷性骨折，骨折片在水平及冠状CT上表现为圆弧形突出；②压缩粉碎性骨折，多见于双侧NOE骨折，鼻支架向后移位，压迫眶壁造成眶内壁粉碎，骨折片无明显移位。表现为以筛骨纸板为中心，骨壁向筛窦侧凹陷，眶腔扩大，但眶内容物未嵌入筛窦内。粉碎性骨折多见于双侧NOE骨折，鼻支架向后移位，骨折片碎裂，向内或向外移位。

未涉及内下壁交界的眶下壁骨折主要为活门型和击出型，未见典型的凹陷性及粉碎性骨折。活门骨折骨折线多位于眶下沟、管处，内侧骨折片向下旋转进入上颌窦，眶内容物嵌入上颌窦可呈典型的“泪滴征”，上颌窦内可见气液平面甚至整个窦腔浑浊；击出型骨折可见骨片游离突向上颌窦内。由 CT 影像可见,眶下壁以眶下沟、管为界,外侧骨质较厚,内侧骨质较薄,眶下壁骨折线多位于眶下沟、管处。眶内下壁复合型骨折,骨折不严重可表现为凹陷性;严重者则表现为击出型和双轴活门型。骨折及眶内容物向内下方斜行移位,眶内容物可嵌入筛窦和上颌窦,部分病例眶内容物可突入鼻腔。

3. 额基和颅底骨折　额基骨折,即额骨鼻突、眉间、眶上缘区域的额骨骨折。Burstein(1994)将额基骨折分为三类:Ⅰ类为额骨中央骨折,涉及 NOE 复合体上方的眶内上缘和双侧额窦;Ⅱ类为单侧额骨骨折,涉及额骨同侧的眶上缘和眶外缘,或为单侧额窦骨折;Ⅲ类为 NOE 复合体以及整个额窦骨折,涉及双侧眶上缘。

颅前窝由两侧额骨眶部及正中的筛骨筛板及后方蝶骨小翼及前床突构成,三者以额筛缝、蝶额缝及蝶筛缝相连接。NOE 骨折合并的颅前窝骨折主要发生在水平筛板区和额窦窦壁。

三、鼻眶筛区骨折分类

(一) Gruss 分类

Gruss(1985)等根据鼻眶筛区及其伴发损伤将 NOE 骨折分为五类:

Ⅰ类:单纯 NOE 骨折。

Ⅱ类:NOE 骨折联合上颌骨中部骨折。

Ⅱa:上颌骨中部骨折仅限于梨状孔周围;

Ⅱb:骨折涉及一侧上颌骨体或颧上颌骨复合体;

Ⅱc:骨折涉及双侧颧上颌骨复合体。

Ⅲ类:NOE 骨折伴发其他骨折。

Ⅲa:伴发颅面创伤;

Ⅲb:伴发于 LeFort Ⅱ、Ⅲ型骨折。

Ⅳ类:伴发眼眶移位。

Ⅴ类:伴发骨缺失。

(二) Markowitz、Manson 和 Sargent 分类

Markowitz、Manson 和 Sargent 等(1991)根据内眦韧带以及内眦韧带所附着的中央骨段的损伤情况和移位程度将 NOE 骨折分为三型,同时还提出了相应的治疗原则。该分类法是目前国内外文献和教科书对 NOE 骨折引用最多的分类方法,应用最为广泛。

Ⅰ型:眶内侧缘中央骨段整块骨折,无粉碎、无移位或轻度移位,内眦韧带附着点处骨段完整,内眦韧带未发生剥离。治疗原则以解剖复位为主,骨片用微型板固定。这种骨折可以是完全的,也可以是不完全的,可以是单侧的,也可以是双侧的。

Ⅱ型:眶内侧缘中央骨段部分粉碎、移位,但内眦韧带附着点处骨段完整,内眦韧带未从骨片上分离,骨折粉碎区在内眦韧带附着以外,骨折经复位后允许用接骨板固定。

Ⅲ型:眶内侧缘中央骨段粉碎,粉碎区波及内眦韧带附着区,内眦韧带发生剥离。内眦韧带需要重新附着,中央骨段可能需要植骨重建。

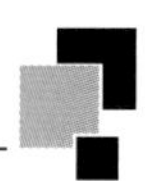

第二节　诊断、治疗现状和治疗设计

一、CT 检查在鼻眶筛骨折诊断和治疗中的作用

NOE 骨折多较复杂，CT 扫描在诊治中发挥着重要的作用，甚至有人认为 CT 检查是 NOE 骨折诊断和治疗设计的“金标准”。应用轴位 CT 可观察鼻骨间缝、鼻颌缝、泪颌缝是否分离，及泪囊窝、鼻泪管、眶内缘、眶内壁、鼻中隔的骨折及移位，评价眶体积的改变及眼球前后向移位的情况。应用冠状 CT 可观察眶壁尤其是眶下壁、眶内壁、眶顶壁、颅底骨折及鼻额缝分离的情况，以及眶腔的改变和眼球上下方向位置的变化。对于 NOE 骨折，冠状位 CT 结合轴位 CT 可达到精确诊断的目的，对眼眶各壁、颅底等深层骨折诊断效果尤其明确。将断层 CT 与三维影像对比发现，三维 CT 对于中心骨段及鼻骨等浅表骨支架骨折显示较好，尤其是水平方向的骨折线，如中心骨段上下方骨折线。对于粉碎性移位明显或合并其他颅颌面骨折的 NOE 骨折，三维 CT 由于部分容积效应，不能准确反映 NOE 骨折的细微变化，但可以有助于整体判断 NOE 周围骨折的情况。

在诊断和手术后评价方面冠状 CT 扫描得到国内外学者的公认，其在确诊眶底骨折移位、骨质缺损、眶内容物坠入状况上优势明显，并可评价术后眼眶容积和轮廓。Ellis 和 Tan 等通过眶底修复后在冠状 CT 上眼眶图像像素量的变化，首次从眶容积角度比较自体骨片和人工材料眶底重建的效果。认为钛网能够更好恢复眼眶的轮廓和容积，且不需另外取骨，主张采用钛网修复眶底缺损。

二、内眦韧带在鼻眶筛骨折治疗中的重要性

内眦韧带是鼻筛眶区重要的软组织结构，为一束纤维结缔组织条带，起于上下睑板鼻侧，止于上颌骨额突及鼻骨眶面骨膜。一般认为它分为前后两支，包裹泪囊，并将睑板固定于眶内壁的前后泪嵴上，可以起到牵拉上下眼睑使上下泪点与眼球更好地接触以利于泪液收集和排泄的作用，对眼轮匝肌的附着稳定性及开闭眼运动也有一定的支持作用。NOE 骨折可致内眦韧带断裂、撕脱，或随附着的小块骨侧向移位，结果造成眦距变宽（远内眦畸形）、内眦圆钝、溢泪等现象。

一些学者曾对内眦韧带做过精细的解剖学研究。Robinson（1970）发现内眦韧带分前后两支，分别附着于泪前嵴和泪后嵴。前支粗大，与眼轮匝肌侧向力相拮抗；后支纤细，与泪囊关系密切，可以帮助泪液排出。但临床上，人们发现当某些医源性损伤使内眦韧带前支从泪前嵴上剥离时，远内眦畸形并不明显，故许多医师认为维持内眦正常位置的是后支，而非前支。Anderson（1977）在术中观察到，内眦韧带还有一个粗大的垂直分支附着于额骨的骨膜上，他认为维持内眦正常位置的是其垂直分支，而不是后支。Zide 和 MaCarty（1977）解剖了 12 个新鲜尸颅，也发现了内眦韧带的第三个分支，它垂直或略斜向走行，牢固附着于鼻额缝及其周围眶内缘处，在对抗眼轮匝肌的髁向牵拉力方面起着主要作用，而前支作用次之，后

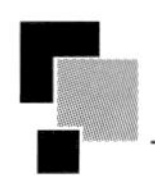

支作用甚微。内眦韧带三个分支合向泪囊的后上方，此即 NOE 骨折时内眦韧带复位的解剖依据。

国内张益等(2002)的研究也证实内眦韧带由三个分支构成，分别位于泪囊的前、后及前上方。内眦区眼轮匝肌纤维附着于内眦韧带前支、上支、泪囊表面及上下眶缘的骨膜面上。解剖测量发现：内眦韧带前支长度为 7.6mm±1.5mm，最大宽度为 4.5mm±0.7mm，最小宽度为 2.3mm±0.5mm；后支长度为 8.0mm±1.0mm，宽度为 6.4mm±1.4mm；上支长度为 6.7mm±1.5mm，宽度为 4.5mm±1.1mm；前支距鼻额缝 2.8mm±1.0mm，距鼻额缝 7.8mm±1.5mm；两侧韧带附着间距 13.1mm±2.3mm。组织学结构显示；内眦韧带的三个分支主要为胶原纤维，弹性纤维较少。它们均附着于骨膜，并整齐而有序地进入骨膜，与骨膜内的纤维相互交错移行。眼轮匝肌内眦区的深层纤维通过组织移行参与构成内眦韧带，Homer 肌沿内眦韧带后支的后外止于泪后嵴后方的眶壁面骨膜上。泪小管周围环绕有胶原及弹力纤维鞘及肌纤维束。

三、手术切口选择

鼻眶筛区手术需选择适当的手术入路，选择手术入路应遵循以下原则：手术视野开阔，有利于骨折复位固定；有利于同术野同步进行整形美容及功能重建；有利于清创，清除血肿及处理颅脑创伤；最大限度暴露骨折断端，有利于骨折复位固定；尽可能切口隐蔽、瘢痕不明显，因此往往需要用多个切口联合才能达到要求。由于鼻眶筛骨折常伴发面部其他部位骨折，因此手术切口的选择，首先要能够做到面部其他部位骨折的同步处理，然后兼顾鼻眶筛区骨折类型。常用的五种切口是经头部冠状切口、下睑切口、上唇口内前庭切口、鼻根正中切口和鼻根外侧切口。在鼻眶筛区显露中，最难暴露的是眼眶内侧壁，此处分离不当可增加内眦韧带附丽的损伤，使内眦韧带再附着的修复更加困难。而冠状切口是除局部直接切开显露外最好的手术入路，可直接显露额窦区和鼻眶筛区，在合并有颧骨等部位骨折时应为首选。下睑切口通常用于显露眶下缘和眶底，也适用于鼻眶筛区下方骨折的处理。上颌前庭切口可用于鼻上颌突的复位和固定。对于鼻眶筛区有软组织裂伤和单纯的鼻眶筛区骨折，可以选择局部切口显露，使鼻额缝和内眦、鼻泪管等更好显露，利于内眦韧带附着骨片的解剖复位和固定。

在实际临床工作中，学者们多按照其各自不同的临床经验和对骨折分类、治疗的理解灵活选择相应的手术入路。在合并颅面部其他部位骨折的情况下应充分考虑具体情况后对切口综合选用。尽量取原创口入路和小切口入路，并尽可能减少切口长度及数目。以下 3 种基本类型的切口临床常用。

1. 沿伤口切口　沿创口或将创口适当延长，充分止血，清除异物、血肿和碎骨片，尽可能把较大的骨折片复位固定。

2. 眉弓-鼻根部联合切口　适用于合并视神经管骨折者，切开皮肤、皮下组织及骨膜，分离软组织，显露骨折部位并予以复位固定。分离内侧眶筋膜，并将泪囊自泪囊窝向外下方向分离，去除筛骨纸样板骨折片及部分筛房，向后分离至视神经管并进行探查。

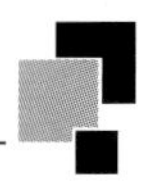

3. 额部冠状切口加下睑切口　主要优点是术野显露充分,可同步处理颧骨颧弓骨折,且切口较隐蔽,术后切口瘢痕不明显。切开皮肤、皮下组织及骨膜后,于骨膜下分离,显露眶缘,松解眶上血管神经束,分离眶内上部分骨膜,将皮瓣向下翻折至鼻骨平面。根据需要继续向下解剖眼眶内侧壁,显露并探查骨折区域。筛前动脉常可予以结扎或双极电凝止血,注意有时因眶内侧壁骨折常可致该动脉断裂并缩入眶腔。有时还需要结扎筛后动脉,但要防止误伤其后缘相距仅有数毫米的视神经。在分离正中区域软组织时,应避免损伤内眦韧带在骨面的附着点。

四、治疗设计

Markowitz 等根据内眦韧带以及内眦韧带所附着的中央骨段的损伤情况和移位程度将NOE 骨折分为三类,同时还提出了相应的治疗原则。

(一) Ⅰ型鼻眶筛骨折

Ⅰ型骨折即中央骨段整块骨折,无粉碎、无移位或轻度移位,内眦韧带未发生剥离。治疗原则以解剖复位为主,骨片用微型板固定。这种骨折可以是完全的,也可以是不完全的,可以是单侧的,也可以是双侧的。不完全骨折可经口内上颌龈颊沟切口进入,显露眶下缘和梨状孔,用钛板行坚固内固定;完全性骨折用冠状切口加口内上颌前庭切口显露,冠状切口是显露 NOE 区域最好的方法。将移位的额突上部复位并用钛板和螺钉固定在眶上缘上。NOE 下部即上颌骨鼻突骨折的处理可经下睑缘下切口进入。双侧完全性骨折时,骨折段呈单一整体移位,显露后用钛板和螺钉将骨折段固定于眶下缘、梨状孔和额骨上。

(二) Ⅱ型鼻眶筛骨折

Ⅱ型骨折即中央骨段部分粉碎、移位,但内眦韧带未从骨片上分离,骨折粉碎区在内眦韧带附着以外,骨折经复位后允许用接骨板固定。显露方法同Ⅰ型,但范围应包括眶内壁。显露眶顶和眶侧壁后在骨膜下向眶内和颧额缝剥离,眶内剥离深度应达眶缘内 2~3cm,以使头皮瓣松弛达鼻背平面,如松弛不足可在鼻背上方做骨膜下松弛切口。眶内壁剥离时应注意处理筛前、后动脉,继在近中线处沿鼻背做骨膜下分离,显露整个鼻眶区。经鼻复位内眦韧带附丽骨片是维持眦间距离最重要的步骤。仔细辨别内眦韧带附丽骨片,在泪窝后方钻一小孔(粉碎性骨折无须钻孔),用钢丝行穿鼻结扎(transnasal wiring),尽可能收紧以形成水平褥式固定。必要时辅用微型板加固。不论 NOE 骨折是否为双侧,应将一侧上颌骨额突用钢丝与对侧额突行水平褥式固定。眶内缘经用上述方法准确复位后,再将其他骨片分别复位固定。

(三) Ⅲ型鼻眶筛骨折

Ⅲ型骨折即中央骨段粉碎,粉碎区波及内眦韧带附着区,内眦韧带发生剥离。中央骨段需要植骨重建,内眦韧带需要重新附着。手术范围显露及眶内缘、眶内壁重建同Ⅱ型骨折。由于该型骨折使内眦韧带附丽骨片粉碎,无法行穿鼻结扎固定;或内眦韧带部分或全部撕脱,必须行穿鼻内眦固定术(transnasal canthopexy)才能避免术后眦距增宽。在头皮冠状瓣寻找内眦韧带,钳子提起后用3-0钢丝或缝线埋藏缝合内眦韧带2针;如内眦韧带未能找到,则在眦内侧3mm处做长约3~4mm长的纵形切口,切开皮肤后用蚊式钳做与内眦韧带基部平行的钝分离,找到内眦韧带前附着,同法固定。Zide等认为仅做内眦韧带前附着固定足够恢复内眦功能。将钢丝或缝线引出头皮瓣,在泪后嵴上、后方的眶内缘钻孔,直径约2~4mm,如为粉碎性骨折则不需钻孔,将钢丝或缝线经该孔从对侧带出,拉紧后使内眦韧带进入孔内或孔周骨片上。调整其位置,将钢丝或缝线固定在对侧眶上缘和穿鼻结扎的钢丝上,如果两侧均需施行内眦固定,不应做相互固定而应分别按上述法作内眦固定术。

(四)伴发额窦骨折

额窦骨折的处理应与鼻眶筛区骨折同步。一般来讲,额窦骨折先行复位,重建面中部上方的根基,便于下方鼻眶筛区骨折的复位、固定。仅有额窦前壁骨折且骨折片无明显移位时,不需要特殊处理。前壁骨折且有明显凹陷畸形者,需复位骨折片并固定。窦底部骨折常造成鼻额管堵塞,应显露额窦腔,刮除窦内黏膜,骨蜡封堵鼻额管上口或脂肪移植填塞窦腔,防止伤后鼻额管功能障碍或并发感染。大范围额窦底部和后壁骨折,且伴有硬脑膜撕裂时,应同步开颅处理。

第三节　鼻眶筛骨折的治疗规范

一、治疗时机

鼻眶筛区骨折患者常合并有不同程度的颅脑损伤,伤情复杂并存在生命危险,且并发症较多。初期处理中应将抢救患者的生命放在第一位,正确评估和及时处理危及生命的颅脑创伤和其他危及生命的损伤,当生命体征平稳,颅脑伤情和其他危及生命的损伤得到控制后,口腔颌面外科医师应会同神经外科、眼科、耳鼻咽喉科等医师共同商定治疗方案,尽早实施颌面部手术。有下列情况者即使明确诊断也不宜初期实施鼻眶筛区骨折的确定性手术:①昏迷的患者;②脑脊液鼻漏和耳漏较多时;③出现颅内感染症状和体征时;④休克或血容量不足时;⑤伴有威胁生命的胸腹、四肢伤时;⑥局部有感染时。

二、早期处理原则

明确诊断及时了解骨折范围,早期外科干预,广泛显露,解剖复位,行可靠坚强内固定,内眦韧带附丽骨片准确处理,即刻骨移植修复骨缺损,防止并发症产生是NOE骨折早期处理的基本原则。20世纪80年代以前,对NOE骨折的处理多持保守态度,即使手术,也须待水肿消退后进行,较为普遍的做法是在后期通过内眦悬吊、植骨隆鼻、重建泪道、内眦赘皮双Z成形等方法矫治畸形,但效果并不理想。近年来,随着颅颌面整复外科技术的不断发展,目前认为应该早期治疗。通过早期开放手术、解剖复位、坚固固定、即刻植骨重建和软组织修复,显著提高了NOE骨折的疗效。

早期手术要着重解决下面问题：①复位和固定中央骨块及内眦韧带，恢复内眦间距；②重建眶内壁和眶下壁，恢复眼眶容积；③植骨重塑鼻骨骨性支架，恢复鼻外形。手术多采用内眦区开窗入路，即在两侧内眦窝做纵向弧形切口，中间附加水平切口连接。有人将纵向弧形切口改为"鸥形"，以避免术后瘢痕收缩；亦有人在双侧内眦"鸥形"切口之间，沿鼻梁正中附加垂直切口，使手术野显露更充分。对于广泛性骨折，尤其是伴发颧骨、颧弓骨折时，采用头皮冠状切口较为方便，但还要增加睑缘下切口。当冠状瓣向前翻至眶上缘时，需继续沿眶上壁向深分离，至少达眶缘后2cm处，只有这样才能将冠状瓣翻至鼻梁水平，为此必须凿开眶上孔松解眶上神经血管束，并将滑车上神经血管束游离。眶内壁的暴露深度以能完全显示骨折为准，眶内壁很薄，骨折常常延及深部，但一般终止于筛后动脉前方，故无须处理筛后动脉。显露眶内壁骨折时应注意保护视神经，视神经通常位于筛后孔后方数毫米处。

早期处理不当或延期处理容易造成骨折错位愈合，软组织瘢痕收缩，导致面部畸形，使得二期整复变得十分困难。近年来，随着颌面外科医师对颅脑损伤认识的提高，麻醉及ICU监护技术的改善，人们提出全身情况稳定、能耐受麻醉的患者，都应在不增加伤情的同时不失时机地力争进行以解剖复位和固定为目的的初期手术或延期手术，以利于伤口愈合后期的整复治疗。也有学者主张合并严重颅脑伤的患者，鼻眶筛区骨折的确定性手术可以与神经外科的颅内探查手术同期进行，但应与神经外科医师讨论后，明确不会因手术时间的延长加重颅脑伤情或增加颅脑感染的可能时方可进行。

三、晚期处理原则

对于伴有颅脑及全身损伤的鼻眶筛区骨折患者，因抢救生命需要而延误或忽视对骨折的处理；或受初诊医院治疗条件的限制，初期未能进行有效的确定性处理。晚期出现骨折块的畸形愈合，骨质吸收，加之该区域骨质薄弱，已很难进行解剖复位。同时，软组织瘢痕挛缩以及鼻背塌陷、内眦移位、睑裂变形、眼球内陷等严重畸形，进一步加重了修复重建的难度。因此晚期处理时需综合使用颅面外科、正颌外科、整形外科、坚强内固定植骨或植骨代用品填充等技术。手术的重点在于：①鼻根部骨折片截骨修整以缩窄鼻根部的宽度，鼻背骨性支架重建以重塑鼻背轮廓；②内眦韧带复位固定和内眦整形矫正创伤性内眦间距增宽；③眶壁植骨修复，缩小扩大的眶腔以矫正眼球内陷畸形，力求最大程度地恢复患者的容貌。

四、并发症及防治

由于鼻眶筛区解剖结构复杂，骨折时常伴有邻近重要结构损伤，专科确定性手术治疗时机难以准确把握，加之手术治疗技巧要求较高，处置不当易发生眦距增宽、眼球内陷、鼻泪管损伤、鼻眶区肥厚、鞍鼻形成等并发症。

（一）眦距增宽

眦距增宽多因内眦韧带附丽骨片穿鼻复位不正确所致，常见因素包括显露不充分、穿鼻拴丝部位靠前和内眦韧带附丽撕脱。经鼻复位内眦韧带附丽骨片是维持眦间距离最重要的步骤，用钢丝行穿鼻结扎（transnasal wiring），尽可能收紧形成水平褥式固定。必要时辅用微型板加固。内眦韧带附丽骨片粉碎或内眦韧带部分或全部撕脱，无法做穿鼻结扎固定时，必须行穿鼻内眦固定术（transnasal canthopexy）才能避免术后眦距增宽。为保证手术野显露充分，可将已松动的鼻骨和上颌骨额突暂时移开，并经鼻腔用器械将骨片衬起利于操作。用于穿鼻拴丝的骨孔应至少有一个位于泪窝后方，如有可能另一孔也位于泪窝后方或上方，这样可防止拴丝拉紧后骨片后份外展致眦距增宽。眦距增宽的二期整复可通过中央骨片的截骨，行充分骨膜下剥离和眶部软组织松解，使内眦韧带在无张力下复位固定。对于单侧的鼻眶筛骨折，采用“拴马桩式”和“抽屉式”内眦韧带复位固定术，更适用于单侧内眦韧带移位的复位和重建。

（二）眼球内陷

眶内壁骨折是 NOE 骨折的重要表现。在解剖结构上，眶内壁和眶下壁相互移行，两者之间没有明确的分界线，眶内壁骨折和眶下壁骨折往往同时发生，骨折后眶内容物嵌入上颌窦或筛窦，造成眼球运动障碍、复视、眼球内陷等眼部症状，对此必须通过手术方法松解嵌顿的软组织，复位眶内容物，修复或重建眶壁结构，阻断眶腔与上颌窦、筛窦的交通，恢复正常眼眶容积。不论是眶内侧壁还是眶下壁，骨折碎片常难以再行复位固定，而需要进行眶壁的修复重建。多数学者认为，无论是眶内侧壁还是眶下壁的修复重建手术，均应在患者全身和局部状况许可时尽早进行。NOE 骨折伴随眼球损伤无法进行手术而导致眼球内陷、复视等畸形得不到改善，二期整复时常不易达到理想效果。也有学者认为，复视 10~14d 不缓解、眼球内陷超过 2.0mm 及 CT 证实骨折面积较大或有组织嵌塞及局部外观畸形时方可手术，主张应在早期大量使用皮质类固醇、脱水剂及营养视神经药物如胞磷胆碱、脑细胞生长肽等，明显畸形的患者需二期手术整复。

进行眶内壁重建前应充分显露眶底和眶内壁骨折部位，将嵌顿于筛窦和上颌窦内的眶内软组织还纳复位。然后采用自体骨如颅骨、断层肋骨或可植入人工材料如钛网、高密度多孔聚乙烯等修复体矫治眶部骨折缺损。为适应眶骨的解剖形态，植入骨或植入材料应做相应的塑形修整。Ellis 和谭颖徽研究发现，初期修复时，采用钛网等人工材料修复比植骨修复更易获得良好的眼眶形态。而后期修复中，钛网等人工材料与植骨修复的远期疗效评价尚未见相关报道。但植骨修复可能更利于后期修复时调整眶内容积。

（三）创伤性鞍鼻畸形

如果把外鼻结构比作帐篷样的三角支架，鼻中隔即为中央支柱。如同鼻骨骨折一样，鼻眶筛区骨折也常伴发鼻中隔骨折，鼻中隔复位的目的是恢复中线间隔，保证鼻道通畅，同时也有助于外鼻成形。大约 75%的 NOE 骨折需要植骨重建鼻骨性支架。因为骨折中鼻骨及其周围支持骨常常粉碎，重新复位几乎不可能，即使复位也不能提供有效支持，术后软组织会收缩、变形。梨状孔周围骨折时，鼻侧方软骨失去支持，向外扩展，外鼻变宽，前突度降低。

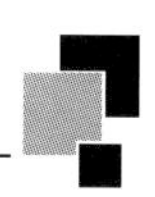

当鼻眶筛区骨折并发鼻中隔骨折时,用已损伤的鼻骨及其支撑骨如上颌骨额突等重建鼻背是困难的,应采用骨移植重建鼻背突起和外形框架,避免鞍鼻形成。因鼻中隔粉碎性骨折而致的持续鼻气道阻塞可行延期鼻中隔整复术或鼻甲切除术。

二期植骨重建可以有效地减少软组织瘢痕化所继发的畸形。但除非严重污染、感染或软组织缺损,否则均应考虑一期植骨。供骨源可以是颅骨外板,也可以是肋骨。将植骨块修成冲浪板形状,由中间向两头逐渐变尖,宽度、长度与患者的面部形态协调。用颅骨外板隆鼻适用于冠状切口入路,由于颅骨外板坚硬致密,可以用螺钉直接固定在额骨骨基上,如果骨基不完整,可以改用小型接骨板悬臂固定在额骨上。用肋骨移植或人工材料植入适用于鼻孔内缘 M 形切口入路,当外鼻下 1/3 严重塌陷时,还需在植骨块尾端垂直放置一根窄薄骨片支撑鼻小柱,以保证鼻唇角的形态恢复。即使在细致复位重建后,NOE 骨折的患者仍可出现鼻眶区肥厚,尤以鼻眶谷明显,原因是冠状头皮瓣的简单复位并不能保证与下方骨组织的紧密接触。解决方法是,术后在鼻眶谷区用印模或鼻夹板加压数天,形成鼻眶谷。

(四)鼻泪管损伤

鼻眶筛区骨折伴发鼻泪管损伤较少见,约 10%的患者伤及泪道系统,造成泪道堵塞和溢泪症状,多在内眦周围皮肤撕裂伤时发生。鼻泪管骨折时高分辨率 CT 扫描能清楚地显示,对临床诊断及早期治疗有指导价值。骨管外的泪道前方有内眦韧带的保护,故泪道阻塞多发生于骨性鼻泪管内。泪道阻塞后可以出现溢泪、泪囊炎、泪囊黏液囊肿或脓肿等。溢泪在泪道系统完好的情况下亦可发生,如内眦韧带松脱和上下睑紧张度下降使泪小点外翻,眼泪无法从泪湖排出,结果导致溢泪。在处理 NOE 骨折时,一般不主张同期探查和修复损伤的泪道。在进行内眦悬吊时,可以顺便确认泪囊的完整性。泪囊造影是检查泪道功能的有效手段,如果术前发现泪道系统损伤,可用一细小的聚乙烯或硅橡胶管连接泪囊和鼻泪管,术后二次评价鼻泪管的通畅性,必要时二期再行鼻腔泪囊成形术或泪囊鼻腔吻合术,也可采用内镜技术完成。

第四节 相关病例介绍

病例:赵某,男,因右侧面部被飞溅的机器零件击伤 1 天入院。患者伤后面部伤口和鼻腔出血严重,曾在外院急诊清创并鼻腔填塞止血。入院时检查见:右侧面部肿胀,眦距增宽,右侧内眦外移。右侧鼻背至右侧下眼睑区软组织裂伤,已清创缝合。右侧鼻腔内止血纱条填塞。CT 检查显示:右侧鼻眶筛区骨折。抗感染处理 3 天后取出鼻腔内填塞纱条,全麻下行右侧鼻眶筛骨折复位内固定术。术中沿原伤口入路并向上延长,显露伤区。术中见右侧鼻眶筛区呈 Markowitz Ⅲ型骨折,内眦韧带撕脱。仔细分离显露内眦韧带断端,将碎裂的骨折段复位后,用一弧形微型接骨板沿眼眶内侧缘和下缘固定骨折段,恢复眶内侧缘和眶下缘形态,再将内眦韧带断端固定于接骨板上。术后伤口一期愈合,患者面部外形恢复满意(图 14-1)。

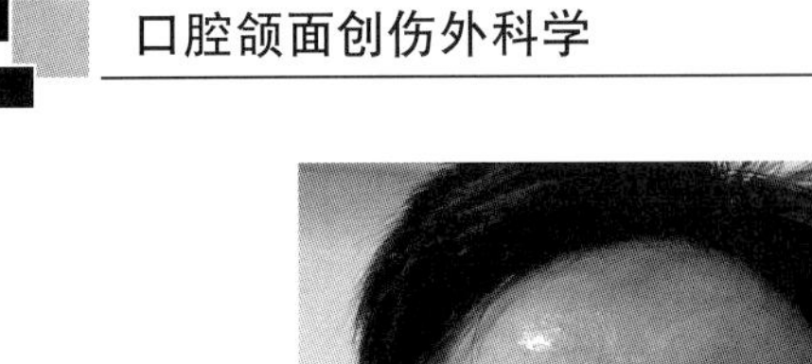

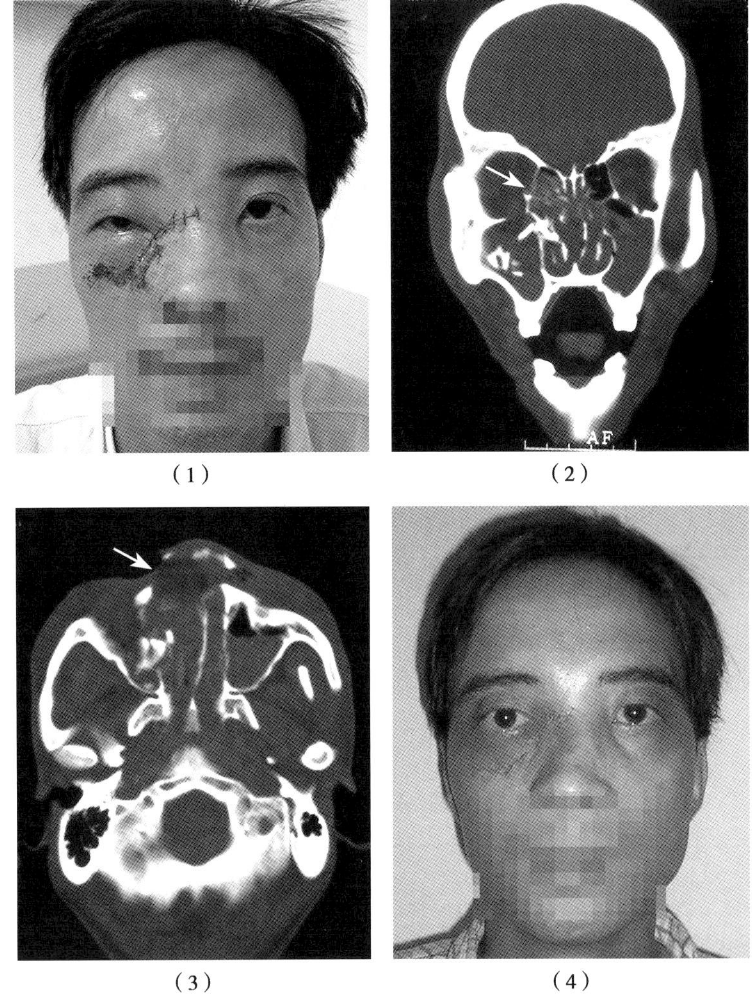

（1）　　（2）

（3）　　（4）

图 14-1　病例展示

（1）患者伤后面像；（2）、（3）CT 显示骨折；（4）患者术后 8 天面像。

第五节　研究热点

一、鼻眶筛区骨折的临床分类

鼻眶筛区骨折的概念由 McCoy 于 1959 年提出，属于面中部骨折范围。由于鼻眶筛区仅位于面中部较小的范围，损伤时常伴有面部其他部位的骨折，单纯的鼻眶筛区骨折较少见，因此 Gruss（1985）等根据鼻眶筛区及其伴发损伤将 NOE 骨折分为五类，分类中不仅涉及鼻眶筛区骨折，还包括伴发的上颌骨、颧骨以及颅面的损伤，虽然较全面地反映了这一区域骨折的损伤特点，但针对性不强，对鼻眶筛区骨折的治疗无特别的指导意义。Markowitz、Manson 和 Sargent 分类（1991）是根据内眦韧带以及内眦韧带所附着的中央骨段的损伤情况和移位程度将 NOE 骨折分为三型，同时还提出了相应的治疗原则，对单纯鼻眶筛区骨折的治疗

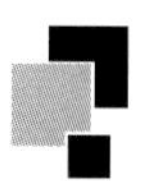

有重要的指导价值,因此该分类法是目前国内外文献和教科书对 NOE 骨折引用最多的分类方法,应用最为广泛。但该方法未能全面涉及鼻眶筛区骨折可能伴发的其他损伤,在指导鼻眶筛骨折伴发面部其他骨折处理中仍有缺陷。尽管近些年来国内外学者提出了一些不同的或改良的分类方法,但仍不能替代 Gruss 和 Markowitz 分类方法在鼻眶筛区骨折诊断、治疗中的价值和作用。

二、手术治疗时机的选择

20 世纪 80 年代以前,鼻眶筛区骨折的处理多采用保守疗法,早期的手术方法多为采用经鼻腔的鼻骨复位手术治疗。后期手术则是通过内眦悬吊、植骨隆鼻、泪道重建、内眦赘皮 Z 字瓣成形等方法矫正鼻根和内眦部的畸形,但疗效并不理想。自 90 年代初 Markowitz 等人提出鼻眶筛区骨折的临床分类和相应内固定手术的原则后,对此类骨折的认识在不断进步。随着坚强内固定材料和颅颌面外科治疗技术的发展,治疗观点转变为早期手术,力争解剖复位,采用坚强内固定技术,运用一期手术植骨重建等方法进行治疗,显著提高了治疗效果。但鼻眶筛区骨折常伴有颅脑损伤,初期救治中首先要处置危及生命的颅脑损伤,而鼻眶筛区骨折的确定性手术治疗则需要把握好时机,既要确保生命救治,又要避免延期或后期处理造成的难以矫正的畸形,同时要减少手术时机不当出现的术区感染等情况。尽管一些学者提出了手术时机选择的原则,但目前临床处理中更多是依照医师的救治经验,缺乏公认的早期手术指征或适应证。

三、手术方法的选择和并发症的处理

鼻眶筛区骨折的手术基本方法,目前多遵循的是 Markowitz 等人提出骨折片复位、固定,内眦韧带复位或再附着的原则,但在内眦韧带的处理上,不同的学者有不同的技巧、经验和理解。内眦韧带悬吊需在骨折复位的眶壁修复后进行,依据内眦韧带合力方向,将其向深面牵入,固定于泪后嵴上。固定方法包括钢丝穿鼻固定、螺钉固定、钛板固定和"拴马桩式"固定等。其中钢丝穿鼻固定是基本的固定模式,但在双侧鼻眶筛区骨折时,钢丝穿鼻固定可能造成骨折片的倾斜、旋转等位置移动,影响术后效果。对于鼻眶筛区骨折后造成的眶内侧壁、眶下壁缺损,目前认为应该在术中即刻修复,但就修复材料的选择而言,无论是钛网、高密度多孔聚乙烯等人工材料还是自体骨片,均可获得良好的临床效果,但在保持面型框架和减少眼球后陷并发症上,缺乏长期的疗效观察和不同材料疗效比较的长期随访结果。在泪道系统伴发损伤的处理中,早期是否积极手术干预仍有争议。有学者发现,一些患者泪道损伤症状可自行消失,且初期手术时处理泪道可能造成不必要的损伤,如术后症状持续,可在术后 3~6 个月再行鼻腔泪囊成形术。

（谭颖徽　李鹏飞）

参 考 文 献

1. 安金刚,张益,孙勇刚,等. 内眦韧带的组织、解剖研究及鼻眶筛区人体可视化模型的建立. 现代口腔医学杂志,2004,18(3):214-217.

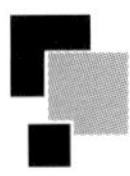

2. 顾晓明,王立军,魏务建,等. 鼻眶筛复杂骨折的处理. 中华创伤杂志,2003,19(1):34-36.

3. 黄炜,洪朝阳,池新昌,等. 眶骨骨折与缺损的修复治疗. 浙江实用医学,2003,8(5):279-280.

4. 南欣荣,范亚伟,李睿,等. 螺旋 CT 三维重建在复杂颌面骨折的应用. 华西口腔医学杂志,2001,19(6):372-374.

5. 邱蔚六. 邱蔚六口腔颌面外科学. 上海:上海科学技术出版社,2008.

6. 谭晓燕,余乔义,史颂民,等. 陈旧性鼻眶骨骨折综合征的同期治疗. 中华医学美学美容杂志,2003,9(1):24-26.

7. 叶信海,王开元,冯胜之. 微型钛板坚强内固定在眼眶骨折中的应用. 实用美容整形外科杂志,2003,14(1):27-28.

8. 张益,安金刚. 鼻-眶-筛骨折的手术治疗. 中华口腔医学杂志,2006,41(10):584.

9. 张益,孙勇刚. 颌骨坚固内固定. 北京:北京大学医学出版社,2003.

10. 张智勇,归来,滕利,等. 复杂性眼眶骨折后眼球内陷的外科治疗. 中华眼科杂志,2002,38(11):651-653.

11. ELLIS E,TAN Y. Assessment of internal orbital reconstructions for pure blowout fractures:cranial bone grafts versus titanium mesh. J Oral Maxillofac Surg,2003,61(4):442.

12. FODER FG. Comprehensive management of nasoethmoidorbital injuries. J Cranio-Maxillofac Trauma,1995,1(4):36-48.

13. HEINE ED,CATONE GA,BAVITZ JB,et al. Naso-orbital-ethmoid injury:report of a case and review of the literature. Oral Surg Oral Med Oral Pathol,1990,69(5):542.

14. MUTSUMI O,AKIZUKI J,OHMORI K. Medical can-thopexy with the Mitek anchor system. Ann Plast Surg,1997,38(2):124.

15. REMMLER D,DENNY A,GOSAIN A,et al. Role of three-dimensional computed tomography in the assessment of nasoorbitalethmoidal fractures. Ann Plast Surg,2000,44(5):553.

16. ROHRICH RJ,ADAMS WP. Nasal fracture management:minimizing secondary nasal deformities. Plast Reconstr Surg,2000,106(2):266.

17. SARGENT LA,ROGERS GF. Nasoethmoid orbital fractures:diagnosis and management. J Cranio Maxillofac Traum,1999,5(1):19.

18. VORA NM,FEDOK FG. Management of the central nasal support complex in naso-orbital ethmoid fractures. Faci Plast Surg,2000,16(2):181.

第十五章　眼 眶 骨 折

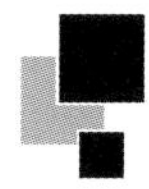

第一节　历 史 回 顾

眼眶位于颅面中央，由额骨、颧骨、上颌骨、筛骨、泪骨、蝶骨和腭骨七块骨共同构成。眼眶空间狭小，内有眼球、视神经和眼外肌等重要结构，向上与颅脑相邻，向下与面部多骨相连，周围包绕着上颌窦、筛窦、额窦和蝶窦。眼眶骨折（orbital fracture）不仅导致眼部功能障碍，如视力丧失或下降、复视（diplopia）、眼球运动障碍等，还会导致眼球内陷（enophthalmos）（图 15-1）或下陷畸形，严重影响患者的美观和功能。

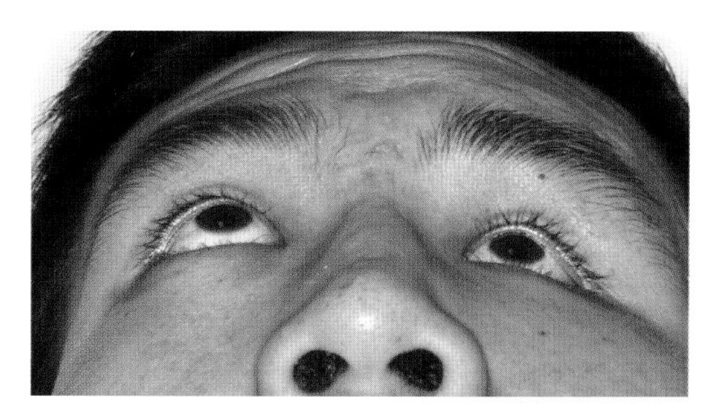

图 15-1　眼眶骨折导致眼球内陷

眼眶骨折的诊治涉及眼科、口腔颌面外科和整形外科，需要多学科参与合作。早期对于单纯性眼眶骨折后的眼球内陷，眼科和整形外科医师一般采用外路切开加修复材料充填的方法来恢复眼眶的容积，回纳疝出的眶内软组织，使眼球的位置恢复。之后，当涉及眶周的上颌骨、颧骨和颧弓时，特别是伴随颞下颌关节的损伤时，必须要由口腔颌面外科医师和眼科及整形外科医师一起对这种复合性的眼眶骨折进行手术。如果还伴随有颅脑外伤，则需要眼科医师和神经外科医师一起努力，共同修复颅眶骨折。于是目前眼眶骨折的修复和重建就成为了一个多学科共同合作的典范。

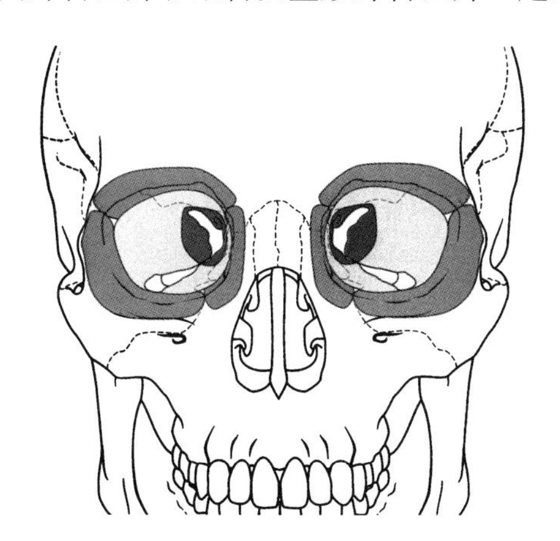

图 15-2　眼眶的解剖分区

眼眶的应用解剖如下。

眼眶是由眶缘和眶壁构成一个类似金字塔的结构，分为前、中、后三部分（图 15-2），前部为眶缘，骨质较厚，有较强的抗击外力以保护后部眶内组织的作用；中部为眶壁，骨质较薄，极其容易发生骨折，尤其是粉碎性骨折；后部为眶尖，骨质较厚，主要起保护视神经和眶上/下裂内重要结构的作用。

眶缘由额骨、颧骨和上颌骨共同围成。额骨构成眶缘的上部，眶上孔或眶上切迹位于眶上缘内

1/3 与外 2/3 交界处，有眶上神经血管通过。颧骨构成眶缘的外下部，Whitnall 结节位于眶外缘内面颧额缝下 10mm，距前缘 2~4mm 处，是外眦韧带、上睑提肌腱膜外角和 Lockwood 悬韧带的附着点。上颌骨的额突构成眶缘的内侧部分，与泪骨共同构成泪窝，内有泪囊。该处有内眦韧带、上睑提肌腱膜和 Lockwood 悬韧带附着。

眶壁较薄，由内壁、外壁、眶底和眶顶四部分组成。眶顶大部分为额骨构成，将眶腔与颅前窝分开，前外侧有泪腺。眶内壁是最复杂的区域，主要由筛骨纸板组成，骨壁菲薄，只有 0.2~0.4mm 厚。其上有筛前孔和筛后孔（图 15-3）。筛骨的前方是泪骨，与上颌骨共同构成泪窝。筛前孔距眶内缘约 20~25mm，内有筛前动脉和鼻睫神经的筛前支。筛后孔距筛前孔约 12mm，内有筛后动脉。视神经孔距眶缘约 40~45mm。眶外壁由颧骨和蝶骨大翼构成，以眶下裂分界与眶底相邻。眶底主要由上颌骨眶突构成，与上颌窦相隔，骨壁菲薄，约 0.5mm。眶底与眶内壁界限不清，在球后汇合成一个明显隆起，以支持眼球突度。眶下沟从眶下裂的中部发出，在距眶下缘一半左右移行为眶下管，内含眶下神经血管束。在距眶下缘 5mm 处开口于眶下孔。

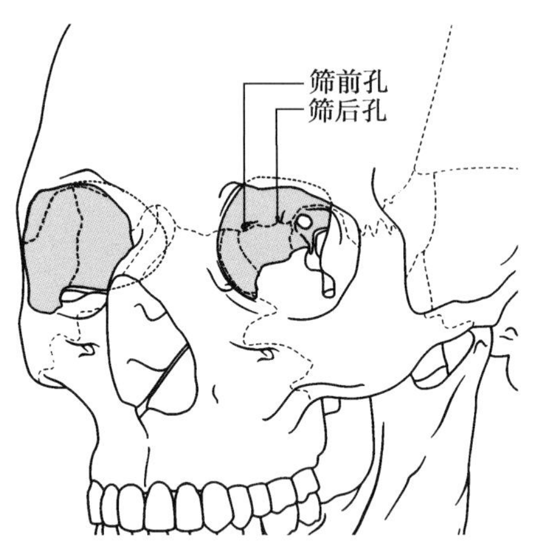

图 15-3　眶内壁筛前/后孔

一、眼眶骨折的分类进展

目前眼眶骨折尚无统一的分类标准。口腔颌面外科按照骨折的部位分为眶缘和眶壁骨折；眼科按照致伤的原因分为爆裂性骨折和非爆裂性骨折。目前国际上普遍分为单纯性眼眶骨折和复合性眼眶骨折两大类。

1. 单纯性眼眶骨折（pure orbital fracture）　是指眶缘完整，仅眼眶壁发生的骨折，占面部骨折的 4%~16%。按照骨折的部位可以分为眶底骨折、眶内壁骨折和底壁与眶内壁联合骨折；按照骨折的类型可以分为线形骨折、爆裂性骨折（blow-out fracture）和击入性骨折（blow-in fracture）。

2. 复合性眼眶骨折（complex orbital fracture）　又称非单纯性眼眶骨折（impure orbital fracture），是指眶缘和眶壁都骨折的类型，根据骨折涉及的解剖区域可以进一步分为：额眶、鼻眶筛、颧眶和眶上颌骨骨折（LeFort Ⅱ型和Ⅲ型骨折）。由于眼眶各壁骨质菲薄，外伤后多形成复合性骨折，占面部骨折的 30%~55%。

目前对于眼眶骨折的分类只注重于骨折本身，未考虑骨折后造成的视功能和泪道功能障碍，以及颅颌面畸形等。因此有待提出更理想的分类方案，以便更好地指导临床治疗。

二、眼眶骨折治疗现状及存在的问题

单纯眼眶骨折的治疗方案主要分为早期手术和保守治疗两种。早期手术的适应证为：①视觉障碍性复视持续存在；②被动牵拉试验阳性，CT 扫描显示眼外肌嵌顿或陷入骨折处；③眼球内陷≥3mm；④眶壁缺损>2cm^2。

复合性眼眶骨折大多伴有颅脑损伤和全身其他损伤，应首先确保生命体征平稳后，再行

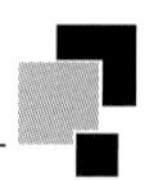

眼眶骨折的修复重建。如果患者有眼球前房积血（hyphema）、视网膜脱离、眼球穿孔和健侧眼球失明，应视为手术的相对禁忌证。复合性眼眶骨折的手术治疗难度较大，治疗原则是：①对于开放性骨折，急诊行清创缝合术的同时可行骨折的复位固定。②对于合并眼球破裂伤者，首先抢救眼球，同期或二期修复眼眶；如眼球丧失，可同期或二期行眼座植入和眼眶修复术。③对于眼球完好，视力存在，但有眼球移位和运动障碍的眼眶骨折，早期行骨折的复位固定，眶壁修补，有利于眼球的功能性复位。

目前眼眶骨折治疗中尚存在以下问题。

1. 单纯眼眶骨折早期因眶周水肿和血肿使眼球突出，晚期是否会发生眼球内陷？是否需要早期手术？

2. 复合性眼眶骨折造成骨折块的移位和缺损，晚期骨折错位愈合后需要进行截骨、移动、复位和固定，如何设计手术方案？如何确定骨折缺损的形状和大小？如何进行眼球功能性复位手术？

3. 眼眶修复材料在体内的长期存在，是否可能发生排异反应、感染、囊肿形成和植入物移位问题？

第二节 治疗设计

一、单纯性眼眶骨折的治疗

需要引起注意的是90%单纯性眼眶骨折的患者合并有眼球创伤，例如前房积血、虹膜麻痹（iridoplegia）和视网膜出血（retinal hemorrhage）。因此，不要忽视眼科的检查。基本的眼科检查包括：视力检查、眼压、眼部B超、视网膜光学相干断层扫描，如果这些检查基本正常，则可排除眼内的严重损伤。

单纯性眶壁骨折的手术适应证是：①眶壁缺损$>2cm^2$；②眼球内陷$\geqslant 3mm$；③眼外肌嵌顿导致的眼球运动受限（被动牵拉试验阳性）和视觉障碍性复视持续存在。手术治疗的原则是：恢复眶壁的外形，回纳脱垂的眶内容物和去除眶内软组织的嵌顿。眶壁骨折的修复材料可以是自体骨，也可以是人工材料。后者目前较常用，主要是可以避免开辟第二手术区和减少骨吸收的可能。目前常用的人工材料有钛网、高密度多孔聚乙烯材料和羟基磷灰石板（HA板）等。在关闭切口前要注意进行“牵拉试验”即被动牵拉试验检查，确保没有软组织的嵌顿。其方法为：用镊子将眼球牵拉到骨折眼眶的对侧，与对侧正常眼比较，若遇到异常的阻力，说明骨折位置存在限制眼球运动的机械性因素，可能有软组织卡在修复材料和眼眶之间，应再次松解和分离卡住的软组织。

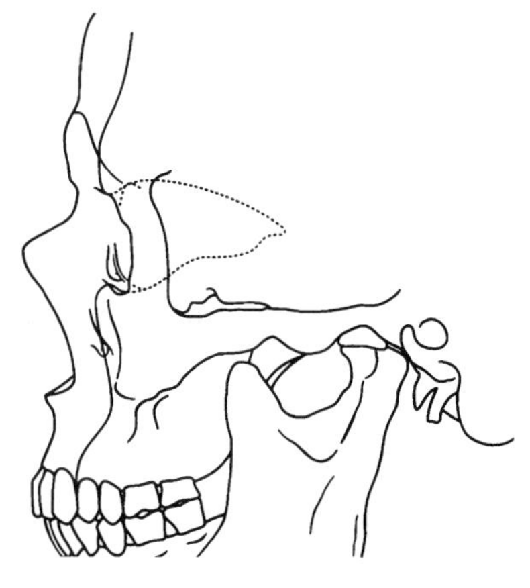

图15-4 眶底在眼球赤道后的S形坡度

1. 眶底骨折 眶底线形骨折或者骨缺损$<1cm^2$时无须修补，但是如果合并下直肌嵌顿时，特别是儿童“活门型”骨折，应该进行眶底探查，行下直肌松解和眶壁修补，避免软组织的再次嵌顿。应注意恢复眶底在眼球赤道后的S形坡度（图15-4），同时衬垫物应

放在眼球赤道之后，以避免抬高眼位导致术后复视的发生。眶底骨折治疗流程图如图15-5。手术入路多采用睑缘下或下结膜穹窿入路。

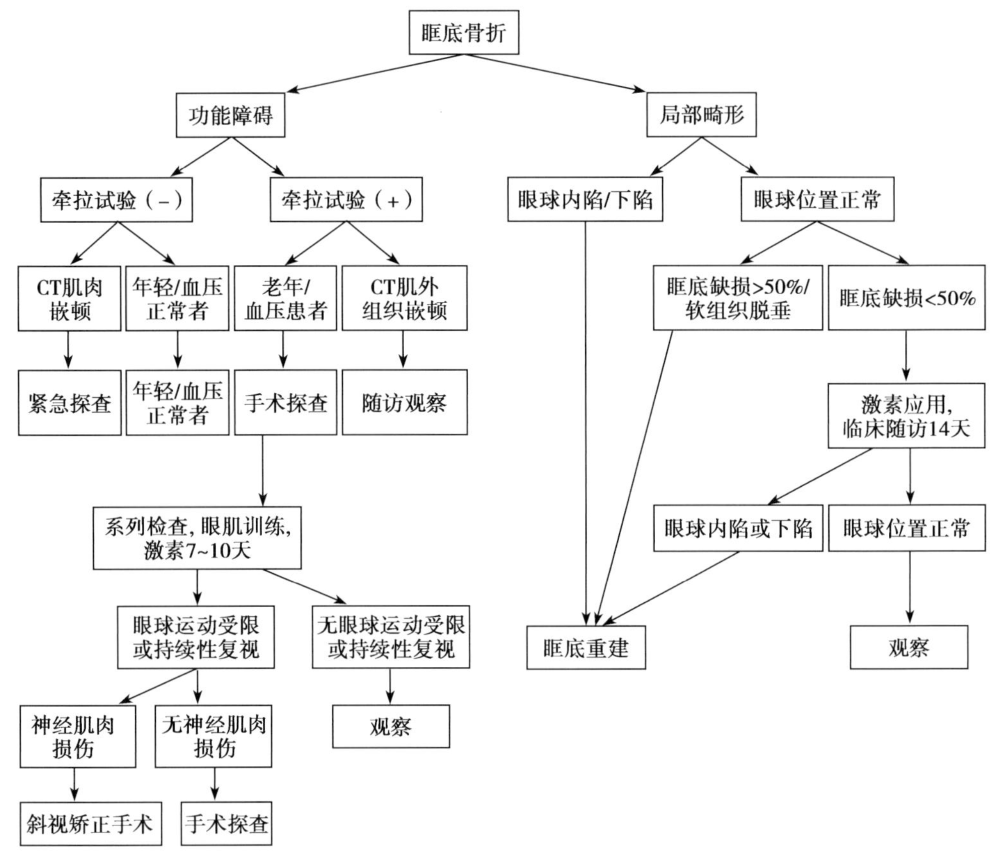

图15-5　眶底骨折治疗流程图

2. 眶内壁骨折　剥离眶内壁时，应妥善处理筛前和筛后血管。

3. 眶底和眶内壁联合骨折　修复眶底与眶内壁交界区时，注意不要损伤泪囊。

二、复合性眼眶骨折的治疗

通常与面中部和额骨骨折伴发。首先应充分显露全部眶周和眶内骨折，然后复位固定眶缘和面中部骨折，最后进行眶壁的重建。

手术治疗的原则：①眶缘的准确复位；②眶壁的解剖重建；③眶内容的补偿充填；④眶周软组织畸形包括内外眦韧带的复位和泪道阻塞的治疗。

1. 颧眶骨折　颧骨骨折必然波及眶外缘、眶外壁、眶下缘和眶底，临床表现为颧面部塌陷、眼球下陷和/或内陷以及眶下区麻木和张口受限。手术首先复位颧骨骨折，然后根据眶底缺损大小进行修补和重建（图15-6）。由于眶缘一个很小的移位就可能误导眶壁修复，造成眶容积明显扩大，因此精确复位颧骨对于恢复眶容积是非常重要的。一般通过睑缘下切口及眉弓切口足以显露眶下缘和眶外缘，眶上缘和上内份骨折最好通过冠状切口显露。外

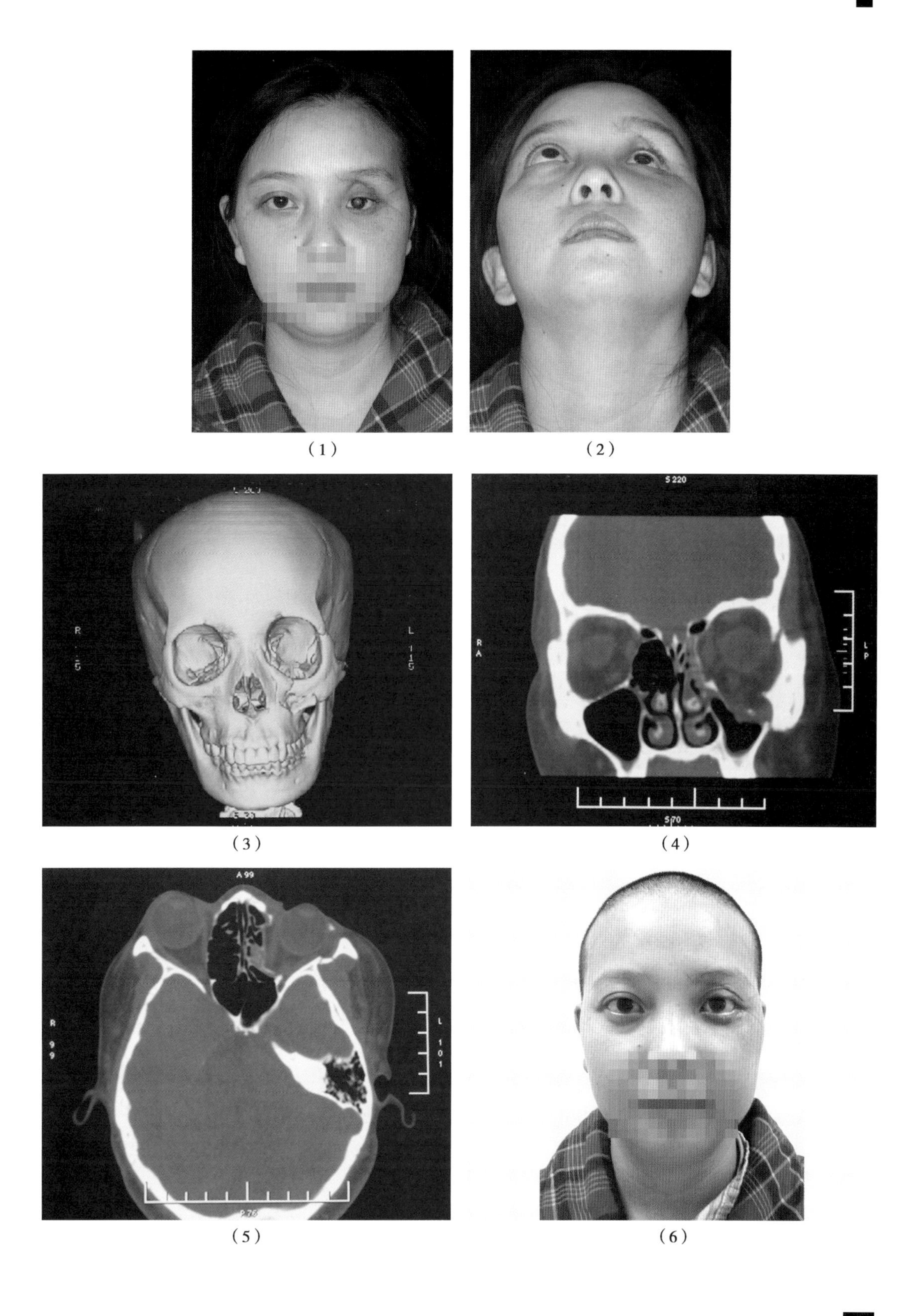

（1）　（2）

（3）　（4）

（5）　（6）

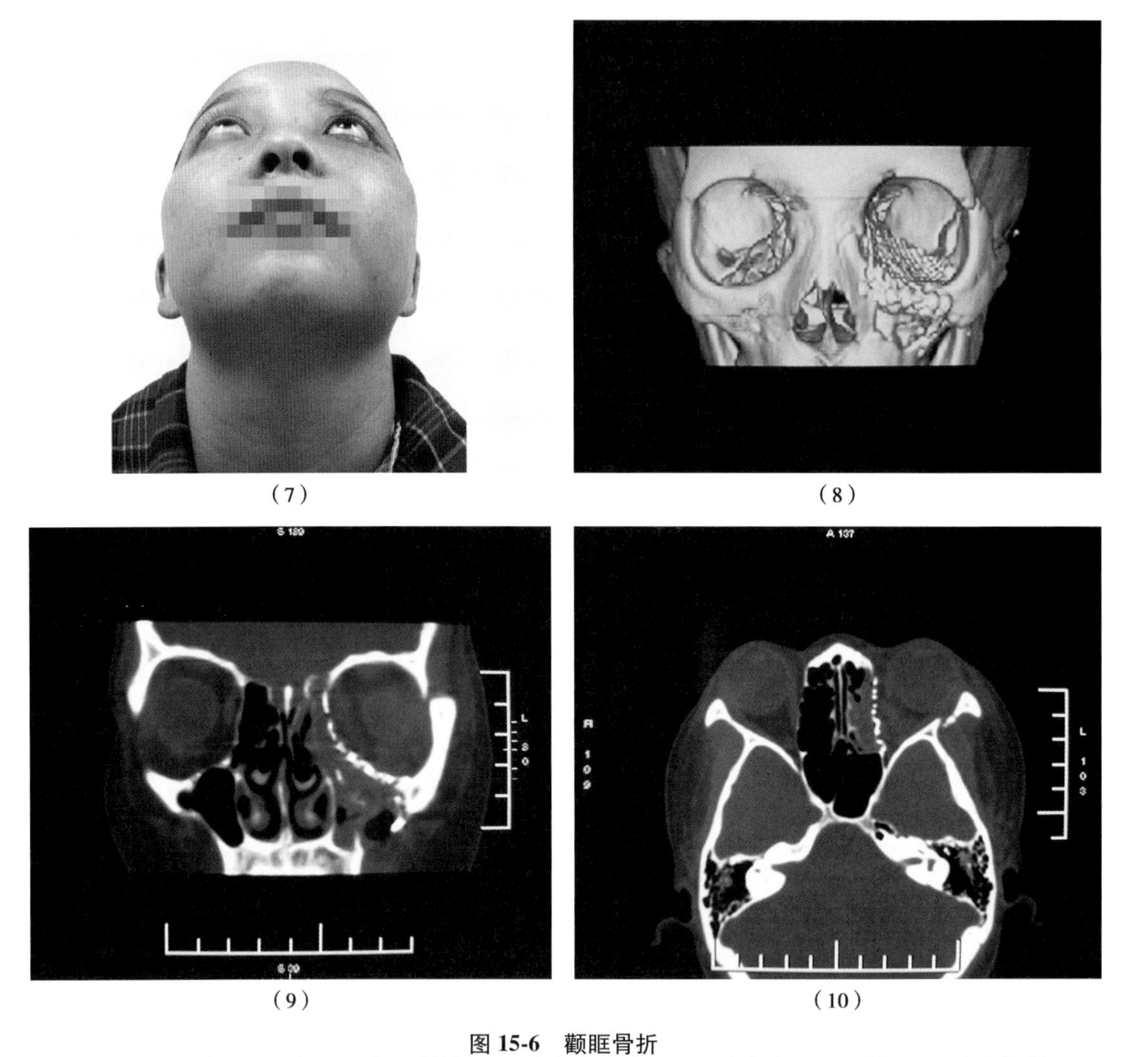

图 15-6 颧眶骨折

(1)女,33 岁,车祸 1.5 个月,左侧眶颧骨折,眼球内陷畸形;(2)眼球内陷;(3)三维 CT 显示左侧颧眶骨折;(4)眼眶冠状位 CT 显示眶内壁、眶底骨折;(5)轴位 CT 显示眶内壁骨折;(6)颧骨骨折复位和眼眶骨折钛网重建术后;(7)术后面部畸形及眼球内陷得到矫正;(8)术后三维 CT;(9)冠状位 CT 重建;(10)轴位 CT 显示眶内壁钛网位置。

眦应当游离,以便探查颧骨眶突与蝶骨大翼的对位。根据术前 CT 扫描探查眼眶内外壁和眶底,解除眶内容物的嵌顿,回纳疝出的软组织,进行眶壁的修补。对于颧骨粉碎性或移位较大的骨折,对颧骨的四个突起开放探查,有利于颧骨的准确复位和眶重建,注意复位后要重新附着外眦韧带。有关颧骨骨折的诊断和治疗详见相关章节。

2. 鼻眶筛区骨折　临床表现为鼻梁塌陷、眦距增宽、内眦圆钝、溢泪等。常伴有颅内和神经系统损伤,以及相应的鼻腔和泪道损伤。内眦韧带损伤会导致眶距增宽,骨性眶腔增大会导致眼球内陷。治疗首先复位固定鼻眶筛区骨折或行鼻部植骨固定后,再行眶内壁修复重建。鼻眶筛区骨折的诊断和治疗详见相关章节。

3. 额眶骨折　额骨骨折可导致眶上缘移位,眶腔增大导致眼球内陷,严重者可引起眶上裂或眶尖综合征,需要神经外科和眼科协助治疗,神经外科探查时常常要去骨,去除的骨片应按顺序标识以便恢复。当神经外科医师完成了脑膜修补后,将骨片复原固定,额窦黏膜

应予搔刮，额窦内的骨片可用来修补前颅底。手术复位额骨骨折后，根据情况行眶尖减压术，再根据眶壁骨折情况进行修补。

4. 眶上颌骨骨折　LeFort Ⅱ、Ⅲ型骨折可导致眶下缘或眶外缘移位，造成眶腔增大，导致眼球内陷。手术需复位固定上颌骨骨折后，再根据眶壁缺损情况进行修补。

第三节　眼眶骨折的治疗规范

一、眼眶骨折的诊断

1. 临床表现　眼眶骨折多表现为眼球下陷和/或内陷、复视、眼球运动障碍和局部畸形。不同类型的眼眶骨折表现不同。眶底和眶下缘骨折常伴有眶下神经分布区的麻木或鼻出血。眶顶骨折可表现为眶上裂综合征（superior orbital fissure syndrome）：上睑下垂、眼球固定、角膜知觉减退、瞳孔中度散大。也可表现为眶尖综合征（orbital apex syndrome）：眶上裂综合征+视力障碍；眶颧骨折可发生颧面部塌陷、眶下区麻木、张口受限；鼻眶筛骨折可出现鼻背塌陷、眦距增宽、睑裂变小、泪阜变平、鼻眶窝变平和溢泪。造成眼球内陷的主要原因是眶腔容积与眶内容物体积比例失调的结果。眶腔容积是指整个骨性眼眶内的容积；而眶内容物体积指在眼眶内的所有软组织的体积，包括眼球、眶脂肪、眼外肌等。它们的体积可通过手术规划软件测得。眼眶骨折因眶壁移位和缺损造成眶腔容积绝对扩大，因眶脂体疝出和瘢痕化造成眶腔容积相对扩大，而临床以两种机制混合发生最为多见。

2. 影像学检查　CT 是首选的影像学检查手段，轴位特别是冠状位扫描（图 15-7）或重建是诊断眼眶骨折的必备手段，可以确定骨折的位置、移位情况、骨缺损的大小以及眶内软组织是否进入上颌窦或筛窦、眼外肌肿胀和嵌顿的情况。通过测量软件还可以测量眼球内陷程度和眶腔容积变化，为手术矫正提供依据。三维 CT 骨重建可以立体直观地显示眶缘骨折的移位情况，但是对于菲薄的眶壁，重建存在虚假“空洞”。此外，CT 的眼眶矢状位重建（图 15-8），可以显示眶底骨折移位情况和修补材料的位置。

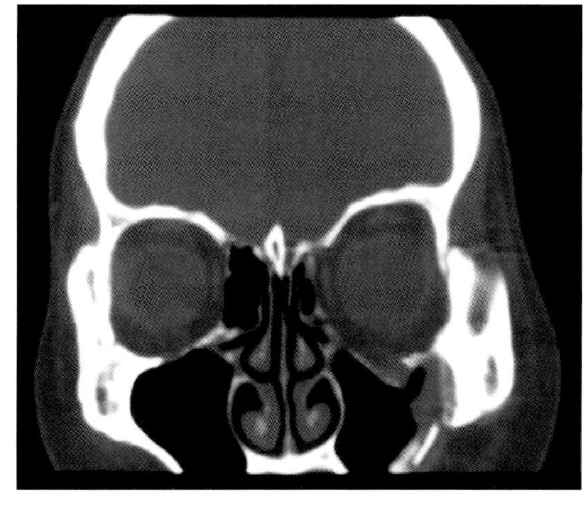

图 15-7　眼眶骨折时冠状位 CT 能清晰显示骨折情况

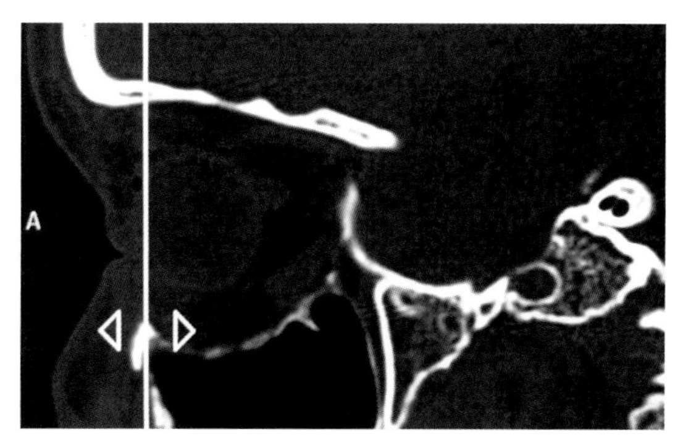

图 15-8　矢状位 CT 显示眶底骨折

3. 眼科检查　包括瞳孔的大小和对光反射、视力、眼底、泪器、眼肌和视野检查。眼位的检查可以采用 Hertel 眼突度计法（我国人眼球突度平均 13.6mm），但是对于眶缘有移位的骨折（例如眶颧骨折）不适合，因为骨折造成眶外缘的移位使测量失去了基准点，需要通过 CT 测量眼球内陷的程度。复视检查应明确复视眼位、静止或运动复视、水平或垂直复视、交叉或非交叉复视。

二、眼眶骨折的治疗

1. 眼眶骨折的早期处理和晚期整复　关于眼眶骨折的治疗时机，大部分学者认为如全身情况许可，应该早期进行骨折的复位固定，同时进行眼眶重建和眼球功能性复位手术。如果延误时间长，骨折块错位愈合、瘢痕形成、组织粘连等，手术效果差。眼眶骨折的早期整复可以在伤后 1~2 周内完成，此时眼眶肿胀基本消退，根据临床表现和 CT 检查，手术治疗的适应证是：①视觉持续障碍性复视；②被动牵拉试验（forced duction test）阳性或 CT 显示眼外肌嵌顿于骨折裂隙内；③眶壁缺损大于 $2cm^2$，且位于眶缘后 1cm 处；④儿童眶底活门样骨折，眼心反射阳性[所谓眼心反射是指由强烈牵拉眼肌（尤其是眼内直肌），或扭转、压迫眼球所引起三叉神经-迷走神经反射，表现为：心动过缓、过早搏动、二联律、交界性心律和房室传导阻滞，甚至引起心脏停搏]。眶尖综合征的患者应在伤后 24~48 小时内及时行眶尖减压术，以恢复视力，延误治疗会导致失明。

眼眶骨折的晚期整复主要针对 2mm 以上的眼球内陷和/或因眼位改变产生的复视。不因眼位改变产生的复视多系眼肌或眼运动神经损伤所致，应由眼科医师通过眼肌矫正来治疗。

2. 眼眶骨折继发眼球内陷的治疗　非单纯性眼眶骨折继发眼球内陷的手术治疗原则是：①眶缘的准确复位；②眶壁的解剖重建；③眶内容物的补偿充填。眶缘的准确复位是引导眶壁解剖重建的基础，眶壁修补应在骨膜下剥离，充分显露骨折边界，特别是后界，还纳疝出于筛窦和上颌窦的眶内容物，解除眼外肌嵌顿。当骨折深及眶尖区时，应避免损伤第Ⅳ、Ⅴ和Ⅵ神经；剥离眶内壁时，应妥善处理筛前和筛后血管；修复眶底与眶内壁交界区时，应注意保护泪囊。眶壁重建要特别注意恢复眶底在眼球赤道后的 S 形坡度和眶底与眶内壁交界区的弧度。眶内容充填物必须置于球后，以免抬高眼位，造成复视，并保证其位置稳定。

眼球内陷的眶壁修补和充填材料有自体骨如肋骨、颅骨外板和髂骨等，异体材料有冻干脑膜、硅橡胶、高密度聚乙烯生物材料补片、羟基磷灰石板（HA 板）、生物陶瓷和钛网等。从使用情况看，弹性植入体不足以抵抗大范围眶壁缺损修复后的应力；可吸收材料容易产生异物反应造成植入体外露；自体骨存在塑形困难和吸收的缺点。相比而言，0.3~0.6mm 厚度的钛网在生物相容性、手术预成形和稳定性方面具有更多的优点，因而应用较广。

对于单纯性眼眶骨折，临床研究表明，每增加 1ml 眶内容积可以矫正 0.8mm 的眼球内陷，或者矫正 1mm 的眼球内陷需要在眶内植入 1.37~1.50ml 的材料，矫正 2mm 的眼球内陷需要补偿 2.9ml 的眶内容。但是，由于临床上个体间损伤程度和充填效果存在很大差异，多数医师采用 2mm 眼球突度过矫治作为术中经验矫正标准。复合性眼眶骨折，眶缘的准确复位是眶壁修补重建的关键。

3. 眼眶骨折继发复视的治疗　外伤性复视的发生机制分为三类。

（1）眼肌损伤：多出现在外伤早期，随着肿胀消退，眼肌康复，复视也会随之消失。眼外肌的嵌顿是引起复视和眼球运动障碍的主要原因，在活门型眼眶骨折中，下直肌、内直肌、下斜肌嵌顿后的损伤尤其严重，即使肿胀消退或嵌顿解除，肌肉往往也难以完全康复，结果眼外肌收缩功能受到影响，从而继发复视。但有学者通过临床证实，虽然眼外肌距眶壁较近，但在眼眶骨折时极少发生肌肉嵌顿，CT 也证实在嵌顿的软组织中很少夹杂有肌肉。

（2）骨折移位：多见于颧骨骨折向外下方的移位，导致眶外壁的外眦韧带随之移位，带动眼球下陷，引起眼位倾斜而产生复视。

（3）神经损伤：眶尖骨折时移位至眶内的尖锐骨片可能刺伤眼运动神经，眶上裂和视神经孔压缩性骨折可能挫伤眼运动神经。动眼神经、展神经和滑车神经损伤都可以导致所支配的眼外肌麻痹，造成眼球运动失调而产生复视。支配下斜肌的动眼神经分支距离眶底很近，最容易被损伤。

外伤性复视的手术治疗：骨折早期出现的轻度复视，经 CT 检查未发现肌肉嵌顿和移位者，无须特别处理。这种复视一般可自动消失，也可应用激素以减轻眶内肿胀性反应，再通过肌功能训练达到完善的治疗效果。如果出现眼球运动受限、眼外肌牵拉试验阳性、CT 检查有眶内软组织嵌顿，应尽早手术松解回纳，尤其是儿童活门型骨折，极其容易导致眼外肌坏死，早期手术可以最大限度地恢复眼外肌功能，纠正复视，并预防复视的进展和眼球内陷的发生。对于后期顽固性复视需要通过眼肌手术缩短眼外肌长度或改变其附着点位置，以改善眼肌的调节功能，消除复视。

眼眶骨折的治疗需要从功能和美观两个方面进行考虑。根据临床检查和 CT 影像学诊断综合考虑是即刻治疗还是等待观察。早期治疗可以获得较好的美学效果；晚期治疗，尤其是骨折超过 6 周，手术的难度会加大，软组织瘢痕的收缩往往使得手术效果欠佳。

第四节　研究热点

眼眶骨折目前有以下几个研究热点。

1. 眶壁修补材料　由于自体材料塑形困难、容易吸收且需要开辟第二术野的缺点，目前多采用异体材料修补眶壁缺损和眶内充填。常用的材料有：钛网、多孔聚乙烯板和羟基磷灰石板（HA 板）。钛网具有良好的生物相容性，容易修整，钛钉固定可靠，同时可用于眶下缘的固定，缺点是不能多层充填从而增加眶内容量，因此适用于无眶内容物不足、眼球内陷不明显的眼眶骨折。多孔聚乙烯具有生物相容性好、排斥反应轻、不吸收、易塑形等优点，植入体内后自体组织可长入材料内的孔隙，从而使材料与眶底及软组织生物性融合，并可根据需要多层充填增加眶内容量。多孔聚乙烯尤其适用于有眼球内陷需要补充眶内容物体积的眶壁重建。羟基磷灰石具有理想的生物相容性，植入体内后无排斥反应，不吸收，可用于补充眶腔容积，但塑形性较差。目前已开发出将钛网内嵌入多孔聚乙烯补片的新材料，可以在 CT 上显影，起到了眶壁修补和补充眶内容物的双重作用。

2. 眼眶骨折修复的准确性和安全性　陈旧性眼眶骨折眶缘的骨折断端常常发生错位愈合，导致解剖标志点丧失，手术拼对缺乏参照，因而复位准确性不足。计算机辅助设计、制作以及导航技术的发展和应用，使得医师在术前可以通过计算机辅助三维重建软件了解骨折的移位情况和程度，模拟手术截骨、拼对骨折块；还可以通过计算机辅助制作技术通过镜像翻转健侧至患侧来制作患者的三维头颅模型，在其上预成骨折复位引导模板和眶壁修补钛网，在术中引导眶缘的复位和眶壁修补重建；计算机辅助导航技术还可以在术中对骨折块的复位进行实时引导和校准，在近眶尖区操作时进行提示，以免损伤视神经等眶内重要结构。上述新技术新方法的应用明显提高了眼眶骨折复位的准确性和安全性。目前，眶壁的安全显露、植入体的准确放置以及矫治效果的实时校准是困扰手术的技术难点，也是研究热点。

3. 内镜技术在眼眶骨折中的应用　由于眼眶的解剖结构决定了常规手术方式下眼眶深部的视野狭小，这对于操作精度要求很高的眼眶手术造成了困难。很多手术由于无法看清眼眶深部的结构而过矫或欠矫，造成治疗效果不佳。内镜技术可以明显提高对狭小位置的观察能力，并且通过内镜可以从鼻腔内入路进行眼眶内侧壁骨折的修复和重建，因此将内镜引入眼眶骨折的修复能明显提高手术的安全性和精确性。

（何冬梅）

参 考 文 献

1. 范先群. 眼整形外科存在的问题及对策. 眼科杂志，2007，16(6)：365-367.
2. MILORO M，GHALI G E，LARSEN P E，et al. Peterson's principles of oral and maxillofacial surgery. 3rd ed. Shelton：People's Medical Publishing House-USA，2011.
3. 范先群. 眼眶骨折整复手术的现状和问题. 眼科杂志，2005，14(6)：357-359.
4. 张益，孙勇刚. 颌骨坚固内固定. 北京：北京大学医学出版社，2003.
5. 张益. 眼眶骨折的重建和眼球内陷的外科矫治. 北京口腔医学杂志，2008，16(6)：301-303.
6. 刘磊，田卫东. 眼眶骨折的诊治与眼球内陷的矫治. 中华口腔医学杂志，2008，43(11)：658-661.
7. SHI W，JIA R，LI Z，et al. Combination of transorbital and endoscopic transnasal approaches to repair orbital medial wall and floor fractures. J Craniofac Surg，2012，23(1)：71-74.

第十六章　全面部骨折

第一节　概　　述

全面部骨折(panfacial fractures)最早由 Schultz 于 1975 年提出,指同时累及面下、面中、面上部骨骼的骨折。在口腔颌面创伤中,约占 4%~10%,发生率相对较低。该型骨折常见于 21~40 岁,男性明显多于女性,在发展中国家尤为多见。全面部骨折常由交通事故伤、暴力伤、枪伤、高处坠落伤、工伤、运动伤等造成,其中交通事故伤占 40%~60%。

因为全面部骨折多由高能量的冲击造成,且颌面骨骼与颅脑相近,所以约半数的全面部骨折患者伴有其他部位的损伤,常见的有颅内出血或损伤、腹部损伤、肺部损伤、颈椎骨折、肋骨或胸腔损伤、下肢损伤、上肢损伤、骨盆损伤等。

即便是对于经验丰富的口腔颌面创伤外科专家,移位明显、粉碎性的全面部骨折也是相当棘手的。因其涉及上颌骨、下颌骨、颧骨复合体、鼻眶筛区和额骨等多个部位,常造成面部外形及功能的异常。骨折移位影响面部的高度、宽度及突度,造成面型异常或局部畸形;累及上、下颌骨时会出现咬合紊乱,可伴发肌筋膜及颞下颌关节功能的异常;累及鼻骨时会导致通气不畅;累及眶骨则可能出现视力异常甚至眼球缺失。

口腔颌面部骨折的治疗目标是同时恢复面型和功能,诊断失误或不及时、治疗方案不当、手术顺序不合理等都可能导致预后欠佳。随着影像学、材料学、骨间固定技术的发展,以及骨移植的应用和治疗方案的优化,全面部骨折虽难但亦可获得好的疗效。

对于全面部骨折的处理,以往强调治疗前全面体检和详细询问病史。然而事实上,因为软组织水肿、切割伤、淤伤、撕裂伤、疼痛等都阻碍了体检的完成,而且全面部骨折常伴发危及生命的其他部位损伤,需要紧急处理,所以全面体检很难实现。在大多数情况下,医师只能通过相关的症状来分析骨折状态,比如咬合紊乱提示上颌骨和/或下颌骨骨折;上颌动度提示牙槽突或眶下缘或额颧缝骨折;鼻眶筛区的动度或内眦距明显增宽提示鼻眶筛骨折。

面部骨折的影像学检查是必不可少的。在 CT 出现之前,平片和断层摄影一直是骨折诊断的金标准,但其影像因骨质重叠而显示不清,仅能发现明显的骨折。CT 不仅能够清晰显示骨折部位,而且还可以了解骨折移位的程度和方向,极大提高了全面部骨折诊断的正确率。随着 CT 扫描精度的不断提高,连续扫描的 CT 影像经处理后用于重建颌面骨骼的三维立体结构,使全面部骨折的诊断更加直观、精确(图 16-1)。结合体检和 CT 影像,便可以做出明确的诊断,这对于手术治疗全面部骨折颇有益处。

全面部骨折的治疗曾以恢复咬合关系为主,恢复面型为次,多采用颌间拴结和外固定。

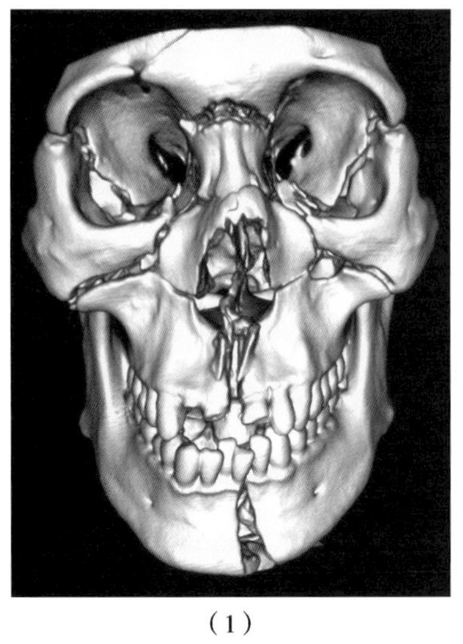
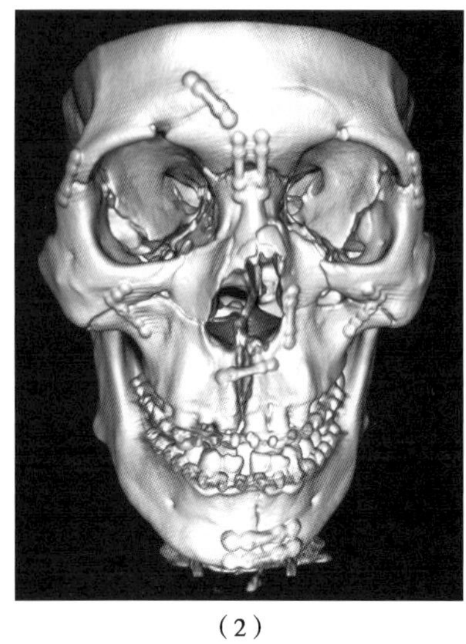

(1)　　　　　　　　(2)

图 16-1　三维 CT 清晰显示全面部骨折,骨折部位包括下颌骨正中、额骨、颧骨、鼻眶筛、上颌骨(LeFort Ⅲ型)、腭骨正中
(1)术前;(2)术后。

外固定能够在三维空间内控制面中份的骨折块,避免面中份的骨折块后缩。支持者认为这一种方法适用于无牙殆患者,因为无牙殆患者无法进行口内颌间拴结,而且外固定的应用不延长手术时间,不影响治疗期间张口及吞咽饮食。但是,从当前的观点来看,外固定很难建立和保持面部骨骼的三维结构,而且固定装置要穿皮,可能导致明显的瘢痕。

现在,全面部骨折的治疗强调面部骨折的早期重建,恢复功能及外形。创伤后应尽快明确诊断,在多学科协助下尽早治疗。骨折的早期处理有利于正确恢复咬合和面部外形,也有利于减少术后感染等并发症的发生。坚强内固定的应用无疑是骨折治疗的里程碑,通过坚强内固定,面部骨骼的三维结构得以建立和保持,骨骼得以在正确的位置上愈合,软组织亦可附着在正确的位置,从而极大改善了全面部骨折的治疗效果。

一、定义与分类

何谓全面部？一般指的是必须要涉及面上、面中、面下部。然而,全面部骨折具体涉及哪些骨,目前尚无统一的标准。所以,根据对全面部概念的理解不同,全面部骨折的定义也有所差异。

文献报道中,对全面部骨折的定义较为宽泛。Markowitz 及 Manson 将面部骨骼划分为鼻眶筛区、颧骨复合体、LeFort 面中区、下颌骨区,当 LeFort 面中区的骨折合并其他区的骨折时即为全面部骨折,而面上部的额骨骨折仅作为辅助参考因素。这种方法强调全面部骨折的主要区域——面中部,不刻意追求狭义的全面部,其将全面部骨折的次要区域——面下部、面上部作为参与因素,这对以后全面部骨折的研究有着重要的影响。正因如此,有些学者便提出其他的面部骨骼分区和全面部骨折的定义。Follmar 等将面部骨骼分为额骨、面中份上部、面中份下部、下颌骨四个区(面中份上下部以双侧眶下孔的连线向两侧延伸至颧上颌缝为界),如果骨折波及其中 3 个区或以上则称为全面部骨折。Tang 等将面部骨骼分为颧上颌

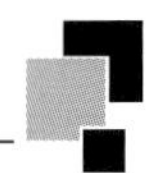

骨复合体、鼻眶筛区、额骨/额窦、下颌骨4个区，涉及其中两个区或两个以上区的骨折即为全面部骨折。

全面部骨折的定义不能各执一词，这样一来不利于交流，二来不利于深入研究。研究全面部骨折的学者均是来自于口腔颌面外科、整形外科、颅颌面外科的专家，所以全面部骨折的定义应立足于口腔颌面部，放眼于颅颌面外科。根据解剖部位，当骨折同时波及下颌骨、上颌骨、颧骨复合体即为全面部骨折，可伴或不伴鼻眶筛骨折、额骨骨折。这一定义为多数学者所接受。

由于全面部骨折定义繁多，所以目前尚无系统的全面部骨折分类用于指导临床治疗及预后判断。国内有学者通过对39例陈旧性全面部骨折的回顾性分析，提出将全面部骨折分为两型，Ⅰ型：颧骨复合体+上颌骨+下颌骨骨折；Ⅱ型：Ⅰ型+鼻眶筛骨折。根据是否存在关节脱位-髁突骨折和颧弓骨折将全面部骨折分为3个亚型，A型：不存在关节脱位-髁突骨折和颧弓骨折；B型：关节脱位-髁突骨折（Ba）、颧弓骨折（Bb）；C型：关节脱位-髁突骨折和颧弓骨折同时存在。该分类对于全面部骨折的伤情及预后判断有一定的指导意义，但还不完善，未能包括影响预后的多个因素，如：严重软组织损伤、骨缺损等。

二、全面部骨折复位的重要解剖标志

面部骨骼的空间结构由骨质较厚的面部支柱及其包绕的空腔构成，其中面部支柱分为垂直支柱（vertical buttresses）和水平支柱（horizontal buttresses）。垂直支柱包括鼻上颌支柱（nasomaxillary buttresses）、颧上颌支柱（zygomaticomaxillary buttresses）、翼上颌支柱（pterygomaxillary buttresses），下颌骨支柱（图16-2）。其中鼻上颌支柱自额骨的上颌突，经上颌骨的额突，至梨状孔的外侧；颧上颌支柱自额骨的颧突，经眶缘外侧，颧骨体外侧，至上颌骨的颧突；翼上颌支柱则包括蝶骨的翼板和上颌结节；下颌骨支柱为下颌骨的垂直部。通常情况，鼻上颌支柱及颧上颌支柱需要重建，而翼上颌支柱因其解剖部位深在不能到达而不要求。水平支柱也被称为前后支柱，包括额骨、颧骨、上颌骨和下颌骨支柱。其中额骨支柱由眶上缘及眉间区组成，颧骨支柱由颧弓、颧骨体及眶下缘组成，上颌骨支柱和下颌骨支柱分别由

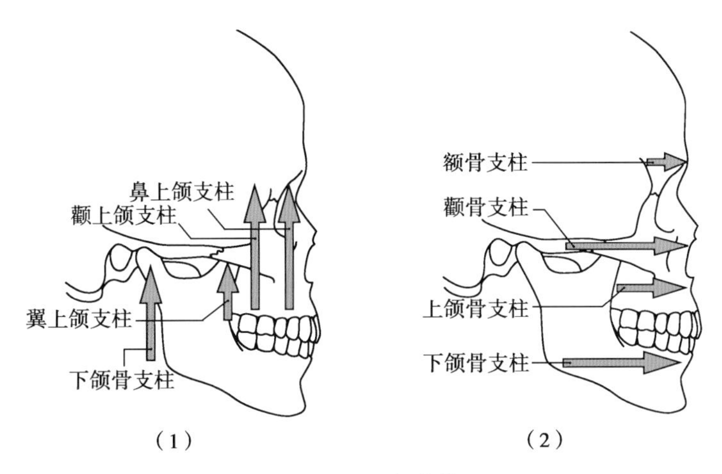

图16-2　面部支柱

（1）垂直支柱；（2）水平支柱。

上颌弓及下颌弓组成。

通过重建面部支柱，便可以重建面部的高度、宽度、突度。面部的外侧区和正中区决定面宽。正中区中，鼻眶筛区决定面上部的宽度，上颌弓和硬腭决定面中部的宽度，下颌骨决定面下部的宽度。外侧区中，额部支柱、颧弓、颧突、下颌角决定面部的宽度。面中份和额骨支柱和下颌骨升支及髁突决定面部的高度。额骨、额鼻上颌支柱、颧弓、下颌水平部（从角部到正中联合）决定面部突度。

全面部骨折涉及面上、面中、面下部，重建面部骨骼就像拼合七巧板一样，清晰可见的解剖标志有利于骨折部位的重建。全面部骨折的复位重建过程中，常用的重要解剖标志有：牙弓、下颌骨、蝶颧缝（sphenozygomatic suture）及颧额缝、眶下缘、颧牙槽嵴及梨状孔、内眦区。

（一）牙弓

若牙弓尚存且完整，其可以作为恢复咬合关系的重要参考。例如，某患者发现 LeFort 骨折，但未见腭中份的矢状骨折，那么完整的上颌牙弓便可用于复位下颌牙弓、恢复下颌宽度。当腭骨正中、下颌骨水平部及髁突同时骨折，这种情况极难处理，一旦不能正确复位，容易导致面部宽度的增加。解决方法之一是首先暴露腭骨骨折，重建上颌骨宽度，接着复位固定该区域。对于腭骨正中的线性骨折，这种方法非常奏效。另一种方法就是采用模型外科，取模后在模型上切割，恢复咬合，制作导板用于手术复位。这种方法对手术治疗有一定的作用，但是并不精确，所以当上下颌牙弓同时骨折时，此法需谨慎应用。如果患者在正畸科医师或修复科医师处有创伤前的咬合模型，那么此模型将成为咬合重建的重要依据，而且效果优于常规模型外科。第三种方法是首先重建下颌骨，因为其骨质坚硬，相对骨折片较大，易于解剖复位，然后再处理其他部位的骨折。

（二）下颌骨

当下颌骨正中和体部骨折有口外伤口暴露时，骨折易于复位。此时经口外径路使下颌下缘暴露，手术视野清晰，甚至可直视下颌骨舌侧骨皮质，下颌骨舌侧和颊侧骨皮质皆复位后再行固定才能确保下颌骨骨折治疗的效果。双侧髁突骨折影响升支后缘高度，当双侧髁突骨折并发正中或体部骨折，下颌骨骨折段会斜行移位，导致面部宽度的增大。此类骨折，首先将下颌骨髁突复位固定，恢复面下部高度，然后再复位下颌骨其他部位的骨折，以恢复面下部突度。

（三）蝶颧缝及颧额缝

蝶颧缝（图 16-3）位于眶外侧壁的内面，是解剖复位和固定颧上颌骨复合体的重要标志。尤其当眶顶和眶上外侧完整时，蝶颧缝将是复位颧骨的重要标志。蝶颧缝通常由眶外侧壁的内面径路，一旦复位之后，可以用微型钛板固定蝶颧缝的骨折线。因为眶顶和眶上外侧极少骨折，所以蝶颧缝是能够用于复位参考的精确标志。

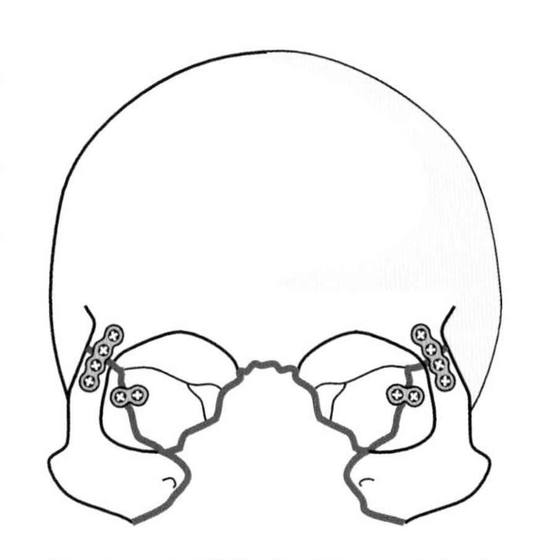
图 16-3　蝶颧缝、颧额缝的复位固定

颧额缝（见图 16-3）位于颧骨额突与额骨颧突的交界处，应用冠状切口或局部小切口均易到达，可直视下进行骨折复位。蝶颧缝复位后，颧额缝可同时复位，所以颧额缝是蝶颧缝复位的标志之一。在蝶颧缝

及颧额缝固定之前,需确认两者皆已复位良好。

（四）眶下缘

眶下缘是上颌骨及颧骨复位的重要参考。通常情况下,在蝶颧缝及颧额缝复位固定之后,颧骨体随之固定,若上颌骨的眶面无明显骨折,眶下缘颧骨与上颌骨交界处将结合良好,此时眶下缘亦是颧骨复位的参考标志;若上颌骨的眶面出现骨折,则需要复位此处上颌骨之骨折。

（五）颧牙槽嵴及梨状孔

一旦颧骨正确复位,上颌骨的位置也就相对容易复位。上颌骨与颧骨之间的大面积接触有利于上颌骨的复位和固定。颧牙槽嵴及梨状孔分别位于颧上颌支柱和鼻上颌支柱,是上颌骨复位的重要解剖标志,也是上颌骨骨折固定的部位,尤其是 LeFort 骨折。如果该区域内有骨质缺损,应考虑一期骨移植。

（六）内眦区

内眦区用于重建面中份的宽度,因为在成人的面部骨骼中,内眦距离相对比较恒定。通过正确复位鼻眶筛复合体来恢复内眦距离,这样有助于恢复面部宽度。然而,该区域发生骨折时较常出现严重的粉碎性骨折,无法有效复位。对于这种情况,通常只能通过测量的方法来恢复内眦距离,此时需特别注意软组织尤其是内眦韧带的附着。

三、伴发伤的处理

全面部骨折根据病因不同,伴发伤的发生率有所差异。交通事故伤中约 70%有伴发伤,暴力伤相对来说极少有伴发伤。全面部骨折的伴发伤可能会很严重,甚至危及生命,伴发伤的处理会影响或延迟全面部骨折的治疗。

最常见的伴发伤为颈椎损伤,因为可能存在脊髓损伤,所以在没有排除颈椎损伤之前务必诊断有无颈椎损伤。在进行颌面损伤的处理之前,必须行 X 线片诊断有无颈椎损伤,如有则需先处理。颅脑损伤是另一种比较严重的伴发伤,有可能延迟全面部骨折的治疗。在进行颌面损伤处理之前,必须确定颅内压稳定且在正常范围。其他伴发伤的处理并不影响颌面损伤的处理,如果可能的话,可以多学科协作同时处理,比如伴发四肢骨折时,可与骨外科医师同时手术治疗多处损伤。手术时间过长可能导致血容量下降及术中体温降低,易致术后并发症的发生,所以如有多处伴发伤,可能需要术中给患者升温。

总体来说,伴发伤并不会严重影响全面部骨折的治疗计划。当存在伴发伤时,根据如上原则处理即可。有学者补充,应尽量提高全面部骨折的美学和功能预后,如在有骨质缺损的情况下,尽快行骨重建,以避免软组织萎缩、变硬或形成瘢痕。

临床上,全面部骨折有伴发伤且危及生命导致死亡的病例极少,但是这并不是说全面部骨折不会有严重的伴发伤,临床医师仍要时刻警惕全面部骨折可能伴有的症状并及时处理。

四、全面部骨折治疗现状及存在的问题

对于全面部骨折的治疗,神经外科与口腔颌面外科的治疗理念有所差异,尤其当有严重的颅脑损伤伴发硬脑膜撕裂伤和脑脊液漏时。通常,神经外科主张待术后水肿消退后手术治疗骨折,避免早期手术中操作对大脑额叶造成影响。脑水肿一般在外伤 7~10 天之后消退,假如没有紧急的颅内并发症比如出血等,待脑水肿消退后手术治疗全面部骨折是比较合

适的。相反，口腔颌面外科及整形外科认为面部骨折的治疗应尽量在外伤后数日内完成，避免远期并发症。因为在行骨折复位和坚强内固定之后，面部肿胀和疼痛会加快消退。而且，对于前颅底骨折造成脑脊液漏的患者，在修复硬脑膜之前复位固定活动的面中份非常重要，因为若不先固定，手法复位可能再次损伤已经愈合的硬脑膜，形成脑脊液漏。此外，骨折2周以后治疗可能会增加骨折复位的难度。

如需神经外科即刻干预，那么只要患者全身情况稳定，应该尽量同时进行面部骨折的处理。如果没有同步处理，那么面部骨折的处理则不得不推迟至最佳时间之后，尤其是当患者发生神经或系统并发症的时候。

严重的全面部骨折常有软组织损伤和骨缺损，可能导致面部畸形、错𬌗、运动受限等，甚至可能影响患者的心理状态。全面部骨折不但本身极为复杂，而且又因定义不统一、分类不明确、无系统治疗指南，其治疗显得更为困难。目前虽有一定的治疗原则，但还存有争议。

Markowitz 及 Manson 提出“先下后上”的复位顺序，即先恢复下颌骨及髁突、然后额骨，最后面中份，该法应用较广。还有学者提出，治疗设计中应首先恢复面宽，然后是外侧区的稳定。该方案从中央区的下部开始，外侧区主要指额弓、颧弓、颧突、下颌角。另外有一种方法，重点在恢复颧弓，即“从外到内”，首先通过恢复颧弓以恢复面型的外部框架，然后恢复颧弓上下的区域，最后恢复中央区。还有学者提出“从上到下”，即从额骨开始，到面中份，最终恢复上颌骨和下颌骨。

目前尚无随机对照试验来验证几种方法的优劣，临床上需根据骨折类型和医师经验来选择。

第二节　治疗设计

（一）复位顺序

关于全面部骨折的复位顺序在前两节已有所提及，其中“从下向上”“从上到下”是比较经典的复位顺序。具体来讲，“从下向上”的复位顺序为：腭正中骨折、颌间拴结、髁突骨折、下颌骨体部正中升支骨折、额骨骨折、颧骨颧弓骨折、鼻眶筛骨折、上颌骨骨折；“从上到下”的复位顺序为：额骨骨折、颧骨颧弓骨折、鼻眶筛骨折、LeFort 骨折（包括腭正中骨折）、双侧髁突下骨折、下颌骨正中体部升支骨折。文献中报道的其他复位顺序只是对这两种方法的改良或调整。相比较而言，“从下到上”的复位顺序应用较广。毕竟下颌骨骨折相对容易复位固定，那么根据“从简单到复杂”的固定原则，从下颌骨开始复位便是理所当然的。临床上，此种复位顺序基本适用于大多数情况，但并不是适用于任何情况。所以，有学者提出全面部骨折的治疗不可局限于某种单一的顺序，应在充分了解患者的骨折部位和类型之后，按照“从固定到活动、从简单到复杂”的原则进行复位固定，即从已知区域到未知区域进行复位，这样会更加精确。例如，如果下颌骨有严重的粉碎性骨折或重要的骨断端缺失，此时很难“从下到上”则可考虑“从上到下”，即从额骨开始，然后面中份，最后处理面下部。所以，口腔颌面创伤医师应该合理选择两种复位顺序，以达到最佳的复位固定效果。

此外，“从外到内”“从内到外”都是以恢复面部宽度为主要目的。面部宽度是面型外部轮廓的决定因素，所以一般先复位固定外部轮廓之骨骼后，再行复位固定内部骨骼。

（二）严重粉碎性的全面部骨折

对于此类骨折，应在复位固定时尽量保留较大的骨块，以恢复和维持重建后骨骼的完整性；同时暴露骨折断端时动作应轻柔，在保证复位的前提下尽量少剥离骨膜，以保持骨折块的血供。小的粉碎性骨块如无软组织附着，应及时去除，散在的碎骨片也应在手术中同时摘

除，避免形成死骨。原则上，此类骨折应重在恢复咬合关系，尽量恢复面型。

（三）合并鼻眶筛骨折的处理

鼻眶筛区影响面中份、面上份的宽度，该处骨折多需手术治疗，旨在恢复正常外形，包括骨组织和软组织的外形。鼻眶筛区骨骼的正确复位是该区骨折治疗效果的基础，复位时应参照两侧眶内壁、眶上缘和眶下缘，避免过度复位或复位不佳；软组织的复位主要是指恢复内眦韧带的附着。

（四）陈旧性全面部骨折的处理

陈旧性的全面部骨折治疗难度极大，必须行三维 CT 了解骨折详细情况，并利用三维重建辅助手术设计。术中若见骨折线错位愈合，不可强行剥离，否则容易出血，造成二次损伤，而且骨折因骨缝间结缔组织或骨组织的生成也无法完全复位，所以应配合正颌外科技术来保证复位的精确性。如合并骨质缺损，应同期手术植骨。

（五）全面部骨折合并眼球移位或眼球内陷的治疗

全面部骨折患者常因眶区骨折导致眼球移位或眼球内陷，治疗应首先排除眼球损伤。如有眼球损伤，应及时请眼科医师会诊。如无眼球损伤，应在全面部骨折手术时尽量恢复眶腔解剖结构，恢复眶内容物，恢复眼球正常位置。对于眶缘或眶周的线性骨折，应行开放复位坚强内固定；对于伴有骨质缺损的，尤其是眶底缺损，应行自体骨或人工材料重建修复。

第三节　全面部骨折的诊治规范

一、手术径路

全面部骨折的手术径路应该提供骨折部位良好的暴露，并利于解剖复位。暴露的部位和程度应根据骨折的严重度和复杂程度来确定。以下列出全面部骨折常用的手术径路（图 16-4）及其暴露部位，以利于手术径路的选取。

全冠状切口：额窦、鼻眶筛区（上份）、内眦韧带、眶上缘、眶顶、眶内外侧的上方、颧弓、髁突（经耳屏延长切口）。当仅有一侧面上份或面中份骨折时，可行半冠状切口。

睫毛下径路和外眦切开的经结膜径路：眶下缘、眶内外侧壁、眶底。外眦切开的经结膜径路可直达额颧缝，需从眶周皮肤下分离外眦韧带和眼轮匝肌直达骨膜至骨面。睫毛下径路更易于到达鼻外侧径路。

上眼睑折痕径路：眶外上方区域。主要用于暴露额颧缝。当应用冠状切口时，此径路不必应用。

鼻区径路：鼻眶筛区、内眦韧带、鼻泪管、泪囊。应尽量避免此类径路，因为可能造成明显的瘢痕。当应用全冠状径路时，也无须应用此类径路。

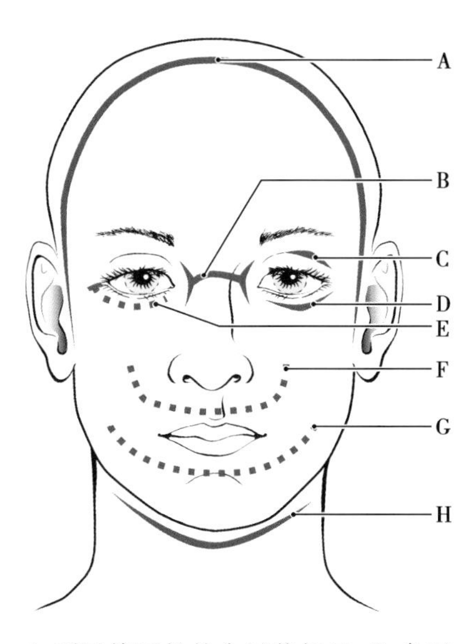

A. 耳屏前延长的全冠状切口；B. 鼻区径路；C. 上眼睑折痕径路；D. 经皮的睫毛下径路；E. 外眦切开的经结膜径路；F. 上颌前庭沟切口；G. 下颌前庭沟切口；H. 颈部切口。

图 16-4　全面部骨折的手术径路

上颌前庭沟径路：上颌骨、颧上颌骨支柱。

下颌前庭沟径路：从下颌升支到正中联合的下颌骨。下颌骨粉碎性骨折不推荐应用此径路。

颈部径路：下颌骨（除髁突高位骨折外）。当要求非常严格的解剖复位时，该径路可以提供良好的视野来复位舌侧骨皮质。也适用于粉碎性和复杂性骨折，如萎缩性无牙下颌骨骨折。

二、治　　疗

（一）急救及伴发症的处理

面部损伤影响气道时可能危及生命，需要即刻处理。呼吸阻塞常突然发作，可因软组织或硬组织的吸入、血肿等原因造成。此外，脑部神经损伤导致反射性的吞咽呼吸亦可导致气道阻塞。对于这些患者，处理气道阻塞是首要任务，必要时行气管切开术。当可能并发广泛的颅脑损伤或需要长期插管时，也需及时行气管切开术。严重出血可能导致死亡，要及时发现并止血，若失血量较大，应及时补充血容量。

经过适当的急救处理之后，应马上了解患者的全身情况、全面部骨折的状况、伴发症的严重程度，尽快制订全面部骨折的治疗方案。

（二）术前准备

除了常规的术前准备，对于全面部骨折，还须进行一些特殊准备。咬合关系是评价全面部骨折治疗效果的重要指标，恢复咬合关系是全面部骨折治疗过程中的重要步骤。如果全面部骨折患者能够配合制取牙模，则可以在模型上进行切割、重排，恢复咬合关系，并制作导板，用于术中恢复咬合关系。另外，结合三维重建和快速成型技术可制作全面部骨折的体外模型，并利用该模型进行体外切割、复位，此时将钛板弯制成形模拟固定，这样预成形的钛板消毒后可直接用于术中坚强内固定。如全面部骨折伴有骨缺损，拟以人工材料重建修复，应术前利用软件设计并制作修复材料。

（三）开放

暴露骨折，可直观评估骨折的状态，包括其粉碎和移位的程度。通过选择合适的手术进路，有助于全面了解各骨折块之间的关系，以及各骨折块与周围组织之间的关系。如果不能全面了解相互之间的关系，可能会导致骨折不能复位或复位效果不佳，产生继发畸形和功能障碍。

（四）复位

全面部骨折涉及面部多骨，任何一块骨折块的微小复位失误都可能导致其他骨折块的无法复位或复位不佳。所以全面部骨折的治疗必须遵循一定的复位顺序。

下颌骨是最坚硬的面部骨组织，在全面部骨折的病例中，下颌骨骨折的严重程度较面中份骨折要低，故对于大多数病例，首先应复位重建下颌骨，从而恢复面下三分之一与颅底的连接。通过复位下颌骨角部、体部和正中联合来重建面下部宽度，通过复位升支和髁突区来重建面下部突度和高度。一旦下颌骨骨折复位，面下三分之一的高度、宽度及突度得以重建，其便可作为面中份骨折的复位参考。对于上下牙弓同时骨折的患者，应该在恢复𬌗关系之后再行固定。在重建下颌骨之后，通过咬合关系重建面中份下部，可以避免严重的继发畸形，如上颌骨旋转或前牙开𬌗等。对于复杂的下颌骨骨折并发上颌骨腭部正中骨折的患者，应该首先复位腭部正中骨折，于硬腭、梨状孔及前鼻棘处固定，再通过咬合关系或预制导板进行下颌骨骨折的复位。上下颌骨折的复位过程中，为了保证咬合关系的稳定，常需要应用

钢丝颌间拴结、Erich 弓形连接杆等。

面下部骨折处理之后，接下来进行面上部骨折的复位。首先应该复位固定颅骨骨折块，这是重建面上、面中份的基础，因为无论面部的前后向或水平向突度，都依赖于颅骨的完整性。对于额窦骨折，应该去除内容物，然后恢复正常的形态。

面中份骨折的处理一般遵循“由外向内”的顺序，即首先重建面中份的外部框架，以保证面部的宽度和突度。重建外部框架最重要的是颧弓的复位和固定，其中关键在于眶外侧突度的重建和颧骨复合体的正确复位固定。一旦颧骨复合体成功复位，面上部的宽度和突度便得以重建，那么眶上缘和眶下缘及上颌骨就得以重建。这样面中份的高度、突度也随之恢复。最后复位固定鼻眶筛区的骨折（图 16-5）。

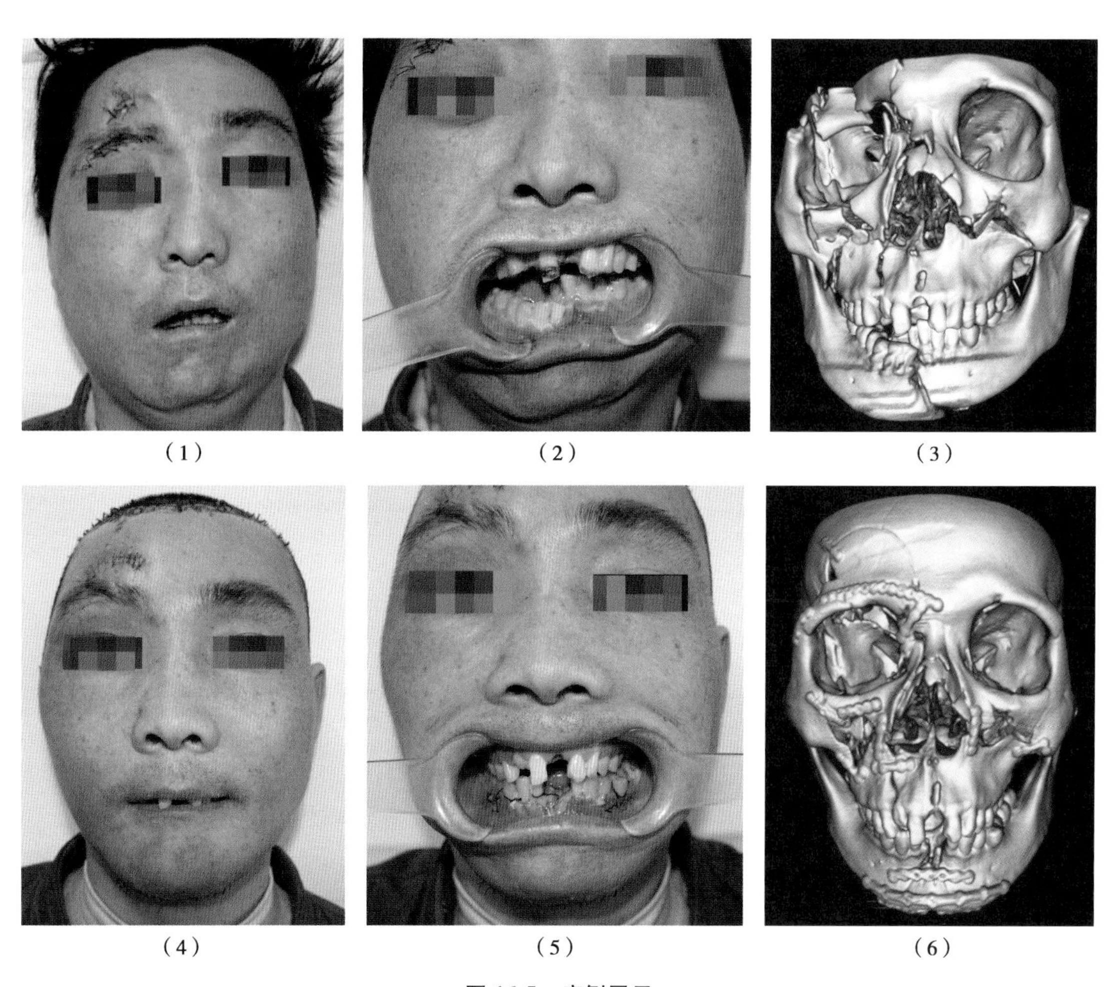

（1）　（2）　（3）

（4）　（5）　（6）

图 16-5　病例展示

患者，男，33 岁，因车祸致伤，即刻于当地医院诊治为颅脑损伤和全面部骨折，全身情况稳定后转入专科医院，行开放复位坚强内固定。骨折部位包括下颌骨正中伴髁突外脱位，上颌骨、颧骨、鼻眶筛、额骨骨折。首先复位面下部：口腔内反复冲洗，然后以聚维酮碘消毒。因为下颌骨正中骨折并发左侧髁突外脱位，所以第一步是手法复位左侧髁突，只有将髁突恢复到正常的位置才能恢复面下部的外形和咬合。然后经口外径路复位下颌骨正中骨折，于下颌骨下缘及下颌骨颊侧以小型钛板固定。之后复位面上部：沿眶上缘复位额骨骨折，以多孔钛板及四孔微型钛板固定，右侧额骨近眶上缘外侧见约 8mm 缺损，未行修复。再复位面中部：参照对侧复位固定颧骨骨折，然后重建上颌骨垂直支柱，最后复位眶下缘及鼻眶筛区骨折。（1）~（3）术前；（4）~（6）术后。

(五) 固定

开放复位坚强内固定技术极大促进了全面部骨折的治疗,尤其可使粉碎性下颌骨骨折、节段性的下颌骨骨折,甚至伴骨缺失的下颌骨骨折获得良好的稳定性。通常情况下,全面部骨折固定过程中,面上份及面中份的骨折选用四孔或多孔之微型钛板,下颌骨骨折选用四孔或多孔小型钛板,有时辅以微型钛板。对于伴有骨缺损或粉碎性的下颌骨骨折可考虑重建板。

(六) 骨移植

如前所述,面部的骨骼支柱为骨折复位提供参考,同时也提供骨折的稳定性。巨大外力冲撞导致的外伤常会导致面部支柱或非支柱区域发生粉碎性骨折或骨质缺损。当缺损明显时,应考虑行骨移植来重建面部骨骼的结构支持,预防软组织塌陷。通过回顾性分析表明,全面部骨折行一期骨缺损修复,未见明显并发症,甚至当移植骨暴露,伤口还会继续愈合。全面部骨折中,常见的骨缺损部位包括额骨、鼻背、眶底、眶内侧壁、颧上颌骨支柱等。骨移植的供区很多,但常用颅骨。因全面部骨折处理过程中常经全冠状切口,经该径路可制备颅骨移植。这种方法的骨移植获得的骨比软骨内成骨的骨更能预防吸收。

(七) 关闭创口,软组织悬吊

骨折手术后软组织悬吊对于面部外形的远期疗效非常重要。为了恢复面中份区域的骨折,该区域从眶周到口腔完全暴露,所以软组织悬吊对该区域非常有用。面中部区域的软组织附着通常被切断,导致软组织的下坠,且重新附着于稍低的位置。Manson 等将骨折复位后软组织悬吊概括为两步法:首先将筋膜或骨膜重新固定于骨骼,然后分层缝合骨膜、肌筋膜、皮肤。因骨膜的延展性不佳,可以限制软组织的增长和迁移。通常在关键部位钻孔将骨膜固定在骨上,以使软组织重新附着。骨膜缝合应在颧额缝、眶下缘、颞深筋膜、上下颌切口的肌层等处,骨膜重附着应在颧突、眶下缘、颧弓面的颞肌筋膜、内外眦、颏肌等处。

三、并　发　症

骨折后可能发生各种并发症,本书第二十一章详述。

在此主要讨论全面部有关的并发症——面部增宽。全面部骨折复位需遵循一定的顺序,各骨骼之间相互影响,如果前一个部位复位不佳,那么接下来的部位将很难恢复到正常的位置,从而导致一系列的错误,最终导致面部宽度的增加。面部增宽是全面部骨折常见的并发症之一,影响因素较多。为了预防面宽增加,必须严格遵循“从外到内”的顺序,利用最稳定的骨断端、最明显的解剖标志,尽量达到解剖复位。

一旦发现了并发症,应通过体检、CT 等及时评估并发症的严重度。在许多严重病例中,可结合面部骨骼的三维重建及快速成型技术,快速成型的模型可用于确定骨折并在体外重建骨折,通过在模型上固定骨折将钛板预成形,然后将预成形的钛板消毒之后在手术中应用。这一技术加上合适复位标志的应用将有利于骨折的复位和固定,有利于减少并发症的发生。

四、随　　访

随访的目的在于了解创伤患者的恢复情况,包括骨折愈合情况、术后功能恢复情况、面

部软组织恢复情况等。有学者提出根据面型轮廓、咬合关系、张口度和局部畸形四个因素制订全面部骨折术后疗效标准,有一定的应用价值,有待进一步实践。

一般要求术后 1 个月、3 个月、6 个月、12 个月进行回访,回访时除常规体检了解恢复情况外,还需在 3 个月、6 个月、12 个月行 CT 或三维 CT 了解颌面软硬组织的恢复情况。如有异常,应及时妥善处理。

第四节　研究热点

一、全面部骨折的临床分类研究

临床分类是骨折研究的重要方向之一,对于骨折的治疗及预后判断有重要意义。不同类型的骨折,有不同的治疗方法,最终疗效亦有所差异。全面部骨折因涉及面部骨骼多、伴发症发生比例高、影响预后因素多,故治疗不易。如果没有完善的临床分类指导全面部骨折的处理,那么临床医师面对全面部骨折的患者时将无所适从。

通过前期的研究,学者们已经总结出一些治疗全面部骨折的经验和原则,如复位顺序等,也有学者提出了全面部骨折的临床分类,但是这些并不系统,更不完善。所以临床分类仍将是全面部骨折的研究热点之一。

二、全面部骨折的复位固定顺序

在一种较为完善、临床可用的分类出现之前,全面部骨折的治疗很大程度依赖于复位顺序的完善。当前,“从下到上,从外向内”是一种应用较广的复位顺序,该方法从面下份的下颌骨开始,到面上份,最后到面中份。但是对于某些特定情况下的全面部骨折如下颌骨粉碎性骨折、下颌骨骨折伴骨缺损的病例等并不适用。全面部骨折涉及多骨,影响骨折治疗的因素颇多,所以不可能出现一种万能的复位顺序用于全面部骨折的治疗。因此,全面部骨折复位顺序的研究需要与临床分类的研究相结合,以探讨出一套简单、易用、操作性强的治疗方案。

全面部骨折复位顺序的研究中,骨折固定顺序也是需要考虑的一个问题。如颧骨复合体的固定,通常是从蝶颧缝、颧额缝开始复位,如果复位之后立即固定,那么有可能出现颧弓、颧弓根部、眶下缘、颧牙槽嵴等处的不贴合,影响治疗的效果。对于骨折固定顺序的研究,基本的原则是待骨折块松解之后,将颌面诸骨复位之后再行固定,以保证复位效果,不至于在固定过程中出错而致前功尽弃。复位固定过程中,可考虑以钢丝等非坚强内固定方式做临时固定,辅助复位。

三、髁突骨折在全面部骨折手术复位过程中的作用

骨折治疗过程中,每一个骨折段都有其特定的作用。下颌骨对面部骨骼的连续性起着重要的作用,除了保持面下三分之一的连续性,还通过咬合与上颌骨、通过颞下颌关节与颅底保持连续性。

当髁突骨折并发上颌骨骨折时，如以颌间拴结治疗，上颌骨和下颌骨便成为一个复合体，因为咀嚼肌的收缩牵拉，导致上颌骨下颌骨复合体向颅骨方向移动，而形成顺时针旋转。通常发生顺时针旋转时，颏部前伸，殆平面增高，后部脱离正常的垂直方向。这些症状在双侧髁突骨折时更加明显，在单侧髁突骨折则甚至可能出现上颌骨下颌骨复合体向骨折侧的迁移。所以髁突骨折的正确复位有利于恢复下颌骨升支部的外形，同时恢复面下三分之一的高度以及面中三分之一的突度。当下颌水平部和髁突同时发生骨折，会导致面宽增加，下颌后缩。这样，下颌骨髁突的复位还有利于下颌骨宽度的恢复。因此，要实现全面部骨折功能与外形同时重建，在复位顺序中下颌骨髁突理应排在第一位。

如果下颌骨髁突脱位，未见明显骨折，那么首先应该手法复位下颌骨髁突。当下颌骨髁突骨折移位明显，若不行手术复位，将严重影响其他骨折的复位，最终影响术后的面型和功能。

四、全面部骨折的生物学固定

根据 AO/ASIF 的原则，颅面骨折处理的目标是达到解剖复位，绝对稳定，不影响愈合，早期无痛功能性锻炼、恢复所有的轮廓外形。这种理论被广为接受，适用于各种类型的骨折，包括严重的粉碎性骨折。但是，骨不连、内固定装置的断裂、伤口愈合不佳、感染、延期愈合等发生率仍较高，因为内固定的应力遮挡、骨膜的广泛剥离、强大的复位力导致血供减少或不足。

为了弥补常规内固定的不足，减少术后并发症的发生率，学者们于 20 世纪 90 年代初提出了生物学固定（BO）的新概念。BO 强调骨折的治疗应采用保护血运为主的内固定方法，尽量少剥离骨折部位骨膜和软组织以维持血运，不强求骨折片解剖复位，使骨折有正常的愈合生理环境。BO 复位骨折的原则包括：①远离骨折部位进行复位，保护骨折局部软组织的附着；②不强求骨折的解剖复位，但关节内骨折仍要求解剖复位；③使用低弹性模量的内固定物；④减少内固定物与骨皮质之间的接触面积。

BO 与 AO 的原则并不矛盾，只是在 AO 的基础上提出了一些附加性原则。BO 的核心是骨折段的复位和固定应该根据骨的生物学特性来处理。要达到全面部骨折功能和形态并举的治疗目的，必须结合 BO 的原则。首先，选择恰当的接骨板和螺钉系统以及正确的复位固定方法，减少对软组织的损伤，为全面部骨折在解剖上的恢复提供三维立体条件下的稳定性和坚固性；其次，采用坚强固定和弹性固定相结合的方法；最后，复位固定的同时要修复骨缺损。

对于不稳定的全面部骨折，应该尽量减少骨结合创伤，尤其是对于儿童和青少年患者。各种新设计的钛板、自锁钉、生物相容性钛种植体的发明和应用，减少了负载。提高固定的稳定性也是恢复全面部骨折正常外形和功能的重要方面。避免应力遮挡效应，从而防止骨皮质的吸收。比如，在下颌骨骨折中，与接触动力加压板相比，有限接触钛板（有限接触动力加压板）、连锁钛钉系统可保护骨膜血管供应，减少骨吸收。此外，有限接触钛板能诱导骨皮质表面形成一薄层骨痂，这对于全面部骨折的治疗尤其是老年患者很有益处，也值得进一步的研究。重要的是，骨折段远中和近中的组织必须足够健康，便可以提供足够的机械支持和血管支持，避免张力过大导致钛板折断。

（李祖兵　杨荣涛）

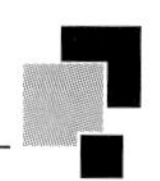

参 考 文 献

1. 汤炜，田卫东，郑晓辉，等. 全面部骨折手术治疗的临床研究. 中华创伤杂志，2005，21(12)：881-883.
2. 张益. 全面部陈旧性骨折回顾性分析与临床分类研究. 中华口腔医学杂志，2008，43(4)：231-235.
3. ERDMANN D，FOLLMAR K E，DEBRUIJN M，et al. A retrospective analysis of facial fracture etiologies. Ann Plast Surg，2008，60(4)：398-403.
4. HE D，ZHANG Y，ELLIS E Ⅲ. Panfacial fractures：analysis of 33 cases treated late. J Oral Maxillofac Surg，2007，65(12)：2459-2465.
5. KASRAI L，HEARN T，GUR E，et al. A biomechanical analysis of the orbitozygomatic complex in human cadavers：examination of load sharing and failure patterns following fixation with titanium and bioresorbable plating systems. J Craniofac Surg，1999，10(3)：237-243.
6. KELLY K J，MANSON P N，VANDER KOLK C A，et al. Sequencing Le Fort fracture treatment(Organization of treatment for a panfacial fracture). J Craniofac Surg，1990，1(4)：168-178.
7. MARKOWITZ B L，MANSON P N. Panfacial fractures：organization of treatment. Clin Plast Surg，1989，16(1)：105-114.
8. ROHNER D，TAY A，MENG C S，et al. The sphenozygomatic suture as a key site for osteosynthesis of the orbitozygomatic complex in panfacial fractures：a biomechanical study in human cadavers based on clinical practice. Plast Reconstr Surg，2002，110(6)：1463-1475.
9. SCHULTZ R C，CARBONELL A M. Midfacial fractures from vehicular accidents. Clin Plast Surg，1975，2(1)：173-189.
10. TANG W，FENG F，LONG J，et al. Sequential surgical treatment for panfacial fractures and significance of biological osteosynthesis. Dent Traumatol，2009，25(2)：171-175.
11. TULLIO A，SESENNA E. Role of surgical reduction of condylar fractures in the management of panfacial fractures. Br J Oral Maxillofac Surg，2000，38(5)：472-476.
12. WANG S，XIAO J，LIU L，et al. Orbital floor reconstruction：a retrospective study of 21 cases. Oral Surg Oral Med Oral Pathol Oral Radiol Endod，2008，106(3)：324-330.
13. WENIG B L. Management of panfacial fractures. Otolaryngol Clin North Am，1991，24(1)：93-101.
14. YANG R，ZHANG C，LIU Y，et al. Why should we start from mandibular fractures in the treatment of panfacial fractures?. J Oral Maxillofac Surg，2012，70(6)：1386-1392.

第十七章　儿童颌骨骨折

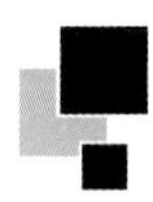

第一节　历史回顾

一、分类进展

（一）儿童颌骨解剖生理特点

儿童的颌骨是动态的结构，出生时颅面比例约8∶1，5岁时为4∶1，到成年时降至2.5∶1。随着颌骨的发育，关键的解剖结构发生明显的变化，如牙囊占据颌骨的体积逐渐变小，而颏孔的位置向后上移动，下颌体部与升支的交角（下颌角）由几乎平行（175°）到几乎垂直（110°）等。了解这些解剖生理特点对正确处理颌面部骨折是必要的。

1. 上颌骨　新生儿的上颌骨短小且宽，主要由含有牙滤泡的牙槽骨组成。两岁时，上颌骨横向生长基本完成，随后完成垂直生长和前后生长。刚出生时，上颌窦只是一个小囊，在2~8岁期间迅速扩大，使乳磨牙与第一恒磨牙和眶底分开，恒牙全部萌出后，上颌窦达到成人的大小，16~18岁时上颌骨基本定型。

到两岁，大多数的颅骨缝闭合，这时眼眶发育完成85%~90%；6~8岁，眼眶生长完成；7~8岁额缝关闭，额窦得到很好的发育。8~12岁腭部、前颌和上颌中缝生长完成。青春期后，额窦达到成人的大小，筛窦继续快速生长发育。

上颌骨有3对主要支柱分散𬌗力，分别为尖牙支柱、颧突支柱和翼突支柱，分别支持尖牙区和磨牙区的咀嚼压力。这些部位在牙萌出后，在咀嚼压力的刺激下，骨质增厚形成柱状结构。儿童上颌骨骨折中以牙槽骨骨折较多见，上颌骨血供丰富，骨折愈合较快。

2. 下颌骨　在出生时，下颌骨分为左右两半，中线处靠结缔组织和软骨组织相连；4~5个月以后，两部分下颌骨开始愈合；到2岁时，中线处完成骨性连结，下颌体呈弓形。

刚出生时，下颌体部较大，下颌角为较大钝角（175°），下颌升支短小，冠突较大，高出于下颌骨髁突的平面，髁突几乎与体部成直线，髁突上面的关节面，有一横嵴将关节面分为前斜面与后斜面。关节窝扁平，颞下颌关节松弛，主要由关节囊和关节韧带维持关节稳定。下颌骨骨皮质薄而疏松，乳牙牙囊占据下颌大部分体积，靠近下颌骨下缘，颏孔位于乳尖牙与第一乳磨牙之间。

从出生到3岁，下颌骨前部唇侧骨质沉积、舌侧吸收，下颌向下前增长，使下颌体部延长，为乳牙的萌出提供足够的空间。随着乳牙的萌出和其下方的恒牙胚的发育，下颌前部的牙槽骨垂直高度较后部高。冠突的改建为颊侧吸收、舌侧增生沉积，使牙弓增宽，与髁突形

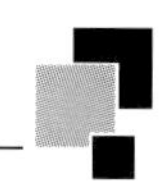

成V形扩大。髁突的发育速度与颅底外侧生长一致，随着髁突软骨层的软骨内骨化、髁突向后上方向生长，使下颌升支长度增加。下颌角变锐（约140°），下颌体部为恒牙列提供足够的空间，这时的恒牙胚仍靠近下颌骨下缘，特别是旁正中位置。

5~6岁以后，下颌骨体部和升支解剖界限明显，其生长变化与面中份相协调。升支的前后向生长与颅中窝和咽部的生长平行，垂直向生长与上颌骨发育、上颌牙萌出有关；同时牙弓延长、下颌体部增宽，下颌角变锐，下颌体前部停止生长，而且其唇侧上面骨质吸收形成颏部。颏孔向上后移动，位于第一或第二前磨牙下方。

12岁时，下颌骨的生长基本完成、恒牙完全萌出（第三磨牙除外），这时牙槽骨的高度与其下方的体部骨质基本相等，下颌升支变得更加垂直，与下颌体部的交角约110°~120°，髁突下方缩小为髁突颈，髁突的长轴斜向内后，与下颌体的长轴相垂直。附着于下颌骨上的肌肉的牵引力及由下颌功能运动而产生的殆力使下颌骨的骨小梁排列成一定的方向，构成殆力线和肌力线，它们彼此交叉，使咀嚼力传至颅底并增加下颌骨的强度。

（二）儿童颌骨骨折的原因及分类

1. 儿童颌骨骨折的原因　国内报道多由于从高处跌落，其次是交通事故，再次为各种动物致伤和跌倒等。葛成等报道的前3位致伤原因是：坠落（28.5%）、交通事故（17.0%）和锐器刺割（10.0%）。国外报道中排在前三位的主要原因分别为交通事故、跌落伤和暴力致伤。10岁以前以跌落伤为主；10岁以后，交通事故和暴力致伤增加，成为主要原因。

2. 儿童颌骨骨折的分类

（1）根据骨折线的多少分类：可分为单发性骨折、多发性骨折和粉碎性骨折。

（2）根据骨折的部位分类：可分为上颌骨骨折、下颌骨骨折。

（三）儿童颌骨骨折的特点

1. 发病率较低　在所有儿童颌面创伤中面部骨折占1%~14.7%，其中5岁以下所占不到1%。儿童处于生长发育期，颌骨柔软、富于弹性，鼻旁窦发育不完善、加上未萌出的牙齿增加颌骨的力量，以及颌骨周围脂肪垫等软组织覆盖较厚，能耐受冲击力量，且儿童面上三分之一相对面中、下三分之一来说较为突出，因此遭受外力时，额骨受损的概率增加，而颌骨损伤的可能则相对较少。较小的儿童，由于受到各方面的保护，受伤较少，且以跌落伤为主。随着年龄的增大，面部向前下方向生长，骨折发病率增加。Ferreira回顾分析1 251例颌面部骨折儿童，6岁以下仅占12.3%，而16~18岁几乎占一半（47.8%）。

2. 骨折线多呈不规则状　成人下颌骨骨折除火器伤外，骨折线一般较整齐，儿童下颌骨骨折常在牙胚之间越过，可呈不规则之形状，形成各种不典型的骨折线。儿童上颌骨骨折发生率相对较小，且骨折类型为不规范的LeFort型，典型的LeFort型骨折直到10岁以后才常见，因为那时上颌窦发育逐渐成熟，恒牙列开始下降。在10岁以前，此区域在受外力打击时会随牙槽突骨折而分散打击力。腭骨的矢状骨折在面中部较常见，原因是中线骨缝未融合，从生物力学角度来讲较为薄弱。

3. 下颌骨骨折多于上颌骨骨折　儿童颌骨骨折多发生在下颌骨，占颌面部骨折的40%~55%。葛成等报道470例儿童颌面部创伤中下颌骨骨折最常见，占硬组织损伤的55.1%，其次为上颌骨、颧骨颧弓和牙槽突。下颌骨各部位损伤以髁突损伤处数最多，占下颌骨损伤的45.8%，其次是颏部占37.5%，下颌升支及冠突区最少，仅占2.7%。儿童髁突发育不完善抗损伤能力差、最常发生颏部损伤致伤动能向后方沿下颌骨传导、应力集中于颞下颌关节区造成髁突骨折,儿童牙齿广泛接触的咬合关系尚未完全建立、不能起到成人咬合分散致伤力的作用。颏部损伤多位于尖牙区,可能与小儿下颌骨内恒牙胚的位置有关,恒尖牙萌出较慢,儿童下颌骨在尖牙未萌出之前位置较低,可紧抵下颌下缘,因此留下的下颌骨下缘骨质相对较窄,致使该区骨质较为薄弱,易致骨折。

Ferreira 报道下颌骨骨折最常见占 48.8%,其次为颧骨骨折占 23.6%,牙槽骨骨折占 19.4%,LeFort 型骨折仅占 4.6%。2 处以上颌面骨骨折占 26.5%。髁突骨折为最常见的下颌骨骨折,占 34.9%。上颌 LeFort 型骨折仅见于 10 岁以上的儿童。

4. 儿童颌骨骨折对颌面部生长发育的影响　儿童颌骨骨折有可能影响颌面部的生长发育,及时正确处理以及个性化治疗是完全必要的。

下颌骨的生长包括下颌骨长度、宽度和高度三个方面的生长,整个生长过程基本都在青春发育期前和青春发育期中结束。髁突是下颌骨的生长发育中心之一,髁突的完整性及其在颞下颌关节窝的正常位置对下颌骨的生长非常重要。髁突是下颌骨最易发生骨折的部位,儿童髁突骨折,如损伤下颌骨生长发育中心或关节盘造成盘突粘连、或伤后继发颞下颌关节强直,均会导致颌面部畸形。

面中部骨折对颌面部生长发育的影响与骨折的严重程度及骨折移位情况相关。最终可能影响面中部的突度,面中份的骨折对于颌面部生长发育影响更大。16 岁以下的儿童颅颌面创伤常常影响其正常发育,致使鼻旁窦消失或发育不全、颧弓发育不全或骨量薄弱。因此,复杂病例需要较长时间周密的治疗。

(四)儿童颌骨骨折的诊断

对于颌骨受伤的儿童,首先要注意患儿全身情况,并且应仔细地进行局部检查。检查的重点是出血、瘀斑以及血肿的位置,压痛点的位置,骨折移位的表现等。对上颌骨骨折还可用手指捏住上颌前牙轻轻摇动,以观察上颌骨有无活动。对下颌骨骨折可将双手拇指放在疑有骨折线的两端的下颌缘处,双手示指放在可疑骨折线两端的牙上,两手行相反方向的移动,感觉有无移动感以及骨摩擦感。但对于儿童颌骨骨折的诊断主要依靠 X 线片帮助诊断。必要时还可做 CT 检查。在 X 线检查中,应注意骨折线的部位、数目、方向、骨折的类型、移位情况、牙与骨折线的关系等,特别要注意是否为多发性骨折。

二、保守性治疗

在拟定儿童颌面部骨折的治疗计划时,应认真考虑如下因素,包括患儿的年龄(生长和发育情况)、解剖部位(形态和功能)、损伤的复杂程度(骨折段移位、粉碎性和损伤部位)、损伤的时间、伴发损伤、手术途径(闭合或开放)等。

由于颅颌面的比率不同,儿童颌面骨更富延展性,青枝骨折更常见,因此,非手术治疗是儿童颌面部骨折处理的常规方法,具有较广泛的适应证。对牙列处于发育的儿童,其轻度咬合不良及颌骨畸形一般不需纠正。

有些作者建议无移位或青枝骨折的儿童骨折,不需要固定,而是密切观察,2~3 天复诊一次,连续观察 4 周;较小的儿童更需要这种损伤后的密切观察,流质饮食,家长监督。

(一)手法复位

利用手法复位使骨折线对位良好,并且使颌骨相对制动,以防止骨折线再次移位,适用

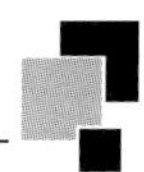

于颌骨骨折块未见明显移位的患儿。

1. 单颌固定　是应用一条牙弓夹板、牙间钢丝结扎或树脂咬合板进行上颌或下颌固定的方法,主要应用于单纯牙槽骨骨折或移位不明显的骨折。穿绕下颌钢丝咬合板固定(occlusal splints with circummandibular wires)适合应用于无牙𬌗婴幼儿下颌体部或颏部骨折的固定;这种固定方法特别有助于5~12岁部分无牙𬌗的青枝骨折和移位不明显的下颌骨折。

2. 牙间钢丝结扎(interdental wiring)　该方法是一种损伤小、相对安全的骨折复位方法。使用这种技术必须保证有稳定的牙列,最适宜恒牙列,3岁以下不适合。3~12岁可以应用,但必须检查牙列的稳定性,3~7岁儿童乳磨牙提供稳定的表面以固定;8~13岁可以利用恒切牙和磨牙。假如儿童下颌骨骨折移位较小或青枝骨折,这种相对保守的方法能够足以提供正常的咬合关系和解剖复位,包括体部,特别是牙槽骨骨折,也可与其他方法联合应用治疗复杂骨折或斜形骨折以增加其稳定性。

3. 穿绕下颌钢丝咬合板固定(occlusal splints with circummandibular wires)　穿绕下颌咬合板可应用于各年龄组,特别是3岁以下或牙列不稳定的儿童。首先制作上下颌咬合板、手法复位,然后用2~4条环绕下颌钢丝固定。注意不要过分用力拧以免钢丝陷入不成熟的皮质骨,以及钢丝应远离颏孔和骨折线。

(二) 颌间牵引

2岁以上的儿童,乳牙全部萌出,可以进行颌间结扎固定,于患儿乳牙结扎牙弓夹板或者粘接正畸托槽,从而把颌骨固定成一个整体,根据骨折块的移位情况以橡皮筋或者钢丝行颌间牵引,以恢复良好的咬合关系为颌骨骨折复位的标准,颌间牵引固定通常维持3~4周。但乳牙牙冠低平、呈锥状,不易操作,应选用小的牙弓夹板和钢丝固定,可以辅以穿下颌钢丝或骨悬吊。颌间牵引治疗复杂骨折具有良好的治疗效果,并且避免了外科手术及其他治疗方法效果不佳的问题,减轻患者痛苦及经济负担。临床操作不复杂,是一种简单、实用、有效的治疗方法。其缺点是解剖复位有限和限制下颌功能运动,患儿的耐受和依从性较差也是其缺点。乳牙缺失或牙根吸收明显者不宜应用该技术。

(三) 颅颌外固定架固定

主要用于上颌骨骨折,于患儿乳牙结扎牙弓夹板或者粘接正畸托槽,使颌骨固定成一个整体,然后通过颅颌固定装置牵引并且固定颌骨骨折块。

三、开放性手术

(一) 切开复位内固定

切开复位内固定可能损伤骨膜和牙胚,影响颌面骨的生长发育,而且儿童颌骨弹性较好,通常不需要切开复位内固定术。但是对于复杂的下颌骨骨折需采用切开复位内固定术,而上颌骨骨折则较少采用手术方式治疗。固定钛板过程中应避开恒牙胚所在的位置。国内外研究表明,钛板固定后对儿童颌骨发育无影响。对于恒牙胚的处理,儿童颌骨内有许多正在发育的牙胚,如果骨折累及这种牙的隐窝,一旦发生感染,可使骨折不易愈合。因此,牙胚已暴露并有感染时,应予以去除。

（二）微创治疗

近几十年来，高新技术不断在现代医学中的应用以及人们追求健康和美的需求明显促进了微创外科的发展。微创外科技术扩大了外科医师的手及手术刀的功能和活动空间，进入开放性手术达不到的部位，能完成常规手术无法完成的操作，已被广泛地应用在各个外科领域。口腔颌面部骨折涉及解剖区域众多，结构复杂，传统的切开复位固定术要求切口要充分暴露骨折区域，从而不可避免地导致术后瘢痕不美观或面神经损伤等并发症。近年来，微创外科技术逐步应用于口腔颌面部骨折的治疗中，从而到达了外形和功能统一的治疗效果。

1. 微创外科的概念及范畴　“微创”一直是外科学追求的境界，是外科医师的行为准则，也是临床外科的传统观念之一。“外科的微创化”在于追求传统外科治疗对局部组织造成损伤或破坏程度的最小化、微型化。而“微创外科”则是近年发展起来的、与其不同范畴的新概念，它是传统外科的一场深刻的技术革命（但并不是外科学的革命）。黄志强院士认为，微创外科是指能得到比现行的标准外科手术更小的创痛、更佳的内环境稳定状态、更准确的手术结果、更短的住院医疗时日、更好的心理效应的外科治疗手段。王正国院士提出，微创外科是指以最小的侵袭或损伤达到最佳的外科疗效的一种新的外科技术。总地说来，微创外科不等于单纯的“小切口外科”，微创外科是一个相对性概念，是随着科学和外科技术的发展而不断发展、丰富、完善的。从目前进展来看，微创外科涉及几乎所有的外科学分支，涵盖内镜技术、腔镜技术、超声和 MRI 导向下的介入技术、放射介入技术以及 X 刀、γ 刀、高能聚焦超声技术等各种微创技术。

2. 微创外科技术在治疗下颌髁突骨折中的应用　下颌髁突骨折占下颌骨骨折的 25%～45%，对于其治疗多年来国内外学者存在不同观点。闭合性保守治疗通过颌间牵引以恢复正常咬合关系，操作简便，对于骨折移位不明显的病例效果确切。但该方法固定时间长，进食、言语不便和口腔卫生难以保持，严重影响患者的生活质量；骨折端难以取得精确的解剖复位；使受损关节长期制动，不利于髁突的改建和功能适应，常可导致关节功能面的退行性变甚至纤维粘连，出现张口受限、慢性疼痛等临床症状。同时，对于下颌骨髁突骨折错位明显或下颌骨多发骨折，牵引往往无法恢复正常的咬合关系。因此，对于骨折移位明显的病例，常需采用开放性复位坚强内固定。切开复位虽能达骨折端的精确解剖复位，且有利于下颌的早期运动，促进关节功能面的改建，但采用口外切口时，切口范围大，遗留较大手术瘢痕，术中可能损伤面神经、颌内动脉及翼静脉丛等正常解剖结构；采用口内切口则存在术区视野狭小，暴露不清，操作不便，出血量多，不易止血等问题。手术治疗还可能使原本已受损的髁突再遭手术创伤，破坏骨折端的局部血运，不利于骨折的愈合，甚至手术对关节的创伤有可能引起关节强直。

内镜能通过小切口获得清晰的视野，使骨折在直视条件下达到解剖复位，因此，许多学者探索在内镜辅助下行开放复位坚强内固定，以避免上述方法的缺陷。1996 年，Jacobovicz 和 Lee CH 等采用口内切口在内镜辅助下对 1 例双侧髁突骨折的患者进行了复位固定术，术后患者获得良好的解剖复位和咬合功能。内镜辅助复位的方法在临床应用中逐步推广。

不同学者报道中所采用的设备不尽相同，但主要由内镜系统和复位固定器械组成。内镜系统多采用直径 4mm、30°角弯曲的 Storz 内镜系统，但也可应用常规颞下颌关节镜进行相应操作。较特别的是 Lauer 等自行设计的直径 3.5mm 的内镜，它可将 2.0 的微型钛板逐步输送至镜头，同时另一弯曲镜头可作为骨膜剥离器使用，从颊部穿入后，可通过钻头和旋入

螺钉。固定时从最远端的孔固定起，然后主镜头逐步退出，边退边固定。该系统可保持螺钉固定的清晰视野，但由于微型钛板由镜头输送，故只能采用直型钛板，不过，髁突区域较平坦，在该区域应用已足够。

根据骨折的部位和类型可选择不同的手术径路。因此，术前除行常规检查和拍摄 X 线片外，必要时可行下颌升支冠状位 CT 扫描或三维图像重建。

口内入路与下颌升支矢状劈开术切口基本相似，在下颌升支前缘，翼下颌韧带前外方做纵行切口，长约 5~7cm，顺下颌升支内外侧骨板进入，剥离下颌升支至下颌角的骨膜，游离颞肌在冠突上的附着。在此过程中始终避免损伤下颌升支内侧的下牙槽血管神经束。分离后可通过拉钩提拉形成镜下工作间隙，置入内镜，紧贴骨面至骨折断端，此时，可在内镜直视下行骨折复位。不同学者采用的复位方法各不相同。有直接用持骨钳夹住下颌角处向下牵引复位者；有按压下颌后牙，同时应用剥离器和带钩血管钳夹持复位者；也有通过手术前颌间结扎，在磨牙后区放置橡皮垫，行颌间牵引，使下颌升支下降后复位者；还有利用穿颊套管置入拉钩向外牵拉前内侧移位的髁突骨折端或向内压迫外侧移位的骨折端复位者。复位后置入四孔微型钛板。若有侧壁钻头和侧壁螺丝起子可直接钻孔后以螺钉固定。若无相应设备，则需在耳前区骨折相应皮肤处做一小的穿刺切口，插入套管，利用套管形成的通道钻孔固定钛板。以上操作均在内镜观察下进行，因此，可始终观察到下颌升支断端骨对合情况，保证精确地解剖复位。

采用口内入路避免了面神经损伤的危险，术后不遗留面部瘢痕（即使采用颊部附加穿刺切口），但采用该切口需在全麻下进行，术中剥离组织较多，术后肿胀严重，术中应注意充分止血。本法多用于髁突下或髁突颈骨折，髁突外侧重叠移位及髁突中度脱位的病例，对于粉碎性骨折和髁突脱位严重患者不适用。

口外入路多用于严重脱位、内侧移位及粉碎性等严重的髁突骨折。切口位置位于下颌下，长约 3~4cm，于下颌下缘切开皮肤和颈阔肌，分离咬肌，紧贴下颌升支，经骨膜下置入内镜，向上剥离至骨折处。复位后置入四孔微型钛板，经皮穿刺套管钻孔以螺钉固定。

借助内镜的髁突骨折切开复位固定术固定效果可靠，手术创伤小，有效地避免了对面神经的损伤，减少了手术的风险，避免因手术而增加面部瘢痕影响美观。无论采用口内入路还是口外入路，借助内镜的髁突骨折切开复位固定术都较传统的手术方式创伤小、并发症少、复位精确、外形美观。

3. 微创外科技术在治疗颧骨骨折中的应用　颧骨颧弓位于面侧突出位置，易受外力撞击发生骨折，骨折后导致面部塌陷畸形及开口受限等症状。传统的手术复位经由口内、颞部、头部冠状切口、面部小切口等径路，存在出血多、切口区头皮感觉异常、面神经损伤、面部瘢痕等并发症。

近年来，借助内镜通过小切口行颧骨骨折复位固定受到关注。根据术前影像学检查确定骨折部位及形式，可选择不同的手术径路。借助内镜复位避免了常规手术切口的上述缺点，可充分显露骨折部位，保证精确解剖复位，手术创伤小，组织水肿少。

4. 微创技术在鼻骨复位术中的应用　鼻骨突出于人体面部中央，鼻骨上窄下薄，因而受外伤时容易骨折，鼻复合体骨折是最常见的面部骨折。鼻骨骨折一般向后移位，出现鼻梁塌陷和偏斜。鼻骨骨折诊断主要依据病史、临床表现及影像学检查。但由于鼻骨解剖结构的特殊，影像结构重叠，利用影像学检查存在一部分的误诊及漏诊率。另外，鼻骨骨折传统的复位方法，手术盲目性大，患者极痛苦。因此，有学者主张将内镜引入鼻外伤鼻骨骨折的诊断和治疗中。采用内镜技术可直视观察鼻腔顶前端的变化，并配合鼻中隔剥离子，触诊了解有无鼻中隔骨折，然后在直视下将复位器准确置于鼻骨塌陷处缓慢加力将骨折部位向前上外方向抬起，观察鼻部塌陷畸形常可立即矫正。鼻内镜下无出血者或无鼻骨自行塌陷者及无鼻中隔骨折者，鼻腔可不行填塞；反之，则行相应填塞和固定。

内镜辅助下鼻骨复位时，寻找骨折部位准确，可清晰了解鼻骨复位经过，减少手术盲目性，同时剥离子进入鼻腔的深度易于把握，避免了伤及筛顶，防止并发症发生。手术中对患者动作小，用力适度，同时手术创伤轻微，周围组织损伤范围小，并且进行鼻内镜检查和术中配合鼻中隔剥离子触诊，有助于发现伴有鼻中隔骨折及鼻中隔的小血肿，减少发生鼻畸形和鼻中隔并发症的危险性。

5. 微创外科技术在上颌窦骨折复位中的应用　鼻内镜引导下治疗上颌窦各壁骨折，具有的优点是手术创面小、视野清晰，骨折复位准确完全，对眶内、上颌窦前壁侵袭少，窦内黏膜损伤小，并能彻底清理窦内积血，而且窦内无残留骨片及黏膜，术后窦腔清理及观察均方便。克服了传统手术径路在术区的盲目探查，尤其是上颌窦粉碎性骨折复位不完全、窦内可遗留上颌窦骨片等缺点。

经下鼻道用开窗器打开上颌窦，扩大其开口，置内镜入窦内清除凝血块及碎裂骨片，并观察骨折部位，在鼻内镜引导下用剥离子复位上颌窦各壁。复位时以另一手在颌面部触扪，协助骨折片复位。术后上颌窦内碘仿纱条填塞，以维持骨折片复位在正确位置上。也有学者通过内镜将 Fleth 水囊置入上颌窦内，通过注水后产生的压力使骨折片复位固定。

6. 微创外科技术在眼眶骨折治疗中的应用　外伤性爆裂性眼眶骨折是间接外力造成的眶骨壁破裂，主要发生于眶壁薄弱的内、下壁骨折。临床上表现为眶缘完整，眶骨壁薄弱处裂开移位，眶内组织嵌顿疝出在骨折处，引起以眼球内陷、眼球运动障碍、复视以及眶下神经损伤为主的综合征。眶爆裂性骨折整复术的目的是修复眶壁，矫正眼球内陷，消除复视及恢复眼球运动。Saunders 首次报道了经上颌窦开窗术在内镜下行眶底壁骨折的探查复位术。术中在上颌尖牙窝上前庭沟做切口，通过经上颌窦置入的内镜确定眶底骨折的部位、大小、眶周组织嵌顿的情况，松解回纳嵌顿的眶周组织并修复眶底，但其只能将眶内容物复位，若需植骨，仍需附加下睑切口。若合并眶内侧壁骨折时，则需经鼻置入内镜达筛窦，确认骨折片和纸板及疝入的眶内容物，去除骨折的纸板和创伤的病变组织。分离并回纳进入筛房内的眶内容物，同时完成眶内侧壁的修复。从结膜入路进行眶底及眶内壁骨折的治疗，其优点是能够获得足够的视野，避免了皮肤切口的瘢痕，切口小，手术出血少，减少了住院时间。但由于术中需要复位内固定或进行植骨，增加了手术操作的难度，延长了手术时间，还需要在内固定时附加皮肤切口。对于眶底骨折，内镜技术显示的视野依然不佳。今后能否生产出更加适于治疗面部骨折的内镜和与之配套的内固定系统，仍是一个值得探讨的问题。

四、保守性治疗与开放性治疗的对比

儿童颌面部骨折尽量不选用开放性治疗。儿童颌骨骨折的治疗是比较复杂的问题，目前多采用保守治疗方法，保守性治疗方法可以普遍用于临床，减少患儿的痛苦以及创伤，并且可以避免开放性手术对恒牙胚的损伤。

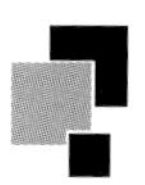

开放性治疗主要运用于复杂的儿童颌骨骨折，对于开放性骨折，于清创缝合的同时行内固定术。固定钛板过程中钛钉位置应尽量位于下颌骨的下缘，避免损伤恒牙胚。开放性治疗可以固定骨折块，从而加速了骨折愈合时间。

但是对于儿童髁突骨折治疗一般趋于采用保守治疗，髁突切开复位内固定可损伤下颌骨的生长中心，可能造成严重的面发育畸形。因此儿童髁突骨折多采用颌间牵引治疗，研究表明，通过保守治疗，髁突可逐渐恢复到正常的位置。对于儿童上颌骨骨折也多采用保守治疗方法，发生于儿童的上颌骨骨折多为牙槽骨骨折，可以通过颅颌牵引达到治疗的目的。

一般认为 3 岁以前骨折因处理不当可致严重畸形，6 岁以后畸形可稍轻，12 岁以后影响较小。综上所述，保守性治疗是儿童颌骨骨折的主要治疗方法，这是由儿童颌骨的解剖生理结构决定的。保守性治疗既简单又可以达到治疗效果，对于髁突骨折以及上颌骨骨折均应采用保守性治疗，特别是对 6 岁以下儿童一般不宜手术治疗。但是，当保守性治疗无效或者对于复杂的骨折病例，开放性手术是必不可少的一种治疗方式。因此，保守性治疗以及开放性治疗各自有各自的优缺点，我们应该根据骨折的部位、骨折的程度以及儿童的全身情况选择具体的治疗方案。

五、儿童骨折治疗现状以及存在的问题

儿童颌骨骨折现多采用保守治疗方法，正畸辅助下的颌间牵引已广泛运用于临床中。但是对于复杂的颌骨骨折采用保守性治疗还是开放性手术尚没有统一的标准，特别对于儿童髁突骨折的治疗方法没有标准的治疗方案，髁突为下颌骨的生长中心，处理不当将造成严重的颌面部畸形，因此建立儿童髁突骨折正确的治疗方案是现阶段急需解决的主要问题。位于骨折线处的牙胚的处理，现主张保留牙胚，但是当骨折线累及的牙胚存在感染时，将会明显影响骨折愈合情况，因此也应制订恒牙胚能否保留的标准。

第二节　治 疗 设 计

一、儿童髁突骨折

（一）手法复位

手法复位主要用于新鲜的并且移位不大的线形骨折或是新近的移位不明显的线形骨折伴有少许关节纤维粘连的病例。手法与颞下颌关节急性脱位的复位方法基本一致。其目的主要是恢复咬合关系后行颌间固定。

（二）颌间牵引

传统保守治疗多采用带钩牙弓夹板和橡皮圈进行颌间牵引固定。多用于不能达到正确咬合关系的患儿。首先进行上下颌牙弓夹板栓扎固定 2 周，再用橡皮筋行颌间牵引恢复正常的咬合关系。其优点是：所需器械是颌面外科常用工具和材料，操作简单易行。缺点是：由于乳牙的形态特点，乳牙和混合牙列患者进行钢丝结扎和牙弓夹板比较困难；牙弓夹板固定结扎时，结扎丝通过牙间隙结扎于牙齿上，造成对牙周组织的第二次损伤；牙弓夹板固定不能很好地清除附着在牙弓夹板和结扎丝上的食物残渣，牙龈炎的发病率高，对牙周组织损

害很大,均有不同程度的牙龈增生、牙龈出血和牙松动。

正畸固定矫治器进行颌间牵引复位固定,即在第一磨牙或第二乳磨牙上粘带环,第二前磨牙或第一乳磨牙上粘托槽,托槽槽沟与带环颊面管位置一致。用 0.016 英寸(注:1 英寸约 25.4mm)或 0.018 英寸正畸弓丝弯制与牙弓相一致的唇弓,结扎第二前磨牙或第一乳磨牙,再次检查复位后的咬合关系,最后用弹性橡皮圈进行颌间结扎牵引,橡皮圈牵引力量和方向与肌肉的牵引力和方向平衡,且方向相反,前牙开𬌗者在早接触侧的上、下后牙间垫入 3mm 厚的橡皮垫,视具体情况逐渐减少橡皮垫厚度,1 周后除去橡皮垫。根据骨折愈合原则,早期以固定为主,晚期以活动为主,颌间牵引固定 7~10d 后即行开口进食。通过开口进食,食后固定交替方法,避免了因颌间固定时间长限制下颌运动造成关节强直,一般固定 4 周即可拆除牵引,这样既改善了患者的饮食和语言困难,又缩短了固定时间。

(三)颅颌外固定架固定

对于翼外肌附着上方骨折而无移位者,可不做颌间固定,采用弹性吊颌帽限制下颌运动,保持正常的咬合关系即可。对于外伤致上颌不能行牙弓夹板拴扎或正畸托槽粘接,并且一侧或双侧髁突骨折致下颌骨移位者,可在下颌牙列上安放牙弓夹板,并在头部制作石膏头帽,将固定支架埋入石膏头帽,支架伸向正前方,然后在牙弓夹板与支架间行弹性牵引,使下颌向前及正中牵引复位。

Strobl 等采用无颌间固定的口内肌功能矫治器治疗髁突颈部高位骨折取得良好效果。肌功能矫治器是一种被动式运动𬌗垫,其特点是使患者习惯咬合时上下中切牙之间保持 2mm 的距离。肌功能矫治器每天至少配戴 16 小时,持续 4~6 周。

(四)骨折片取出术

髁突矢状面骨折,如骨折片移位明显与髁突完全脱离、骨折片影响张口及咬合且保守治疗无效、髁突粉碎性骨折而不能固定者,可行手术摘除碎骨。术前可行 X 线或 CT 检查,明确骨折片移位方向及其位置,如骨折片向髁突内侧移位,可从患侧口内切口进入并在颞下颌关节内镜辅助下摘除骨折片。

(五)切开复位内固定

目前关于儿童髁突骨折的治疗仍然存在很大争论。大多数医师采用闭合性治疗,开放性复位的报道比较少。适应证有:髁突移位入颅中窝;闭合性治疗失败仍存在咬合不良;髁突从关节囊中撕脱;双侧髁突骨折合并面中部粉碎性骨折;髁突移位明显成角畸形大于 45°。

开放性复位的手术方法与成人相同,手术入路有:耳前切口、下颌后切口、下颌下切口和口内切口。口内入路由于显露有限,较少使用,仅用于移位程度较小的髁突低位骨折。

儿童髁突固定方法多样,根据术者的经验可以单独或联合使用钢丝、拉力螺钉、小钛板,甚至外固定器等。值得注意的是,与成人相比,儿童髁突的骨皮质比较薄弱、骨松质松软,坚强内固定的强度较低,而且儿童髁突软骨容易脱离,因此对外科医师的手术技巧要求很高。

(六)微创治疗

随着微创外科内镜技术的发展,Schoen R 等学者在内镜辅助下成功地进行了儿童髁突骨折的复位和固定。具体方法是:采用与下颌骨矢状劈开相似的口内切口,翻开下颌骨升支外侧的骨膜和咬肌,插入直径为 4mm、30°角的内镜,在监视器下复位骨折片,通过穿颊器或者直角骨钻和螺丝起子进行固定。通常使用四孔或者五孔钛板。采用这种方法的优点是面部没有瘢痕,而且减少了面神经损伤的可能。

二、儿童下颌骨骨折

(一) 手法复位

儿童下颌骨骨折,手法复位主要用于新鲜的并且移位不大的线形骨折,如颏部骨折的复位。复位后应做单颌或颌间固定。手法复位应在局麻或全麻下进行。具体方法是:常规消毒铺巾,助手用手握住骨折前段(近中),术者用手握住骨折后段向相反方向牵引并同时向下用力;或术者自己用双手握住骨折的前后段向相反方向牵拉,同时握住骨折后段的手向下用力,一般都能复位,但要防止用力过猛撕伤黏膜及人为造成颞下颌关节脱臼。复位成功以断端两侧邻近平面基本在同一水平面,或咬合关系基本正常为准。复位后术者固定好已复位的下颌骨,助手立即行单颌或颌间固定,如牙弓夹板拴扎、牙周夹板、不锈钢丝唇弓粘接法、树脂基托环颌结扎法等。

(二) 颌间牵引

Edgewise 技术:按托槽粘接程序于每一颗牙齿上粘接托槽(第一磨牙或第二乳磨牙可粘接带环),骨折部位两端托槽沟尽可能在同一水平线上,有利于弓丝入槽。根据骨折部位及错位程度,首先在局麻下手法复位,选用 0.018 英寸×0.025 英寸澳方丝预制成与牙弓相一致的弓丝,放置于托槽沟内,结扎固定,选用不同型号的橡皮圈挂在托槽的翼钩上行不同方向的颌间牵引,使错位的骨折断端复位并固定,固定期间,患儿加强口腔卫生清洁和营养,给予适当抗生素抗感染,不定期复诊,调整橡皮圈,4 周后改为单纯固定,6 周拆除固定装置。该方法能恢复良好的咬合关系及咀嚼功能。

带钩牙弓夹板和橡皮圈进行颌间牵引固定:多用于不能达到正确的咬合关系的患儿。

(三) 颅颌外固定架固定

选用正畸头帽和颏兜,以橡皮圈行颅颌弹力牵引 2~3 周,适用于青枝骨折和其他方法的辅助治疗。

(四) 切开复位内固定

颏部和体部骨折,全麻下沿前庭沟切开,复位骨折块,以一块小型接骨板沿下颌下缘处行坚强内固定,术中应注意分离保护颏神经,小的骨折块尽量保留放回原位,不需固定;下颌角骨折,沿下颌支前缘切开,于外斜线处固定一块小型接骨板。

三、儿童复杂性骨折

儿童颌面部复杂性骨折的伤情特点是:面部畸形、咬合关系紊乱和张口受限;常伴发颅脑和多器官损伤;可出现呼吸道梗阻,窒息而危及生命;骨折愈合快,若处理不当或延误治疗可发生错位愈合,增加治疗难度。

Manson 和 Gruss 等指出对面部复杂性骨折的治疗原则应包括:尽可能早期完成修复和重建,暴露所有骨折块,精确解剖复位和坚强内固定,及时骨移植,确切地软组织处理。焦建军等认为对颌面部复杂性骨折需树立整体观念,全面了解伤情。若为开放性骨折,应将清创与骨折固定同期进行;闭合性骨折,应争取在软组织出现严重水肿之前施术。合并颅脑损伤者应常规行 CT 扫描,可正确评估颅脑损伤的程度、意识状态,也可作为判断颅脑损伤程度的主要指标之一。在全身情况能够耐受麻醉时应尽早处理颌面部骨折。如果未能早期手术时,则应在软组织肿胀基本消退后施术。

手术方式以切开复位内固定为主。对于口内切口难以达到的病例,可辅以头皮冠状切口,从一侧耳屏前向上延伸,发际内 2mm 至对侧耳屏切口。注意保护面神经的颧支、颞支及眶上神经血管束。此切口可显露额骨、颞骨、颧弓、上颌窦前壁、颧骨的颞突及部分眶底。也可同时在口内前庭沟做辅助切口,如此手术显露范围更大,以利操作。对同时伴有骨缺损,需行少量植骨者,可就近切取半层颅骨片,或颞筋膜颅骨瓣,以供植骨。颅顶供骨最大特点是,避免了在身体其他部位再做切口,创伤小,明显减少了患者的痛苦,且供骨区术后反应轻。对爆裂性眶底骨折、眶内容物嵌入,造成复视者,一定要将眶内容物重新复位。

手术后再辅以颌间固定和弹性牵引调整咬合关系。但随着精确复位技术的提高和坚强内固定的广泛应用,原来在上下颌骨骨折中经常使用的颌间牵引技术正在减少。方厚重等认为,以下三种情况仍应进行颌间牵引:①对上颌骨粉碎性骨折,由于骨折块多,咬合关系紊乱严重,手术复位十分困难;②骨折时间较长,骨缝中充满肉芽组织或原发性骨痂,咬合关系紊乱严重影响正常复位的患者;③术后咬合关系不十分理想的患者。并且其认为骨折超过半个月咬合紊乱的择期手术病例,可术前先行颌间牵引或颅颌牵引调整咬合关系。从而减少手术复位难度,缩短手术时间,提高手术安全性和成功率。

第三节　儿童颌骨骨折的治疗规范

一、颌骨骨折的治疗时机

张益、邵丹等指出,儿童机体代谢旺盛组织生长愈合能力强,发生骨折后 3~4 天即可获得初步愈合稳定。因此,早期复位十分重要,以免发生错位愈合。一般要求不迟于骨折后 4~7 天,否则复位困难。另一方面,固定期也不必像成人那样长,可以缩短,一般 2 周后即可开始做适当活动,但部分复杂骨折要求固定 4 周或者更长。王文崔等指出,解除固定后早期功能活动是允许的也是必要的。尤其儿童髁突骨折,易继发关节强直,更应尽早进行功能训练。

二、颌骨骨折治疗方法的选择

1. 治疗方法的选择原则　儿童颌面部骨折的处理有其独特之处,非手术治疗是儿童颌面部骨折处理的首选方法,它具有较广泛的适应证。由于人们担心皮肤切口或广泛解剖分离会影响容貌,且颌骨的继续生长和发育可以补偿损伤造成的颌面部的某些缺陷,故在牙列处于发育的儿童中,Norholt 等认为对轻度咬合不良及颌骨畸形一般不需纠正。对于移位较明显或复杂的粉碎性骨折,如预计采用非手术治疗不能获得满意的固定效果,则应尽早进行切开复位内固定手术。

儿童颌面骨折时颌间固定形式受牙列状况影响,乳牙列及恒牙列期,牙列无明显松动时,可以应用不锈钢丝、牙弓夹板采用单颌固定或颌间固定的方法进行固定;混合牙列期或牙列松动、牙齿太少、牙齿有明显松动时,则需考虑用其他方法,如树脂粘接的牙托、树脂夹

板、金属托槽等。

儿童颌骨骨折固定与成年人有明显不同。一方面由于儿童较强的愈合能力对骨折固定的稳定性要求不严，另一方面由于解剖的缘故，一些对成人最有效的固定手段往往在儿童身上受到限制。同时，不同年龄组的骨折，在选择固定方法时应区别对待。成人骨折复位对𬌗关系要求极为严格。在儿童则不然，乳牙脱落，恒牙相继萌出，𬌗关系在混合牙列期和在恒牙列初期，始终处于不稳定状态，而儿童骨骼弹性大再塑性强，因此在儿童骨折复位中轻度的错位是允许的。在正确的咀嚼应力作用下，随着恒牙萌出和移动，这种错位愈合可以自行调整，重建平衡。

2. 不同年龄段颌骨骨折治疗方法的选择　5 岁之前是乳牙列期，颌骨内几乎被不同发育阶段的牙胚所充满。虽然乳牙冠短、牙根有吸收，外形不利于做颌间固定，但此期若无缺失牙及明显松动牙，可争取采用单颌牙弓夹板、不锈钢丝结扎。

5~9 岁为混合牙列期，混合牙列期的特点是乳恒牙交替存在，乳牙根逐渐吸收不宜作为固位牙。而新萌出的恒牙牙根尚未发育完全，有的牙冠也未完全萌出，也不宜做牙弓夹板结扎。在此期发生的骨折采用传统的颌间固定方法受到限制，颅颌弹力绷带固定能起到颅颌固定及制动作用。混合牙列期不能采用颌间固定的多发性骨折或明显移位骨折才考虑手术内固定，下颌骨骨折手术内固定时尽量靠近下颌骨下缘，不要伤及其上的恒牙胚，骨折线上的恒牙胚不能轻易取出。

利用复合树脂夹板做颌间固定的方法适合 6~12 岁儿童，即在骨折线两侧的牙齿上，用复合树脂粘接钢丝钩，然后悬挂橡皮圈，做牵引复位固定。或用钢丝钩-尼龙丝-复合树脂夹板固定，可克服乳牙不利于结扎固定的缺点。它最大的优点是固定不借助牙齿固位，对新近萌出的或正在萌出的恒牙无牵拉移位作用，不会损伤恒牙。

12~18 岁儿童、青少年，骨折固定方法的使用基本和成人相似。带钩牙弓夹板颌间固定是经常使用的技术，但对新萌出的恒牙不宜应力集中，做牙齿拴结时，还要注意牙弓夹板和牙面贴合，防止正畸牵引力造成牙齿移位。

3. 常见各类型颌骨骨折的治疗方法选择　幼儿及儿童骨折常见青枝型或不完全型，原因可能有两个。一个是皮下脂肪层厚，对外力具有缓冲作用；另一个是发育中的颌骨有机质含量高，韧性好，骨皮质骨松质间不如成人那样界线清楚，相对不易发生脆性折裂。对此，无须做过多治疗，流食、软食加适当功能限制，在一段时间后，多数可获得满意愈合。

如果骨折发生在下颌骨体，易造成骨段轻度移位，而且骨折线表现多为长斜形，方向从上向下向前。这一点有别于成人，成人骨折线方向多从上向下向后。对这种骨折，需要做复位和固定。

儿童颌骨骨折较少应用切开复位法，特别是幼儿，因颌骨体布满牙胚，钻孔结扎易损伤牙胚，会造成永久性的损害。较大的儿童因骨质稍厚，也有采用骨间结扎法固定。如必须做切开复位固定时，应注意避免损伤牙胚。

颧上颌复合体骨折是最常见的儿童面中部骨折。儿童骨骼的改建能力强，因此也应尽量采用闭合性治疗。切开复位坚强内固定的适应证包括较严重的移位骨折和有眼球内陷、眼球运动受限及复视的骨折。儿童面中部骨折伴有骨缺损采用颅盖骨移植进行修复较安全。

儿童髁突骨折常常是青枝骨折，无弯曲或移位，一般不会造成后期关节功能干扰，很少

继发关节强直，也不会影响生长发育中心。儿童髁突具有很强的改建能力，骨折后早期均应采取闭合性治疗，可采用颅颌弹性绷带固定，通过降低关节压力，建立升支垂直高度，调整上下颌相对突度以适应髁突功能性改建。有研究指出，6 岁以下的患者可以达到完全改建，7 岁以上的患者可能出现畸形改建，但这种改变并不影响功能。儿童期髁突骨折大多数不主张进行手术切开复位和固定，复位固定术会破坏颌骨生长中心，影响颌骨发育，手术干预对髁突生长发育的干扰可能比骨折本身更严重。邹兆菊等认为保守治疗儿童髁突骨折远期疗效满意，对颌骨发育、咀嚼功能基本无影响，颜面部偏斜仅是暂时的，数年后可逐步改正。儿童髁突骨折手术治疗适应证包括：髁突移位入颅中窝；闭合性治疗失败仍存在咬合不良；髁突从关节囊中撕脱；双侧髁突骨折合并面中部粉碎性骨折。多数人采用 10~14 天颌间固定及早期功能训练就可以获得满意的疗效。甚至有人建议任何形式的固定都是多余的，只会带来患儿痛苦，而理疗、软食、功能训练是最好的治疗方案。因为儿童髁突骨折即使发生错位愈合也可以逐渐改建出一个新的髁突。远期治疗应重点防止关节强直，避免颌骨发育障碍。因此治疗的重点放在如何预防严重并发症的问题上。尤其值得注意的是伴有髁突骨折的颌骨骨折儿童，早期功能训练意义重大，患儿自己配合情况差，恢复期大部分已出院。因此，对于家长及监护人要做好工作，按要求定期随访，视情况做治疗上的调整。也有支持开放性复位的学者认为，长期以来儿童髁突骨折一直采用闭合性治疗，缺乏对开放性复位效果的研究，更没有证据显示开放性复位的效果就差。并有学者认为部分闭合性治疗患者出现了髁突改建不良、颞下颌关节功能异常和下颌发育不对称，而且颞下颌关节强直大部分由儿童髁突骨折发展而来。Stiesth 等发现髁突骨折的预后与骨折的部位有较大的关系，严重移位或脱位的儿童髁突颈或髁突下骨折，其髁突再生和改建能力较差，如未及时进行手术治疗，容易造成关节强直，患侧升支高度不足，造成面部不对称畸形。而采用坚强内固定方法，对下颌骨发育影响很小，而且术后髁突灵活性更大。由于伦理学的原因无法对这两种治疗方式进行严格的随机对照研究，开放复位治疗的应用时间尚短，缺乏大样本长期随访研究来证明手术复位可以减低髁突骨折后对生长发育的干扰、颞下颌关节强直和关节内紊乱病的发生。因此对于上述争论，不能笼统地说儿童髁突骨折的治疗一定要采用闭合性治疗或者开放性复位。有必要就此课题展开长期的对照研究，同时加强随访，这样才能得出科学的结论，并建立行之有效的治疗程序。

4. 坚强内固定的应用　Polley 等采用野兔研究坚强内固定对生长发育的限制，将 9 天龄野兔前颅骨取下，然后进行金属丝和钛板内固定让野兔生长到成熟期，结果显示坚强内固定对生长发育有明显妨碍。Kaban 对儿童时期发生鼻骨骨折的成年患者进行回顾性分析发现，所有患者均出现鼻明显塌陷，且上颅骨大小在垂直方向上变小。这些研究提示坚强内固定在儿童颌面骨折治疗中可能引起颌面部生长发育障碍。但另一些学者如 Joos 则认为，坚强内固定技术对颌面部发育影响甚小，同所获得收益相比，利大于弊。稳固的内固定及早期的功能训练可弥补某些骨折部位的生长受限。Kahl 等的研究表明，小型接骨板固定对颌面部发育无明显影响，且该方法具有利于复位、可提供坚固的三维方向稳定性、更符合生物力学要求等优点，当用于固定小的骨折片时优势更强。可吸收内固定材料可较好地解决坚强内固定对颌骨生长的限制问题，该材料 1~3 个月内降解较少，可保持一定的机械强度，从而避免不良应力对骨折的干扰，从第 4 个月开始明显地降解吸收，6 个月显著降解。

第四节　儿童颌面骨骨折的经典治疗

一、保守治疗

1. 观察(observation)　由于儿童骨折具有青枝骨折的特性，因此，约有25%的儿童骨折的治疗手段就是观察，其具体方法是：在外伤后2~4周为密切观察期，期间每2天进行一次严密检查，同时采用流质饮食，禁止一切接触性运动以及较剧烈的身体活动。适应证为涉及颌面部所有移位不明显的骨折或者是青枝骨折（包括：髁突、上下颌骨以及鼻骨和额骨），年龄越小，越适用此方法。

2. 闭合性复位(close reduction)　包括手法复位和牵引复位。手法复位主要用于儿童新鲜骨折并且移位不大的线性骨折，如牙槽突骨折、颏部线性骨折的复位，方法是，在局麻下，用手法推动骨折段到正确的位置。复位后通常建议辅助性的颌间固定(图17-1)。牵引

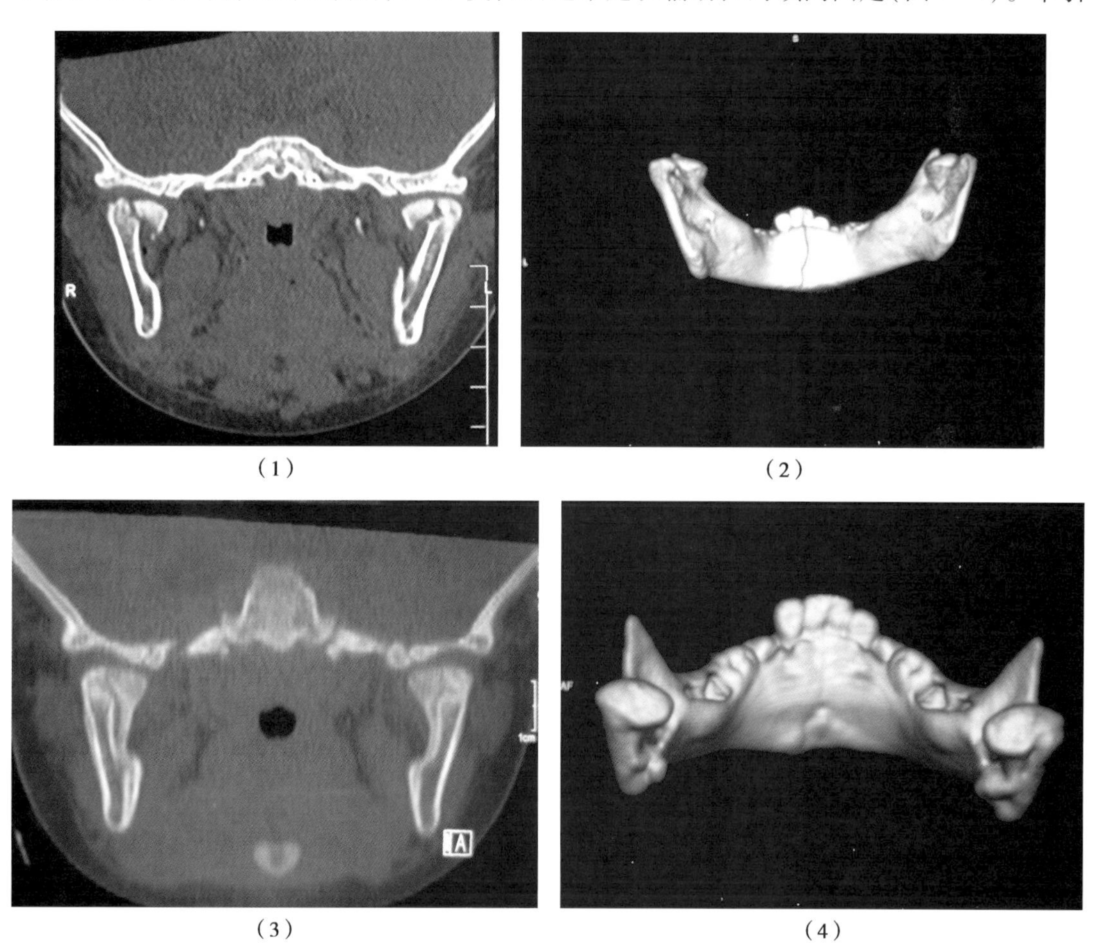

图17-1　手法复位治疗儿童颌面部骨折

患者，女，10月龄，因跌伤致双侧髁突骨折及颏部正中骨折。(1)、(2)为治疗前CT检查，显示双侧髁突囊内骨折，颏部正中骨折；(3)、(4)为手法复位治疗1个月后CT检查，显示双侧髁突骨折及颏部骨骨折愈合，临床检查张口功能恢复正常。

复位，主要用于手法复位效果不满意，或伤后2~3周骨折已发生纤维性愈合的患者。牵引复位又分为颌间牵引和口外牵引两种。颌间牵引，是在上、下颌牙列上分别安置有拉钩的牙弓夹板，然后根据骨折需要复位的方向，在上、下颌牙弓夹板的挂钩上套上橡皮圈做牵引，使错位骨折恢复到正常的咬合关系。主要应用于有牙的上、下颌骨骨折的牵引固定。颅颌牵引，主要用于上颌骨骨折。传统的方法是应用石膏头帽颅颌牵引技术，现在应用外牵张支架，这种支架安装方便，牵引支抗在颅骨上，只需要在上颌骨安装牵引钉并引出牵引丝，通过旋转加力杆，即可使上颌骨向前牵引复位。

3. 单颌固定（monomandible fixation） 适应证为：牙列较完整，青枝骨折或骨折移位不明显，尤其是12岁以后，恒牙完全萌出者，部分混合牙列以及乳牙列完整患者亦可。固定的时间在6~8周。此种方法存在不能达到解剖复位，以及影响功能的缺点。应用牙弓夹板，其对切牙的固定效果仍有可疑，因切牙牙根形态为类圆锥形，不利于牙间钢丝的固定；聚酯夹板则体积大，影响功能，往往会给患儿造成强烈的不适感。相对而言，正畸技术的应用更被学者们所推崇，认为采用正畸技术固定体积小、不适感轻，甚至轻微移位的骨折也可应用此技术。近年来，也有学者提出采用高强度的光固化纤维来代替牙弓夹板及结扎丝进行牙间固定。

（1）水平钢丝结扎固定：选用直径0.3~0.5mm的钢丝，将两股相同长度的钢丝拧成一股形成主钢丝，环绕结扎在骨折线周围的牙齿颈部，并在每个牙间隙使用一根钢丝进行结扎固定，最后形成一个网络状支架为骨折提供固位力。该方法对骨折断端两侧牙齿要求较高，不得有明显缺失或松动。

（2）牙弓夹板固定：将个别脱位牙或者是脱位的牙和牙槽骨复合体复位后，制作贴合牙面符合牙弓的夹板形态，并以细钢丝进行牙间结扎，使脱位牙固定于牙弓夹板上。

（3）帽状夹板固定：先翻取及制作石膏模型，并在模型上拼对错位牙列到正确位置，重新固定后在此模型上制作金属帽状结构，最后将制成的金属帽状结构粘接在牙列上，以此固定下颌骨体部骨折。

（4）聚酯夹板固定：先翻取制作石膏模型，并在模型上形成正确的牙排列后制作聚酯夹板，制成夹板后应用夹板引导脱位牙就位，并以钢丝固定在未脱位或未松动的牙上。此技术形成的夹板亦可应用于颌周结扎固定时的固位夹板。

（5）正畸方式固定：操作方法是在松动牙以及周围不松动牙唇颊面粘接正畸托槽，并以弓丝固定。

4. 颌间固定（intermaxillary fixation，IMF） 是指利用牙弓夹板将上、下颌单颌固定在一起的方法。是颌面外科最常用的固定方法。它的优点是对上、下颌骨制动，使骨折段能保持在正常的咬合关系上愈合，但其缺点是要求有较完整的牙列，如3~5岁乳牙列期，或10岁以后恒牙列完全萌出后，而在婴、幼儿的无牙颌期或混合牙列期无法应用该技术；同时由于儿童患者具有较快速的骨愈合能力，因此与成人患者相比，其固定时间通常要短1~2周，一般的做法是颌间固定2~3周后，再应用殆导板使殆关系进入习惯性颌位。常应用于单侧或双侧髁突骨折，也可应用于术前牵引或手术中维持咬合关系。

（1）带钩牙弓夹板颌间固定：是颌间固定最常使用的方法。通常使用成品牙弓夹板，安置于上、下牙列颊侧，用金属丝分别将其固定在牙体上，然后将输液用乳胶管剪成1~1.5mm小圈（也可用正畸用牵引皮圈），套在上、下颌牙弓夹板的挂钩上，行颌间固定。或者使用铝丝

自制牙弓夹板：取直径2mm、长20cm铝丝一根，以技工钳或持针器弯制挂钩，钩长4~5mm，钩间距为1.2~1.5mm，结扎固定时应注意上颌挂钩朝上，下颌挂钩朝下，钩端向唇侧倾斜。

（2）小环颌间结扎固定：选用直径0.3~0.5mm，长约12cm的金属丝，对折后扭成一小环，将钢丝两端自颊侧牙间隙穿至舌侧，然后将两根金属丝分开，分别绕经相邻两牙的牙颈部，从舌侧穿出颊侧，将远中一端金属丝穿过小环，与近中端金属丝结扎扭紧。最后用一短金属丝穿过上下相对的小环，逐个结扎扭紧，使上、下颌固定在一起。根据骨折的情况决定应结扎的对数，一般每侧应安置两对以上。

（3）正畸托槽颌间固定：取固定矫治器之带钩托槽，分别用牙釉质粘接剂将其粘接在每个牙面上，然后在钩上套橡皮圈，行颌间固定。

5. 保守治疗的优缺点　保守治疗不形成二次伤害，对骨及骨内血管神经以及牙齿、牙胚的伤害较小，不会因为二次创伤或植入物造成继发感染或产生排异反应。缺点是保守治疗无法做到精确复位，固定时间较长，不能及早进行恢复性锻炼来预防关节强直，在口腔内有明显不适感，固位力较小，对较复杂骨折疗效不佳。

二、手术治疗

1. 开放性复位　又称手术切开复位（surgical open reduction），主要用于有软组织伤口的开放性骨折、颌骨复杂性骨折或已有错位愈合的陈旧性骨折。

2. 骨间结扎固定　骨间结扎固定是用手术方法暴露骨折断端，在骨断端旁钻孔，然后穿过不锈钢丝，进行结扎，将骨折段固定在正确的位置上。骨间结扎固定的手术进路，应根据受伤部位而定，以能暴露骨断端为目的。钻孔的部位在下颌体近下缘处，以防损伤下牙槽神经血管、牙胚或牙根，孔的位置以距离骨断面约0.5~1cm为宜，钻孔数目一般3~4个，结扎后即可防止其移动。

3. 颌周结扎固定　适用于无牙的下颌骨体部骨折。以不锈钢丝环绕下颌骨体，钢丝两端在义齿基托或制作好的聚酯夹板、金属帽状夹板上结扎固定，使骨折段获得固定。

4. 经颅骨悬吊钢丝内固定　当出现上颌骨或面中三分之一骨折时，可采用颅面部开放性切口，通过颅骨放置钢丝并经皮下悬挂固定颧上颌骨，或以颧弓为固定带，将内固定钢丝经皮下进入口内，悬挂在牙弓夹板的挂钩上，以此固定各型LeFort骨折。

5. 坚强内固定　临床上采用不同形态的小型钛板、钛钉，经口内切口或口外进路，显露骨折断端，使骨折段复位后分别将钛钉拧入骨折线两端的骨中，使小型钛板固定在骨折线两端的骨面上，固定骨折段。

6. 手术治疗的优缺点　可精确复位，无明显不适，可提供较大的固位力，可早期进行功能性锻炼避免关节强直。缺点是需增加额外伤口，组织内植入固定物，对快速生长的颌骨起到一定的约束作用，往往需要进行二次手术取出固定物，固定物有成为异物引起感染或排异反应的可能，植入的固定物还可能损伤骨断端附近的解剖生理结构，比如：牙胚、血管神经等，并引起相应后果。

儿童颌面骨骨折的发生率较低，约占颌面部骨折的13%~17%，但是由于儿童解剖以及发生发育学上的特点，其骨折治疗的复杂性却是成人骨折所无法比拟的。①儿童期组织代谢旺盛，生长力强，对骨折复位的时间要求较成人要早，往往要求不宜迟于5~7天，对骨折的复位要求不必像成人一样严格;同时由于担心骨内固定钢丝或钛板对骨生长的约束限制作用,在发生骨折时尽量不选用钢丝或钛板进行骨内固定,即便是一定要进行开放性手术及骨内坚强内固定术,其固定时间也较成人短,在5周左右就建议行二次手术取出固定物,因而可以不进行二次手术的可吸收板和固定钉成为近期研究的热点;②儿童颌骨柔软,富于弹性能耐受较大的冲击力量,较易发生“青枝骨折”,结合乳恒牙交替过程中较强的自我调节生长能力,使保守性治疗得到支持;③儿童期解剖及生长发育变化复杂,从0~17岁左右,经历了无牙颌期、乳牙列期、混合牙列期以及恒牙列期,其中除11~17岁恒牙列期因颌骨发育已基本定型,且最接近成人形态可按成人骨折处理原则进行治疗外,其他如0~2岁的无牙颌期发生的骨折既不适用需要牙齿的牙间固定或颌间固定,也不宜使用可能会伤害牙胚或影响发育的坚强内固定技术,此时较常采用的方法是应用聚酯夹板的颌周固定术或诸如颅颌绷带等外固定技术,而在乳牙列及混合牙列期,由于乳牙列的牙冠和牙根短小,不易进行强有力的结扎固定等,此时骨内牙胚较无牙颌时少,可适当考虑进行坚强内固定技术,但由于骨内仍有一定数量的恒牙胚,因此宜选用较小的单皮质钉以及较薄的钛板进行坚强内固定。因此了解经典的保守性治疗与手术治疗的特点,有助于针对儿童期不同年龄阶段,不同部位以及不同类型的骨折,选择合理的治疗方案。

第五节　研究热点

在儿童颌面部骨折,跌伤是儿童颌面部骨折的主要病因。12岁以下为高发病期,下颌骨为高发部位。儿童颌面部骨折需坚持个性化治疗,保守治疗为首选的治疗方法。髁突骨折患者,三分之二需行保守治疗;髁突以外的下颌骨体骨折,三分之二需行手术处理。

一、儿童颌骨骨折的诊断

儿童颌骨骨折同成人颌骨骨折的诊断基本相同,首先应了解其伤因、直接受伤的部位和受伤的经过,然后再检查局部和全身体征,参考上述临床特点,判明有无骨折、骨折的部位和类型。条件允许时,可进一步做X线检查和CT检查,详细了解骨折线的部位、数目、方向及移位等情况。应当强调的是检查应详尽,不要遗漏对颌面部的多发伤和全身多处伤的诊断,为制订完整的治疗计划提供充分的依据。

1. 上颌骨骨折　一般全身症状较重,可伴有颅脑损伤、颅底骨折。上颌骨骨折多为线型骨折,骨折片移位不太明显。骨折最易发生的部位是在上颌骨与邻骨相连的骨缝。临床上根据骨折位置不同将上颌骨骨折分为LeFort Ⅰ型、Ⅱ型和Ⅲ型。LeFort Ⅰ型骨折最轻,Ⅱ型、Ⅲ型骨折较重。两侧上颌骨在腭中缝相连,是结构上的薄弱部,易受暴力而裂开。检查可见局部肿胀、面部畸形、压痛、张口受限、咬合关系错乱,摇动牙齿时,上颌骨有异常活动。上颌骨骨折还常伴有眶骨、鼻骨等骨折,出现鼻眶畸形、鼻出血、眶周淤血、复视等。

2. 下颌骨骨折　下颌骨骨折的好发部位是正中联合、颏孔区、下颌角、髁突颈部,可以由直接暴力或间接暴力引起。骨折可单侧发生,也可以双侧受累。检查可见面部肿胀、畸形、张口受限、咬合错乱,骨折处可扪及台阶感及压痛。下牙槽神经受损时,可出现患侧下唇麻木。髁突颈部骨折扪诊可见张闭口时髁突运动减弱或消失,局部压痛。儿童下颌骨骨折

多为不完全骨折(青枝骨折),临床上可见患儿仅有颊部软组织挫裂伤,而髁突颈出现骨折的病例,应予以重视。

二、儿童颌骨骨折的治疗

(一) 儿童颌骨骨折的治疗原则

1. 争取早期复位,不迟于5~7天,固定2周左右。

2. 儿童下颌骨髁突骨折多为"青枝骨折(green stick fracture)",通常行保守治疗能愈合而不影响颌骨发育中心。

3. 颌骨骨折的治疗应及早进行,但合并颅脑、重要脏器和肢体严重损伤,应先抢救伤员生命,待全身情况好转后,再行骨折治疗。儿童颌骨骨折,在选择坚强内固定治疗时,需充分考虑颌骨术后生长发育的情况及牙胚的情况。

4. 正确的复位和稳定的固定是骨折治疗中的重要环节。准确的复位是骨功能、形态复原的基础,稳定的固位是骨折愈合的基本条件。青少年颌骨血运相对丰富,为避免发生错位愈合,应尽早进行骨折的复位、固定。正确的复位和稳定的固定促进了骨折的愈合,为骨折术后功能运动创造了条件。

5. 骨折术后早期的功能运动不仅有利于食物的摄取、营养的维持,而且有利于关节、肌肉的康复,减少其相应并发症的出现。

6. 颌骨骨折线上的牙齿,常用作骨折段的固位,因此应尽量保留。青少年伤员根尖孔尚未完全形成,抗感染能力相对较好,应尽量保留牙齿。

7. 颌骨骨折合并软组织伤,需一并处理,先关闭软组织创面为骨折愈合创造条件,再行骨折治疗。骨折治疗时需局部治疗与全身治疗相结合。

(二) 坚强内固定与颌间固定的关系

在坚强内固定之前,颌间固定一直作为颌骨骨折的主要治疗手段应用于临床,但由于颌间固定存在口腔卫生差、治疗疗程长、用力不当引起牙松动等缺点,颌间固定治疗曾一度基本被放弃。随着坚强内固定技术的发展,内固定更显示出其在维持骨折复位后固位稳定的优势,并广泛应用于临床。但人们发现内固定在调整咬合方面不如颌间固定方便,因此有学者提出将颌间固定作为坚强内固定的辅助手段,如术前借助颌间固定恢复咬合、术后颌间固定引导肌肉和关节等的调整,如此结合对颌骨骨折的治疗取得了很好的临床效果。

(三) 儿童颌骨骨折的复位固定

颌骨骨折的复位分解剖复位和功能复位。解剖复位要求骨折断端精确对位,完全恢复骨的正常形态、结构和骨的连续性。在这种情况下实施的固定是比较稳定的。功能复位即按照船关系标准复位,不要求骨折断端的精确复位,这种情况下固定常需要接骨板的应用来加强,临床多在粉碎性骨折、伴骨缺损骨折中应用。

儿童颌骨骨折牙弓夹板固定时间一般为2周左右,长时间制动将对颌骨、肌肉和颞下颌关节都产生严重影响。下颌骨有众多肌肉附着,长期制动可导致肌肉的萎缩,更为重要的是长期固定可导致颞下颌关节及其周围组织收缩,关节液减少,关节腔内脂肪组织增生,关节粘连,关节软骨坏死或变薄,不利于青少年患者的颌骨发育。坚强内固定主要有螺钉固定和微型钛板固定,在骨折固定中具有较高的稳定性。微型钛板固定简易、实效,适应证广,手术创伤小,经口内入路可以避免皮肤瘢痕,应用最为广泛。内固定是否会影响青少年颌骨发育目前尚无定论。

三、儿童颌骨内固定材料的应用

(一)颌骨坚强内固定术固定材料

1. 髁突骨折治疗 髁突软骨是下颌骨的生长和形成中心,其在关节面的改建和修复中也起重要作用。髁突有很强的改建能力,因此儿童髁突骨折多采用保守治疗,通过骨折部位的愈合及髁突的不断改建达到临床愈合。当骨折移位较大,不能通过改建达到愈合标准或者保守治疗效果差者,才考虑手术治疗。治疗时可以选择耳前、口内等不同的手术路径,将骨折解剖复位,将微型钛板送到骨折部位,给予坚强内固定,术后短期颌间固定,减少保守治疗的并发症。临床可采用TCP板(图17-2),TCP板按髁突解剖形态设计,呈三维立体结构,对髁突骨折进行固定,减少了手术中对骨膜的破坏,有利于术后髁突颈部的稳定,取得了很好的临床效果。

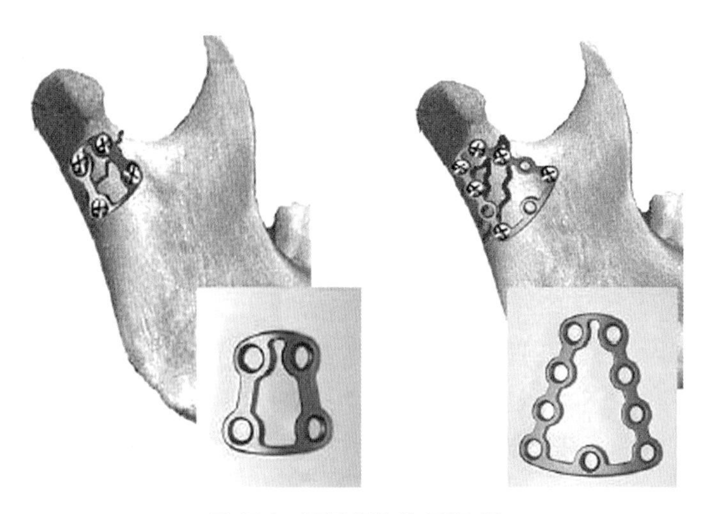

图17-2 不同规格的TCP板

2. 下颌角骨折治疗 下颌角是高应力集中区,骨断面薄,骨皮质厚,血供差,术后并发症多,治疗争议也比较大。单发于下颌角的线形、无移位骨折,尤其当骨折线位于下颌角内或其上方时,由于骨折线内外侧均有强大的肌肉牵引,一般保守治疗即可。如果骨折移位则需手术复位并坚强内固定治疗,目前多采用小型接骨板张力带固定,即接骨板沿张力带放置,中间跨越骨折线,这样比较符合下颌骨生物力学要求。对于下颌角粉碎性骨折、骨缺损性骨折,由于难以得到解剖复位或者需要稳定的强力固定,需应用重建钛板固定,手术时根据需要可行口内切口、下颌下或下颌后切口。

3. 下颌体和颏部骨折 通常对于颏部及下颌体单发或多发移位程度较轻或斜断面的骨折,采用小型接骨板固定。考虑咬合时牙槽嵴处的张力较大,对于颏孔前区的骨折,在不损伤牙根的前提下,我们多采用双板固定以抵抗应力作用下的骨折错位扭转,一般口内切口即可。对于粉碎性骨折、骨缺损性骨折,必要时需应用重建钛板固定。

（二）生物可降解板的应用

对处在生长发育期的青少年来说钛及其他合金材料的接骨板固定，除可能存在金属毒性、排异反应等问题外，接骨板还可限制颌骨生长，因此骨折恢复后需行接骨板取出术，增加了创伤。国外有采用生物可降解接骨板，如聚乳酸生物可降解材料，聚乳酸在体内可被水解产生对人体无毒产物。由于材料的水解作用，接骨板发生收缩，产生自身加强固定作用。但临床应用也发现，由于可吸收接骨板自身强度不足，术后需配合 3~5 天的颌间牵引固定。有研究表明，可吸收材料收缩后对骨折固位稳定性与微型钛金属接骨板无差异，具有良好的应用前景。

四、儿童颌骨骨折微创治疗

微创外科（minimally invasive surgery）技术理论的问世，使得颌骨骨折坚强内固定技术有了很大发展。对上、下颌骨骨折，髁突高位骨折，上颌骨 LeFort Ⅰ型、Ⅱ型和Ⅲ型骨折，颧骨、眶骨、鼻骨复杂性骨折，在过去需要几个月才能完成的治疗，行微创坚强内固定手术，只需 7~10 天就能完成，缩短了治疗周期，降低了并发症的发生。

应用聚丙酯可吸收板对儿童颌骨骨折进行治疗，打破了传统儿童骨折不易手术、保守治疗的观点，使儿童颌骨骨折既得到理想的复位，又不影响颌骨的发育。由于手术采用微创技术，术后面部几乎无畸形及手术瘢痕，手术效果好，受到患者和家属的高度赞扬。微创外科技术逐步应用于颌骨骨折的治疗中，从而达到了外形和功能统一的治疗效果。

颌骨骨折微创坚强内固定手术，以钛板、钛钉为材料的坚强内固定技术已取代颌间结扎，成为颌骨骨折的主流治疗技术。其主要优点为：能解决颌骨骨折所有类型，包括复杂骨折，伴骨缺损骨折亦能取得良好效果；术中精确复位，不仅能恢复咀嚼、发音等功能，而且再现了面部形态，实现了由功能复位到解剖复位的技术提升。微创坚强内固定手术采用以口内切口为主，辅以皮肤小切口，成功解决了传统手术术中易损伤血管、神经、腮腺，术后易遗留广泛瘢痕、面瘫、涎瘘的缺点，显著提高了颌骨骨折的治疗水平。

颌骨的微创手术持续时间短、术中出血量少，术后并发症少，面部瘢痕小，面神经损伤率低。利用穿颊器，面部皮肤微创下行颌骨骨折坚强内固定术，具有微创、手术创伤小、时间短、出血少、术后并发症少、患者痛苦小等优势，痊愈后骨折复位固定良好，面容恢复，面部皮肤基本无瘢痕，达到功能与美容的双重治疗效果（图 17-3）。

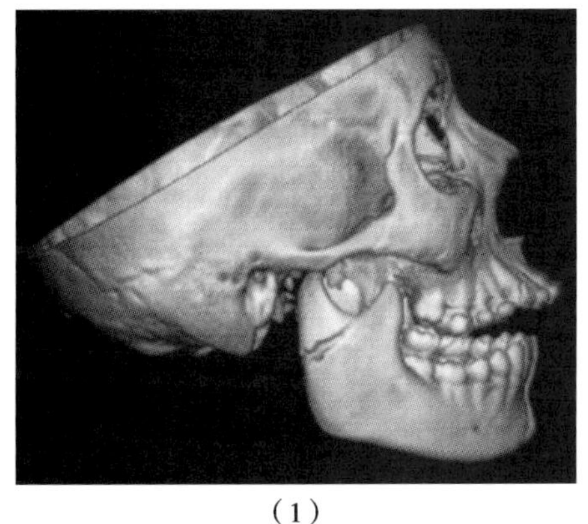

（1）

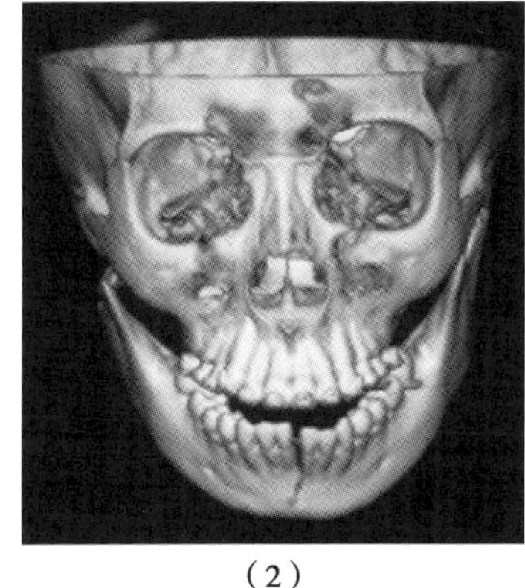

（2）

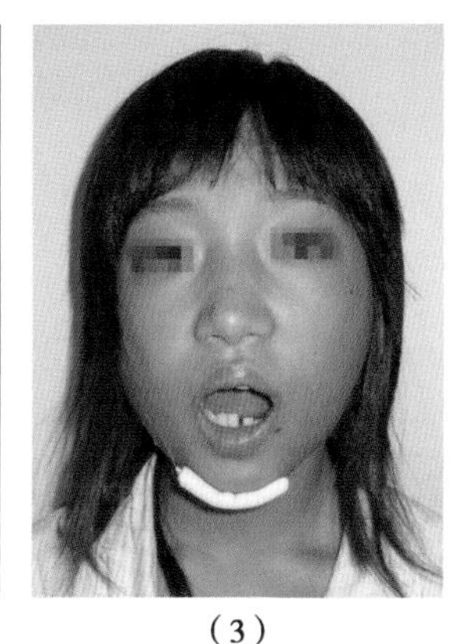

（3）

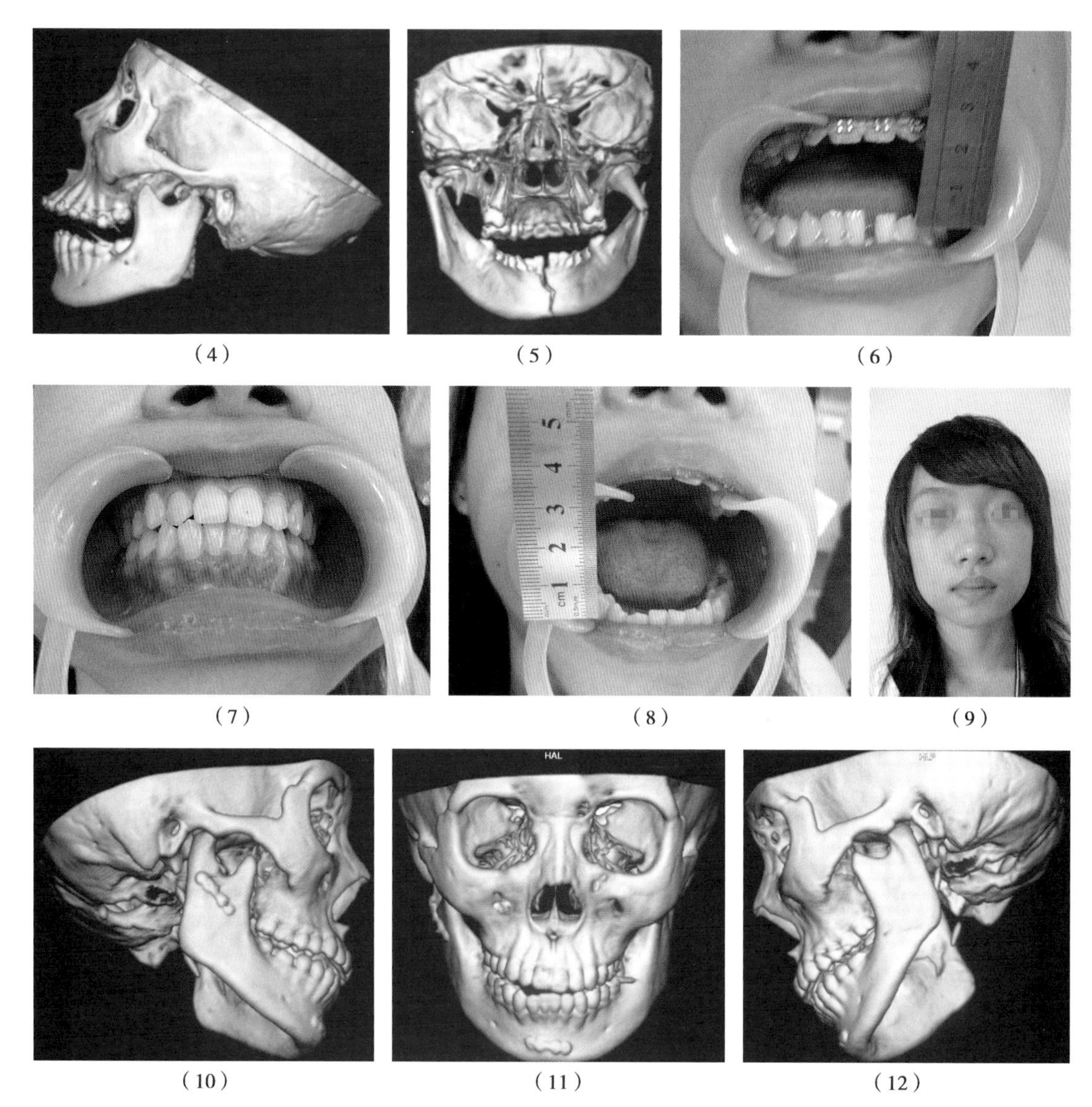

图 17-3　颌骨骨折微创治疗

患者,女,13 岁,因骑车摔伤致双侧髁突骨折及颏部正中骨折,行右侧髁突骨折内镜下复位微夹板坚强内固定术、左侧髁突内侧矢状骨折片内镜下取出术、颏部正中骨折开放复位微夹板坚强内固定术。(1)~(6)为术前 CT 检查和临床张口度检查;(7)~(12)为术后 2 年 CT 检查和临床咬合关系及张口度检查。

(张志光)

参 考 文 献

1. 丁鸿才,周树夏. 口腔颌面损伤治疗学. 北京:人民卫生出版社,1988.
2. 葛成,何黎升,雷德林,等. 儿童颌面部创伤 470 例临床分析. 实用口腔医学杂志,2001,17(4):337-338.
3. 刘家武,闰征斌,刘磊. 儿童颌骨骨折对颌面部生长发育的影响. 国外医学口腔医学分册,2005,32(1):74-78.
4. 邱蔚六. 口腔颌面外科学. 6 版. 北京:人民卫生出版社,2008.

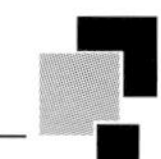

5. 邵丹,王强庆,李金星. 颌面部创伤的诊断与治疗. 青岛:中国海洋大学出版社,2006.
6. 王文崔,王贤叔. 临床颌骨外科学. 北京:北京医科大学中国协和医科大学联合出版社,1994.
7. 张益. 下颌骨骨折治疗. 北京:北京医科大学协和医科大学联合出版社,1993.
8. 张益,孙勇刚. 颌骨坚固内固定. 北京:北京大学医学出版社,2003.
9. 邹北菊,马绪臣. 保守治疗髁突骨折的 X 线改型及临床疗效观察. 中华口腔医学杂志,1988,23(1):193-194.
10. CHOI J,OH N,KIM I K. A follow-up study of condyle fracture in children. Int J Oral Maxillofac Surg,2005,34(8):851-858.
11. DELEYIANNIS F W,VECCHIONE L,MARTIN B,et al. Open reduction and internal fixation of dislocated condylar factures in children:long-term clinical and radiologic outcomes. Ann Hast Surg,2006,57(5):495-501.
12. EGGENSPERGER WYMANN N M,HÖLZLE A,ZACHARIOU Z,et al. Pediatric craniofacial trauma. J Oral Maxillofac Surg,2008,66(1):58-64.
13. ESKITASCIOGLU T,OZYAZGAN I,CORUH A,et al. Retrospective analysis of two hundred thirty-five pediatric mandibular fracture cases. Ann Plast Surg,2009,63(5):522-530.
14. FERREIRA P C,AMARANTE J M,SILVA P N,et al. Retrospective study of 1251 maxillofacial fractures in children and adolescents. Plast Reconstr Surg,2005,115(6):1500-1508.
15. GASSNER R,TULI T,HÄCHL O,et al. Craniomaxillofacial trauma in children:a review of 3385 cases with 6060 injuries in 10 years. J Oral Maxillofac Surg,2004,62(4):399-407.
16. HAUG R H,FOSS J. Maxillofacial injuries in the pediatric patient. Oral Surg Oral Med Oral Pathol Oral Radiol Endod,2000,90(2):126-134.
17. JOOS U,MEYER U,TKOTZ T,et al. Use of a mandibular fracture score to predict the development of complications. J Oral Maxillofac Surg,1999,57(1):2-5.
18. KABAN L B. Diagnosis and treatment of fractures of the facial bones in children 1943—1993. Oral Maxillofac Surg,1993,51(6):722-729.
19. KABAN L B,MULLIKEN J B,MURRAY J E. Facial fractures in children. Plast Reconstr Surg,1977,59(1):15-22.
20. KAHL B,FISCHBACH R. A critical evalution of the functional treatment of mandibular neck fractures in children,the results of a spiral computed tomographic follow-up. Fortschr Kieferorthop,1995,56(3):157-159.
21. LANDES C A,DAY K,GLASL B,et al. Prospective evaluation of closed treatment of nondisplaced and nondislocated mandibular condyle fractures versus open reposition and rigid fixation of displaced and dislocated fractures in children. J Oral Maxillofac Surg,2008,66(6):1184-1193.
22. MANAGLIA A J,KLINE S T. Maxillofacial trauma in the pediatric age group. Otolaryngol Clin North Am,1983,16(3):717-730.
23. MEIER J D,TOLLEFSON T T. Pediatric facial trauma. Curr Opin Otolaryngol Head Neck Surg,2008,16(6):555-561.
24. MEYER C,ZINK S,CHATELAIN B,et al. Clinical experience with osteosynthesis of subcondylar fractures of the mandible using TCP plates. J Craniomaxillofac Surg,2008,(36):260-268.
25. MILORO M. Peterson's principles of oral and maxillofacial surgery. 2nd ed. London:BC Decker,2004.
26. NORHOLT S E,KRISHNAN V,SINDET-PEDERSEN S,et al. Pediatric condylar fractures:A long-term follow-up study of 55 patients. J Oral Maxillofac Surg,1993,51(12):1302-1310.
27. POLLY J W,FIGVEROA A,HUNG K F,et al. Effect of rigid microfixation on the craniomaxillofacial skeleton. Cranoiofac Surg,1995,6(2):132-138.
28. POSNICK J C,WELLS M,PRON G E. Pediatric facial fractures:evolving patterns of treatment. J Oral Maxillo-

fac Surg, 1993, 51(8): 836-844; discussion 844-845.

29. RAHMAN R A, RAMLI R, RAHMAN N A, et al. Maxillofacial trauma of pediatric patients in Malaysia: A retrospective study from 1999 to 2001 in three hospitals. Int J Pediatr Otorhinolaryngol, 2007, 71(6), 929-936.
30. SCHWEINFURTH J M, KOLTAI P J. Pediatric mandibular fractures. Facial Plast Surg, 1998, 14(1): 31-38.
31. SHAIKH Z S, WORRALL S F. Epidemiology of facial trauma in a sample of patients aged 1-18 years. Injury, 2002, 33(6): 669-675.
32. SMARTT JR J M, LOW D W, BARTLETT S P. The pediatric mandible: Ⅰ. A primer on growth and development. Plast Reconstr Surg, 2005, 116(1): 14e-23e.
33. SMARTT JR J M, LOW D W, BARTLETT S P. The pediatric mandible: Ⅱ. Management of traumatic injury or fracture. Plast Reconstr Surg, 2005, 116(2): 28e-41e.
34. STIESTH SCHOLZ M, SCHMIDT S, ECKARDT A. Condylar motion after open and closed treatment of mandibular condylar fractures. J Oral Maxillofac Surg, 2005, 63: 1304-1309.
35. THOREN H, HALLIKAINEN D, IIZUKA T, et al. Condylar process fractures in children: a follow-up study of fractures with total dislocation of the condyle from the glenoid fossa. J Oral Maxillofae Surg, 2001, 59(7): 768-773.
36. THOREN H, IIZUKA T, HALLIKAINEN D, et al. Radiologic changes of the temporomandibular joint after condylar fractures in childhood. Oral Surg Oral Med Oral Pathol Oral Radiol Endod, 1998, 86(6): 738-745.

第十八章　老年颌骨骨折

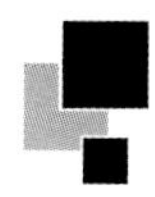

第一节　历史回顾

在我国,老年人的定义为60周岁以上的公民。随着人们物质生活水平的提高,医学技术的发展,社会保障体系的完善,人类的期望寿命逐步提高,老年人在全部人口中所占的比例日益增加,在我国约占总人口的10%~12%,老年人颌面骨骨折发生率呈逐年上升趋势。老年人由于骨组织中有机物减少,无机物增多,有时会出现骨质疏松,而且老年人往往伴有牙列缺损或缺失,遗留牙松动等,在成年人口中无牙颌患者占8%,因此,传统的治疗方法如颌间结扎固定等难以达到满意的效果。

一、分类进展

(一)老年颌骨解剖生理特点

老年人颌骨解剖生理特点与老年人衰老有关,衰老是生物的自然过程,包括外形的改变,也包括质地的改变。牙缺失的继发性改变和老年人创伤有密切关系。牙缺失是衰老的重要特征。颌骨是牙缺失后发生结构变化的唯一组织。尽管全身骨骼都有增龄性改变,但颌骨才是真正因骨组织质量减少而发生明显萎缩的。

老年人骨髓内细胞衰老,造血功能减退;骨骼内有机物减少,而无机盐类成分增加,使骨的弹性及抵抗能力削弱,以致骨骼变脆易发生骨折。无机盐也会发生异常代谢,从而导致骨质疏松广泛存在,骨结构和功能紊乱,骨代谢异常,骨骼不能承受正常的应力负荷,遭受轻微的外伤便会造成骨折。

上颌骨为面中部最大的骨骼,其间上颌窦形成中空结构,与周围骨骼形成拱形支柱。本身还有3个承力支柱,即鼻颌支柱、颧突支柱、翼突支柱。因此,较小的外力在颌骨联合处和窦腔骨壁分散消失而不致形成骨折。老年人上颌骨中上颌窦逐渐缩小,牙槽骨由于缺牙甚至无牙不但垂直吸收明显,而且水平吸收也很严重,在两侧磨牙区牙槽嵴顶至颧突平面的垂直距离缩短,整个上颌骨高度减小,上颌骨骨折机会减少。上颌骨骨质疏松,血运丰富,损伤后出血多,愈合也快,应及时复位固定。

下颌骨骨皮质厚,老年下颌骨吸收改建更大,变得薄而纤细,在颏孔区,颏孔与牙槽嵴顶十分接近,因而骨折多发生于颏孔和下颌角。髁突前斜面变平坦,髁突颈相对变短。下颌骨骨折后骨折片随咀嚼肌牵引而移位。有学者根据无牙颌下颌骨的高度将其分为四级:Ⅰ级,大于 20mm；Ⅱ级，15～20mm；Ⅲ级，10～14mm；Ⅳ级，小于 10mm。萎缩的下颌骨更易发生骨折。

（二）老年颌骨骨折原因及分类

1. 老年颌骨骨折原因　随着年龄的增加，老年人对外界环境变化反应变得迟钝，平衡能力变差，姿势控制力减弱，故容易摔倒。骨骼强度减弱，由于骨组织中骨质合成和骨质吸收不断进行，骨小梁和骨皮质变细变薄，在外力作用下易发生骨折。因此，老年人发生骨折的原因以跌落伤和交通事故伤为主，而暴力等致伤成为次要原因。Gerbino G 等报道超过 60 岁老年人颌面部骨折 222 例，跌落伤占 55.9%，交通事故占 35.1%，暴力仅占 3.6%，其他原因占 5.4%。

2. 分类　据骨折的部位可分为牙槽突骨折、上颌骨骨折和下颌骨骨折。

（1）牙槽突骨折：牙槽突损伤是颌面部常见的创伤，以前牙及上颌牙槽突损伤最为多见。可以单独发生牙和牙槽突的损伤，也可以同时有颌面部软组织和颌骨其他部位的损伤。老年人常有牙龈萎缩和牙槽突萎缩，遭受外伤时易造成牙脱位。老年人多有缺牙或无牙，给牙损伤和牙槽突骨折的固定带来一定的不便。

（2）上颌骨骨折：上颌骨位于面中部，其位置及拱形结构致使上颌骨骨折发生率低于下颌骨。上颌骨骨折最典型的分类方法是 LeFort Ⅰ、Ⅱ、Ⅲ型骨折分类，依次为低、中、高水平位骨折。

（3）下颌骨骨折：下颌骨骨折好发部位依次为颏部、颏孔区、髁突颈部、下颌角和下颌支部。老年人下颌骨体部严重萎缩也易引起骨折。

（三）老年颌骨骨折的特点

颌骨骨折是常见的颌面创伤。颌骨骨折的复位固定与牙齿关系密切，牙缺失后颌骨骨折的复位固定方法将受到很大影响，这也是老年人颌骨骨折的重要特点。

老年颌面骨骨折发病率较低，约占所有颌面部骨折的 10%，颌骨骨折中下颌骨骨折占 40%～71%。前述所提 Gerbino G 等报道的超过 60 岁老年人骨折 222 例，其中面上三分之一 10 例（3.6%），面中三分之一 195 例（71%），面下三分之一（下颌骨）70 例（25.4%），面中份骨折以眶骨颧骨为主，LeFort 型骨折仅 25 例。Mugino 报道的 11 例无牙下颌骨 15 个骨折部位，其中发生于下颌体部 9 个、颏部和下颌角各 3 个。龚飞飞报道 127 例 70 岁以上下颌骨骨折老年患者中，单发型正中联合骨折 46 例、单发型下颌骨体部或升支部骨折 37 例、多发型骨折 44 例。Zachariades 报道 466 例髁突骨折中 60 岁以上仅 23 例（5%）。Ellis 报道 32 例无牙下颌骨骨折，单侧下颌体部骨折 6 例、单侧下颌角 2 例、双侧骨折 26 例，其中双侧体部 20 例、一侧体部一侧下颌角 6 例。

（四）老年颌骨骨折的诊断与治疗策略

对于病情严重的老年外伤者首先必须诊断并处理对生命具有威胁的病症，如呼吸道梗阻、出血性休克，同时还要积极预防原有系统性疾病。

呼吸道梗阻易出现窒息，是最大的威胁，由于骨折后的上颌骨可能下坠向后移位，软腭下垂阻塞呼吸道；骨折的下颌骨被口底肌群牵引骨折片向后移位，舌后坠阻塞咽腔；脱落的牙体碎块、义齿可能滑入咽部而阻塞呼吸道；同时易发生老年伤者因昏迷或极度体弱，口鼻分泌物、血、痰进入呼吸道，无力咳出而发生窒息。对于这些情况应迅速检查、诊断、找出原因，并立即将下颌骨向前向上牵引，拉出舌，吸净咽部异物，酌情行环甲膜穿刺或气管切

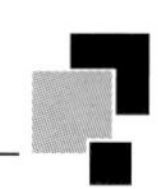

开术。

根据老年患者的病史、临床表现、临床检查以及辅助检查对老年颌骨骨折作出诊断。上颌骨骨折常造成眼及眶周淤血，也可以导致咬合紊乱；下颌骨骨折根据骨折块的移位造成面部畸形以及肿胀，常引起咬合紊乱以及张口受限，在有牙颌以及无牙颌已戴义齿修复的老年人群中，髁突骨折可引起后牙早接触，前牙开𬌗。X 线检查可以了解骨折部位、骨折线数目及方向、骨折端移位情况、牙与骨折线的关系。其中，CT 检查具有很高的清晰度，特别是显示上颌骨、上颌窦后壁、筛窦、颞骨等部位的骨折，还能很好地显示髁突纵形骨折。CT 行薄层连续扫描或螺旋扫描后，可行颌骨各部分三维重建，能够更好地在三维空间了解骨折线及骨折端的移位情况。

颌骨骨折治疗的基本原则是骨折的复位与固定，以达到形态和功能的恢复。在拟定颌面部骨折的治疗计划时，应认真考虑的因素包括：全身其他部位是否存在损伤（尤其是可能危及生命的重要器官）、患者的年龄、解剖部位、损伤的复杂程度（骨折段移位、粉碎性和损伤部位数目）、损伤的时间、伴发损伤、原有系统性疾病，以及手术途径（闭合或开放）等。

由于老年人多见骨质疏松的情况，同时可能伴有牙列缺损或缺失等，传统的颌间结扎固定难以达到满意的效果，而开放复位和内固定手术具有较广泛的适应证。

二、保守性治疗

（一）手法复位

手法复位适用于新鲜骨折。复位后须限制颌骨运动，预防已复位好的骨折块再次移位。

（二）颌间牵引

若手法复位不满意或时间较久，估计已有纤维愈合的患者，可用牙弓夹板在骨折处行分段结扎，颌间牵引。颌间牵引是颌骨骨折治疗的常用方法，尤其适合利用上颌骨来固定发生骨折的下颌骨，牵引时间为上颌骨 3~4 周、下颌骨 4~6 周。

这两种保守治疗方法适用于缺牙数不多的老年患者，对于缺牙数多甚至无牙颌老年患者必须通过开放性治疗达到治疗的目的。

三、开放性治疗

（一）切开复位内固定

对于复杂的骨折或受伤较久已错位愈合的骨折，可采用切开复位内固定术。开放复位能在直视下暴露骨折段，保证萎缩的下颌骨得到适当的复位，可采用钛板、螺钉固定，也有用克氏钢针、钢丝固定，还可以在直视下进行骨移植手术。对于下颌骨骨折应用坚强内固定的钛板必须有足够的强度、足够的长度、足够的稳固性，减少骨折段微小的活动，并能避免接骨板的断裂。对于粉碎性骨折则不适用开放复位。

（二）骨折片取出术

对于髁突骨折患者，只要髁突具有一定的高度，可通过手术方法取出髁突骨折碎片，同时行颌间牵引。

（三）微创治疗

参见第十七章儿童颌骨骨折。

四、保守性治疗与开放性治疗的对比

老年颌骨骨折的治疗原则：①明确全身伤情和病情：在全身情况稳定和好转后，再进行口腔颌面部损伤的治疗；②软组织的处理：须彻底清创处理，先缝合口腔黏膜创口，后处理骨折片，再缝合外部创口；③正确复位，尽早复位：对位良好，固定稳固，则骨痂形成快，早期愈合好。

保守性治疗简单方便，不但可使患者恢复良好的咬合关系，而且避免手术中对患者的再次创伤，在临床上已广泛应用，但是老年人牙缺失数较多，依靠义齿固定对义齿的要求较高，并且对于无牙颌患者，单凭保守性治疗无法达到良好的治疗效果，因此对于某些复杂的骨折以及对于无牙颌老年人患者，开放性手术是必须的。

开放性手术可以在直视下观察骨折线的位置以及骨折线的数目，并且可以做到良好的固定，从而减少骨折断段微小的活动，促进骨折块的愈合。同时开放复位时可清除骨折处的碎骨片以及血痂，有利于骨折的愈合。

但是对于老年人患者，切开复位具有以下缺点：①开放复位时，麻醉和手术增加了老年骨折患者的危险性；②手术创伤破坏下颌骨血运，增加了骨萎缩和牙缺失的可能；③增加局部并发症，如开放复位后的骨不连。

因此，在治疗老年颌骨骨折过程中，保守性治疗为首选，若保守性治疗无效或者无法达到治疗效果的情况下方采用开放性治疗方法。

龚飞飞比较开放性手术钛板坚强内固定治疗 70 岁以上老年人下颌骨骨折（78 例）和颏兜牵引或未经任何治疗的骨折（49 例），结果显示手术治疗优于对照组（$P<0.01$），开放手术治疗可达到功能复位与重建的良好效果。

五、老年颌骨骨折治疗现状及存在的问题

老年颌骨骨折治疗现多采用保守性的治疗方法，其中临床应用最多的是利用患者剩余牙齿以及义齿行颌间牵引的治疗方法。对于复杂骨折或者骨折时间较久，已形成错位愈合的病例，切开复位治疗是必须的。

目前存在以下问题。

1. 老年人颌面骨骨折的并发症及处理　骨不连、咬合紊乱、骨髓炎是老年人颌面部骨折治疗中的三个重要并发症。

（1）骨不连：老年人骨折愈合时间一般较年轻人长，但颌面部骨折在正常情况下愈合能力较四肢骨强。骨不连的发生与颌骨的高度密切相关，高度少于 20mm 特别是少于 10mm 的下颌骨骨不连发生率明显增加。若有骨不连的发生，首先应明确有无感染，若无感染则应找出骨不连的原因，若有骨缺损则应植骨，并使局部有足够的软组织覆盖。有些骨不连是因为患者全身情况造成的，应针对老年人的具体情况，加强全身营养，补充蛋白质、钙、维生素，增强愈合能力。

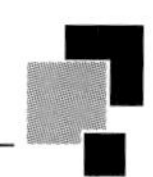

（2）咬合紊乱：一旦出现咬合紊乱，治疗难度较大。若老年人仅剩余少数牙，则可通过磨改调殆甚至拔除个别牙以恢复咬合关系。对严重错殆患者则可通过手术治疗来纠正。

（3）骨髓炎：多发生在开放性骨折的患者中，常由于创口污染未得到彻底清创、创口关闭不好或老年人全身情况差而发生。骨折后的骨髓炎需局部彻底清创，去除炎性肉芽组织和坏死骨。待感染控制后对骨缺损病例可予以植骨治疗。

2. 对保守性治疗以及开放性治疗的选择　目前对于老年颌骨骨折保守性治疗以及开放性治疗的选择方面并没有定论，保守性闭合治疗和开放性手术的两个争论点在于患者的全身情况和局部血供较差，手术风险大且可能破坏局部血供。但是随着医学的发展，系统疾病的治疗可为手术治疗创造条件，稳定的固定与骨折的愈合更加密切，即使是血供不佳的部位。在不同地理位置，不同医院持有不同的观点，因此，对老年颌骨骨折患者治疗方案的选择仍为现阶段亟待解决的问题。

第二节　治 疗 设 计

一、无牙颌颌骨骨折

（一）手法复位

老年无牙颌患者下颌骨骨折，手法复位主要用于新鲜且移位不大的线形骨折。复位后应做颅颌固定。具体方法参见第十七章第二节中“手法复位”相关内容。复位后术者固定好已复位的下颌骨，助手立即行颅颌固定以限制下颌运动，如用弹性绷带、颏兜等。

（二）全口义齿+颅颌牵引固定

在患者生命体征稳定、清醒后，合并有软组织损伤者应先行软组织清创缝合，再选用大小适中的托盘取出上下颌印模，灌制石膏模型。要求骨折侧颌骨制取双份石膏模型。根据口腔曲面体层片及临床骨折错位情况将模型自颌骨骨折处锯开，并按上下颌咬合关系将石膏模型两断端颌骨重新排列并用蜡粘接。恢复牙弓连续性，调整义齿殆关系至牙尖交错位。利用模型以自凝树脂制备全口义齿，凝固后打磨抛光备用。在局麻或全麻下行手法复位，戴入制作好的全口义齿，再予颅颌牵引固定。下颌骨骨折还可行颌周结扎固定，即利用细钢丝绕过下颌骨下缘，在义齿表面结扎，如此固定三处，即可达到复位及固定的目的。

（三）切开复位内固定

术前拍摄局部 X 线片、口腔曲面体层片或三维 CT 重建，明确骨折部位。钛板坚强内固定者均采用经鼻气管插管全身麻醉。经口内或口外入路，分层分离周围组织及黏骨膜，暴露骨折断端，术中手法复位，使骨折断端复位，恢复良好咬合关系，继而在应力轨迹处进行钛板固定的位置选择，复位后做钛板坚强内固定。

（四）微创治疗

根据患者的病情和要求，选择局部麻醉或鼻腔插管全麻。下颌骨正中及颏孔区骨折采用相应部位前庭沟小切口，分离软组织及骨膜，暴露骨折线，注意勿伤及颏神经。下颌骨角部骨折采用下颌磨牙和翼下颌皱襞外侧小切口，暴露骨折线后适当调整两侧骨断端的位置，将移位的骨折断端按解剖关系准确复位。将骨折断端复位后，对于单骨折线的病例可直接选用合适的微型钛板，适当弯曲使之与骨面贴合，在生理盐水冷却下用小型电钻在下颌骨上钻孔,用钛钉和钛板固定骨折断端;对于双线或粉碎性骨折则需用直径 0.3mm 钢丝做临时颌间结扎,以暂时将骨折断端复位,然后应用小型钛夹板行坚强内固定;对于移位明显或粉碎性骨折的病例,在同一骨折线处可应用 2 块或以上的钛板进行固定;对于下颌角区移位明显的骨折,用钛板固定后,术后还需用短期颅颌固定辅助固位。固定完成后复查断端两侧邻近平面是否基本在同一水平面,最后冲洗并关闭创口。

按照微创外科手术的要求,经口内进路的小切口距离骨折线近,可较少地切开和分离正常组织,能有效减小创伤和克服颌间结扎及口外切口所导致的术后限制开口和遗留皮肤瘢痕等缺点;同时微型钛板坚强内固定技术为骨折断端提供了稳定的固定作用,有利于患者的早期恢复和提高患者的生活质量。

二、牙列不全颌骨骨折

(一) 手法复位

老年牙列不全患者颌骨骨折,手法复位其适应证和操作方法基本同无牙颌患者。复位成功以断端两侧邻近平面基本在同一水平面,或咬合关系基本正常为准。复位后术者固定好已复位的下颌骨,助手立即行颌间固定或颅颌固定。

(二) 种植钉支抗+颌间牵引固定

借助颌骨曲面体层片及颌骨螺旋 CT 三维重建片在上、下颌牙槽骨上定 4~10 个植入点,植入点位于根尖下方或两牙根之间,上下颌植入点相对应,避开上颌窦和下牙槽神经等结构。植入点局麻后切开长 1cm 的黏膜切口,稍微分离到骨面用配套电钻垂直骨面钻孔同时喷生理盐水降温。钻孔深度以破皮质骨即可。用螺丝刀将植入钛钉拧入牙槽骨内约 8~9mm,口腔内留约 3~4mm 以供牵引附着。将橡皮圈套入螺钉末端槽内行颌间牵引,调整咬合关系后行手术切开钛板内固定术,术后根据咬合关系恢复情况再持续牵引 7~14 天,牵引完成后用螺丝刀将植入钉旋出,植入孔无须特殊处理。由于其不依赖于牙体组织,因而可适用于无牙颌或牙列不全颌骨骨折患者;操作范围在牙列的唇颊侧完成,无须患者大张口,故亦适用于张口受限患者,同时也降低了骨断端再次移位的可能(图 18-1)。黄端阳等认为:种植钛钉支抗行颌间牵引固定几乎适用于所有颌骨骨折伴咬合关系紊乱患者。除此之外,种植钛钉支抗行颌间牵引还具有操作简单、牵引力稳定、效果可靠、易于保持口腔清洁等优点。但因有侵入性操作,并且价格较贵、不能重复使用,术前需考虑患者全身情况能否耐受手术及其经济情况。高永波等应用此法治疗颌骨骨折取得了良好的临床效果。种植钛钉支抗为牙列不全颌骨骨折的治疗提供了新的临床途径和方法,具有广泛的应用前景。

(三) 切开复位内固定

开放性骨折利用原软组织创口或适当延长窗口手术。闭合性骨折对于下颌正中和颏孔区骨折可采用口内相应前庭沟切口。下颌角或下颌升支骨折常用下颌下及下颌后区切口;髁突骨折常用下颌后、耳前切口。暴露骨折后,用手法或借助器械将骨折断端按解剖标志复位,清理断端炎性肉芽组织,咬合紊乱者对好咬合关系并行上下颌牙弓夹板拴结,颌间用钢丝固定。选用合适的钛板适当弯曲,使之与骨面贴合。在骨折断端垂直钻孔后,用钛板、钛钉固定。上颌骨骨折采用口腔前庭入路,骨折复位,恢复咬合关系后,在骨折线处固定微型钛板,同时合并有颧骨骨折者,增加眉弓外侧和眶下缘切口。

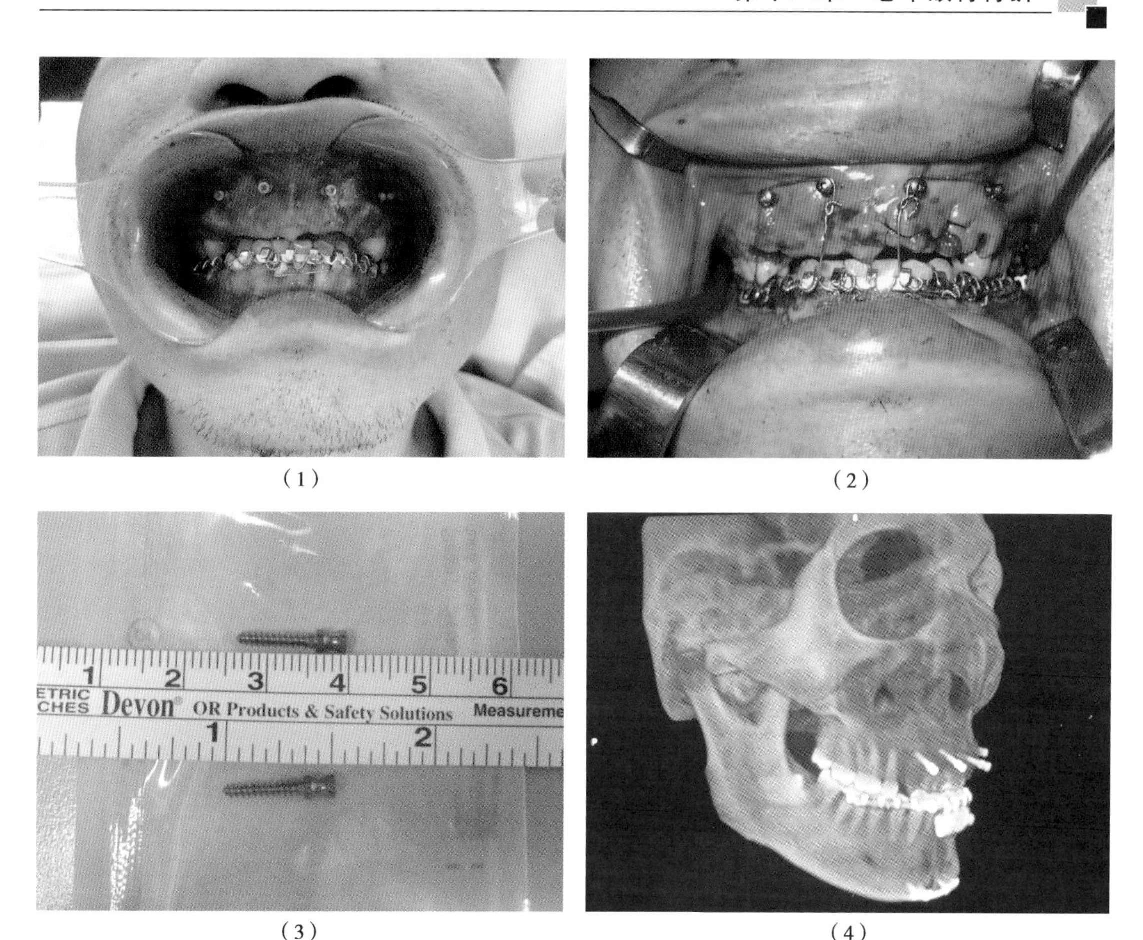

(1)　(2)　(3)　(4)

图 18-1　种植钉支抗+颌间牵引固定

患者，男，因双侧上前牙及第一前磨牙外伤脱落，种植钉支抗+颌间牵引固定。(1)、(2)为术中种植体支抗植入并做颌间固定；(3)种植支抗长度；(4)术后 CT 检查。

钛板放置部位：据 Champy(1975,1976)提出的下颌骨折的理想固定路线，在颏孔后下颌体区，接骨板水平固定在根尖和下牙槽神经之间；在下颌角区，接骨板尽可能高位沿外斜线固定；在颏孔前区，除在根尖下水平固定一块接骨板以克服张力外，在靠近下缘水平也固定一接骨板以克服扭矩。下颌角骨折可在口外骨折对应皮肤处做一 2mm 微切口，用血管钳做钝性分离，穿透至口内以紧固螺钉。上颌骨骨折力争多点固定，最少三点固定，接骨板可置于梨状孔边缘、颧牙槽嵴、颧上颌缝、眶下缘等处，主要是恢复上颌骨主承载力柱。

(四) 微创治疗

手术方法基本同无牙颌颌骨骨折，但术中应注意恢复咬合关系。

王彦亮等报道应用穿颊器口内入路微创治疗不伴有严重错位或粉碎性骨折的下颌骨角和升支骨折取得了较好的临床效果。

方法是沿升支前缘至外斜线切开黏膜、肌层至骨膜，剥离骨膜显露骨折线。调整钛板弧度，使钛板外形与骨面相适应。在骨面上放置好钛板，调整钛板放置位置，使其覆盖下颌升支后缘和外斜线表面，以保证下颌骨张力带的恢复，同时可以避免牙根和下牙槽神经管在钻孔时被累及。

用尖刀片在接骨板之相对应的颊部皮肤做一5mm的小切口，用自制穿颊器经过小切口进行穿刺，穿刺点适当靠近钛板中间位置，直接穿通全层软组织至骨面，抽出穿刺针，保留外套管，术中操作时防止外套管滑脱。用钻头经套管钻骨孔后，钛螺钉固定于起子后从套管内小心放入骨孔位置旋紧。利用组织的弹性，套管可根据需要在小范围内调整位置和角度，每处骨折只需穿刺一次。固定后抽出套管，冲洗创面，缝合伤口。

王堃等报道牙间结扎联合微创加压钉治疗下颌骨骨折较传统方法简便，患者痛苦小，骨折愈合快，不留后遗症。

方法是根据下颌骨骨折部位不同，采用不同的切口。但均为口内切口，用临床常用麻醉药行下牙槽神经阻滞麻醉，切口长约2~3cm。颏孔处骨折切开黏骨膜。先分离出颏神经并加以保护，挑选适当大小的伸缩加压钉，用撑开钳拉伸钉的加压段(横臂)使其波浪形的曲度减少(拉伸长度不超过1cm)；骨折线对位良好，恢复咬合关系后，在骨折两端按照伸长后加压段的长度定点，用微型弯头电钻钻孔(钻孔点位于下颌神经管下方3~4mm，或远离牙根)，深度约至穿透下颌骨为止。取出钉，将插入段插进两孔内，使加压段与骨壁紧密相贴，用55℃左右的热生理盐水热敷。将钉恢复原形，产生回复力。将两骨折断段加压固定，使骨折端对合良好且有持续的加力作用。下颌体骨折可放2颗伸缩加压钉。缝合创口前，在骨折线前后各3~4颗牙上用直径0.5mm软钢丝行牙间结扎，颅颌弹性绷带固定2周。

第三节　老年颌骨骨折的治疗规范

一、颌骨骨折的治疗时机

颌骨骨折的现代治疗观点主张解剖复位、坚强内固定、无创外科、早期恢复功能。颌骨骨折的重要治疗措施就是骨折段的复位和固定。复位固定的时间愈早愈好，但必须是在老年人其他合并伤稳定、不危及生命时进行。颌骨骨折都需要固定，固定时必须恢复骨折前的咬合关系，但骨折前有错殆者，切不可在固定骨折时同期纠正骨折前错殆。

老年人常伴有全身系统性疾病，包括高血压、糖尿病、冠心病和肺气肿等。如果骨折治疗时未能同时治疗这些全身系统性疾病，可导致严重并发症的发生，甚至危及生命。因此，对老年颌面部骨折患者进行治疗时，首先应对其进行系统的问诊和详细的检查，一旦确诊有全身系统性疾病，应及时进行治疗。对于糖尿病患者，应根据其以往治疗情况对血糖进行监控，如采用手术切开复位坚强内固定，术前空腹血糖最好控制在8.33mmol/L以下；对于高血压患者，应详细了解其基础血压及药物控制方法，采用可靠降压方法，术中、术后均应保证血压基本处于正常范围；对于冠心病患者，应了解其冠心病发生情况，如近期有心肌梗死病史或变异性心绞痛，应尽量采用保守方法治疗颌面部骨折；对于肺气肿患者，除了进行胸片等检查外，还应进行肺功能和心功能检查，如肺功能和心功能过差也应采用保守治疗。

二、颌骨骨折治疗方法的选择

1. 老年人下颌骨骨折治疗方法的选择　老年人下颌骨骨折主要通过复位、固定以保持

正常的咬合关系。对于不同部位的骨折和特殊情况下的骨折所采取的复位和固定方法有所不同。

手法复位适用于骨折段易活动的线形骨折的早期,手法复位在骨折后越早进行,效果越好。而牵引复位适用于手法复位不满意或估计已有纤维愈合的患者。在牵引过程中,应经常检查牵引力的方向和效果,如有不合适时应及时矫正。切开复位则可应用于无牙颌骨折、复杂的骨折或已错位愈合的骨折。

对移位较少的单发性线形骨折或牙槽突骨折可采用牙弓夹板单颌固定,其优点是固定后不影响张口活动,缺点是固定力量有限,且不能保证颌关系。

骨间结扎固定特别适用于下颌无牙的老人,因无牙齿可作结扎,牙弓夹板无法使用,骨间结扎则可达到固定的目的,而且可以自口内切开,在断端近上缘处钻孔作骨间结扎,方法比口外切开简便,不会影响肌肉附着或损伤神经、血管,面颈部也无瘢痕。

颌间固定是颌骨骨折治疗的常用方法,可利用上下颌牙齿固定于正常咬合关系的位置,优点是能恢复正常的咀嚼功能,缺点在于固定期间无法张口,对进食和清洁造成不便。颌间固定尤其适用于利用上颌骨来固定发生骨折的下颌骨。固定时间一般为4~6周,强调固定动静结合,可促进局部血液循环。在牵引复位固定3周后,视情况可在进食时取下橡皮圈,或减少橡皮圈数量,使下颌骨可暂时作适当张口活动,进食后再重新挂上橡皮圈。这样,在骨折部分已有纤维性愈合时,每天有短暂的轻度活动,不致发生移位。根据骨折愈合的情况,可增加活动时间,最后达到单颌固定。下颌骨双发或多发骨折,固定时间应较长,活动应较晚开始。一般需固定6~8周。

颌面部骨折出现功能异常(咬合紊乱、开口困难、面部畸形、复视、视力障碍等)和骨折移位均应是手术治疗的指征。

目前对牙缺失患者的下颌骨骨折的治疗存在争论,主要集中于是开放性复位或非开放性复位的选择。非开放复位适用下颌体较薄、萎缩的下颌骨和粉碎骨折。开放性复位适用较大的牙缺失的下颌骨骨折。非开放复位主要利用原有的义齿,通过环绕下颌骨的钢丝固定义齿和颌骨。开放复位能在直视下暴露骨折段,保证萎缩的下颌骨得到适当的复位和固定。开放复位的风险在于手术和麻醉可增加老年患者的危险;手术创伤有可能破坏下颌骨血运,增加骨萎缩和牙缺失的可能性。刘磊等认为,保持骨折断端的稳定性对于早期骨愈合很重要,不稳定将使骨折愈合延迟,甚至不愈合。由于老年人骨质萎缩、成骨能力下降,坚强内固定更为重要,而且老年人因牙缺失、牙周病和口腔修复体的存在,常无法进行有效的颌间固定。钛板坚强内固定能使骨断端稳定接触,为骨断端一期愈合提供了有利条件。只要老年患者全身情况许可,选择切开复位坚强内固定是加快骨折愈合的治疗方法。与传统的颌间牵引复位固定相比,坚强内固定不仅减少了颌间固定及颅颌固定的时间,减少了患者的痛苦,同时在畸形整复、促进骨折愈合等方面都有显著优点。用于坚强内固定的钛板必须有足够的硬度、长度和稳定性,以减少骨折断端微小的活动并能避免钛板的断裂。龚飞飞等对78例70岁以上下颌骨骨折老年患者采用钛板坚强内固定术进行治疗,结果显示钛板坚强内固定术较对照组更为有效。

无牙颌下颌骨骨折的处理较为困难,因无牙导致难以做简便的颌间固定;同时由于长期缺牙可致牙槽骨萎缩,下颌体部变得细小,主要为骨皮质构成,修复能力差。骨折时受肌肉的牵拉,骨折段更易于移位,即使可以利用原有的上下颌全口义齿或树脂牙托夹板行颌周拴丝结扎固定,但稳定性仍不可靠,甚至可能引起软组织的压迫性坏死。移位明显的无牙下颌骨骨折,一般均应做开放复位内固定,无牙颌的多处下颌骨骨折的处理更为困难,常需应用多种方法固定甚至做骨外固定。

髁突骨折的治疗方法选择与一般下颌骨骨折类似。老年患者全身情况差者,可采取保守治疗;对有明显错位或不易复位固定的髁突骨折均应采用手术复位,但老年患者在全身情况允许的情况下才可采取手术复位。

髁突骨折的治疗,存在保守治疗和手术治疗两种观点。由于髁突具有调整、改建以适应颞下颌关节功能的能力,有学者从动物实验、X 线远期观察以及临床实践证实:大多数骨折经保守治疗后效果良好,较少有颞下颌关节病的发生。目前,达成普遍共识的是:对成角<30°、无移位的骨折采用保守疗法;对于成角>30°或者移位、脱位或开放性骨折者均应采用手术复位,微型接骨板或金属丝行内固定。

对陈旧性髁突骨折的治疗,多采用保守疗法,因并发症多,也有采用手术方法的,特别是对于陈旧性髁突脱位、移位的骨折,宜采用手术治疗。

2. 老年人上颌骨骨折治疗方法的选择　老年上颌骨骨折的发生率低于下颌骨骨折。上颌骨骨折处理前应注意颅脑损伤和窒息的可能性,待全身状况稳定后才处理上颌骨骨折。上颌骨骨折的重要治疗措施是复位与固定,目的是恢复骨折段至正常解剖位置并恢复正常咬合关系。骨折复位早期可采用手法复位。若骨折时间较长,可采用牵引复位,包括颌间牵引和颅颌牵引。一般固定 4 周,主要是恢复正常咬合关系。

上颌骨骨折的固定曾长期首选不锈钢丝牙间结扎、钨丝夹板和成品带挂钩金属夹板,自 20 世纪 80 年代起逐渐采用坚强内固定技术,调至正常咬合关系后用钛合金制成的直线形、L 形、T 形、H 形等形态的微型接骨板固定。金属内固定存在应力遮挡问题,这是其不足之处,现认为生物可吸收的接骨板最为理想,目前已经应用于临床。

对于老年人无牙颌上颌骨骨折的治疗,常利用原有义齿进行颌间结扎,有利于保证术后咬合关系的恢复。目前更多的是采用开放复位,钛板螺钉固定,但要注意坚强内固定可因缺乏可利用的骨组织而使固定问题复杂化。

全面分析老年人牙缺失骨折患者的各种因素,尽可能采用非开放性复位方法,即使是非解剖复位,若没有明显的功能影响,非开放性复位仍是可以接受的方案。

第四节　经典治疗

一、保守性治疗

1. 闭合性复位(close reduction)　包括手法复位和牵引复位,手法复位主要用于老年人新鲜骨折并且移位不大的线性骨折。具体方法参见第十七章第四节中“闭合性复位”部分。

2. 单颌固定(monomandible fixation)　适应证:牙列较完整,骨折移位不明显,骨折线位于牙列中,可通过此方法进行固定。固定的时间通常在 6~8 周左右,但随着年龄增大,老年患者常伴有糖尿病、骨质疏松等影响骨愈合的代谢性疾病,因此固定时间可能需要适当延长。具体介绍参见第十七章第四节中“单颌固定”部分。

3. 颌间固定（intermaxillary fixation，IMF）　指利用牙弓夹板将上、下颌单颌固定在一起的方法。是颌面外科最常用的固定方法。其优点是对上、下颌骨制动，使骨折段能保持在正常的咬合关系上愈合，但其缺点是要求有较完整的牙列，再应用𬌗导板使𬌗关系进入习惯性颌位。常应用于单侧或双侧髁突骨折，也可应用于术前牵引或手术中维持咬合关系。具体方法参见第十七章第四节中“颌间固定”。

4. 保守治疗的优缺点　保守治疗不形成二次伤害，不会因为二次创伤或植入物造成继发感染或产生排异反应。缺点是保守治疗无法做到精确复位，不能达到坚强固定的强度，对于老年患者，由于往往并发骨质疏松等代谢性骨疾病，可能会因为这些原因造成骨断端的延期愈合或不愈合，严重者会形成假关节性愈合。另外固定时间较长，尤其是老年患者，骨重建再生能力较差，固位时间可能较成人患者更长，同时不能及早进行恢复性锻炼来预防关节强直，在口腔内有明显的不适感，固位力较小，对较复杂的骨折疗效不佳。

二、手 术 治 疗

包括开放性复位、骨间结扎固定、颌周结扎固定、经颅骨悬吊钢丝内固定、坚强内固定等方式。其方法及优缺点参见第十七章第四节中“手术治疗”。

第五节　研 究 热 点

随着人口老龄化的迅速发展，老年人的比重明显增多，据不完全统计，我国60岁以上老年人占全国人口数的十分之一。医学统计资料显示，65岁以上的老年人每增加5岁，骨折发生率增加1倍。妇女在绝经期后骨量丧失明显，比男性更易骨折。近年来随着交通事业的发展，交通事故中受伤的老年患者发生颌骨骨折者日益增多。

颌骨骨折治疗的主要方法是坚强内固定（rigid internal fixation）。而微创外科技术手术理论的问世，使得颌骨骨折坚强内固定技术有了很大发展。对上、下颌骨骨折，髁突高位骨折，上颌骨 LeFort Ⅰ型骨折、LeFort Ⅱ型及 LeFort Ⅲ型骨折，颧骨、眶骨、鼻骨复杂性骨折行微创坚强内固定手术，在过去需要几个月才能完成的治疗，现在7~10天就能完成，缩短了治疗周期，降低了并发症的发生。但临床资料回顾及基础研究均表明，颌间固定、颌间牵引仍是坚强内固定术前或术后必要的辅助手段。

近年来，老年人特别是无牙颌颌骨骨折治疗研究的热点和争论主要在以下几个方面：①采取开放手术治疗或保守的闭合治疗；②手术采取口内进路或口外进路；③骨膜上或骨膜下暴露；④内固定接骨板和螺钉的种类和大小；⑤是否同期行骨移植；⑥微创外科技术应用等。

一、颌骨骨折的诊断

老年人下颌骨骨折的诊断，首诊应了解患者受伤原因及伤后临床表现，咬合关系错乱是骨折的首要表现。在无牙颌患者，应检查上下颌的对应关系，重点了解创伤力的方向和作用部位。通过手法检查伤区，了解有无异常动度。检查时可用手指置于可疑骨折两侧的牙列

上,两手做相反方向的移动,是否有不同程度的骨摩擦音,以明确诊断。

下颌骨骨折在老年人骨折中发生率较高,原因分析:第一,下颌骨处于人体暴露部,相比其他部位易受创伤;第二,老年人面部肌肉的肌细胞数量和水分减退,肌肉量减少,肌肉萎缩,降低了对骨骼的保护,增加了下颌骨骨折的发生率;第三,老年人无牙颌比率增高,由于牙齿的缺失,牙齿功能运动对颌骨的刺激消失,造成牙槽骨严重吸收,下颌骨变得纤细,减少了骨的抵抗力,更易发生骨折;第四,下牙槽血管是下颌骨的主要血供动脉,无牙颌老年人与年轻人下颌骨血管造影发现,老年人下颌骨下牙槽动脉连续性差,血管分支少,存在血供不足,对营养下颌骨有一定障碍。

影像学检查能明确诊断临床检查不能查及的骨折部位和移位情况。常用诊断颌骨骨折的影像学方法有曲面体层片、下颌骨后前位片、CT 检查,尤其三维 CT 重建,可清晰显示骨折细节,对诊断及治疗均有指导意义。

二、颌骨骨折的微创治疗

(一) 保守治疗

颌骨骨折的治疗有保守治疗和手术治疗两种治疗方案。无牙颌颌骨骨折多采用保守治疗方法复位及固定骨折,而后随着材料学发展出现切开复位内固定术。至今,在无牙颌颌骨骨折治疗中,保守治疗现在仍作为一种重要的骨折治疗方法被广泛应用。

保守治疗大体有三种形式:义齿固定法、冈宁𬌗托固定法、外固定装置。

1. 义齿固定法　无牙颌患者伤前若有合适的全口义齿,手法复位后,利用环形的不锈钢丝将下颌骨与下颌义齿固定在一起,起到稳定骨折断端的作用,促进骨折愈合;若存在上颌骨骨折或者单颌固定不能满足骨折固位要求情况,需行上下颌颌间固定。上颌义齿可用不锈钢丝环颧骨、梨状孔固定。颌间固定增强骨折部位稳定性。义齿固定法治疗疗程较长,进食及呼吸困难,且长时间的固定能加剧颞下颌关节退化。

2. 冈宁𬌗托固定法　患者伤前无义齿或原有义齿已损坏时,可考虑冈宁𬌗托固定法(图 18-2,图 18-3)。Thomas Gunning 早在 1863 年将此法用于无牙𬌗颌骨骨折治疗。取上下颌印模后制作、修整上下颌模型,用丙烯酸-乙烯制成上下颌𬌗托,固定于上下颌骨后,将上下𬌗托进行固定。上下颌前部需留有空隙,用以进饮食和呼吸运动。

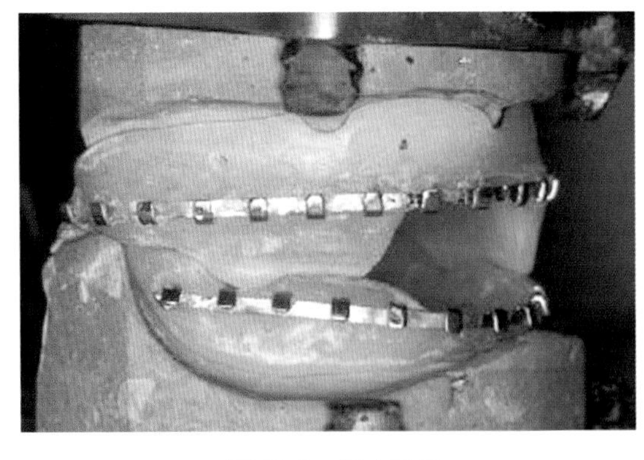

图 18-2　冈宁𬌗托

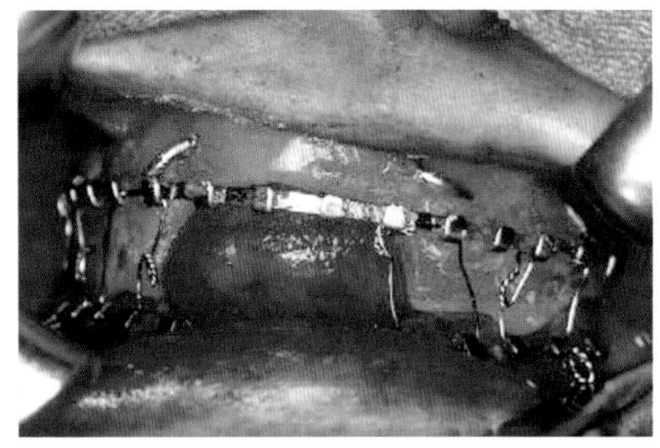

图 18-3　冈宁𬌗托用于下颌骨骨折治疗

3. 外固定装置　将体外固位钉一端穿透黏膜或皮肤，固定于骨块上，另一端连接在体外装置，维持固定钉位置稳定从而稳定骨折，此法要求骨折块骨量足以维持固位钉的稳定，固位钉的放置不需要骨膜下剥离，从而有效地维持了下颌骨血供，利于愈合，减缓骨吸收，可应用于粉碎性骨折的治疗。临床应用过程中，应避免损伤下牙槽神经及血管束(图 18-4)。

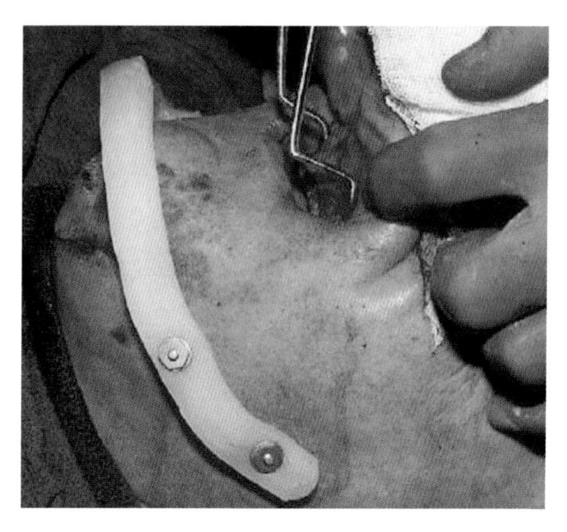

图 18-4　外固定装置应用于下颌骨骨折

（二）手术治疗

以往手术治疗为金属丝骨拴结法，此法适应证窄，仅适用简单的斜行骨折，且其固定稳定性差。近年来随着医用材料学的发展，骨折固定材料的深入研究，坚强内固定术有了很大发展。切开复位内固定术包括骨折部位的显露、骨折的复位和内固定装置的应用。

1. 骨折部位的显露　下颌骨骨折常用的手术入路包括口内入路和口外入路，还包括开放性骨折的伤口入路。口外入路包括颏下、下颌下、下颌后、耳屏前切口等，其优点是手术视野清晰，暴露骨折线彻底，操作方便。缺点是容易损伤面神经下颌缘支。此外暴露骨折线时必须切断咬肌附着，患者术后一段时间内张口受限。口内入路优点是黏膜切口不留瘢痕，使用相对广泛，但下颌升支、下颌下缘、下颌角处应用受限，其缺点是术中视野显露相对较差，操作比较困难，术区受唾液污染，增加了术后感染概率，由于牙槽骨的吸收，颏孔位置相对上移，切开黏膜过程中有可能损伤到颏神经血管束。微创外科技术可通过小切口获得清晰的视野，直视下使骨折达到解剖复位。可以选择耳前、口内等不同的手术路径，将骨折解剖复位，通过微型切口，将微型钛板送到骨折部位，给予坚强内固定，从而达到外形和功能统一的治疗效果。

2. 骨折的复位　内固定术前上下颌骨间的牵引固定，调整咬合，有利于骨折断端的复位，但无牙颌骨折，无咬合复位存在，因此需要达到准确的解剖复位。

三、颌骨内固定材料的应用

1. 内固定装置的应用　骨折的固定常见有三种方法：2. 4mm 重建板固定(图 18-5)、微型钛板固定、钛网及同期骨移植固定。2. 4mm 重建板非常坚固能够抵抗咀嚼肌及各种功能运动的力量，治疗疗程短，但由于重建板相应的钛钉孔径大，下颌骨骨量不足时，钛钉产生相应的破坏增加骨感染、骨坏死概率，还有损伤下牙槽神经可能。尽管如此，由于重建板能提供很好的稳定作用，仍是治疗无牙颌下颌骨骨折首选材料；微型钛板重量轻、尺寸薄、损伤小、组织相容性好，保证了局部血运的迅速恢复和破骨细胞、成骨细胞的迅速增殖。因此，微型钛板固定备受人们青睐。微型钛板坚强内固定，固定可靠，其提供的三维固定和足够的骨间压力，更符合骨间固定的生物力学要求，使患者早期即能进行一定的功能锻炼。钛网配合

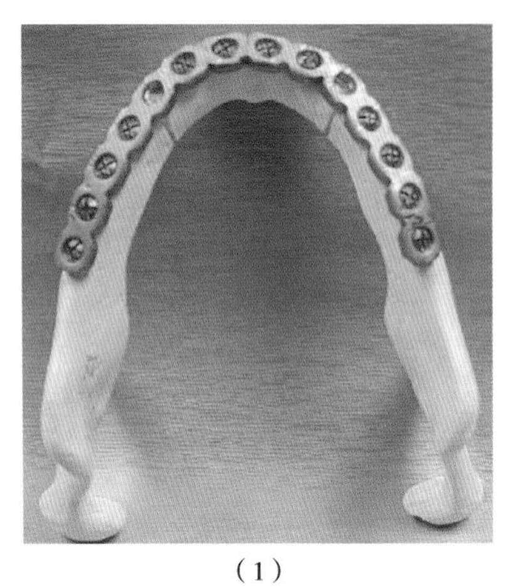

(1)

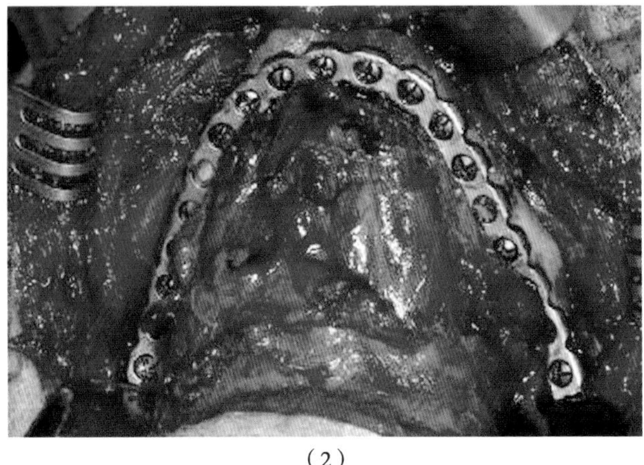

(2)

图 18-5　2. 4mm 重建板治疗下颌骨骨折

(1)模型显示;(2)术中 2. 4mm 重建板的应用。

同期自体骨移植,可增强骨折部位骨密度及骨折部位的稳定性,常见有髂骨、肋骨、颅骨等同期移植。

2. 骨折的愈合　骨折的愈合分为直接愈合和间接愈合两种。从临床上看,间接愈合是在非坚固固定或半坚固固定(如各种保守治疗和金属丝骨拴结)条件下形成的。这类固定允许骨折断端受肌肉牵引产生有限移动,即微动。微动刺激骨膜形成纤维骨痂和软骨骨痂,影像学表现为骨折周围有袖口状梭形外骨痂桥形成。与间接骨愈合相比,直接骨愈合是一种简易、快捷、并发症相对较少的骨直接修复过程。如各种坚强内固定,组织学上没有纤维骨痂和软骨骨痂形成,表现为直接骨化愈合。X 线片见不到或很少见到外骨痂,表现为骨折线直接融合。直接骨愈合需要具备骨折部位血运良好、断面坏死程度轻、断端精确复位、骨折固定绝对稳定等条件,虽然无牙颌下颌骨本身存在血供差、骨骼纤细等不良因素,但如果术中能准确复位骨折线,术后均能达到直接愈合的效果。

关于无牙颌骨折治疗方案的选择仍存在争议,有人提倡保守闭合性治疗。他们认为下颌骨骨膜下血管在下颌骨骨折愈合中起着很大作用,保守治疗对骨膜的完整破坏较小,保证了血液供应,能很好地促进骨折的愈合,但其存在骨折固定不稳定因素,常为间接愈合。有人主张无牙颌下颌骨骨折首先手术治疗,尤其切开复位内固定术对骨断端达到解剖复位,提供稳固的骨段间固定,确保良好的早期功能运动,有利于骨折的直接愈合。

(张志光)

参 考 文 献

1. 丁鸿才,周树夏. 口腔颌面损伤治疗学. 北京:人民卫生出版社,1988.
2. 龚飞飞,王来平,李容新,等. 钛板坚强内固定治疗 70 岁以上老年人下颌骨骨折的临床疗效观察. 中华老年口腔医学杂志,2008,6(3):140-142.
3. 刘家武,闫征斌,刘磊. 儿童颌骨骨折对颌面部生长发育的影响国外医学口腔医学分册,2005,32(1):74-75.
4. 刘磊,郑晓辉,田卫东,等. 69 例老年患者颌面部骨折的临床分析. 华西口腔医学杂志,2006,24(3):

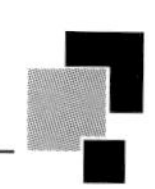

281-282.
5. 邱蔚六,刘正. 老年口腔医学. 上海:上海科学技术出版社,2002.
6. 邱蔚六. 口腔颌面外科学. 6 版. 北京:人民卫生出版社,2008.
7. 邵丹,王强庆,李金星. 颌面部创伤的诊断与治疗. 青岛:中国海洋大学出版社,2006.
8. 史宗道. 循证口腔医学. 北京:人民卫生出版社,2003.
9. 王文崔,王贤叔. 临床颌骨外科学. 北京:北京医科大学中国协和医科大学联合出版社,1994.
10. 张益,孙勇刚. 颌骨坚强内固定. 北京:北京大学医学出版社,2003.
11. 张益. 下颌骨骨折治疗. 北京:北京医科大学协和医科大学联合出版社,1993.
12. AZIZ S R,NAJJAR T. Management of the edentulous/atrophic mandibular fracture. Atlas Oral Maxillofac Surg Clin North Am,2009,17(1):5-9.
13. BARBER H D. Conservative management of the fractured atrophic edentulous Mandible. J Oral Maxillofac Surg,2001,59(7):789-791.
14. CHOI B H,HUH J Y,SUH C H,et al. An in vitro evaluation of miniplate fixation techniques for fractures of the atrophic edentulous mandible. Int J Oral Maxillofac Surg,2005,34(2):174-177.
15. CRAWLEY W A,AZMAN P,CLARK N. The edentulous Le Fort fracture. J Craniofac Surg,1997,8(4):298-307.
16. ELLIS E Ⅲ,PRICE C. Treatment protocol for fractures of the atrophic mandible. J Oral Maxillofac Surg,2008,66(3):421-435.
17. EYRICH G K,GRÄTZ K W,SAILER H F. Surgical treatment of fractures of the edentulous mandible. J Oral Maxillofac Surg,1997,55(10):1081-1088.
18. GERBINO G,ROCCIA F,DE GIOANNI P P,et al. Maxillofacial trauma in the elderly. J Oral Maxillofac Surg,1999,57(7):777-783.
19. HEPPENSTALL R B. Fracture treatment and healing. Philadelphia:W. B. SAUDERS,1980.
20. IATROU I,SAMARAS C,THEOLOGIE-LYGIDAKIS N. Miniplate osteosynthesis for fractures of the edentulous mandible:a clinical study 1989-96. J Craniomaxillofac Surg,1998,26(6):400-404.
21. LIBERSA P,ROZE D,DUMOUSSEAU T. Spontaneous mandibular fracture in a partially edentulous patient:case report. J Can Dent Assoc,2003,69(7):428-430.
22. MADSEN M J,HAUG R H,CHRISTENSEN B S,et al. Management of atrophic mandible fractures. Oral Maxillofac Surg Clin North Am,2009,21(2):175-183.
23. MILORO M. Peterson's principles of oral and maxillofacial surgery. 2nd ed. London:BC Decker inc,2004.
24. MUGINO H,TAKAGI S,OYA R,et al. Miniplate osteosynthesis of fractures of the edentulous mandible. Clin Oral Investig,2005,9(4):266-270.
25. MATHOG R H. Maxillofacial trauma. Baltimore:Williams & Wilkins,1984.
26. SHAHID R AZIZ,TALIB NAJJAR. Management of the edentulous/atrophic mandibular fracture. Atlas Oral Maxillofac Surg Clin,2009,17:75-79.
27. SIDAL T,CURTIS D A. Fractures of the mandible in the aging population. Spec Care Dentist,2006,26(4):145-149.
28. STRAUS S E,RICHARDSON W S,GLASZIOU P,et al. Evidence-based medicine:how to practice and teach EBM. 3rd ed. Edinburgh:ELSEVIER,2005.
29. THALLER S R. Fractures of the edentulous mandible:a retrospective review. J Craniofac Surg,1993;4(2):91-94.

30. ZACHARIADES N, MEZITIS M, MOUROUZIS C, et al. Fractures of the mandibular condyle: a review of 466 cases. Literature review, reflections on treatment and proposals. J Craniomaxillofac Surg, 2006, 34 (7): 421-432.

31. ZIDE M F. Outcomes of open versus closed treatment of mandibular subcondylar fractures (discussion). J Oral Maxillofac Surg, 2001, 59: 375.

第十九章　牙种植在口腔颌面部创伤治疗中的应用

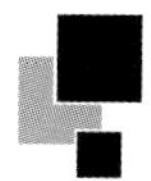

口腔颌面部创伤可在瞬间毁损牙列，常常同时伴有颌骨骨折和软组织的损伤或缺损。这种解剖结构和功能上的突然缺失以及形象上的突然破坏对患者的心理打击是比较严重的。急于求治，尽快恢复外形和功能是患者的迫切需求。

20 世纪 60 年代，由于 Brånemark PI 教授发现了钛金属优良的生物相容性并创立了骨结合理论，人工牙种植才在实质上进入临床。到 20 世纪末，牙种植用于口腔颌面部创伤的治疗主要是在创伤治疗的后期，性质上属于功能重建与整复。进入 21 世纪，随着牙种植术基础理论的不断成熟，种植设备和器材的不断更新，即刻种植技术的兴起和不断完善，牙种植也应用在了口腔颌面部创伤的急诊处置中。把握住急诊处置中牙种植的适应证，完善牙种植的力学和美学设计、掌握好手术与修复的关键技术，可以使患者尽快摆脱“失去门面”的窘境，得到功能、外形和心理上的康复，得到生活质量的提高。

本章将简要叙述创伤性牙列缺损的类型和牙种植修复的选择、关于治疗规范的思考、设计和手术方法等。

第一节　创伤性牙列缺损的分型和牙种植修复的选择

一、创伤性牙列缺损的分型

以下五种创伤性牙列缺损的类型具有牙种植的潜在可能性。

Ⅰ型：没有牙槽突骨折的牙缺失。牙齿脱落而不伴有牙槽突骨折，多发生在前牙区，常由患者意外撞击障碍物或意外遭受撞击所致。牙齿离体时间超出牙再植的时间窗而失去成功的希望，种植牙修复是较好的选择。根折，或者冠根联合折断，使得保存治疗和即刻修复效果难以预测者也属于此型。牙因伤脱位导致牙髓坏死，虽再植成功，但牙根严重吸收而发生松动，或桩冠修复失败、以往因伤失牙后种植牙失败者都可归在Ⅰ型中。有牙周病史的患者在较轻创伤时也容易发生牙脱落。临床上可通过病史、视诊、扪诊和影像学检查明确诊断。

Ⅱ型：伴有牙槽突骨折的牙缺失。前牙区多见，多为运动伤、从同一平面的摔伤。伤前牙和牙周组织一般是健康的。缺失牙可以是单颗或多颗相邻牙，骨折部位多为牙槽突唇侧骨板，常伴有牙龈组织或口腔黏膜撕裂或唇的贯通伤。与缺损区相邻的牙可能同时存在松动、冠折或根折。临床检查常可扪及破碎松动的唇侧骨折片，或可从缺牙伤口中探到骨折片。即使是新鲜创伤，但由于存在牙槽突骨折，使得再植牙的固定很不可靠，也可以选择牙种植。如果是牙槽突的根尖下骨折，骨折段的血液供应不够确定，则须待骨折复位愈合后再作牙种植评估。

Ⅲ型：伴有牙槽突缺损的牙缺失。多由于动能较大的撞击物造成前牙区牙槽突粉碎性骨折伴多个牙缺失，如械斗中的棍棒击伤、自行车意外事故等。过度清创造成牙槽突缺损也较常见。还可见于能量较小的雷管、鞭炮等爆炸伤，曾有用香烟点燃鞭炮后误将鞭炮当香烟放在唇间爆炸致伤的报道，也有因误咬了作为诱饵的装有雷管的大枣而炸伤的报道。因为同时发生的局部软硬组织损伤比较复杂，伴有骨质缺损，创面污染比较严重，在晚期处理时才考虑牙种植修复。

Ⅳ型：与颌骨骨折同时发生的牙缺失。分为简单骨折和复杂骨折两种。在简单的线性骨折中常见骨折线上的牙缺失。在复杂的多处骨折、粉碎性骨折或火器伤性骨折中，可能存在相邻的多颗牙缺失，如高坠伤、交通伤等。火器伤性骨折中，牙可能成为二次弹片溅离原发伤道，脱落牙有可能嵌顿在碎骨或软组织中，污染比较严重。这种情况一般要在有效控制感染，治愈骨折半年后才考虑牙种植修复。

Ⅴ型：颌骨缺损。特指颌骨连续性中断性的缺损。常见于爆炸伤、枪伤、创伤性颌骨骨髓炎、对复杂骨折的过度清创等。这种伤型无疑要有效控制感染、进行适当的软硬组织重建后再考虑牙种植修复或种植体支抗的赝复。

二、牙种植修复的选择

1. 如果在急诊中遇到Ⅰ、Ⅱ类伤型，进行牙种植的可选时机比较宽泛，也是本章讨论的重点。国际口腔种植学会（International Team for Implantology，ITI）第三、第四届共识会议约定的四种类型的种植手术都可适用，同时介绍初期牙种植供同行探讨（图 19-1）。这五种类型的种植手术都是以拔牙创正常的生物愈合的时间框架为基础的，简述如下。

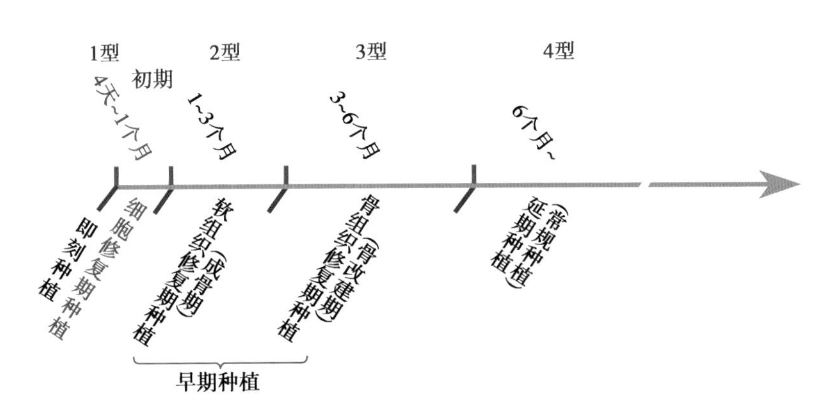

图 19-1　在时间轴上按拔牙创正常愈合阶段所作的手术分型

（1）1 型种植：又称即刻种植（immediate implant placement，type 1），即在拔牙（牙脱落）后的 24 小时内进行的牙种植。首诊医院或专科诊所有处置中小创伤的能力，又具备牙种植的资质和条件，可以考虑采用即刻种植。即刻种植主要适用于前牙的单根牙缺失。此处的种植位点确切，是所谓的种植有利区，操作方便，可以使用较长的种植体，易于把握种植体的

植入角度和深度，能最大程度缩短患者的缺牙时间，对保存缺牙区剩余软硬组织的形态也大有裨益。即刻种植所获得的种植体初期稳定主要依赖受床的基骨，要求种植体末端最少要超过牙槽窝底 3mm。所以，必须清楚地了解基骨的骨量和骨质。但是，由于牙槽窝正处于创伤修复的不应期（休克期），生物学意义上的修复尚未启动；局部情况多变，手术感染的风险比较大；牙槽窝冠端口径较大，外形与种植体形状不适配，造成种植体与牙槽窝骨壁间形成间隙，即所谓的间隙性骨缺损，减少了种植体与受床骨的接触面积和摩擦力，对种植体的初期机械稳定性和成骨都不利，最终有效骨结合的量难以估计，特别是在保持牙槽骨唇侧骨板的高度和厚度方面存在着不确定性，可能使美学修复的设计难以周全，远期效果难以预料；间隙性骨缺损要靠血凝块或植骨来充填，其成骨效果存在不确定性；可选的辅助外科手段受到限制。这些都是即刻种植的不利因素。虽然有研究报道即刻种植的累积成功率（种植体存留率）与常规牙种植的相近，但多数学者认为这种高成功率是严格控制手术适应证的结果。目前，即刻种植尚未被作为常规手段，需要有丰富临床经验的医师具体实施。2013 年在瑞士伯尔尼召开的第五次 ITI 国际共识会议，就牙种植后红色美学（唇侧牙龈美学）问题对 1 型种植还提出了两条特殊要求，即患者应具有厚龈生物型和完整的唇侧骨板。由此可以看出，国际上对 1 型种植局部适应证的选择条件是十分苛刻的，临床实施应采取慎重态度。

（2）初期种植（initial implant placement）：是在牙槽窝的细胞增殖期内进行的牙种植，其时间框架是在牙缺失后的 4 天~4 周以内。如果患者伤前的牙周情况不好，存在红肿、炎性渗出、瘘管等，或存在根尖区慢性炎症、囊肿等，也可以在适当清创后 4 天~4 周以内做初期种植。具体实施的时间取决于局部感染是否得到充分引流和有效控制，原有的软组织红肿是否基本消退，以及缺牙创口收缩和上皮修复的程度。初期种植的手术时机与即刻种植相比，牙槽窝的修复活动经过休克期、信号转导期已进入细胞增殖期（细胞以增生为主，组织分化尚不明确），生物学意义上的修复活动非常活跃；缺牙创口周围的软组织向内收缩，可以期待血凝块完全机化并与牙槽窝骨壁紧密结合，上皮组织完成覆盖，使袖口区容易得到严密封闭，种植体进入牙槽窝内不会遗留间隙。另外，从心理学角度看，患者刚刚经受创伤的打击，对伤情多处于懵懂状态，一般需要一段时间的恢复才能考虑未来的修复。患者一旦恢复理智，缺失牙修复就会成为急需。作者临床探索不翻瓣的初期牙种植已完成 76 例 109 枚，105 枚已完成修复，81 枚随访时间超过 1 年，最长已达 17 年，到目前为止修复后仅 1 例失败。但是，由于来自牙槽窝骨床的细胞增殖活动需要穿越牙槽窝骨板，可能软化了种植体受床的界面，初期稳定性也主要依赖颌骨的基骨，种植体-骨结合机制尚需进一步研究。可以设想，牙槽窝内正处于再生、增殖和分化活动活跃时期的细胞，在经历种植体植入手术后，更容易贴附在种植体表面，继续它们的成骨活动。因为制备这样的种植窝，其机械损伤和热损伤效应都会小于常规制备。因此，初期种植可以作为 ITI 设定的四种类型牙种植手术的补充，缩短时间轴上的断点。

（3）2 型种植：是在牙槽窝软组织完全愈合后的早期种植（early implant placement，type 2）。其时间框架是在拔牙后 1~3 个月。2 型种植也可以表述为牙槽窝成骨期种植。

（4）3 型种植：是在牙槽窝骨组织愈合期内的早期种植（early implant placement，type 3）。其时间框架是在拔牙后 3~6 个月。3 型种植也可以表述为牙槽窝骨改建期种植。

（5）4 型种植：即延期种植（delayed implant placement，type 4），也称常规种植。其时间按框架是在拔牙半年以后，拔牙窝的软硬组织已完全愈合，骨改建活动已不活跃。4 型种植也可以表述为牙槽窝骨成熟期种植。此期可以更好地评估缺牙区软硬组织，充分进行生物力学和美学设计，比较容易施展各种辅助手术以提高手术效果，如植骨、骨增量或轮廓增量、角化黏膜移植、前庭沟成形等手术。

时间轴上实际是没有断点的，这种按时间框架设计的种植手术分型只是为了简化描述和便于研究，临床实践已经证明只要把握住适应证，控制好危险因素，缺牙后任何时间都可以施行牙种植手术。对于口腔颌面创伤来说，牙种植的手术时机取决于患者的伤情和康复状况。

2. Ⅲ、Ⅳ类伤型伤情比较复杂，一般都需要在骨折愈合半年后才考虑牙种植修复，主要采用4型种植手术。骨折愈合后牙种植受床的特点有：①软组织可能是瘢痕愈合，牙龈轮廓线和龈乳头丧失，角化龈黏膜丧失较多，对种植体袖口的封闭和控制感染不利；②牙槽嵴高度不足或颌骨骨量缺失，需要采用适当的骨增量手术才能达到第4型常规种植的要求；③前庭沟变浅或消失使得患者口腔自洁能力减弱，增加了术后种植体维护的难度；④种植位点不明确，或由于对颌牙同时缺失而失去种植位点的参照，增加了种植体在分布设计上的难度；⑤处理骨折时的内固定装置可能干扰种植位点的选择；⑥张口受限。

创伤治疗晚期牙种植的前提条件是颌骨骨折正常愈合后半年，局部没有感染。首先要评估缺牙区软硬组织的质和量，然后再考虑改善方法。对于这种特殊情况，围牙种植期辅助治疗方法通常按以下顺序进行：①解除张口受限；②牙周基础治疗；③拆除可能干扰牙种植的内固定装置；④采用骨增量手术或牵引成骨技术（distraction osteogenesis，DO）来改善牙种植区的骨质骨量和三维形态；⑤采用前庭沟成形术、硬腭黏膜或断层皮片移植来改善未来种植体袖口区的环境；⑥用临时义齿或种植导板来确定种植体的最佳位点；⑦有时需要采用正畸治疗。

3. 对于Ⅴ类伤型，目前最常用的方法是用血管化骨移植来重建颌骨的连续性，是否同期进行牙种植要取决于供骨的质和量、种植系统、技术和经验的积累。例如，刘宝林等（1988）采用吻合血管的髂骨复合组织瓣游离移植在下颌骨重建的同期完成牙种植。Chang YM等（1998）用吻合血管的腓骨肌皮瓣游离移植同期牙种植重建下颌骨。张陈平等（2009）采用吻合血管的腓骨复合组织瓣横向牵引种植技术同期完成下颌骨重建和牙种植。如不能与植骨同期进行牙种植，则晚期牙种植的原则与处理Ⅲ、Ⅳ类伤型大体一致。也有病例用DO技术重建颌骨的连续性。对于上颌骨的大型缺损，或同时涉及鼻、眶、颊的洞穿性缺损，可以考虑种植体支抗的赝复体修复。

第二节　关于因伤失牙牙种植治疗规范的思考

一、术前评估

1. 对全身情况的掌控　关于全身情况的手术适应证和禁忌证的问题，本书的相关章节已有详述，在此不作赘述。一般来讲，能够经受创伤打击和救治手术的患者都能够耐受牙种植手术。值得强调的是，虽然创伤和救治过程本身已经为医师提供了患者对手术耐受能力的大量客观信息，包括全身情况和心理状态，但在临床上还是应当尽可能多地采集患者的病史资料，如生活习惯、烟酒嗜好、用药史等，特别是长期使用激素类药物、双磷酸盐类药物、阿司匹林等抗凝血类药物的患者，容易发生骨不结合、骨坏死、凝血障碍等。

2. 对局部情况的掌控

（1）张口度:张口度的大小对种植手术的操作至关重要。种植手机安装长钻时的高度约为43mm,安装短钻时的高度约为35mm。上颌前牙区就骨的高度来讲是种植手术的有利区。因为牙长轴多向唇倾,牙槽突也多向唇侧倾斜,加上缺牙所提供的空间(𬌗龈距离),在使用长钻制备种植窝时,钻头一般是偏向腭侧钻孔,手机头的位置则在牙弓的唇侧(图19-2),张口度能达到30mm者一般不影响手术操作,所以对种植手术的工作距离(张口度)要求不高。下前牙区骨的高度也适合用长钻,但是,由于牙长轴多垂直或舌倾,为保证种植体的理想方向,要求张口度加上𬌗龈距离必须大于43mm,否则就需改用短钻。如果是磨牙区牙缺失,则要求种植位点处的实际垂直距离必须大于35cm才能保证种植体方向与牙槽嵴顶垂直,这在第二磨牙区种植有时是很难达到的。若使用种植手术定位导板,则要求更大的张口度。有的患者可能因创伤导致的意外惊吓而发生癔症性的张口困难,不适合在急诊情况下做牙种植。

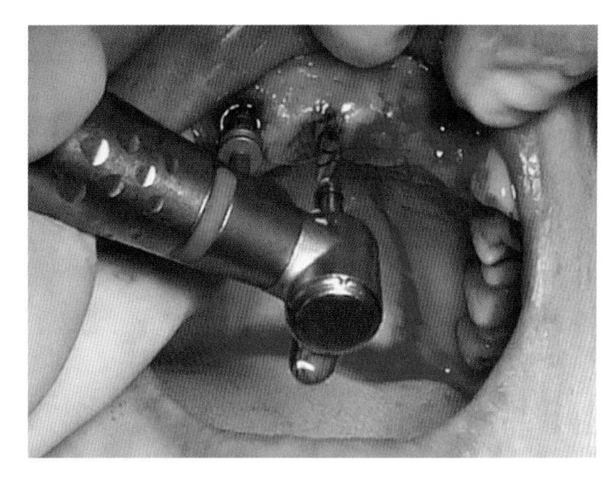

图19-2　在使用长钻制备种植窝时,手机头的位置一般偏向牙弓的唇侧,钻头偏向腭侧

（2）骨折愈合情况:颌骨骨折治疗后具备以下条件时可以考虑牙种植,即:颌骨骨折临床治愈后半年,患者无特殊不适主诉,检查伤口已经愈合,局部肿胀消退,口内外均无感染迹象,骨折部位无压痛,没有可检测的异常动度,影像学检查未见骨密度异常,可排除残根遗留、死骨形成、骨不连接、螺钉松动、接骨板断裂等病征和异常。此时,骨折线可能尚未消失,特别是下颌骨,但并不意味骨折愈合不良。从理论上讲,一期愈合的骨质是可以接受种植体植入的,然而在临床实践中,如非必须,应尽量避免将种植体植在原发的骨折线上。如骨折内固定材料可能干扰种植体的位置和深度,可安排在拆除内固定装置的同期进行牙种植。

（3）骨质和骨量:创伤晚期处置时,急诊救治所记录的骨缺损情况可参考,更重要的是种植前检查。观察有无残根残片或瘘管存在,根据邻牙牙根暴露程度和𬌗龈距离来估计缺牙区骨高度丧失情况,触诊可估计牙槽骨宽度丧失情况。影像学检查,根尖片可观察到种植区骨质的细节和与邻牙的关系,如有瘘管,可将细牙胶尖插入瘘管内拍片,有助于显示感染的原发部位和深度。曲面体层片可进一步观察到颌骨和上颌窦内可能存在的病变,检查牙槽嵴顶与鼻底、上颌窦底、颏孔和下牙槽神经管之间的关系,测量缺牙区骨的有效高度,为选择种植体长度提供参数。锥形束CT(CBCT)最大的优点是可以提供缺牙区牙槽骨的三维参数,特别是可以获得后牙区的冠状面影像和牙槽嵴宽度的参数,对选择种植体的直径和长度很有帮助。CBCT也是数字外科导板设计、制作和导航种植中的重要工具。一般来讲,牙槽嵴宽度小于5.3mm、窦嵴距小于5mm、管嵴距小于7mm,都是需要进行骨增量手术的指征。上颌前牙区创伤性缺牙最为常见,又是种植美学的重点区域,要特别遵循种植美学的原则,注意对牙槽嵴宽度、唇侧丰满度、龈乳头和轮廓线的重建。唇侧骨板有无对于维持唇侧龈缘的形态和龈乳头高度的长期稳定至关重要，如果同时存在高度和丰满度上的缺损，最好采用块状骨贴附移植，尽可能减少移植材料的吸收。对于老年患者，有时需增加骨密度检查，以排除可能存在的骨质疏松症。

（4）软组织：第五次 ITI 国际共识会议已经将具有厚龈生物型和完整的唇侧骨板作为对即刻种植的特殊要求。这两个要求是相辅相成的，因为只有种植体唇侧骨组织完整才能保持牙龈软组织的长期稳定性。一个系统综述研究表明，在符合条件的 8 个独立研究中，即刻种植后 1~3 年内唇侧牙龈退缩大于 1mm 者比较常见（9%~41%）；2 个即刻种植同期植骨的回顾性研究中，在 1 年内，5/14（36%）和 4/7（57%）的患者在 CBCT 上未显示唇侧骨质者牙龈退缩明显大于显示骨质者。如果不是厚龈生物型，软组织的丰满度通常可以反映其下方骨的丰满度。由于没有长时间缺牙造成的生理失用性萎缩，Ⅰ、Ⅱ型创伤的缺牙区周边的固有牙龈多是完整的，龈乳头和牙龈轮廓线清晰，种植修复比较容易达到红白美学效果。造成缺牙的损伤越复杂，清创就越复杂，牙龈乳头和轮廓曲线可能痕迹无存，角化龈可能因清创时的减张褥式缝合而变得很窄，甚至已成为瘢痕。种植手术应特别珍惜角化龈组织。因为角化龈是人体愈合最快的组织之一，位居所谓生物学宽度的最表浅部位，对于种植体袖口的封闭起关键作用，是预防种植体周围感染的第一道关口。在角化龈非常窄的情况下，如果做不翻瓣的种植手术，不要使用环钻，应在种植位点顺近远中方向微切开角化龈，用骨膜剥离器撑开切口。尽量避免做黏膜或皮肤移植。

（5）感染的控制：人工种植体是 C 类医疗器材，要植入颌骨内并期待永久存留和行使功能，对受植区环境的控制要求非常高。特别是目前较为流行的不翻瓣的非潜入式种植手术，种植体通过愈合基台直接暴露于口腔环境中，更有即刻种植即刻修复技术的兴起，都进一步提升了对控制感染的要求。临床上须常规进行牙周基础治疗；手术前半小时，可让患者含服西吡氯铵、地喹氯胺含片，或含漱氯已定；强化种植区域的表面消毒；严格遵循无菌原则和技术规范。在即刻种植时，龈沟、盲袋，甚至瘘管，都是表面消毒的盲区，所以要在拔除患牙或断根后进行补充消毒。拔牙窝要彻底刮治，反复用无菌生理盐水冲洗，以清除可能存在的根尖炎症、瘘管和牙周感染灶。

（6）𬌗龈（间）距离：对于伤前咬合关系正常的患者，在缺牙时间少于 1 年的情况下，𬌗龈距离可以满足常规修复。但是对于前牙严重深覆𬌗、深覆盖的患者，在钉位、植入方向、修复方式上都要作特殊设计，甚至连修复材料都要特殊选择。

（7）牙弓和牙列形态：对于以往正常的牙弓比较容易选择种植位点和修复方式。但患者伤前就存在牙列不齐，又不奢望创伤救治能创造出更好的形象，可能只要求“修旧如旧”的效果就可以达到心理满足。所以，种植前和修复前最好进行口内排牙，征求患者的意见，以取得共识和患者的配合。

（8）对颌情况：前牙反𬌗的患者，上颌种植体植入倾角较大，一般需要用转角基台进行矫正。如果是多颗上前牙缺失，患者有意通过种植牙来矫正伤前的反𬌗，排牙时最好排成对刃关系，以避免由于患者的咀嚼习惯产生的不良应力而影响种植体的稳定。后牙种植体的位置最好对应于对颌剩余牙的功能尖，以获得最大的咀嚼效率。还要考虑后牙的覆𬌗关系，作减径处理，防止咬颊。

3. 心理评估　急诊时，由于颌面部创伤后的出血、疼痛、功能障碍和多发伤，患者情绪上多表现恐惧、烦躁、忧虑和懵懂，加上伤情不明，一般不会提出牙种植修复的要求。待急诊

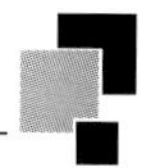

处置结束后，患者进入心理调整期，可能会急于提出这个要求。这取决于患者对伤情和治疗计划、治疗程序的理解程度、对创伤带来功能和形象伤害的承受能力、职业的特殊性、受害责任的分担和个人的经济承受能力等诸多因素。Ⅰ、Ⅱ型创伤性缺牙的患者，迫切要求修复者多有可能在初期种植的时间框架内提出请求。作者所做的初期种植第一例患者是位39岁中学教师，13年前在教室内因地滑不慎摔倒，11、12、21，3颗牙同时脱落，就近急诊的医院认为无法做牙再植，17天后经人介绍来到门诊。患者首先考虑的是要正常自然地面对学生和同事，即形象第一；其次须尽快完成固定式永久修复，拒绝活动义齿修复，即功能第二；第三，因是工伤事故，可能会有予报销或补偿，个人负担会相应减轻。临床检查局部肿胀已消退，软组织无红肿，扪诊感觉11、12位点唇侧骨板有缺失，属于Ⅱ类创伤性缺牙。根尖片显示牙槽窝空虚，硬骨板清晰，3颗缺失牙近远中牙槽嵴高度比较好。局麻下翻瓣显露缺牙区，可见21唇侧骨板骨折，11、12唇侧骨板有缺失，遂彻底刮除牙槽窝内新生组织，反复用生理盐水冲洗，植入3枚14mm长的螺纹柱状软组织水平种植体，全部按牙槽窝导向偏腭侧植入，旋入扭矩大于35N·cm，稳定性很好，戴美学愈合基台，然后植入人工生物骨粉500mg，覆盖人工生物膜。手术过程顺利（图19-3，图19-4）。4个月后取模做永久修复。13年后电话随访，患者对使用和感觉都非常满意，但由于费用报销等问题拒绝临床复诊。由此可见，患者对治疗和随诊的依从性存在心理上的复杂性。

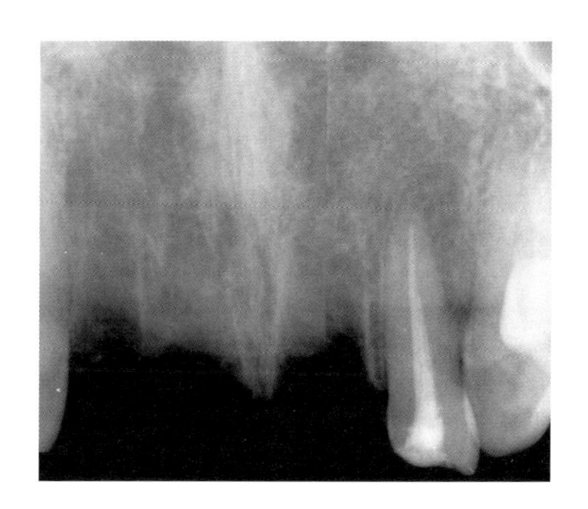

图19-3　牙齿脱落17天X线片

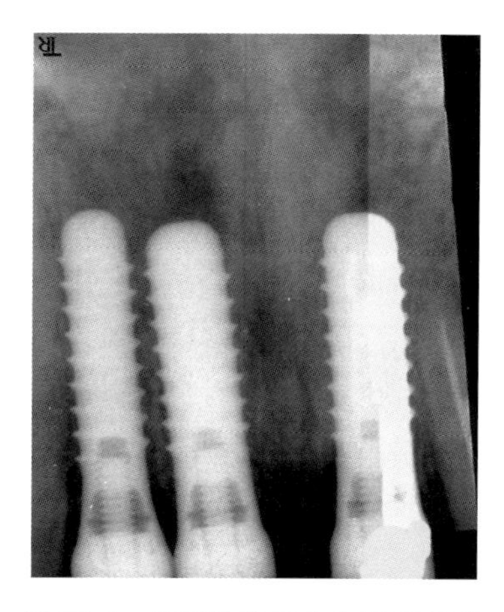

图19-4　初期种植后1个月X线片

二、治疗设计

1. 受植床检查　急诊时要观察出血是否停止，牙槽窝开口的形状，缺牙隙的近远中距、宽度和𬌗龈距离，唇、颊侧骨质有无低陷或活动的骨片，用刻度探针探查牙槽窝骨壁的完整性并测深，测量牙槽窝的最大径和最小径，为选择种植体提供参考。有时，患者带来脱落的牙齿，在检查牙齿的完整性、测量牙颈部的直径时就更为方便。必要时可拍根尖片，以确定有无断根残留，排除可能存在的根尖或骨内病变。

2. 选择种植体　选择种植体实际蕴涵着术者的手术策略。根据物理学原理，只要患者自然条件合适，原则上种植体能用长则不用短，能用大直径则不用小直径。对于单颗单根牙的缺失，如果牙槽窝骨壁完整，特别是前牙区唇侧骨板完整，厚龈生物型，伤前牙周组织比较健康者，通常选择直径较大、较长、具有光滑颈缘的软组织水平种植体。种植体的长度至少要超过缺失牙牙槽窝底（根尖下）3mm，使种植体至少有3mm长度锚着于颌骨的基骨内；种植体的直径要大于牙槽窝根尖1/3段的直径，以获得足够的初期稳定性。种植体肩台的边缘应位于缺失牙龈缘低点以下2~3mm，防止种植体金属的暴露，模拟出牙冠自然萌出时的立体感，建立种植义齿颈缘的自然形态，保证红白美学效果。即刻种植时，颈缘封闭是手术控制的重点之一，选择具有光滑颈缘的软组织水平种植体可以避免粗糙表面难以保持清洁的缺点，有利于修复后的维护，万一袖口区发生感染也容易处理。应努力避免种植体肩台和基台连接处的微间隙处于软硬组织交界水平。

3. 间隙性骨缺损的处理　在即刻种植中间隙性骨缺损是很难避免的。如果这个间隙小于2mm，可以不植骨，牙槽窝的自然愈合一般能够消灭这个间隙。如果这个间隙大于2mm，即刻种植的策略需做修改，即尽量使种植体靠近腭侧骨壁，将间隙性骨缺损集中留在唇侧以便填入植骨材料。关键点是如何严密封闭袖口，保护植骨材料免于过早暴露和不受污染，这对任何植骨手术是一条普遍原则。有的厂家专门为即刻种植设计种植体，试图用种植体在袖口区增径来减少间隙性骨缺损，但临床效果并不理想，可能是因为这种设计没有为间隙内成骨提供空间和不利于引流。研究显示，失牙是牙槽嵴自然吸收的始动原因，这个过程目前尚不能被人为阻止，即使牙槽窝的唇侧骨板完整并有一定的厚度，即刻种植后也难长期保持。靠间隙内血凝块和植骨材料形成的新骨虽然能发生种植体和骨的结合，但在其完成骨结合和改建之前，原有骨的吸收已经在进行之中了。初期牙种植是避免间隙性骨缺损的一种尝试，实际上骨缺损依然存在，只是间隙内已为新生组织充实，无须植骨，袖口区也容易得到严密封闭。这种方法是否可以在新骨-种植体结合与旧骨吸收之间找到相对的平衡以及平衡的时间点尚有待进一步研究。

4. 骨增量技术的应用　缺牙区局部骨量丧失不多时，可考虑在牙种植的同期进行骨增量，多在4型牙种植术中应用，通常采用翻瓣的潜入式手术，选择骨水平种植体。种植体的肩台应平齐或稍低于邻牙唇侧的釉牙骨质界，植骨的量要遵循矫枉过正的原则，因为在牙槽突植入任何骨或人工替代材料都会有吸收或降解。采用隔膜技术可以减少植骨材料的吸收或降解。又因为种植体植入的深度已经确定了未来牙槽嵴应有的高度，所以骨增量的重点是唇侧骨板的重建。理想的骨增量应最终恢复唇侧骨板厚度达到2mm，丰满度与邻牙的一致，才能支撑起牙龈的形态和龈乳头的高度。但是，过度的骨增量可能导致切口关闭困难，影响切口愈合，甚至导致植骨材料的过早暴露而失败。所以，此类手术应做软组织的充分减张，以保证严密关闭切口。

如果缺牙区存在高度和宽度二维方向上的骨缺损，一般采用先植骨、二期种植的方法。植骨材料以带有骨皮质的自体块状骨为佳。常用供区有下颌骨外斜嵴、颏联合处的唇侧骨板、颅骨外板、髂嵴等。这种植骨一般需要用接骨螺钉做可靠的内固定，采用人工骨替代材料和隔膜作补充。文献有报道用帐篷式植骨技术进行三维骨增量，即用接骨螺钉作支撑，在植入颗粒状人工骨替代材料后用不可降解的可塑形隔膜作屏蔽的植骨方法，其效果有待长期随访才能作出结论。

5. 大型植骨技术的应用　毋庸置疑，对颌骨连续性中断的骨缺损（Ⅴ形骨缺损），首先要恢复颌骨的连续性。传统的游离植骨技术、带血管蒂的骨移植技术、吻合血管的游离骨移

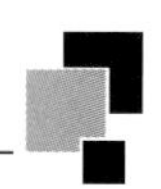

植技术、牵引成骨技术都是可供选择的。因为颌骨重建的最终目的是恢复患者的外形和功能，植骨手术要特别考虑恢复患者的张口度、恢复牙弓形态、供骨的骨质和骨量、接骨板和螺钉的位置和分布、复合组织修复时种植体如何暴露于口腔等影响因素。现代数字外科技术有助于同期种植时的精准设计和操作。为保证植骨成功，如果采用同期牙种植，选择骨水平种植体是明智的。

第三节　初期种植的手术步骤和方法

关于已得到共识的四种类型的种植手术，可以参考本系列教材中的《口腔种植学》，此处不作赘述。本节重点介绍初期种植的手术方法和步骤。

（一）麻醉

局部麻醉适用于Ⅰ、Ⅱ类创伤，全身麻醉适用于Ⅲ、Ⅳ、Ⅴ类创伤。对初期牙种植，局部麻醉时可用针头模拟植入方向，探查牙槽窝的深度和腭侧骨斜面、唇侧骨板的完整性、有无骨折片，还可用来评估牙槽窝的充实情况。

（二）清创和拔牙

处理口腔颌面部创伤遵循有限清创的原则，尽量保存尚有生机的软硬组织，使移位的组织得到正确的复位和可靠的固定。处理断根要遵循微创拔牙的原则，有条件者应使用牙周膜刀，避免敲凿去骨和扩大牙槽窝，尽可能少地损伤牙龈组织。

（三）强化消毒

强化消毒是专为即刻种植设计的，在拔除断根后进行。目的是控制常规口腔消毒很难达到的龈沟、牙周袋内的污染和感染。但牙槽窝内不用带有刺激性的化学消毒液，应彻底刮除牙周膜和根尖、牙周可能存在的病变组织，用大量无菌生理盐水反复冲洗。对于初期牙种植，如不植骨，此步骤可以免除。

（四）种植窝的制备

以螺纹柱状软组织水平种植体为例进行图解（图 19-5～图 19-12）。

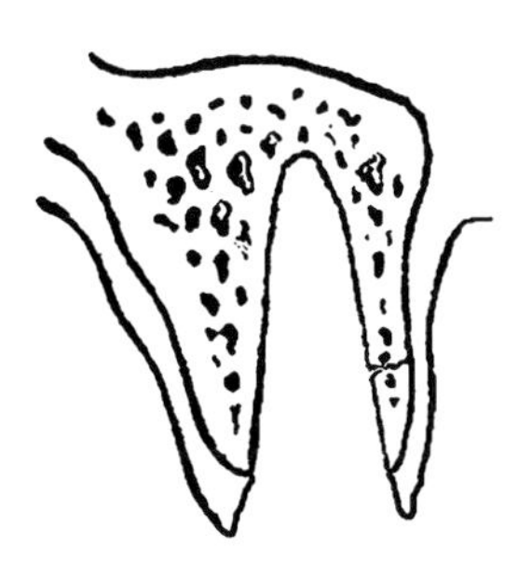

图 19-5　创伤性牙脱落伴牙槽突唇侧骨板骨折

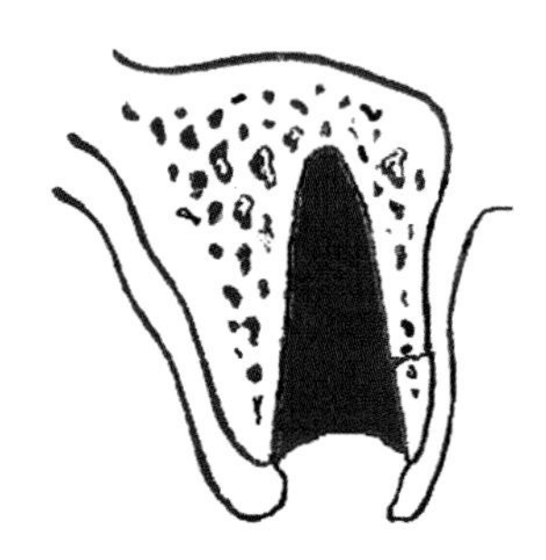

图 19-6　伤后 3 周内牙槽窝内血凝块机化，牙龈向内收缩

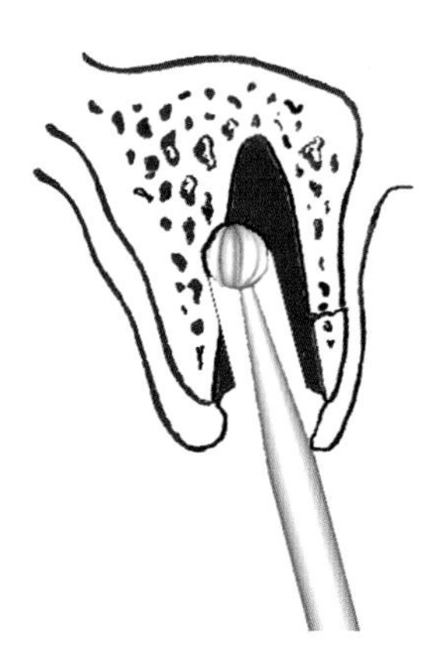

图 19-7　先用直径 3.1mm 的大球钻在牙槽窝腭侧骨壁制备出“壁龛”

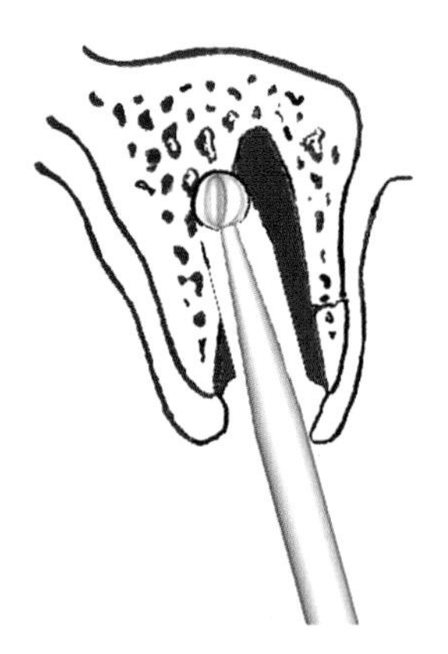

图 19-8　用直径 2.2mm 的中号球钻确定钉道的方向

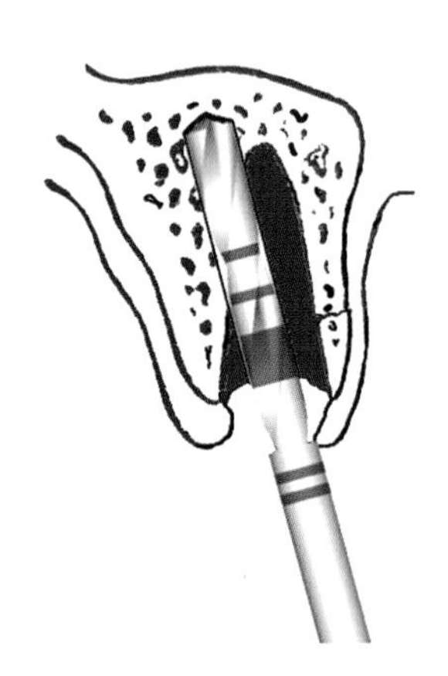

图 19-9　用直径 2.2mm 的先锋钻确定种植窝的深度

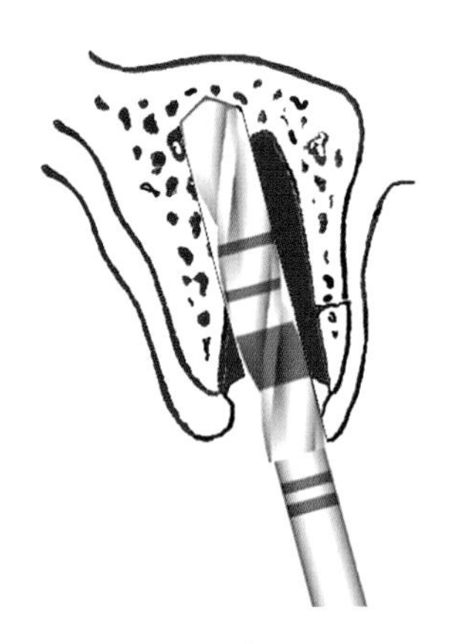

图 19-10　用直径 2.8mm 的麻花钻为窄颈种植体制备种植窝

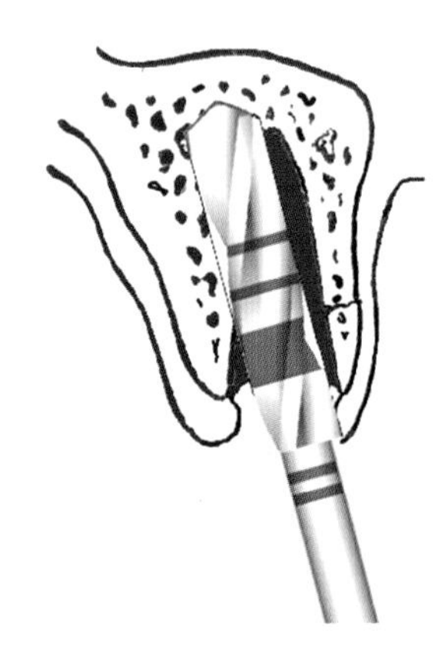

图 19-11　用直径 3.5mm 的麻花钻为标准种植体制备种植窝

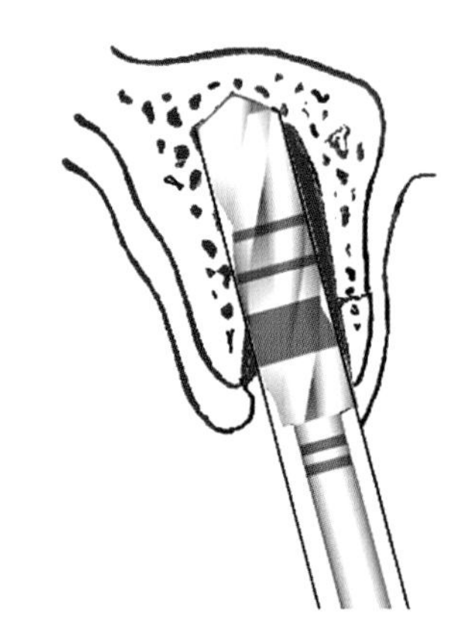

图 19-12　用直径 4.2mm 的麻花钻为宽颈种植体制备种植窝

制备种植窝的手术技巧和注意事项如下。

1. 为了保证操作的稳定性，最好采用双手作两个支点，把握好钻孔方向、深度和与邻牙的距离。

2. 因为牙根是锥形的，牙槽窝骨壁呈陡坡状，容易滑钻。在即刻种植或初期种植时，用大球钻在牙槽窝腭侧骨壁中段作一个壁龛样的窝，是为了让下一步操作使用中号球钻在此处站稳，防止出现滑钻。因为球钻的形状在制备浅窝时对方向性要求不高，所以钻杆尽可能向唇侧倾斜，要求不接触唇侧牙槽嵴边缘。这也是防止滑钻的小技巧。由于牙槽窝骨壁一侧的阻力较大，而窝内的阻力很小，一旦出现滑钻，种植窝可能偏离，难以矫正。

3. 初步定位时使用中号球钻，找到上一步骤造成的“壁龛”使钻站稳，再调整钻杆方向，使钻杆长轴距牙槽嵴的腭侧缘约 1mm。这样做是为了保证直径 3.3mm 的窄颈种植体螺纹能够嵌入牙槽窝的腭侧骨壁，提高种植体的初期稳定性，并避免在腭侧骨壁留下间隙性骨缺损。在 4 型常规种植中，中号球钻主要是为了穿透牙槽嵴顶的骨皮质，兼有初步定向的作用，而在即刻种植、初期种植和早期种植中，牙槽嵴顶没有骨皮质或骨皮质没有很高的强度，

初步定位时球钻在骨内的进深不要超过 5mm，为下一步可能进行必要的种植窝方向矫正留有余地。

4. 在逐级制备种植窝中，先锋钻的定向和定深作用很关键，操作中一定要确认种植窝方向，若发现初始种植窝偏离设计时，尚可以用先锋钻进行矫正。一旦种植窝深度确定，就不要再进行矫正了。

5. 因为处于细胞增殖期的牙槽窝骨壁较软，使用新麻花钻的转速可以控制在 500r/min 以下，随时用冷生理盐水冷却钻头。在较慢转速下，稳定控制手机最为关键，以某品牌种植系统为例，多个规格种植体的螺纹齿深只有 0.3mm，手机的摆幅若达到这个宽度，种植体的初期机械稳定性将大幅度降低，对生物稳定性（骨结合）也十分不利。

6. 随时用冷生理盐水冲洗种植窝内的碎屑。在制备种植窝过程中产生的碎屑在热效应中很可能成为死骨，成为异物，妨碍种植体准确就位，影响骨结合。

7. 术中如果发现牙槽窝唇侧骨板缺损较大，需改用翻瓣的骨增量手术，最好使用骨水平种植体，在明视下制备种植窝，以保证种植窝的正确方向和深度。

（五）种植体的植入

为减少种植体可能受到的污染，应尽量缩短种植体在空气中暴露的时间，即缩短从拆开包装到植入体内的时间。种植体在进入体内前禁止接触任何非钛类金属、棉球纱布等纤维类物品、唾液、手套等，使用种植体把持器将种植体迅速转移到口内，对准种植窝开口，顺时针方向旋入（图 19-13），一步就位。旋入种植体时要防止任何方向的摆动，因为摆动会使种植窝扩大，降低种植体的初期稳定性，这或许也是种植体颈缘骨质吸收的诱因之一。

种植体植入的深度是在钉道制备时确定的。在前牙区当种植体的植入深度达到设计要求、旋入扭矩达到 35N · cm 时意味着种植体完全就位（图 19-14），此时，任何过度的旋转加力都可能破坏骨壁上的螺纹结构，降低初始稳定性。

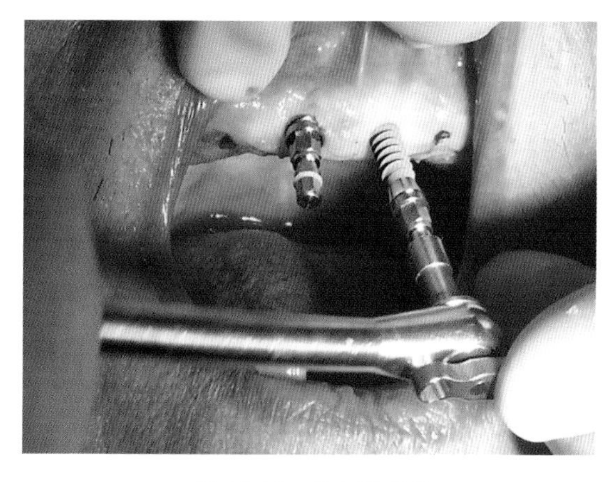

图 19-13　旋入种植体

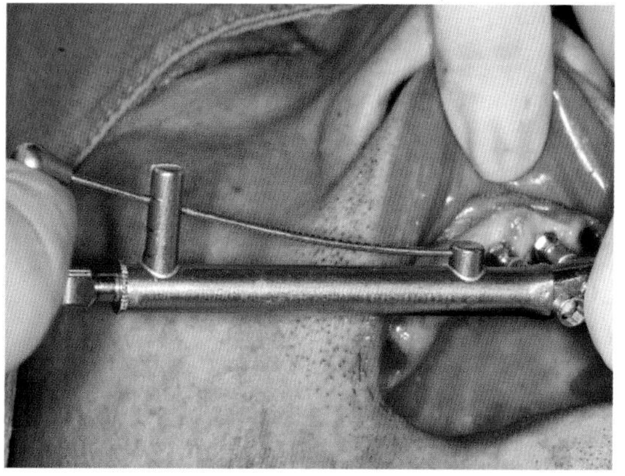

图 19-14　种植体就位时旋入扭矩达到 35N · cm

最后拧入愈合基台。愈合基台应略高于或平齐袖口平面，发挥其软组织塑形作用。如果袖口区不能严密封闭，可在种植体远中邻面作唇腭向缝合 1 针，收紧袖口。如果唇侧骨板

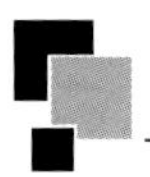

有轻微骨折，可采用四尾带局部加压，有助于骨折片稳定和袖口的封闭。

前牙缺失时，患者常迫切要求即刻修复。为了种植修复的长期效果，作者主张先采用非负载式临时修复，如粘接桥、带间隙卡的活动塑胶义齿，不建立咬合。临时义齿要与愈合基台保持 2mm 的空隙，便于维护。如果拟采用种植体支抗的临时义齿，种植体的旋入扭矩应大于 35N·cm，低于 25N·cm 时不宜采用这种方法。修复操作也应遵循无菌原则，一般采用中心螺丝固位，这样不会在种植体肩台和临时基台之间遗留粘接材料，容易获得牙冠的准确就位，最大限度缩小种植体平台与基台之间的微间隙，也容易维护和保养，减少食屑和菌斑附着，防止感染。

（六）术后维护与随访

请参考本系列教材《口腔种植学》。

第四节 因伤失牙牙种植成功率和典型病例

一、概　　况

据中国人民解放军总医院第三医学中心 20 年的牙种植资料统计，共收治因口腔颌面创伤导致缺牙的牙种植病例 202 人（244 例次），男性 172 例，女性 72 例，平均年龄 41.6 岁（17~83 岁）。共植入各类种植体 331 枚，占同期植入种植体总数的 3.46%，其中需要植骨的位点为 92 个。202 人因伤失牙患者的伤型分布情况见表 19-1。

表 19-1　202 人口腔颌面部因伤失牙的种植病例伤型分布情况

创伤分型	Ⅰ型	Ⅱ型	Ⅲ型	Ⅳ型	Ⅴ型	合计
病例数/例	102	76	10	9	5	202
种植体数/枚	159	123	22	17	10	331

表 19-1 中除了第Ⅳ类伤型中的 1 人为枪伤和第Ⅴ类伤型的 2 例为后牙缺失，其他的全部为前牙缺失。第Ⅴ类伤型中 1 例为眶和义眼赝复，1 例为下颌骨复杂性粉碎性骨折后骨缺损和骨不连接（见本节的典型病例）。

按种植手术方法分型的分布情况见表 19-2。

表 19-2　331 枚种植体按手术类型分型情况

手术分型	即刻种植	初期种植	2 型种植	3 型种植	4 型种植	合计
种植体数/枚	34	43	18	7	229	331

所有手术共计植入 331 枚种植体，有 153 枚采用分期潜入式植入，其中 22 枚是先行骨增量或轮廓扩增手术，其他 178 枚全部采用一次穿龈的非潜入式植入，即所谓不翻瓣法。

表 19-3 是用寿命表法统计 20 年间因伤失牙种植后的随访结果。

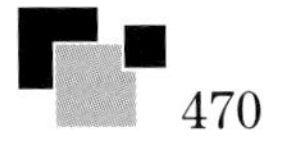

表 19-3　用寿命表法统计 331 枚因伤失牙后种植牙的存留率(2002/01/10—2022/1/10)

术后年数	初查种植体数/枚	脱落种植体数/枚	终检种植体数/枚	校正种植体数/枚	脱落概率	存留概率	存留率	累积脱落率	脱落密度	危险率	存留率标准误
P-L	331	5	16	323.0	0.015 5	0.984 5	0.984 5	0.015 5	0.015 5	0.015 6	0.006 9
L-1	310	0	100	260.0	0.000 0	1.000 0	0.984 5	0.015 5	0.000 0	0.000 0	0.006 9
-2	210	1	36	192.0	0.005 2	0.994 8	0.979 4	0.020 6	0.005 1	0.005 3	0.008 5
-3	173	1	19	163.5	0.006 1	0.993 9	0.973 4	0.026 6	0.006 0	0.006 2	0.010 4
-4	153	0	23	141.5	0.000 0	1.000 0	0.973 4	0.026 6	0.000 0	0.000 0	0.010 4
-5	130	1	13	123.5	0.008 1	0.991 9	0.965 5	0.034 5	0.007 9	0.008 2	0.012 9
-6	116	0	12	110.0	0.000 0	1.000 0	0.965 5	0.034 5	0.000 0	0.000 0	0.012 9
-7	104	0	19	94.5	0.000 0	1.000 0	0.965 5	0.034 5	0.000 0	0.000 0	0.012 9
-8	85	0	16	77.0	0.000 0	1.000 0	0.965 5	0.034 5	0.000 0	0.000 0	0.012 9
-9	69	0	16	61.0	0.000 0	1.000 0	0.965 5	0.034 5	0.000 0	0.000 0	0.012 9
-10	53	0	10	48.0	0.000 0	1.000 0	0.965 5	0.034 5	0.000 0	0.000 0	0.012 9
-11	43	0	4	41.0	0.000 0	1.000 0	0.965 5	0.034 5	0.000 0	0.000 0	0.012 9
-12	39	0	8	35.0	0.000 0	1.000 0	0.965 5	0.034 5	0.000 0	0.000 0	0.012 9
-13	31	0	4	29.0	0.000 0	1.000 0	0.965 5	0.034 5	0.000 0	0.000 0	0.012 9
-14	27	0	7	23.5	0.000 0	1.000 0	0.965 5	0.034 5	0.000 0	0.000 0	0.012 9
-15	20	0	4	18.0	0.000 0	1.000 0	0.965 5	0.034 5	0.000 0	0.000 0	0.012 9
-16	16	0	2	15.0	0.000 0	1.000 0	0.965 5	0.034 5	0.000 0	0.000 0	0.012 9
-17	14	0	8	10.0	0.000 0	1.000 0	0.965 5	0.034 5	0.000 0	0.000 0	0.012 9
-18	6	0	0	6.0	0.000 0	1.000 0	0.965 5	0.034 5	0.000 0	0.000 0	0.012 9
-19	6	0	0	6.0	0.000 0	1.000 0	0.965 5	0.034 5	0.000 0	0.000 0	0.012 9
-20	6	0	2	5.0	0.000 0	1.000 0	0.965 5	0.034 5	0.000 0	0.000 0	0.012 9
-21	4	0	4	2.0	0.000 0	1.000 0	0.965 5	0.034 5	0.000 0	0.000 0	0.012 9

注:P. 种植体植入时间;L. 开始负载时间。

从表 19-3 中可以看出,在 20 年随访中,310 枚种植体已完成修复,负载 2 年以上的种植体累积存留率达到 97.94%。失败的 8 例中共 3 例修复后脱落,分别为咬合创伤、感染和种植体折断所致,另外 5 例在修复前脱落,都与感染有关。其中,即刻种植和初期种植的病例各 2 例,均补种成功。每一时间段种植体的脱落概率、脱落密度和危险率都低于 2%。

二、典型病例

(一) 病例1:复杂性颌骨骨折伴骨缺损和骨不连接的晚期牙种植

1. 病例摘要　患者男性,40岁。被铲车铲伤致开放性全面部骨折15天于2010年9月11日转入武警总医院。患者受伤当时昏迷约4小时,在当地医院抢救、清创缝合后观察2周,因在当地专科治疗困难而转院。临床检查患者清醒,全身情况比较稳定。右侧下颌下区伤口已经愈合,口内伤口仍然裸露,右下颌后牙区软组织缺损伴感染,可探到活动骨折片,咬合错乱,张口受限,右面中部和下唇完全麻木。影像学检查下颌骨从左侧尖牙至右侧角前切迹区粉碎性骨折,右下颌后牙缺失,下前牙根尖下骨折的牙槽突骨段向后下方移位,下颌体多块骨段游离并与口腔相通,下颌支下端向近中移位;上颌骨 LeFort Ⅰ型骨折向右后方旋转,异常动度已不明显;右颧骨颧弓复合体骨折,骨段向内下方移位(图19-15~图19-17)。

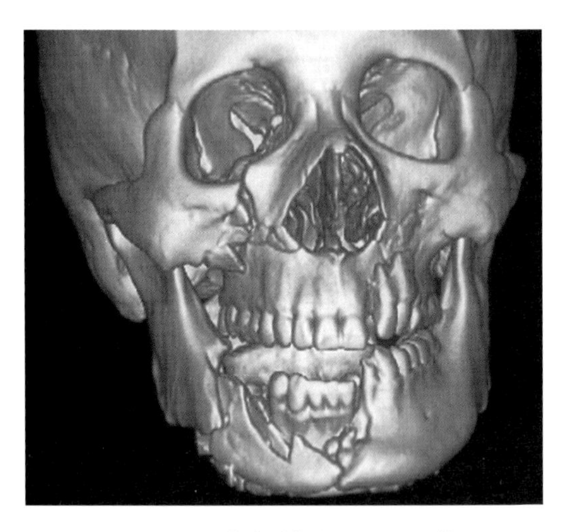
图19-15　就诊时螺旋CT正面像

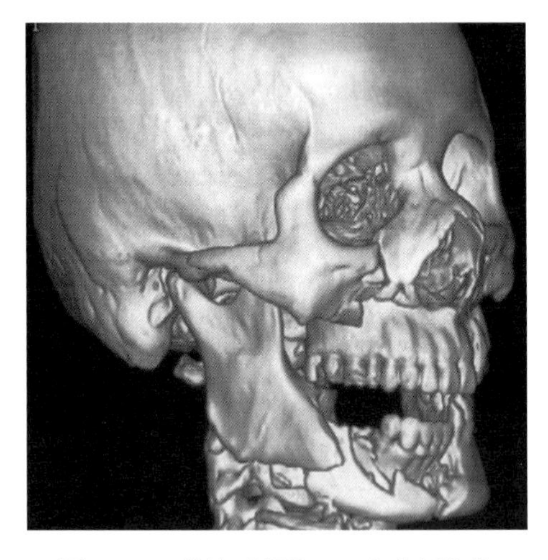
图19-16　就诊时螺旋CT右前侧位像

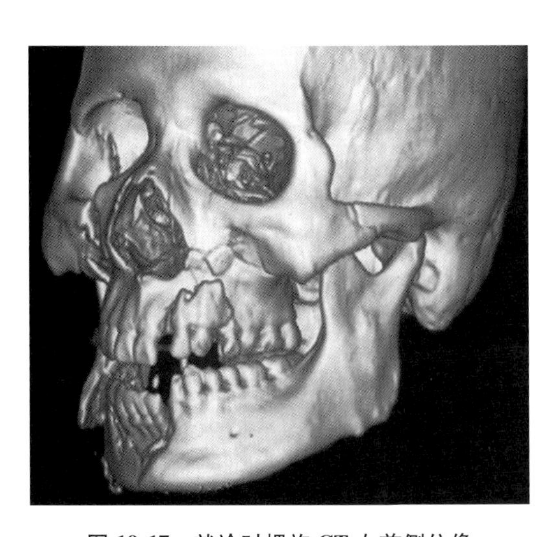
图19-17　就诊时螺旋CT左前侧位像

2. 伤情分析和治疗计划　该患者面中部骨折段移位不严重,可按常规处理,下颌骨伤情较为复杂。第一,考虑营养和控制感染问题,采用鼻饲和全身支持治疗,加强口腔护理。第二,要恢复下颌骨的连续性和下颌牙弓形状,可先将多个有软组织附着的较大的碎骨片复位,用微型接骨板或钢丝连接,使复杂的骨折变为简单骨折,再采用全负载式内固定。第三,下前牙骨段错位时间较长,又受开放伤口和感染影响,从技术上清创要彻底,尽量争取使该骨段成活。下颌后牙区因牙已缺失,也应尽量

争取较大碎骨片成活，重点是控制感染和关闭伤口，不必勉强恢复原有牙槽嵴高度。第四，待骨折愈合后半年行右下颌后牙区牙种植。考虑将来采用种植技术，就必须在骨折复位固定时保证恢复缺损区的骨量，特别是骨的宽度。

3. 治疗经过　该患者经1周的术前支持治疗，在全麻下顺利完成全面部骨折的复位和内固定。下颌骨采用14孔2mm有限接触再造板做全负载式内固定。术后临床和影像学检查达到了手术目的，恢复了剩余牙的咬合关系和面形轮廓（图19-18）。

一期手术保住了下前牙骨段，恢复了下颌骨连续性。但是，因感染造成下颌后牙区个别骨段坏死，经过9个月的局部换药才得到有效控制，骨折愈合比较稳定。患者于2011年6月再次入院。临床检查可见下颌骨体中段有直径1cm的经皮暴露创面，有2个钉位的接骨板和部分骨质裸露，未见脓性分泌物（图19-19），下颌骨无异常动度，病变与口腔不相通。影像学检查可见死骨位于下颌体中段，1枚固定该骨段的螺钉松动（图19-20）。螺旋CT扫描见图19-21和图19-22。

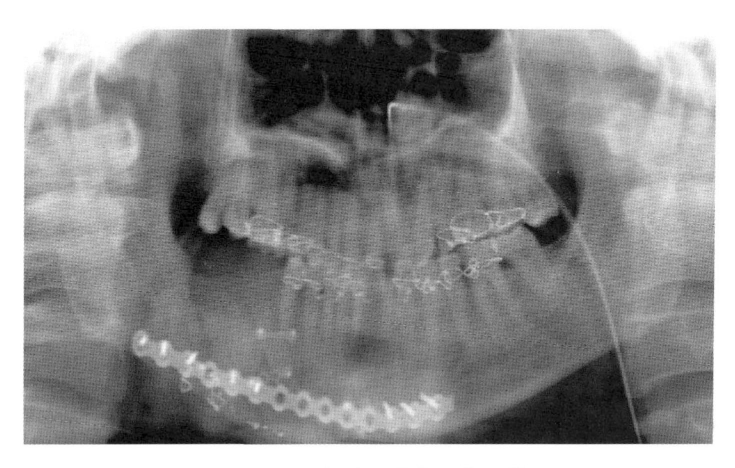

图19-18　术后3周曲面体层片

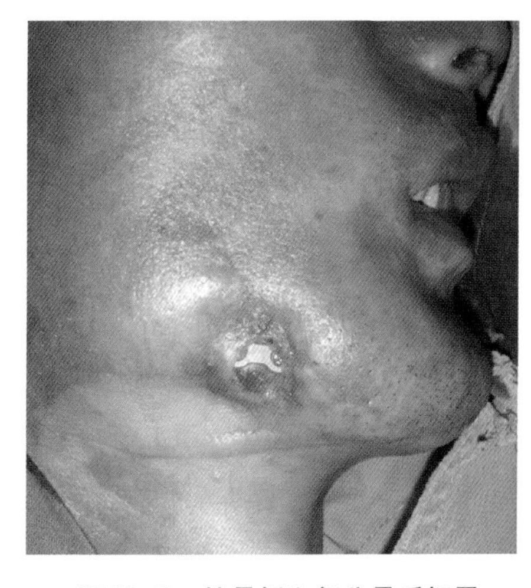

图19-19　接骨板和部分骨质裸露

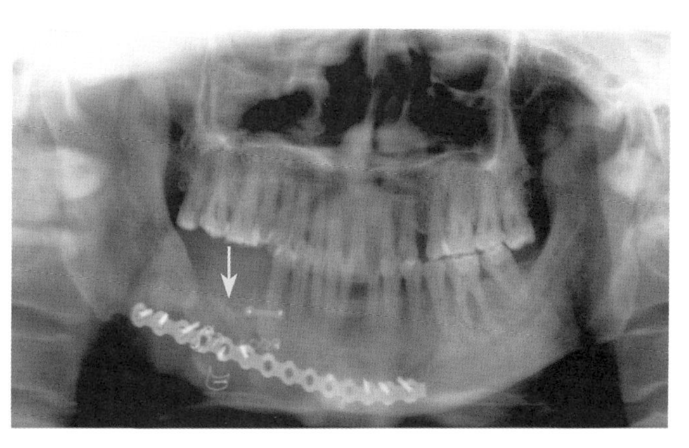

图19-20　下颌体中段可见死骨和松动的螺钉（箭头）

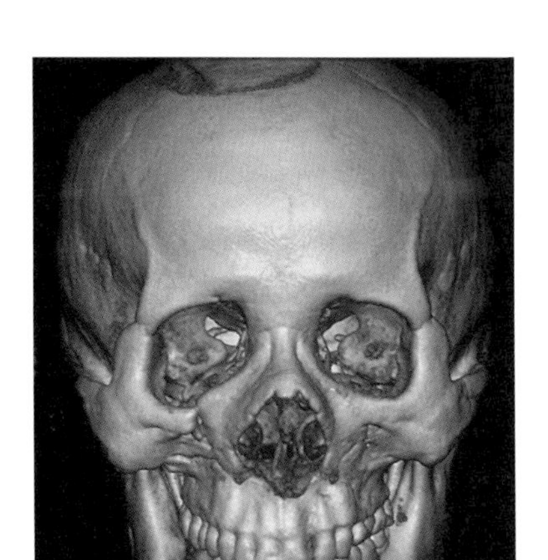

图 19-21　术后 9 个月螺旋 CT 正面观

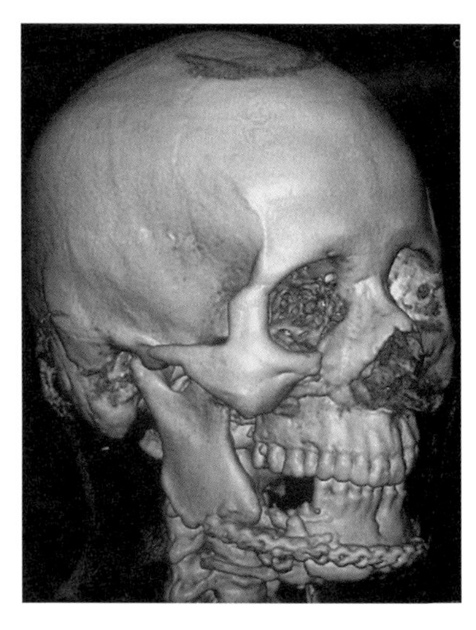

图 19-22　术后 9 个月螺旋 CT 侧面观

鉴于下颌骨连续性的恢复以及感染得到有效控制，此次手术的目的是摘除死骨和原有的接骨板，彻底清创，重新固定，同期进行髂骨碎骨松质-骨髓移植，最后转移局部皮瓣关闭创面。手术的关键是清创要彻底，保证创口不与口腔相通。植骨量应足够充填缺损，并满足种植牙的需要。

拆除再造板后发现颌骨尚能保持稳定，清除了位于 45、46 之间位于舌侧的死骨片和肉芽组织（图 19-23），用与之前同样规格的 13 孔再造板重新固定（图 19-24）。全负载内固定是为了保证植骨区的绝对稳定，以免发生骨不连接、感染等并发症。植入髂骨碎骨松质-骨髓后（图 19-25）用颈部旋转皮瓣修复软组织缺损。术后 2 周伤口愈合（图 19-26）。

1 年后，该患者第 4 次入院，要求拆除再造接骨板和进行牙种植。术中首先拆除再造接骨板，探查骨质骨量，发现修复后的下颌体表面虽然不够平整，但已改建成较厚的骨皮质（图 19-27），而 45、46 区仍存在较大的骨缺损。决定根据 CBCT 扫描结果设计牙种植（图 19-28，图 19-29）。

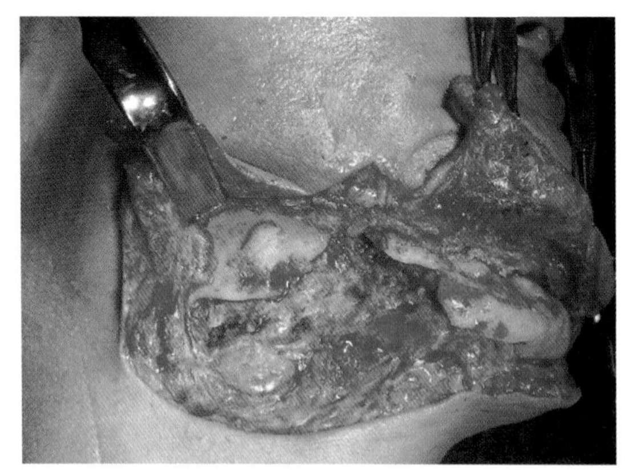

图 19-23　彻底清创后暴露骨缺损

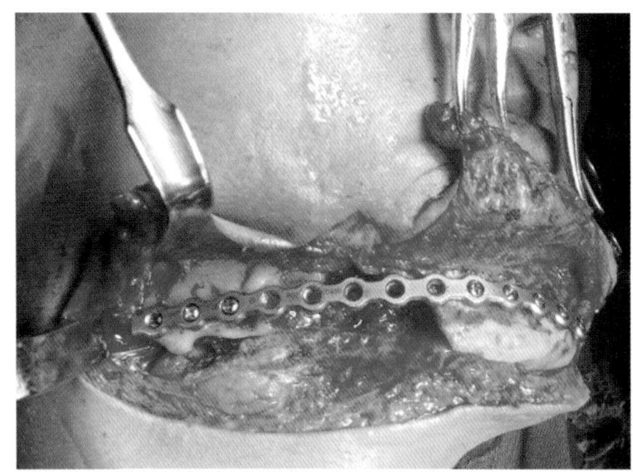

图 19-24　重置接骨板

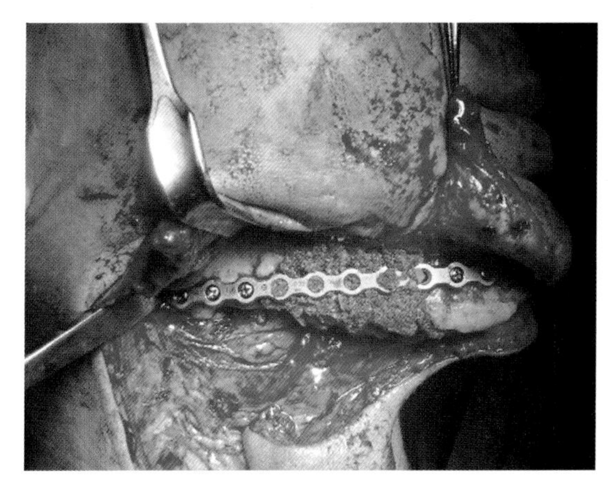

图 19-25　髂骨碎骨松质-骨髓移植

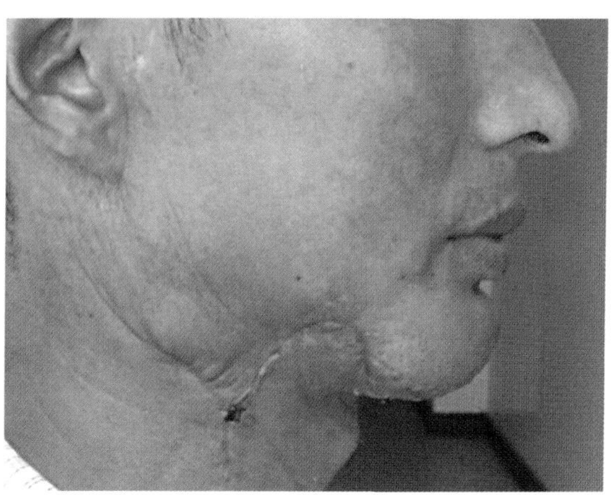

图 19-26　术后 2 周伤口愈合

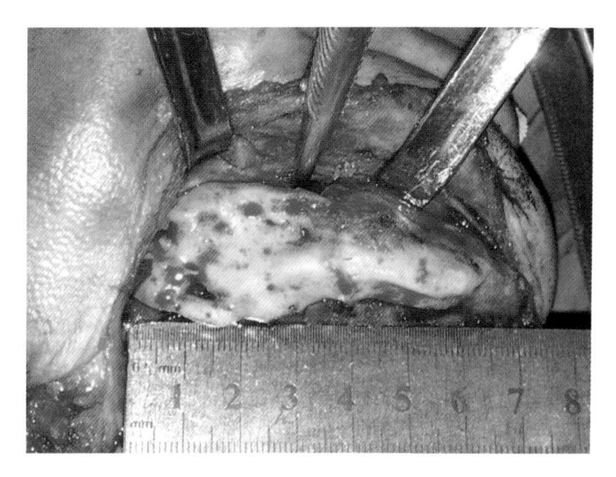

图 19-27　拆除再造板后的下颌骨表面，植骨区已改建为骨皮质

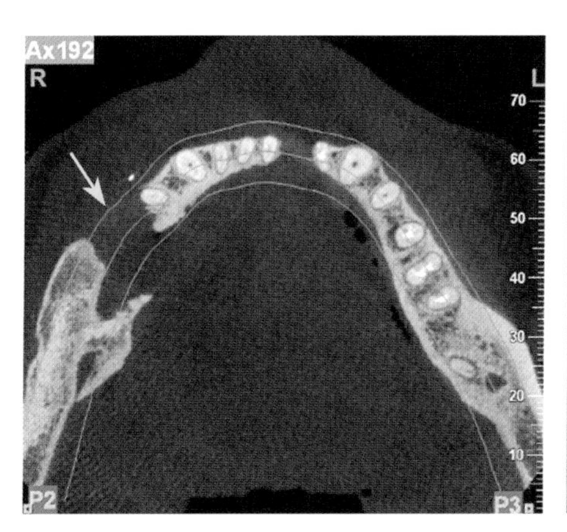

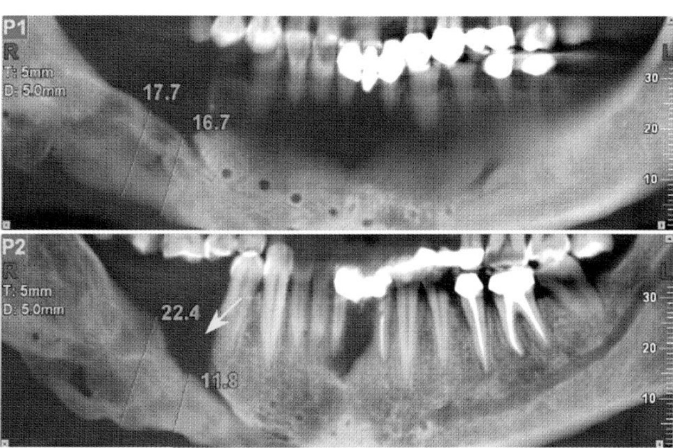

图 19-28　CBCT 可见 45—46 区偏舌侧的 V 形骨缺损

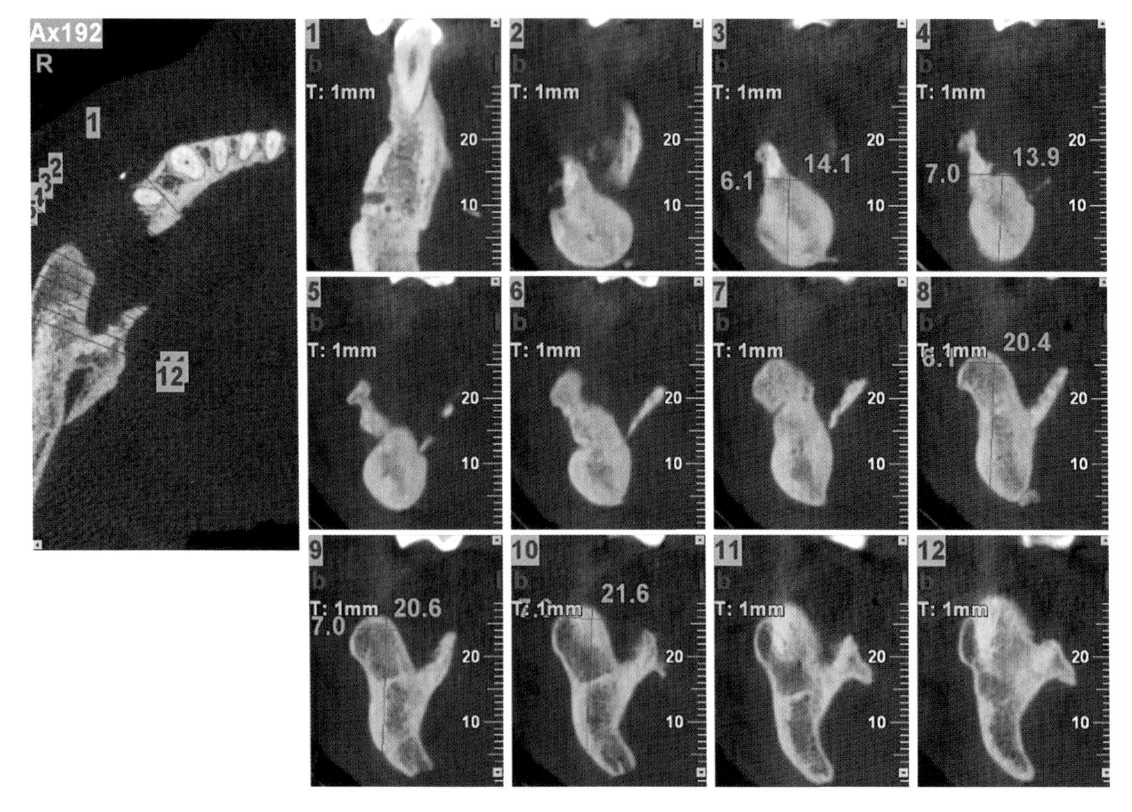

图 19-29　CBCT 冠状切面确定 47—48 区骨质骨量适合牙种植

CBCT 扫描肯定了术中的发现。这一现象与植骨床乏血、舌侧骨片复位不良、碎骨松质-骨髓在成骨过程中的吸收、再造接骨板的应力屏蔽作用有关。幸运的是，患者无张口受限，47、48 区骨质骨量适合种植，且对颌牙列完整，可以建立正常的咬合关系，下牙槽神经已完全失能，不必考虑损伤神经的问题，可选择较长种植体。不利因素是第三磨牙区殆龈距离较低，手术操作难度大；牙槽嵴顶软组织较厚（与组织曾经移位和创伤炎症反应有关），缺乏角化牙龈且瘢痕较多；将来即使采用连冠和悬臂梁修复也不能很好地修复 45、46 区的牙列缺损。如拟在 45、46 区种植必须重新植骨，但局部瘢痕严重，受植床条件很差，植骨后切口难以关闭，仍存在骨吸收和感染的风险，疗程势必继续延长，费用增加。在权衡以上利弊后，患者接受了 47 和 48 的牙种植修复的方案。

拆除再造接骨板后 12 天，患者在全麻下完成了 47、48 位点潜入式种植手术，采用表面经阳极氧化处理的螺纹圆锥形种植体，规格 4.0mm×11.5mm（图 19-30）。牙种植一期术后半年，采用 4.3mm×5.0mm 的标准愈合基台穿龈。由于 47 位点软组织过厚，总是覆盖埋没标准基台，经两次改进个性化愈合基台才完成牙龈成形（图 19-31）。取模后（图 19-32）最终以贵金属铸造连冠完成修复（图 19-33）。考虑减少种植体受力时对下颌骨产生的不良应力未采用悬臂梁设计。

4. 小结　本例为复杂的全面部骨折病例，其治疗的最终目标是恢复咬合功能和面部外形。整个治疗过程近 3 年，可以分为三个阶段。

第一阶段：处理开放性粉碎性骨折和骨缺损。由于失去了早期处理的最佳时机，使下颌

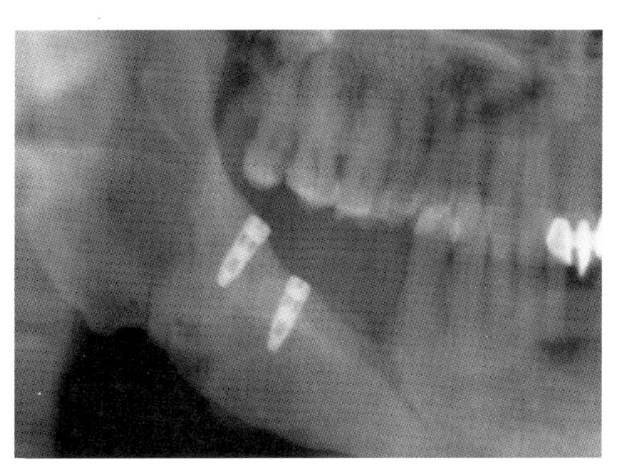

图 19-30　一期种植术后即刻 X 线片

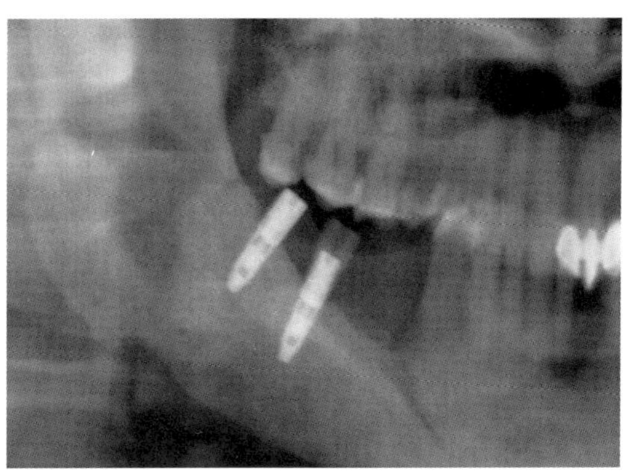

图 19-31　戴入个性化愈合基台 X 线片

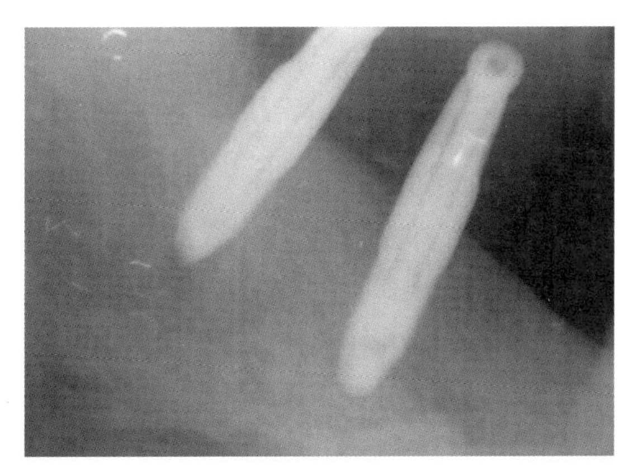

图 19-32　取模 X 线片

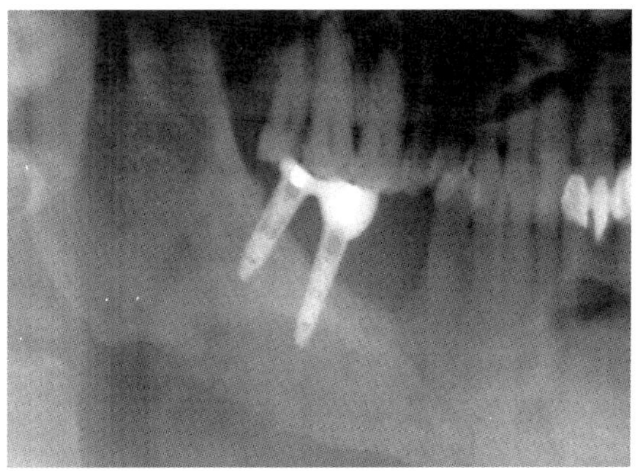

图 19-33　铸造连冠修复后半年 X 线片

骨骨折的处理变得十分复杂和困难。虽然已经不可能做到骨折的解剖复位,但是手术中经过努力最大程度保留了碎骨片,首先恢复了下颌骨弓形态的连续性和稳定性,恢复了剩余牙的咬合功能,保留了适合牙种植的位点的骨量。

第二阶段:清创和再植骨。个别坏死骨片的存在对保存种植位点的骨质骨量十分不利,必须清除。在有效控制感染和彻底清创后,再次使用全负载内固定以保证碎骨松质-骨髓移植成功,防止继发性骨折的发生,并增加局部骨量。

第三阶段:完成牙种植修复。牙种植的难点主要有三,其一,45、46 位点矢状骨碎片的坏死造成骨缺损主要是颊舌向的,即牙槽骨宽度不足,即使在 V 形骨缺损区底部有足够的骨量允许种植,将来修复体的冠根比例对种植体的稳定和维护也非常不利;并且该区成骨不良、乏血存在很大的感染风险。其二是下颌第三磨牙不是常规种植位点,位置越靠后,操作越困难。采用全麻是充分考虑患者经历多次手术的心理因素,同时考虑患者能否长时间大张口以配合手术。手术本身具有探查性质,做好再次植骨的准备,因发现 V 形骨缺损区充斥大量瘢痕而决定放弃植骨。其三是因为粉碎性骨折时骨折近心段(升支段)曾向近中移位,加上感染造成的软组织反应、瘢痕等,恶化了 47、48 位点软组织的条件,修复时不得不采用加高加粗的个性化愈合基台做种植体周软组织成形,同时也增加了修复后种植体周维护的难度。

（二）病例 2:非潜入法牙种植同期植骨

1. 病例摘要　患者男性,41 岁。因上下颌骨、股骨骨折复位内固定术后发现面部歪斜 4 天,于 2009 年 6 月 5 日转入我院。在用耳大神经移植修复面神经总干缺损术后 3 个月再次入院,要求种植牙修复上前牙缺失和拆除颏部接骨板。临床检查面神经功能已基本恢复,12—23 区缺失 5 个牙,11、12 区唇侧骨板明显狭窄、凹陷,形成倒凹(图 19-34,图 19-35)。曲面体层片明确显示 12—23 区牙槽嵴顶部的骨缺损(图 19-36)。

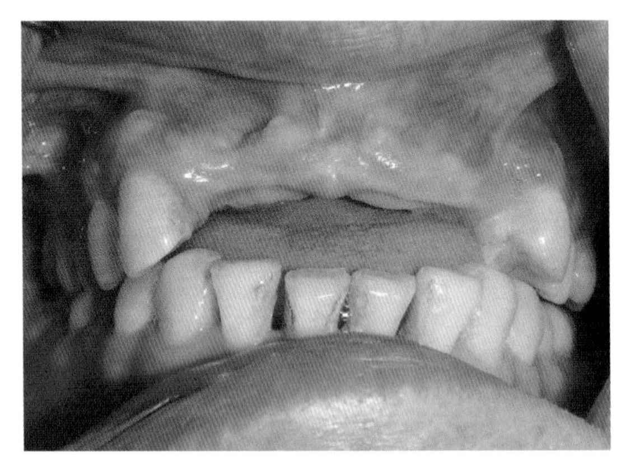

图 19-34　右上前牙区唇侧骨板明显狭窄,形成倒凹

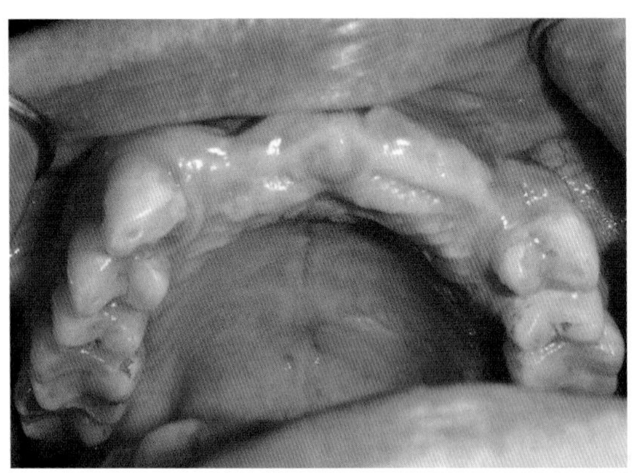

图 19-35　上颌前牙区咬合面观

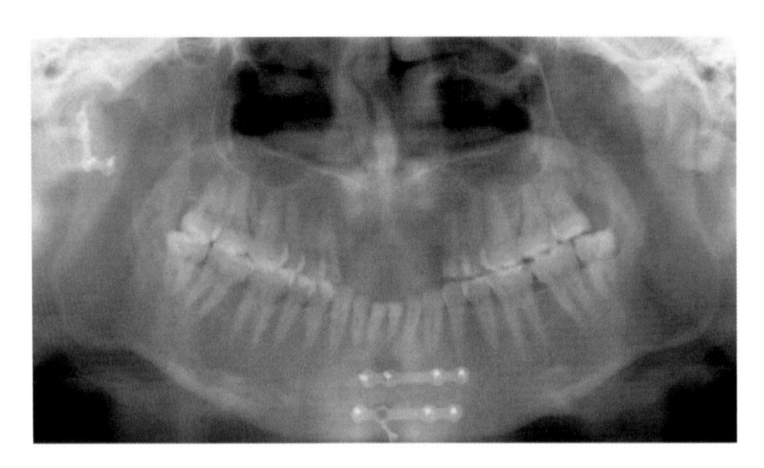

图 19-36　曲面体层片显示 12—23 区牙槽嵴顶部的骨缺损

2. 伤情分析和手术设计　患者上颌前牙区牙槽嵴骨缺损可能与创伤初期处理欠佳有关,影响其唇侧的丰满度和牙种植所需的骨量。对于此例患者,植骨是兼顾美学和种植安全的必要措施。鉴于患者要求拆除颏部的接骨板,遂决定从颏部取骨增加 11、12 区唇侧骨板的厚度,同期用非潜入法植入 3 枚种植体。为充分利用牙槽嵴剩余骨量,选择 11、21 和 23 作为种植位点,12 位点骨量缺损最多,存在种植体唇侧暴露风险。采用非潜入法种植有两点考虑:①11、12 位点的骨缺损是倒凹性质的,牙槽嵴顶骨量可以满足种植体冠向唇侧的封闭,严密缝合切口可以保证植骨区避免暴露;②减免二期手术,缩短疗程,减轻患者心理压力。

3. 治疗经过　手术在全麻下进行。先拆除颏部螺钉和接骨板,见接骨板边缘有新骨生

成。切开 12—23 黏骨膜，在 11、21 和 23 正中位常规制备种植窝，分别旋入 3. 3mm×14mm（基台直径 4. 8mm）螺纹柱状种植体各 1 枚，初始稳定性良好，戴美学愈合基台。用咬骨钳取颏部增生的骨质，植入 11—12 间唇侧凹陷区（图 19-37），间断缝合伤口（图 19-38）。曲面体层片见种植体很正（图 19-39）。常规医嘱，10 天后拆线。术后经过顺利，4 个月时取模，完成修复（图 19-40，图 19-41）。

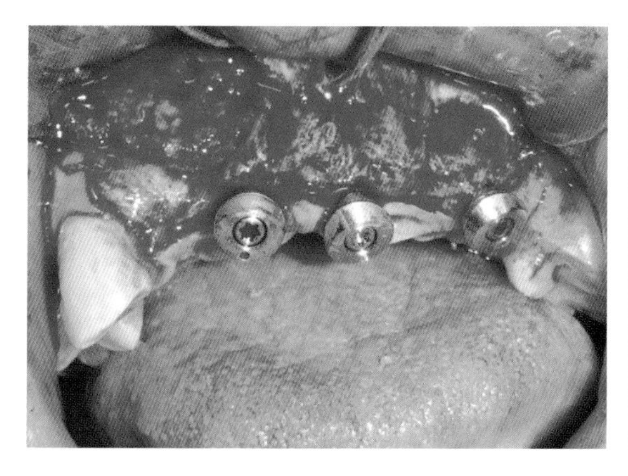

图 19-37　植入种植体并在 11、12 唇侧植骨

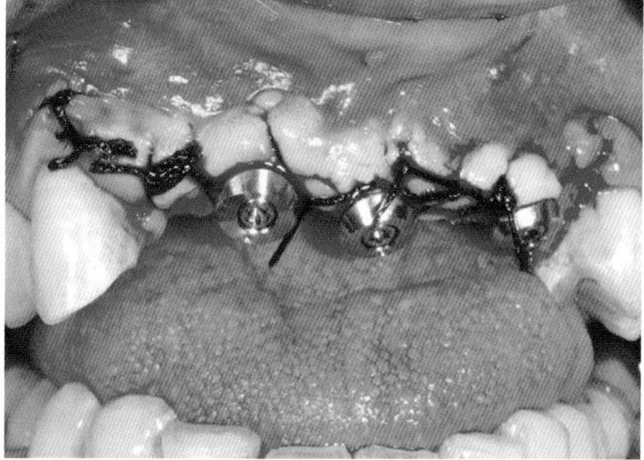

图 19-38　缝合切口

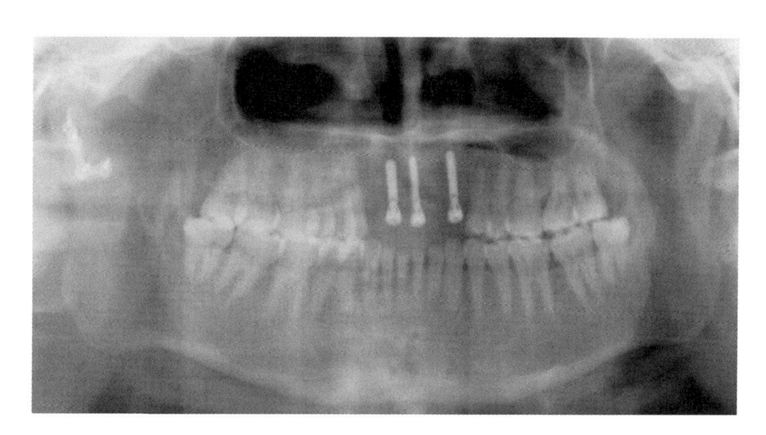

图 19-39　种植术后即刻的 X 线影像

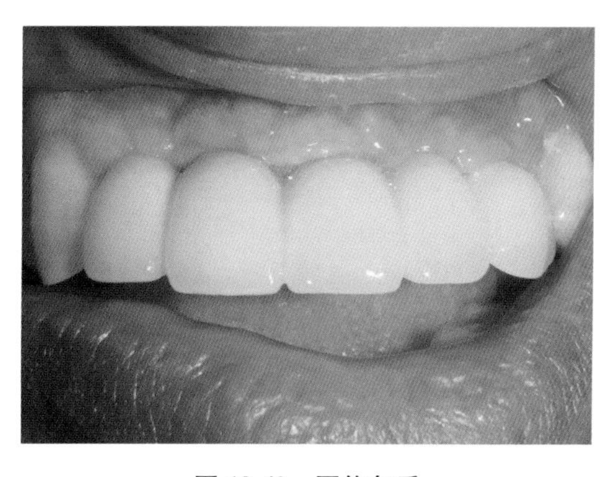

图 19-40　冠修复后

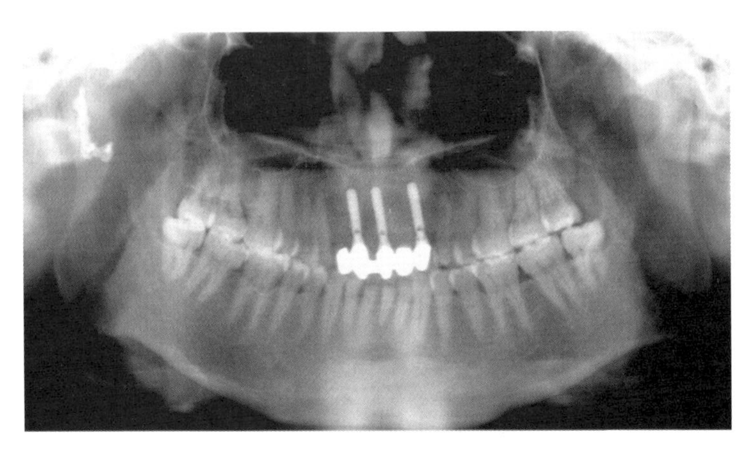

图 19-41　修复后半年 X 线影像

4. 小结

(1) 该患者虽存在 11、12 区唇侧凹陷性骨缺损，但牙槽嵴顶宽度理想，利用这种“屋檐”可以避免植骨材料外溢，又不增加局部软组织张力，因此选择了翻瓣法直接穿龈的植入方式，取得成功，缩短了疗程。

(2) 选用窄体标准颈的较长种植体是考虑牙槽嵴较窄，以种植体长度来增加种植体的表面积，从而弥补可能存在的骨结合量欠缺问题。

(三) 病例 3：种植体支抗的眶-义眼赝复

1. 病例摘要　患者女性，18 岁。因左眶粉碎性骨折、眼球缺失要求整复于 2008 年 4 月 3 日入院。2007 年 5 月患者受害，眶缘粉碎性骨折并缺损，眼球破裂，在当地医院抢救，摘除眼球，眶内植皮。临床检查见伤口已愈合，左侧眶窝呈锅底状，上下眶缘缺损，眼睑、眼球和眶内容物缺失，眶周和面部软组织瘢痕挛缩，造成左侧鼻翼畸形和口角移位，左眉缺损（图 19-42～图 19-44）。影像学检查显示下和外侧眶缘缺失，眶壁尚完整（图 19-45）。

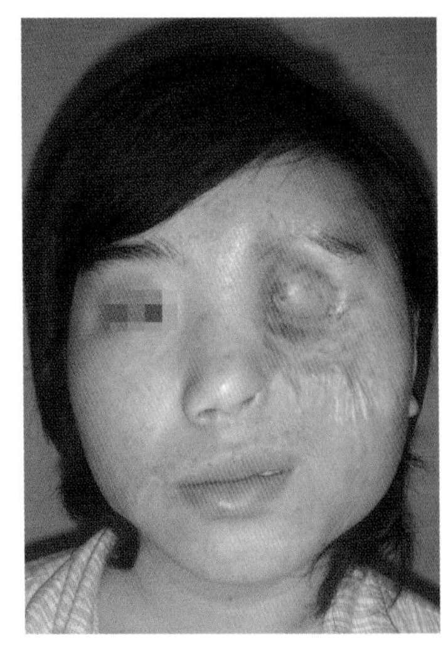

图 19-42　赝复前正面像

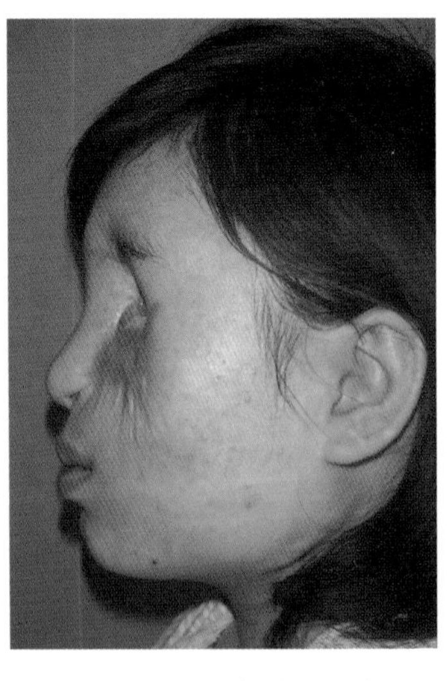

图 19-43　赝复前侧面像

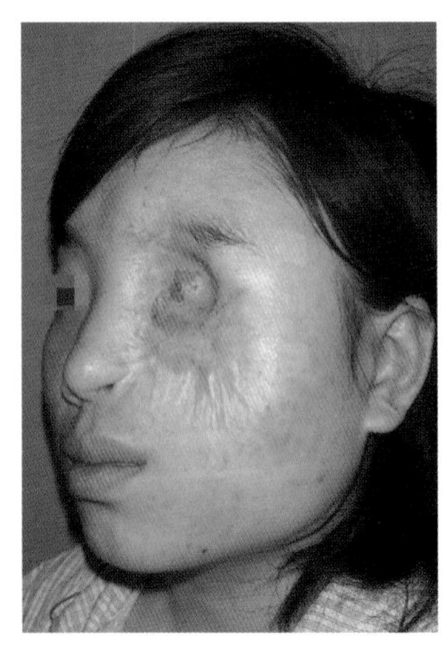

图 19-44　赝复前左前侧位像

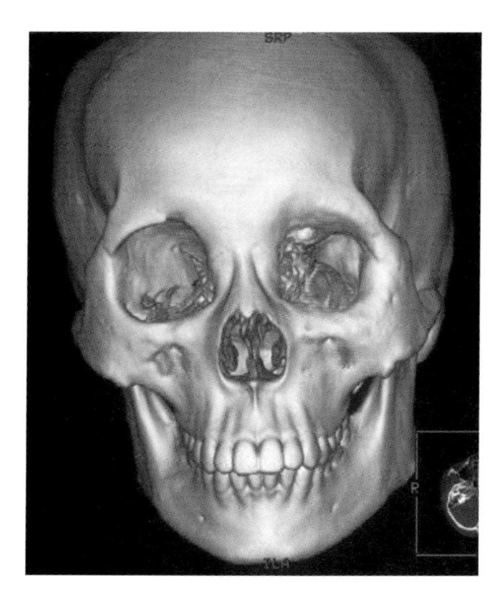

图 19-45　三维 CT 显示眶缘缺损，眶壁尚完整

2. 伤情分析和手术设计　患者伤情已经稳定，进入整复期。因眶周软组织和眶内容物完全缺失，无法安装义眼台，所幸眶外侧缘骨质尚好，颌面种植赝复应是本例最佳也是最后的修复手段。前期治疗应当为赝复体的固位、形状设计和体积控制创造条件。鉴于面部瘢痕面积较大，软组织挛缩畸形，破坏了五官的位置，从治疗程序上，软组织整复应排在第一。软组织修复稳定后有利于赝复体形状、体积的设计和边缘修饰。因患者前臂有伤，选择了组织量较大的背阔肌肌皮瓣作供体。二期手术拟在眶内植入牙种植体，采用钕铁硼（Nd-Fe-B）永磁附着体固位的硅橡胶仿真赝复体。

3. 治疗经过　一期手术先切除和松解面部瘢痕，行左侧吻合血管的背阔肌肌皮瓣游离移植，矫正鼻唇的位置并填平了眶窝（图 19-46，图 19-47）。

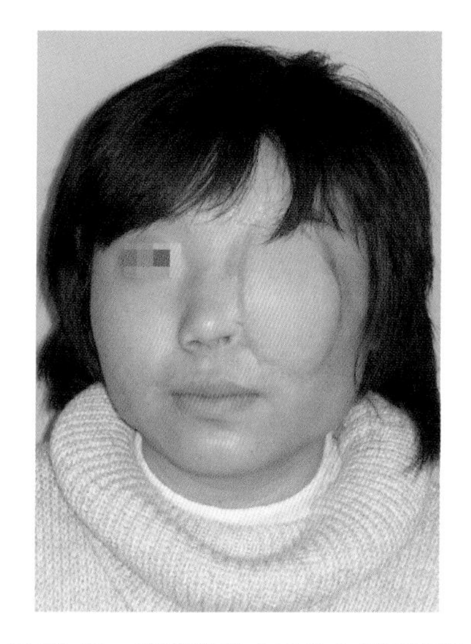

图 19-46　皮瓣移植术后 8 个月正面像

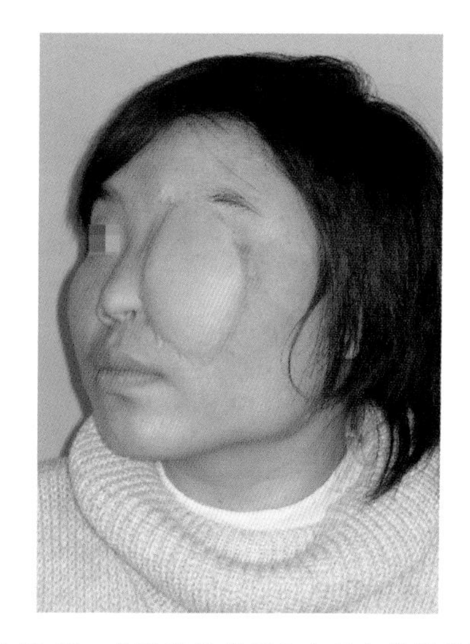

图 19-47　皮瓣移植术后 8 个月左前侧位像

8 个月后，二期手术行肌皮瓣修整、游离植皮、眶窝成形，用义眼支撑（图 19-48）。再过 8 个月可见塑成的眼窝因没有上下眼睑和穹窿，已不能固定支撑物（图 19-49）。

在全麻下继续修整削薄肌皮瓣后，自左眶缘 2 点和 4 点位置分别植入 4. 1mm×6mm（基台直径 4. 8mm）的螺纹柱状短种植体，戴入 4. 5mm 高的愈合基台，经皮肤切口暴露基台（图 19-50，图 19-51），用 6#乳胶管套住基台，防止其表面皮肤覆盖。缝合切口。但在正常拆线时基台已被埋没。

半年以后两枚种植体包括愈合基台已被完全包埋，皮肤愈合良好。在局麻下从骨面暴露种植体，见种植体和骨结合良好，换成 10mm 长的个性化铸造的愈合基台，又经 2 次手术削减部分皮下脂肪组织使基台充分暴露（图 19-52）。

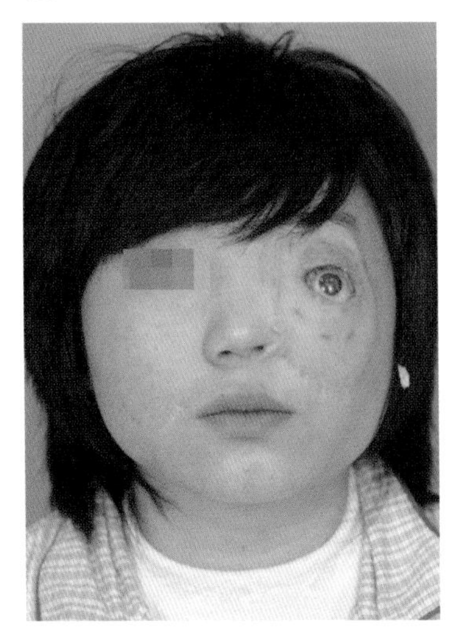

图 19-48　眶窝成形后用义眼支撑

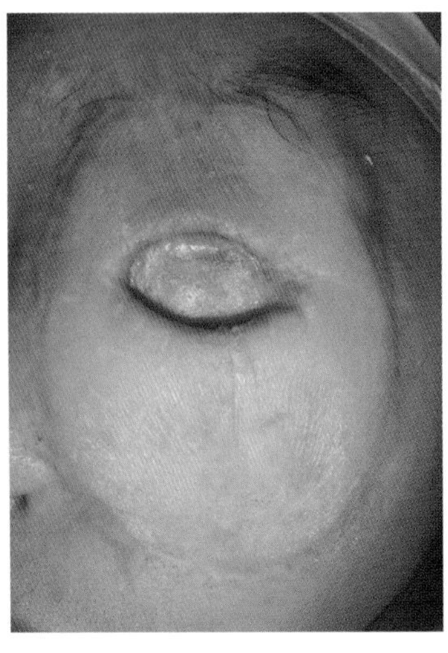

图 19-49　塑形 8 个月后的眶窝

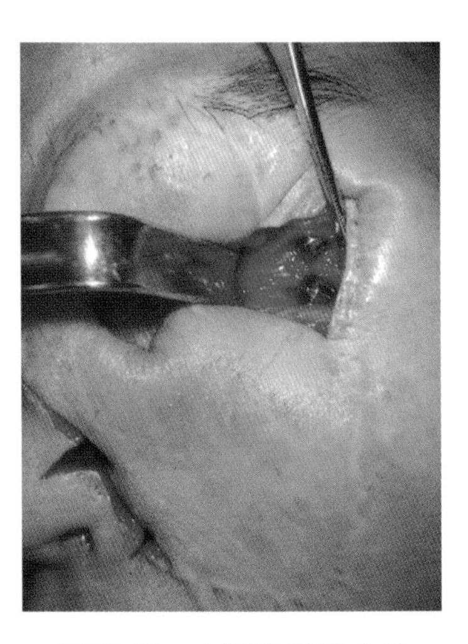

图 19-50　在眶外侧缘内植入标准短种植体

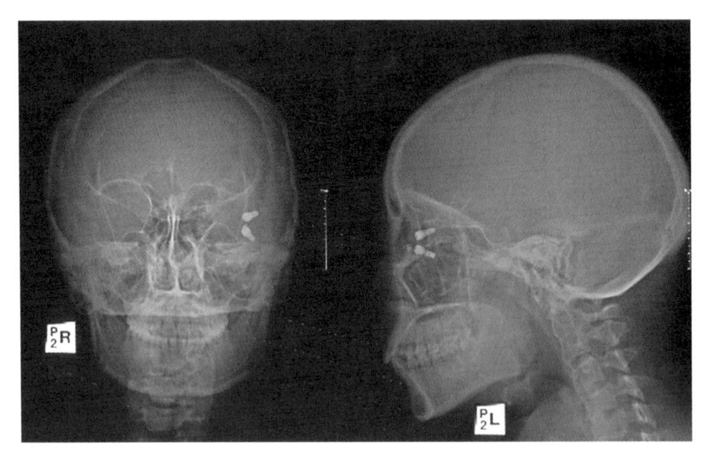

图 19-51　头颅正侧位片显示 2 枚种植体内聚成角

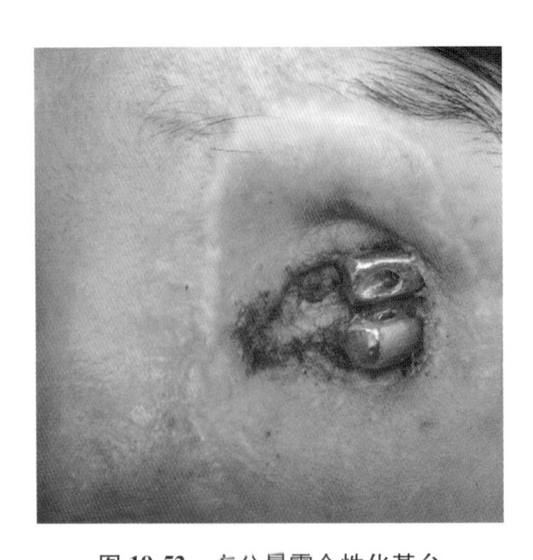

图 19-52　充分暴露个性化基台

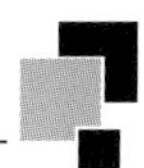

后经历4个月时间进行赝复体的仿真制作，最终赝复体为患者所接受（图19-53，图19-54）。经半年随访，患者反映使用情况良好，表示满意。

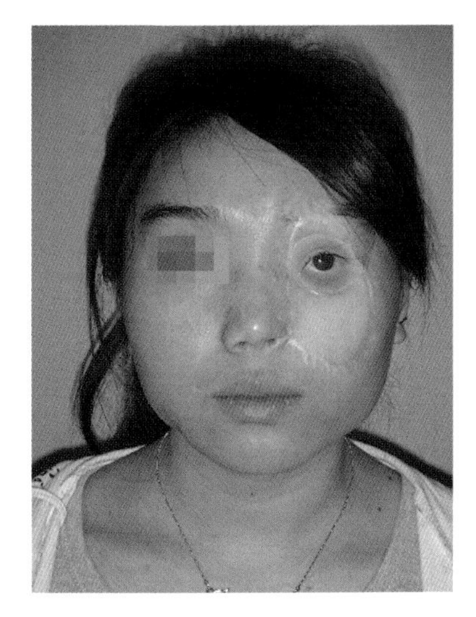

图19-53　戴眶-眼赝复体正面观

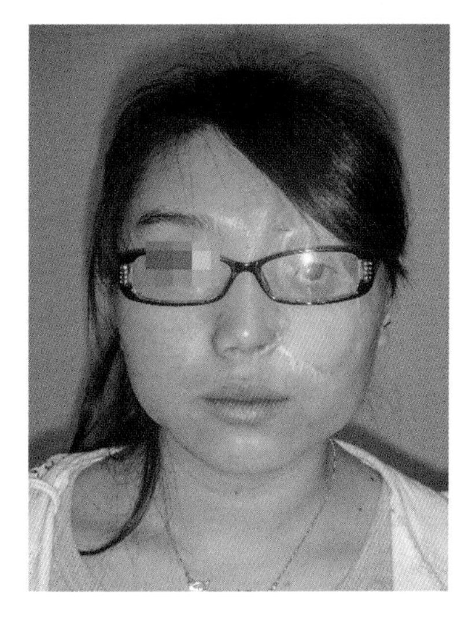

图19-54　戴眼镜修饰后

4. 小结

（1）如果患者是单纯眶周软组织和眶内容物缺失，可以直接植入种植体，手术将比较简单。但是为解决面部瘢痕和五官移位问题就需要软组织瓣整复，此例是因条件受限不得不先用组织量较丰富的背阔肌肌皮瓣，结果在眶赝复中为重新塑造眶窝而增加了手术次数。从治疗程序上讲，如先行眶赝复，则面部瘢痕的处理很难达到现在的效果。

（2）眶周软组织过厚不利于种植手术，不利于种植体的暴露、取印模和维护。

（3）眶外侧缘的骨质骨量是唯一可以植入种植体的部位，但其外形大致上是弧形的，种植体的植入方向受此影响而内聚成角，没有平行就位道，造成印模采集困难，也很难加工成杆卡，因此选择高磁永磁体固位。

（四）病例4：用牵引成骨（DO）技术进行骨增量后牙种植

1. 病例摘要　患儿男性，15岁。以下颌偏斜、小颏畸形6年于2011年7月11日入院。患儿8岁时因双侧下颌支肿大在湖南某医院手术，由于术中不能排除恶变故行双侧下颌支截骨，左侧植髂骨块、右侧植入肋骨做下颌骨成形。术后病理诊断为骨化纤维瘤。3年前患者要求整形，又发现右上颌骨后方肿物，已进入上颌窦，故改做肿瘤切除手术，术后病理诊断为嗜酸细胞修复性肉芽肿。经过3年严密随访，未发现肿瘤复发。临床检查见患儿面下部向右偏斜，右侧下颌体较短，下颌角区明显凹陷，小颏，深覆盖大于1cm，牙列错乱，17、37、46、47缺失，45未萌出，张闭口不受限。睡觉打鼾，但无呼吸暂停现象。影像学检查发现下颌骨严重变形不对称，右侧植入的肋骨明显萎缩，近心端向内侧移位，与髁突残端骨不连接，左侧髁突尚在关节窝内。诊断：下颌骨肿瘤术后遗留畸形（偏颌，小颏，鼾症，右侧颞下颌关节假关节）（图19-55～图19-62）。

2. 治疗设计要点

（1）鉴于患儿张闭口功能尚好，已经提前完成了乳、恒牙替换，治疗应以矫正面部偏斜

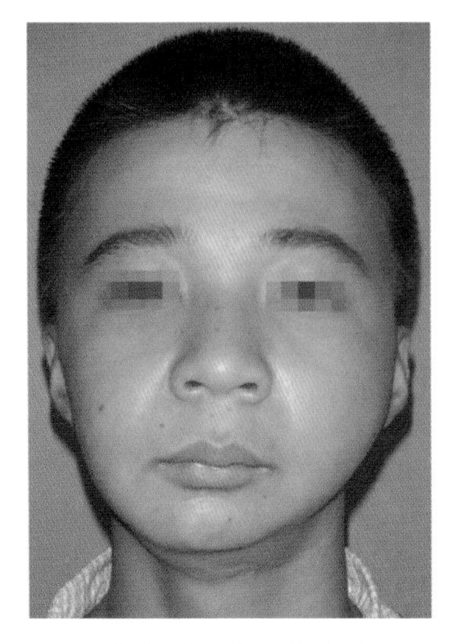

图 19-55　术前正位像

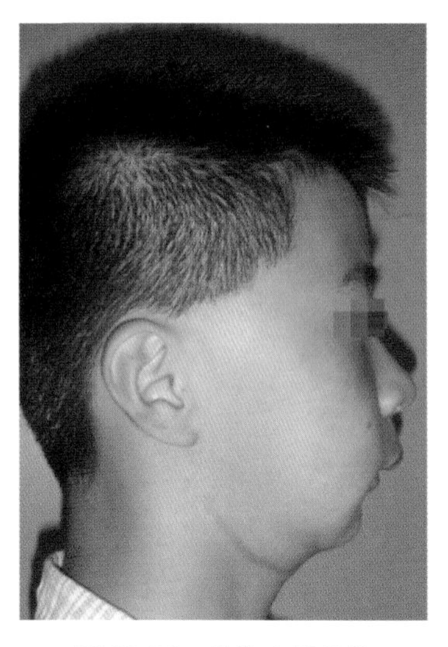

图 19-56　术前右侧位像

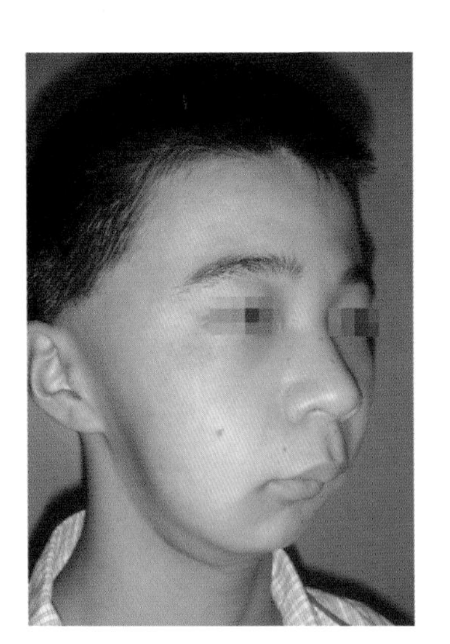

图 19-57　术前右前侧位像

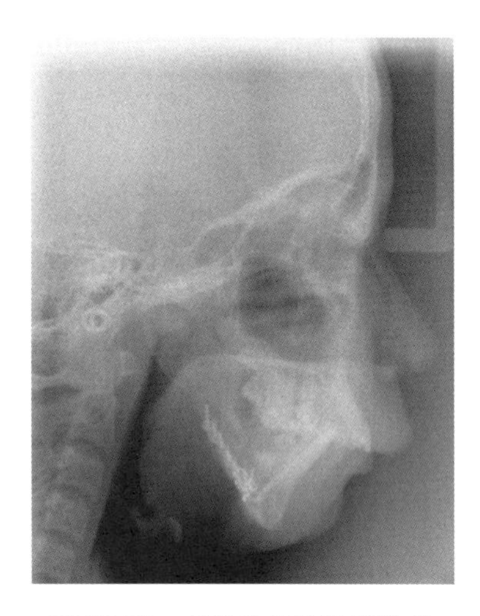

图 19-58　术前头颅定位侧位片显示深覆盖、小颏

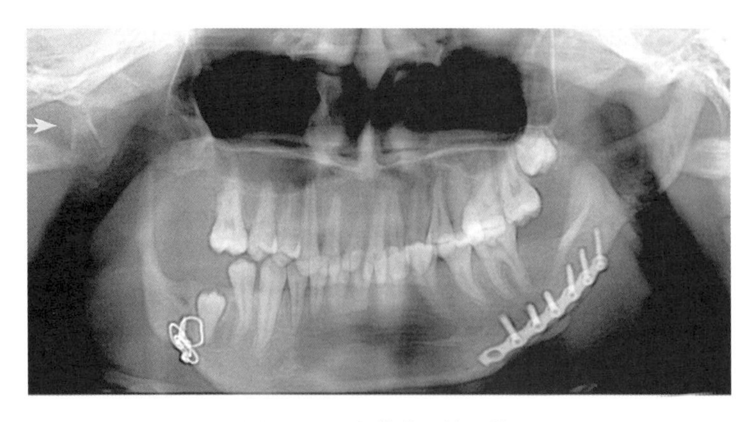

图 19-59　术前曲面体层片

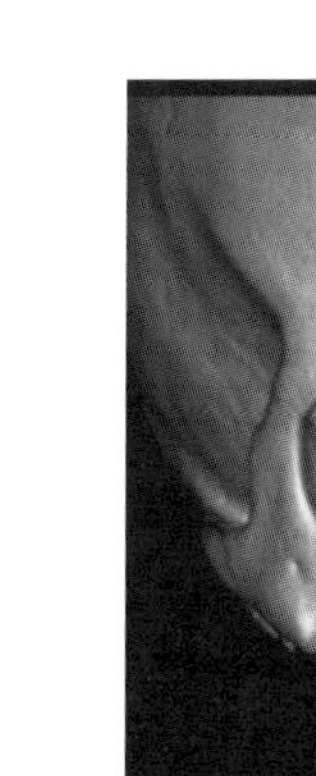

图 19-60　术前三维 CT 右前侧位

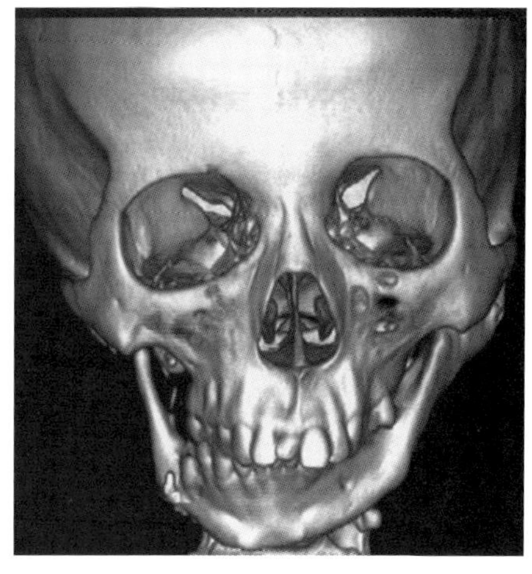

图 19-61　术前三维 CT 正位

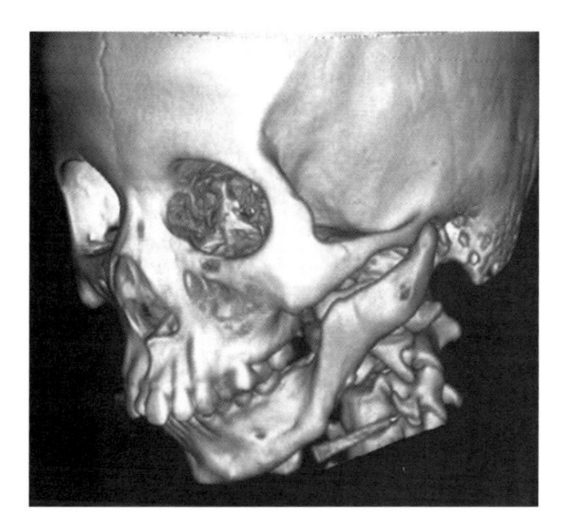

图 19-62　术前三维 CT 左前侧位

为主,故设计右侧下颌体部牵引成骨,利用 43、44 间隙将远心骨段向左侧旋转、前徙以纠正偏颌和小颏畸形,牵引器的反作用力将近心骨段向后推,延长下颌骨体。

(2) 为防止牵引过程中造成左侧髁突发生旋转,应在左侧磨牙后区向下颌角方向做骨切开,行应力中断处理,用 1 块微型接骨板固定。这样做既可作为下颌体部旋转的铰链,又可以防止该处骨断端错位。

(3) 由于该手术设计同时利用牵引器的作用力和反作用力,被牵引的近、远心骨段会向相反方向移动,支抗不确定,即所谓的浮动牵引(floating DO)。因此,在牵引过程中应严密观察,必要时可利用患者口内的正畸装置辅助固定。

(4) 保持期后在拆除牵引器时同期在新成骨区内植入牙种植体。

3. 治疗经过　2011 年 7 月 20 日,手术在全麻下经原手术切口按计划安装口腔内置式下颌骨牵引器,截骨线位于 43 和 44 之间,近心骨段包含 44 和未萌出的 45,加力杆经皮穿出(图 19-63)。调试牵引器无机械问题。本拟拆除以往手术植入的内固定材料,但钢丝和小型接骨板均已被宿主骨牢牢包埋,放弃拆除。仅在左侧接骨板后方做应力中断处理。

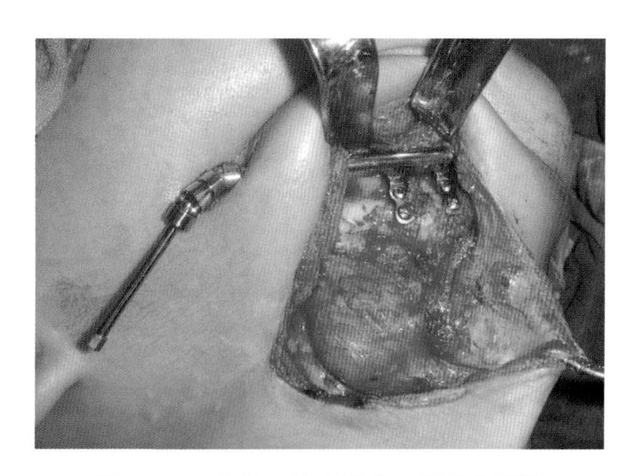

图 19-63　安装口腔内置式下颌骨牵引器

术后第 5 天开始加力(图 19-64),每次 0.5mm,2 次/d,共 20 天,延长下颌骨体 20.3mm,下颌体向左旋转至颏中点与上颌中线对齐(图 19-65)。左侧应力中断区释放张力,牵引中仅使下颌骨体向左旋转,保持髁突位置不变(图 19-66)。此间医师和患儿家长共同观察颏中点

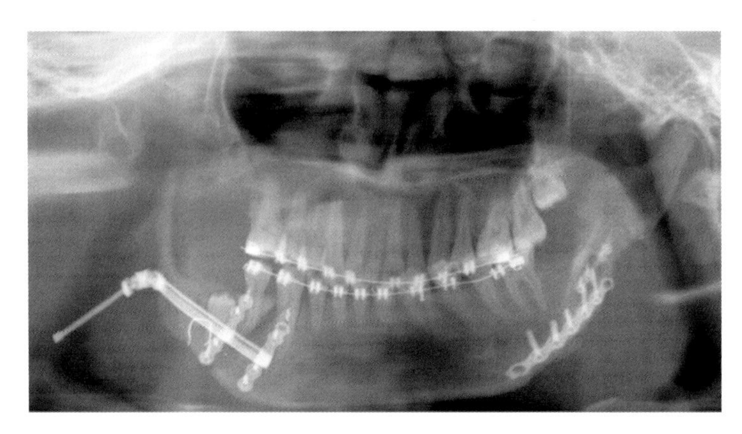

图 19-64 开始加力时曲面体层片

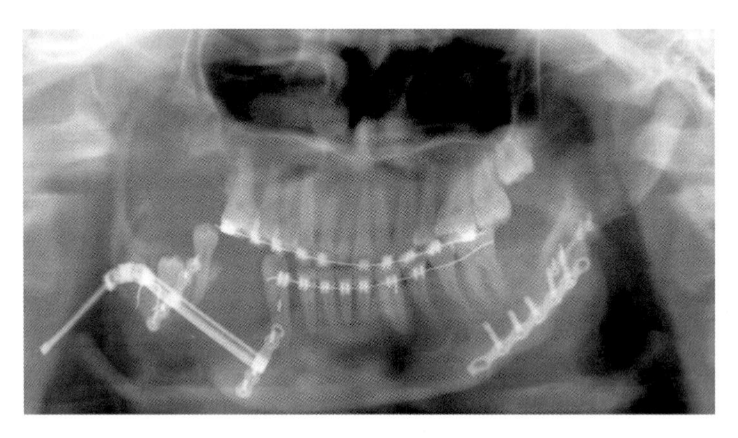

图 19-65 牵引结束时曲面体层片

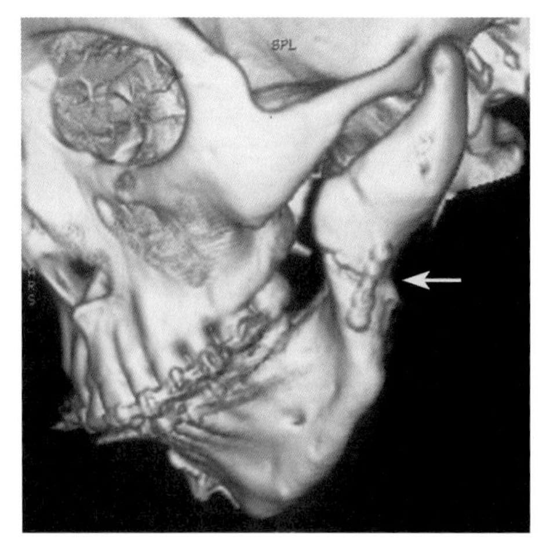

图 19-66 左侧应力中断区释放张力,保持髁突位置不变(箭头)

到达中线,面下部基本对称,共同决定转入保持期(图 19-67~图 19-69)。曲面体层片可见移植肋骨的近心端已靠近右侧髁突残端,44 已移动到上颌第一磨牙的远中,43 因在牵引中根方受力,冠方向远中倾斜,牵引间隙内透光度仍较大。

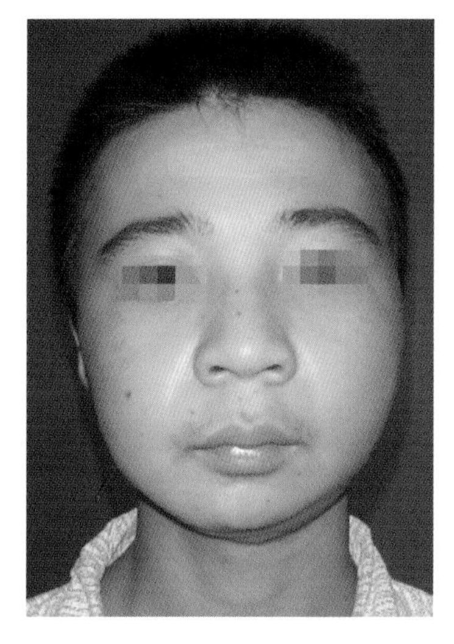

图 19-67　牵引结束时正位面像

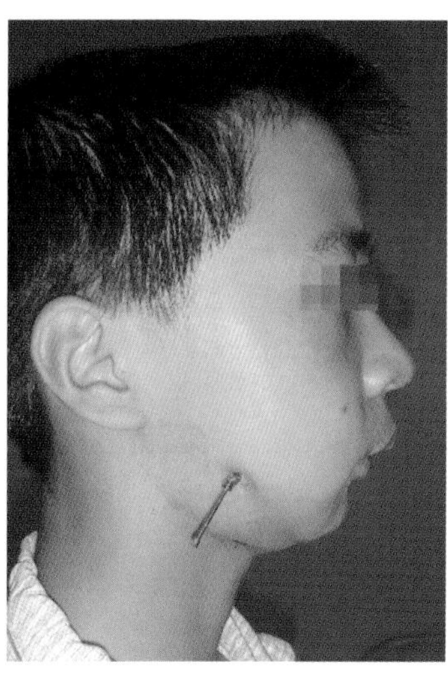

图 19-68　牵引结束时右侧位像

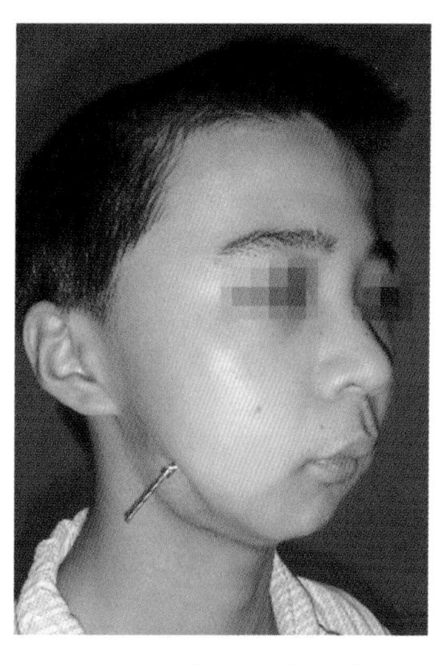

图 19-69　牵引结束时右前侧位像

因患儿不愿休学,坚持戴牵引器上学,此间局部护理一直由患儿母亲执行。

经历 5 个月保持期后,患儿再次入院。检查面形保持对称,43 牙冠向远中倾斜,影像检查牵引间隙内新骨钙化,密度均匀,高度与受区牙槽嵴顶平齐,43、44 根周未见骨质吸收(图 19-70),三维 CT 显示中线已对齐(图 19-71)。2012 年 1 月 18 日拆牵引装置时可见牵引间隙内成骨面平坦,无枕形变,骨高度、宽度和密度均达到种植牙的要求(图 19-72),遂在 43、44 间植入 1 枚阳极氧化表面处理的螺纹根形骨水平种植体,规格为 4.0mm×11.5mm(图 19-73),旋入扭矩达到 35N · cm。

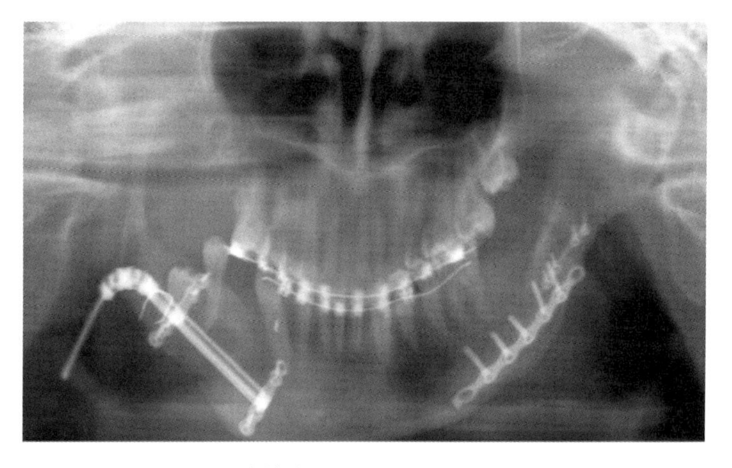

图 19-70　影像检查示下颌骨牵引间隙内钙化良好

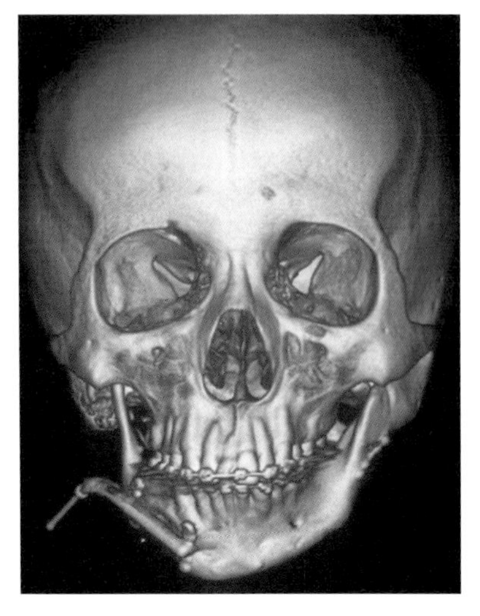

图 **19-71** 三维 **CT** 示正面观中线已对齐

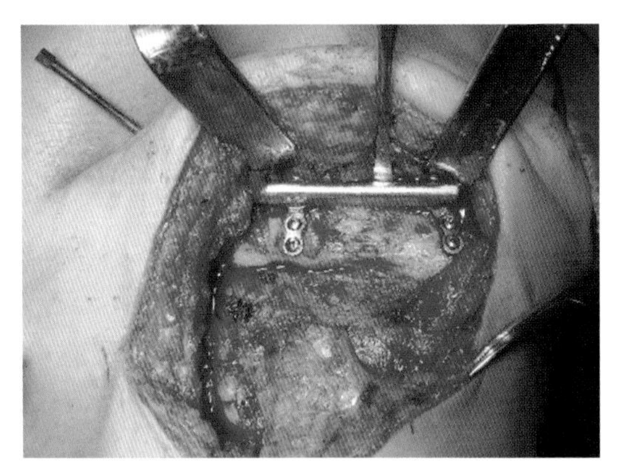

图 **19-72** 术中见牵引间隙内成骨良好

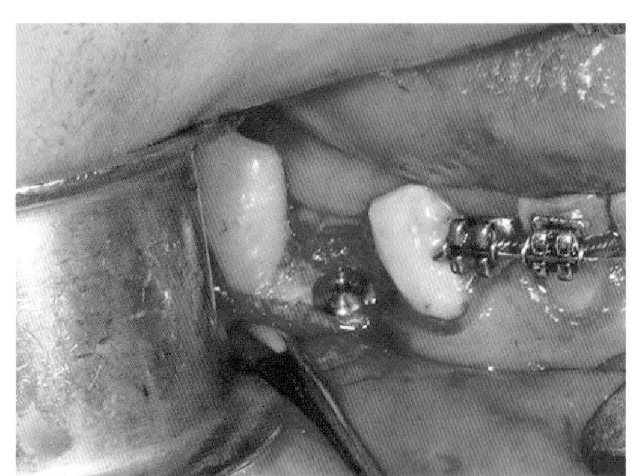

图 **19-73** 植入牙种植体

3 个半月后行种植体二期手术(图 19-74),接愈合基台穿龈(图 19-75),同期拆除左侧应力中断区的微型接骨板和摘除颏部的一个囊肿。2 周后取模(图 19-76),1 个月后戴冠(图 19-77),完成全部整复。

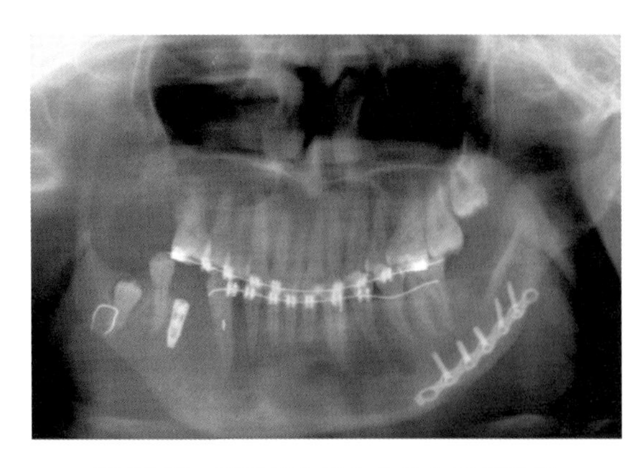

图 **19-74** 牙种植术后 **3** 个月余 **X** 线影像

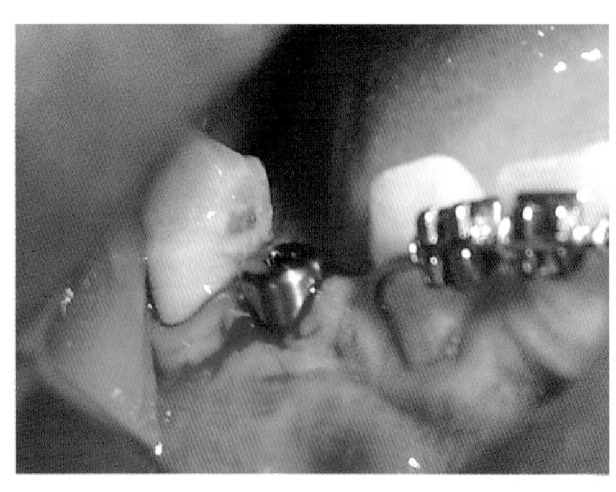

图 **19-75** 二期手术接入愈合基台

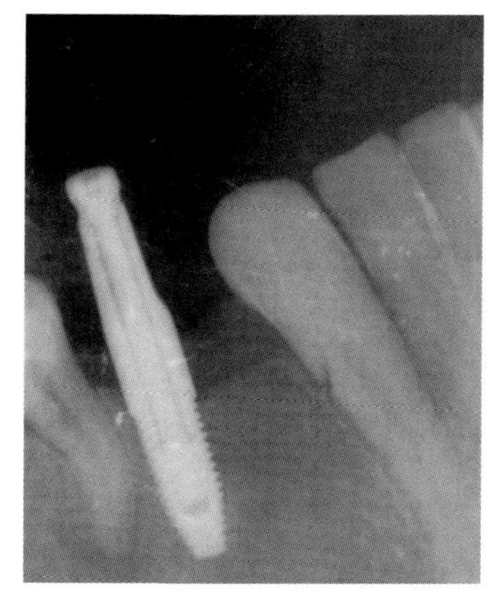

图 19-76　取模 X 线片

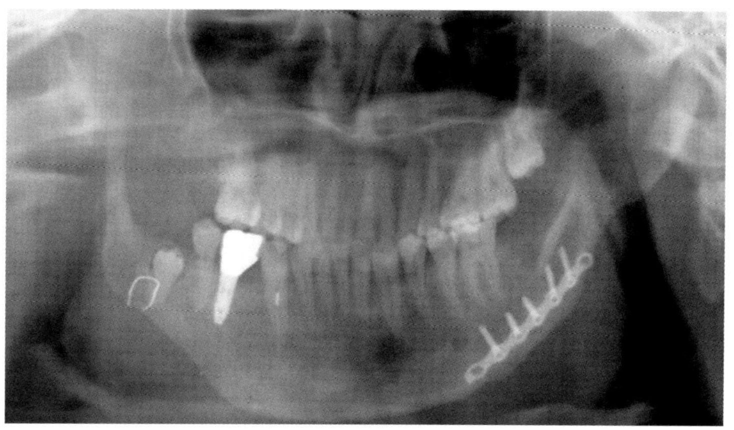

图 19-77　冠修复后 X 线影像

图 19-78～图 19-81 是患者种植义齿负载后 2 年的面像和 X 线影像。

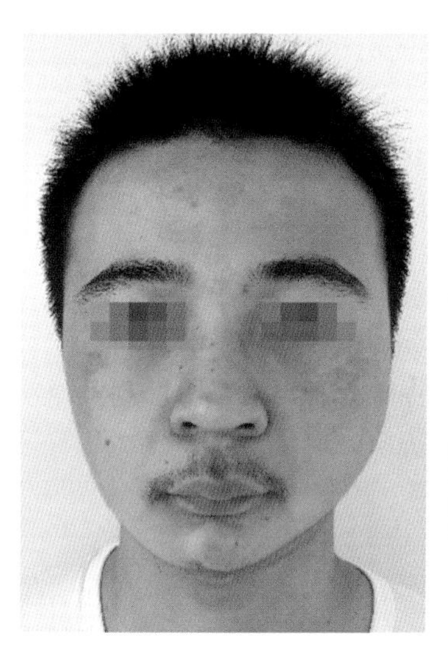

图 19-78　种植牙负载后 2 年正面像

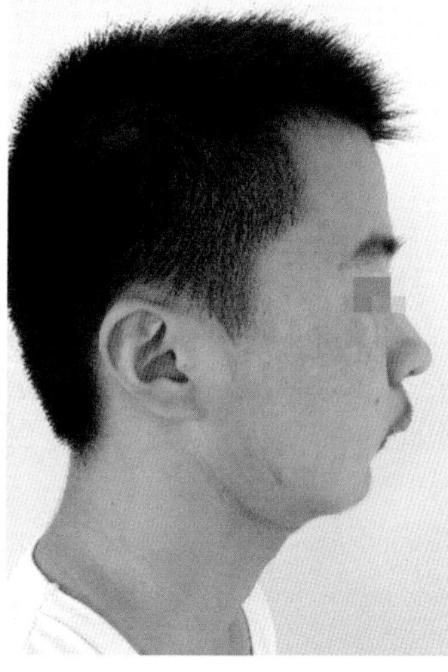

图 19-79　种植牙负载后 2 年侧面像

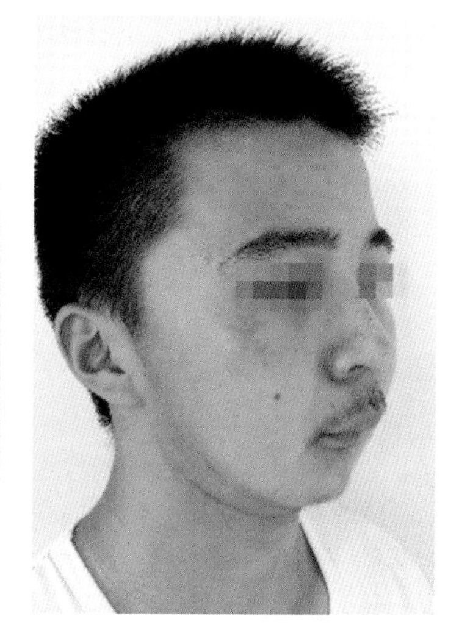

图 19-80　种植牙负载后 2 年右前侧面像

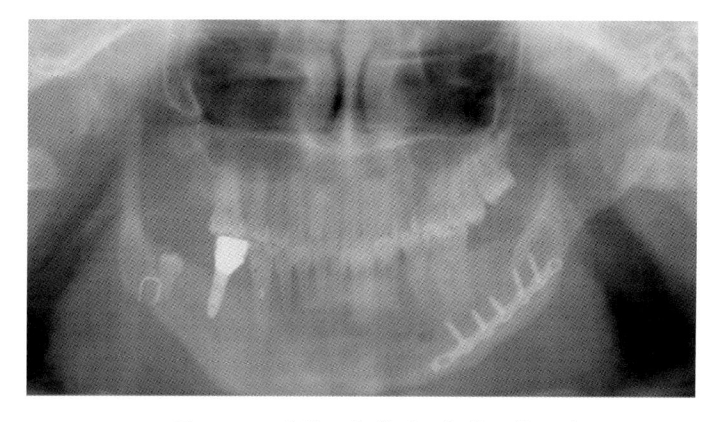

图 19-81　种植牙负载后 2 年曲面体层片

4. 小结

（1）对于下颌骨不对称畸形采用单个牵引器浮动DO矫正时，要特别注意对颞下颌关节的影响。本例因右侧是假关节，牵引作用力不会上传到髁突，不会产生不适症状。但是，如下颌骨体部向左侧旋转，势必造成左侧髁突的旋转，旋转幅度大时，可能产生不适症状。在左侧相当于下颌角区垂直截骨，利用微型接骨板可塑性强的特点形成铰链连接，随下颌骨体旋转，此处截骨线的舌侧可以张开，而不致造成髁突旋转，同时也有局部DO的作用。

（2）虽然DO已成为一个独立的治疗体系，但正畸治疗的紧密配合必不可缺，如设计支抗和支抗转换、咬合关系的建立和保持等。

（3）患者年轻，组织再生能力强，更有患者依从性很好和家属配合性高，使整个治疗过程非常顺利，牵引区成骨的量和质都达到了牙种植的要求。

（4）虽然患者年轻，但下颌骨右侧的生发中心已经破坏，生长发育的滞后还在影响患者的形象，下一期手术的时机、要解决的主要问题仍在酝酿之中。

（顾晓明）

参考文献

1. 刘宝林. 口腔种植学. 北京：人民卫生出版社，2011.
2. 张陈平，SAMMAN N. 下颌骨重建的基础与临床. 上海：上海科技教育出版社，2009.
3. 赵铱民，高元，金同春，等. 应用硅橡胶与新型磁性固位体修复颊、面、颌联合缺损. 临床腔医学杂志，1990，6(3)：173-175.
4. CHANG Y M，SANTAMARIA E，WEI F C，et al. Primary insertion of osseointegrated dental implants into fibula osteoseptocutaneous free flap for mandible reconstruction. Plast Reconstr Surg，1998，102(3)：680-688.
5. CHEN S T，BUSER D. Ethetic outcomes following immediate and early implant placement in the anterior maxilla：A systematic review. Int J Oral Maxillofac Implants，2014，29(S)：186-215.
6. HÄMMERLE C H，CHEN S T，WILSON T G JR. Consensus statements and recommended clinical procedures regarding the placement of implants in extraction sockets. Int J Oral Maxillofac Implants，2004，19(Suppl)：26-28.
7. WANG X，LIN Y，YI B，et al. Distraction osteogenesis in functional reconstruction of mandible：report of 6 cases. Chin J Dent Res，2000，3(4)：16-25.

第二十章　颌面部火器伤

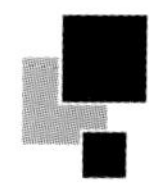

第一节　历 史 回 顾

战争在短时间内可造成大量军民伤亡。战伤(war wound)是指战时武器及战争环境直接或间接所致损伤。火器伤是战伤的主要组成部分。在战争中,既可以发生与普通伤相同的损伤或创伤,例如跌打损伤、烧伤、撞击伤等,也可以发生诸如化学武器、核武器等特殊类型的损伤。

一、火器伤基本概念

(一) 火器伤

火器伤(firearm wound)是指由火药燃烧、炸药爆炸等化学能迅速转变为机械能过程中,将弹丸、弹片、弹珠等物体向外高速投射,击中人体所造成的组织和器官损伤。一般来讲,枪弹等轻武器所针对的目标多为个体,而炮弹、导弹等重武器所针对的目标多为群体,因此常将前者称为点杀伤武器,后者则被称为面杀伤武器。现代轻武器不仅威力大、精度高,且有“枪炮合一、点面结合”的特征,因而上述“点”“面”杀伤的称谓只是一种对武器的相对区分而已。

(二) 创伤弹道学

创伤弹道学(wound ballistics)是研究弹头、破片等投射物在生物体内的运动规律、致伤效应及作用机制的一门分支科学,是创伤学与弹道学相结合产生的边缘学科。它既是终点弹道学的一个组成部分,又是野战外科学的重要内容,更是指导现代火器伤救治的理论基础。

(三) 野战外科学

野战外科学(field surgery)是研究野战条件下,对大批伤员实施分级救治,特别是早期救治的理论、技术和组织方法的一门学科。历次战争促使野战外科学成为外科学的一个独立分支,并与外科学的另一分支——创伤外科学在概念上有相似之处。前者是军事医学的重要组成部分,强调战伤早期救治,尤其是分级救治的原则、理论和技术;后者属民用医学的范畴,突出创伤理论和诊疗技术的有关研究。

(四) 多发伤与复合伤

多发伤(mulitiple trauma)是指在同一致伤因素作用下,机体同时或相继发生两个或两个以上解剖部位的损伤。同一解剖部位的多个损伤习惯上称为多处伤，而不是多发伤。复合伤(combined injuries)是由两种或两种以上的致伤因素所造成的损伤，如火器伤与核武器伤、烧伤与冲击伤等。多发伤与复合伤是两个不同的概念，但临床使用中常常混淆。当两处以上损伤时，主要较重的损伤以外的其他部位较轻的损伤称为合并伤，如严重颅脑伤合并胫骨骨折，胫骨骨折即为合并伤。

二、颌面部火器伤的救治现状

颌面部火器伤往往对面部外形和功能造成毁损，晚期遗留畸形亦对伤员心理造成严重影响。根据资料统计，尽管头颈部表面积仅占身体的12%，但颌面颈火器伤的发生率却高达15%~20%，占部位伤的1/5。其原因主要是其他部位的防护装备研究进展很快，如胸腹部防弹衣、防护头盔、防雷鞋等，唯有面部的防护装备尚未研制出。这导致颌面部损伤的发生率增高，因此也对面部防护装备的研究开发提出更高要求。

现代战争由于作战指导思想和高新武器的发展，战场时空与两次世界大战相比也发生了巨大变化，火器伤呈现以下几个特点。

1. 武器向小口径、小质量、高初速发展　战争中当有大集团军对垒，正面作战，重武器广泛使用，会导致作战人员大量死伤。一次世界大战的死伤比例为1∶2，亡多伤少。而现代常规战争，特别是二次世界大战以后，小口径高初速武器的出现，作战理念由杀伤变为致伤，以令敌方作战人员丧失作战能力、退出军事行动为目的，使得现代常规战争的死伤比例约为1∶7，伤多亡少。这些变化给火器伤的现场救治和社会保障带来巨大压力。

武器制造和创伤弹道学专家从动能公式$E_k=mv^2/2$中发现，决定创伤严重程度的因素是组织所接受的能量，而决定能量的主要因素是投射物的速度，而不是质量。速度增加1倍，动能可变为原来的4倍，质量增加1倍，动能仅增加1倍。因此，各国都相继研制小口径、小质量、高初速武器。著名的M16自动步枪的口径为5.56mm，初速为970m/s(图20-1)。AK-47突击步枪的口径为5.45mm，初速为900m/s(图20-2)。我军也相继研制出5.80mm口径的新型武器，口径均小于常规使用的7.62mm武器，初速也达到800m/s。这些武器的投射物质量轻，初速高，可在生物组织内释放更多能量，形成较大空腔效应和远达效应，因而对组织的损伤更大。此外，由于弹重减轻，作战单兵的携弹量增加，从而也使士兵作战能力提高。

一般认为，低速投射物的速度界定于305m/s，中速投射物速度界定于305~610m/s之间，高速投射物速度界定于610m/s以上。

2. 广泛采用爆炸性武器　现代战争中爆炸性武器被广泛使用，爆炸伤的发生率远超过

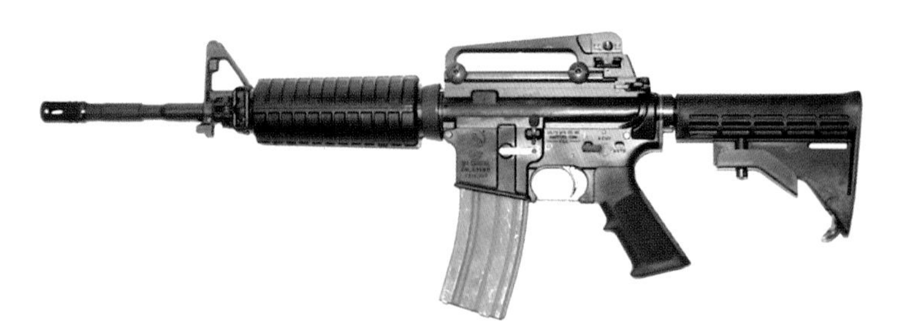

图20-1　美军M16自动步枪

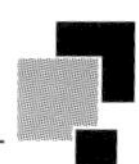

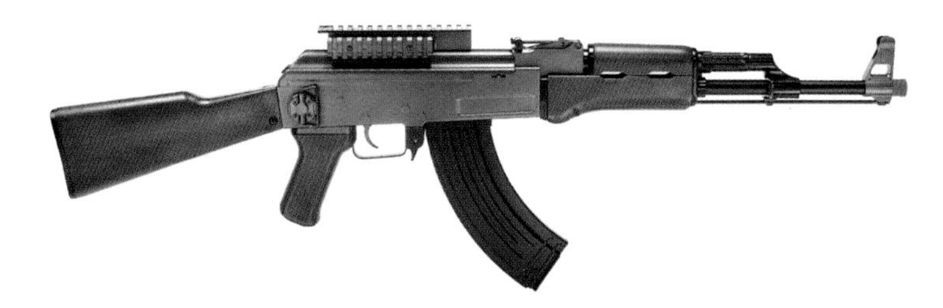

图 20-2　前苏联 AK-47 突击步枪

枪伤。据统计资料，现代战争中爆炸伤的发生率约为 70%；颌面部伤也呈现这个趋势，爆炸伤多于枪伤，占 60%。

爆炸伤的主要致伤因素为冲击波与破片。颌面部单纯冲击波伤非常少见，多为破片伤。如某地雷（图 20-3），爆炸后可产生 8 600 个直径约 0.2cm 金属破片，初速度高达 6 000m/s，覆盖面积为 $2.6km^2$。冲击波与破片的共同作用可明显加重损伤程度。值得注意的是，即使在和平时期，恐怖分子采用人肉炸弹、定点爆炸袭击可在瞬间造成大量人员伤亡，同时由于建筑物倒塌，可发生与普通伤一样的创伤。此外，矿山爆炸也是和平时期爆炸伤的主要原因。

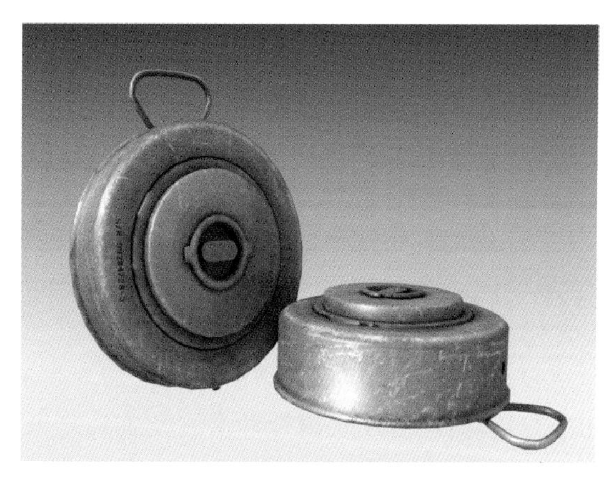

图 20-3　地雷

颌面战伤救治既与全身伤有共同的方面，也有其自身的特点。20 世纪 80 年代以前，颌面部火器伤的处理原则及救治技术一直与肢体四肢伤相同。“早期清创、延期缝合”这一著名原则一直被颌面外科所遵循。随着外科技术的快速发展以及历次战争颌面部火器伤救治经验的积累，除非伤口清创时间远超过 8 小时，并且伤口污染严重、伤情复杂，颌面部火器伤伤口清创后均可以做到一期缝合。同样，在早期颌面部火器伤骨折救治中，严禁一期使用金属接骨板，仅推荐使用钢丝结扎固定。这种观念认为在污染严重的颌面伤口中使用接骨板，会增加感染可能。随着 20 世纪引入了生物相容性和强度俱佳的小型和微型钛接骨板后，在火器伤骨折中逐渐多地开始使用钛接骨板。到目前为止，并没有学者认为颌面部火器伤骨折应禁止使用钛接骨板。颌面部火器伤的救治水平随着外科新技术的应用，特别是清创技术、辅料技术、内固定技术以及组织缺损修复重建技术的发展有了很大进步。

三、颌面部火器伤救治研究进展

（一）颌面部高速投射物伤研究

国外对火器伤的研究自二次世界大战就已经广泛开展，但主要集中在武器的杀伤效应实验。1945 年，随着高速摄影机、高速 X 线摄影机等新技术的出现，人们发现了对组织产生损伤的重要现象——瞬时空腔效应，进而证实它是火器伤重要的致伤机制。

20世纪80年代，为了提高火器伤的救治质量，探讨常规武器伤的致伤机制与生物效应，以第三军医大学野战外科研究所王正国院士、刘荫秋教授及军事医学科学院为首的研究单位，先后开展了大规模的常规武器的全身生物效应研究。这些创伤弹道学研究成果令世界瞩目，奠定了我国在国际创伤弹道学研究的领先地位。1988年，第三军医大学主办了第八届国际创伤弹道学学术会议。2006年"全军武器杀伤生物效应评估中心"在第三军医大学野战外科研究所正式成立，成为我军创伤弹道学研究的基地。

1988年，以周树夏、刘宝林教授为首的研究小组，借鉴创伤弹道学研究方法，利用"瑞典致伤模型"，率先在国内外开展了颌面部位伤的研究。在高速投射物对颌面部损伤效应研究中，通过高速X线摄影机，首次发现颌面部也存在空腔效应(temporary cavitation effect)，澄清了以往颌面部高速投射物伤没有瞬时空腔形成的错误概念。颌面部高能投射伤还可造成颅脑等邻近重要脏器的严重损伤，如不及时处置可能影响救治质量甚至危及生命。通过对颌面部各种组织损伤的病理学研究发现，颌面部组织损伤的范围、清创范围均小于肢体损伤。由此得出重建复杂缺损为目的的外科处理应遵循早期清创、延期再次清创，然后采用血管化组织移植技术、种植技术重建缺损的原则。这些结论有别于四肢火器伤的处理原则，体现出颌面部火器伤自身的特点，对战时颌面部火器伤的正确处理起到积极的指导作用。

(二) 颌面部爆炸伤研究

1993年，根据常规战争中爆炸伤逐渐增多的趋势，第四军医大学又将研究重点投入到颌面爆炸伤方向。课题组制造了两种致伤模型:纸质电雷管致伤模型和电雷管加破片致伤模型。先后开展了对颌面部软组织、颌骨、颞下颌关节以及颅脑损伤的研究。前者用以模拟单纯冲击波致伤;后者用来模拟冲击波及破片复合致伤。研究发现爆炸冲击波的压力峰值、正压作用时间、压力上升时间是致伤的主要因素。单纯冲击波致伤组织损伤范围与投射物伤类似，而破片和冲击波的共同作用具有相互加重损伤的作用。在此基础上，还进行了爆炸对面神经间接伤、颈部大血管的损伤作用、早期伤口处理以及软组织缺损的一期修复研究。研究成果获得了2004年国家科技进步二等奖。上述两种致伤模型由于纸质雷管致伤具有方向性，往往导致致伤的不均一性，动物模型尚不能模拟真正的冲击波损伤。2003年，第四军医大学与西北核技术研究所共同研制了新型球形高能爆炸源，在很大程度上解决了爆炸源的不均一性问题。根据不同的爆炸当量以及爆炸源的放置距离的比例关系，可计算模拟出冲击波对组织的损伤作用，致伤模型有较好的可重复性。

四、颌面部火器伤的特点

(一) 伤情复杂

与普通创伤不同，颌面部火器伤属于高速高能损伤。高速投射物击中目标后，动能瞬间传递给组织，造成软组织的穿透、撕裂与哆开，伤口不规则。硬组织多为粉碎性骨折，很少见到普通创伤骨折的线形骨折。由于颌面部组织结构复杂，存在腔窦，组织往往毁损、缺损严重，口内外相通的伤情多见。此外，粉碎的骨折碎片接受投射物的能量，形成"二次弹片"，可向伤道四周飞溅，造成多发伤道和多发出口，加重组织损伤程度，加大组织损伤范围。爆炸伤及非贯通投射物还可在组织内留有异物，给伤口的初期处理带来极大困难。

（二）并发邻近器官及结构损伤多见

颌面部毗邻颅脑、眼等器官。有资料统计，当投射物伤及上颌骨、下颌骨升支区时，冲击加速度传导可导致颅脑损伤，其发生率达 20%以上。颌面部火器伤的死亡多是由于并发颅脑损伤。爆炸冲击波亦可造成颅脑损伤，特别是眼的损伤。颌面部存在较多窦腔，当冲击压力波在软硬组织不同密度的组织界面传导时之间可形成拉伸效应，从而形成“内爆效应”（implosion effect），导致含窦腔的骨组织发生粉碎性骨折。

投射物产生的压力波可以使血管发生剧烈拉伸及移位，使颈部大血管外膜的弹力纤维断裂，导致血管形成薄弱区。在血流的冲击下，薄弱区易形成假性动脉瘤，成为威胁生命的并发症。静脉内皮细胞发生的损伤可导致血栓形成和血管闭塞，造成伤后严重并发症。

（三）伤口污染严重

火器伤感染率高达 50%以上。以下实验揭示了原因：将不同颜色的染料分别放置在致伤介质周围，当高速投射物穿过模拟介质后，打开伤道后发现，伤道内存在与放置在致伤介质外同样的染料。这说明瞬时空腔形成时，所产生的负压可将外周物体、细菌吸入伤道内，从而引起感染。因此，“所有的火器伤口都是污染的，火器伤后早期使用抗生素”已成为共识。此外，颌面部本身有口腔及腔窦，寄居着很多微生物及细菌，如果伤道穿通口腔及窦腔，则感染更是不可避免的，这给伤口初期处理带来困难。

（四）外科处理有别于躯干四肢伤

研究及长期的临床经验表明，尽管颌面部火器伤有上述复杂性，但由于颌面部具有血运好、抗感染能力强的解剖生理特点，所以，在初期外科处理、早期修复时机等方面有别于躯干四肢伤。

（五）缺损畸形修复困难，心理影响严重

除了导致吞咽、语言、咀嚼等功能障碍外，颌面部火器伤与其他部位伤最大的不同是伤后 70%的患者遗留不同程度的面部畸形或组织缺损。这对伤员的心理、生理造成严重影响，导致生活质量下降。有资料统计，面部严重火器性缺损畸形的伤员中，30%的伤员存在自杀心理。

五、颌面部火器伤救治及研究中存在的问题

颌面部火器伤与普通伤是不同的损伤形式，其救治方式有自身可遵循的规律。战时火器伤救治考验的是救治的组织性和程序化。和平时期专科医师缺乏系统的战伤救治程序的训练，对分级救治原则缺乏了解，这对颌面部火器伤的及时救治会造成影响。因此，了解战伤的救治程序和体系是十分必要的。

火器伤与普通伤的致伤机制是不同的。虽然前期已经开展了较系统与全面的颌面部火器伤研究，但对投射物伤、爆炸伤的研究深度仍不够，特别是爆炸伤的致伤机制研究方面，如冲击波是如何造成面部组织损伤及骨折的，复杂环境和地域（海水浸泡、高原作战）对伤口的影响等，细节还不清楚，推理多于实验，采用的模型、爆炸源还不规范，重复性也不高。

战场的现场救治讲究快速有效地挽救生命。快速判断伤情是重要方面，专科技术力量前伸是未来火器伤救治的发展方向。如何使专科救治更靠前以及战时救治颌面伤颌面外科

医师如何配置等,都是需要解决的问题。

此外,已经有研究机构构思智能专家辅助系统来帮助专科火器伤的早期救治,同时正在抓紧研制维持呼吸道通畅、解决第三通道给氧的新方法,这些都将对提高颌面部火器伤的救治质量发挥重要作用。

第二节　颌面部火器伤的治疗规范

不同于普通创伤外科的治疗,战时颌面部火器伤的救治属于军事医学的组成部分,有严格的组织和程序界定,即早期救治和分级救治。早期救治关系着抢救伤员的生命,如各种止血方法、解除窒息、纠正出血性休克等措施,其次才是专科介入,实施确定性治疗,在战时,这个过程是以分级救治来实现的,其目的是要准确地进行伤情评估,快速有效地分类、实现迅速转运伤员。分级救治是几次世界大战和我军历次战争卫生勤务总结出来的宝贵经验,至今仍在执行这个方法。当然,随着战场的时空概念的变化,如战场人员密度越来越低,没有前线后方之分;先进后送手段的使用,如采用直升机快速转运伤员,使分级救治原则略有变化;引入了“外科力量尽量前伸”“专科力量尽量前伸”的原则,这样,伤员在分类后可直接后送至专科手术医院,使伤员能够得到尽早确定性专科治疗。

一、治疗理念

颌面部火器伤救治应遵循先救治威胁生命的情况这个大原则,优先救治呼吸道、大出血等紧急情况以及颅脑、脏器伤。

颌面部火器伤的救治与和平时期创伤救治不同,尽管是部位伤,但在战争状态下,受救治体系和救治程序的约束,配属的外科手术人员并不全是颌面外科专科医师,为使救治范围扩大,颌面外科医师常与普通外科、神经外科、眼科、耳鼻咽喉科、整形外科等专业组成多专业手术单元,配备多专业的设备与器械,如生命支持系统、脑外科器械、普通外科器械、耳鼻喉科器械、颌面外科器械、整形外科器械,以及通用器械如手术显微镜、坚强内固定器械等,通过多专科协作,针对不同的伤情给予伤员救治和确定性外科处理。

这种专业配置是十分有效的,如某军手术医院主要由口腔颌面外科、耳鼻咽喉科、眼科、神经外科、普通创伤外科医师组成,在 4 个月时间里,共收治伤员 159 人,平均每个伤员经历 1.6 次手术,共手术 254 次。其中 52%的伤员为颌面部与颈部伤并伴有躯干四肢伤,26%为眼科伤员,22%为神经外科伤员。其中颌面部复杂损伤修复手术 70 例,颈部血管探查修复术 27 例,气管切开术 53 例。在上述几个专业医师的通力合作下,全部伤员获得成功救治,没有死亡。

外军的救治经验表明,多学科、多种技术融合组成的战地医院对某一类火器伤的救治不仅有效,而且可以节省时间,减少多个专业分别手术造成的创伤,这是未来战场救治的方向。

二、颌面部火器伤的早期救治

早期救治包括战场伤情评估、紧急处置和分类后送。

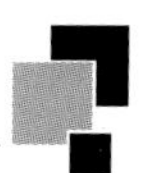

（一）现场伤情评估

伤情的迅速评估与准确判断是救治的前提，也是伤员按轻重缓急和先后顺序进行施救的基础，一般采用创伤外科的 ABCDEs 法评价，它适用于所有创伤伤员的伤情评估，A：呼吸道（airway）和颈椎损伤状况评价；B：呼吸道状况评价（breathing）；C：循环状况评价和控制出血（circulation）；D：神经系统损伤后出现的功能障碍评价情况（disability）；E：全身暴露及体温控制（exposure）。但这种评价复杂且不易掌握。而在战时，迅速应用客观简便的指标又能代表伤情严重程度的评价方法是十分重要的，我军在实践中总结出用战伤积分的方法量化火器伤的严重程度（表 20-1）。战伤总积分为表 20-1 中 A+B+C 积分的总和。伤情严重程度与火器伤计分总分的参照关系如下，得分越低表明伤情越重。

表 20-1 战伤积分

A 呼吸计分		B 收缩压计分		C 神志计分	
呼吸频率/（次·min^{-1}）	分值	收缩压/mmHg	分值	神志等级	分值
10~29	4	>89	4	13~15	4
>29	3	76~89	3	9~12	3
6~9	2	50~75	2	6~8	2
1~5	1	1~49	1	4~5	1
0	0	<1	0	3	0

注：神志昏迷状况等级，按以下 3 项判定得分之和进行区分：①睁眼动作：自动睁眼 4 分，呼唤睁眼 3 分，刺痛睁眼 2 分，不睁眼 1 分；②语言反应：回答切题 5 分，回答不切题 4 分，答非所问 3 分，只能发音 2 分，不能言语 1 分；③运动反应：按吩咐动作 6 分，刺痛能定位 5 分，刺痛能躲避 4 分，刺痛后肢体能屈曲 3 分，刺痛后肢体能过度伸展 2 分，不能活动 1 分。

危重伤员：一般为总积分 5（含）分以下者。

重伤伤员：一般为总积分 6~9 分者。

中度伤员：一般为总积分 10~11 分者。

轻伤伤员：一般为总积分 12 分者。

格拉斯哥昏迷定级（Glasgow coma scale，GCS）也是国际通用的创伤伤情评价方法，根据伤员的运动反应、言语反应和睁眼反应评价伤情，总分 15 分，分值越低表明伤情越重（表 20-2）。

表 20-2 格拉斯哥昏迷定级

运动反应	言语反应	睁眼反应	计分
遵命动作			6
定位动作	回答正确		5
肢体回缩	回答错误	自动睁眼	4
肢体屈曲	含混不清	呼唤睁眼	3
肢体过伸	唯有声叹	刺痛睁眼	2
无反应	无反应	无反应	1

修正的创伤评分(revised trauma score,RTS)是1989年根据创伤评分修正的评分系统,根据GCS得分、血压和呼吸评分,得分越低表明伤情越重。

上述计分方法能迅速评估伤员伤情状况,将伤员分为需要紧急处置的或复苏的重伤员、不危及生命且可以延迟处理的中度伤员、伤情稳定的轻伤员和伤情极重濒临死亡危重伤员,结合ABCDEs评估,可以确定伤员的优先处置顺序,重伤——紧急处理,中度伤——优先处理,轻伤——常规处理,危重伤——期待处理。

(二) 紧急专科处置

伤员紧急处置的作用是十分重要的,根据文献报道,伤员伤后1小时内,经过紧急处置,如有效制止出血、维持呼吸道通畅等措施,可以明显降低死亡率,给后续治疗赢得时间。颌面外科的紧急处置也主要包括止血与呼吸道两方面。

1. 止血措施　紧急处置的要点是迅速判定伤员有无大出血,休克状态,有无呼吸道窒息,有无复合伤和多发伤等情况。其中最重要的是判断有无威胁生命的大出血,某种程度上大出血的控制要优先于呼吸道的管理。

紧急处置的重要内容包括判定出血部位及止血,例如发现出入口位置,注意出入口位置与局部大血管的关系,损伤部位与肿胀部位的关系,同时严密观察伤员的血压。紧急止血可视情况采用指压、包扎压迫、填塞等方法,如伤口哆开并有活动性出血,可用止血钳夹住出血的血管止血,然后妥善结扎。对腔窦或非贯通伤口的出血,可采用止血剂浸泡纱布填塞,也可用止血粉填塞,填塞后观察有无继续出血,辅料包扎伤口。颈部紧急出血可戴上手套以手指深入伤道进行压迫止血。2003年国外某军战中装备了单兵急救包,其中有一种快凝药沸石(zeolite)止血剂,可用于颈动脉、肢体软组织和血管伤出血的填塞。实验表明,这种止血剂对小动脉甚至大动脉的出血有良好的止血作用。

颈部伤严禁绷带缠绕包扎,以避免影响脑部血供和呼吸道通畅。确实需要加压包扎时,应在对侧颈部设置头肩支架,或者利用伤员对侧上臂作支抗对伤口进行加压包扎。

2. 呼吸道管理　对有呼吸道梗阻的伤员,除应制止出血外,应及时用手持吸引器吸出口腔内血凝块、分泌物及异物,牵出后坠的舌头,放置咽导管,解除呼吸道窒息,然后采用头偏向一侧的体位,以便让分泌物流出口外,保持呼吸道通畅;对分泌物吸入气管甚至下呼吸道的伤员,可紧急做环甲膜穿刺,手动吸引器吸出分泌物,有条件时可做气管插管,解除窒息并维持气道通畅。在战场一线,一般无条件做气管切开术。对有呼吸道问题的伤员转运时,应注意伤员的体位,一般采用头偏向一侧,侧卧位运送,可辅助新型液态氧装置给氧,并迅速后送。

对伴有颌骨粉碎性骨折的伤员,无法做固定者,先去除碎骨片,止血,然后用钢丝在残余牙齿上做简单拴结使骨折基本复位,或者使用自攻颌间固定钉做颌间临时固定,以便后送。

对于可疑颅脑伤、胸腹脏器伤的伤员,无条件给予确定性处理,可给予止血剂,优先后送。广谱抗生素、破伤风抗毒素应用越早越好。

为了实现专科处理尽量前移的目的、提高专科早期救治效果,2000年已有国家开始研制"专科智能专家辅助决策系统",旨在使不熟悉专科处理的前方全科医师通过软件得到专科专家的支持,救治人员只需输入伤情和症状,就可以得到大致的专科诊断以及相应的专科处理方法,最终目的是提高专科救治的效果,我国也已有专家关注这个领域并正在开发该系统。

(三) 伤员的分类后送

伤员紧急处置结束后,重新评估伤员的伤情,然后,重要的工作是填写明确的伤票(med-

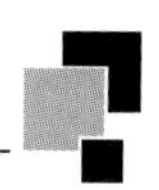

ical tag),包括伤情缓急、受伤部位、伤型、紧急处理内容等。外军常以不同的颜色加以区分,挂在伤员身体显著的部位,以便伤员有效地后送至下一级救治单位,按轻重缓急有序地救治。目前我军已开发出新的电子伤票。

国际上公认的分流伤票有四种:红色标签代表需要立即优先或紧急处理的伤员;黄色标签代表伤员伤情紧急但不需要立即处理,可以延迟;绿色标签代表只需要小的外科处理的伤员;黑色标签代表不能救治的伤员,或者超出救治范围的伤员如放射损伤、烧伤等。

三、颌面部火器伤的分级救治

与和平时期的创伤救治体系不同,分级救治是火器伤救治的另一大特点,战时伤员数量大,野战环境下安全、设备、供水、供电和交通等都难以得到保证,因此不可能将伤员留在作战区附近治疗,也不可能像和平时期那样,自始至终由一个救治机构完成,而必须把一个伤员的全部治疗过程,从时间上、空间上分开,由从前到后配置的许多救治机构分级进行,并且做到相互衔接和前后继承。可以说,分级救治是战时环境与伤员救治之间相互矛盾的产物,也是伤员后送与救治之间有机结合的统一过程。分级救治是为了提高火器伤救治质量,前方救命、逐级后送、后方治伤是各级救治单位统一遵守的救治原则,以保持救治工作的连续性、完整性和有效性。

现场紧急处置相当于创伤外科学的现场处置,由于战场一线救护不配置专科医师,所以一线医师难以做到专科的准确的诊断与处置,因此,一线医师的重要责任是迅速评估伤员的生命状况,紧急处置危及生命的情况,简单固定骨折并包扎伤口,并早期使用广谱抗生素及破伤风抗毒素,根据伤情和受伤部位分类组织后送,而不做专科确定性处理,这样做的目的是尽快地疏散伤员。

伤员后送转运至下一级医院后,可进一步评估伤情,做伤口检查处理,如进一步止血措施,做气管插管或气管切开,并继续向专科医院转运后送。

颌面外科专科医师一般与神经外科、普通外科、耳鼻喉科、整形外科、眼科医师共同配置在后方医院,形成多学科手术队,伤员转运至后方医院的时间应尽量在伤后 6~8 小时,该时间是做伤口初期外科处理的最佳时间与关键阶段,超过这个时间,组织坏死加重,伤口感染率将明显增加,给初期处理带来困难。

随着后送技术的升级换代,如直升机和轮式运输车的使用,特别是装备有生命支持和监护系统等的快速机动转运装备的应用,可以做到伤员的跨级后送。“专科力量尽量前伸”原则的引入,使多个国家的部队均能做到伤员在伤后 2 小时内及时转运到后方医院,并及早得到专科处理,死亡率明显降低,救治质量明显提高。近年来我军的救治保障体系也发生了飞跃式转变,现代化运送工具有可能使伤员从战场直接后送至专科手术队或医院,使早期处理的时间明显提前,效果优于逐级后送。

四、专科确定性治疗

(一) 外科清创术的基础

确定性治疗是指伤员后送至师以上救治单位或后方医院后,在伤员全身状况基本稳定的条件下,对伤口进行有目的且有针对性的专科处理。确定性治疗包括软组织伤口的外科清创处理及颌骨骨折固定等。伤口清创是火器伤最重要的处理手段,伤口的顺利愈合与清创时间和清创是否彻底有密切关系。一般认为,伤后 6~8 小时是清创的最佳时间。火器伤的清创与普通创伤的清创有明显区别,即火器伤清创切除的坏死组织多于普通伤,但颌面部火器伤的清创也有别于肢体火器伤。要做好颌面部火器伤的外科清创,必须了解火器伤的伤道形态学与伤道的病理学分区。

1. 伤道的大体形态　伤道是投射物侵彻、贯穿组织所经过的路径,有一个入口和一个出口,分为永久伤道(原发伤道)、暂时伤道和继发伤道。永久伤道是投射物穿过组织后留下的管状路径,其间为血凝块、坏死组织碎片所充填,外层为伤道壁,其表层组织往往是坏死组织。永久伤道在清创时肉眼可以看到。暂时伤道是高速投射物穿过组织瞬间形成的膨隆状空腔(图 20-4),体积大于永久伤道,实际上就是瞬时空腔。当高速投射物穿过组织后,组织的弹性使其又恢复到原状。暂时伤道肉眼是看不到的,但用特殊的介质如肥皂可以将其记录下来(图 20-5)。暂时伤道说明瞬时空腔形成时对周围组织的压力状况。继发伤道是投射物在伤道内发生了破碎而改变了运行方向,或投射物击中骨骼发生破碎而改变运行方向所形成的伤道。它与主伤道不是一个方向,是加重组织损伤的重要因素。

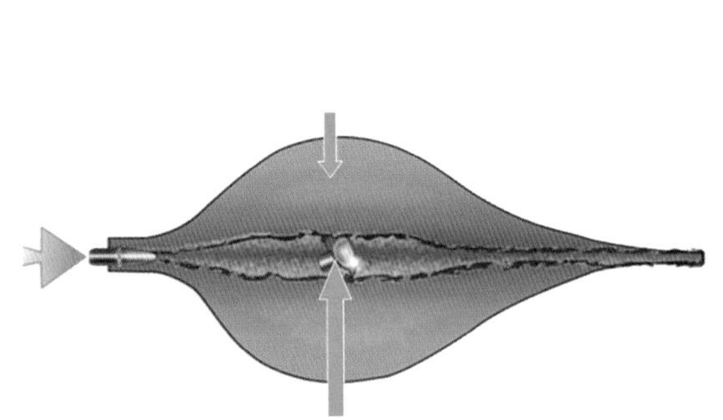

图 20-4　永久伤道与暂时伤道,中央为永久伤道,外围是暂时伤道

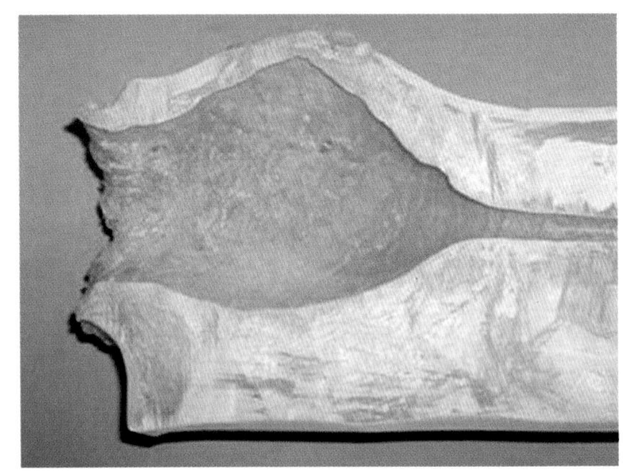

图 20-5　用肥皂介质记录的暂时伤道(瞬时空腔)

除非发生非贯通伤,一般伤道都有入口与出口。根据火器伤的伤口大小,有以下规律可循:低、中速子弹的出入口常大致相同;低速小质量破片可能只有入口,没有出口,形成非贯通伤;高速小质量破片(>900m/s)的入口要大于出口。值得注意的是,判断火器伤组织损伤的严重性不能以出入口的大小作为依据。入口小不能说明损伤轻,因为除非伤口哆开,伤道内部是看不到的。

2. 伤道的病理学分区　伤道在病理学上可分为三个区,即原发伤道区、挫伤区和震荡区。

原发伤道区又称永久伤道,是投射物穿过组织所形成的腔隙。这个区域受高速投射物的物理侵彻、瞬时空腔的压力波和牵拉影响最大,伤后 24 小时组织一般均要坏死脱落,病理学所见几乎全为坏死组织碎片、血管栓塞、炎细胞浸润等。清创时这部分组织需要彻底切除。

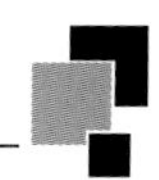

挫伤区是位于坏死区之外一定距离的组织损伤，是投射物发生瞬时空腔牵拉震荡损伤组织的重要部位。该区域也是清创处理的重点，范围约2~3cm，病理学所见靠近原发伤道区的组织多为坏死组织，如果不及时清创处理，这部分组织会发生坏死液化脱落。研究表明，颌面部挫伤区坏死组织的范围要小于肢体四肢伤（见表20-3），肌肉坏死范围为0.5~0.8cm，颌骨为0.5cm，皮肤、黏膜为0.2~0.3cm。挫伤区外层则表现为正常与坏死组织结构相间，组织充血水肿严重，炎细胞浸润。该区域的内层组织损伤是可逆的，如清创晚，该区域血液循环障碍加重，组织缺氧导致坏死向挫伤区外层延伸，导致坏死范围加大，清创量加大；如清创及时，去除坏死区组织，可改善组织血运及缺氧状态，挫伤区内层组织可以存活。因此，争取早期清创实际上是减少坏死区进一步扩大、减少组织切除量的有效措施。大血管和神经干如位于挫伤区附近，受空腔效应的强烈牵拉震荡，血管可发生外膜及内膜的损伤，有可能出现血栓或假性动脉瘤等并发症，神经干可发生暂时性功能障碍。

表20-3　颌面部与躯干四肢损伤范围的比较

组织类型	挫伤区/cm		坏死区/cm	
	颌面部	四肢伤*	颌面部	四肢伤*
皮肤黏膜	0.3~0.5	0.8~1.5	0.2~0.3	0.4
肌肉	1~1.5	1.5~3	0.5~0.8	1~1.5
骨骼	1	1.5	0.5	1

注*：引自王正国．战伤救治手册，1999

震荡区是位于挫伤区之外的区域，该区域组织不发生坏死。病理学上主要为组织充血水肿，炎细胞浸润，间或有组织的灶性坏死，范围约3~5cm。值得注意的是震荡区的小动静脉内皮细胞也会发生损伤，包括内皮脱落，弹力纤维断裂、暴露，血栓形成。伤后3天，伤道外3cm的小血管血栓形成的概率明显增加，因此，如果做早期血管化组织移植，受区血管的选择一定要远离震荡区，并且修复时间最好在伤后5天以后进行。

值得注意的是，不同的战场环境，不同的战争季节，对组织损伤的范围是有影响的。海战伤员的伤口经过海水的浸泡，其感染率明显增加，使伤口的外科处理更加复杂，而高海拔、高寒地区的伤口感染率低于热带地区。

（二）清创时机与修复时机

伤后6~8小时是清创的最佳时机。此时伤道内尽管有污染，坏死区细菌并未大量滋生，及时实施清创可使挫伤区内层损伤组织血运增强，恢复活力，降低感染率。颌面部火器伤的清创时间与肢体伤有区别。颌面部火器伤清创后一般可以做一期缝合，伤后48小时只要伤口无明显感染迹象，清创彻底，仍可做一期缝合。而肢体伤6~8小时是个界限，超过8小时，伤口清创后严禁做一期缝合，伤口敞开做延期缝合。对于后送不及时，伤口已有感染的颌面部火器伤伤口，主张先湿敷，等待1~3天，伤口创面清洁后再行伤口清创，做延期缝合。早期缺损重建的修复手术应该在伤后5~7天后进行。

（三）清创范围

颌面部重要的解剖生理特点之一是血运丰富，抗感染能力强。这是颌面部火器伤清创范围小于肢体伤的解剖基础。实验也证明，颌面部火器伤的清创时间没有十分严格的限制，清创范围也小于肢体伤,而且可以做组织缺损的早期修复(表 20-4)。这些特点与肢体伤有明显区别。

表 20-4 颌面部与躯干四肢火器伤早期救治原则比较

	颌面伤	肢体伤
清创范围	"经济清创",切除范围小于 0.5~0.8cm	切除范围 1~1.5cm
清创时限	伤后 48 小时内均可清创并一期缝合	伤后超过 8 小时严禁一期缝合
修复时机	清创后可即刻修复	缺损不做早期修复

(四) 外科清创方法

清创的目的是通过外科技术清除伤道内的坏死组织、感染组织及异物,改善损伤组织的血循环,促进伤口愈合。清创可在局麻或全麻下进行,其基本技术和方法是敞开伤道,冲洗加清洗创面,切除坏死组织,去除异物,固定骨折,缝合伤口,放置引流。

对于伤道未敞开的伤口要做切开并敞开伤道。冲洗并清洗创面后,以往常采用 3%过氧化氢与大量生理盐水交替冲洗创面,目前也采用新型外科清创清洗机冲洗创面。这种清创机配备多种清洗液体,如肥皂水、过氧化氢、生理盐水和抗生素液,可用高压喷头对创面进行清洗,对清理异物非常有用。

创面清洗后即可对坏死组织进行切除。坏死组织的切除既要参照理论的组织坏死范围,尽量将坏死组织清除干净,否则,伤口感染的概率会增加,但也要顾及切除过多而增加面部畸形的问题。创面组织坏死并发生变暗、发黑等颜色改变一般需要 24 小时。当清创时间少于 6~8 小时,坏死组织的颜色并未显现出来,无法判断哪些是坏死组织,哪些是有活力的组织。怎样判断组织是否发生坏死并且需要切除呢?以往曾出现多种方法,如"清创眼镜"、组织氧探测等。清创眼镜是利用坏死组织与有活力的组织在光学色差的区别来协助清创的。戴上眼镜进行清创,可以观察到坏死组织的颜色比有活力的组织变得更暗。根据组织颜色的变化进行坏死组织的切除会更有效、更精确。组织氧探测是利用坏死组织组织氧下降与否来判断无活力的组织,从而切除坏死组织。上述方法由于不精确,或者使用起来不方便,一直未能投入使用。更有效的技术尚未出现,因此这是清创技术今后的研究方向。

目前被广泛使用的是经验清创法,即"4Cs"清创法。4Cs 的具体做法是根据创面组织的颜色(colour)、致密度(consistency)、出血(capillary bleeding)和组织的收缩力(contractility)来判断组织是否发生坏死。组织颜色的变化可反映其活力,颜色变暗发黑是坏死的表现。组织经过投射物的物理侵彻和空腔压力的作用,坏死组织的致密度也发生改变,特别是肌肉组织。当用止血钳夹含坏死的肌肉时,常常有烂泥样感,非常容易碎裂,而正常肌肉组织有弹性,钳夹时肌纤维会有收缩动作。清创时可用刀刃搔刮组织,有活力的组织常有出血,坏死组织则不出血。对于火器伤伤口,坏死组织必须毫不犹豫地彻底清除,否则残留的坏死组织会发生液化,成为感染的培养基。这在处理火器伤时需要特别注意。清创时还要注意继发伤道和异物的处理,力争不要遗漏。

清创时还应注意对神经予以特别关注,特别是面神经。有断裂或缺损可加以修复,留待二期修复则相对困难。

火器伤骨折常常为粉碎性并伴有骨缺损。对于影响伤口愈合的小碎骨片、碎裂的牙齿

应予以清除,尽量利用残余的牙齿和牙槽骨恢复咬合关系。大段的骨块应进行拼接,尽量恢复颌骨的连续性,以钛板或重建钛板予以固定。骨缺损可以应用重建钛板维持颌骨形态,以利于二期修复。过去认为火器伤不宜使用接骨板的观点目前已逐渐被摒弃,因为不稳定的固定反而是伤口感染的主要原因。

（五）伤口关闭与组织缺损修复

对于低速武器或爆炸破片造成的创面,清创后伤口可以一期缝合,但要遵循先关闭口内伤口,后关闭口外伤口的原则。如不能同时兼顾,应当首先争取关闭口内伤口,无法关闭的洞穿伤口,可用碘仿纱条予以填塞,留待后期修复。

对于高速投射物及近距离爆炸伤等高能火器伤,伤区常伴有严重的污染和感染及大量难以辨别的组织坏死,组织损伤严重,一次清创难以达到彻底清除伤区潜在坏死组织的目的。对这一类伤员,伤口暂时不做严密缝合和修复,待清创后5~7天,伤员全身情况得到改善,局部感染得以控制时,再对伤口行二次清创。这时伤区正常组织和坏死组织的界限已分明,可彻底清创后同期修复组织缺损,采用血管化组织移植进行可获得较好的修复效果。这类重建手术对手术条件、设备及技术要求较高,因此手术一般在设备较好的后方医院进行。

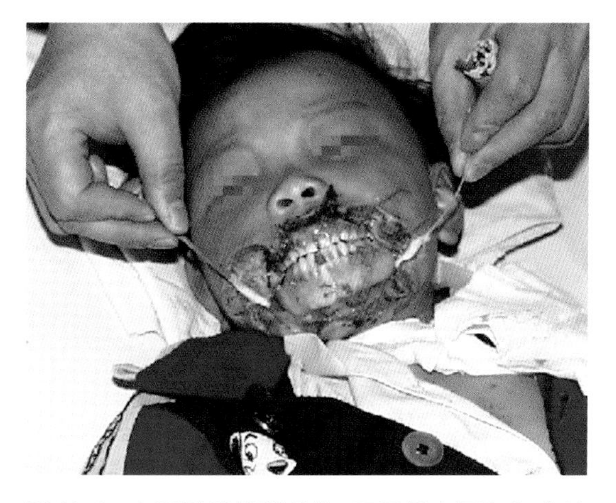

图20-6　上下唇雷管爆炸伤,下唇及上唇组织全缺损,颌骨暴露,软组织创面严重感染

对于伤口严重感染、组织缺损严重、全身状况不好的伤员(图20-6),伤口的修复不能奢望在早期进行,应将目的放在促进感染消退、伤口的愈合,而不是缺损组织的早期修复。这种情况下,组织缺损的修复重建可放在晚期进行。

（六）颈部火器伤

颈部火器伤常与颌面伤共存,其最大的危险是大血管的出血,直接威胁伤员的生命,死亡率约4%。因此,如颈部伤口出血不易控制,肿胀持续加重,伤员呼吸窘迫时,应优先处理。对于伤情稳定、可疑颈部血管损伤的伤员,应严密观察,做血管造影、数字减影和磁共振血管成像,以明确损伤部位,制订充分的手术探查准备、处理策略(图20-7)。

为方便颈部血管伤治疗,颈部被分为三个解剖区域(图20-8)。Ⅰ区位于锁骨与环状软骨之间,包括无名动脉、颈总动脉起始部、锁骨下血管、椎动脉、臂丛、气管、食管、胸导管和肺尖。Ⅱ区位于环状软骨与下颌角之间,含有颈动静脉、椎动脉、气管和食管等结构。Ⅲ区位于下颌角与颅底之间的区域,含有颈内、外动静脉、椎动脉和口咽。颌面外科主要针对Ⅱ区和Ⅲ区血管伤。根据资料统计,Ⅱ区是颈部伤发生率最高的部位。

颈部血管伤的探查手术应做好充分术前准备,如血管的影像学检查、准备充足的血源、手术切口暴露充分。一般先从损伤血管的下部开始解剖,解剖出颈总动脉,套上橡皮圈,以利于控制出血。为控制远心端血管的出血,常自肿胀的上方解剖出远心端血管,同样以橡皮圈控制出血,然后进入出血肿胀区,解剖寻找血管破口(图20-9)。

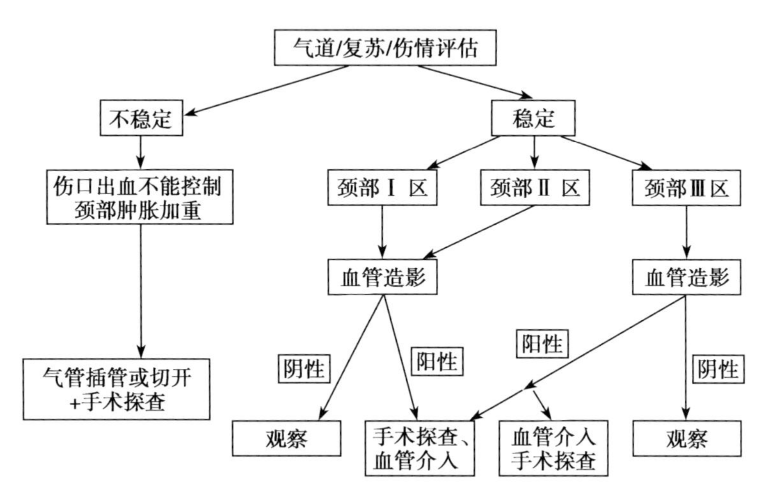

图 20-7　颈部血管伤的处置策略

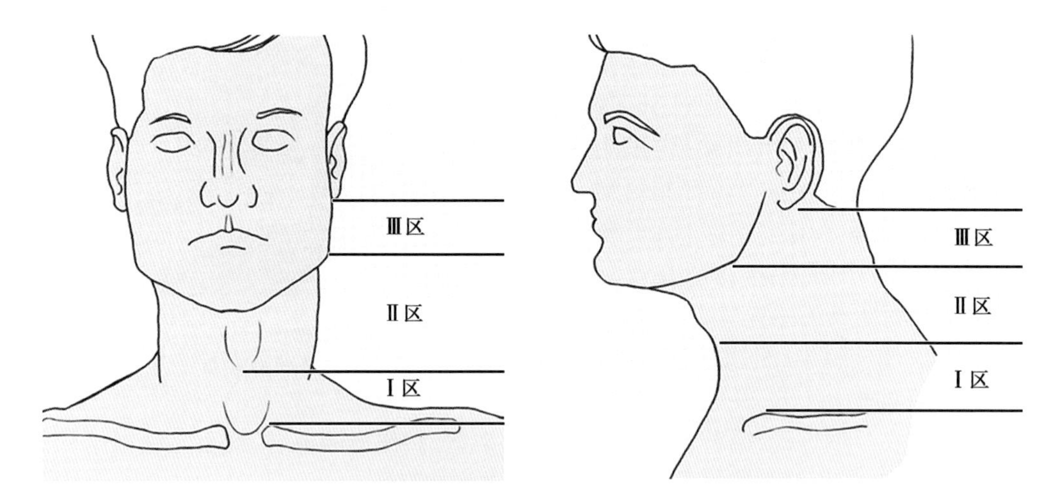

图 20-8　颈部血管伤的分区

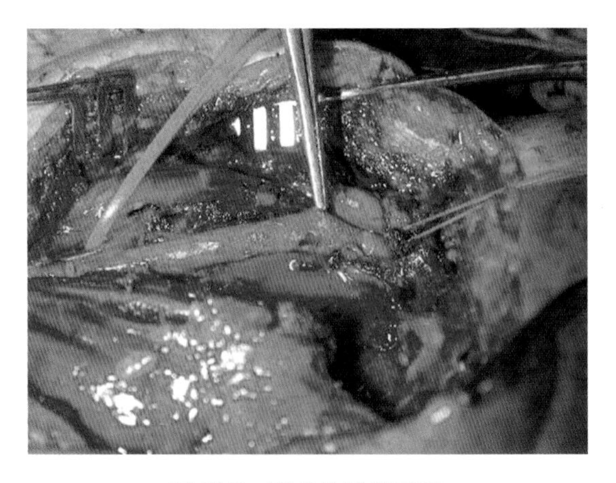

图 20-9　颈总动脉的破口

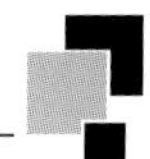

颈总动脉及颈动脉分叉的破口可采用修补缝合、筋膜加固的方法处理。颈外动脉的破口如不能修补,可以予以结扎。颈内动脉的如不能修补,可用结扎的颈外动脉近心端与颈内动脉吻合,重建颈内动脉血供,也可以用颈外动脉远心端与颈内动脉吻合,利用颈外动脉血供重建颈内动脉血供,防止术后脑缺血。

在明确血管损伤部位及有准备的情况下,颈内动脉和颈外动脉的假性动脉瘤还可以使用血管内支架阻隔出血部位,与手术相比,损伤小且效果好(图20-10)。

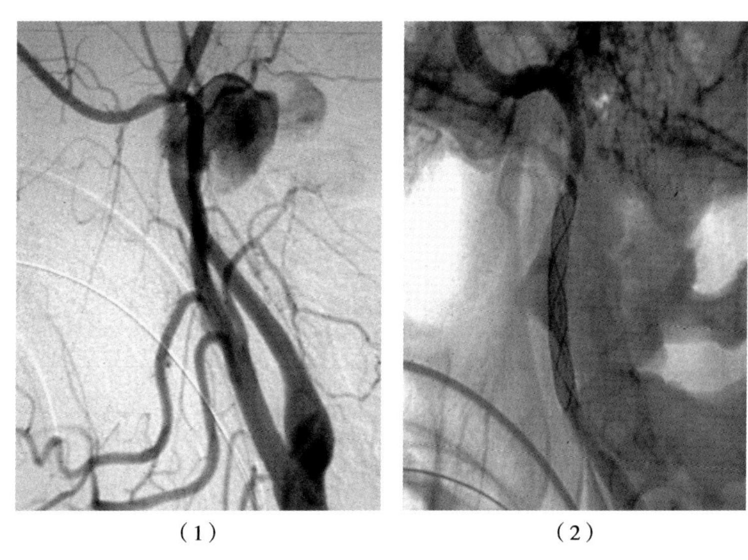

(1)　　　　(2)

图20-10　Ⅲ区颈内动脉假性动脉瘤的血管内支架介入阻隔治疗

(1)Ⅲ区颈内动脉假性动脉瘤;(2)血管内支架介入阻隔治疗。

五、组织缺损、畸形的晚期修复

颌面部火器伤伤员经过紧急处理、后送转运和确定性治疗,如果伤情不重,数周即可基本康复。颌面部伤口不像普通创伤那样,70%伤员愈合后需要进行瘢痕修整等后续处理。此外,严重的颌面部火器伤伤员,受全身伤情的影响,局部伤的复杂性如感染换药、骨髓炎处理、组织严重缺损以及瘢痕软化需要时间等影响,不得已而将组织缺损的修复重建放到晚期进行。一般认为伤后6~12个月是晚期组织缺损修复重建的时期。

晚期修复也是火器伤治疗的重要方面。能否获得理想的修复效果,对于伤员战后重新回归社会有重要意义。颌面火器性组织缺损畸形严重影响面容和功能,同时也影响伤员的心理状态。有报道显示,这类伤员的自杀率约30%。因此,晚期治疗关系伤员的生命质量。

近几十年来,外科技术及设备快速发展。坚固内固定、组织移植、种植体、正颌外科和牵张成骨等技术已经逐渐成熟。近几年引入的数字化手术设计、快速成型、手术导航、仿真赝复等新技术,使严重缺损畸形的修复重建效果明显提高。但晚期修复重建仍要遵循程序化、个性化和创伤小的原则,不能期望通过一次手术或一种技术达到修复目的。

第三节 经典治疗

一、颌面部火器性软组织伤的处理

软组织火器伤仍然是最多见的火器伤伤型，约占50%~60%。这类伤员往往是由于低速低能武器或低能爆炸致伤，经过现场紧急处理，全身情况一般稳定，在到达师医院时即可以行伤口的初期处理。多数学者对这类损伤的处理采取更积极的态度，清创中彻底清除坏死组织及异物，探查神经导管损伤，固定松动的牙齿，缝合伤口时先关闭口内，口外伤口尽量对位缝合，有张力时可做减张缝合，放置引流（图20-11）。

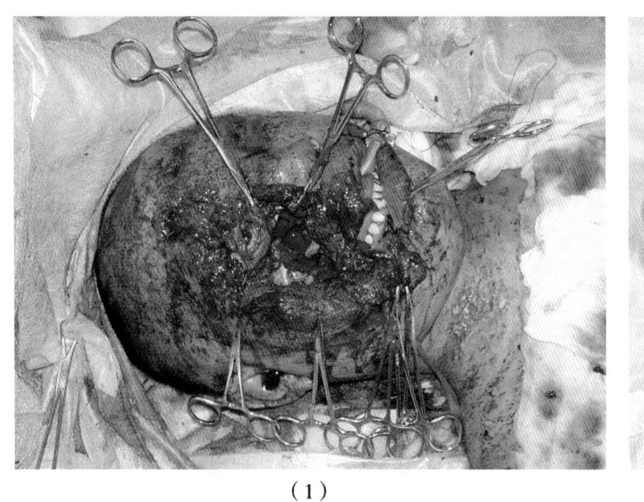

（1）

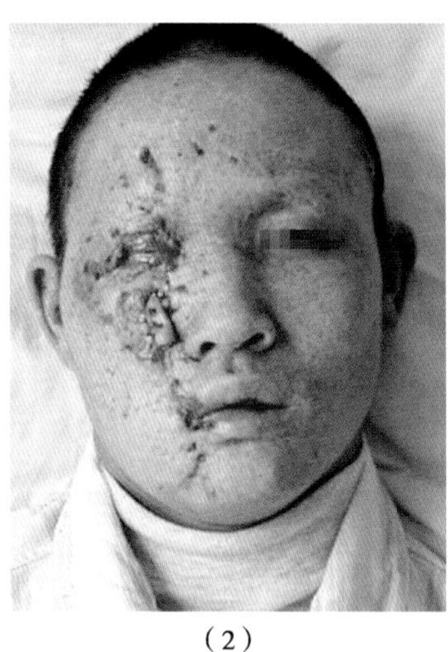

（2）

图20-11 颌面部软组织爆炸伤的早期清创与缝合
（1）清创；（2）缝合。

对于颌面部大面积软组织缺损、伤口污染严重的伤员，初期处理伤口的重点是去除感染组织及坏死组织，然后创面应用高渗盐水湿敷处理1周，待创面清洁、新鲜肉芽组织长出后，对创面再次清创，选用血管化组织瓣修复缺损（图20-12）。伴有面神经缺损时，可选用游离神经血管复合瓣进行功能性修复。修复时供区血管应尽量远离损伤区，以减少由于血管内皮的损伤导致血栓形成，使修复失败。

二、火器性软、硬组织缺损的修复

多数学者不主张对火器性软、硬组织复合缺损进行早期修复重建，特别是与口腔相通的伤员，而主张先关闭口内伤口，骨缺损间隙以重建钛板维持，辅以颌间固定维持咬合关系，待口内伤口愈合后6~12个月，采用游离植骨的方法修复骨缺损（图20-13）。

伤口愈合后，如果口内软组织瘢痕挛缩严重，软组织不能覆盖游离植骨，影响植骨的高度和将来种植体植入，此类伤员可选用血管化腓骨复合瓣或髂骨复合瓣修复骨缺损。其中

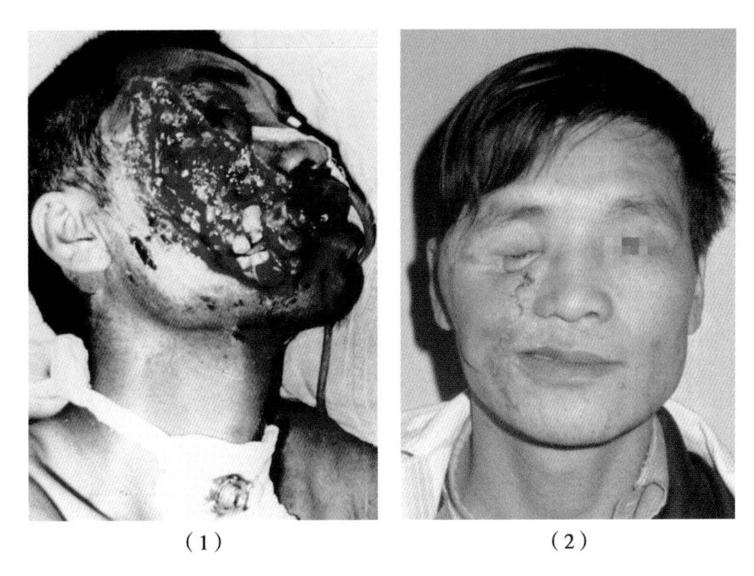

（1）　　（2）

图 20-12　大面积软组织缺损伴面神经缺损

（1）一期清创；（2）二期采用游离血管神经的背阔肌肌皮瓣修复缺损及面神经，术后 6 个月，伤侧面神经功能有恢复。

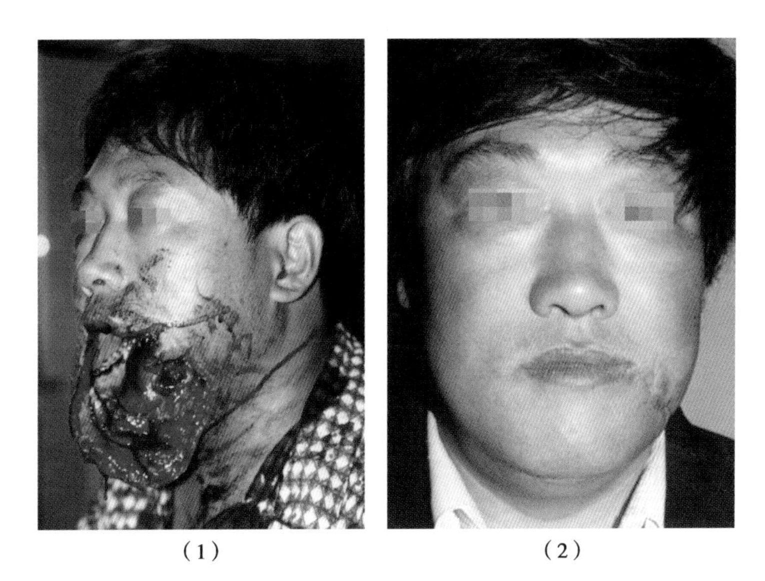

（1）　　（2）

图 20-13　下面部枪伤伴下颌骨缺损的修复

（1）下面部枪伤伴下颌骨缺损；（2）二期采用游离植骨的方法修复骨缺损。

软组织瓣用于口内覆盖骨瓣，同时修复软组织缺损。此类伤员往往要经历多次手术。

三、大面积复杂软、硬组织缺损的晚期修复

颌面部大面积复合组织缺损（图 20-14）用外科修复手段难以获得理想的形态与功能。随着种植体技术、计算机辅助设计与赝复材料的发展，目前可以用赝复技术对此类

缺损进行修复，其形态效果优于外科重建技术，并且损伤小。与外科技术相比，赝复技术疗程短，但要做到功能和形态效果兼顾还需结合外科技术。赝复技术的制作流程见图 20-15。通过计算机表面扫描、缺损信息的镜像重建、快速成型技术实体制作、硅橡胶材料替换等过程，结合种植体或磁性附着体的固位，可以实现复杂面部缺损的赝复（图 20-16，图 20-17）。

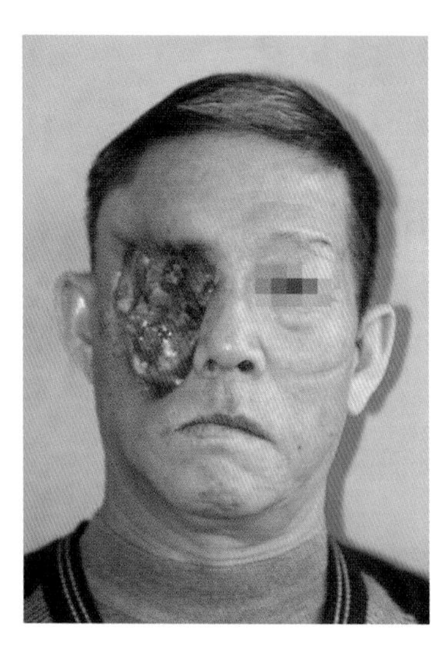

图 20-14 面部复杂复合组织缺损

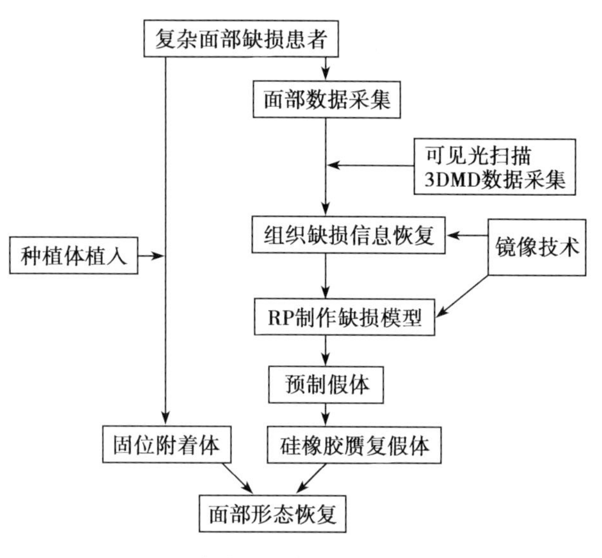

图 20-15 复杂颌面部组织缺损的赝复修复流程

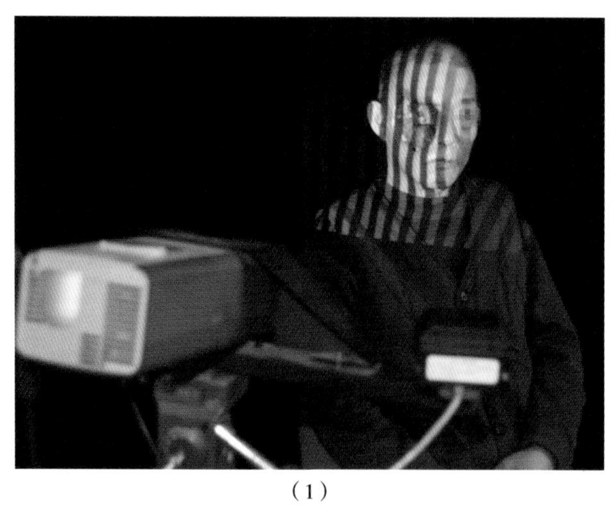

（1）

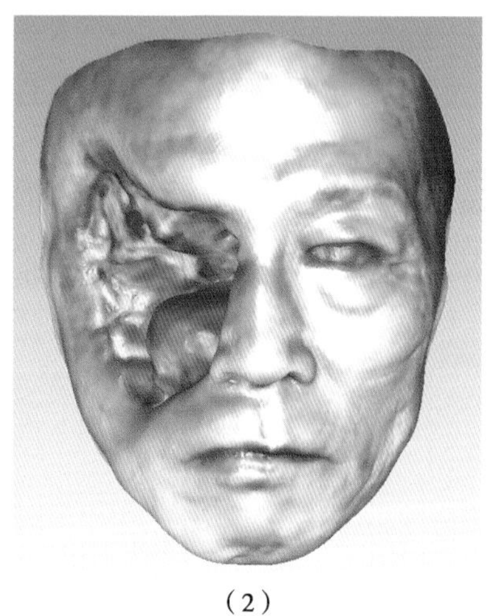

（2）

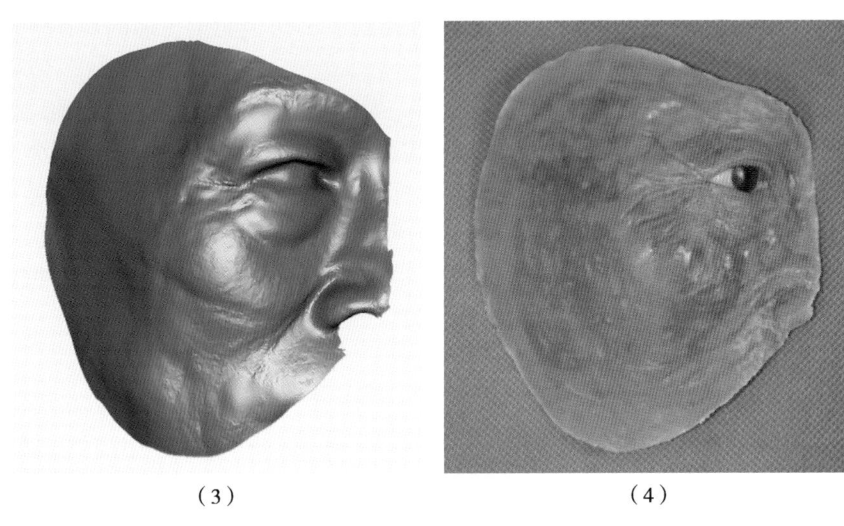

(3)　　　　　　(4)

图 20-16　颌面部复合缺损赝复修复过程

(1)可见光扫描;(2)3D 模型制作;(3)缺损镜像恢复;(4)蜡型制作。

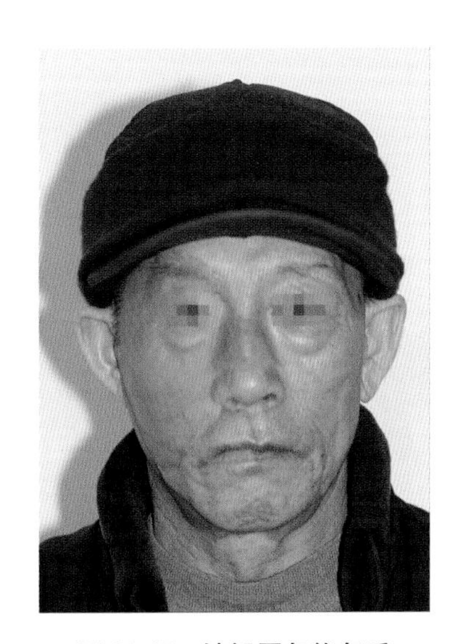

图 20-17　缺损赝复修复后

第四节　颌面部火器伤的研究方法

公认的颌面部火器伤研究方法必须满足以下要求:标准的致伤方式、数据采集方便准确、可重复性强。

一、动物致伤模型的建立

火器伤实际上是投射物所携带的动能急剧传递于致伤组织造成的创伤,是能量转换的过程。由于投射物传递能量的物理参数可以直接通过测试获取,所以火器伤实验模型是研究火器伤的基础,因此国内外又常通过火器伤研究阐述创伤中能量传递的规律。

(一) 实验动物

火器伤研究应用较多的实验动物是犬和猪。犬易于驯养,犬的肌肉、骨骼、血液循环系统以及胸、腹腔的主要脏器均与人体有较好的相似性和可比性,是火器伤研究常用的动物。犬用于研究颌面部火器伤的不足之处是面部目标略小,要求射击精度较高;软组织量少,容易穿通口腔。犬的咬肌区组织较厚,是最常用的致伤部位,可同时致伤软硬组织。虽然犬的颌骨形态与人有较大差异,可比性略差,但应用其研究能量的传递规律可重复性较好。猪的皮肤构造与人皮肤相似,肌肉丰满,颌骨形态好于犬。

(二) 颌面部投射物伤实验模型

投射物致伤最常用的是"瑞典模型",是1974年由瑞典学者建立的致伤方式。该模型采用不同直径和重量的球形致伤物,使用滑膛弹道枪发射,射距6m。可通过装药量的不同来改变致伤速度,也可通过改变投射物重量来改变致伤条件。致伤参数可通过测速仪准确获得。该致伤方式的优点是可在实验室进行,由于采用的是球形致伤物,弹道特性稳定,可重复性好(图20-18)。

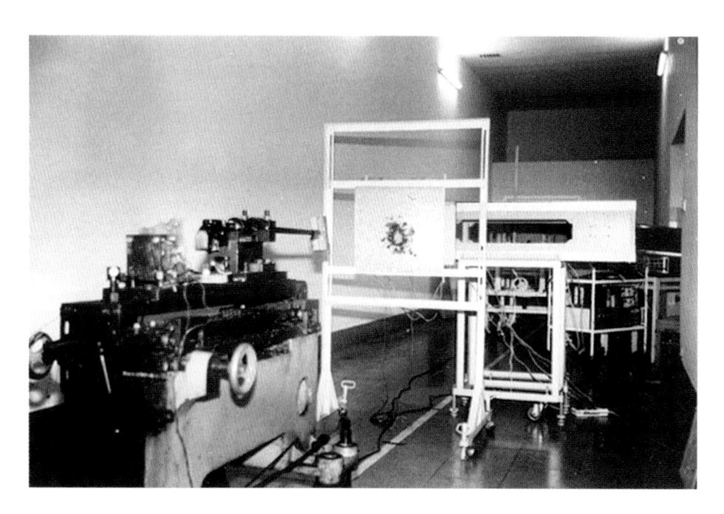

图20-18 "瑞典致伤模型"及测速装置

选择体重12~18kg成年犬,麻醉后将其平卧固定于致伤台。弹着点位置选择在一侧咬肌前缘前2.5~3.5cm处下颌体。以53式滑膛枪发射重量为0.7g的钢球,射速1 100~1 300m/s。伤后立即清理口腔,避免呼吸道阻塞。该模型的弹着点处下颌骨粉碎性骨折,骨质缺损范围平均3.0cm^2,口腔黏膜撕裂,伤道及伤道边缘小动、静脉有血栓形成,血管壁损伤,面神经肿胀、变性。该模型可应用于颌面部火器伤组织缺损、血管损伤修复的实验研究。

随着计算机技术的发展,通过有限元技术、图像技术软件,专家们可以在计算机上模拟颌面部投射物伤。第三军医大学报道了用猪下颌骨有限元模型制作的枪弹伤模型,并与猪下颌骨动物致伤实验模型相比较,结果表明有限元技术与动物实验有较好的相似性。这为今后详细研究颌面部火器伤致伤机制提供了很好的实验方法,值得进一步深入研究。

(三) 颌面部爆炸伤实验模型

单纯研究冲击波致伤时,可将纸质电雷管(图20-19)置于动物面颊部或咬肌区。当爆炸

当量一定，放置的雷管距致伤区距离不同，可制作出单纯软组织伤、软组织缺损及软硬组织复合伤。

为更好地模拟冲击波与破片的损伤，设计了利用破片同时触发纸质雷管的致伤模型。应用该模型可同时研究冲击波与破片对组织的损伤，但这种模型要求触发雷管爆炸的精确性高，可重复性略差。

2002 年，国内有学者采用新型球形爆炸源制作颌面部爆炸伤模型（图 20-20）。炸药为高能太安 PETN，这种爆炸源由于是球形，因此没有爆炸方向性，解决了雷管致伤存在方向性而导致损伤不均一的问题。

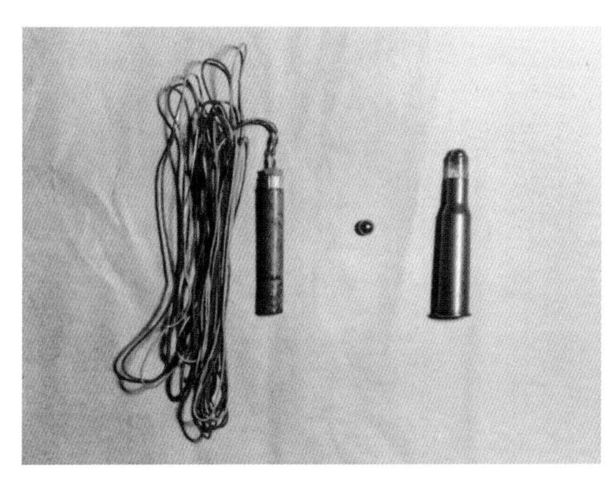

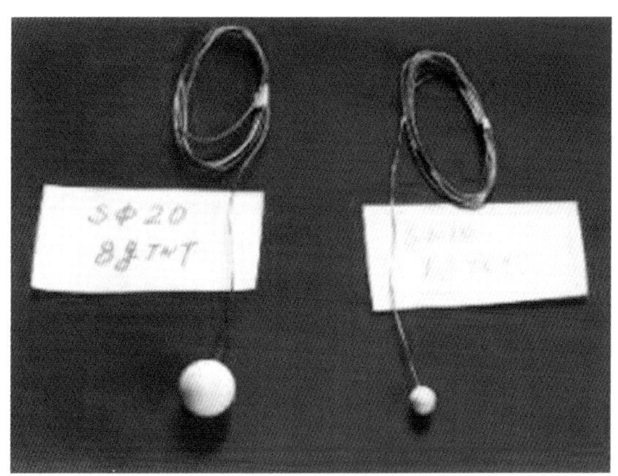

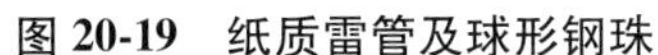
图 20-19　纸质雷管及球形钢珠

图 20-20　新型高能微型爆炸球

二、致伤武器与弹药

除专业实验室致伤采用精度较高的弹道枪外，制式的步、手枪发射的枪弹可基本满足火器伤实验要求。由于枪管来复线的缘故，弹头在空中飞行时高速旋转，加之弹头的结构不对称和空气动力学原因，弹头在飞行时可产生偏离飞行直线纵轴的运动（偏航）、弹头倒转（翻滚）、围绕枪弹中心的旋转偏航运动（进动），以及呈玫瑰花结构的向前旋转运动（章动）。弹头撞击体表的角度不同，组织损伤程度和伤道形状也有所不同。

手枪弹初速低，一般采用铅心结构。国产 51 式手枪弹，口径为 7. 62mm，初速为 435m/s，枪口动能 519. 4J，弹头质量为 5. 5g，弹头结构为圆头、平底、铅芯、被甲式。国产 51-1 式手枪弹弹头结构为钢芯。59 式手枪弹口径为 9mm，初速为 315～340m/s，枪口动能为 304J，弹头质量为 6. 1g，弹头结构同 51 式手枪弹（图 20-21）。

国产 53 式 7. 62mm 弹有钢芯和铅芯两种，初速为 865m/s，枪口动能为 3 569J，质量为 9. 6g。56 式 7. 62mm 弹初速为 710～735m/s，枪口动能为 1 991～2 134J，弹头质量为 7. 9g。7. 62mm 弹飞行稳定，侵彻力强。小于 6mm 口径枪械发射的枪弹称为小口径枪弹。美军 5. 56mm M193 枪弹为典型的小口径枪弹，该弹初速 997m/s，枪口动能 1 769J，弹头质量为 3. 56g。由于小口径枪弹初速高、弹体轻，射入组织的弹头易翻转、破碎、流出铅芯，因而组织损伤重（图 20-22）。

滑膛枪发射单发的预制球形、圆柱形、方形钢质破片，可模拟各类爆炸物预制弹片的致

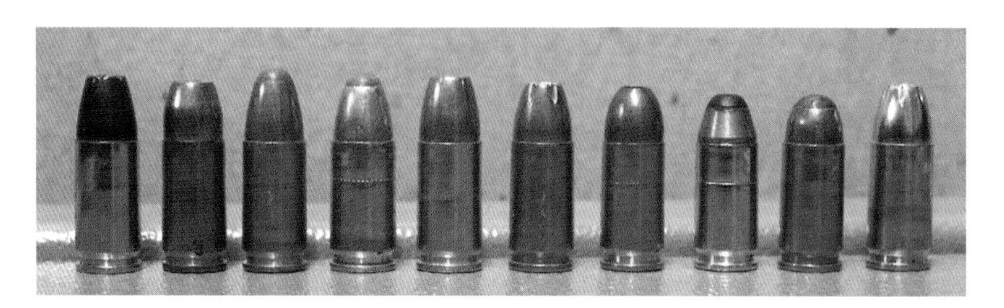

图 20-21　各种手枪弹

伤过程。通常将预制破片(图 20-23)放置在盛装发射药的弹壳前端的塑料弹托内,发射后弹托与破片分离,可通过改变发射药获取不同的破片速度。球形破片在飞行中无章动、不翻滚、稳定性好,因此在实验中常采用。

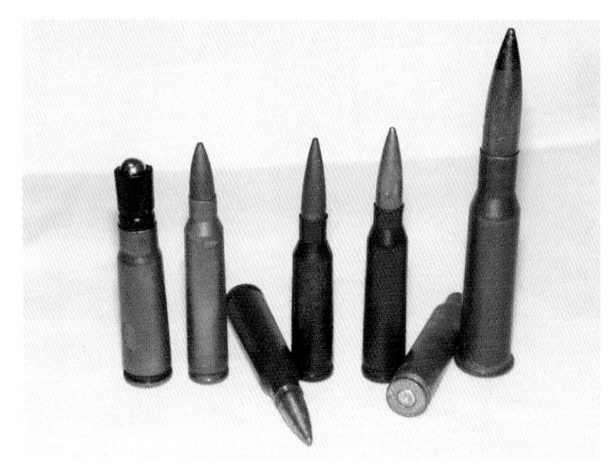

图 20-22　各种步枪弹

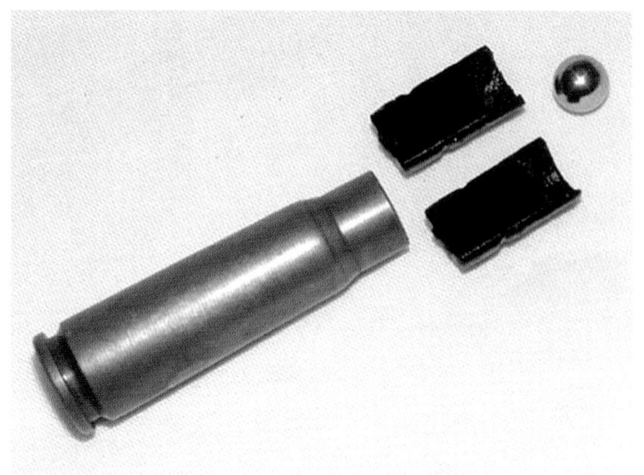

图 20-23　预制破片(钢珠)

爆炸致伤的爆炸源常采用纸质雷管,主要研究单纯冲击波致伤,根据装药量不同和实验目的不同设计,以电触发引爆,完成致伤。但目前雷管的设计多为圆柱形,所以爆炸时有方向性。圆柱状两端几乎无致伤作用,导致致伤存在不均一性,也与冲击波特点有一定差距。新的球形爆炸源可以很好地解决方向性问题。将雷管与破片结合起来应用,可研究冲击波与破片对组织的复合致伤。

三、投射物的速度及其他参数的测定

投射物的初速以及穿过生物靶后剩余的速度可采用高速摄影、闪光 X 线照相、区截装置-电子测时系统、多普勒靶测速雷达、弹道摆等多种测速装置测定。由于区截装置-电子测时系统的仪器较价廉且测定结果稳定,为实验室常用测速装置。区截装置又称测速靶,可分为接触式与非接触式。前者如铜丝靶,后者如激光测速靶、红外线测速靶。测速时精确测定投射物运动的某一弹道段的起点和终点之间的距离($x_{1,2}$),当投射物通过时分别产生瞬时区截脉冲信号,电子测时仪及时记录通过两靶行程的时间($t_{1,2}$),从而计算出投射物的速度(v):$v=x_{1,2}/t_{1,2}$。投射物击中靶物时传递的能量可依据下列公式计算:传递能量=m($v_1{}^2$-

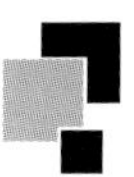

$v_2^2)/2g$。式中 m 为投射物重量,g 为重力加速度,v_1 为投射物击中靶物的撞击速度,v_2 为投射物穿过靶物的剩余速度(图 20-24)。

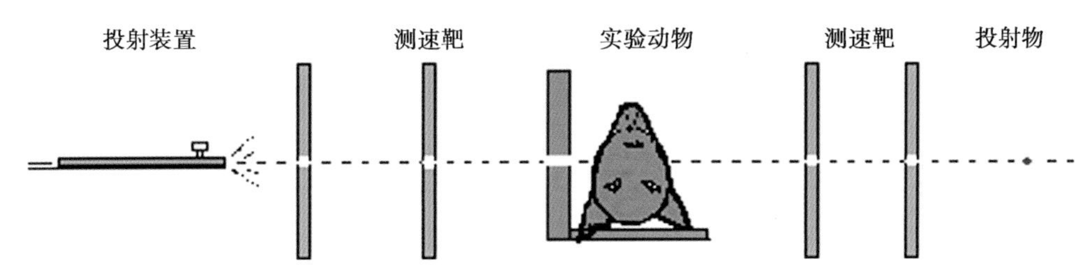

图 20-24　投射物致伤时的速度测定示意图

在火器伤研究中,获得压力波、能量传导等力学参数对于探讨致伤机制有重要作用。致伤实验中常在致伤区周围布置各种传感器,如压力传感器、加速度传感器等,以获得感兴趣的物理参数。传感器可埋置在伤道周围不同距离的组织中,也可以放置在血管中,这样可以了解力在组织中的衰减特性、吸收特点,进而发现其致伤特点。

第五节　颌面部火器伤的致伤机制

对致伤机制的研究是颌面部火器伤的重要领域,了解各种因素在损伤中的作用规律对于救治原则的建立有重要的指导意义。

一、投射物伤的致伤因素

(一) 投射物的质量与速度

投射物的质量在火器损伤的量效关系中并不重要,这可以从动能公式($E_k=mv^2/2$)中看出。质量增加 1 倍,动能只增加 1 倍,而速度增加 1 倍,动能则变为原来的 4 倍。正因为这样,现代常规武器均向小口径、小质量、高初速发展。由于武器质量的减小,单兵携弹量增加,单兵作战能力增强。实验表明:7.62mm 子弹初速 712m/s,射击犬双后肢(厚度 13.5cm),平均传递能量 201.2J,伤腔最大直径 4.04(2.4~6.0)cm,伤后 6 小时挫伤区最大宽度为(0.9±0.12)cm。5.56mm M193 子弹初速为 930m/s,平均传递能量 664.6J,伤腔最大直径 12.57(4.0~24.03)cm,伤后 6 小时挫伤区最大宽度为(0.9±0.19)cm。伤道周围组织局部压力测定表明,5.56mm 子弹致伤时局部压力是 7.62mm 子弹的 1.7 倍,高达 16.21Mpa。5.56mm 子弹致伤能力较 7.62mm 子弹强,主要是由于 5.56mm 子弹弹体轻(3.56g),初速高(930m/s),击中组织后易翻转、破碎。7.62mm 子弹弹重 7.9g,初速为 712m/s,弹道飞行稳定性高,因此损伤程度轻。这个规律在破片致伤中同样存在。

(二) 投射物的形态与结构

为了增加武器的致伤效果,武器设计者在投射物结构上做文章。如将弹头设计有薄弱部位,甚至含有气泡,当子弹击中组织后,很容易发生破碎,形成二次弹片伤向不同方向飞溅,使组织损伤加重(图 20-25)。

在预制爆炸破片致伤研究中发现,三角形、圆柱形、方形破片的致伤效果明显高于球形

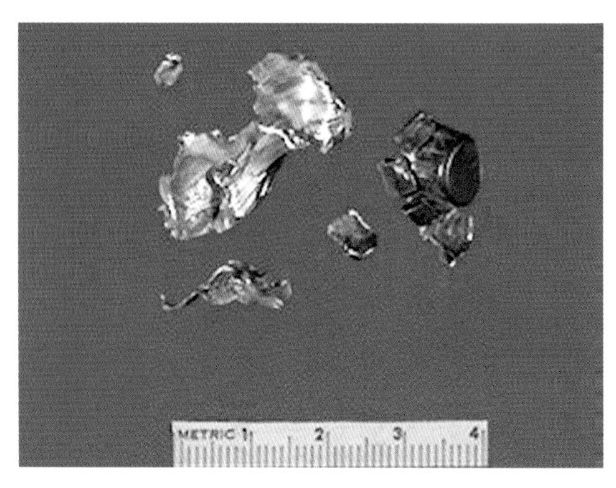

图 20-25　投射物破碎产生的二次弹片

破片。三角形和方形破片速度衰减快，但能量传递率高，因此常形成入口大、出口小的伤道，或没有出口的非贯通伤。球形破片的表面光滑，承受阻力小，飞行中无章动、不翻滚、速度衰减慢、稳定性好，侵彻组织深，但能量传递率比较低。爆炸破片的形态越不规则，造成的损伤越重。

（三）投射物的飞行状态

投射物的飞行状态对加重损伤严重程度也有重要作用，其中最重要的是失稳状态。投射物的失稳状态有四种情况：(1)偏航：指枪弹偏离飞行直线纵轴的运动；(2)翻滚：围绕枪弹中心的旋转，转动中弹头倒转；(3)进动：围绕枪弹中心做螺旋性偏航运动；(4)章动：是玫瑰花结形小转圈的向前旋转运动(图 20-26)。投射物质量越小，速度越高，越容易产生失稳状态。当失稳状态的投射物击中组织时，必然加重损伤。

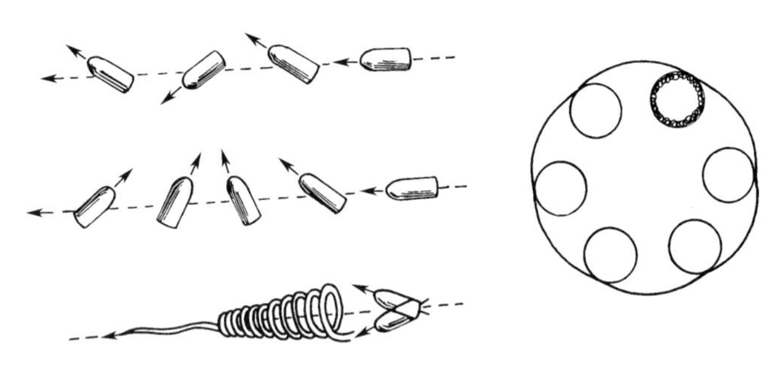

图 20-26　投射物飞行的几种失稳状态

（四）生物组织的特性

投射物对组织损伤的严重程度还与组织密度有关。投射物对组织的损伤最主要决定于能量吸收的多少，组织密度越大，能量吸收越多。机体密度最小的组织是肺，往往损伤最轻；而骨的密度最大，能量吸收最多，损伤也最重；软组织如肌肉因含水量大，能量吸收也多，损伤也较重。

（五）瞬时空腔效应

瞬时空腔效应(temporary cavitation effect)是高速投射物击中机体后，组织内瞬间形成急剧胀缩的空腔现象及所产生的致伤效应。5.56mm 枪弹以 950m/s 的撞击速度击中狗双后肢 1.616ms 时的高速 X 射线照片可见，高速投射物侵入机体时，产生很强的压力波(最高压力可达 10Mpa 以上)，作用于原发伤道周围的弹性软组织，迫使其向四周急剧扩张，形成巨大的空腔。空腔的最大直径可达投射物直径的 10~30 倍，但持续时间仅数毫秒。不同形状的投射物形成的空腔形状也有所不同。通常，空腔多呈椭圆形，在接近伤道入口和出口处，由于易受外界压力和进入气流的影响，其腔体较伤道中央部小。当空腔膨胀时，一部分能量以弹性能的形式聚积于伤道周围组织中。这种弹性能力使组织恢复原来的位置。在空腔的形

成过程中，开始时压力最大，随着空腔的膨胀，压力随之减弱，当形成最大空腔时，压力降至最低点，即最大负压值。因而，当空腔膨胀至最大容积时，出现机体组织的弹性回缩，引起空腔迅速塌陷，经数次胀缩脉动后方消失。在空腔的急剧扩张与收缩过程中，周围组织受到挤压、牵拉和震荡，因而造成不同程度的损伤。此外，空腔的反复胀缩，还会形成负压，可将异物等吸入，而引起伤道污染且并发感染。瞬时空腔的大小和损伤范围，取决于投射物传递给组织的能量和组织本身的力学特性。因而，不同的组织形成的空腔及所产生的致伤效应不同。例如，肌肉组织密度大而均匀、含水量多，易于吸收能量形成较大的空腔，损伤广泛；肺组织密度小、弹性大、含气多，因而损伤较轻；脑组织含水量多、黏滞性大，易于传递能量，常造成广泛的组织碎裂，并可使颅骨骨缝开裂；胃肠等有腔脏器，在形成瞬时空腔时，不仅造成局部损伤，还可通过其中的气体膨胀或液体传导，引起远隔部位的黏膜损伤以至穿孔。

20 世纪 80 年代以前，颌面部高速投射物致伤时是否存在瞬时空腔一直存在争议。多数专家认为颌面部软组织量少，骨性结构多，且存在很多窦腔，因而不会出现瞬时空腔。为证实颌面部的瞬时空腔效应，第四军医大学于 1988 年采用 0.7g 钢珠，初速 1 300m/s，利用高速 X 线摄影技术，分别在投射物发射后 1.0ms 和 1.5ms 记录下了颌面部的瞬时空腔形态（图 20-27）。其主要特征是：空腔形态呈葫芦状，空腔的中部小于两侧，最大空腔直径是投射物的 10 余倍；在 1.0ms 时瞬时空腔最大，但小于肢体伤的空腔体积，1.5ms 时空腔最小；入口侧软组织空腔明显大于出口侧，并有明显的击溅现象，皮肤肌肉组织强烈扩张，呈鱼嘴状。

在致伤前，先给动物颌面部血管内注入造影剂泛影葡胺，致伤后发现，形成的瞬时空腔可使颌面部血管发生明显移位，导致血管的断裂，造影剂漏出（图 20-28）。距伤道外 3~5cm 的震荡区内，血管可发生内皮脱落，血栓形成概率明显增加。因此，如需做血管化组织移植修复组织缺损时，受区供血管应选在伤道外 5cm 以上，或等血管损伤恢复后再行手术。

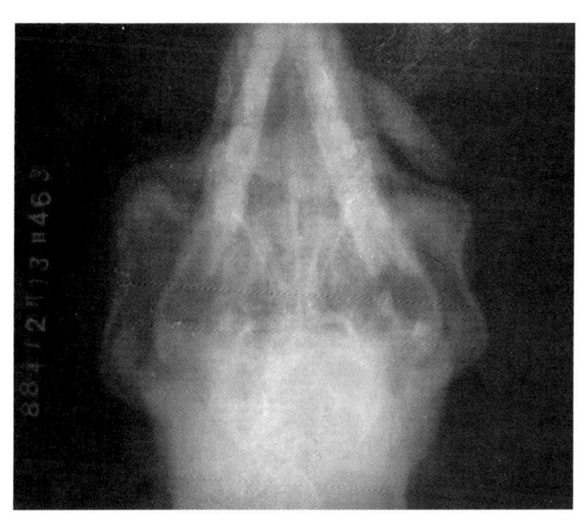

图 20-27　颌面部的瞬时空腔效应

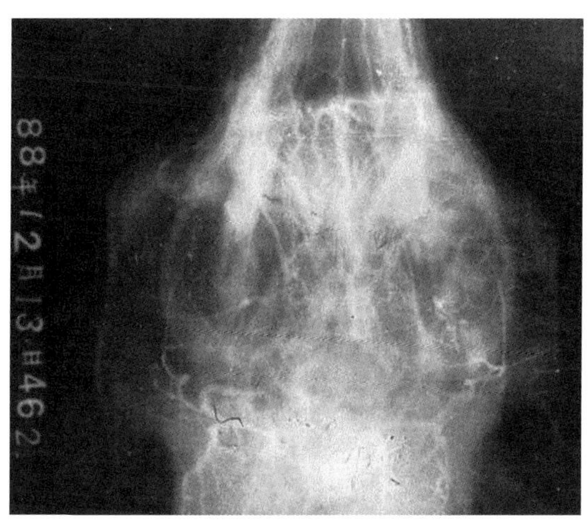

图 20-28　瞬时空腔对血管的撕裂损伤

瞬时空腔同样也可以对面神经造成损伤。空腔的反复膨胀萎陷，致使面神经发生挥鞭样移位或者断裂。面神经间接性损伤组织学上尽管没有断裂，但可以发现神经纤维的断裂扭曲。面神经传导功能减弱，但伤后数周神经功能可逐渐恢复。

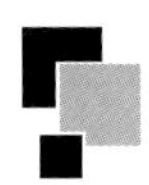

（六）远达效应

远达效应(remote effect)指与原发伤道没有直接解剖学联系的远隔部位脏器的损伤,如颅脑、肝脏、肾脏等器官的损伤。但这个理论并不像瞬时空腔效应理论那样被广泛认可,一般认为它是火器伤间接损伤的一种,也是火器伤后发生严重并发症的病理学基础。远达效应的发生与诸多因素有关,包括投射物的速度、质量、形状、结构、大小、飞行状态、投射角度及进入体内的失稳情况及个体差异(包括组织的密度、比重、含气含水量、坚硬度、黏滞性等),这些因素决定远达效应的程度。高速投射物伤远达效应的发生率高于低速投射物,当投射物速度低于500m/s时不会出现远达效应。

远达效应的病理学表现是被膜器官表面有点片状出血和器官实质出血,颌面部致伤容易导致脑膜终末血管、脑实质终末血管甚至心包膜终末血管出血。这些效应发生在机体被击中瞬间或击中后极短的时间内,不同于创伤后应激反应引起的继发粟粒状出血。这种出血的临床意义和后果是什么,一直没有明确的解释。高速投射物伤全身并发症的发生率明显高于低速投射物伤这一现象,似乎表明这种终末血管的出血与多器官功能衰竭有密切关系,很可能是多器官功能衰竭发生的病理学基础。

远达效应的发生机制目前还不十分清楚,有两种解释。一是神经体液学说,即认为这是机体对创伤的早期应激反应,应激激素可使终末血管渗出增多,但实验结果还有差异,尚不能解释为何伤后如此快就发生这些效应。二是血流扰动学说,即可能是血流动力学变化造成的瞬间变化。第三军医大学刘荫秋教授的研究小组通过大量实验证实,致伤瞬间产生的强大压力波,可沿着血管等含有液体的管路向远端传播,使血管内血流发生强烈扰动,并产生类似流体力学中的“血锤效应”现象,当血流扰动波传导至终末微血管时,导致微血管破裂出血。这种解释似乎可以解释远达效应的发生机制,但多数学者接受两种学说的结合,即致伤瞬间为血流扰动作用,稍晚为神经体液因素。

二、爆炸伤的致伤因素

爆炸可以被分为四类:高能爆炸、低能爆炸、燃料空气爆炸和核爆炸。高能爆炸为爆轰形式,产生超压和高温;低能爆炸为燃爆形式,不产生震荡波;燃料空气爆炸则兼有前两种爆炸的特点。在封闭空间如坑道中的爆炸杀伤效应特别有效。

爆炸性武器具有杀伤力的根本原因是炸药爆炸。炸药爆炸是一种反应极为迅速,伴有能量释放的化学过程。爆炸瞬间形成的高温高压气体急速膨胀,引起周围介质破坏、变形和位移。当爆炸周围的空气介质接受膨胀所传递的能量后形成了压缩波,多个压缩波重叠就形成了冲击波(图20-29)。弹体爆炸后可形成大量飞散的破片,造成损伤。因此,爆炸性武器致伤的主要物理因素是冲击波和破片。

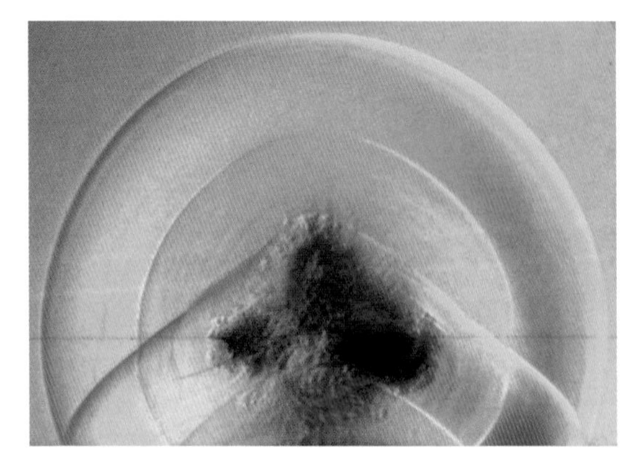

图20-29 爆炸形成的冲击波

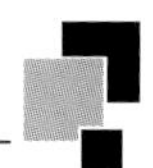

（一）爆炸冲击波致伤

冲击波致伤的主要物理参数有压力峰值（冲击波压力的最高值）、正压作用时间（冲击波压缩区通过某一点的时间）、压力上升时间（某点受冲击波作用后达到压力峰值所经历的时间）（图 20-30）。爆炸压力峰值上升越快、越高、正压作用时间越长、压力上升时间越短，则损伤越严重。冲击波的传播速度是超声速的，及时躲避在屏障物后是有效防护冲击波的方法。单纯的冲击波致伤称为原发爆炸伤。

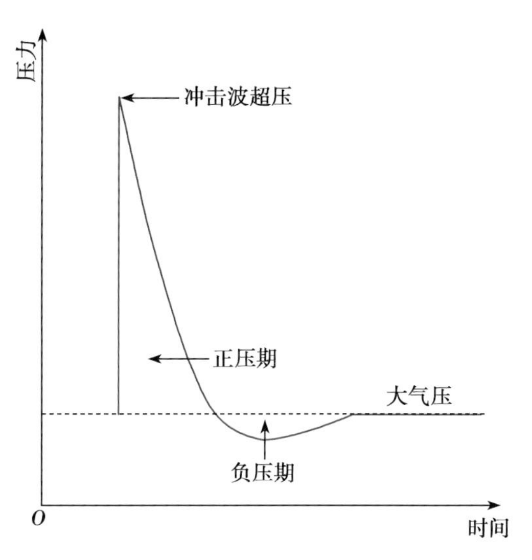

图 20-30　爆炸冲击波超压与负压的特征

冲击波对机体的致伤机制包括超压（overpressure）和负压（negative pressure）的直接作用以及动压的抛掷与撞击作用。

1. 超压和负压的直接作用　冲击波阵面的超压和波阵面后的负压先后作用于机体，可使含气丰富的器官如肺、中耳和腹腔脏器发生剧烈的压缩和扩张，从而造成组织损伤。另一方面，体内的气体成分被超压迅速压缩，使得局部的压力突然增大，但紧接而来的负压作用，又使压缩的气体突然膨胀，这样就形成了许多小的“爆炸源”，造成机体损伤，即内爆效应（implosion effect）。当压力波在不同密度的介质中传播时，会在界面发生反射，由此而形成的拉伸波可使较致密的介质表面如骨组织发生损伤。压力波的作用也可以在体内的液相和气相之间造成压力差，由于液体压力上升速度高于气体，从而造成含有液体的血管损伤。

2. 动压（dynamic compression）的抛掷与撞击作用　动压是指冲击波在高速运行中所产生的冲击力。动压可对人体产生直接撞击作用而致伤，也可能使人体组织发生位移或身体被抛向空中，由此可造成抛掷加速度损伤和撞到其他物体时的减速损伤（图 20-31）。

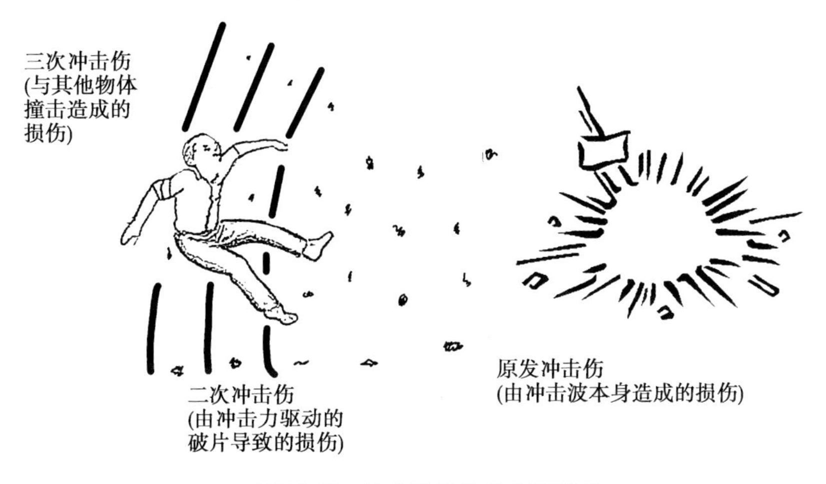

图 20-31　冲击波致伤的主要形式

颌面部原发性冲击伤比较少见。颌面部是含气较多的部位，如上颌窦、筛窦、额窦等均是含气的窦腔。根据冲击伤的致伤机制，颌面部也应发生像“内爆效应”的损伤。1995 年 Shuker 总结分析了两伊战争的救治经验，认为面中部骨组织可以发生粉碎性骨折，并将其称为“碎蛋壳”样损伤(crushed egg shell)(图 20-32)。

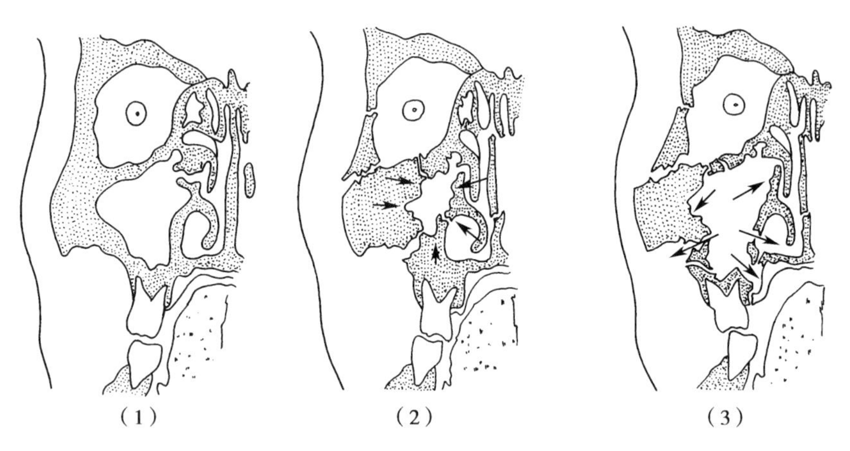

图 20-32　碎蛋壳样骨折
(1)正常面中部骨骼；(2)冲击波对含气窦腔的压缩导致颌骨发生粉碎性骨折；(3)负压导致骨折碎片发生移位。

第四军医大学口腔医院于 2005 年发现一例典型爆炸冲击波导致的面中部“碎蛋壳”粉碎性骨折。该伤员由于礼花弹距其 2m 处爆炸而致伤。CT 检查见面中部骨骼粉碎性骨折，包括上颌窦前、后壁及鼻骨，但骨碎片移位不明显，呈“碎蛋壳”样(图 20-33)。这是因为当冲击波的超压和负压在不同密度的面中部组织中传播时，会在含气的组织界面发生反射，形成拉伸波，而密度不同的软硬组织在压力波作用下可表现出不同的运动速度和惯性，这种差异可造成致密的骨组织发生碎裂移位，密度低的软组织如

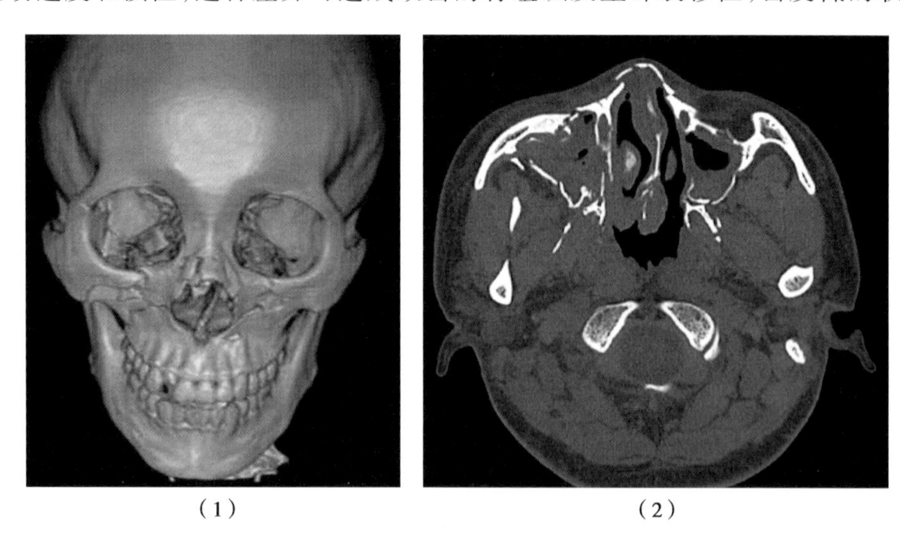

图 20-33　爆炸冲击波导致面中部“碎蛋壳”粉碎性骨折
(1)三维 CT 显示面中部骨骼粉碎性骨折，移位不明显；(2)水平 CT 扫描显示上颌窦前壁、后壁及鼻骨呈现典型的“碎蛋壳”骨折。

窦腔黏膜发生撕裂出血。

爆炸冲击波造成的颌骨骨折与普通创伤骨折明显不同,多为粉碎性,骨折线不规则(图20-34),还可以造成牙及牙槽突的横断损伤(图20-35)。

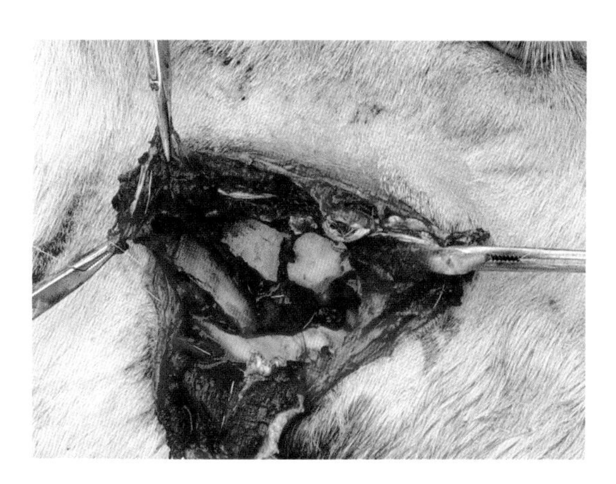

图 20-34　爆炸冲击波造成的下颌骨粉碎性骨折,与普通创伤骨折明显不同

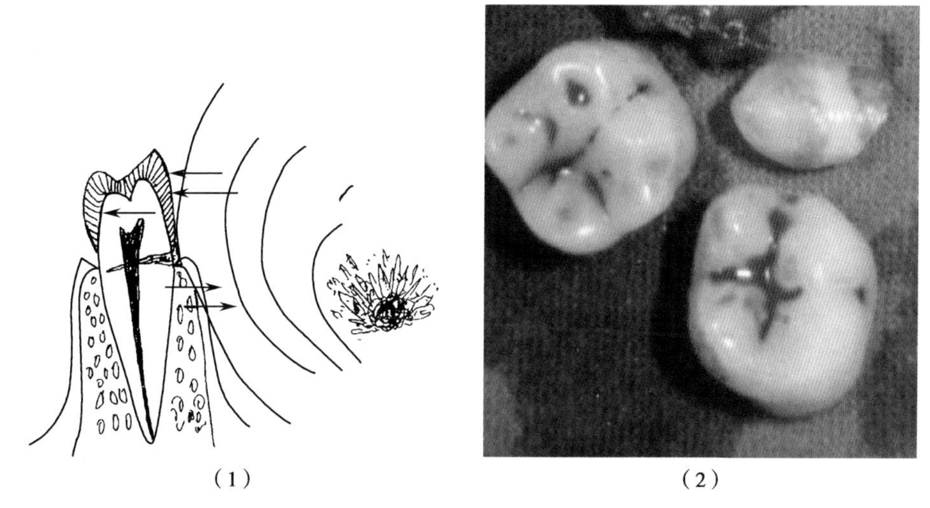

(1)　　(2)

图 20-35　爆炸冲击波造成牙横断

(1)牙齿横断的示意图;(2)牙横断。

(二)破片损伤

伤员除遭受冲击波致伤外,还遭到爆炸物产生的破片损伤。有的伤员甚至同一部位有多处破片损伤,存在多发出入口,有金属异物或其他异物存留(图20-36)。破片可加重爆炸伤的严重程度。

(三)继发损伤

爆炸伤常与继发损伤并存。继发损伤常为冲击波将人体抛起后导致的碰撞及摔伤,倒塌建筑物的砸伤、挤压伤,甚至软组织撕脱及缺损等(图20-37)。继发损伤导致的合并伤与复合伤常常更致命。

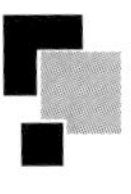

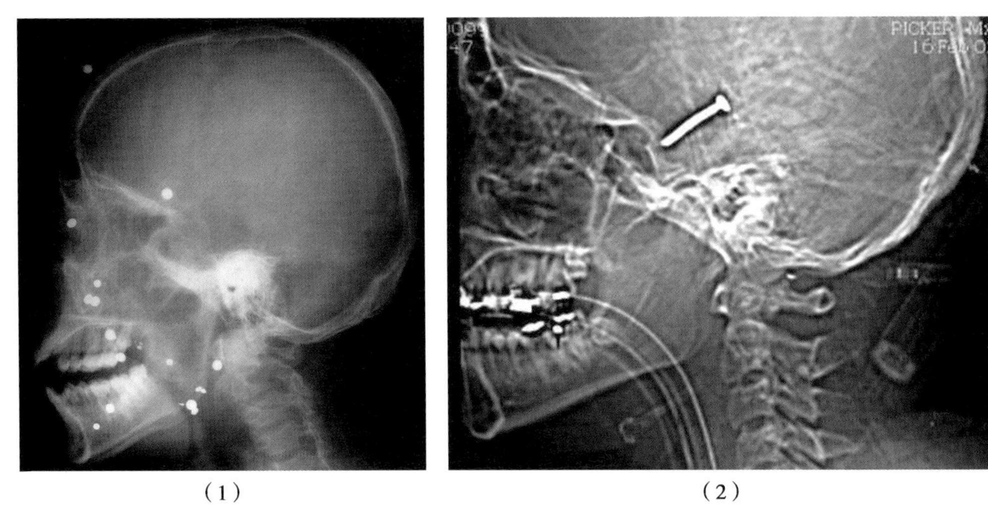

（1）　　　　　　　　　　　　（2）

图 20-36　爆炸伤的异物存留
（1）破片存留；（2）铁钉存留。

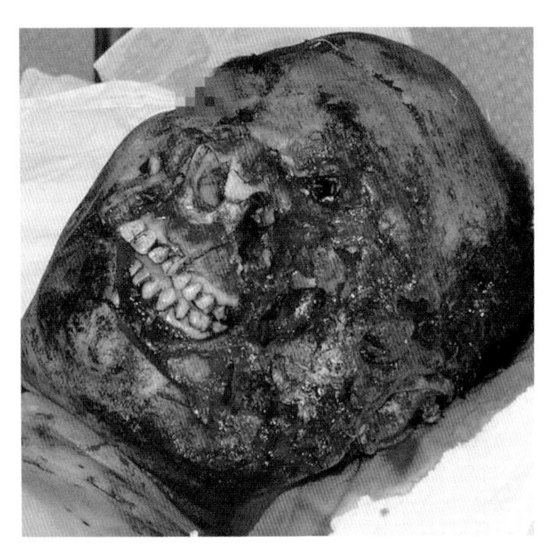

图 20-37　颌面部爆炸伤（瓦斯与雷管）的继发软组织缺损

第六节　颌面部火器伤组织缺损早期修复研究

颌面部火器伤的早期修复一直是颌面外科所追求的目标。伤员能否在伤后经过一次外科处理就可以将组织缺损修复？肢体伤组织缺损严禁早期修复的原则是否适用于颌面部火器伤？来自多次战争中颌面伤救治的经验表明，颌面伤与其他部位伤的处理原则是有区别的，例如清创时间、清创切除量、伤口关闭方式等具有自身的特点。这些特点都与颌面部血供好、抗感染能力强等解剖生理特点有密切关系。颌面部火器伤组织缺损能否在早期进行修复，一直是学者们关注，也是亟待解决的问题。为此有学者对这个问题作了深入探讨，在

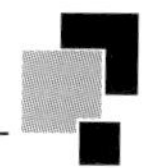

修复时机方面做了如下实验：利用纸质电雷管爆炸致伤犬颌面部，造成 5cm×5cm 软组织缺损，伤后 6 小时清创（图 20-38），清创后一组立即以血管化组织瓣修复缺损；另一组清创后创面给予湿敷，等待 3 天后对创面再次清创，以血管化组织瓣修复缺损。结果表明，二次清创修复组的成功率高于一次清创修复组，提示火器性组织缺损修复宜在伤后延迟一段时间进行（图 20-39）。

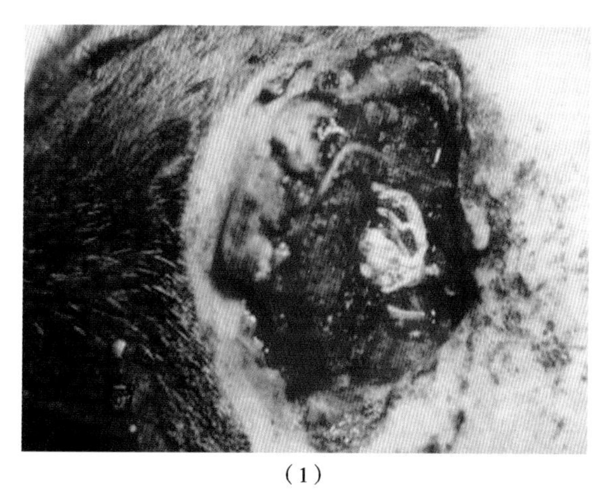

（1）

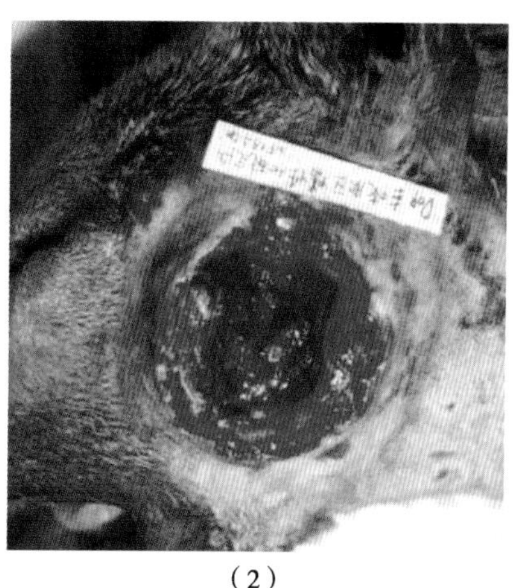

（2）

图 20-38　犬颌面部爆炸伤组织缺损

（1）清创前；（2）清创后。

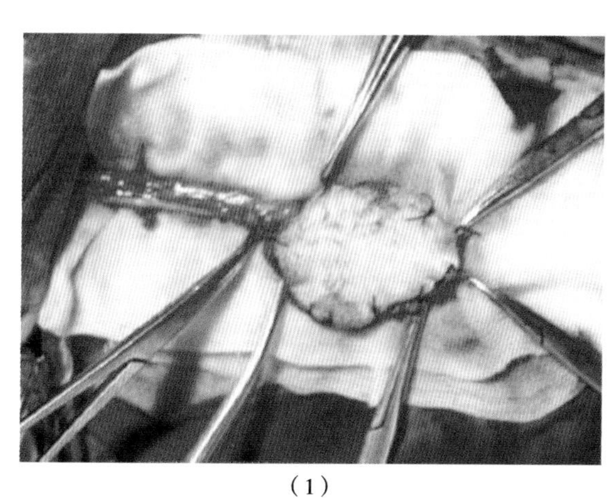

（1）

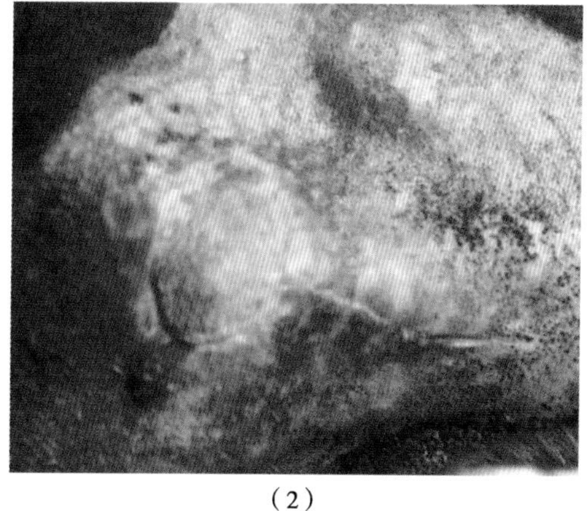

（2）

图 20-39　血管化组织瓣修复

（1）血管化组织瓣切取；（2）缺损修复后 30 天，伤口愈合。

也有学者对火器伤伤区周围小血管的损伤进行了研究，发现高速投射物伤后，伤区外 3cm 的小血管受瞬时空腔及压力波的影响，吻合的血管发生血管栓塞的概率明显增加，而伤后 5 天吻合血栓发生率明显减低。这提示如果以显微外科早期修复缺损为目的，修复的时机应放在伤后 5 天以后，受区的血管应选在距伤道 3cm 以外，这样可降低组织缺损修复的失败率。

在上述研究结果的基础上，有学者根据血管损伤后愈合的转归，设计了早期清创、延期修复(伤后1周)下颌骨缺损的实验,探讨这种方式早期修复的可行性。结果表明,与游离植骨修复相比,血管化骨移植效果优于前者,证实火器性颌骨缺损的早期重建是可行的(图20-40,图20-41)。

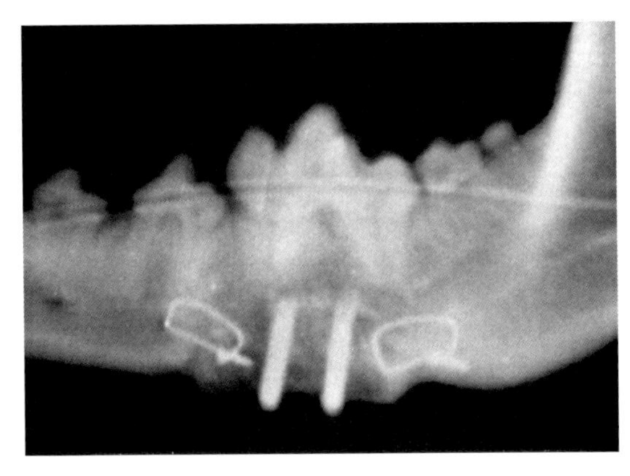

图20-40　犬下颌骨火器性骨缺损,吻合血管髂骨修复,一期种植体植入

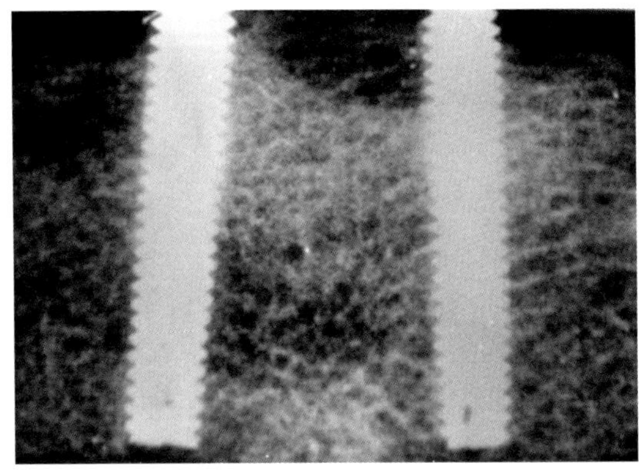

图20-41　血管化骨移植同期种植体植入,种植体愈合良好

早期重建火器性颌骨缺损的意义是显著的,一是可以早期恢复伤员的面型,重塑伤员回归社会的信心;二是结合种植体技术,可以早期恢复伤员的咀嚼、语言等功能,提高伤员的生活质量。随着重建技术的发展,例如组织工程、牵张成骨、植骨材料、计算机辅助设计等技术的发展,修复重建的手段和精确性明显增加,可进一步提高修复重建效果。

(刘彦普　田　磊)

参考文献

1. 李兵仓. 现代火器伤研究概览. 临床外科杂志,2007,15(11):792-793.
2. 刘荫秋,王正国,马玉媛. 创伤弹道学. 北京:人民军医出版社,1991.
3. 谭颖徽. 颌面部现代创伤弹道学特点和火器伤救治原则. 中华口腔医学杂志,2004,39(1):27-29.
4. 王正国. 创伤学基础与临床. 武汉:湖北科技出版社,2007 .
5. RAMASAMY A,HARRISSON S,LASRADO I,et al. A review of casualties during the Iraqi insurgency 2006:A British field hospital experience. Injury,2009,40(5):493-497.
6. FONSECA R J. Oral and Maxillofacial Surgery. 3rd ed. Philadelphia:Elsevier Saunders. 2005.
7. SAKORAFAS G H,PEROS G. Principles of war surgery:current concepts and future perspectives. Am J Emerg Med,2008,26:480-489.
8. BREEZE J,GIBBONS A J,OPIE N J,et al. Maxillofacial injuries in military personnel treated at the Royal Centre for Defence Medicine June 2001 to December 2007. Bri J Oral Maxillofac Surg,2010,48(8):613-616.
9. BRENNAN J. Experience of first deployed otolaryngology team in operation Iraqi Freedom:The changing face of combat injuries. Otolaryngology-Head and Neck Surgery,2006,134:100-105.
10. ISERSON K V,MOSKOP J C. Triage in Medicine,Part Ⅰ:Concept,History,and Types. Ann Emerg Med,2007,49:275-281.
11. STAPLEY S A,CANNON L B. An overview of the pathophysiology of gunshot and blast injury with resuscitation

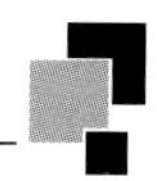

guidelines. Current Orthopaedics, 2006, 20: 322-332.

12. SHUKER S T. The effect of a blast on the mandible and teeth: transverse fractures and their management. Bri J Oral Maxillofac Surg, 2008, 46: 547-551.
13. HOLMES S, COOMBES A, RICE S, et al. The role of the maxillofacial surgeon in the initial 48h following a terrorist attack. Bri J Oral Maxillofac Surg, 2005, 43: 375-382.
14. STEPHEN J W, VIKHYAT S B, CARL J B, et al. Blast injuries. Lancet, 2009, 374: 405-415.

第二十一章　口腔颌面部创伤治疗的常见并发症

口腔颌面创伤治疗并发症是在口腔颌面创伤治疗过程中患者合并发生了与口腔颌面创伤有关的另一种或几种疾病。Alpert 等在 1999 年归纳了 4 种类型的并发症:①未治疗或延迟治疗导致的并发症;②经过完善的治疗仍然出现的并发症;③不恰当的治疗导致的并发症;④治疗失败所导致的并发症。后两种并发症是我们在临床治疗中需要极力避免的。

口腔颌面部创伤治疗的并发症很多,例如张口受限(limit of mouth opening)、感染(infection)、骨不连(nonunion)、咬合错乱(malocclusion)、颞下颌关节功能紊乱(temporomandibular joint dysfunction)和面部不对称(facial asymmetry)等。

第一节　张口受限

因颌面部创伤治疗造成的功能障碍主要有两大症状:一是咬合关系紊乱,二是张口受限。正常人张口度范围是 37~45mm,小于 37mm 为轻度张口受限,小于 25mm 为中度张口受限,小于 10mm 为重度张口受限。

髁突骨折治疗不当最易导致张口受限的发生(图 21-1),特别是儿童期的髁突骨折,最后易发展为关节强直。颌间瘢痕挛缩也是术后张口受限的主要原因之一。骨折复位不良造成

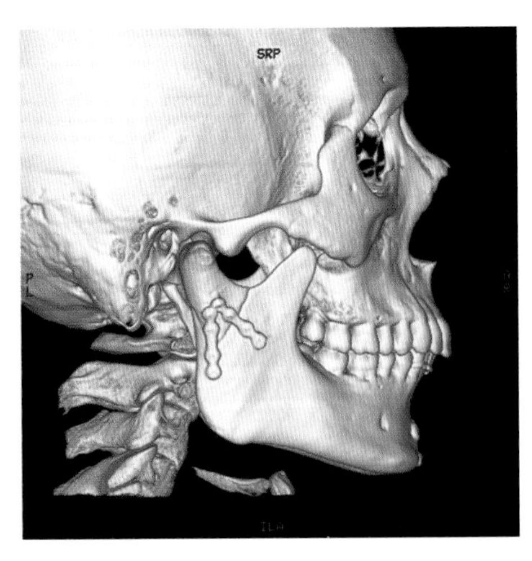

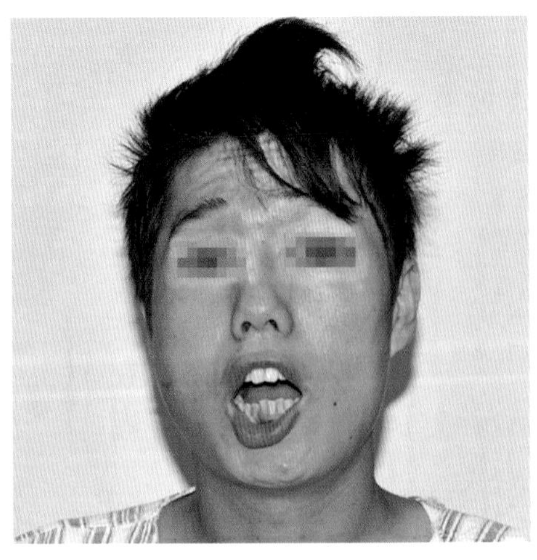

图 21-1　术前黏膜下纤维化,术后仍张口受限

颧骨颧弓骨折内陷，压迫喙突和颞肌造成开口困难，上颌骨骨折外移位也会阻挡喙突造成下颌运动障碍。

本节主要讨论颌间瘢痕挛缩导致的张口受限。这种症状在临床上典型表现为张口受限，张口度虽有一定弹性，但呈渐进性加重（图 21-2）。临床检查可以发现髁突动度减弱，口腔龈颊沟变浅或消失，可触及条索状瘢痕区，瘢痕越靠后、越靠深部，张口受限程度就越重。在下颌骨后前位片上，可见到上颌骨与下颌升支之间的颌间距离变窄，密度增高。有时可见大小不等的骨化灶，甚至上、下颌骨之间或下颌骨与颧骨、颧弓之间形成骨性连接，表现为融合致密团块。

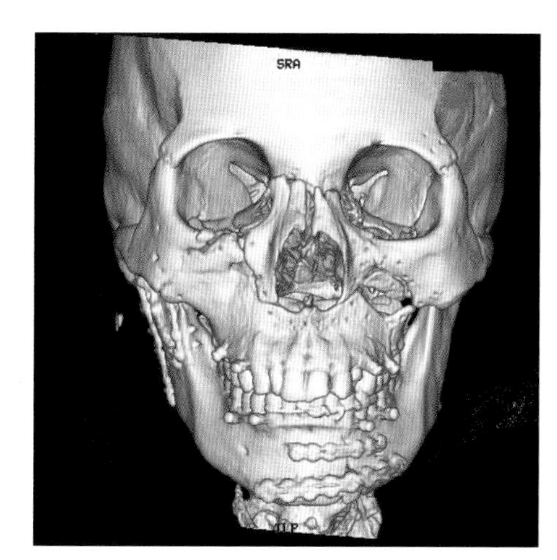

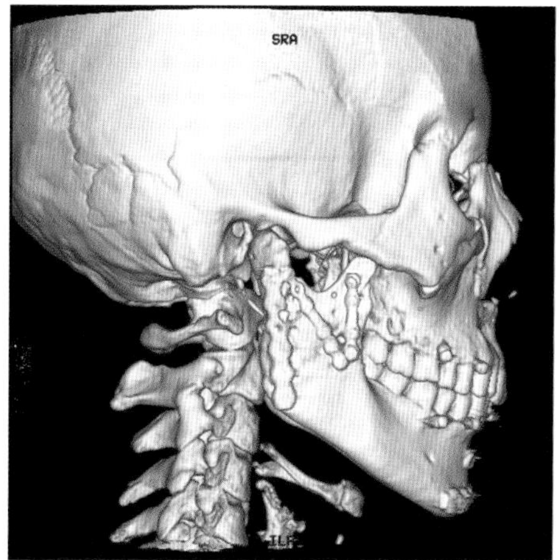

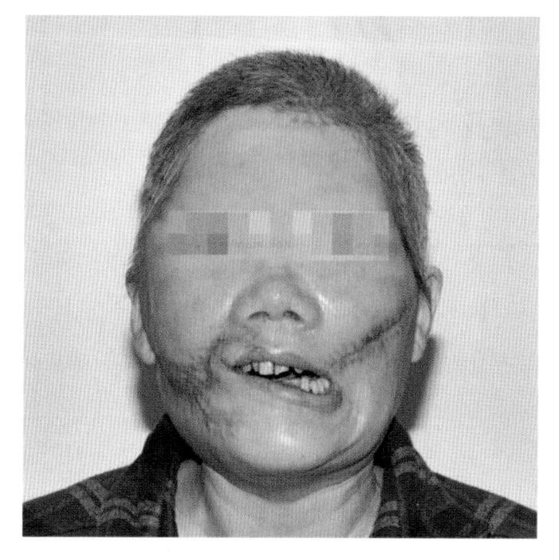

图 21-2　术后软组织挛缩

颌间瘢痕挛缩所引起的张口受限一般需要通过手术才能解决。基本方法是：视受累范围和深度，在保证手术安全和允许缝合关闭伤口的前提下，尽可能彻底地切除颌间挛缩的瘢痕组织，必要时需切除喙突，直到恢复正常的开口度。如果颌间瘢痕范围较小，位置靠前，可用断层游离皮片移植覆盖创面。如果瘢痕范围较大，且靠后，则要采用血管化的游离皮瓣移植。前一种方法经口内入路即可完成，后一种方法则必须经口外入路。带蒂皮瓣也是一种可选择的方法，如颈瓣。这种皮瓣主要由颌外动脉的颏下动脉及其分支供血，血运较丰富，

容易成活，且厚度适宜，弹性好，非常适用于治疗颌间瘢痕。术后保持适当的张口度也是整个治疗的关键环节之一。

第二节 感 染

感染是口腔颌面部创伤治疗过程中最常出现的并发症之一，会延缓患者伤口的愈合甚至导致治疗失败。由于颌面部结构精细复杂、血管、淋巴管丰富，治疗不当极易造成颌面部创伤感染的发生和扩散，而感染是造成颌面部创伤不良预后的重要因素，影响患者的生存质量。为减轻二次手术给患者带来的额外痛苦和经济负担，口腔颌面外科医师必须在术前充分预防颌面部创伤治疗所导致的感染。

一、软组织感染

口腔颌面部血供丰富，治疗术后感染发生率较身体其他部位要少。感染具体表现为术区皮肤红肿、压痛、伤口溢脓或瘘管形成（图21-3）。口腔颌面创伤术后发生软组织感染主要有以下几个原因：①软组织缝合不严密，术后加压包扎不确切，致潜在无效腔存留；②软组织缺损较多的开放性创伤，缝合时未行转瓣修复而直接拉拢缝合，张力过大发生伤口裂开引起感染；③清创不彻底或术后创面护理不当；④骨折线处有松动牙，骨折线通过根尖区时可造成血供丧失引起牙坏死和感染；⑤污染创口引流不畅；⑥术后抗生素选择使用不当。

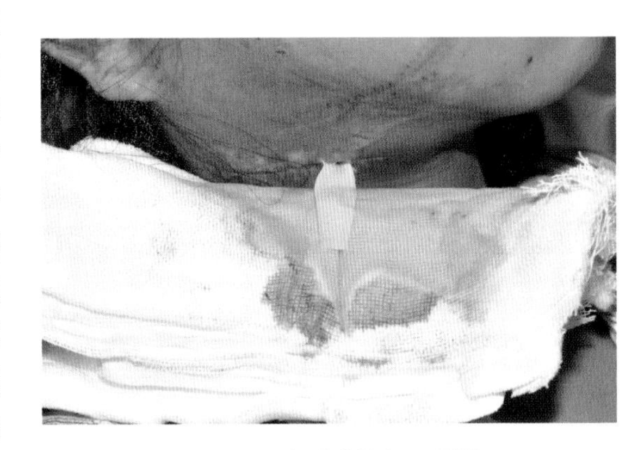

图21-3 术后感染切开引流

为了预防并减少创伤治疗后软组织感染，我们应该在创伤治疗过程中采取如下措施：①早期清创缝合：口腔颌面部软组织发生感染的概率要低于其他部位，但是有条件时也应尽早进行清创缝合术。无条件时应将伤口包扎，防止外界细菌继续污染伤口。②对于较深创口要分层缝合，消灭无效腔。③缝合时应先关闭与口腔、鼻腔和上颌窦等腔窦相通的创口，以减少创口感染的机会。对裸露的骨面应争取用软组织覆盖。④在尽量保存颌面部组织的前提下，去除破碎边缘及坏死变色组织。⑤对已发生明显感染的创口，不做初期缝合，可局部湿敷，并视情况在创口内放置引流物。⑥术前术后给予有效、足量的抗生素及必要的支持疗法。

二、硬组织感染

颌骨术区的感染是导致颌骨坚固内固定失败的主要原因，颌骨坚固内固定术后感染主要与骨折解剖部位、损伤程度轻重及固定稳定有关。

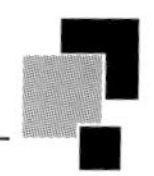

下颌骨是骨折术后感染的高发区域，主要原因是：①下颌骨是面部唯一能移动的骨，因此，下颌骨骨折后断端移动较其他骨明显；②由于下颌骨有强大的咀嚼肌附着，骨折断端受肌肉牵拉容易发生术后移位；③下颌骨位于口腔低位，各种感染物不易引流；④下颌骨血运较上颌骨不足，抗感染能力弱。

另外，颌骨骨折术后继发感染常出现在骨折伤情复杂、创伤严重的病例中。一是因为严重的粉碎性骨折破坏了颌骨的血运，导致骨折片的缺血坏死；二是由于伴有软组织缺损的复杂颌骨骨折术区污染严重，有异物存留，清创不彻底；三是骨折线上存在牙源性感染，如根尖周炎、智齿冠周炎、不良修复体等；四是早期生产的内固定材料组织相容性差，固定不稳固，术后感染；五是颌间结扎口腔卫生不良，进食困难致全身营养不良，创口难以愈合；另外，患者的年龄、口腔卫生情况、系统疾病也会影响术后的感染率，如未能控制的糖尿病致血管营养障碍不利于切口愈合、不良的口腔卫生习惯增加创口的感染率、放疗致骨折术区血运循环障碍。

若不能及时控制颌骨术区感染，将最终造成颌骨骨髓炎。在病理特征上与通常所描述的化脓性骨髓炎并无明显不同，只是临床发生过程有一定特点。常见的病原菌以金黄色葡萄球菌为主，其次是溶血性链球菌。感染途径多来自局部环境中细菌的直接侵入，可源自开放性骨折的污染，也可源自骨折线上或周围的病变牙。

继发于骨折治疗后的颌骨骨髓炎很少急性发作，多呈慢性或亚急性表现。依据发生部位不同，可分为中央性骨髓炎和边缘性骨髓炎。

1. 慢性中央性骨髓炎　较大范围的粉碎性骨折所继发的骨髓炎多呈中央性，主要侵及髓质骨；严重的骨髓炎可以同时波及骨髓腔、骨皮质、骨膜、微血管、神经，以及周围肌肉、皮肤等软组织。

临床表现为局部软组织轻度肿胀、压痛，骨折周围的口腔内黏膜和面部皮肤形成瘘管，或见死骨外露，大量炎性肉芽组织增生，少量排脓，偶尔从瘘管排出死骨碎片，瘘管长期不愈，时发时愈（图 21-4）。用探针探进瘘管，常可触及死骨的粗糙面，受累区牙齿松动或脱落。X 线片可见骨折断端间缺少骨痂，因慢性炎症刺激，骨断端周围骨膜增生，骨皮质增厚，密度增加，呈硬化改变（图 21-5）。其内有死骨及无效腔，死骨的密度较周围骨的密度高，骨小梁结构模糊或消失，边缘呈不规则锯齿状，周边有一密度较低的狭窄边界。较小的死骨因被周围的骨影遮盖，在 X 线片上常不易观察到，CT 扫描可发现。

为了减少中央性颌骨骨髓炎的发生，应该在骨折治疗的初期预防骨坏死和骨感染。严重污染或有软组织缺损的开放性骨折、颊侧或/和舌侧骨皮质与骨松质分离的层片状骨折，以及广泛的粉碎性骨折，是相对容易发生骨坏死和骨感染的骨折类型。如果患者伴有全身慢性疾病，如慢性肾炎、糖尿病等，继发骨髓炎的可能性将会明显增加。

对于开放性骨折，早期清创时，应彻底清除异物，反复清洗创面，留置引流，关闭伤口。遇游离的、妨碍骨折复位的碎小骨片，可以在清创同时予以清除。如果要保留游离骨块，稳定的固位至关重要。钢丝固定或不稳定的螺钉固定均不可取，甚至可能成为增加感染的因素。软组织缺损，应视面积大小，选择性地采用拉拢缝合、邻位皮瓣转移，甚至远位肌皮瓣修复消灭创面。牙槽突粉碎性骨折所形成的牙龈黏膜缺损很难直接缝合，也不适宜于皮瓣修复，可通过植皮、人工皮片或碘纱覆盖创面，等待肉芽增生实现自行愈合。

对于大范围粉碎性骨折应以𬌗关系为标准进行功能性复位，不必强调解剖复位，以便保

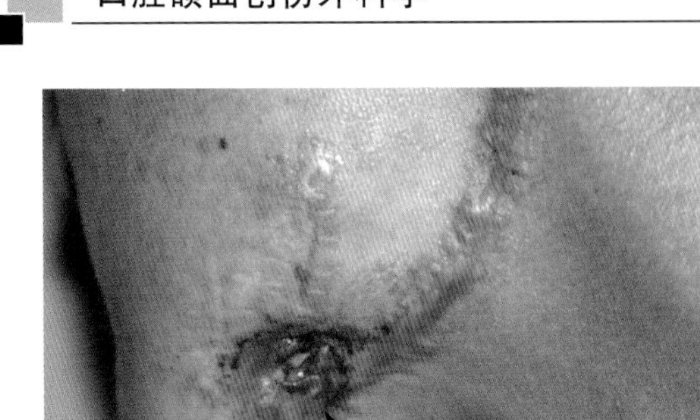

(1)

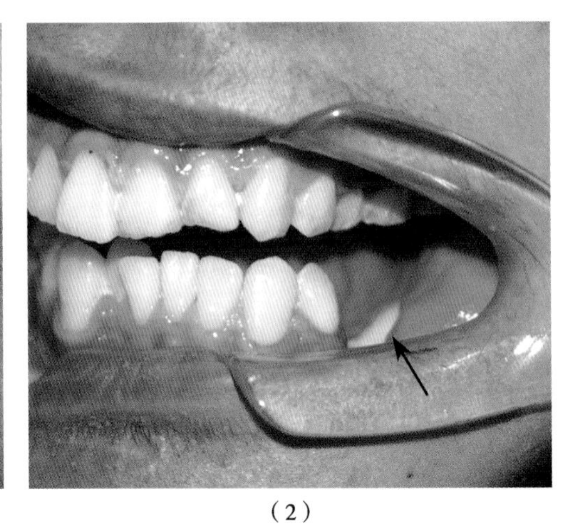

(2)

图 21-4　下颌骨骨折骨坏死，继发慢性中央性骨髓炎

(1)下颌下皮肤可见经久不愈的瘘道（“↑”所示）；(2)口腔内黏膜破溃，可见外露的灰白色死骨（“↑”所示）。

图 21-5　下颌骨骨折，骨折块缺血继发慢性骨髓炎（曲面体层片）

中间骨折块密度增高，小梁结构变得模糊不清，近下颌角侧的骨边缘不规则状吸收，远心骨折端密度增高，呈硬化改变（“↑”所示区域）。

存骨折块的血运。手术应经口外切口入路，固定可采用重建接骨板桥接固定维持双侧升支的位置和升支间骨间隙。有牙骨段通过颌间固定维系，无牙骨段任其错位愈合，待二期行正颌矫治（图 21-6）。有一例病例中双侧下颌角间多骨段粉碎，且颊舌侧骨板分离的骨折，手术经口内入路，为实现解剖复位，术中对骨折进行了广泛暴露，固定采用的是不稳定小钛板固定，结果造成骨折块缺血性骨坏死，并继发骨感染，被迫二期行腓骨移植（图 21-7）。

颌面部骨折术后感染继发的骨髓炎多须清创、摘除死骨和切除瘢痕组织。清创及摘除死骨前后均应根据药敏试验针对性地使用抗生素，以便控制局部感染扩散。伴有全身慢性病的患者机体抵抗力弱，应给予小剂量输血和相应的支持治疗。死骨摘除的指征是：死骨已完全分离，有死骨腔伴瘘管流脓。死骨完全分离在感染发生后 4~6 周，如病变广泛弥漫者，则需 5~6 周或更长时间。摘除死骨后，如果遗留节段骨缺损，通常需采用颌间固定或外固定维持骨间隙。感染伤口愈合半年后，行二次手术，通过植骨予以修复。

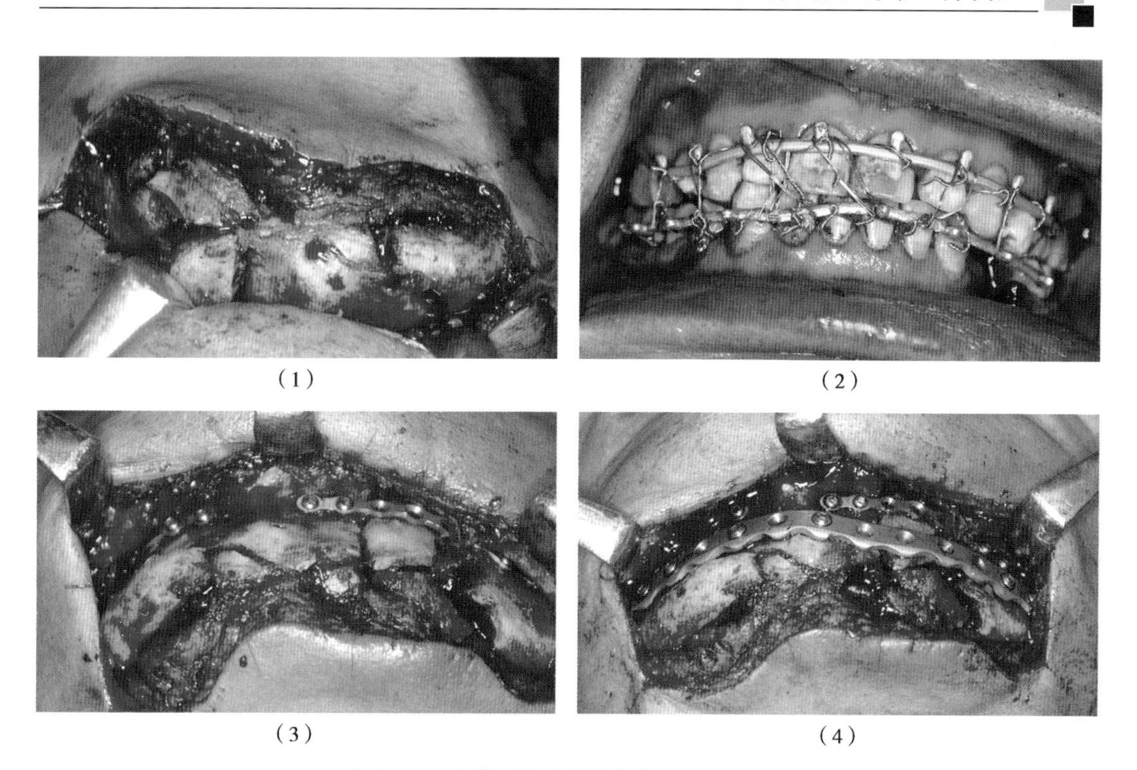

图 21-6　大范围粉碎性骨折的复位与固定

(1)下颌骨水平支广泛粉碎性骨折,经口外入路,有限地显露骨折;(2)通过暂时性颌间固定恢复咬合关系,复位牙槽嵴骨段;(3)用小钛板连接骨段,起到初步稳定作用;(4)再用重建板桥接骨折断端,建立稳定固定,用螺钉将骨折区内的骨折块穿接固定于重建板下。

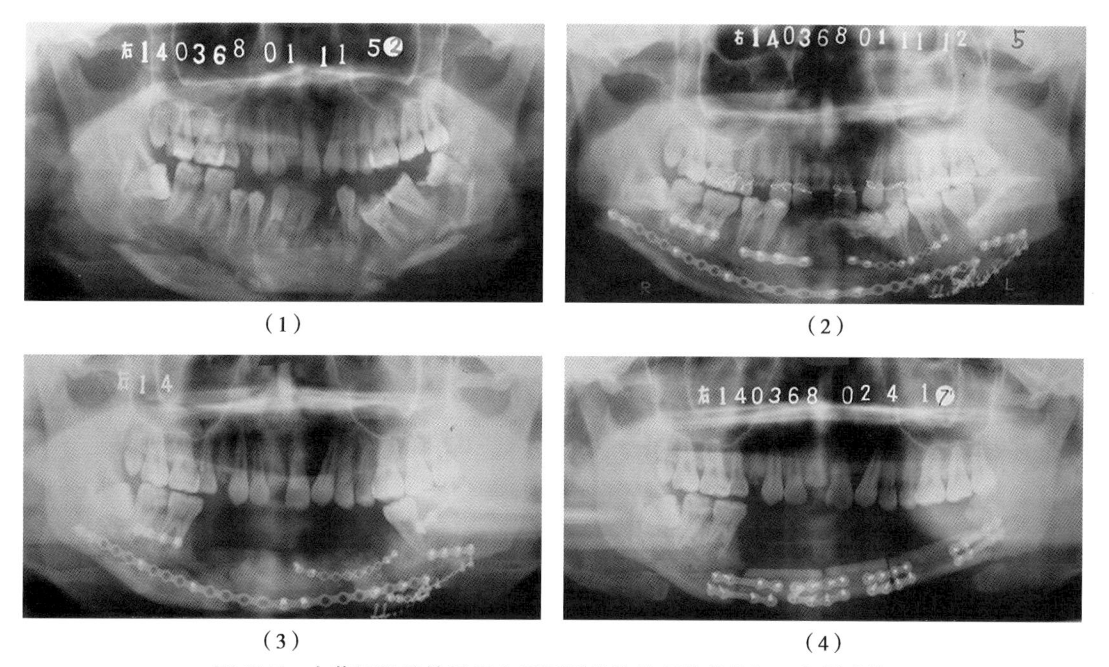

图 21-7　大范围粉碎性骨折由于不适当的处理造成骨坏死和骨感染

(1)曲面体层显示下颌角间广泛粉碎性骨折;(2)经口内入路解剖复位骨折,小钛板连接固定;(3)由于对骨折块的过度剥离和不稳定的固定,造成骨折块大面积坏死,并继发骨感染;(4)在后期清理坏死骨的同时,用腓骨瓣修复骨缺损。

以上是传统的做法。目前有观点认为,过于保守会延缓骨折愈合,延长固定时间,增加耐药可能。如果骨周围软组织没有明显的急性炎症表现,而且全身条件允许,可以提前清创。清除已经坏死的骨组织,以及尚未完全游离的但已变得质脆、色暗和空洞状的骨组织;彻底刮除感染区内和周围的炎性肉芽组织,以及因损伤和炎症引起的瘢痕组织;对于遗留的骨缺损,如果范围小(4cm 以下),软组织条件允许无张力分层严密缝合,经彻底清创后,可以考虑同期游离植骨,但必须建立功能性稳定固定,固位的螺钉放置在非感染区,术后需放置引流。然而这样做,再感染的可能性仍然较大。鉴于此,可以选择性地采用牵张成骨的方法替代游离植骨(图 21-8)。

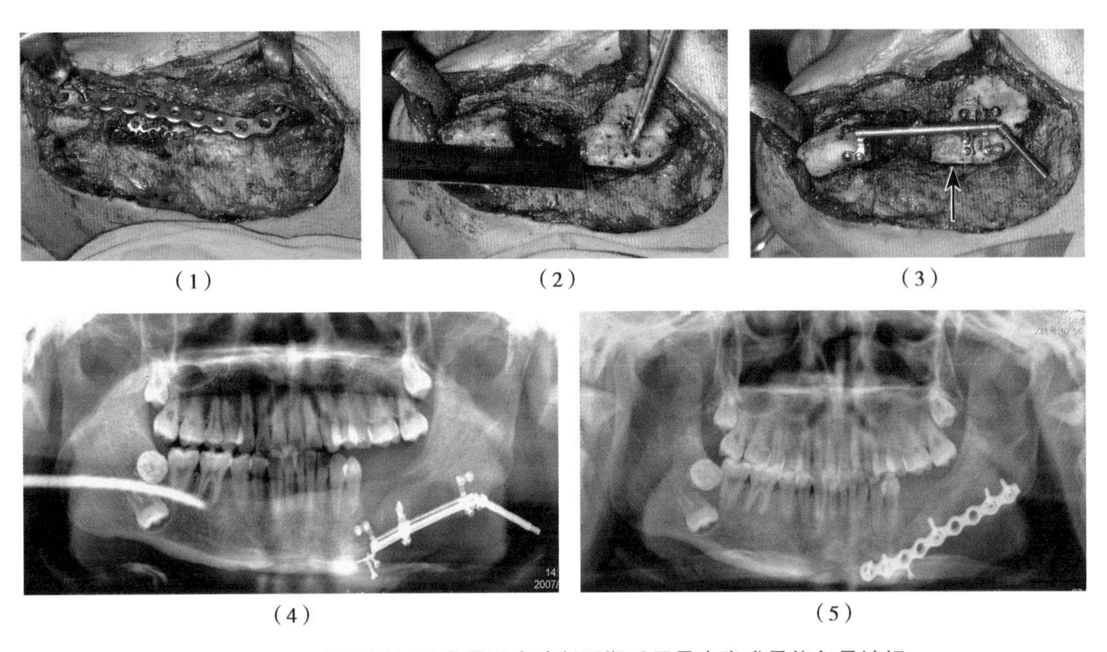
(1) (2) (3) (4) (5)

图 21-8　下颌骨骨折继发骨髓炎清创同期采用骨牵张成骨修复骨缺损

(1)手术显露骨折感染区和前次手术的固定;(2)清除死骨和感染组织遗留的骨缺损;(3)安置内置式牵引器,"↑"示被牵引的骨盘;(4)术后 5 个月曲面体层片显示骨盘向前移动修复骨缺损和牵引成骨;(5)取出牵引器,在骨连接端植骨,用重建板固定术后 6 个月,骨缺损区已得到完全愈合修复。

牵张成骨的方法还特别适用于软组织条件不足的情况,因为在牵引延长骨组织的同时,周围软组织也得到了相应的扩张,这样就不必考虑另外的软组织成形手术。牵引过程中,即使出现慢性感染,也不必立即取出牵引装置。在作者经治的病例中,局限性的慢性感染并不会影响牵引成骨的最终效果,只是需要畅通引流、减缓牵引速率和增加成骨静止期。术后 4~6 个月,取出牵引器时,骨连接端仍然存有约 5mm 的骨缺损,可以通过植入骨松质解决,但还必须强调采用重建板建立稳定固定。

如果骨缺损较大,超过了 4~6cm,跨越应力集中区(如下颌角区和颏部),最好采用带皮岛的腓骨瓣在清创同期进行一期骨修复。对于伴有较大面积软组织缺损,特别是口内组织缺损者,这种修复方法尤其适用。由于它为受区提供了具有良好血运的、质地健康的组织,且组织量丰富,清创的范围可以做得更大一点、彻底性更好一些。牙齿承托区骨缺损采用腓

骨移植常常显得高度不足，如果计划种植修复，还须等骨愈合后再行水平截骨垂直骨牵张，以增加牙齿承托区骨的高度（图 21-9）。

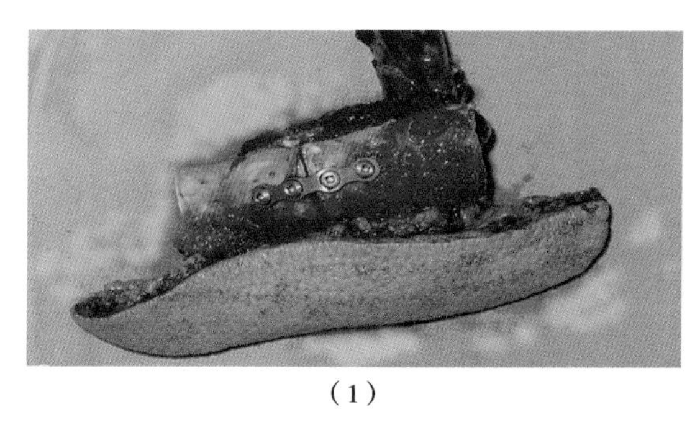

（1）

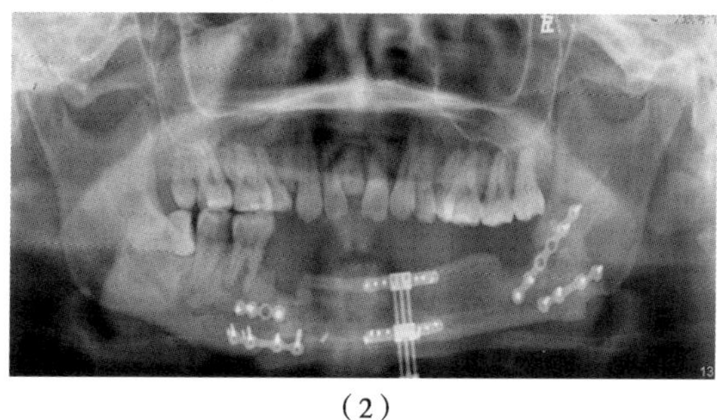

（2）

图 21-9　下颌骨骨折骨缺损采用腓骨复合瓣移植修复

（1）术中显示带皮岛的游离腓骨复合瓣；（2）曲面体层片显示植骨愈后采用垂直骨牵张增加牙齿承托区骨高度。

2. 边缘局灶性骨髓炎　因创伤或骨折所继发的边缘性骨髓炎多呈局灶性，其发生多数与不适当的内固定和不良植入体（如松动螺钉）有关。

功能性稳定固定是保证骨折正常愈合和预防骨感染的关键治疗。稳定固定不仅指两骨折断端间的稳定，也包括骨段与接骨板之间、接骨板与固位螺钉之间、螺钉与骨之间的稳定。任何环节的松动都可能影响治疗效果，或者造成骨折错位愈合和延迟愈合，或者引起骨折及其固定部位的局部感染，甚至骨髓炎。张益的一项早期研究表明：纯钛表面耐磨性差，一旦出现螺钉松动，钉头埋入面与板孔间便可产生微动磨损，产生微细（1～20μm）钛粉颗粒滞留于周围组织中。这种细粉颗粒还可能继发于磨损产生的钛氧化溶解和氧化层的被动弥散。如果颗粒数量少，可以被组织包绕，不引起任何不良反应。如果颗粒数量多，便可产生炎性肉芽，侵及周围组织，侵蚀骨皮层，引起局灶性骨髓炎。典型临床表现为皮肤或黏膜瘘、植入体外露、局部疼痛、反复肿胀。在慢性炎症过程中，完全松动的螺钉可以自瘘口排出。

造成这种结果的主要原因归结于不规范操作和不适当地使用内固定植入体。如下颌骨粉碎性骨折或多发及严重移位性骨折，不加选择地一味采用小型板固定。术后因稳定性不足，骨折断面在功能状态下发生交互错动，造成板钉松动，继发慢性骨感染（图 21-10）。

上述谈到的这种局灶性慢性骨髓炎在病理上表现为溶解破坏状。诊断依据除临床表现外，X 线片上可见螺钉移位或脱落，螺钉周围低密度阴影，显示骨密质破坏。由于病程长，局部骨质逐渐软化，探之骨质变得疏松，伴有脓性肉芽组织及小块薄片状死骨形成。由于较早形成皮肤瘘，所以很少转为急性炎症。手术刮治是唯一的治疗方法，手术时机宜早不宜迟，手术应拆除所有松动的螺钉，彻底刮除螺钉周围和螺钉孔内的炎性肉芽。如果发现骨折仍未完全愈合，则需要视情况更换固定部位或改变固定方式，重新固定骨折。

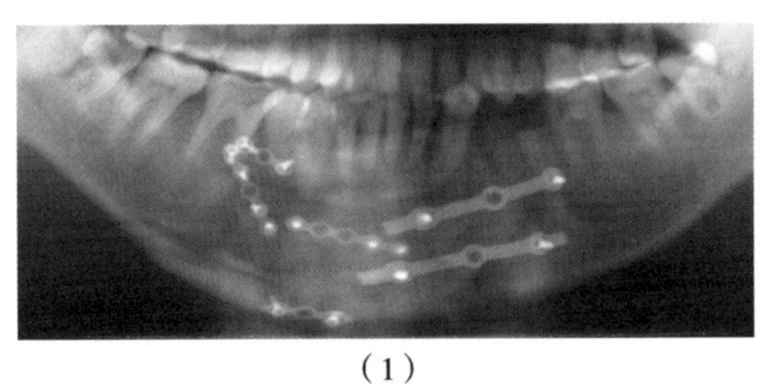

(1)

(2)

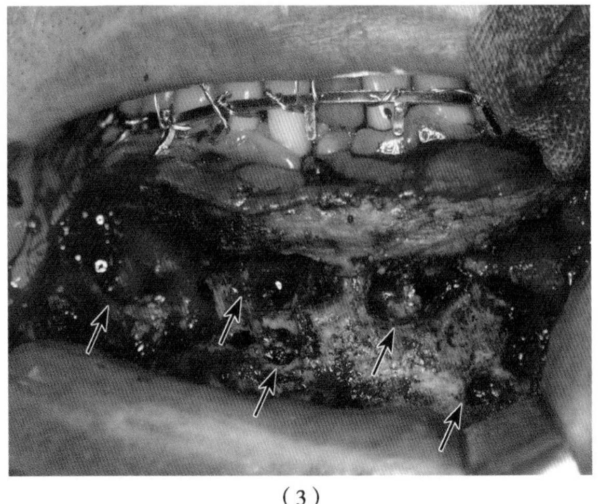

(3)

图 21-10　下颌骨粉碎性骨折不稳定固定和不良内植物放置继发局灶性骨髓炎

(1)、(2)曲面体层片和下颌体腔片显示,颏及颏旁粉碎性骨折用多个小钛板做连接固定,多数钛板在骨裂隙一侧仅固定1颗螺钉,固定不稳定,结果造成骨折不愈合、板钉松动,并继发局灶性骨髓炎;(3)手术取出植入体后,可以见到几乎所有螺钉周围都发生了凹陷状骨吸收("↑"所示),吸收区内充满了大量炎性肉芽组织,个别区域骨不连接。

第三节　骨　不　连

骨不连(nonunion)又称骨不愈合,通常是指骨愈合过程的完全停滞,应与延迟愈合(delayed union)相区别。临床上,凡超过骨骼本身正常愈合期限1/2时间仍未愈合,并须进一步采取其他有效措施促使其愈合者,称为延迟愈合。在此基础上,骨折的修复过程完全停止,且在骨断端出现硬化、髓腔封闭、两侧骨断端之间有空隙存在,并形成假关节样改变者,即为骨不连。

国外文献报告下颌骨骨折骨不连发生率为2.8%~9%。其中,以下颌体最多见,其次为下颌角和颏部,而升支、髁突和喙突很少见。北京大学口腔医学院统计的1 087例下颌骨骨折中,骨不连发生率为2.2%。其中,颏部占46.4%,下颌体占35.7%,下颌角占14.3%,髁突占3.6%;女性占25%,男性占75%,平均年龄31.2岁。骨不连的发生距骨折或首次治疗时间为6~52周,平均17.2周。

一、病　　因

1. 固定不当　在不稳定状态下,骨折断端受功能负载产生的剪切应力左右作用会干扰骨折的正常愈合,当这种状态持续存在且应力超过一定限度时,便可能引起骨折延迟愈合,继续发展可以转为不愈合。

固定不当主要表现为错误选择内固定植入体和错误使用固定方式。例如:非线性骨折未做任何固定,也未进行任何制动;颏部、下颌体移位性骨折单纯采用牙弓夹板单颌结扎固定;移位性骨折仅做骨间钢丝固定(图21-11);多处和粉碎性骨折"简单"采用2.0mm小型板

固定(图 21-12);固位螺钉固定在骨折裂隙内(图 21-13)或骨折线一侧仅用 1 颗螺钉固定(图 21-14);髁突颈部骨折接骨板前缘压力侧固定等。

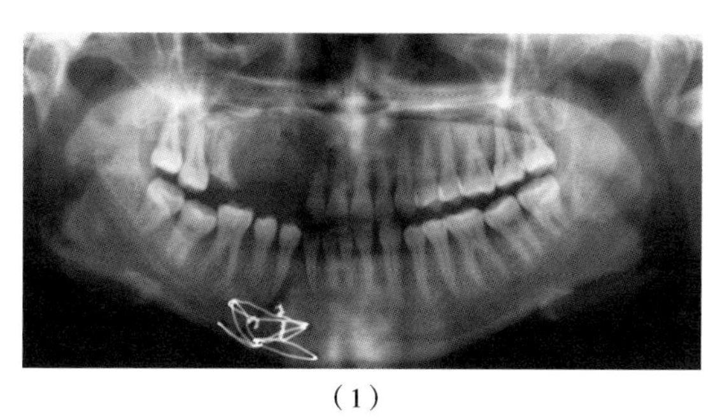

(1)

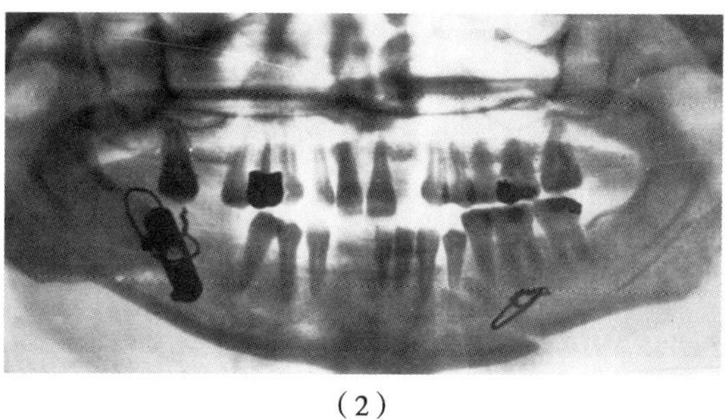

(2)

图 21-11　错误选择固定植入体和固定方式

一侧下颌体[图(1)所示]或双侧下颌体[图(2)所示]移位性骨折,单纯采用钢丝骨折。由于固定不稳定,导致骨不连。

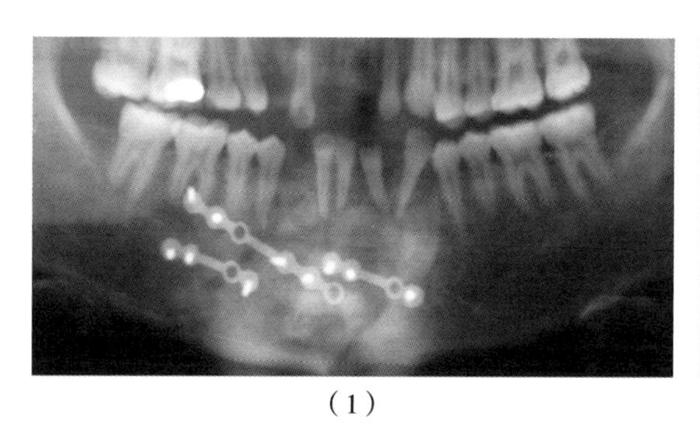

(1)

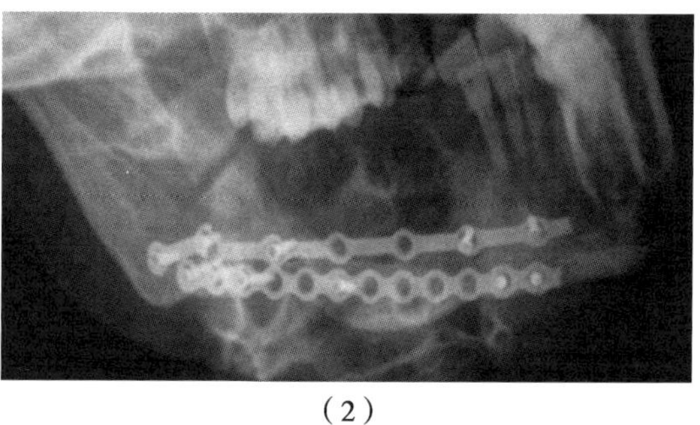

(2)

图 21-12　错误选择固定植入体和固定方式

(1)下颌正中旁双骨折;(2)下颌体粉碎性骨折。单纯采用小型板固定,由于固定不稳定,导致骨不连。

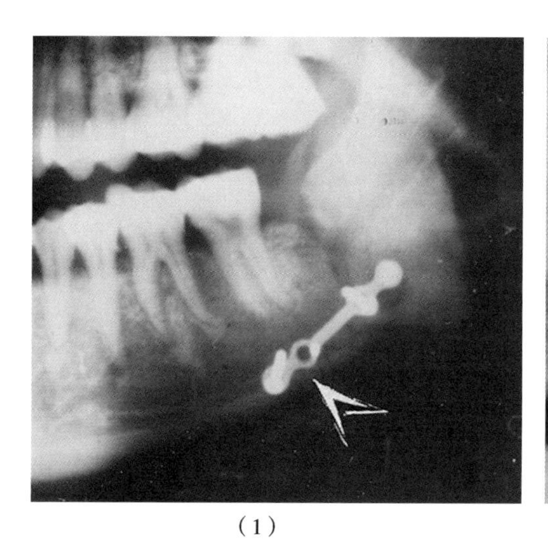

(1)

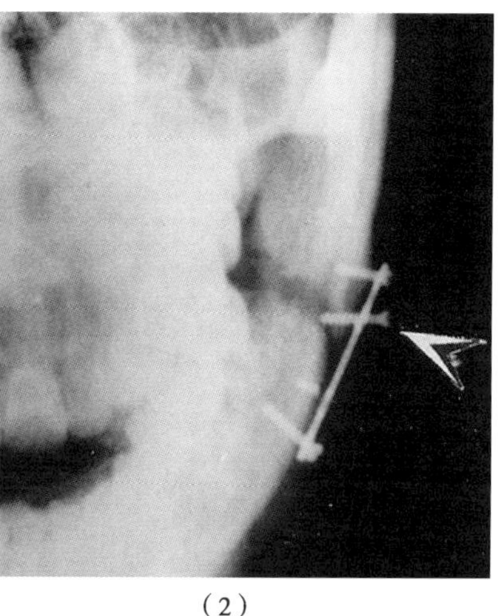

(2)

图 21-13　错误固定方法:可见螺钉固定在骨折裂隙内

(1)曲面体层片;(2)升支后前位片。

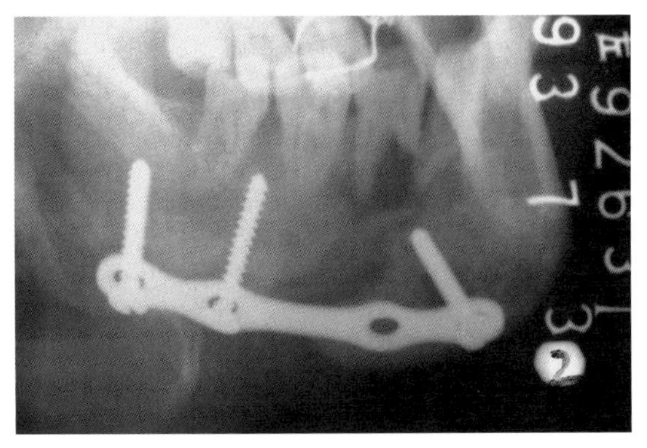

图 21-14　错误固定方法:下颌体骨折用 1 个接骨板固定,骨折线每侧仅固定了 1 颗螺钉

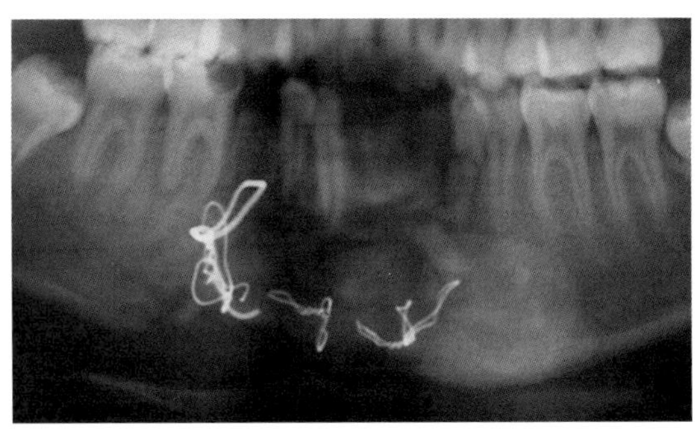

图 21-15　下颌骨正中区粉碎骨折用钢丝固定,固定不稳定加慢性骨髓炎,结果导致骨不连

2. 感染　感染可以造成局部血管栓塞,组织缺氧,骨折断端和周围组织坏死,使骨折愈合延迟(图 21-15);感染增加了换药、再复位、更换固定等操作,影响了骨折的正常愈合;持续慢性感染还可以引起固位螺钉周围骨溶解,使固定变得不稳定。上述原因都可能导致骨不连。

3. 下颌骨萎缩　严重萎缩的下颌骨骨折,由于骨断面接触面积小,骨皮质化,仅靠来自骨膜的血供有限,加之外伤或手术剥离时对血供的影响较大,所以骨不连的发病率较高。

4. 骨缺损　开放性和粉碎性骨折,清创时骨折片脱落或摘除后形成不同程度的骨缺损,这种骨缺损常常是不规则的,骨折断面间缺少有效连接,或者无接触,很容易导致骨不连。如果骨缺损较小(3~5mm 以内),且骨膜保存完好,固定稳定,多数可以自行愈合。如果骨缺损较大,或继发感染,或血供不良,或固定不稳定,一种或多种因素的存在均可能造成骨不连(图 21-16)。

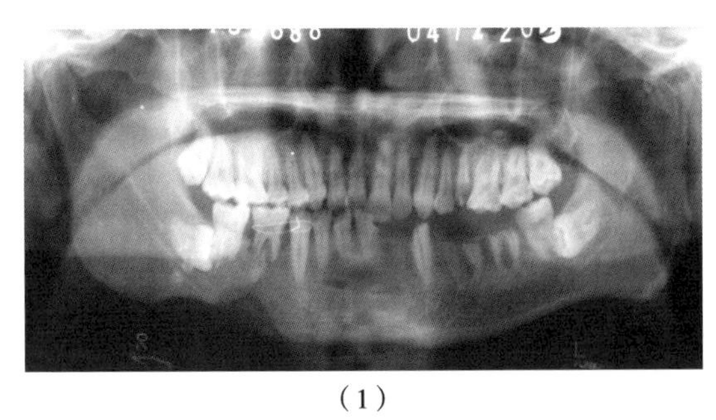

(1)

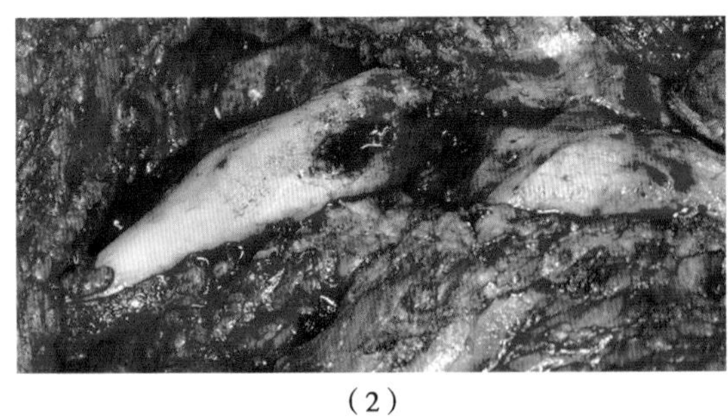

(2)

图 21-16　下颌骨骨折骨缺损和不稳定的固定导致的骨不连

(1)曲面体层片显示,下颌骨骨折骨缺损,用钢丝将第一磨牙和前磨牙拉拢拴结(第二前磨牙缺失),两骨断端间形成骨不连;(2)术中见骨折断面不规则,表层硬化。

5. 其他许多全身疾病,如贫血、糖尿病、甲状腺功能亢进、慢性肾病、骨质疏松症、长期使用类固醇等,可能干扰骨代谢和骨折愈合,引发骨不连。放疗的患者,由于血运不良,骨代谢停滞,修复能力低下,也很容易引起骨不连(图 21-17)。

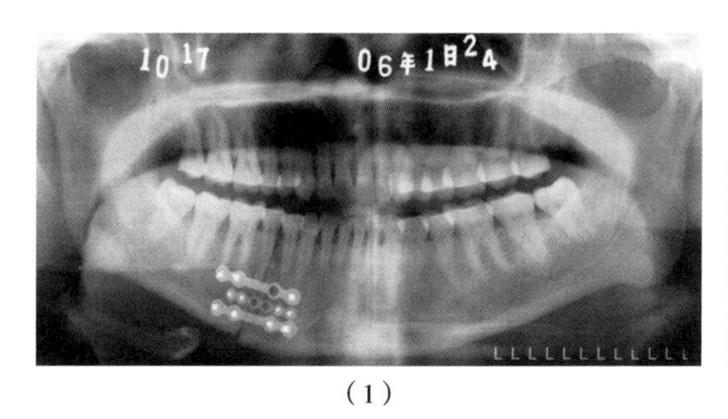

（1）

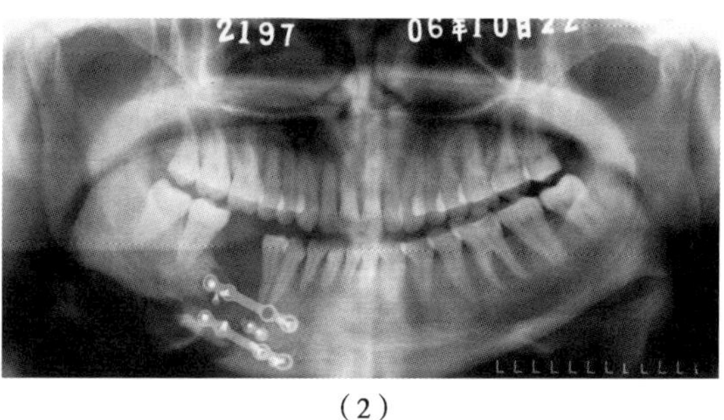

（2）

图 21-17　肿瘤放疗术后骨不连

（1）颏孔前劈开入路肿瘤切除手术，用小钛板连接固定；（2）术后 3 个月见下颌下皮瘘，经久不愈，半年时发现骨异常动度，本图显示的是术后 9 个月的情况，接骨板断裂、移位，螺钉松动，并出现病理性骨折，骨不连形成。

二、临 床 表 现

骨不连接多发生在下颌骨，临床典型表现为下颌骨连续性中断和骨异常动度，这种动度有时是很轻微的。由于下颌骨不能做整体运动，患者常常感到咀嚼无力，甚至不能咀嚼。伴骨髓炎者，当病变累及下颌支、髁突时，可出现张口受限，骨折周围皮肤和黏膜可有瘘管形成。骨不连还可伴有咬合紊乱，根据部位不同，出现早接触或局部或开𬌗。影像学上可表现为硬化型和萎缩型两种类型（图 21-18）。硬化型骨折断端的髓腔闭合，表面薄层硬化，外形呈球形或杵臼状，有人形容之为“象脚样”改变。萎缩型的骨折断端表现为骨质疏松、吸收，外形变得尖锐，似笋尖样改变。与延迟愈合所显示的骨断端呈不规则吸收和断端间有钙化斑点的透射区不同，骨不连的断端间为清晰的透射区，缺少骨桥连接。

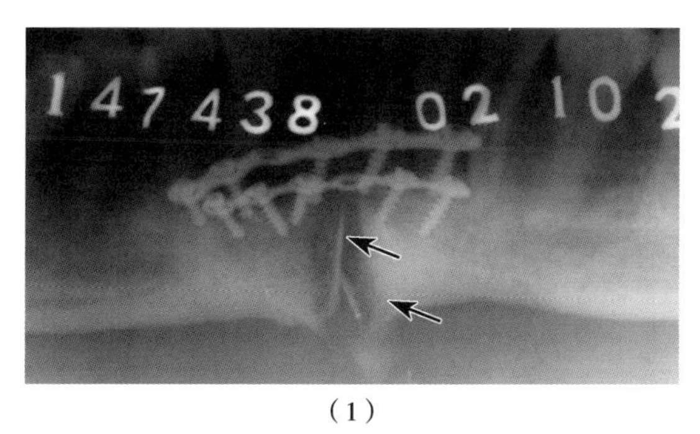

（1）

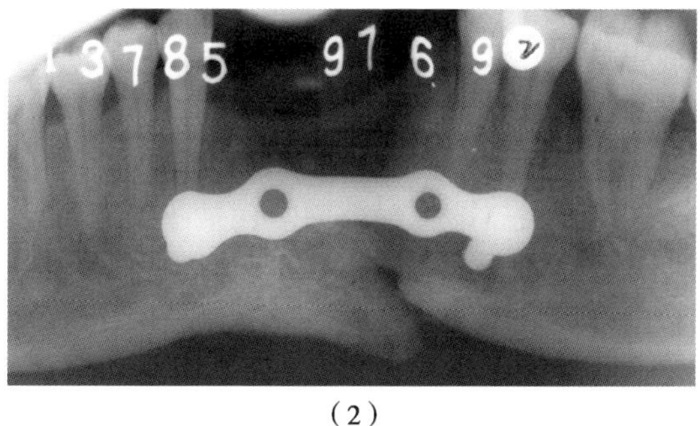

（2）

图 21-18　下颌骨骨不连的 X 线表现

（1）骨折断端增生肥大（下方箭头示），表层骨皮质硬化（上方箭头）；（2）骨折断端虽然有部分重叠，但相互间并未发生愈合，而是吸收改建，外形变窄。

三、治　　疗

骨不连通常需要手术治疗，基本方法是截除硬化的骨断面，在断面间植骨。关键技术包括植骨方式、矫治错𬌗、稳定固定、软组织覆盖和控制感染。

植骨方法有多种，以髂骨作供区切取骨松质进行移植是最常用的方法。据介绍，每厘米骨缺损大约需 6～10ml 骨松质，髂前嵴一般能够提供 50ml 骨松质，可修复 5cm 缺损，髂后嵴能提供多于髂前嵴 2~5 倍的供骨量,可用于 5cm 以上的缺损修复。骨松质移植要求有足够厚度的软组织覆盖,必须严密而无张力地缝合伤口。稳定的固定可以减少骨吸收、防止感染,是成功植骨的重要环节。在植骨之前,先要松解骨折端,彻底清除断端间的瘢痕组织,切除表面硬化的骨质,直到断面出血。按照术前模型外科设计,拼对咬合关系,做暂时性颌间固定。下颌骨骨不连一般需要用 2. 4mm 重建板做全负载固定。固定完成后,先关闭口内黏膜伤口,再植入预备好的骨松质。如果缺损较大,还需要使用钛网包绕骨松质。但这里不作推荐,理由是金属植入体体积过大,可能会干扰血供、增加异物反应,导致植骨感染。相比而言,直接采用块状骨移植更为可靠。有一种经典的植骨方式,先制备条块状骨,然后凿通髓腔,将骨条插入髓腔中,周围再放置碎骨片或骨松质。

但是,无论何种方式的游离植骨都存在吸收和感染的可能。因此,临床有医师选择性地使用带肌蒂的骨移植。目的是通过肌蒂血供保障移植骨的成活,减少植骨的吸收率和感染。常用的带蒂骨肌瓣有胸锁乳突肌带锁骨、胸大肌带肋骨、斜方肌带肩胛骨、颞肌带颅骨等。事实上,这些移植骨的营养多来自骨膜,抗感染的能力比预期要差,而且在手术中经常会受到肌蒂附着的影响,使用起来并不方便。相比而言,牵张成骨术在修复节段骨缺损方面具有明显的优势。由于是原位自身成骨,有血运保障,抗感染和抗吸收能力都比较强;在骨牵张的同时,牵引区周围软组织也得到扩张。因此,这种技术特别适用于骨不连,因为骨不连所继发的骨缺损通常在 3~5cm 以内,病损区软组织多伴有缺损和挛缩。当然,这种方法也有缺点,治疗期较长,牵引完成后必须二次手术取出牵引器,同时还需要少量植骨。

四、讨论:伴感染骨不连的同期和二期植骨

相对于传统而言,比较成熟的观点认为,游离植骨必须在受植区无感染的情况下进行。这就意味着伴有感染(多是迁延的、慢性的)的骨不连必须经过清创和骨移植分期手术才能解决。这样做的优点是安全,感染机会少,但缺点却很多。首先是治疗期较长,需要两次手术,两次手术的间隔时间至少要 3~6 个月。其次,随着感染的控制,周围软组织瘢痕挛缩加重,血运也会受到影响,在剥离邻近牙槽突周围的牙龈黏膜时,常常会发生组织撕裂。这些不利因素将影响治疗效果。同期植骨术是指清除所有的感染组织后,重新复位、固定,在固定的同期行骨松质或块状骨移植。这样做,唯一的担心是增加了植骨感染的可能。目前多数学者认为,彻底清创和稳定固定是控制感染的有效方法。对局部感染而言,固定的稳定性比药物抗感染更重要。Rittmann 等人(1974)在羊股骨上造成人工骨折并坚固内固定,然后将葡萄球菌混悬液注射到稳定固定的骨折部位,结果软组织发生感染,但骨折仍如期愈合。同样,Friedrich(1977)利用兔长骨制作了感染骨折模型,结果稳定固定组均一期愈合。由此证明稳定固定可以提高骨折部位的抗感染能力。关于临床结果,Beckers(1979)首先报告了 19 例感染下颌骨骨折在清创同期行加压固定,结果 14 例(73. 7%)一期愈合,5 例(26. 3%)术后再次感染,经换药后愈合。Jahansson(1988)报告了 37 例初始感染的下颌骨骨折采用小型接骨板固定,结果 28 例(76%)一期愈合,9 例(24%)感染持续存在,其中 6 例经局部处理后愈合,2 例因固定不稳定改用颌间固定,骨折亦愈合,另 1 例感染难以控制,行感染刮治后形成骨缺损,后植骨愈合。Koury 等(1992)也报告了 11 例感染下颌骨骨折用重建板或动力加压接骨板行坚固内固定,所有患者均一期愈合。北京大学口腔医学院(1999)一项回顾性研究显示,13 例感染下颌骨骨折行坚固内固定,10 例(76. 9%)初期愈合,3 例(21. 4%)术后

二次感染，换药后愈合，且骨折发生骨性愈合。由此可见感染骨折在清创同期行坚固内固定在临床是可行的。

上述结果主要集中在感染骨折，是否同样适用于感染骨不连的同期植骨，仍是一个有待探讨的问题。但就作者经验而言，应是可行的(图 21-19)，但要掌握好时机和条件。首先在术前要经过充分换药，瘘管在 24 小时之内不再出现明显的脓性分泌物；彻底清创，清除所有可能引起感染的隐患，如肉芽、瘢痕、硬化骨皮质等；建立稳定的固定，固位螺钉应远离感染区，固定在非感染部位；全身情况健康，无糖尿病、肾炎等慢性病，没有长期使用免疫抑制剂。需要注意，这种应用不适用于大型骨缺损。

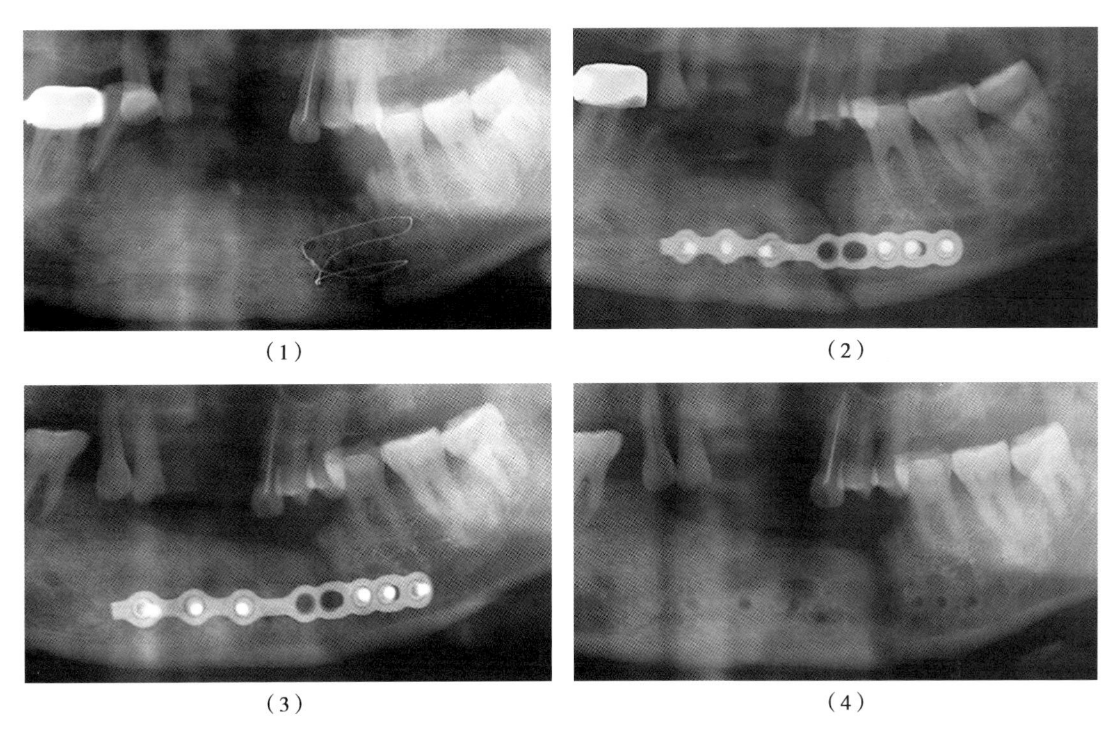

(1)　(2)　(3)　(4)

图 21-19　左下颌体骨折骨不连，植骨固定治疗

(1)下颌体部骨折 3 个月 X 线影像，钢丝骨间固定，骨折感染，骨不连；(2)术后 X 线影像，术中行刮治、重建板固定、骨缺损 1cm 植骨；(3)术后 6 个月 X 线影像，骨折愈合；(4)术后 10 个月取出钛板 X 线影像。

第四节　咬合错乱

颌面部骨折的基本治疗原则是恢复患者伤前的面部形态和功能。对于颌面部复杂骨折，早期复位和坚固内固定可以取得较好的治疗效果。但是在临床上，严重的颌骨骨折常常伴随有全身重要脏器伤和四肢伤，常常因就诊不及时而错过了最佳的治疗时机或者初次治疗没有准确解剖复位，造成面部继发畸形和咬合关系错乱(图 21-20)。另外，由于术中骨折断端复位不良、固定不佳，术后骨折断端再移位亦会造成咬合关系的紊乱。尤其对多发性、粉碎性骨折的错位愈合，加上牙列缺损或可能存在的骨缺损等不稳定性因素，传统的保守治疗及简单的切开复位固定术常难以达到准确恢复咬合关系的目的。颌骨骨折在受伤 3 周以内，可按照伤前正常结构解剖复位；如果受伤在 3 周以上且骨折断端已形成骨性错位愈合难

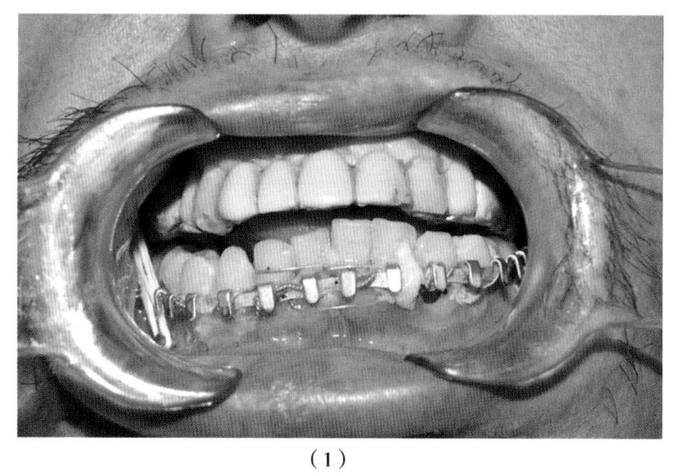

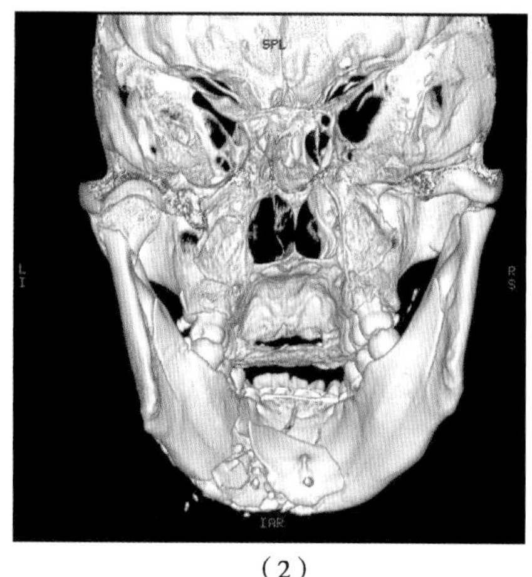

（1） （2）

图 21-20 双侧髁突骨折伴下颌骨正中粉碎性骨折术后继发咬合错乱

(1)外院治疗后1周转至我院,拆除牙弓夹板后患者后牙早接触,前牙开𬌗;(2)三维 CT 示左侧髁突骨折复位不良,右侧髁突骨折未复位。

以解剖复位时,不必强行凿开错位愈合部位,可利用正颌外科技术在新的部位截骨并重新固定,达到正确的咬合关系即可。正颌外科技术是使用正颌手术器械进行骨切开复位,具有截骨精确、快速、操作简便、创伤小等优点,最大限度地减少了口外切口的可能,患者更易接受。

治疗外伤性陈旧性骨折所造成的咬合关系紊乱,术前需采用详细的影像学检查,分析骨折部位、畸形程度,进行 X 线头影测量,拍摄曲面体层片、开闭口位片,必要时行三维 CT 检查。模型研究和模型外科是正颌外科的一项重要而不可缺少的术前准备工作,对于颌面部陈旧性骨折患者,如存在错𬌗畸形,模型外科是必须的。牙的位置、牙弓形态、上下颌牙弓间的关系等是非常有价值的资料,都可以通过模型外科获得,术前应采用模型外科的方法确定手术方式,了解是否需要做分块截骨和植骨,判断术前、术后是否需要行正畸治疗,所以对非严重开口受限的患者,术前均应制作定位𬌗板。

无论是来源于上颌 LeFort Ⅰ型、LeFort Ⅱ型还是 LeFort Ⅲ型的陈旧性骨折,一般均采用 LeFort Ⅰ截骨术以纠正偏斜的上颌𬌗平面、恢复咬合关系、调整面高比率。当患者面中部凹陷明显时,可用 LeFort Ⅱ截骨术以前徙上颌骨块纠正面中部凹陷畸形。由于骨折的错位愈合破坏了面骨的解剖形态和骨块间的位置关系,术中截骨时,应选择适当的截骨位置和角度,特别是在截断翼上颌连接时,注意截骨高度,最好自上颌结节处截断,以免损伤上颌动脉的翼腭段,造成难以控制的大出血。术中应特别注意恢复咬合关系,常需要多次校对,对有可疑妨碍骨段就位的部位,宁可去掉少许骨组织,以求咬合关系的恢复,并通过咬合导板和颌间牵引将截骨块复位,维持正常的咬合关系,并为术后进行弹性牵引做好准备。当然,截骨设计要与手术实际情况紧密结合,不必追求原骨折线的解剖复位。模型上的截骨方式要在手术中能够方便地实现,否则就会增加手术的难度和不必要的创伤。

第五节 钛板超敏反应

由纯钛制作的接骨板和螺钉作为外科植入体允许长期滞留体内。但是在临床上,偶尔

可以见到钛板超敏反应的现象。一患者在植入钛板、钛钉后数月内，几乎所有受植部位都陆续出现炎症反应（图 21-21）。Thomas 等也在 2006 年报道了一例因钛板超敏反应致骨折延迟愈合的病例，取出钛板后，骨折重新愈合。

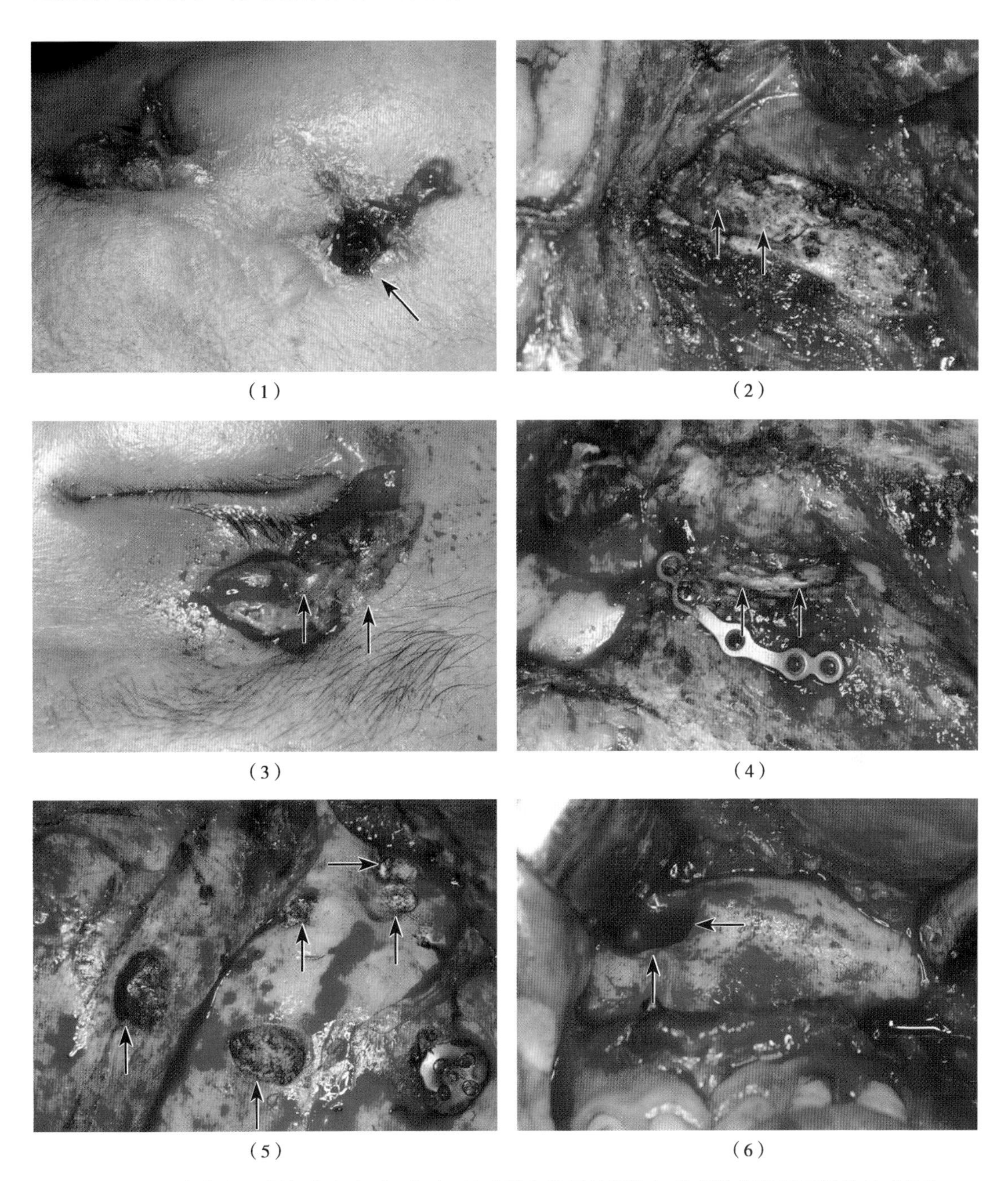

图 21-21　一例颅颌面骨折患者术后 1 年内，几乎所有放置钛板钛钉的部位都出现了慢性骨感染和植入体松动现象

(1)右侧颧弓区皮瘘；(2)拆除钛板后，可见颧弓部位的固位螺钉周围大量的炎性肉芽和明显的骨吸收凹陷；(3)颧额缝区皮瘘；(4)移开钛板，见到颧额缝固定部位的慢性局灶性骨髓炎；(5)颅顶区固定的钛板钛钉引起的炎性骨吸收；(6)下颌骨固定的钛板、钛钉引起的炎性骨吸收。

造成钛板超敏反应可能的原因有以下几点。

1. 患者对金属过敏。
2. 金属碎屑的残留。
3. 急性炎症反应造成的植入物微移动。

第六节　面部不对称

造成面部不对称的原因有很多,可以分为以下三类:先天性、发育性和后天获得性。口腔颌面部的各种骨折均会在一定程度上继发面部不对称畸形,因此,颌面部骨折的治愈标准之一就是恢复患者正常的面型。但是,受各种因素,例如创伤严重程度、咬合关系丧失的制约,在临床上往往不能完全恢复患者的正常面型(图 21-22)。

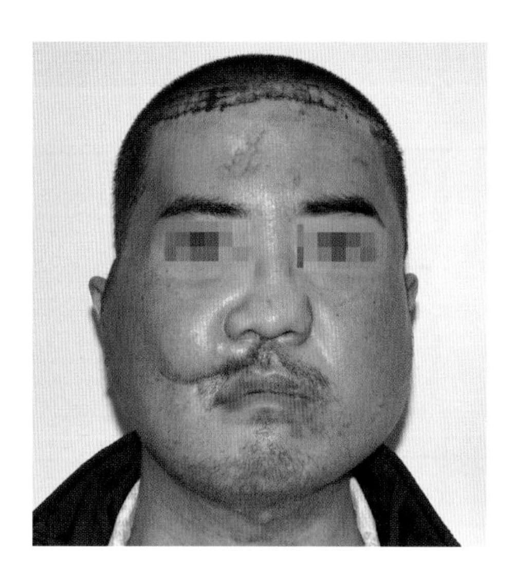

图 21-22　对于伤情严重的颌面部骨折,经过治疗后仍然不能完全恢复患者的正常面型

另外,国内外公认髁突骨折所继发的关节强直是面型不对称畸形的重要发病因素之一。这是因为髁突骨折所导致的髁突运动受限会影响上下颌骨在前后向和垂直向上的正常发育,这对于处于发育阶段儿童的髁突影响尤为明显。关于髁突骨折所继发的关节强直具体发病机制及治疗将在下一节中进行详述。

第七节　关 节 强 直

颞下颌关节强直(temporomandibular joint ankylosis,TMJA)是口腔颌面外科的一种常见疾病,其临床特征是髁突头与关节窝粘连,张口度受限甚至完全不能张口(图 21-23)。TMJA 还能导致语言和咀嚼功能受限、口腔卫生无法维持和龋病猖獗、髁突发育受限、气道狭窄等。

TMJA 的病因包括外伤、感染,以及各种系统性疾病,如风湿、类风湿性关节炎等。近年来,创伤已经成为 TMJA 的主要致病原因。主要原因有两个:一是随着抗生素的普遍应用和开发,临床对感染的控制能力不断增强而使得感染性 TMJA 日益少见;二是随着交通事故的

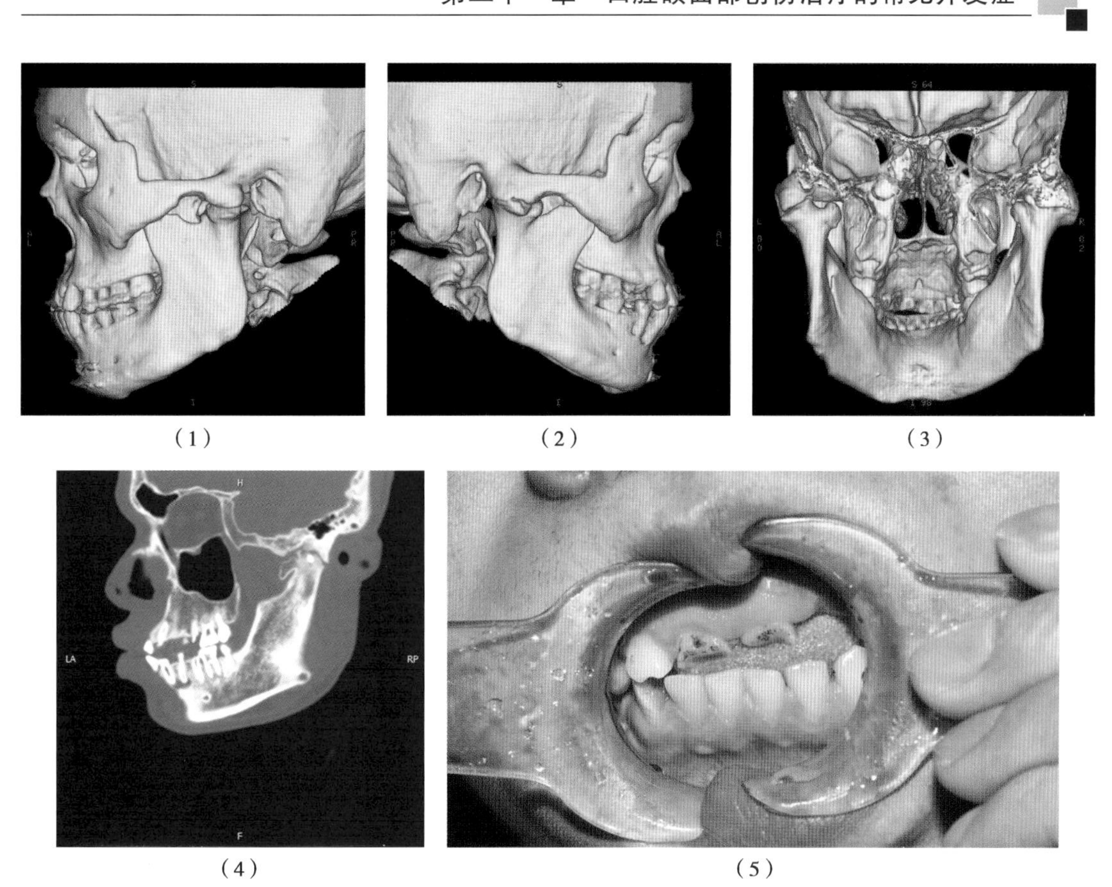

图 21-23　关节强直所致双侧髁突发育不全伴张口受限
(1)~(3)CT 示双侧髁突发育不全;(4)下颌骨髁突关节间隙缩小;(5)张口重度受限。

增多,髁突骨折的发生率逐年增多,创伤性 TMJA 相应增多。创伤性 TMJA 的形成是由于髁突骨折后关节囊内血肿或积液、局部代谢增加,在各种成骨因子的作用下局部组织过度增生,形成肉芽组织,继而破坏纤维软骨,使之变性并形成关节内纤维性粘连,局部组织变性坏死过程中释放大量 CO,关节内呈酸性反应,进一步加剧结缔组织的钙质沉积,关节纤维粘连遂又可转化为骨性粘连。此外,TMJA 的发生还与组织的活跃程度有关,儿童期成骨活跃、血管丰富,损伤后以修复性增生为主,容易导致 TMJA。

一般认为髁突骨折的早期治疗便于髁突的功能改建,能在最大程度上减少面部不对称畸形的发生率。在髁突骨折手术中发现,早期患者仅有下腔滑膜破坏,而晚期患者的关节盘和其他关节结构完全破坏,其结果是关节的畸形粘连和强直。髁突骨折目前主要有保守治疗和开放复位两种治疗方法,选择哪种方法治疗髁突骨折一直有争议,患者的年龄是选择这两种治疗方法的决定因素。因为不合理的手术会诱发关节强直,而长时间的颌间固定增加了关节强直的危险性。对囊内严重移位的骨折、粉碎性骨折、矢状骨折及髁突颈部骨折应手术治疗。手术治疗可减少固定时间,进行早期功能锻炼,特别是避免了对关节腔的继发性损伤,可预防关节强直的发生。多数人主张儿童囊内骨折应保守治疗。

手术治疗颞下颌关节强直最主要的方法包括:单纯的间隙关节成形术、插入间置物的关节成形术、关节重建术和关节假体置换等(图 21-24)。

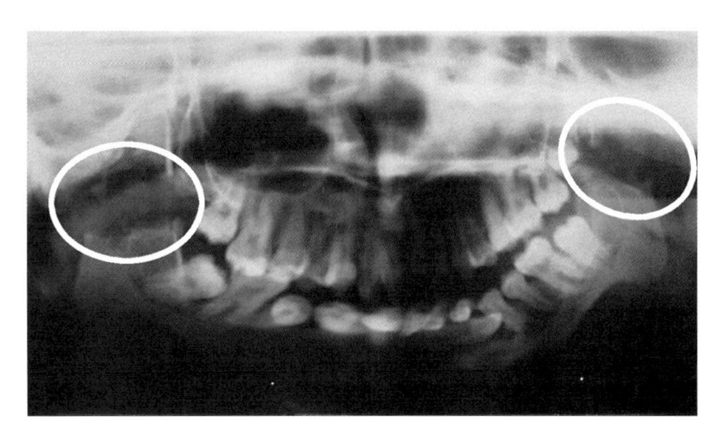

图 21-24　左侧单纯间隙关节成形术，右侧冠状突切除术+间隙关节成形术治疗双侧髁突 TMJA

第八节　陈旧性关节脱位

颞下颌关节脱位（以下简称关节脱位）是指髁突滑出关节窝外，不能自动回复的情况。根据病程状态，可分为急性、复发性和陈旧性三种。临床表现为下颌运动受限（不能闭合）和患侧开殆。造成关节脱位的原因有多种，情况也不尽相同。本节重点要讨论的是骨折治疗相关因素造成的陈旧性关节脱位。以下通过典型病例进行阐述。

（一）颌间牵引使用不当

典型病例：患者因车祸致面中部多发骨折，在当地医院行上颌骨切开复位内固定术，术后颌间牵引固定 6 周，结果发现面部畸形加重，面型向右侧偏斜扭曲，错殆类型改变，左侧出现开殆，且张口受限，3 个月后转入我院。经 CT 及 X 线检查发现双侧颧骨骨折，右侧下陷，左侧前移，上颌骨高位水平骨折，向右侧旋转移位，且与颧骨骨折块嵌顿，下颌骨未见骨折，但左侧关节脱臼，髁突前脱位。术中发现左侧髁突前移至关节结节前方，并与周围粘连，呈纤维性强直（图 21-25）。治疗采用双侧颧骨切开复位、上颌骨截骨复位、左侧髁突切除。

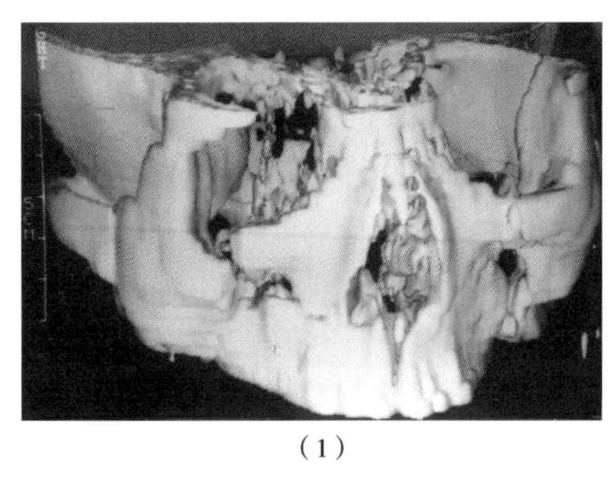

（1）

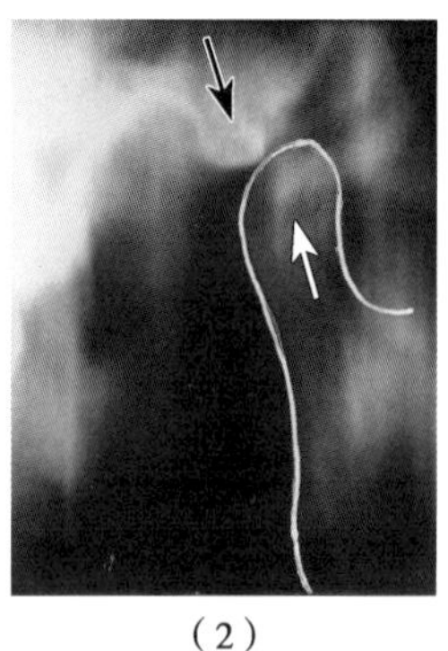

（2）

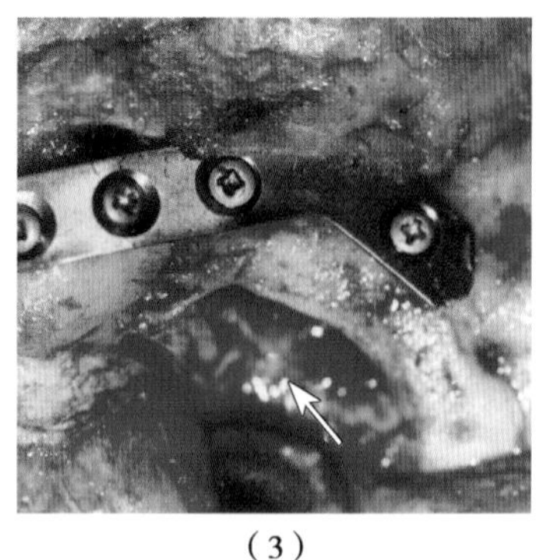

（3）

图 21-25　颌间牵引继发关节脱位

（1）三维 CT 显示颧骨骨折外下移位，上颌骨骨折右侧移位；（2）侧位断层片显示髁突脱位于关节结节前下方；（3）术中所见，关节窝内空虚。

讨论：牙弓夹板颌间牵引是恢复颌骨骨折后咬合关系紊乱的有效手段。当上颌骨骨折并有明显移位时，通过颌间牵引复位骨折的有效性应以上颌骨骨折块的可移动性为前提。骨折线位置越高，骨折块的可复位性越差，低位水平骨折通常可以采用颌间牵引达到复位；高位水平骨折，特别是上移或侧移嵌顿者必须通过手术进行复位。如果忽视了上颌骨复位的可移动性，一味强行牵引，就可能导致下颌骨或下颌骨骨折段的错位。显然，本病例显示的关节脱位是颌间牵引使用不当的结果。由于上颌骨骨折处于高位，且发生旋转移位，在翼突根部和颧骨断面发生骨折嵌顿，不首先复位颧骨就不能解除嵌顿使上颌骨复位。企图以“活动”的下颌骨强行牵引上颌骨使之复位，结果不仅不能使上颌回位，相反造成下颌错位，髁突被持续的反向牵引力牵出关节窝，造成关节脱位。

（二）髁突骨折不良复位

典型病例：患者因车祸致一侧髁突和双侧下颌角骨折，伤后 1 周在当地医院手术，行双侧下颌角和髁突切开复位内固定术。术后即发现前牙区开𬌗，随机辅助颌间牵引固定 3 周。开𬌗状态有所改善，但仍不能完全闭合。2 个月后转入我院。检查发现双侧前磨牙间开𬌗，下颌向健侧偏斜。X 线检查发现髁突呈轻度前弯，髁头位于关节结节前方，但髁突骨折固定完好（图 21-26）。重新手术时，证实髁突位于关节结节前上方，且骨折线对位不完善，后缘轻度张裂。

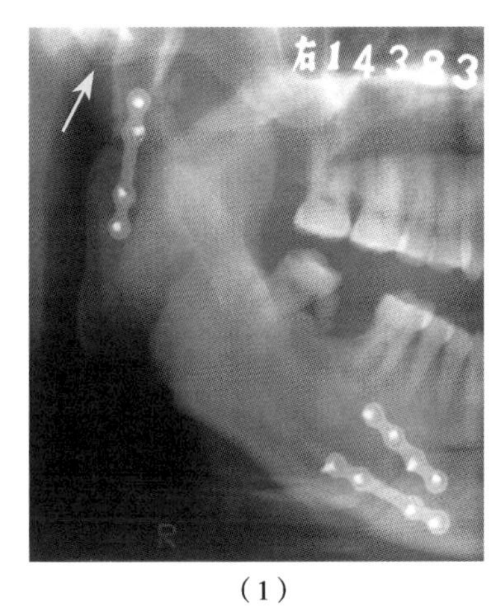

（1）

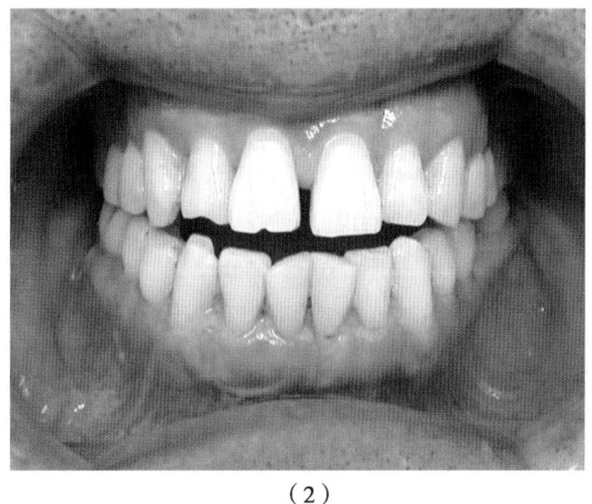

（2）

图 21-26　髁突骨折复位不良继发关节脱位

（1）曲面体层片显示髁突骨折，小钛板固定，髁突位于关节窝前方；（2）临床检查显示双侧前磨牙区开𬌗。

讨论：髁突骨折解剖复位通常经下颌下或下颌后切口入路。由于关节区难以在直视下操作，虽然髁突骨折线已经复位（实际上经常有偏差，经常发现骨折线后外侧似密合对位，前内侧却存在轻度错位），但并不能确认髁突已经准确就位于关节窝内。因此，在完成骨折线对位后进行固定之前和固定之后，均需校对咬合关系以间接确认髁突回到关节窝内。忽视这一步骤，便存在经复位固定后的髁突处于前脱位状态导致术后开𬌗的可能。上述病例就是这种情况典型发生的结果。

第九节　创伤性颞下颌关节炎（颞下颌关节紊乱）

创伤性颞下颌关节炎（区别于由持续微小创伤所致的滑膜炎和骨关节炎）特指因机械致

伤力造成关节直接或间接损伤后引起的非感染性炎症反应，临床上分为急性和慢性两类，慢性关节炎通常是急性关节炎的一种不良转归。关节受到急性损伤时，轻者发生关节内出血、水肿，重者出现关节盘移位、破裂，关节囊撕裂、髁突表层剥脱。前者通常被临床诊断为“关节挫伤”，经适当理疗后大部分可以痊愈，不留任何后遗症；后者多伴随髁突骨折发生，由于伤者和医师都将注意力集中在骨折本身，常常忽略了关节盘、关节韧带、关节囊滑膜的损伤，很少有人给予独立诊断和专门处理。在髁突骨折治愈几个月，甚至几年之后，部分患者出现伤侧关节区反复发作的张口痛、咀嚼痛、疲劳、开口受限和关节杂音。这时，应当考虑创伤性关节炎已由急性拖延成慢性。进一步 X 线片检查可发现，髁突表层骨硬化形成骨赘或髁突表面破坏吸收。MRI 检查可以见到关节盘移位、穿孔，关节盘附着松弛或撕裂。关于慢性创伤性颞下颌关节炎的治疗基本类似于骨关节炎。原则上采取逐渐“升级”的治疗程序，由“可逆性保守治疗”到“不可逆性保守治疗”再到“关节镜外科”。只有在上述治疗均无效的情况下，才考虑开放性手术治疗。关节镜外科创伤小，可以多次重复治疗，较穿刺灌洗更直视、更彻底，可以替代开放手术松解粘连、复位关节盘、磨削关节面、切除骨赘，因此近年为临床所推崇。

第十节　神 经 损 伤

创伤手术治疗过程中容易导致下牙槽神经、面神经、舌神经和眶下神经损伤。其中下牙槽神经的损伤最为常见。

下牙槽神经损伤的主要原因是手术复位时压迫、牵拉神经，引起神经水肿、失用和轴突断裂，伤后可能出现下唇麻木或感觉异常，但多数 3～6 个月后可自行恢复。各学者对下牙槽神经损伤的发生率报道不一。Marchena 对 150 例下颌骨骨折进行了调查，发现 56%的患者出现了下牙槽神经分布区感觉障碍，但多数患者可自行恢复。

Schultze-Mosgau 等对 34 名患者的调查显示，下颌骨骨折后下牙槽神经损伤的发生率术前为 46%，术后为 76.9%。

神经损伤的恢复与损伤的原因和性质有关，将神经损伤分为轻度钝性伤、切割伤和牵拉伤，其中轻度钝性伤可自行恢复，切割伤和牵拉伤则往往需手术治疗，另外，神经损伤部位越靠近中枢，则越容易恢复，年龄小的患者有更好的恢复能力。坚固内固定术是目前口腔颌面部骨折治疗中最常用的治疗方法，所以其与神经损伤的相关性也备受关注，许多学者做了相关的研究。Iizuka 等对 214 名经过坚固内固定术治疗的颌骨骨折患者进行了平均 15.2 个月的随访，结果显示 58.1%的患者有术后下牙槽神经功能障碍。Joos 等发现下牙槽神经损伤的发生率与骨折严重程度呈正相关。以上的文献报道虽然显示坚固内固定术治疗可能提高下牙槽神经损伤的发生率，但另一方面选择坚固内固定术治疗的骨折多为开放性骨折或有较大移位的骨折，而后者也是下牙槽神经损伤的重要影响因素，这可能是运用坚固内固定术治疗颌骨骨折过程中出现较多神经损伤的原因之一。

第十一节　牙 根 损 伤

运用坚固内固定技术治疗颌骨骨折时，钻孔和旋入螺钉时要格外注意，防止损伤下方的牙根。术前必须仔细阅读 X 线片，了解牙根的大概长度和走行方向，并以此为根据，预估接

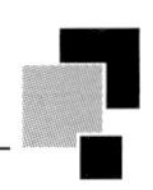

骨板放置的位置及螺钉旋入的位置。术中旋入螺钉若突然遇到较大阻力，应考虑到螺钉碰到牙根的可能性，勿盲目用力，防止损伤牙根。

（李祖兵　张　益）

参考文献

1. ALPERT B, ENGELSTAD M, KUSHNER G M. Invited review: small versus large plate fixation of mandibular fractures. J Craniomaxillofac Trauma, 1999, 5(3): 33-40.
2. LEE S S, KIM S G, MOON S Y, et al. The treatment of malocclusion after open reduction of maxillofacial fracture: a report of three cases. J Korean Assoc Oral Maxillofac Surg, 2014, 40(2): 91-95.
3. LI Z, ZHANG W, LI Z B, et al. Abnormal union of mandibular fractures: a review of 84 cases. J Oral Maxillofac Surg, 2006, 64(8): 1225-1231.
4. YOKOO S, KOMORI T, FURUDOI S, et al. Orthognathic surgery for occlusal reconstruction of old malunited jaw fracture. Kobe J Med Sci, 2006, 52(3-4): 37-47.
5. BAGHERI S C, HOLMGREN E, KADEMANI D, et al. Comparison of the severity of bilateral Le Fort injuries in isolated midface trauma. J Oral Maxillofac Surg, 2005, 63(8): 1123-1129.
6. SMITH B R, LANG T C. Reconstruction of secondary post-traumatic zygomatic and orbital deformities. Atlas Oral Maxillofac Surg Clin North Am, 1996, 4(1): 107-124.
7. SCHUH A, THOMAS P, KACHLER W, et al. Allergic potential of titanium implants. Orthopade, 2005, 34(4): 327-328.
8. THOMAS P, BANDL W D, MAIER S, et al. Hypersensitivity to titanium osteosynthesis with impaired fracture healing, eczema, and T-cell hyperresponsiveness in vitro: case report and review of the literature. Contact Dermatitis, 2006, 55: 199-202.
9. SIDEBOTTOM A J, MISTRY K. Prospective analysis of the incidence of metal allergy in patients listed for total replacement of the temporomandibular joint. Br J Oral Maxillofac Surg, 2014, 52: 85-86.
10. PAPADOPOULOS K, TANIC T, MITIC V. Orthodontic management of facial asymmetry caused by early condilar fracture in a growing patient. Srp Arh Celok Lek, 2012, 140: 630-636.
11. PAE A, CHOI C H, NOH K, et al. The prosthetic rehabilitation of a panfacial fracture patient after reduction: a clinical report. J Prosthet Dent, 2012, 108(2): 123-128.
12. YAMASHIRO T, OKADA T, TAKADA K. Case report: facial asymmetry and early condylar fracture. Angle Orthod, 1998, 68(1): 85-90.
13. JAIN G, KUMAR S, RANA A S, et al. Temporomandibular joint ankylosis: a review of 44 cases. Oral Maxillofac Surg, 2008, 12(2): 61-66.
14. VON DOMARUS H, SCHEUNEMANN H. Congenital prearticular temporo-mandibular ankylosis in two siblings. J Craniomaxillofac Surg, 1990, 18(7): 299-303.
15. FARRONATO G, GIANNINI L, GALBIATI G, et al. Long term results of open reduction management of condylar fracture: a 20 years follow-up. Case report. Minerva Stomatol, 2012, 61(10): 457-465.
16. ORTAKOGLU K, GUNAYDIN Y, AYDINTUG Y S, et al. An analysis of maxillofacial fractures: a 5-year survey of 157 patients. Mil Med, 2004, 169(9): 723-727.
17. MARCHENA J M, PADWA B L, KABAN L B. Sensory abnormalities associated with mandibular fractures: incidence and natural history. J Oral Maxillofac Surg, 1998, 56(7): 822-826.
18. SCHULTZE-MOSGAU S, ERBE M, RUDOLPH D, et al. Prospective study on post-traumatic and postoperative sensory disturbances of the inferior alveolar nerve and infraorbital nerve in mandibular and midfacial fractures. J Craniomaxillofac Surg, 1999, 27(2): 86-93.
19. IIZUKA T, LINDQVIST C. Rigid internal fixation of mandibular fractures. An analysis of 270 fractures treated

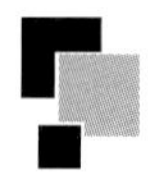

using the AO/ASIF method. Int J Oral Maxillofac Surg, 1992, 21(2):65-69.

20. JOOS U, MEYER U, TKOTZ T, et al. Use of a mandibular fracture score to predict the development of complications. J Oral Maxillofac Surg, 1999, 57(1):2-7.
21. 张益, 孙勇刚. 颌骨坚固内固定. 北京:北京大学医学出版社, 2003.
22. 张清彬, 东耀峻, 李祖兵, 等. 正颌外科技术在陈旧性颌骨骨折治疗中的应用. 中国口腔颌面外科杂志, 2008, 6(4):299-302.
23. 程业忠, 李祖兵, 姚声, 等. 眶-颧-上颌骨骨折的诊断与治疗 32 例临床分析. 中国口腔颌面外科杂志, 2008 (2):134-136.
24. 李祖兵. 髁突骨折致颞下颌关节强直相关问题的探讨. 中华口腔医学杂志, 2009(12):728-730.

第二十二章　口腔颌面部创伤性颌骨畸形的整复治疗

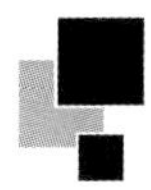

第一节　历史回顾

口腔颌面部创伤性颌骨畸形是指由于创伤所致的口腔颌面部陈旧性骨折，或创伤导致的骨折虽经过外科治疗后，仍存在不同程度的颌骨畸形。临床主要表现为口腔颌面部陈旧性骨折(old fracture/delayed fracture)、骨折错位愈合(fracture malunion)和骨折术后畸形(postoperative deformity of fracture)。陈旧性骨折指伤后3周以上的骨折，其断端间已有纤维连接或骨痂形成。骨折错位愈合指外伤后骨折未经外科治疗，骨折断端在未复位位置的愈合。骨折术后畸形指经外科治疗后，临床仍表现为错𬌗及颜面畸形需要再手术的骨折。口腔颌面创伤骨畸形多发生于那些伤度重、伤情复杂、多发伤、多处伤的患者。当外伤后同时伴有颅脑损伤、其他脏器和四肢损伤时，颌面部骨折的治疗常常被推迟，多处的颌骨骨折或粉碎性骨折的处置难度也会使得陈旧性骨折和骨折术后畸形的发生率随之增高。颌面骨的畸形常伴有软组织的缺损，不同程度、甚至严重的颜面部畸形，包括张口受限、咬合紊乱等特征的疑难病症，这类疑难病症在未来相当长的一段时间内将是口腔颌面外科医师面临的挑战。因受社会、经济、安全意识、医疗救助等条件影响，在不同的国家和地区面部陈旧性骨折和骨折术后畸形占颌面部创伤的比率、病因、伤情程度有很大差异。与颌面部骨折的早期治疗不同，陈旧性骨折和骨折术后畸形尚缺乏对临床有指导意义的简明实用的分类，缺乏成熟的外科治疗技术手段和规范，其预后亦很难达到早期颌面骨折功能和形态恢复的标准。目前，颌面部陈旧性骨折和骨折术后畸形治疗正在趋向综合应用多种技术手段的发展。这些技术手段包括：正颌外科和模型外科技术、牵张成骨技术、基于CT数据的计算机辅助图像处理和计算机辅助模拟手术技术、反求快速原形三维头颅模型和镜像三维头颅模型手术模拟技术、计算机辅助手术导航技术、CAD/CAM技术等，使复杂陈旧性骨折和骨折术后畸形治疗术前设计更加个性化，从而提高手术的精确性，促进了复杂陈旧性骨折和骨折术后畸形患者功能与形态的恢复。

一、分类进展

颌面部陈旧性骨折和骨折术后畸形与早期骨折的诊断治疗有很多不同，尚缺乏对陈旧性骨折和骨折术后畸形诊断治疗有指导意义的分类学研究和临床适用的分类。目前的分类诊断多采用早期骨折的分类方法冠以陈旧性、术后畸形等。如陈旧性下颌骨骨折、陈旧性颧骨骨折、下颌骨骨折术后畸形、颧骨骨折术后畸形等。

不同部位骨折骨断端愈合时间不同。骨折后，纤维骨痂和骨性骨痂的形成时间，下颌骨、颧骨发生在骨折后2~4周，而上颌骨要持续到骨折后4~8周。临床上陈旧性骨折的治疗，处于纤维骨痂愈合期的骨折可以采用再骨折的方法，去除纤维骨痂后可以达到骨折断端的复位；处于骨性骨痂愈合期的骨折则很难通过再骨折的方法复位，常常需要采取骨切开复位。

Dongmei H、Yi Z将陈旧性下颌骨骨折和骨折术后畸形分为三型。Ⅰ型：下颌骨正中或体部骨折；Ⅱ型：下颌角或髁突骨折；Ⅲ型：同时存在Ⅰ型和Ⅱ型骨折。Ⅰ型骨折的治疗是重建下颌骨弓，可以是再骨折或骨切开；Ⅱ型骨折的治疗是恢复下颌角和髁突位置，可以是再骨折、骨切开或采用正颌外科的方法；Ⅲ型骨折的治疗是首先采用Ⅱ型骨折的治疗方法，然后按Ⅰ型骨折的治疗方法重建下颌骨弓。

刘家武、刘磊、田卫东等将陈旧性上颌骨骨折和骨折术后畸形分为三型。Ⅰ型：无颜面畸形和咬合紊乱，此型一般不需要外科治疗；Ⅱ型：有咬合紊乱，无颜面畸形，采用LeFort Ⅰ型骨切开术治疗；Ⅲ型：有颜面畸形和咬合紊乱，此型可分为2个亚型，Ⅲa型：颧骨宽度和突度正常，采用LeFort Ⅰ型截骨术治疗；Ⅲb型：颧骨宽度和突度均发生改变，需采用LeFort Ⅱ型、Ⅲ型截骨术或需要联合其他外科方法治疗。

张益根据是否存在鼻-眶-筛骨骨折将全面部陈旧性骨折和骨折术后畸形分为两型。Ⅰ型：同时有颧骨复合体、上颌骨、下颌骨骨折；Ⅱ型：同时有颧骨复合体、上颌骨、下颌骨骨折和鼻-眶-筛骨骨折。又根据是否存在髁突和颧弓骨折将Ⅰ型、Ⅱ型分为以下亚型：A亚型：无脱位髁突骨折和颧弓骨折；B1亚型：有脱位的髁突骨折，B2亚型：颧弓骨折；C亚型：有脱位的髁突骨折和颧弓骨折。该分类涵盖了全面部陈旧性骨折和骨折术后畸形的基本内容，亚分类有助于理解和区分造成颜面畸形、骨折畸形和功能障碍的多因素。如颧骨颧弓骨折对面部宽度和张口受限的影响；髁突骨折移位、脱位对下颌支垂直距离降低和关节强直的影响等，从而指导外科治疗。

现有的分类还很不完善，缺乏由于面部软组织损伤、缺损、瘢痕挛缩等所致的颜面畸形，由于眼眶、眶周骨折所致的眼球内陷、复视等，由于上颌骨矢状骨折、下颌骨正中联合部骨折、髁突骨折所致的咬合紊乱、宽面畸形等的分类研究。

二、正颌外科技术在陈旧性骨折中的应用

颌骨骨折一旦形成骨性错位愈合，上、下颌骨各种正颌外科手术技术成为治疗的主要手段之一，其治疗参照正颌外科的治疗原则。

（一）病史采集

病史采集主要询问受伤时间，受伤原因，受伤后救治情况，是否有多处伤、多发伤，伤前是否有牙颌面畸形病史。

（二）临床检查

临床检查包括患者面部的对称性，面部长度、宽度、侧面比例的协调性，是否存在咬合紊乱、开口受限，受伤部位骨错位愈合的程度等。

影像学检查应包括X线和CT检查：进一步了解和观察骨折部位、骨折断端的愈合情

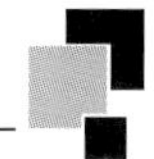

况、骨错位愈合的情况及程度，分析确定骨切开的位置、方向，骨切开后骨段移动的方向和量。用于正颌外科术前检查的X线检查有：全口牙列曲面体层X线摄影片、X线头颅定位侧位片和颞下颌关节片，CT的检查应是水平、冠状、矢状位的三维CT影像和三维CT重建影像。

（三）模型外科

用于口腔颌面创伤骨畸形的模型外科是将患者伤后的咬合关系转移到𬌗架上，在临床检查和影像学分析的基础上，对转移到𬌗架上的模型进行移动、切割和拼对，是否需要分段骨切开，然后根据所获得的𬌗关系制作𬌗板作为术中引导牙-骨复合体就位的工具，其是骨折离断后复位及固定的模板，以确保手术后保持稳定的咬合关系，模型外科是正颌外科治疗过程中必不可少的一个预测步骤。通过模型外科评估和预测术后咬合关系和功能，分析可能出现的问题，从而指导手术。

1. 取印模制作石膏模型及蜡𬌗记录　用弹性印模材料取上下颌印模，并用之灌制石膏模型。石膏模型的𬌗面要求用硬石膏灌制，可以防止切割及拼对模型时𬌗面磨损产生咬合误差。取蜡𬌗记录是为了记录上下颌之间的位置关系，以确定上下颌模型骨折后的咬合状态。

2. 上𬌗架　单纯上颌骨骨折或下颌骨骨折，可以选用非解剖式简单𬌗架直接转移𬌗关系。按蜡𬌗记录牙印迹的对应位置对好上下颌石膏模型，将上下颌石膏模型与蜡𬌗记录固定在一起，然后用石膏将模型固定在𬌗架上。

对于存在复杂的上下颌骨骨折，由于失去了正常可供参考的𬌗记录，应选择解剖式𬌗架，使用面弓转移正中𬌗关系。面弓转移可以保证上颌模型在前后、垂直和水平三个方向上相对于颅骨的空间位置近于真实地转移到𬌗架上。方法是先用面弓𬌗叉将正中关系蜡𬌗记录转移至𬌗架上（图22-1），按蜡𬌗记录牙印迹的对应位置对好上颌模型，用石膏将模型固定在𬌗架上。然后倒置𬌗架，由上颌引导下颌按蜡𬌗记录牙印迹的对应位置对好下颌模型，再用石膏将模型固定在𬌗架上。

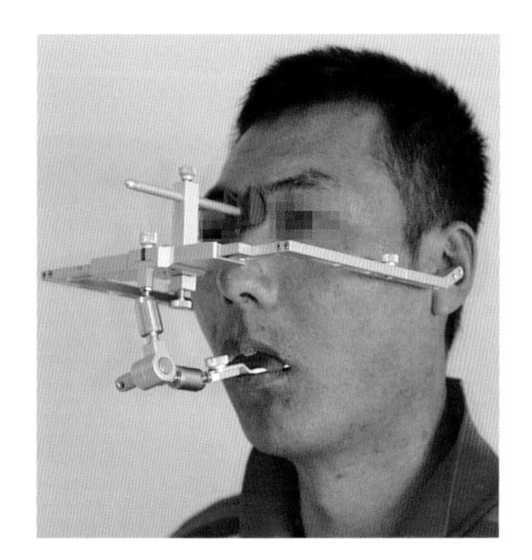

图22-1　利用面弓转移正中𬌗关系

3. 移动、切割和拼对模型　首先在上下颌模型基底部各做一条水平参考线，通过上颌尖牙以后的各牙尖分别做至水平参考线的垂线。通过上颌牙尖做短线向下垂直延至下颌牙的颊面上（图22-2）。根据X线和CT影像学所作出的预测，以及手术要求达到的咬合关系，移动、切割和拼对上下颌模型或牙-骨块。测量和记录模型外科前后上下牙弓宽度和长度，各牙-骨段和相关牙之间，上下颌位置关系在三维空间的位移，最后在最终确定的位置上制作定位𬌗板。

4. 制作定位𬌗板　定位𬌗板又称𬌗导板（occlusal guide plate）简称𬌗板。𬌗板是一种带有𬌗印记的、形状如同𬌗垫、在正颌外科手术中用于引导牙-骨段复位、术后用于增加上下颌

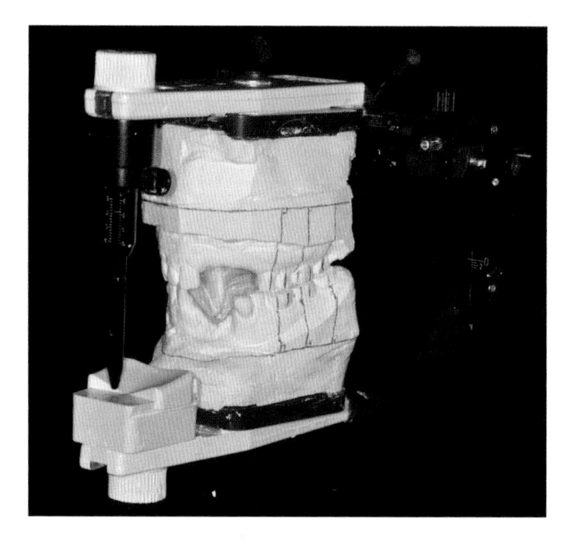

图 22-2　殆架上参考线的确立

间稳定的装置。殆板分两种：中间殆板和终末殆板。如单纯上颌骨骨折时，下颌骨及牙列是完整的，仅通过应用一个殆板以下颌引导上颌，就能保证上颌骨复位的准确性。如果上下颌骨均骨折，失去了相对颌骨及牙列的参考，则必须通过一个中间殆板和一个终末殆板保证骨折复位的准确性。手术如果先复位下颌骨时，以中间殆板为引导，下颌骨骨切开后使下颌牙列就位于中间殆板内，颌间固定后骨切开线复位对接，行骨间内固定。打开颌间固定，去除中间殆板，以终末殆板为引导，行上颌骨骨切开后，将上下颌牙列均就位于终末殆板内，下颌向上旋转使上颌骨骨段与上部骨切开线复位对接，内固定。

（四）常见口腔颌面创伤骨畸形的正颌外科矫治

1. 下颌支矢状骨劈开术（sagittal split ramus osteotomy，SSRO）　下颌支矢状劈开术适用于下颌角、下颌支及髁突陈旧性骨性愈合的骨折。这类骨折错位愈合后，远心骨段牙列是正常的，当采用下颌支矢状骨劈开术后，可以恢复上下颌间良好的殆关系。这类畸形的矫治可以是单侧的下颌支矢状劈开术，但大多数的这类陈旧性骨折畸形同时需要对侧和双侧的下颌支矢状骨劈开术。这类手术不适用在骨切开线上有纤维愈合或不完全骨性愈合的骨折，常常会导致原骨折部位的再骨折。手术骨切开时尽可能使近远心相对应的骨段间有更大的接触面积，由于受畸形和肌张力的影响，内固定要保证足够的固位力。

2. 颧骨颧弓整形术　颧骨颧弓整形术包括颧骨增高术和颧骨颧弓减低术。颧部的形态和突度对于容貌的美与面部的和谐是非常重要的，创伤性颧骨复合体骨折造成的面部畸形和功能障碍主要表现为颧骨突度、面部宽度的改变和开口受限。

（1）颧骨增高术：适用于颧骨陈旧性骨折塌陷畸形。一种方法为自体骨或骨代用品植入术；一种方法为骨切开复位植骨术。

自体骨或骨代用品植入术主要用于粉碎性颧骨陈旧性骨折塌陷畸形，颧骨体已失去了其自然外形。由于人体颧骨形态不规则，加之自体骨和骨代用品难以塑形，植入后难以保证颧部突起、外形和轮廓的对称性。通过数字外科、快速成型与模型外科技术，可以提高颧部突起、外形和轮廓对称性的手术效果。采用自体骨贴附式植骨（onlay bone graft）需考虑存在不同程度的骨吸收，从而影响远期效果。

骨切开复位植骨术适用于颧骨体自然外形保存完好的颧骨陈旧性骨折塌陷畸形。这种方法可以经口内入路或经口内外联合进路，在颧颌缝、颧额缝以及颧颞缝处行骨切开，恢复颧骨的突度和对称性后，在骨切开处插入自体骨。

（2）颧骨颧弓减低术：适用于由于颧骨颧弓陈旧性骨折颧骨颧弓突出明显的宽面畸形的矫治。这种畸形常常是由于颧骨向后移位，颧弓外突所致的陈旧性颧骨骨折。手术经口

内前庭沟入路,将颧骨颧弓连接处截除一段骨块,另一切口经耳前皮肤入路切开颧弓根部,使颧骨颧弓前移并向内压低移位以减低颧骨颧弓突度。

3. 上颌骨 LeFort Ⅰ型骨切开术 上颌骨 LeFort Ⅰ型骨切开术是矫正上颌骨陈旧性骨折最常用的术式。该术式适用于任何类型的上颌骨陈旧性骨折畸形。可矫治面中份后缩,通过前移、侧移及旋转上颌骨,恢复面部外形和咬合关系。当存在上颌骨矢状骨折,上颌牙列、牙弓宽度有异常时,需要在 LeFort Ⅰ型骨切开的同时进一步分块骨切开。在采用常规的上颌骨 LeFort Ⅰ型骨切开术时,骨切开应兼顾原骨折线的走行,因为原骨折线未充分愈合时,很容易出现在原骨折处的再断裂,影响骨折的复位和固定。

4. 上颌骨 LeFort Ⅱ型和Ⅲ型骨切开术 上颌骨 LeFort Ⅱ型和Ⅲ型骨切开术及其改良术式适合于上颌骨骨折错位愈合后同时存在上颌及鼻眶区后缩的畸形和同时累及上颌骨、鼻眶区、颧骨颧弓广泛的面中份骨折所致的面中份凹陷、长面畸形。

对于全面部陈旧性骨折所致的面部畸形、咬合紊乱及各种功能障碍,常常同时需要联合应用几种术式。

三、口腔颌面创伤骨畸形整复治疗现状及存在的问题

1983 年,梁河清与陈日亭报道 6 例用 LeFort Ⅰ型截骨法治疗上颌骨陈旧性骨折错殆畸形,手术均是在局部浸润或双侧圆孔阻滞麻醉下,用骨钻截骨,一例断离翼突连接,其余 5 例均未断离,行颌间牵引颅颌固定 24~31 天。可以想象,口腔颌面外科前辈当时创造性的胆识和手术条件的艰辛。1988 年,张益在面骨骨折错位愈合的临床分析中报道了 48 例的治疗方法,主要为切开复位植骨、单颌夹板固定、颌间固定、弹力绷带固定等。经过近 30 年的发展,用于正颌外科的动力系统、专用拉钩、冷光源系统、解剖式殆架与模型外科、X 线头影测量及预测系统、三维螺旋 CT 重建影像、快速成型技术、计算机手术模拟系统、坚强内固定系统的广泛应用和规范推广、低压麻醉的配合等,为口腔颌面陈旧性骨折和骨折术后畸形整复治疗提供了充分的技术支持。

我国口腔颌面创伤的临床救治与研究取得了显著进展,复杂骨折及其伤后畸形的综合治疗水平也取得了明显进步。区域性的综合医院、医学院的附属口腔医院口腔颌面外科及创伤治疗中心颌面创伤专科治疗水平与国外发达国家相比并不逊色,而在陈旧性骨折和创伤后畸形的矫治等某些方面可能更有经验。

下面简单介绍陈旧性骨折错位骨愈合后畸形矫治的国内外进展。

(一) 下颌支垂直骨切开术治疗髁突陈旧性骨折

髁突陈旧性骨折临床表现为下颌偏斜、咬合紊乱、张口受限、关节疼痛等,需要再次外科治疗。手术可经口内和口外进路,在剥离、离断骨性愈合的髁突过程中骨块不能像早期骨折那样复位,常常会形成游离的骨块,经再植复位固定后,会出现程度不同的髁突体积变小,但可通过自行修复改建适应并发挥关节的功能。个别病例可能出现髁突的过度吸收,使下颌支变短上移,再次出现下颌偏斜、咬合紊乱、关节疼痛等症状。

(二) 牵张成骨术治疗下颌骨正中陈旧性骨折

下颌骨正中陈旧性骨折畸形多见下颌骨正中粉碎性骨折愈合后导致牙弓形态异常、双侧牙列内收及咬合关系紊乱。对于无组织缺损或缺损较小的患者,可以通过骨切开的方法

矫治;对于骨缺损较多的畸形,常采用骨移植技术进行畸形矫治。因创伤后局部软组织多为瘢痕,延展性很差,单纯骨移植缺乏足够的软组织覆盖,而靠局部软组织松解并不能完全达到要求。而且为了使错位愈合的骨质复位,常引起局部软组织撕裂而使植骨床与口腔相通,增加植骨区感染而失败的可能性。因而常需复合组织移植,手术难度高,风险大。牵张成骨术(distraction osteogenesis,DO)治疗下颌骨正中陈旧性骨折在颌面部陈旧性骨折畸形矫治中有其特有的优势。一般均采用口内进路,切开颏部软组织,显露局部骨质,在拟放置牵引器的部位设计垂直骨切开线,用微型骨锯切开下颌骨,然后植入骨牵张器,缝合伤口。DO技术充分利用生物体自身再生修复潜能,引导组织再生,在硬组织延长的同时,相应区域的软组织也同时延长再生,同时扩张软硬组织,无须对局部软组织或瘢痕做特殊处理,重建了软硬组织的形态与功能。它更新了传统的组织移植进行重建的观念,符合当今外科发展的趋势,即微创与再生外科技术。此技术与常规方法相比,无须开辟第二术区切取组织进行移植或应用其他技术行组织代用品移植,降低了手术难度,其治疗程序、手术操作明显简化,减小了手术创伤和手术范围,手术风险明显降低。DO技术使术后稳定性得以提高,效果稳定可靠,并发症较少。DO技术成骨形态及骨量大小可控制(根据需要设计合适的牵引器),最终满足功能重建的要求(特别是需要种植修复的患者),而且在现有牵引频率及条件下,能在较短时间内完成牵引成骨,成骨质量好。DO技术治疗下颌骨正中陈旧性骨折尚存在一些问题:目前所用牵引器均为直线牵引,并不完全符合颌面部这种复杂的外形结构,下颌骨正中陈旧性骨折畸形多表现为牙弓形态异常、双侧牙列内收,如何构建颌面部精细、有曲率的三维结构,以达到重建颌面部外形的要求,是面临的主要问题;研制适合不同畸形要求的牵引器,满足个体化需求,降低费用,是另一方面的问题,这些都有待于今后的研究与开发。

(三)三维CT立体测量、数字外科和导航技术在陈旧性颧骨骨折治疗中的应用

陈旧性颧骨复合体骨折尤其粉碎性骨折导致的陈旧性颧骨复合体骨折复位固定时,恢复颧骨突度和对称性一直是一个难点,常规复位后仍然有部分病例存在颧骨突度不足或宽面畸形。三维CT立体测量、数字外科和导航技术的应用在解决这一难点时收到了良好的效果。术前进行CT扫描,将原始数据输入相应的数字软件系统处理,以对侧颧骨突度差值定量指导手术移动颧骨或利用术中实时导航更准确复位颧骨。

口腔颌面创伤骨畸形的整复治疗要达到治疗后面部轮廓基本复原,重建骨折前的咬合关系,恢复张口度,恢复眼与眶、鼻与鼻中隔、局限性软组织和骨组织缺损等局部畸形或功能障碍等上述标准,任重而道远。尽管复杂骨折及其伤后畸形的综合治疗水平取得了明显进步,但与新鲜骨折不同,对于陈旧性骨折同时存在的骨与软组织畸形、整体轮廓与局部器官畸形、张口受限与咬合关系紊乱均需要分期矫治。

我国颌面创伤骨畸形整复治疗仍存在以下问题。

自20世纪90年代,交通事故在致伤原因中上升至首位,创伤伤度加重、伤情复杂,随之出现颌面部陈旧性骨折和骨折术后畸形的发生。其原因主要为:伴有颅脑或其他部位的外伤,因救治生命而延迟治疗颌面部骨折者占首位;其次为多部位的严重粉碎性骨折难以复位固定、少数为术后感染或系患者就诊不及时。创伤需要多层次救治,从现场和院前救助,再到院内急救和专科处置,对时间性和专业性方面都有很高的要求。与新鲜外伤相比,陈旧性外伤(包括骨折错位愈合、骨不连、感染、功能障碍和面部畸形等)不仅增加了专科处理难度,影响了治疗效果,而且由于手术次数增加,所采用的治疗技术复杂,疗程延长,还会显著增加

医疗费用、加重有限的医疗资源的负担。我国幅员辽阔，交通事故随处发生。当创伤伤员很难获得及时、便捷、安全、准确的运送时，初次就诊的处置直接影响陈旧性骨折的发生率。能否对患者局部伤情进行适时而恰当的处理，则与医院总体急救和多学科协作救治水平密切相关。在生命体征稳定，全身危重创伤得到妥善治疗后再处理颌面创伤，自然会延误颌面部伤情，直接导致陈旧性骨折及伤后畸形的发生，它已成为我国颌面创伤疾病谱的一个明显特征。

基于创伤损害的急诊特点，90%以上的伤员只能选择就近首诊救治。现行治疗模式采取的是“分站、分期”救治，忽视了多学科协作“顺序、同期”救治，会延误颌面外伤伤情。大量伤员在首诊过程中只能得到简单、有时甚至是不恰当的治疗，这也是造成陈旧性外伤的主要原因之一。医源性因素造成颌面部陈旧性骨折和骨折术后畸形发生，主要为复位固定不当，这需要通过技术培训和继续教育加以改进。

为了全面提高我国颌面创伤的整体救治水平，建立专科医师培训制度，举办基础教育学习班，强化基本原则、规范基本操作，是非常必要的，避免过分追求高端技术应用和复杂技术手段治疗。改善医疗装备和硬件环境，加强院内急救的多学科协作，理顺医疗管理制度，使之更贴近临床医学本质。这些措施无疑都会有效地降低陈旧性外伤畸形的发生率，这需要时间和过程。在确保生命、优先抢救重要器官的前提下，最大限度地减少创伤致残和陈旧性骨折的发生。

我国口腔颌面创伤的临床救治与研究取得了显著进步，但在许多方面亟待进一步改善。

1. 创伤急救需要加强　临床急救应树立整体观念，坚持先救命后治伤。首诊单位在这方面做了大量工作，但可能由于硬件环境不足、专业协作不够、管理协调不利、一些地区交通通信不便，创伤急救和早期处理的效果并不令人完全满意。因此，我们应加强现场急救、院前急救、院内急救和急救阶段的专科处理，全面提高颌面创伤急救和早期处理的总体水平。

2. 观念更新与技术进步　全国第一次颌面创伤会议提出“功能与形态双项标准”，这种治疗观念已被广泛接受，并带动了治疗技术的扩展和改良，新鲜骨折由原来的“功能复位”发展为“解剖复位”，陈旧性骨折从“再骨折复位”扩展到“骨切开矫治复位”，临床普遍采用“坚强内固定”维持骨折块稳定，以保证术后外形效果和早期功能运动。

3. 陈旧性上颌骨骨折的骨切开复位和固定尚存在一些需要注意的问题　颅底平面与殆平面的成角，上颌高位横断骨折通常沿颅底斜面向后下移位，前部下垂。错位愈合后，如面中部无明显塌陷，可采用 LeFort Ⅰ型骨切开术矫治错殆。骨切开后移动骨块时，如简单地将 LeFort Ⅰ型骨段向前、向下旋转拼对咬合关系，势必造成殆平面下降、面中 1/3 变长。结果颌间牵引时髁突被压降低，解除颌间牵引后髁突回弹，术后出现前牙开殆。正确的做法应通过磨短后部骨块，抬高后牙殆平面矫治错殆(图 22-3)。上颌骨骨折固定，颧牙槽嵴和梨状孔边缘是常用的固定部位。需要指出的是上颌骨虽然有四点固定，但固位力分布不均匀，受重力和翼肌牵引力作用的后部并未获得有效稳定控制。目前临床经常采用的微型接骨板固定并非十分可靠，术后必须增加颌间固定，否则可能出现后部下垂、前牙开殆。在颧牙槽嵴处最好采用小型接骨板(2.0mm 螺钉)固定。

4. 陈旧性颧骨复合体骨折和术后外形突点和对称性的恢复及宽面畸形的恢复　何冬梅等研究认为，颧骨骨折致面部畸形的形态学发生机制为面宽改变和颧突点 2mm 以上的移

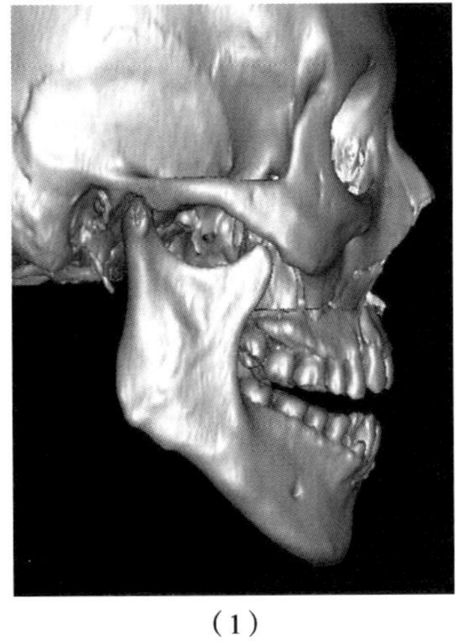
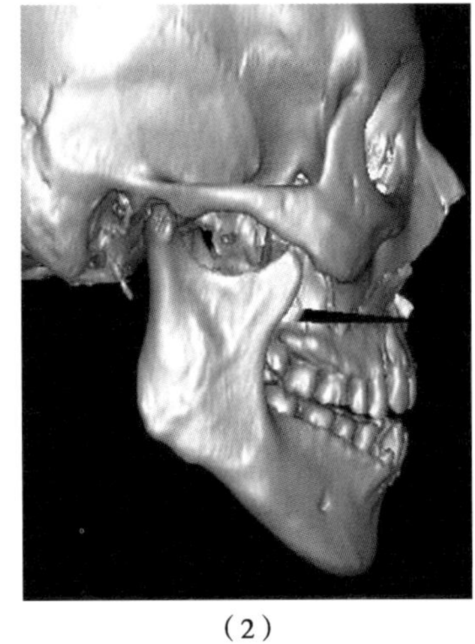
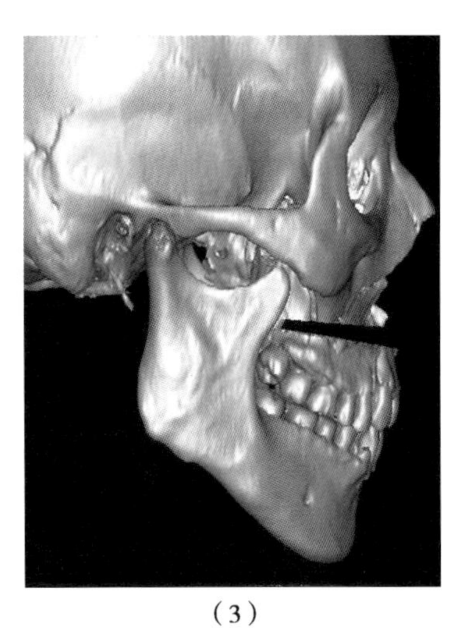

（1）　　（2）　　（3）

图 22-3　LeFort Ⅰ型骨切开术治疗陈旧性上颌骨骨折

（1）上颌骨陈旧性骨折前牙开䚡，后牙早接触；（2）磨短后部骨块从而抬高䚡平面矫治错䚡；（3）简单地将骨块向下旋转拼对咬合关系，势必造成䚡平面下降、面中 1/3 变长。

位。恢复颧弓长度和弧度是复位颧突点和面宽改变的前提，颧蝶缝和颧牙槽嵴是复位颧骨的两个重要参考。现实的问题是对于颧骨 C 型骨折（颧骨体粉碎）和陈旧性骨折，尚缺乏行之有效的方法在术中对颧突点位置和外形对称性进行标定，及对表面软组织畸形补偿的量作出估计。

5. 鼻眶筛区骨折　无论是早期、陈旧性或是继发畸形，由于鼻眶筛区解剖结构精细、层次重叠、轮廓曲线多，矫治外伤畸形难度很高。鼻眶筛骨折的畸形特征是眦距增宽、鼻背塌陷。外科整复的重点在于恢复内眦韧带的附着并牢固固定，同时依据内眦间距、睑裂宽、面宽、面高等相关结构重塑外鼻形态，以求面容协调。但目前对鼻眶筛区结构与形态的美观协调性尚缺乏依从标准，内眦韧带悬吊在技术上还存在位置不确定、固定不可靠、悬吊点回弹复发等问题，术后效果难以满意。

6. 髁突陈旧性骨折的治疗是临床公认的难点问题，下颌支垂直骨切开、髁突游离复位再植是解决这一难题的方法之一，但术后常常出现髁突的过度吸收。

我国颌骨陈旧性骨折高发是创伤疾病谱的一个突出特征，我国颌面外科在今后相当长时间内仍将面临这类疑难病症的临床挑战。

第二节　治疗设计

一、陈旧性骨折

（一）陈旧性下颌骨骨折

下颌骨陈旧性骨折发生在不同部位，其临床表现各异，治疗方法和治疗目的也有一定的差别。

1. 陈旧性下颌骨正中和旁正中骨折　可由单发、多发或粉碎性的正中和旁正中骨折错位愈合所致。

单发下颌骨正中和旁正中骨折最常见于下颌骨正中联合处，错位愈合后，在骨折线两旁的牙齿出现台阶，咬合错乱，下颌骨下缘亦可触及台阶。4周以内的骨折可经口腔内前庭沟入路，显露骨折断端后，将骨痂凿开，即在原骨折处制造再骨折，根据咬合关系重新复位，修整断端后，依据生物力学原则做坚强内固定。4周以上，已经形成骨性愈合的正中和旁正中骨折，术前应制作咬合定位𬌗板，并在模型外科上设计骨切开线，术中在牙列错位处骨切开，重建咬合关系后坚强内固定，对下颌骨下缘不平整处做适当打磨或修整。

下颌骨正中和旁正中两处或多处的线性骨折，骨折线间的骨段由于颏部附着肌肉的牵拉发生向后移位，错位愈合后导致下颌牙弓缩窄，外观可呈现出颏后缩畸形。4周以内的此类病例，仍采用再骨折的方法，参考咬合关系进行复位，坚强内固定，术后应用颌间弹性牵引。4周以上，已形成骨性错位愈合者，根据模型外科，在有台阶形成的牙间设计骨切开，根据咬合定位𬌗板定位骨块后，行坚强内固定，根据颏部形态决定是否行颏成形术，或水平Z形皮质间骨切开术（图22-4）。术后需配合颌间弹性牵引。

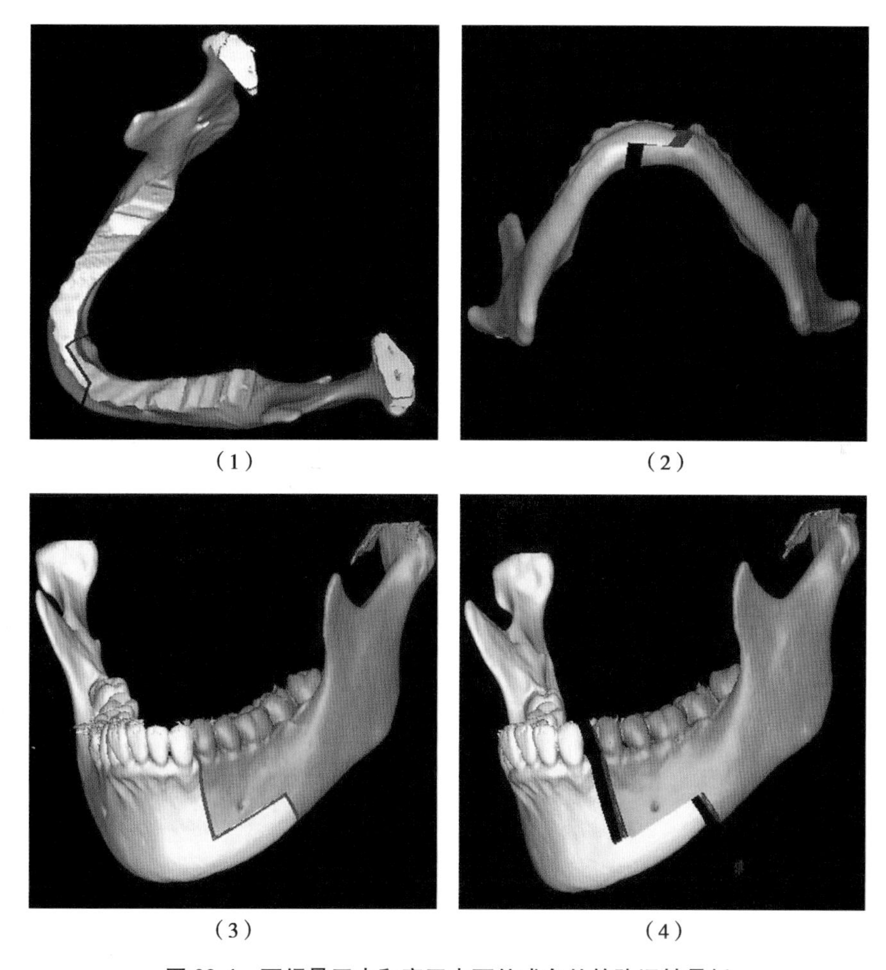

图22-4　下颌骨正中和旁正中两处或多处的陈旧性骨折

（1）、（2）下颌骨正中Z形皮质间骨切开术示意图；（3）、（4）下颌骨体部阶梯状骨切开示意图。

陈旧性下颌骨正中和旁正中粉碎性骨折，可能存在下牙弓缩窄、错𬌗畸形以及颏部形态异常。这类病例的治疗需要扩宽牙弓，因此往往需要植骨以修复正中和旁正中的骨缺损。

2. 陈旧性下颌骨体部骨折　下颌骨体部骨折错位愈合后，面下 1/3 偏斜，牙弓形态异常，咬合错乱。对于尚处于纤维性骨痂期的下颌骨体部骨折错位愈合的病例，仍可通过再骨折方法，参考咬合关系复位骨断端，行坚强内固定。形成骨性错位愈合后的下颌骨体部骨折，应通过骨切开技术来恢复牙弓形态和咬合关系，但由于下颌骨内有下牙槽神经的走行，术中需注意保护下牙槽神经，可设计成下颌骨体部垂直台阶形切骨术，根据咬合定位𬌗板，重新定位骨块后行坚强内固定，骨块间骨缺损可植入骨松质充填（见图 22-4）。

对于下颌骨体部的粉碎性骨折或伴骨质缺损、尚处于纤维性骨痂期的病例可以选择骨移植术进行修复，术中应考虑充分的软组织覆盖，包括口腔黏膜面和面部软组织覆盖，必要时需选择复合组织瓣移植。而对于已经形成骨性愈合的体部粉碎性骨折或伴有骨质缺损者，采用牵张成骨技术治疗，可以避免供区损伤，又可获得比较理想的外形。牵张成骨技术可同时修复软硬组织的缺损，下牙槽神经也能得到适应性改建。

陈旧性下颌骨旁正中骨折病例举例：患者，男，40 岁，诊断为下颌骨右侧颏孔区陈旧性骨折。

患者因交通事故伤造成颅脑及全身多发伤，伤后治疗颅脑损伤，6 个月后就诊。影像学检查示下颌骨已骨性错位愈合，口内咬合关系错乱，左下后牙向舌侧倾斜。手术于口内下颌前庭沟入路，显露已骨性愈合的原骨折部位，用往复锯在原骨断端处行骨切开、充分离断后，对位咬合关系行颌间固定，应用双皮质固位螺钉、重建钛板、下颌骨小型接骨板各 1 枚给予固定。术后常规颌间弹性牵引 1 周，术后 3 周复查时咬合关系良好（图 22-5）。

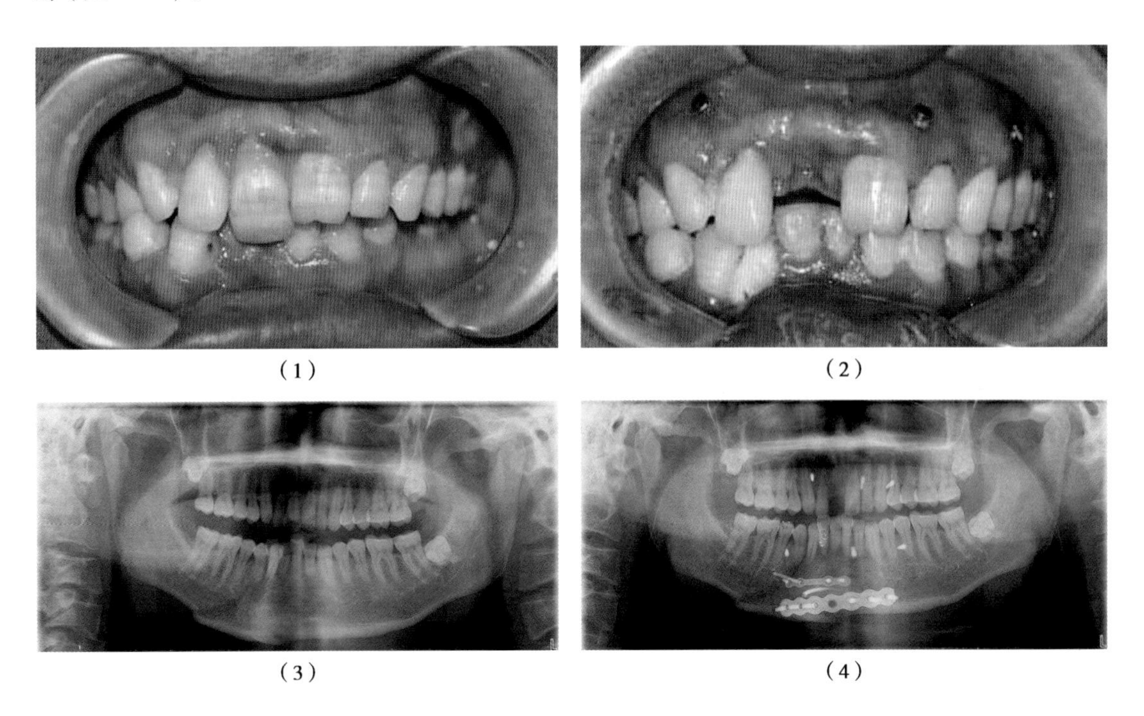
(1)　(2)　(3)　(4)

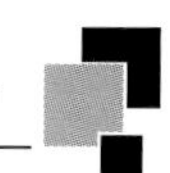

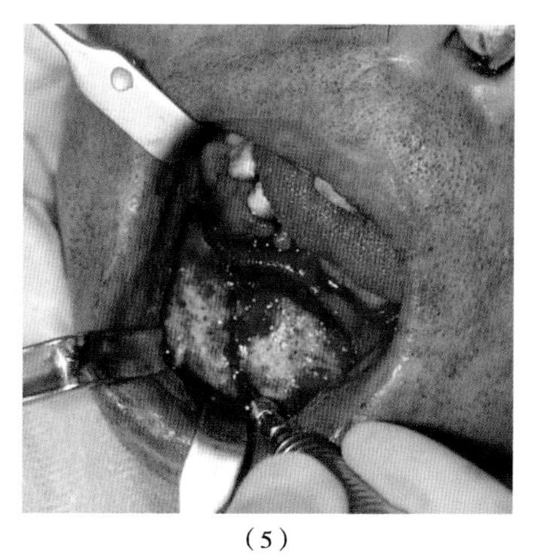

（5）

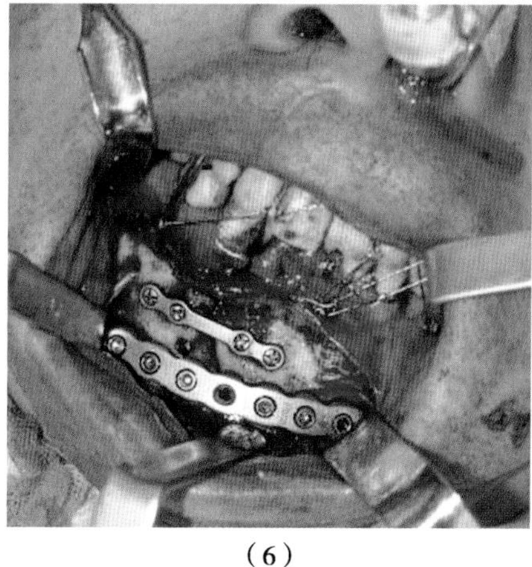

（6）

图 22-5　陈旧性下颌骨体部骨折

（1）手术前咬合状况；（2）手术后咬合状况；（3）手术前全口牙位曲面体层 X 线摄影；（4）手术后全口牙位曲面体层 X 线摄影；（5）、（6）下颌骨陈旧性骨折的手术治疗。

3. 陈旧性下颌骨角部骨折　单发的下颌角部骨折往往不会导致下颌牙弓形态的改变，其临床表现为错𬌗畸形，面下 1/3 不对称。手术是治疗陈旧性下颌骨角部骨折的唯一有效手段。纤维性骨痂期的病例宜选择口内和口外联合入路，再骨折，定位咬合关系，行坚强内固定，术后需颌间弹性牵引。骨性错位愈合的病例，选择下颌升支骨切开术，矫治异常的颌骨位置关系和咬合关系。

陈旧性下颌骨角部骨折病例举例：患者，男，37 岁，诊断为双侧下颌角及正中陈旧性骨折。

患者为面部及全身多发伤。当时脾破裂行脾切除、胰腺部分切除，后继发肠梗阻住院治疗，伤后 4 个月自觉咬合不适来诊，检查发现前牙区早接触，咬合紊乱。术前全口牙位曲面体层 X 线摄影及三维 CT 均显示双侧下颌角及下颌骨正中陈旧性骨折，骨断端间已形成骨性骨痂。手术行双侧下颌支矢状骨劈开术。术后常规弹性颌间牵引 1 周，获得良好的咬合关系（图 22-6）。

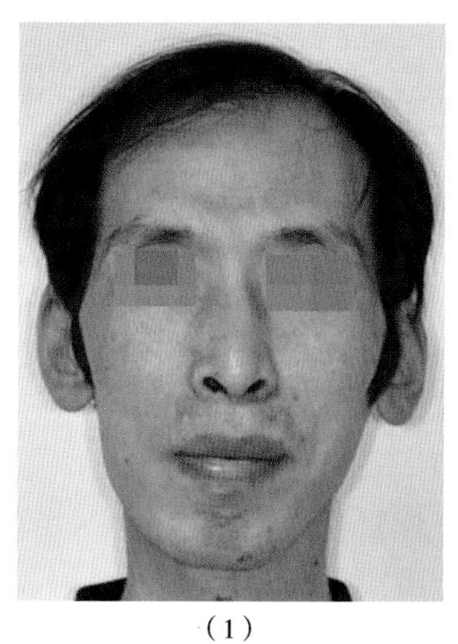

（1）

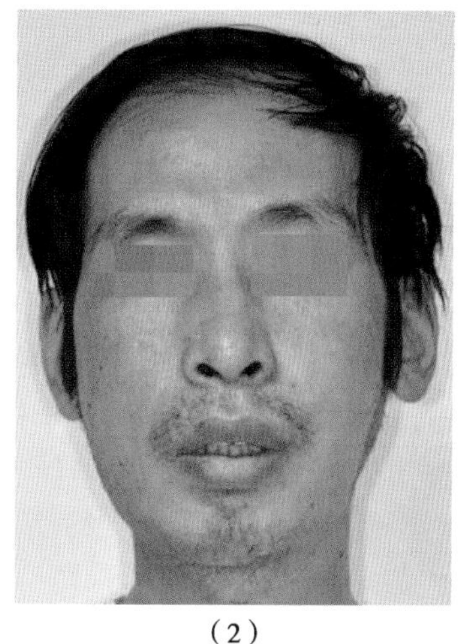

（2）

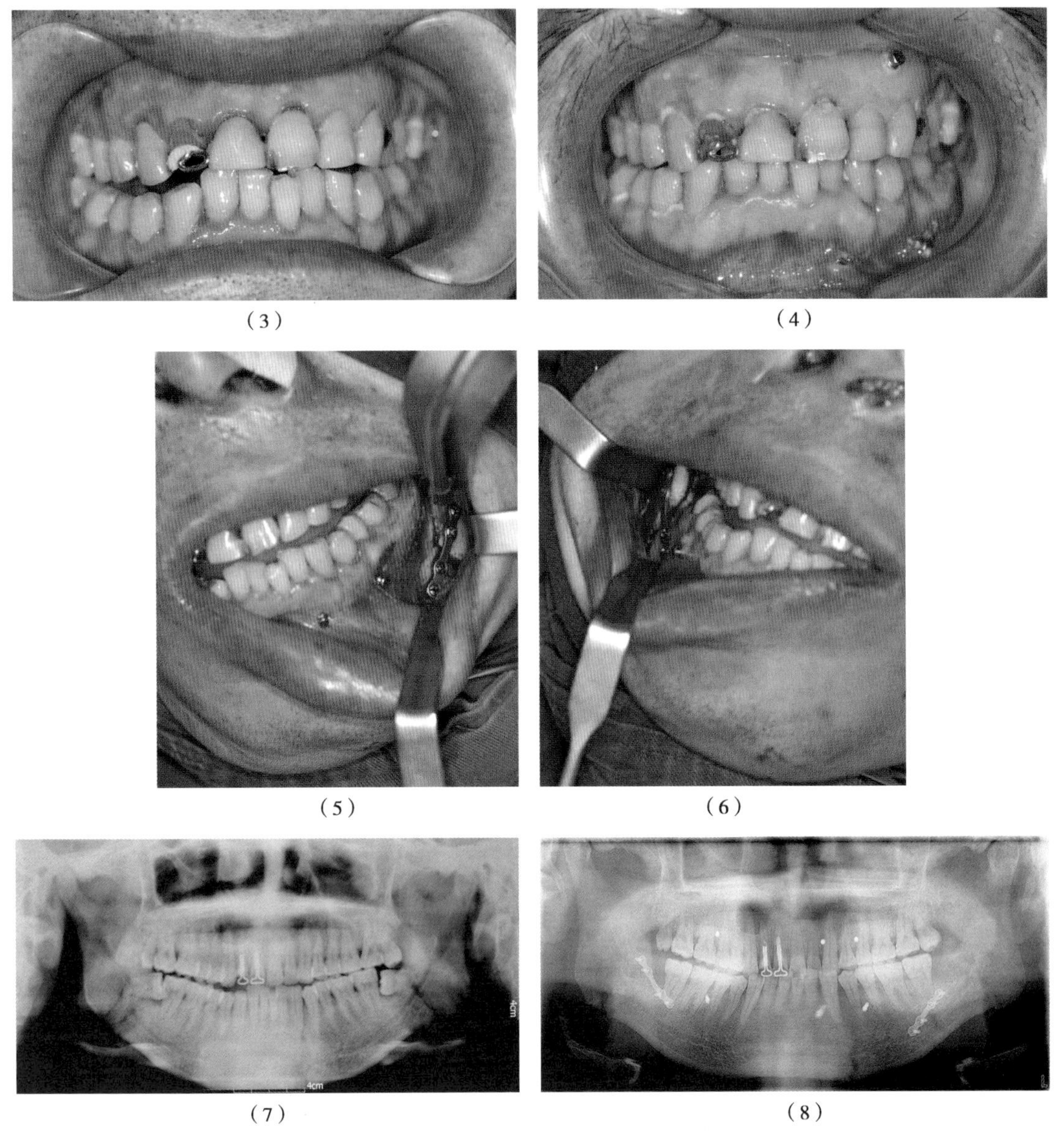

(3) (4)

(5) (6)

(7) (8)

图 22-6　陈旧性下颌骨角部骨折

(1)术前正面像;(2)术后正面像;(3)术前咬合状况;(4)术后咬合状况;(5)、(6)BiSSRO(双侧下颌支矢状骨切开术)治疗下颌骨陈旧性骨折;(7)术前曲面体层X线摄影;(8)术后曲面体层X线摄影。

4. 陈旧性下颌骨髁突骨折　下颌骨髁突骨折经保守治疗后,绝大多数可发展为骨断端的错位愈合。然而,髁突部位具有较强的功能性改建能力,往往不需要再次手术干预。如髁突骨折错位愈合,出现升支缩短或咬合错乱者需要手术治疗。单侧髁突骨折错位愈合,可出现患侧下颌升支缩短、下颌偏斜,患侧后牙早接触、前牙开𬌗。双侧髁突骨折错位愈合,可出现双侧后牙早接触、前牙开𬌗、颏部后缩畸形。

手术治疗的主要目的是恢复下颌支的高度、恢复咬合关系。可以采用单侧或双侧的下颌支矢状骨劈开术或下颌支垂直/斜形骨切开术,前徙、逆时针旋转或下降远心骨段,纠正前牙开𬌗,以恢复下颌支高度。

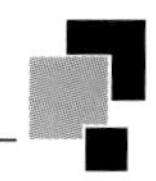

5. 陈旧性下颌骨多发骨折　陈旧性下颌骨多发骨折常由累及两处或以上部位的下颌骨骨折错位愈合所致。临床表现多样，包括面型改变、牙弓形态异常以及咬合关系错乱。治疗难度较大。术前通过模型外科，计算机辅助设计，确定骨切开部位，矫正牙弓形态，术中通过𬌗板重建咬合关系。此类病例必须通过坚强内固定技术和术后颌间弹性牵引以确保治疗效果。粉碎性或伴有骨缺损的病例，可以通过骨移植或牵张成骨技术治疗。

陈旧性下颌骨多发骨折病例举例：患者，男，34 岁，诊断为左侧颧骨复合体下颌骨正中及左侧髁突陈旧性骨折。

患者因交通事故伤治疗颅脑损伤及肺挫伤，颌面部骨折因延期治疗导致错位愈合，咬合关系错乱，并伴有左侧全面瘫。术前影像学检查显示患者骨折处已错位愈合。手术入路为：经左头皮半冠状切口下延至左侧耳屏前，经口腔内左上颌前庭切口及口内下颌前庭切口入路显露左侧颧骨复合体骨折断端、左侧髁突及下颌正中骨折断端，骨折原断端处重新离断，复位后行坚强内固定(图 22-7)。

（二）陈旧性上颌骨骨折

上颌骨骨折错位愈合后的临床表现多样，骨折后上颌骨可整体向后下滑动移位，呈现出面中部凹陷，后牙早接触，前牙开𬌗。腭中缝骨折移位后，可导致上颌牙弓变宽，咬合错乱。

上颌骨血供丰富，骨断端间易发生纤维性骨痂愈合。上颌窦骨壁骨质较薄，骨折后骨痂功能性改建过程较长，上颌骨骨质疏松，上颌骨骨折 4~8 周后仍可通过骨凿离断原骨折线，松动骨折块，重新复位，恢复咬合关系后，在上颌骨的应力支柱处做坚强内固定。

对于上颌骨骨折骨性错位愈合的病例，需根据畸形特点，通过计算机辅助设计和模型外科，制订相应的治疗计划。

1. 牙槽突节段性骨切开　上颌牙弓出现台阶，累及上颌骨部分牙槽骨段错位愈合的陈旧性上颌骨骨折，往往采用上颌骨根尖上的牙槽突节段性骨切开。

2. LeFort Ⅰ型骨切开术　LeFort Ⅰ型骨切开术是治疗创伤性面中部畸形最为常用的术式。适用于面中部凹陷或面中部水平移位等上颌骨骨折错位愈合所致畸形，通过上颌骨 LeFort Ⅰ型骨切开术，前徙，侧向移位或旋转上颌骨来恢复面部外形和咬合关系。但对于上颌骨骨折同时伴有腭部软组织损伤的病例，术前应认真评估上颌牙-骨段的血供，以避免因上颌牙槽骨段因供血不足，导致骨坏死。

LeFort Ⅰ型骨切开术治疗面中部陈旧性骨折的病例举例：患者，男，36 岁，诊断为双侧陈旧性颧上颌复合体骨折。

患者因交通事故伤治疗颅脑损伤，3 个月后来诊，患者表现为面中部凹陷、反𬌗。影像学显示骨断端已形成骨性愈合。采用 LeFort Ⅰ型骨切开术，将后退的上颌骨前徙，术中应用定位𬌗板恢复咬合关系，坚强内固定(图 22-8)。

3. LeFort Ⅱ型骨切开术　上颌骨骨折错位愈合后出现面中份后缩，如同时伴有鼻眶区后缩，咬合呈安氏Ⅲ类错𬌗畸形，而面部左右基本对称，可应用 LeFort Ⅱ型骨切开术整体前移面中份骨骼，以获得理想的面部外形和咬合功能。

4. 陈旧性上颌骨矢状骨折的治疗　上颌骨矢状骨折常发生于腭中缝处，骨折段移位导致上牙弓变宽。上颌骨矢状骨折的治疗，早期可应用反向扩弓的原理。设计腭部矫治器，当旋动螺栓时使牙弓受力后向中线的方向运动，从而起到缩窄牙弓的作用。腭中缝骨折后已形成骨性错位愈合的病例，需要通过上颌骨 LeFort Ⅰ型骨切开术加腭中缝骨切开，双侧上颌

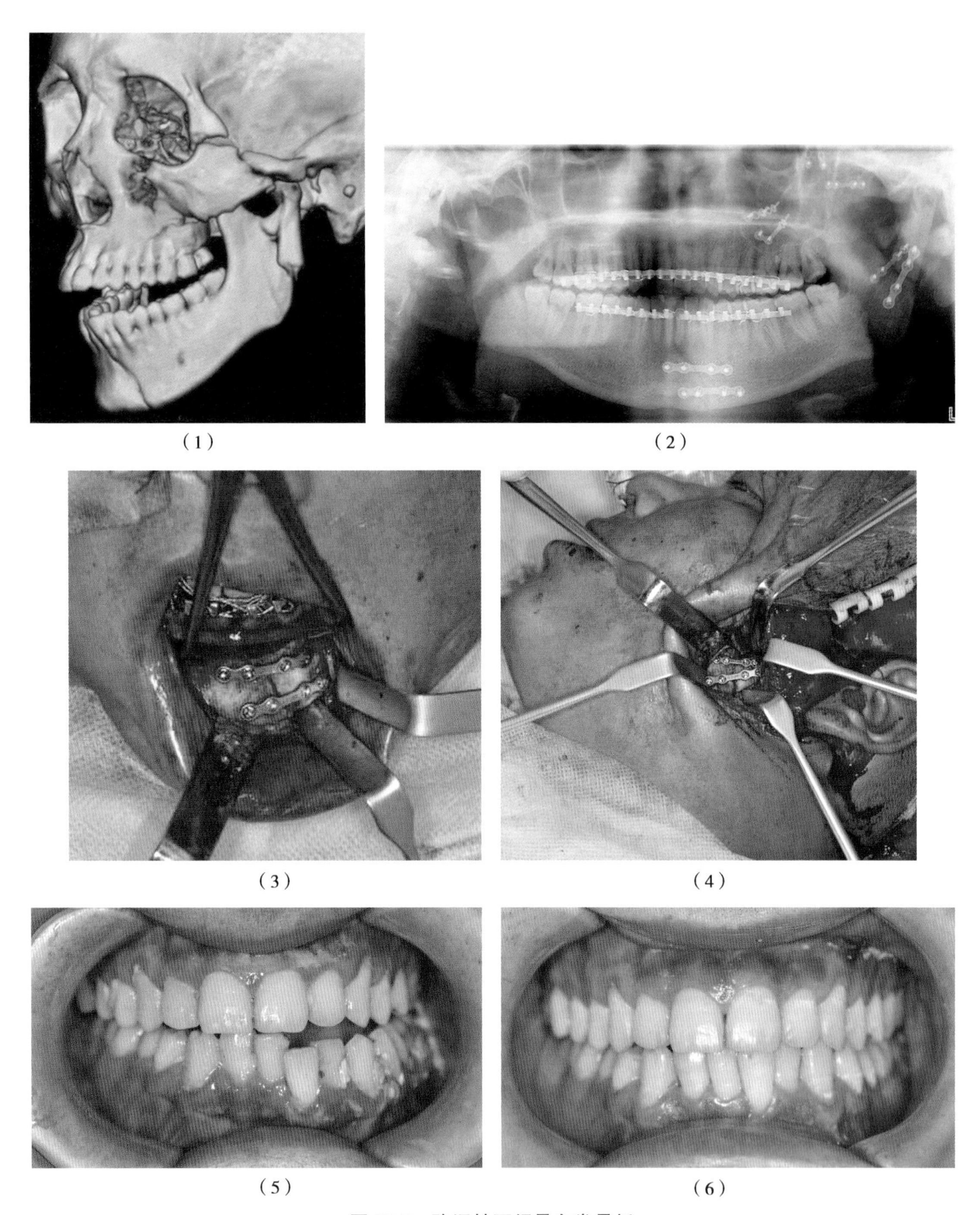

(1)　　(2)

(3)　　(4)

(5)　　(6)

图 22-7　陈旧性下颌骨多发骨折

(1)术前下颌骨 CT 影像;(2)术后曲面体层 X 线摄影;(3)手术治疗下颌骨陈旧性骨折:经口内下颌前庭切口入路;(4)手术治疗下颌骨陈旧性骨折:经左头皮半冠状切口下延至左侧耳屏前;(5)术前咬合状况;(6)术后咬合状况。

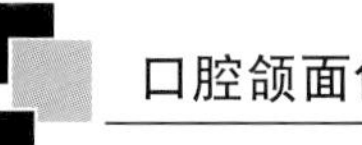

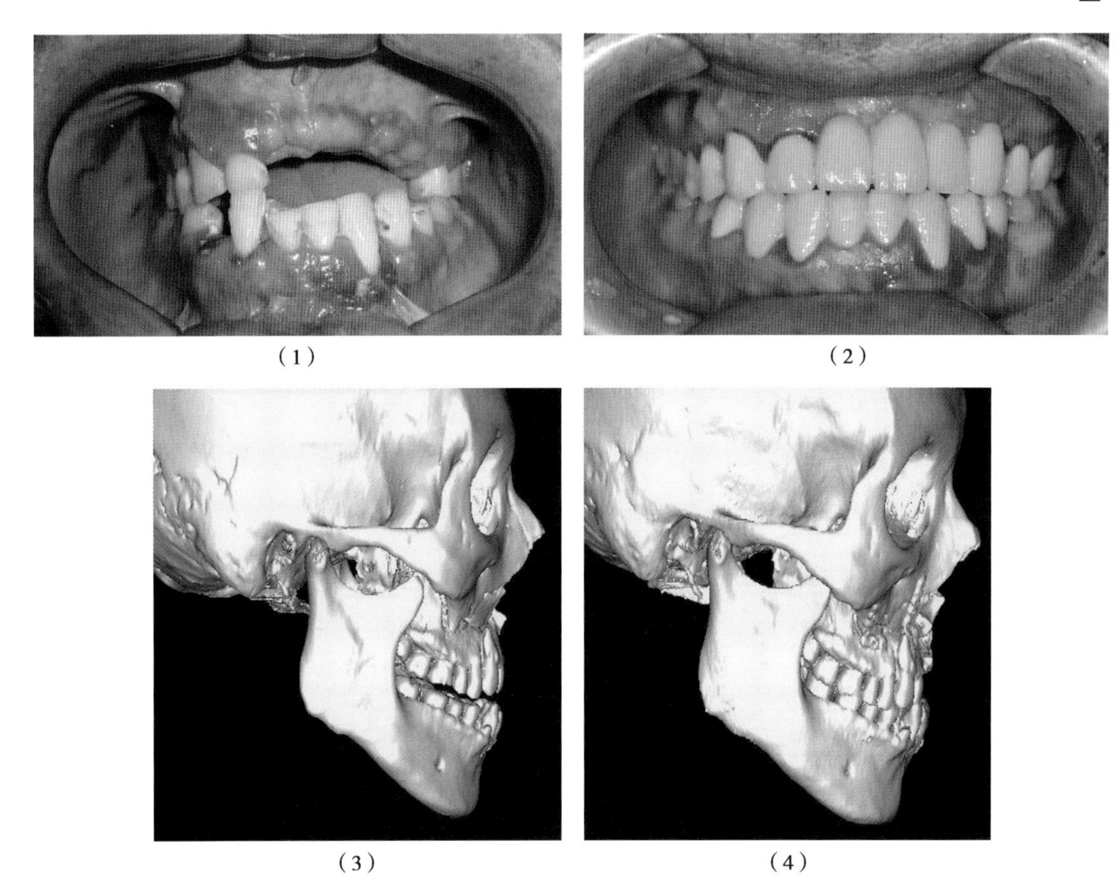

（1）　（2）　（3）　（4）

图 22-8　LeFort Ⅰ型骨切开术治疗面中部陈旧性骨折
（1）术前咬合状况；（2）术后咬合状况；（3）术前面部 CT 影像；（4）术后面部 CT 影像。

牙槽骨段向中线移动，通过定位𬌗板确定骨块位置后行坚强内固定（图 22-9）。

5. 陈旧性上颌骨骨折伴骨缺损的治疗　粉碎性上颌骨骨折错位愈合后，通过骨切开术治疗此类患者，常遇到骨缺损的情况，特别是上颌窦前壁处，可应用颅骨外板等自体骨组织修复骨缺损，也可应用骨替代材料修复骨缺损。较大体积的骨缺损应通过修复重建手段或赝复治疗技术进行修复。

（三）陈旧性颧骨复合体骨折

颧骨复合体骨折移位后，2 周即发生纤维愈合，6 周达到完全骨性愈合。颧骨复合体骨折的临床表现根据骨折累及的部位和移位程度不同而表现各异。骨折骨断端间仅有轻度移位，畸形不明显，无张口受限和复视等功能障碍，可不行外科手术治疗。

1. 陈旧性颧弓骨折　颧弓骨折错位愈合后，面部颧弓区呈凹陷畸形，移位的颧弓阻挡下颌骨喙突的运动，导致张口受限功能障碍。

头皮冠状切口可较充分地显露颧弓骨折，便于在直视下凿开或切开错位愈合的骨断端，骨块复位后行坚强内固定，如骨断端间存在骨缺损则需要术中植骨。术中颧弓复位恢复颧弓突度需参考对侧，必要时通过颅面快速原形技术进行术前预测，以求达到面部对称的治疗效果。

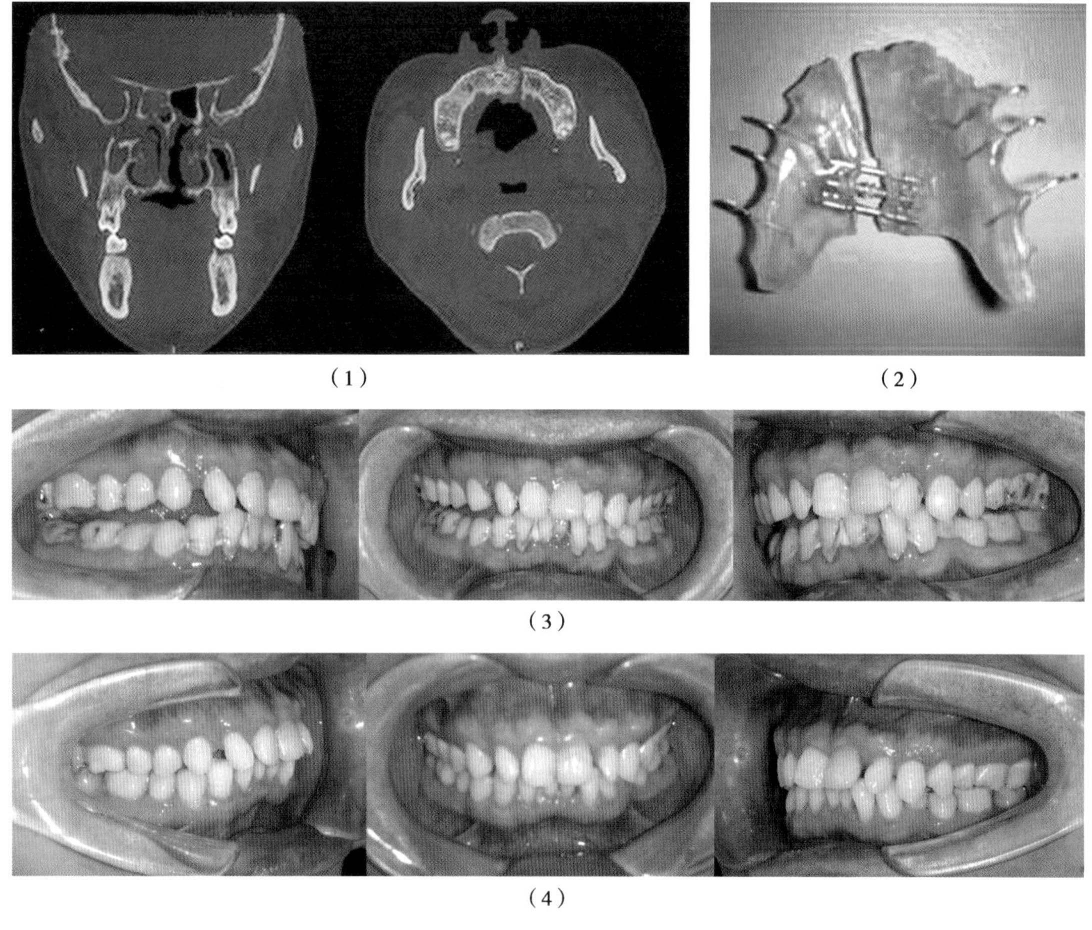

图 22-9 陈旧性上颌骨矢状骨折

(1)上颌骨矢状骨折 CT 影像;(2)上颌骨矢状骨折腭部矫治器;(3)上颌骨矢状骨折治疗前咬合像;(4)上颌骨矢状骨折治疗后咬合像。

2. 陈旧性颧上颌复合体骨折　颧上颌复合体骨折错位愈合中颧骨多向后移位,因此颧上颌复合体骨折错位愈合后呈现面部颧骨处突度较对侧低平,面宽增加,可同时伴有张口受限、复视等功能障碍。

对于仍处于纤维性愈合的颧上颌骨折,应充分显露骨折断端,重新离断,复位后行坚强内固定。颧上颌复合体骨折如已经达到骨性错位愈合,应根据其移位的严重程度而选择治疗方案。对于无明显张口受限,咬合关系基本正常的病例也可采用生物代用品置入或自体骨移植来恢复颧部的外形及突度。对于伴有功能障碍的颧上颌复合体骨折错位愈合的病例,应在骨断端处做骨切开术,重新复位骨折块。如因颧上颌骨整体向后移位而出现患侧后牙开殆者,应采用 LeFort Ⅰ型骨切开术整体前移上颌骨和/或颧骨,复位后做坚强内固定。

3. 陈旧性颧眶复合体骨折　颧眶复合体骨折错位愈合后面部轮廓改变,眼眶容积由于颧骨体移位后亦发生改变,常会出现眼球内陷和复视等临床表现。处于纤维性愈合期的陈旧性颧眶复合体骨折仍可通过再骨折的方法重新复位,由于眶底和眶内侧壁骨质菲薄,往往难以复位,可以应用自体骨板或人工材料植入重建眶底。骨性错位愈合的颧眶复合体陈旧

性骨折治疗难度较大。应用快速原形技术制取原形，明确畸形程度，设计骨切开部位，并模拟量化截骨块的移动。手术入路常选用头皮冠状切口联合下睑缘切口、口腔内上颌前庭沟黏膜切口，通过头皮冠状切口可暴露颧弓、颧骨额突和颧骨体的上半部分及眶外侧壁，下睑缘切口可显露眶下缘和眶底、眶内侧壁，口腔内切口显露颧牙槽嵴。应用微动力系统进行骨切开，将颧骨体连同眶外侧壁作为整体松动，根据术前设计重新定位，通过坚强内固定技术分别固定于颧颞、颧额、眶下缘及颧牙槽嵴处的骨断端，如骨断端间遗留间隙，则需术中植骨。眶下壁缺损可以应用自体骨板或人工材料修复。

4. 陈旧性颧骨粉碎性骨折　颧骨粉碎性骨折时颧骨体外形轮廓破坏，并伴有眶外侧壁移位，颧弓、眶下缘、颧牙槽嵴可能同时发生移位。颧骨粉碎性骨折错位愈合后对面部外观影响较大，并导致张口受限、眼球移位和复视等功能障碍。

颧骨粉碎性骨折错位愈合后，几乎无法再行解剖复位，所以治疗陈旧性颧骨粉碎性骨折主要是通过植入骨或骨替代品恢复外形，通过截除喙突以改善张口受限，必要时通过眶外侧壁骨切开、移动来纠正眶腔容积。

（四）陈旧性鼻眶筛区骨折

鼻筛眶部骨折多为粉碎性骨折，陈旧性鼻眶筛区骨折由于骨折块的畸形愈合，骨质吸收，加之该区域骨质薄弱，已很难进行解剖复位。陈旧性鼻眶筛区骨折可导致一系列的继发畸形和功能障碍，常见的包括：内眦距增宽，鼻梁塌陷，泪道阻塞、溢泪或泪囊脓肿，眼球内陷及复视和局部软组织畸形。

陈旧性鼻筛眶骨折的治疗难度大，有时难以达到理想的治疗效果。鼻筛眶骨折继发畸形的手术方法包括：双侧眶内缘截骨缩窄，应用自体骨重建鼻背骨性支架，重塑鼻背轮廓；内眦韧带复位固定和内眦整形矫正创伤性内眦距增宽，恢复鼻根部高度与内眦间距的协调比例关系；同时眶壁植骨修复，缩小扩大的眶腔以矫正眼球内陷畸形。泪道阻塞者，应控制局部感染后行泪道重建。

（五）陈旧性全面部骨折

全面部骨折错位愈合后，面部外观受到严重影响，咬合关系异常，常常伴有眼、鼻及口颌系统功能障碍。面下部陈旧性骨折治疗以纠正错𬌗为首要目的，颏部形态异常者可辅以颏成形术加以矫正。面中部骨折涉及多个解剖结构，其层次重叠、轮廓曲线多。陈旧性全面部骨折的错𬌗畸形同时涉及上、下颌骨，因此术前必须通过模型外科设计，并制作个体化𬌗板。通过各种骨切开手段，重新定位骨断端。面中部外形的矫正可以通过 LeFort Ⅰ型或 LeFort Ⅱ型骨切开、眶内缘骨切开、颧-眶骨切开复位，或置入自体骨块或骨代用品行掩饰性治疗。首先行双侧眶颧骨骨切开复位，重建面中部外侧骨性支架，为上颌骨向上前骨切开复位提供空间和参考标志。严重面中份骨折，由于眶下缘内侧断端、颧牙槽嵴等解剖标志骨折移位，不能作为颧骨复位的参考点，可以额骨颧突、颞骨颧突以及蝶骨大翼作为参考标志，力求达到解剖复位，并用小型接骨板行可靠的内固定。在行面中部外侧骨性支架复位时，重建颧弓的连续性对重建面中部的宽度和前突度至关重要。在行 LeFort Ⅰ型骨切开复位及鼻部支架重建后，梨状孔两侧及上颌窦前壁局部凹陷处可采用自体颅骨外板贴附植骨，进一步恢复面中部的前突度。眶周骨性结构基本复位后行眶壁缺损的修复以改善眼球位置、解除复视症状。

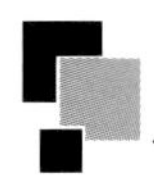

二、骨折术后继发畸形

颌面部骨折术后畸形的临床表现与陈旧性骨折基本一致，由于复杂的、多发的颌骨骨折术后很难达到骨折的复位导致面部畸形和功能障碍。骨折部位感染、骨折断端的延迟愈合和不愈合等骨折并发症也可导致骨折术后畸形。

（一）下颌骨骨折术后畸形

下颌骨骨折术后畸形在牙列完整的患者中主要表现为错𬌗畸形，骨不愈合的患者表现骨断端的异常运动。骨折部位存在感染者需去除死骨，彻底清创，应去除松动的固定装置，根据咬合关系重新复位，坚强内固定，骨断端间骨缺损可通过自体骨移植修复。错𬌗不严重者可通过口腔正畸治疗改善咬合关系，髁突区的适应性改建也能在一定程度上重建功能性咬合。错𬌗畸形严重或同时存在面部畸形者需通过手术治疗，其基本原则同陈旧性下颌骨骨折。

下颌骨骨折术后畸形病例举例：患者，男，54 岁，诊断为左侧髁突骨折术后髁突脱位。

患者因交通事故伤导致左侧髁突骨折，伤后 1 周行左髁突骨折切开复位坚强内固定术。3 日后复查 CT 显示髁突脱位，术后 1 个月再次复查 CT 显示螺钉已脱出。手术以原切口入路，取出钛板及螺钉；将髁突复位后，因升支垂直距离缩短，故行左侧下颌升支垂直骨切开，将髁突与升支后缘固定后上移至关节窝内，在骨切开线处给予坚强内固定从而恢复升支高度。术后影像资料显示髁突位于关节窝内，骨折断端对位良好（图 22-10）。

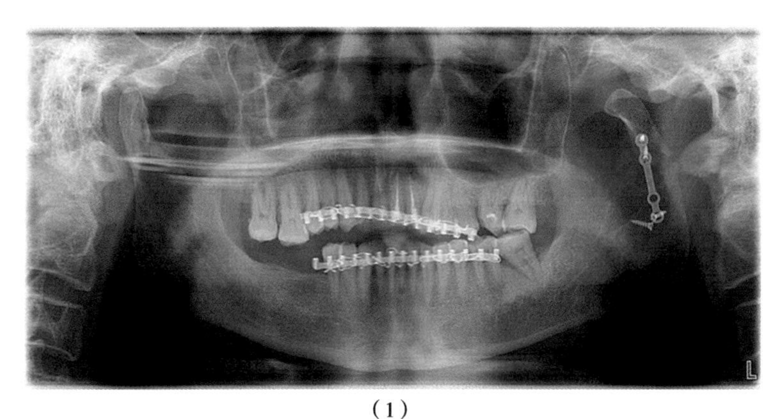

（1）

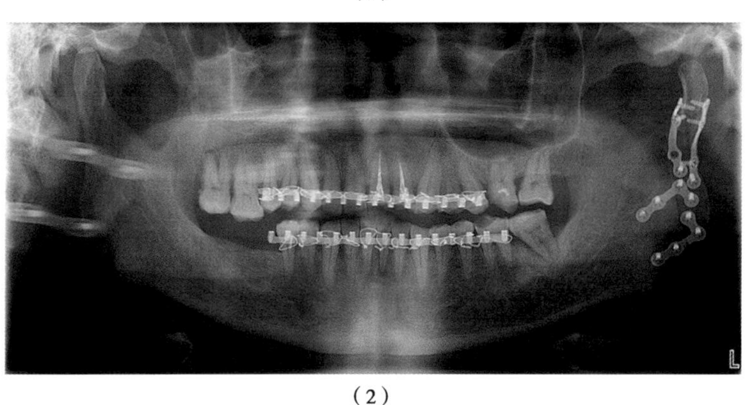

（2）

图 22-10　下颌骨髁突骨折术后畸形治疗前后对比

（1）髁突骨折术后畸形治疗前曲面体层 X 线摄影；（2）髁突骨折术后畸形治疗后曲面体层 X 线摄影。

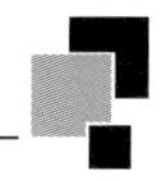

（二）面中部骨折术后畸形

上颌骨骨折术后继发开𬌗、反𬌗是面中部骨折术后畸形中常见的临床类型。治疗需根据模型外科设计，采用正颌外科手术原则矫治。上颌骨骨折术后继发畸形的其他功能障碍，如鼻泪管阻塞、眶下神经麻木等应尽早行手术干预。

面中部骨折术后畸形病例举例：患者，男，19岁，诊断为双侧颧上颌骨骨折术后畸形。

患者1个半月前因交通事故伤导致颌面部多发骨折，行双侧颧上颌骨骨折切开复位坚强内固定术，术后38天到我院来诊。临床检查面中部凹陷，面下1/3向右偏斜，前牙反𬌗，后牙早接触。术前通过模型外科制作定位𬌗板，术中拆除原固定上颌骨的钛板及螺钉，行上颌骨 LeFort Ⅰ型骨切开前徙配合上颌前部分段骨切开，根据定位𬌗板恢复咬合，复位骨断端后坚强内固定。术后弹性颌间牵引，并配合正畸治疗，咬合关系良好（图22-11）。

颧骨复合体骨折术后畸形常见于手术未完全复位各骨断端或复位后固定不充分导致术后骨折断端再移位。临床表现主要特点是颧部突度不足和患侧面部宽度增加。早期有明显

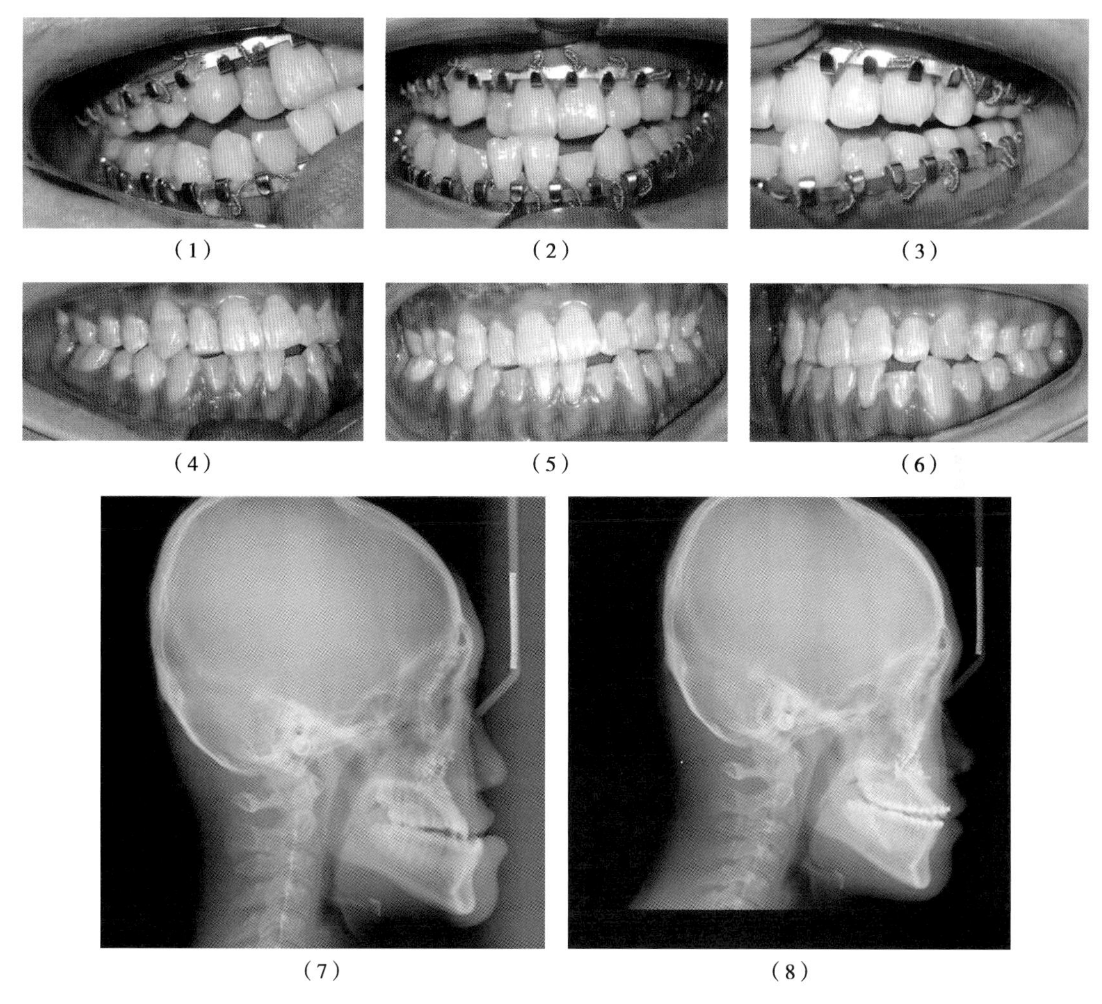

（1）　（2）　（3）

（4）　（5）　（6）

（7）　（8）

图 22-11　面中部骨折术后畸形

（1）~（3）术前咬合；（4）~（6）术后咬合；（7）上颌骨骨折术后畸形再次术前X线头颅定位侧位片；（8）上颌骨骨折术后畸形再次术后X线头颅定位侧位片。

错位的骨折术后畸形，去除原固定装置后，重新复位固定。已经骨性愈合的骨折术后畸形病例需要行骨切开后，复位内固定，或通过植入人工材料、自体骨组织以改善面部外形。

颧骨复合体骨折术后畸形病例举例：患者，男，26岁，诊断为右侧颧上颌骨骨折术后畸形。

患者3年前因交通事故伤导致颌面部多发骨折，伤后1周行右侧颧骨复合体粉碎性骨折切开复位坚强内固定术，术后3年复诊，右侧颧骨颧弓处塌陷明显。三维模型显示两侧颧骨颧弓不在同一水平线，右侧下移1cm。手术前参考镜像头模，在原始头模上模拟骨切开，恢复两侧颧突点在同一水平。术中参考术前模拟数据拆除内固定钛板，行骨切开，去除部分眶外侧缘，重新给予坚强内固定。术后颧部突度恢复良好（图22-12）。

（三）全面部骨折术后畸形

全面部骨折常因失去正常参考标志而导致难以准确复位，手术中首先选择复位的骨折部位至关重要，往往由于第一处骨折断端复位不理想，继而出现众多的骨折块被固定在异常的位置。当临床上出现全面部骨折术后继发畸形时，临床医师须全面评估畸形的部位和严重程度。三维CT重建和快速原形技术对术前评估往往必不可少，通过模型外科模拟骨切开和骨块移动以重建面部三维结构，手术治疗需要选择适当的解剖标志作为参照点，从外形和功能全面考虑，综合矫治全面部骨折术后畸形。

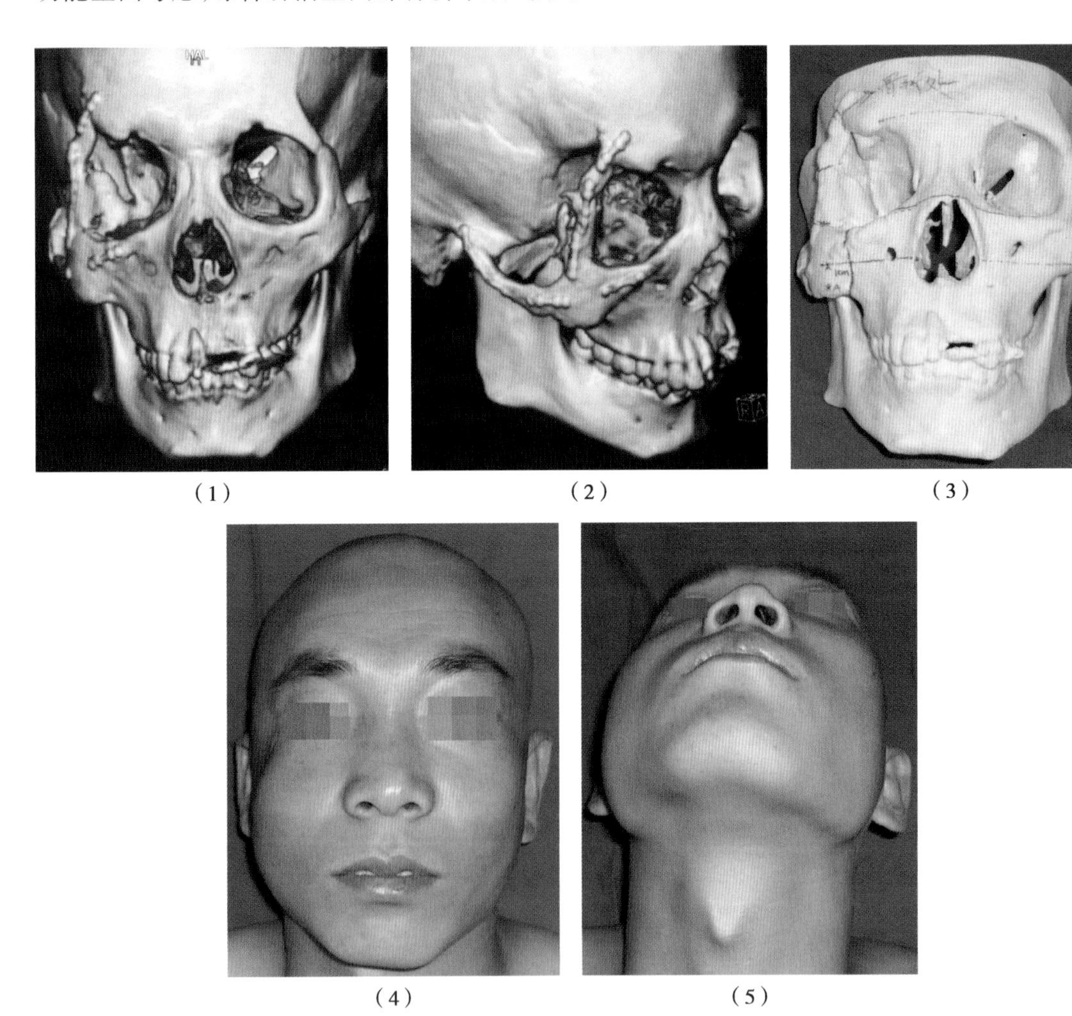

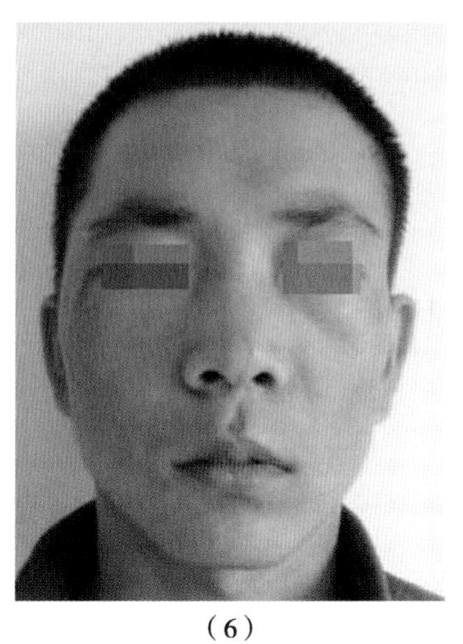

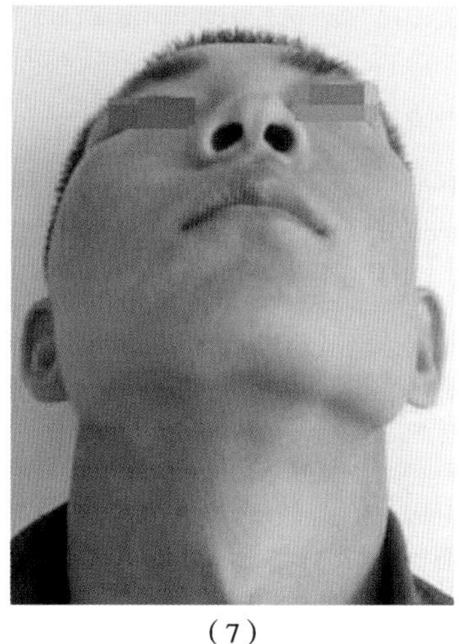

（6）　　　　　　　　　　（7）

图 22-12　颧骨复合体骨折

（1）、（2）颧骨复合体骨折术后畸形的 CT 影像；（3）颧骨复合体骨折术后畸形的模型外科；（4）、（5）手术前正面像、仰面像；（6）、（7）手术后正面像、仰面像。

第三节　口腔颌面创伤骨畸形整复的治疗规范

口腔颌面创伤骨畸形包括颌面部陈旧性骨折和骨折术后畸形，其诊断治疗与颌面部早期骨折有许多不同，预后亦很难达到早期颌面骨折功能和形态恢复的标准。陈旧性是伤后骨折治疗时间上的概念，一般在伤后 2~3 周骨折断端即可出现纤维骨痂，其治疗已不同于早期骨折，已属于陈旧性骨折治疗的范畴，而国外文献报道将伤后 3~5 天的骨折治疗归属于陈旧性骨折治疗的范畴。当用 old fracture 作关键词或主题词时，很难搜索到相关文献，而多代之以 delayed treatment。临床上常见的陈旧性骨折可以分为错位愈合（malunion）、延迟愈合（delayed union）及不愈合或骨不连（nonunion）。延迟愈合与不愈合将在骨折治疗并发症中介绍。错位愈合是指骨断端愈合偏离了正常的解剖位置，愈合的过程是正常的。骨折术后畸形，是一类经外科治疗后由于复位、固定、术后感染或患者的全身状态等原因导致的术后继发畸形，需要通过再次手术矫治。

一、口腔颌面创伤骨畸形诊断程序

（一）病史及临床检查

1. 病史　首先询问受伤的时间、伤后症状、伤后的诊疗过程以确定是否为陈旧性骨折或骨折术后畸形，给予初步的诊断，估计治疗效果。一般还应了解包括是否存在上下唇及眶下区麻木、是否存在复视等症状以及伤者对下一步的治疗要求。要判断伤者的治疗心理，有无扩大治疗的要求。对于复杂的陈旧性骨折和骨折术后畸形，因治疗过程长，医疗消耗大，常连带民事纠纷、法医鉴定、医疗保险与赔偿等社会问题。

2. 临床检查　对于陈旧性骨折和骨折术后畸形的患者，面部的肿胀已经消退，面部的对称性、骨及软组织的畸形程度已经显现出来；触诊常可以触及骨折部位突出、凹陷和骨台阶等；通过开闭口检查了解开口偏斜、开口受限的程度；口腔检查主要记录咬合关系、分析骨块移位，黏膜愈合情况、有无黏膜缺损。

（二）临床表现

面部畸形、咬合紊乱和张口受限是陈旧性骨折和骨折术后畸形的主要特征。可以是单一症状，可以是几种症状同时存在。陈旧性下颌骨骨折可以出现因下颌体、下颌角骨折，骨块侧向移位错位愈合，导致的下颌偏斜畸形并伴有不同类型的𬌗关系紊乱；同时伴有下颌骨正中和双侧髁突骨折，因髁突脱位或下颌支向外侧移位，常常出现下颌角部的宽面畸形；双侧髁突骨折使下颌支垂直距离变短，下颌后退而出现颏后缩、开𬌗畸形。陈旧性颧骨、颧弓骨折如骨折片向内移位或者是粉碎性骨折，临床表现为面侧方塌陷畸形，颧骨、颧弓骨折的骨折片向内移位压迫下颌支喙突和颞肌，导致开口受限；颧骨、颧弓骨折如骨折片向外移位，则表现为面中部侧方的宽面畸形。陈旧性上颌骨骨折因骨折段后移位，导致开𬌗、反𬌗及面中部凹陷畸形（图 22-13）；伴有矢状骨折时会出现一侧咬合早接触，一侧开𬌗。陈旧性牙槽突骨折因牙骨段移位也可造成错𬌗。陈旧性面中部骨折同时伴有鼻骨-眶-筛骨和额骨骨折时，临床表现为一系列复杂的颜面畸形和症状：面中部凹陷、歪鼻和鞍鼻畸形（图 22-14）、面中部侧方的宽面畸形、眼眶变形、眼球下移或内陷、复视或视力障碍、内眦变形、眶距增宽、泪道损伤和溢泪等；运动神经受累表现为上睑下垂（图 22-15）、眼球运动受限、瞳孔散大等；感觉神经受累表现为嗅觉障碍、上唇鼻翼、眼眶和眶下区、额顶部麻木、角膜知觉减退；静脉受压回流受阻表现为眼睑肿胀、眼底静脉怒张迂曲等典型的眶上裂综合征，如伴有外伤所致的视力障碍则构成眶尖综合征。陈旧性骨折和骨折术后畸形多伴发软组织畸形，可参见第五章。

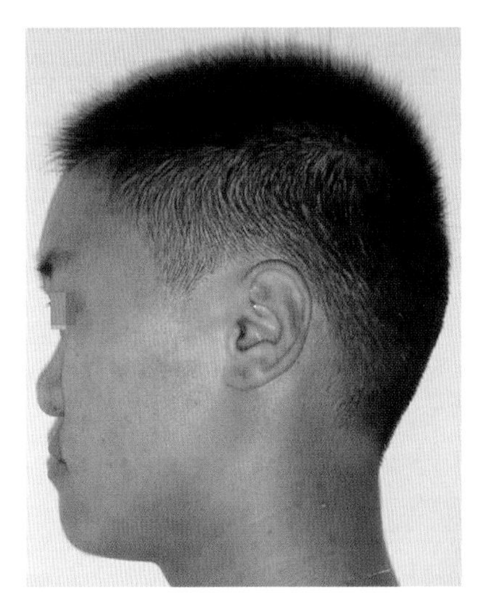
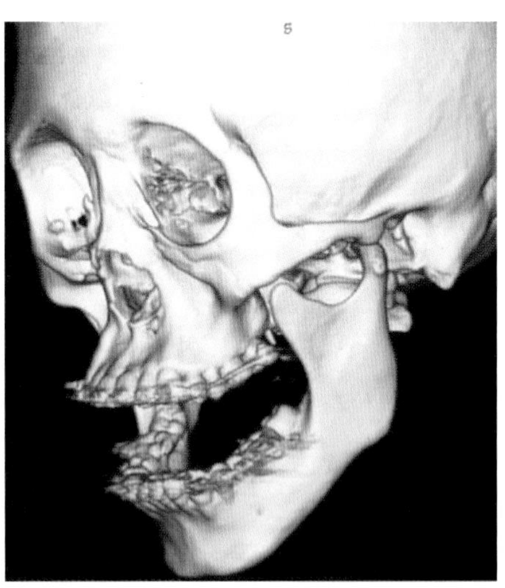

图 22-13　陈旧性上颌骨骨折致面中部凹陷畸形

（三）陈旧性骨折和骨折术后畸形的影像学诊断

X 线检查包括：全口牙位曲面体层摄影片、华氏位（Water's position）、下颌骨后前位及侧位、颧弓切线位、X 线头颅定位侧位片和颞下颌关节片，CT 的检查应是水平、冠状、矢

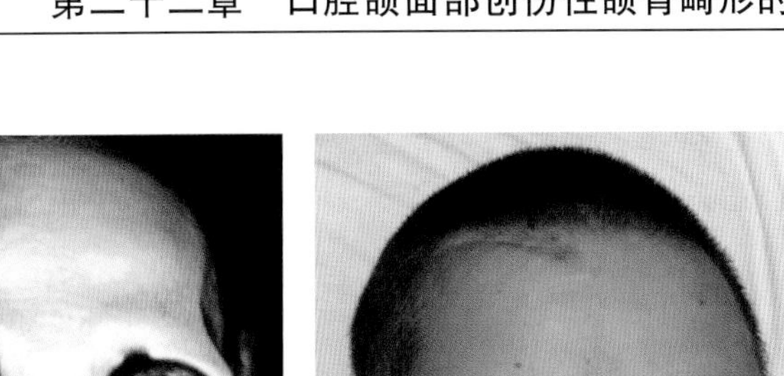

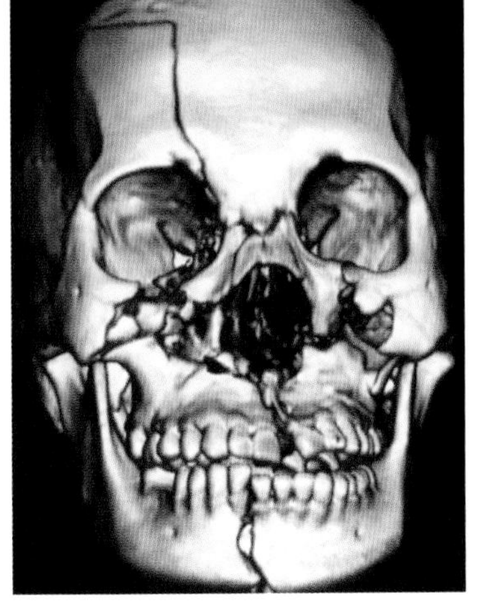

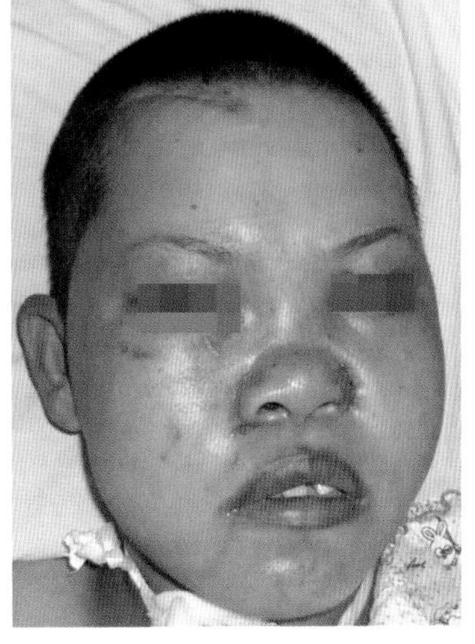

图 22-14　陈旧性面中部骨折导致外伤性鞍鼻畸形

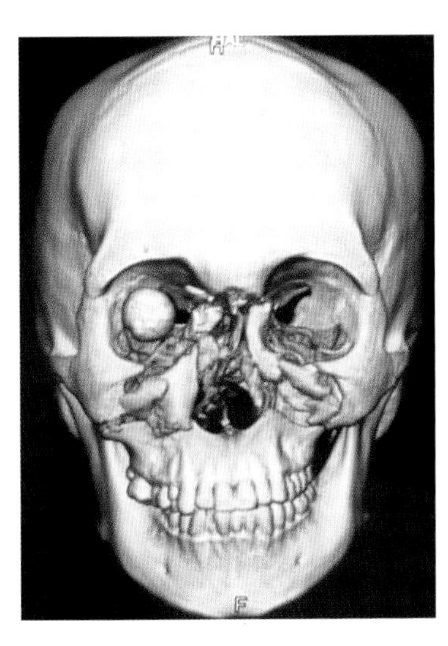

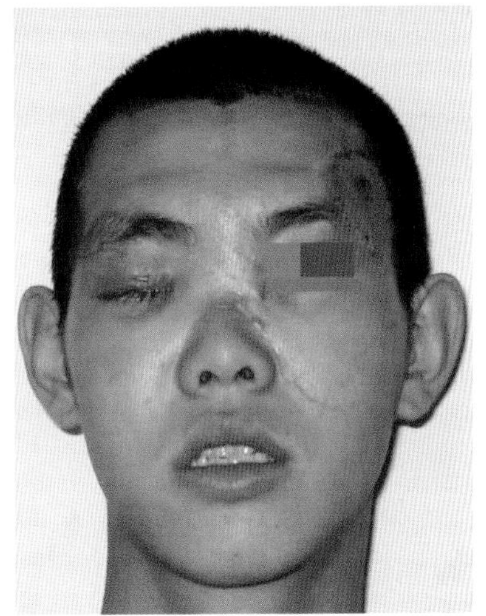

图 22-15　陈旧性面中部骨折致上睑下垂

状位的三维 CT 影像和三维 CT 重建影像。陈旧性骨折和骨折术后畸形必须通过影像学检查骨折的部位，是否存在多处骨折或粉碎性骨折、骨折的移位程度、骨折愈合状态。陈旧性骨折错位愈合其组织修复的过程是正常的，愈合的过程和时间在 X 线片和 CT 影像上的显示也取决于多种因素，如年龄、营养、健康状况、骨折的性质、程度及临床治疗情况等。颌面部骨折 1~2 个月后，临床上已明显愈合，但由于此时骨样组织的改建和钙化尚未完成，在 X 线片和 CT 影像并不能显示骨性愈合。在 X 线片和 CT 影像上，骨折线的消失要持续到骨折后 3~6 个月以上或更长的时间。儿童所需的时间为 2 个月或更短一些。陈旧性骨折在 X 线片和 CT 影像早期骨折断端有轻微的骨吸收，仍保持有不整齐的边缘，随着时间的推移，先是骨折线更清晰再逐渐模糊、密度增高，所形成的骨痂无清晰的骨结构，直至骨折线融合消失。

二、口腔颌面创伤骨畸形治疗规范

（一）治疗原则

与早期骨折不同，陈旧性骨折很难达到“功能与形态双标准”的治疗结果，而应该是“功能优先、兼顾形态”。对于陈旧性骨折同时存在的骨与软组织畸形、整体轮廓与局部器官畸形、张口受限与殆关系紊乱，大多数病例需分期分阶段进行外科治疗。术后康复过程也是陈旧性骨折整体治疗的一个重要方面。

对于早期的骨折术后畸形则应遵循骨折治疗的基本原则，以恢复骨原有的形态和功能。

（二）口腔颌面创伤骨畸形的手术治疗

1.“再骨折”复位　适用于任何类型的纤维性愈合的陈旧性骨折。手术可沿原骨折线凿开，彻底清除纤维性骨痂，以便使骨折能正确对位。通过殆板，对位好殆关系，颌间固定，骨间固定必须确实。固定完成后，解除颌间固定，保留牙弓夹板，以便术后行必要的弹力牵引。

2. 骨切开复位　适用于任何类型的骨性愈合的陈旧性骨折。在不同的部位，骨切开或截骨的方式及截骨线的部位应有所不同。上下颌牙槽突骨折在根尖上下 5mm 处水平骨切开，在移位骨段牙根间行垂直骨切开。下颌骨正中、颏孔区、下颌体部骨折可行原骨折部位、阶梯状或 Z 形皮质间骨切开术。原骨折部位的骨切开复位后，常常出现不同程度的骨间隙，超过 5mm 时也应植入骨松质；Z 形皮质间骨切开术一般无须植骨。陈旧性下颌骨正中、颏孔区、下颌体部骨折伴有软组织缺损时，牵张成骨术是一种很好的治疗方法。陈旧性下颌角、下颌支及髁突骨折，牙弓连续，模型外科殆关系对位良好时，手术可采用下颌支矢状骨劈开术。

各种类型的陈旧性上颌骨骨折均可采用上颌骨 LeFort Ⅰ型、Ⅱ型或Ⅲ型骨切开术；上颌骨存在矢状骨折有移位时，需要在 LeFort Ⅰ型骨切开术后，再行分块骨切开。陈旧性颧骨骨折需要在骨折错位愈合处行骨切开或截骨复位。

3. 陈旧性骨折的内固定　无论是纤维性愈合还是骨性愈合的陈旧性骨折，经“再骨折”复位、骨切开或截骨复位后，所形成的骨断端不同于早期骨折复位后的密切接触，因此需要更坚强的内固定以保证骨折在稳定的环境下愈合。下颌骨骨折需要采用两块小型钛板固定，或用再造钛板固定；上颌骨骨折在鼻上颌支柱（nasomaxillary buttress）和颧上颌支柱（zygomaticomaxillary buttress）部位用小型钛板固定；颧骨骨折在颧上颌支柱（zygomaticomaxillary buttress）部位用小型钛板固定，在其他部位可用微型钛板固定。

4. 口腔颌面创伤骨畸形治愈标准　面型轮廓基本复原，恢复骨折前的咬合关系，张口度>35mm，不存在需要再次手术整复的局部畸形和功能障碍。对于复杂性口腔颌面创伤骨畸形这类疑难病症，要达到上述治愈标准，是从事口腔颌面创伤治疗医务人员面对的挑战。实现多学科交叉、跨领域合作，通过吸收、引进、优化和创新技术，致力于提高治疗水平、改善治疗效果，将是一个长期而艰巨的任务。

第四节　研 究 热 点

一、口腔颌面创伤骨畸形分类学研究

Dongmei H、Yi Z、刘家武、刘磊、田卫东、张益等对口腔颌面创伤骨畸形陈旧性下颌骨、

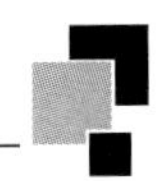

上颌骨及全面部骨折的分类进行了研究。现有的口腔颌面创伤骨畸形分类学研究报道不多，尚未得到足够的重视，分类很不完善，许多对治疗效果有直接影响的因素未被涵盖在内，如上颌骨矢状骨折、软组织瘢痕等因素。因此，研究并提出一套对口腔颌面创伤骨畸形诊断和治疗具有指导意义的分类系统是亟需的研究课题之一。

二、髁突陈旧性骨折的治疗

髁突陈旧性骨折的治疗是临床的难点问题，髁突陈旧性骨折是一类髁突骨折经保守治疗后错位愈合，或虽经手术复位固定治疗后仍存在继发错𬌗、张口受限等症状需要再手术治疗的骨折。单纯的移位或错位愈合的髁突摘除术后可能会继发关节疼痛、错𬌗、张口受限等并发症。升支垂直骨切开、髁突游离复位再植是解决这一难题的有效方法，但部分病例术后出现髁突游离复位后不同程度的吸收，严重的吸收会导致下颌支高度不足，再次形成偏颌、错𬌗畸形。

三、陈旧性下颌骨骨折伴软组织黏膜缺损的治疗

下颌正中、体部粉碎性骨折，早期处理去除了过多的骨质，或者创伤造成局部骨质缺损，骨断端对位差，或内固定稳定性差，骨折愈合后下颌牙弓形态异常、牙列内收内倾，周围软组织也在错位位置上形成挛缩瘢痕，影响患者功能。对于无软组织和骨组织缺损或缺损较小的患者，可以通过骨切开和正颌外科技术来矫治；对于软组织缺损较多的畸形，创伤后局部软组织多为挛缩瘢痕，延展性很差，为了使错位愈合的骨质复位，常引起局部软组织撕裂。需要骨移植时，靠局部软组织松解也会常常缺乏足够的软组织覆盖，必须同时考虑采用组织移植技术进行畸形矫治，增加了手术的难度和风险。牵张成骨术在治疗这一类型骨折中有其一定的优势。如何构建颌面部精细的有曲率的三维结构，以达到重建颌面部外形的要求，是面临的主要问题。

四、陈旧性鼻眶筛骨折的治疗

对于伴有颅脑及全身损伤的鼻眶筛骨折患者，因抢救生命而延迟或忽视对骨折的处理，或受初诊医院治疗条件的限制所出现的陈旧性鼻眶筛骨折，其特点为：由于出现骨折愈合后的畸形，加之该区域骨质薄弱，这种陈旧性鼻眶筛骨折已很难进行解剖复位。软组织瘢痕挛缩以及鼻背塌陷、内眦移位、睑裂变形、眶距增宽、眼球内陷等严重畸形，进一步加重了修复重建的难度。动眼神经损伤引起的上睑下垂、泪道损伤，复合性眼眶骨折后眼球运动障碍的矫正，尤其对眼外肌严重损伤、晚期眼外肌嵌顿瘢痕粘连，以及运动神经麻痹造成的复视只能通过手术改善症状，如何治疗这一系列陈旧性鼻眶筛骨折的严重并发症，仍是治疗的难点，有待进一步研究。

张益提出，眼眶骨折的外科治疗从“手术概念”上讲应该属于“整复”，而不是“复位”，因为眶壁菲薄，骨折的眶壁尤其是陈旧性眶壁骨折就目前的治疗技术和手段几乎是不可能复位的。眼眶骨折的晚期整复主要针对 2mm 以上的眼球内陷和/或因眼位改变产生的复视。

眶缘的准确复位是引导眶壁解剖重建的基础,因此需要借助数字化技术制作模型板,需要借助导航外科技术引导眶缘复位或植骨修复。

陈旧性鼻眶筛骨折外科整复的另一重点在于恢复内眦韧带的附着并牢固固定,同时依据内眦间距、睑裂宽、面宽、面高等相关结构重塑外鼻及鼻眶区形态,以求面容协调。陈旧性鼻眶筛骨折的处理需综合使用颅面外科、正颌外科、整形外科、坚强内固定、植骨或植骨代用品等技术。手术的重点在于鼻根部骨折片截骨修整以缩窄鼻根部的宽度,鼻背骨性支架重建以重塑鼻背轮廓;矫正创伤性内眦间距增宽的内眦韧带复位固定和内眦整形术;眶壁植骨、人工材料衬垫等修复扩大的眶腔以矫正眼球内陷畸形,力求最大程度地恢复患者的容貌。

五、陈旧性全面部骨折手术复位顺序

全面部骨折手术中的复位顺序存在着争议,而对于陈旧性全面部骨折手术复位更缺乏成熟的经验。陈旧性全面部骨折手术复位与早期全面部骨折的复位有很大不同,目前多参照全面部骨折手术按“自下而上,由外向内”的复位顺序,首先进行髁状突及下颌骨的复位与固定,然后沿颧颞缝、颧额缝或颧骨骨折线向上撬动颧骨,颧骨复位后为上颌骨向上提供足够间隙,最后行上颌骨和鼻眶筛区骨折的复位与内固定。最终规范的手术原则有待于临床经验的总结。

六、口腔颌面创伤骨畸形术后康复

口腔颌面创伤骨畸形术后康复过程也是口腔颌面创伤骨畸形整体治疗的一个重要方面。手术整复后及时进行康复治疗对骨折的恢复是十分必要的,由于对创伤后期的康复治疗认识不够,这一点对陈旧性骨折尤其关键。创伤康复治疗实际上包含康复与伤残评定、运动治疗、物理治疗、语言治疗、心理治疗和社会服务等多项内容,有些在颌面创伤外科还是空白,有待发展。

陈旧性骨折高发是我国颌面创伤疾病谱的一个突出特征,造成这一特征的医疗状况正在被改变,我国颌面外科在今后一段时间内仍将面临这类疑难病症的临床挑战。口腔颌面创伤的治疗正逐步形成由急诊急救到骨折整复、骨畸形矫治、软组织整形、术后康复的综合序列治疗程序。实现多学科交叉、跨领域合作,通过吸收、引进、优化和创新技术,致力于提高治疗水平、改善治疗效果。而这将是一个长期而艰巨的任务。

(卢　利)

参考文献

1. 沈国芳. 颌骨牵引成骨技术. 中华口腔医学杂志,2014,49(4):247-249.
2. 孙坚. 计算机辅助外科技术在口腔颌面外科的应用. 中国实用口腔科杂志,2014,7(6):329-334.
3. 胡敏,谭新颖,鄢荣曾,等. 3D 打印技术在口腔颌面外科领域的应用进展. 中国实用口腔科杂志,2014,7(6):225-339.
4. 张益. 眼眶骨折的重建和眼球内陷的外科矫治. 北京口腔医学,2008,16(6):301-303.

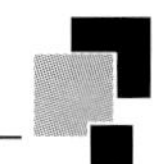

5. 张益. 我国口腔颌面创伤外科发展的思考和建议. 中华口腔医学杂志,2008,43(11):641-645.
6. 张益. 全面部陈旧性骨折回顾性分析与临床分类研究. 中华口腔医学杂志,2008,43(4):231-235.
7. 杨鸣良,刘奕,颜光启等. 颌骨陈旧性骨折与发育畸形同期联合治疗. 中国美容整形外科杂志,2007,18(6):425-426.
8. 张益,何黎升. 关注颅颌面交通事故伤:加强宏观研究,提高防治水平. 中国口腔颌面外科杂志,2006,4(6):403-407.
9. 李智,李祖兵,东耀峻,等. 颌面部陈旧性骨折的临床分析. 中华创伤杂志,2005,21(2):135.
10. 张益. 对颌骨骨折治疗中误诊误治和难点问题的讨论. 中华口腔医学杂志,2004,39(1):22-24.
11. 赵晋龙,刘彦普,何黎升,等. 颌骨牵引成骨术矫正下颌正中陈旧性骨折畸形. 口腔医学研究,2003,19(5):385-386.
12. 张益,顾晓明. 我国口腔颌面创伤外科的现状与展望. 中华口腔医学杂志,2001,36(2):88-90.
13. 张益,张祖燕,沈春,等. 面骨骨折错位愈合的临床分析. 现代口腔医学杂志,1988,2(1):26-28.
14. 梁河清,陈日亭. 用 LeFort Ⅰ型解骨法治疗上颌骨陈旧性骨折错殆畸形. 人民军医,1983,2:65-67.
15. BOFFANO P,GALLESIO C,ROCCIA F,et al. Late surgical treatment of posttraumatic mandibular deformity. J Craniofac Surg,2013,24(3):e284-286.
16. HERMUND N U,HILLERUP S,KOFOD T,et al. Effect of early or delayed treatment upon healing of mandibular fractures:a systematic literature review. Dental Traumatology,2008,24(1):22-26.
17. ZHI LI,WEI ZHANG,ZU-BING LI,et al. Abnormal Union of Mandibular Fractures:A Review of 84 Cases. J Oral Maxillofac Surg,2006,64(8):1225-1231.
18. DONGMEI HE,YI ZHANG,EDWARD ELLIS Ⅲ. Panfacial Fractures:Analysis of 33 Cases Treated Late. J Oral Maxillofac Surg,2007,65(12):2459-2465.
19. EDWARD ELLIS Ⅲ. Passive Repositioning of Maxillary Fractures:An Occasional Impossibility Without Osteotomy. J Oral Maxillofac Surg,2004,62(12):1477-1485.
20. LAINE P,KONTIO R,SALO A,et al. Secondary Correction of Malocclusion after Treatment of Maxillofacial Trauma. J Oral Maxillofac Surg,2004,62(10):1312-1320.

第二十三章　创伤性颌骨缺损的整复治疗

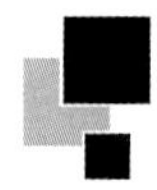

第一节　历 史 回 顾

发生于口腔颌面部的损伤，如交通事故伤、枪伤和坠落伤等，会造成颌骨损伤，经早期救治后，部分病例遗留颌骨缺损，须后期修复。颌骨缺损不仅影响患者口颌系统的生理功能，而且破坏患者的容貌结构，严重影响患者的生存质量和心理健康，给患者及其家庭带来一系列的心理和社会问题。当颌面部创伤伴软硬组织缺损时，往往同时合并全身多发性创伤，为挽救患者的生命，颌面部外伤难以及时处理，又或受就诊医疗条件的限制等诸多因素的影响，导致患者遗留不同程度的颌面畸形。因此，如何应用现代医学科学手段，对创伤性颌骨缺损进行整复治疗已成为口腔颌面外科医师面临的重要课题。

一、颌骨缺损的分类

创伤性颌骨缺损通常按照解剖部位进行分类描述：下颌骨缺损、面中份骨缺损和面上1/3骨缺损，目前尚无针对创伤性颌骨缺损的分类。由于创伤性颌骨缺损通常伴有邻近软组织损伤及缺损，这与肿瘤切除所致的颌骨缺损情况基本类似。因此，肿瘤切除手术所致的颌骨缺损分类方法也同样适用于创伤性颌骨缺损的治疗。

（一）下颌骨缺损的分类

20世纪80年代以来，国内外很多学者从不同角度出发，提出了多种下颌骨缺损的分类方法。主要的下颌骨缺损分类法有以下几种。

1. HCL分类法　1989年，Jewer等提出了HCL分类法，将下颌骨缺损分为3种基本类型。

H型缺损（hemi-mandible defect）：半侧下颌骨缺损，自中线—下颌骨体—下颌角—下颌支，包括髁突的单侧下颌骨缺损。

C型缺损（central defect）：中心性缺损，包括下颌两侧尖牙的颏部缺损。

L型缺损（lateral defect）：一侧下颌骨缺损，自中线—下颌骨体—下颌角—下颌支，不包括髁突的单侧下颌骨缺损。

具体的分类包括2类8型。

1）单纯缺损：H型、C型和L型。

2）复合缺损：为不同基本类型的组合，即LC型、HC型、LCL型、HCL型以及HH型。

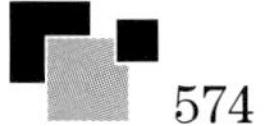

由于下颌骨缺损有时伴有邻近软组织、皮肤或黏膜的缺损，Boyd 等参照 Jewer 的分类法，提出了下颌骨缺损的 HCL 和 oms 分类法：o(osteal)表示单纯骨缺损，不伴有皮肤和黏膜缺损；m(mucosal)表示骨缺损伴有黏膜缺损；s(skin)表示骨缺损伴有皮肤缺损。通过不同组合表示不同类型的下颌骨缺损。

2. CRBS 分类法　1991 年，Urken 等对下颌骨缺损按区域进行分类。

1）C 型缺损(condyle defect)：髁突缺损。

2）R 型缺损(ramus defect)：升支缺损。

3）B 型缺损(body defect)：体部缺损。

4）S 型缺损(symphsis defect)：颏部缺损。

如一侧髁突至中线的下颌骨缺损可表示为 CRBS。

3. Hamada 分类　2000 年，Hamada 针对下颌骨缺损对颞下颌关节(TMJ)的影响，对下颌骨缺损提出了分类。

Ⅰ类：TMJ 保留，包括保留部分下颌体的下颌骨缺损。

Ⅱ类：TMJ 保留，仅保留髁突及升支的下颌骨缺损。

Ⅲ类：TMJ 无髁突的下颌骨缺损。

4. 2009 年，张陈平等提出了以功能划区为特点的新的"功能性"下颌骨缺损分类方法。

下颌骨从功能角度可分为三个功能部分：第一为颌区，即含有牙齿的下颌骨体部，包括一侧磨牙后区到对侧磨牙后区的 U 形全下颌骨体；第二为肌区，即升颌肌群附着的下颌骨部分；第三为关节区，即髁突、髁突颈部及其下方骨组织。依此将下颌骨缺损分为 3 大类：Ⅰ类缺损，局限于下颌骨体部(即颌区的缺损)；Ⅱ类缺损，肌区-颌区缺损；Ⅲ类缺损，髁突-肌区-颌区缺损。再根据缺损的具体情况进行亚类分型：Ⅰ1 牙槽部缺损，Ⅰ2 颌区节段性缺损；Ⅱ1 喙突区缺损，Ⅱ2 肌区节段性缺损；Ⅲ1 髁突缺损，Ⅲ2 髁突及肌区缺损。颌区的缺损用牙位区进行标明，每一象限均分为前牙区(a，anterior)和后牙区(p，posterior)。

国内还有很多学者依照 Jewer 的分类方法，对下颌骨进行了不同的分区，制订基本分型，再相互组合以表示下颌骨缺损的具体情况。不同的分类方法在临床研究中针对不同的研究角度。根据国内外有关下颌骨缺损研究的文献，HCL 分类法和 CRBS 分类法已被广为接受，文献引用率较高。

（二）上颌骨缺损的分类

上颌骨缺损的分类方法相对简单，目前国际上通用的上颌骨缺损分类法主要有以下两种。

1. Corderio 等依据切除范围将上颌骨缺损分为 4 类：Ⅰ类缺损为上颌骨部分切除后的缺损，仅波及上颌窦的 1 或 2 个壁；Ⅱ类缺损为上颌骨次全切除后的缺损，包括上颌窦两个壁以上的缺损，但眶底完整；Ⅲ类缺损为包括眶底在内上颌骨全切除后的缺损，根据眼球是否保留又分为Ⅲa(保留眼球)和Ⅲb(不保留眼球)两个亚类；Ⅳ类缺损为上颌骨及眼眶切除后的缺损。

2. Brown 等对上颌骨缺损提出了改良分类，它包含了垂直和水平两个方向缺损的情况。垂直方向分为 4 类：Ⅰ类为上颌骨低位切除，无口腔上颌窦瘘；Ⅱ类为上颌骨次全切除，保留眶底；Ⅲ类为上颌骨全部切除，不保留眶底；Ⅳ类为上颌骨扩大切除，不保留眶内容物。在水平方向附加缺损亚分类：a. 单侧上颌骨牙槽突和硬腭缺损($a \leq 1/2$)；b. 双侧上颌骨牙槽突和硬腭缺损(1/2<b<1);c. 全上颌骨牙槽突和硬腭缺损(c=1)。

二、骨移植的进展及方法选择

创伤性颌骨缺损的重建首先要通过外科手段恢复颌骨的骨性结构。目前,临床上常用颌骨缺损的重建方法包括自体非血管化骨移植、带蒂骨肌皮瓣移植、自体血管化骨移植、骨牵引成骨、重建板植入、同种异体骨移植、人工骨移植和组织工程骨移植等方法。

(一) 自体非血管化骨移植

自体非血管化骨移植又称游离骨移植,是最早的颌骨重建技术。游离骨移植由于骨块的血运问题,存在着感染率和骨吸收率较高等缺点,目前多应用于小型颌骨缺损的修复。口腔颌面外科最常用的自体移植骨主要是髂骨、肋骨和颅骨外板。

游离骨移植的特点是行整块(或段)移植,包括骨皮质、骨髓,有时还伴以骨膜。这种骨移植必须在受植区无感染的情况下才可进行。在污染的条件下行植骨时,必须妥善封闭、严密缝合口腔黏膜,同时应用抗生素预防感染,才能获得成功。如受植区存在感染、严重瘢痕、软组织不足或血液循环欠佳,常不能保证植骨成功,被视为单纯游离骨移植术的禁忌证。游离骨移植后的愈合过程,一般公认为植入骨逐渐吸收,新生骨逐渐长成,即所谓爬行替代学说。骨愈合过程中,在显微镜下可见移植骨处有较多的破骨细胞及成骨细胞聚集;增生的破骨细胞紧附于哈弗斯管的周围,并不停地吞噬骨组织和再造新的骨组织,直到最后整个植入骨块完全消失,而代之以新的生活的骨组织。

1. 髂骨　髂骨是目前临床上应用最为广泛的游离骨移植的骨源。髂骨以骨松质为主,表面有一层骨皮质,骨的表面积大。髂嵴外突,位置表浅,呈弧形,其前端向内称为髂前上棘,后端向外称为髂后上棘,是重要的解剖标志,也是切取髂骨的适宜部位。髂嵴有内外两唇,内唇附以腹横肌、腰方肌和髂肌等,外唇附有阔筋膜张肌、腹外斜肌、背阔肌和阔筋膜等。成人髂骨可提供多达 10cm×5cm 的骨块,可以行单纯骨皮质、单纯骨松质或皮质松质骨移植。

切取髂骨时,紧压髂嵴内侧皮肤,使髂嵴部皮肤向内侧移位。按取骨长度,顺髂嵴切开皮肤、皮下组织及覆盖髂嵴的肌肉。充分显露髂嵴后,沿嵴切开骨膜,并切断髂嵴内外唇的肌肉附着,由上而下分离髂嵴与其下方的内外侧骨膜和肌肉至能满足所需。用骨凿或电锯,按照所需大小和形状,切取髂骨块。骨创以骨蜡止血,安置引流,分层缝合切口,创部加压包扎。

游离髂骨移植的优点:①手术操作简便;②供区并发症少;③手术创伤小。缺点:①可提供骨量较少;②不易塑形;③抗感染能力差;④骨吸收率高。

2. 肋骨　肋骨具有足够的长度,并易于弯曲成形。肋骨及肋软骨目前多用于髁突重建,尤其是儿童患者。临床上一般取第 7、8、9 肋骨作为移植骨。

切取肋骨时,沿肋骨方向切开皮肤、皮下组织和肌层,切口大小应超过所需肋骨长度的 1~2cm。显露肋骨,沿肋骨中央做骨膜切口,至两端各附加一垂直切口,使骨膜切口呈 H 形。用骨膜剥离器紧贴肋骨沿肋前外肌方向,在骨膜下仔细剥离肋骨上、下缘。剥离上缘时,骨膜剥离器应由后向前,剥离下缘时由前向后,如此顺肋间肌方向剥离,可避免损伤肌纤维、肋间血管和神经,或撕脱胸膜。提起已分离肋骨,内面放置骨膜剥离器以保护深层组织,将所

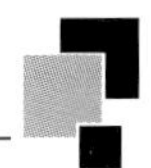

需肋骨两端用骨剪剪断,肋软骨部可用刀片仔细切断。应仔细检查有无穿破胸膜,如不慎伤及胸膜,应将其严密缝合,安置引流,分层缝合切口。

3. 颅骨　成人颅骨厚度为3~12mm,平均厚度为7mm。颅骨外板由于具有良好的自然弯曲,适合颌面部骨贴附式植骨以及眼眶重建,而且骨源丰富,移植后很少吸收。颅骨外板切取术还具有就近取材、操作简单安全、并发症较少、患者术后反应较轻和切口在头皮内瘢痕隐蔽等优点。

颅骨取骨部位应选择在顶骨上份,根据缺损大小用裂钻在顶骨上划线,然后用磨钻将划线外侧的外板磨出斜面达板障层,形成骨岛。用弯头单面锐利骨凿放入制备的槽内,轻轻敲击使骨凿水平方向进入,即可完整取下外板,创面用骨蜡止血。

(二）带蒂骨肌皮瓣移植

临床上常用的带蒂骨肌皮瓣有胸大肌肋骨肌皮瓣、胸锁乳突肌锁骨肌皮瓣和颞肌颅骨肌皮瓣等。带蒂骨肌皮瓣移植是通过肌肉蒂血管营养骨膜,促进移植骨存活。其抗感染能力强于游离骨移植,但由于肌肉蒂的长度和宽度有限,目前很少应用于创伤性颌骨缺损的修复。

(三）自体血管化骨移植

随着显微外科技术的发展,自体血管化骨移植,即各种血管化骨组织瓣,已经广泛应用于口腔颌面部缺损的修复重建,并取得了良好的治疗效果,已成为大型颌骨缺损重建的首选治疗方法。血管化骨组织瓣可应用于感染伤口,也可应用于局部存在瘢痕和血液循环较差的部位。相比非血管化骨移植,血管化骨移植的骨吸收率很低,可以同期植入牙种植体。血管化骨瓣通常为复合组织瓣,可以同期修复创伤导致的软、硬组织缺损。血管化骨组织瓣移植的手术操作更为复杂,包括骨组织瓣的制备以及进行显微外科血管吻合。国内外大样本的游离组织瓣缺损重建的成功率达到了91.5%~99.2%,说明游离组织瓣移植是安全可靠的。

用于颌骨缺损重建的血管化骨组织瓣有腓骨瓣、髂骨瓣、肩胛骨瓣等,其中以血管化腓骨瓣最为常用。颌骨缺损重建不仅要恢复骨性结构,同时还要为种植义齿创造条件,才能恢复咀嚼功能,真正达到功能性重建的目标。Frodel等针对种植体必需的骨基本条件(高度≥10mm,宽度≥5mm),对腓骨、髂骨和肩胛骨进行比较解剖研究,结果表明,腓骨和髂骨对种植最为理想,肩胛骨次之。

1. 血管化腓骨瓣　1975年Taylor首次成功应用血管化腓骨瓣移植修复外伤性胫骨大段骨质缺损。最初介绍的游离腓骨瓣均用于修复四肢长骨的缺损,直到1989年,Hidalgo才将游离腓骨瓣首次应用于下颌骨节段性切除术后缺损的修复。由于该组织瓣制备简便,血供可靠,并且供区远离头颈部,使得该组织瓣得到了越来越多的应用。

(1) 适应证:在做腓骨移植前,必须对下肢进行仔细地临床检查和术前评价,以检查胫前动脉或胫后动脉是否有缺失或变细,以及动脉粥样硬化的情况。可通过Doppler检查明确腓动静脉的走行及变异情况。有下肢外伤史、手术史及下肢血管粥样硬化甚至闭塞者为禁忌证。腓骨瓣适用于各类下颌骨缺损和部分上颌骨缺损的重建。

(2) 应用解剖(图23-1):腓骨是下肢细长的非主要承重骨,为管状型,外围均有较厚的骨皮质包绕,因而是目前可移植骨中强度最大者。其上端腓骨头不参与膝关节组成,下端1/4参与踝关节组成,腓骨长34cm(24~47cm),四周均有肌肉附着。腓骨下端1/4必须保

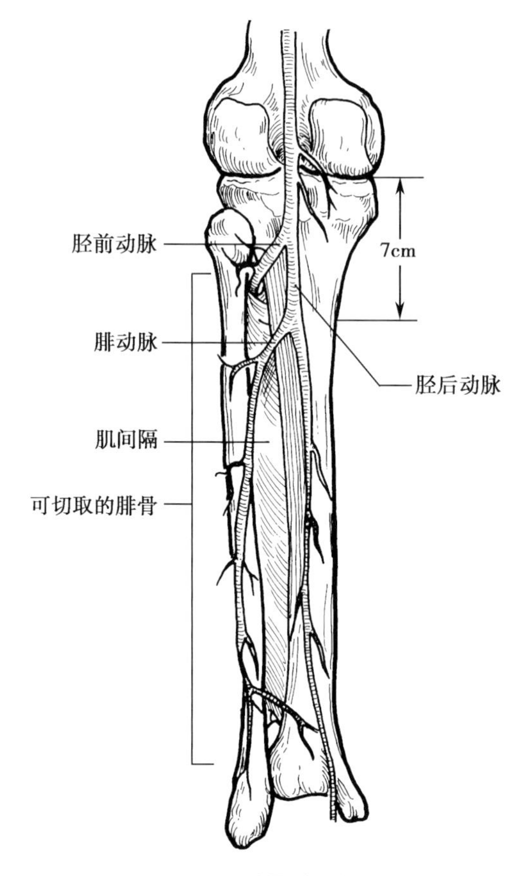

图 23-1 腓骨瓣的解剖

存，以保持踝关节的稳定性。成人腓骨的切取长度可达 25cm，成为全下颌骨或次全下颌骨缺损修复的最佳供区。

腓动静脉是腓骨骨皮瓣的主要血供。腓动脉起于胫后动脉者占 90%，胫前动脉者占 1%，以腓动脉代替胫后动脉者 8%。腓动脉起始处外径平均为 3.7mm（1.5～6.0mm），伴行静脉两条，外径约为 4.5mm（1.7～6.7mm）。腓动脉自起始处发出后，先在胫骨后肌的浅面斜向下外，再沿腓骨内侧缘和姆长屈肌的深面下行至外踝的后上方浅出。沿途发出以下分支：肌支，发出至邻近诸肌；腓骨滋养动脉，穿入滋养孔至骨内；弓状动脉，为一系列环绕腓骨的细小分支，供应腓骨骨膜；穿支，发出后穿小腿后肌间隔至皮肤。

腓骨的血供来源于滋养动脉和弓状动脉分支，腓骨瓣移植是以腓动脉和静脉作为吻接血管束，并非一定要带穿入滋养孔的滋养动脉，只要保存弓状动脉的骨膜支即可存活。腓动脉和腓静脉除了供应腓骨的滋养血管和肌肉-骨膜血管外，还发出走行于小腿后肌间隔内的筋膜皮肤穿支供应该区域的皮肤，这可保证腓骨瓣可同时带有小腿外侧皮肤，用于修复颌骨、皮肤和黏膜的复合缺损。

虽然腓骨瓣血管蒂的位置和血管口径均十分恒定，但由于受胫后动脉分叉部位的牵制，血管蒂的长度通常都较短，通过切取更为远端的腓骨，将血管蒂向远端行骨膜下游离，并弃去一段近中骨段，可以达到延长血管蒂的目的。Hidalgo 报道通过这种方法可获得 12cm 长的血管蒂。

（3）组织瓣制备：在小腿的外侧面标记出各相应的局部解剖标志。肌间隔的标记点是上方的腓骨小头及下方踝部的外踝。两者之间用虚线相连，此线即为小腿后肌间隔的位置。利用红线标记出位于腓骨头下方 1～2cm 处通过的腓总神经。皮岛设计成梭形，其中线为肌间隔的位置。由于主要的隔皮穿支通常位于小腿较远端的位置，因而皮岛的中央点通常为小腿中 1/3 和远中 1/3 的交界处。

大腿部上 350mmHg 气囊式止血带，先切开皮岛前缘的皮肤及皮下组织，同时切开覆盖于腓骨长肌及腓骨短肌表面的筋膜，在此筋膜平面下由前往后朝肌间隔方向解剖。沿着腓骨的外侧面解剖，翻起腓骨长肌、腓骨短肌及姆长伸肌。在小腿前室内觅得腓深神经、胫前动脉和胫前静脉。沿着腓骨的内侧面进一步解剖，暴露小腿骨间膜。在腓骨的近中和远中分别完成截骨术，为了保护腓总神经和外踝的稳定性，必须在腓骨的近端和远端各保留一段 6～7cm 的骨段。

在腓肠肌及比目鱼肌的表面做皮瓣后缘的切口，直达筋膜下方。在行此解剖时，已经确

定隔皮穿支的存在,因此可以制备皮岛。牵拉腓骨,辨认并确定腓动脉和腓静脉的远端部分,结扎远端的血管蒂后予以切断。切开骨间膜后,即可见到胫后肌之内外侧相互交错的肌纤维,顺着腓动脉和腓静脉朝着近中方向切开该肌肉。此时,整个腓动脉血管系统已经解剖完毕,可见腓动脉自胫后动脉发出之分叉处。在结扎腓血管蒂之前,切断踇长屈肌,仅保留部分肌袖于腓骨上。此时,切断血管蒂,完成腓骨复合瓣的制备,该组织瓣带有部分踇长屈肌及胫后肌肌袖。血管蒂包括一根腓动脉及两根伴行的腓静脉。

为减少腓骨瓣转移过程中的缺血时间,可以在断蒂前完成对腓骨的塑形。塑形通常采用腓骨外侧面的内楔形截骨术,但必须注意保护好腓骨内侧的骨膜血供,慎防损伤,否则将发生骨坏死。完成塑形后的腓骨可以采用小钛板或重建钛板进行固定。为了确保塑形的准确和精确性,常借助于手术切除的标本或术中制作的颌骨缺损模板。

完成腓骨塑形和受区血管制备后,即可将腓骨瓣从供区断蒂转移至受区,进行血管吻合。

腓骨瓣皮岛的宽度小于 4~6cm 时,供区创口可直接拉拢关闭。创口分层缝合,并放置负压引流。敷料加压包扎,一般术后 7 天可下床活动。对于供区较大的皮肤缺损,需做中厚皮片移植。

（4） 优缺点

1） 优点:①供骨量足,可修复各种类型的颌骨缺损;②可多处截骨,进行三维塑形;③血管蒂长,血管口径大,利于血管吻合;④可制备带肌肉和皮肤的骨肌皮瓣,同时修复软硬组织缺损;⑤供区远离头颈部,可以实施“双组”手术;⑥腓骨为管状双层骨皮质,能获得良好的种植体初期稳定性。

2） 缺点:①国人腓骨横断面平均高度 15mm,单层腓骨移植难以恢复下颌牙槽突高度;②可能出现下肢肌无力、疼痛、踝关节不适和踇指背屈功能受限等供区并发症。

2. 血管化髂骨瓣　髂骨因部位隐蔽,兼有骨松质和骨皮质,取骨后对功能影响不大,因此是传统自体骨移植最常采用的供骨区。1978 年,Tailor 首先报道以旋髂浅血管为蒂的游离髂骨瓣移植治疗外伤性胫骨合并软组织缺损获得成功。1979 年 Tailor 和 Mayou 完成各自独立的研究后,确定了旋髂深血管是髂骨移植更可靠的血管蒂。

（1） 适应证:主要适用于下颌骨体部或包含下颌升支的半侧下颌骨缺损;亦可用于上颌骨缺损的重建,但其血管蒂较短,有时需行静脉移植;制备成骨肌皮瓣,可用于颌面部复合组织缺损的修复重建。

（2） 应用解剖(图 23-2):髂骨分为体部和翼部,参与组成骨盆。体部在下,与坐骨及耻骨相连。翼部居上,大而扁,分为内外二面,二面之上界为髂嵴。髂骨以骨松质为主,表面有一层骨皮质,骨的表面积大,髂嵴是理想的供骨区。

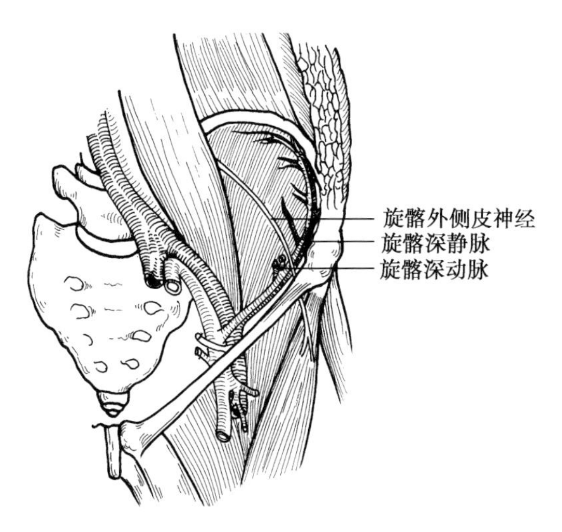

图 23-2　髂骨瓣的解剖

髂骨有多条血液供应途径,临床上最常采用的血管蒂是旋髂深动静脉。旋髂深

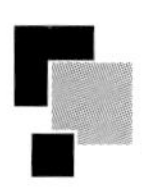

动脉在腹股沟韧带头侧约 1~2cm 处发自髂外动脉的外侧面,其包裹在有腹横筋膜和髂筋膜融合而成的筋膜鞘内,在其行程的外侧面,旋髂深动脉沿着髂骨的内板走行于腹内斜肌和髂肌形成的沟内,此沟距离髂骨内板 0.4~2.2cm。在其行程中,发出升支供应腹内斜肌,并发出骨膜和骨内分支到达髂骨内。旋髂深动脉通过一系列穿过腹壁三层肌肉的穿支供应髂嵴表面的皮肤。解剖研究表明,旋髂深动脉的直径为 2~3mm。旋髂深静脉通常由两根伴行静脉组成,在距髂外静脉一定的距离汇合成一根。

髂骨皮瓣的皮岛通常设计成梭形以利于创口的直接拉拢缝合。除了大小和在腹壁上的位置不同外,皮岛的变化很小,但皮岛的设计必须使其有足够的面积以包含足够数量的肌皮穿支血管。由于受自髂骨头侧腹外斜肌发出之穿支的牵制,皮岛和髂骨之间的关系较为固定。在确保皮岛的下缘包含皮肤穿支血管区域的前提下,可以将皮岛设计得更为朝向腹壁头侧,这样可以增加皮岛和髂骨之间的相对可动性。腹内斜肌通常与附着于髂嵴内板的血管蒂一起切取,在 80%的病例,腹内斜肌的营养血管为单根升支,因此可以以此血管为蒂,游离整块腹内斜肌而成轴型皮瓣。

股外侧皮神经自盆腔穿出,在髂前上棘的内侧行走,于旋髂深动静脉的浅面或深面越过,该神经可以通过精细的解剖得以保留。

由于髂骨血供丰富,所取骨块的大小和形状有很大的灵活性,根据受区血管的位置,髂骨可以多种方法就位以改变组织瓣血管蒂的位置。在设计时,必须考虑到髂骨的自然弯曲。根据 Manchester 建立的原则,髂前上棘可以作为新下颌角,通过向髂前下棘延伸截骨线而形成下颌升支和髁突。切取的髂骨块还可以通过截骨进一步塑形,以与下颌联合处的弯曲外形相匹配。髂骨可切取的最大长度为 16cm,能满足大多数缺损修复的需要。髂骨肌皮瓣为口腔下颌骨的重建提供了充足的三维空间和体积,对于同时累及口腔黏膜、皮肤和骨的缺损的修复十分理想。

(3) 髂骨瓣的制备:皮岛设计为梭形,应包含主要的肌皮穿支,其中轴为髂前上棘与肩胛下角的连线。切开皮岛的头侧边缘,达腹外斜肌腱膜水平,切开腹外斜肌及腱膜,在髂骨内板处保留 2cm 的肌袖,切开腹内斜肌,同样保留髂骨附丽处 2cm 的肌袖,并暴露肌肉深面的旋髂深动脉升支,结扎并切断升支。追踪升支越过腹横肌,暴露旋髂深动静脉至其汇入髂外血管处,在外侧切开腹横肌以暴露腹膜前脂肪及髂肌。完成髂骨内板的解剖后,开始行外侧的解剖。沿着皮岛的下缘切开皮肤、皮下组织达阔筋膜张肌和臀中肌肌腱的平面。随后沿着整个髂嵴的外侧面做锐性分离,暴露髂骨的外板备做截骨。沿着髂骨的内侧面仔细切断髂腰肌及缝匠肌,完成组织瓣软组织的解剖分离,利用深部拉钩保护腹内容物,从外侧做髂骨的截骨,当作髂骨内侧的截骨时,必须小心保护旋髂深动静脉。

也可以采用顺行法解剖血管蒂,即先在腹股沟区域暴露髂外血管后觅得旋髂深动静脉,然后沿旋髂深动脉向外侧解剖,达腹横肌和髂肌筋膜融合而成的隧道内,最后切开三层腹壁肌肉,完成髂骨皮瓣的制备。

必须精细关闭腹部创口,以防止切口疝的发生。创面行彻底止血和冲洗后分三层关闭。第一层关闭时将腹横肌与腹内斜肌缝合;第二层关闭时将腹外斜肌及腱膜与阔筋膜张肌肌腱和臀中肌肌腱相对缝合;最后将皮肤和皮下组织拉拢缝合,完成创口的第三层关闭。皮瓣宽度在 10cm 以下者供区创面均可做直接拉拢缝合而无须植皮。

（4）优缺点

1）优点：骨量充足，自然形态好，适合下颌骨侧方缺损的修复。

2）缺点：①髂骨为单层皮质骨，骨皮质薄，骨松质多，不利于种植体获得初期稳定性；②皮岛臃肿，不利于软组织修复及义齿修复；③可能出现腹疝等供区并发症。

3. 血管化肩胛骨瓣　肩胛骨皮瓣是近年来逐渐应用于口腔颌面部缺损整复的一种游离皮瓣，通常设计为复合组织瓣。由于其解剖恒定，血管蒂口径大，设计灵活以及供区隐蔽等优点，在头颈重建外科领域的应用得以迅速推广，并已经成为颜面部不对称畸形显微外科矫正的首选皮瓣。

（1）适应证：肩胛骨皮瓣可用于上颌骨及下颌骨缺损的重建，适用于软组织缺损较多而骨组织缺损较少的病例。

（2）应用解剖（图 23-3）：肩胛骨瓣的血供来自肩胛下动脉的分支旋肩胛动脉。旋肩胛动脉粗大而恒定，为肩胛骨及附着肌肉和表面皮肤的主要供血动脉，自肩胛下动脉发出后，先行于大圆肌深面，随后进入三边孔。三边孔是由上方的小圆肌、下方的大圆肌及外侧的肱三头肌长头组成。在距离旋肩胛动脉发自肩胛下动脉 4cm 处，旋肩胛动脉分为皮支和骨支。皮支沿肩胛骨外侧缘向后走行，分为三个主要分支，即升支、水平支和降支。升支一般比较细小；水平支沿肩胛骨中部水平走行，供血于肩胛冈以下大部分肩胛骨区皮肤；降支沿肩胛骨腋缘背面内侧下行，指向肩胛下角，供应肩胛骨外侧及肩胛下角远后侧皮肤。以旋肩胛动脉水平支为供养血管的皮瓣称为肩胛背皮瓣；以降支为供养血管的皮瓣称为肩胛旁皮瓣；以旋肩胛动脉水平支和降支为供养血管的较大皮瓣称为全肩胛皮瓣。但临床上实际不必严格区分，分支间存在广泛交通，可以单支或多支联合制备皮瓣。

旋肩胛动脉的外径为 1.5~4.0mm，随解剖部位深度不同而异，如解剖至肩胛下动脉发出旋肩胛动脉处，外径平均达 4.0mm。肩胛皮瓣通过旋肩胛动脉的伴行静脉引流，该静脉为肩胛下静脉的终末支，外径为 2.0~6.0mm。肩胛区皮肤的感觉神经来自肋间神经的后外侧分支，由于该神经细小而难以解剖，迄今尚无制备成感觉皮瓣的报道。

（3）肩胛骨瓣的制备（图 23-3）：侧卧位或俯卧位。术前应对供区做仔细检查，旋肩胛动脉通过三边孔穿出，三边孔的确定有利于旋肩胛动脉的准确定位。三边孔的定位方

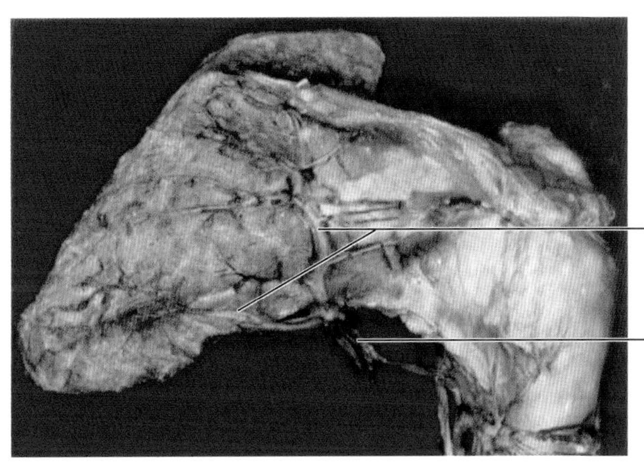

图 23-3　肩胛骨（皮）瓣的解剖及制备

法:①患者用力将上臂外展和向内旋转90°,通过该动作很容易触及大圆肌和肱三头肌的收缩,此即为三边孔的肌性标志;②先摸清构成腋窝后下壁的背阔肌外缘,紧靠其上方并与之平行的是大圆肌,大圆肌上方有一明显间隙,即为大小圆肌肌间隙,同侧肩峰角与肩胛下角连线与大小圆肌肌间隙的交点处即为三边孔;③上臂自然下垂时,三边孔位于腋后皱襞下缘上方2cm及内侧2cm,即肩胛骨的外侧缘处;④肩胛冈中点下方7cm,肩胛骨外侧缘的中点附近。标记三边孔后,就确定了血管蒂的发出处,随后可进一步通过超声多普勒证实。随后再标记出旋肩胛动脉的水平支和垂直支,设计皮瓣的形状及大小,通常为横向或斜向的椭圆形。

皮瓣制备手术可采取由外而内的解剖方法。先在皮瓣外侧缘做切口,深达深筋膜层,自肌肉表面由外向内将皮瓣翻起,到达肩胛骨外侧缘后,可见走行于深筋膜内的旋肩胛动脉水平支或降支,将整个皮瓣翻起。切断大圆肌在肩胛骨外侧缘附丽,保留一层肌袖以保护骨膜血供,注意保护旋肩胛动脉的肩胛骨支。截骨前需切断冈下肌及肩胛下肌附丽,上方截骨线至少距盂下结节下方1cm以保护关节。截骨时操作轻柔,勿损伤血管蒂及胸背神经。于三边孔内解剖旋肩胛动脉,沿途结扎至骨膜和肌肉的分支,分离血管直至肩胛下动脉,可获得长约7~10cm血管蒂。

（四）优缺点

肩胛骨皮瓣的优点:①解剖恒定,血管蒂长,血管口径大;②组织瓣包含肩胛骨和皮瓣,同时修复软硬组织缺损;③皮瓣切取后不会影响供区的血供;④供区隐蔽,容易为患者接受;⑤供区创口可直接拉拢缝合,无须植皮;⑥设计灵活,可切取皮瓣的面积较大;⑦肩胛区域独特的血供方式使得有可能制备单一血管蒂的多个皮瓣。

肩胛骨皮瓣的缺点:最大缺点是制备组织瓣时需变换体位,无法和头颈部手术同时进行,不能施行“双组手术”,不利于缩短手术时间。此外,肩胛骨由于形态和骨量的限制,不能很好地适应种植体的植入,因此目前已较少用于颌骨重建。

（五）骨牵引成骨

颌骨牵引成骨技术是在肢体长骨牵引成骨技术的基础上发展起来的。真正意义上的颌骨牵引成骨技术临床应用被公认为自1992年美国学者McCarthy首次报道使用口外牵引装置完成的4个儿童病例开始。1995年McCarthy、Wangerin先后设计出了可以通过口内入路安放的颌骨牵引器,从而开启了内置式颌骨牵引成骨的新阶段。颌骨牵引成骨被认为是20世纪口腔颌面外科领域具有里程碑意义的新进展,它的出现和应用为常规临床技术难以矫治的复杂牙颌面畸形开辟了新的思路和途径。

1. 牵引成骨的基本原理　对生物活体组织逐渐施加牵引力可以使其产生张力,而这种张力可以刺激和保持这些活体组织的再生与生长。Ilizarov将之称为张力拉力法则(law of tension stress)。在缓慢稳定的牵引力作用下机体组织成为具有代谢活性的、以增生和细胞生物合成功能被激活为特征的状态。其再生过程取决于适当的血供以及刺激作用力的大小。对于骨组织,牵引成骨是指在牵引力的作用下,在截开的骨皮质的骨段之间会产生持续缓慢的作用力,这种作用力(张力)会促使骨组织和骨周软组织的再生,从而在牵开的骨段之间的间隙内形成新骨并伴随骨周软组织的同步生长。

牵引力的稳定性是保证在骨牵开间隙内新骨生成的先决条件。骨段间动度的存在都将

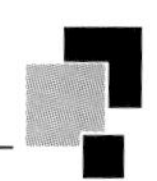

导致大量纤维结缔组织和少量软骨组织生成，从而影响新骨形成。只有在良好稳定的条件下才会在牵开的间隙内生成新骨。牵引的速度和频率是保证牵引成骨新骨生成的另一重要因素。大量的临床和实验研究证实，颌骨牵引成骨的最佳牵引速度为每天牵引 1mm，牵引频率以 2~4 次为宜。在固定的牵引速度下，牵引频率越高，牵引区新骨生成速度越快。如果牵引速度过快，会导致纤维愈合和骨不连接；牵引速度过慢则可能导致骨段间过早愈合，不能继续牵引延长，常需行再次截骨。

颌骨牵引技术在临床上从截骨、安放牵引器到完成牵引成骨、拆除牵引器，一般有三个临床分期：间歇期、牵引期和稳定期。间歇期是指从安放牵引器到开始牵引的时间，一般为 5~7 天。牵引期是指每天按照一定的速度和频率进行牵引达到设计牵引幅度所需要的时间，牵引期的长短依据术前设计的牵引幅度而定。稳定期是指从完成牵引后到拆除牵引器的时间。刚刚牵引生成的新骨实际上是还没有钙化和改建的骨基质，稳定期就是在牵引器的稳定作用下让生成的新骨进一步钙化、成熟并在生物力学作用下发生改建。国人上颌骨稳定期为 4~6 个月，下颌骨稳定期为 3~4 个月。

2. 下颌骨缺损的牵引成骨重建　利用 Ilizarov 的“双焦点”和“三焦点”牵引成骨原理，重建下颌骨缺损已在临床成功应用。所谓“双焦点”原理是指在一侧骨断端截开具有一定宽度的骨段（一般为 1.5cm 宽）作为可被牵引移动的传送盘，通过牵引器的作用将此骨段向缺失间隙的另一侧移动，最终与远心骨断端接触并在压力下愈合，而传送盘后方为牵引成骨。“三焦点”原理是在骨断端两侧各形成一个传送盘，在两个牵引器的作用下逐渐向缺损中央靠近，最终两个传送盘紧密接触并在压力下愈合，其后方为两个牵引成骨区。目前市场上已有专门设计的双焦点或三焦点牵引器，可满足不同宽度颌骨缺损的矫治，部分牵引器为弧形设计，可形成弧形的下颌骨。这一技术的出现使不需植骨而重建颌骨缺损的目标得以实现。

对于牙槽突缺损，以往只有依靠植骨手段重建牙槽骨，但同时还存在软组织不足的问题，因此，如何恢复牙槽骨的垂直高度是一个临床难题。垂直牵引成骨技术的出现为这一难题的解决提供了简便易行而有效的新手段。近年来临床上不仅有大量成功牙槽骨牵引的报道，而且在重建植入的腓骨瓣上也成功实施了垂直牵引成骨，从而使其满足种植修复的要求。

（六）重建板植入

应用重建板修复肿瘤术后下颌骨缺损广泛应用于 20 世纪 80 年代和 90 年代，作为一种暂时性的重建手段，可以维持颌骨外形，并可以观察肿瘤的复发情况，以期二期再完成永久性植骨修复。重建板修复下颌骨缺损的主要问题是容易出现重建板外露、螺钉松动致重建板移位和重建板断裂等临床并发症。随着血管化骨瓣的推广应用，其单纯应用于下颌骨缺损的修复已经愈来愈少。

针对创伤性颌骨缺损，重建板尚适用于血管条件不好或全身情况差，不能耐受显微外科手术的患者，以及下颌骨下缘菲薄需进行预防性固定的患者。

重建板应用受软组织和骨组织条件的限制。接骨板表面必须有足够的软组织覆盖，外形张力区要有皮肤、皮下组织和部分肌肉，口腔面必须有黏膜和黏膜下双层组织覆盖，并要达到无张力缝合。如果存在局部软组织缺损、厚度不够或血运较差，最好做软组织皮瓣进行覆盖,否则很容易出现重建板外露。残余骨组织必须健康,没有骨质疏松及潜在的骨髓炎,允许螺钉和骨之间形成“骨钉融合”。残余骨量必须容纳每侧至少 3 颗螺钉进行固位,对于跨越下颌角和颏部两个弯曲应力集中区的桥接修复每侧需 4 颗螺钉,否则由于负载应力过度集中在少数螺钉上,可能导致螺钉周围骨吸收,继发螺钉松动。如用重建板进行预防性固定,防止病理性骨折,每侧接骨端 2 颗螺钉固位。重建板桥接骨缺损的固定必须保证功能状态下的长期稳定性,每一颗固位螺钉必须穿透双层骨皮质。双侧下颌角和颏部是应力较集中的部位,横跨于此处的重建板很容易产生应力高度集中,虽然钛金属具有良好的延展性,但长期处于应力疲劳状态下,容易出现重建板断裂。

(七) 同种异体骨移植

由于同种异体骨存在免疫原性,新鲜的同种异体骨移植后将诱发机体产生免疫排斥反应,使骨移植无法成活。1880 年,MacEwen 首次在临床上应用同种异体骨移植成功,但是由于免疫排斥反应和临床效果不佳并没有被广泛推广。直到 1956 年 Curtiss 等研究发现,深低温冷冻可以降低异体骨的免疫性,减少免疫排异的发生率,移植后效果明显优于新鲜骨移植,同种异体骨移植才得以进一步开展。

同种异体骨的取材大多来源于无病肋骨及四肢骨,或年轻健康新鲜尸体的髂骨、肋骨或下颌骨。异体冻干骨是经过降低抗原性的预处理后,再冷冻、干燥、辐照射消毒的同种异体骨,保存了颌骨的多孔结构,利于血管纤维组织及新骨长入,为新生骨的长入提供一个良好的支架作用,排斥反应小,在引导新生骨长入内部的同时,本身逐渐被降解,释放钙离子,参与新骨代谢,直至被新骨完全取代,不留痕迹。异体冻干骨在消除抗原性的同时,保存骨形态生成蛋白(bone morphogenetic protein,BMP),具有骨诱导活力。已有研究证实,同种异体冻干骨碎片充填上、下颌骨缺损取得了良好的治疗效果。

与其他类型的异体骨相比,同种异体冻干骨的抗原性较弱,骨愈合能力最强。目前,不少国家异体冻干骨已商品化。它的不足之处在于其骨生成、骨诱导和骨传导方面均不及自体骨,同时冻干骨的机械强度较自体骨差,骨愈合时间较长。

(八) 人工骨移植

人工骨即异质骨移植材料,主要有生物陶瓷类、生物降解聚合物、天然生物衍生物等不同类型。各种材料的开发和应用,为颌骨缺损的修复重建开辟了广阔前景。详见生物合成材料在骨移植中的应用。

(九) 组织工程骨移植

组织工程是利用细胞、细胞因子和特定的支架结合,构建人体组织和器官,或者修复人体器官和组织功能的方法。骨组织工程的兴起开创了骨移植的新篇章。成骨细胞、支架材料以及成骨生长因子是骨组织工程的三大要素。成骨细胞来源于骨松质、骨外膜、骨髓和骨外组织等,其中以骨髓为最优。支架材料有天然材料和人工合成材料,天然材料主要有胶原、珊瑚、藻酸盐、异体骨等,人工合成材料主要有聚乳酸、羟基磷灰石、磷酸三钙等。常用的生长因子有骨形成蛋白、成纤维细胞生长因子、胰岛素样生长因子、血小板衍化生长因子等。目前,在大量实验研究基础上,用组织工程骨修复颌骨缺损,是目前组织工程骨移植研究的重点。

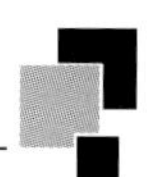

三、人工骨材料在骨移植中的应用

许多人工骨材料已被应用于颌骨缺损的重建。理想的人工骨材料必须能满足以下基本要求:①具有良好的生物相容性;②具有一定的机械稳定性;③有微孔结构,使新生骨组织得以长入;④其吸收速度与新骨生长速度大致保持同步;⑤易于加工成所需的大小和形状。陶瓷类材料、生物降解聚合物和天然生物衍生物是目前常用的人工骨材料。

1. 陶瓷类材料　生物陶瓷作为植入物能满足人工骨的一般要求,其优点是生物相容性好;缺点是机械性能较差,硬而脆,易断裂。根据植入物与受体骨组织界面所发生组织反应的类型,可将生物陶瓷分为4型。

(1) 近乎惰性的晶体生物陶瓷:无生物活性,植入后与骨组织之间形成纤维膜,易松动脱落。临床上得到广泛应用的是氧化铝,可用作人工髋关节假体部件。

(2) 多孔陶瓷:包括多孔多晶氧化铝和羟基磷灰石涂层的金属,其特点为呈生物惰性,但在骨组织长入其孔隙时却形成高度迂曲的界面,从而提供了机械稳定性。

(3) 表面活性陶瓷:包括生物活性玻璃(bioglass)、玻璃陶瓷(glass-ceramics)和羟基磷灰石,其化学组成与人体骨组织相近,可借助化学键直接与骨结合,即具有生物活性。近年研制出一种称为ceravital的玻璃陶瓷,与骨结合性能甚好,已成功地应用于脊柱外科和制造人工骨盆。HA陶瓷多与其他材料复合使用,如HA与自体骨、自体红骨髓、胶原、BMP、同种异体骨(脱钙骨基质或去抗原自溶脱钙同种骨)、煅石膏、聚合物和氧化铝陶瓷等复合,可克服HA缺乏骨诱导性和颗粒性材料成形困难的缺点。HA植入后不吸收。

(4) 可吸收的陶瓷:在宿主体内逐渐吸收而被形成的新骨替代,以磷酸三钙(tricalcium phosphate,TCP)为其代表。TCP的生物学特性与HA大致相同,其优于HA之处为植入后在体内缓慢降解吸收。现多用TCP作为载体复合各种生物活性因子使用,如TCP复合BMP,可发挥骨传导与骨诱导之双重作用。

2. 生物降解聚合物　可降解高分子生物材料生物相容性较好,可降解,且具有一定的机械强度,主要有聚乳酸(polylactic acid,PLA)和聚乙醇酸,植入体内可作为支架起骨传导作用。但此两种材料降解后有酸性代谢产物积聚,特别是聚乳酸,可在体内形成无菌性窦道。利用此种材料较理想的降解速度,用以作为载体与具强诱导成骨能力的生长因子结合制成复合材料,比其他人工骨具有更多优点。聚乳酸和聚乙醇酸已被美国FDA批准广泛用于临床,在颌骨缺损修复中的应用包括:聚乳酸引导组织再生膜、颗粒自体骨移植支托、骨形成蛋白载体和组织工程细胞附着支架等。

3. 天然生物衍生物　目前较多研究的天然生物衍生物有珊瑚、胶原、透明质酸、甲壳素、软骨素等。天然生物珊瑚骨为海洋生物珊瑚虫死亡后形成的沉积物,因具有类似无计骨的微孔结构和组成充分(碳酸钙)而得到广泛关注。它具有良好的生物降解性,植入体内6周可降解50%,12周可完全降解。珊瑚羟基磷灰石是由天然珊瑚通过热置换反应转变而来的羟基磷灰石,保留了天然珊瑚的多孔结构,生物相容性好,具有较大的孔径、较高的孔隙率和孔隙交通率,是一类较为理想的骨替代材料。生物珊瑚具有一定的机械强度,可加工成各种形状,其三维结构有利于成骨细胞的长入、增生及分化。珊瑚拥有上述特点,加之来源丰富,作为细胞种植基质材料具有很大的潜力。胶原是骨组织的主要成分之一,它为钙化组织提供必不可少的三维结构，对矿物沉积有诱导作用。甲壳素又称为几丁质或甲壳质，是自然界中仅次于纤维素的天然多糖，广泛存在于昆虫、甲壳类动物外壳及真菌细胞壁中。甲壳素经脱乙酰化反应变成甲壳胺，即壳聚糖。壳聚糖具有促进骨原细胞分化，加速骨形成的作用。目前对天然生物衍生物材料应用于骨移植的研究主要集中在组织工程骨支架材料方面。

四、计算机辅助设计在颌骨缺损中的应用

近年来随着电子计算机技术的飞速发展，计算机三维重建技术在医学领域方面的应用逐渐广泛，特别是计算机辅助设计（computer aided design，CAD）、计算机辅助制造（computer aided manufacture，CAM）技术亦日益精确与成熟。颌骨缺损类型众多，不同个体间下颌骨形态差异也较大，简单地用下颌骨的正常均值来代替个体下颌骨进行修复是不合适的，因而在进行下颌骨修复重建之前行个体化设计至关重要。CAD/CAM 技术可为颌骨缺损患者进行个性化修复设计提供强有力的技术保障。目前，在创伤性颌骨缺损整复治疗中，CAD/CAM 技术的应用主要体现在快速成型技术和手术导航技术的应用。

1. 快速成型（rapid prototyping，RP）技术　快速成型技术是基于离散叠加原理于 20 世纪 80 年代末建立和发展起来的一种全新的工程制造技术，其基本过程是：首先利用计算机建立三维计算机辅助设计模型或实物三维仿真重建模型，再将模型进行分层离散化，也就是将几何体沿方向分层片切，得到各层截面轮廓的几何信息，在分层信息控制下，将成型材料按截面轮廓进行分层加工再叠加累积起来，即可得到三维实体或三维实体模型。因而 RP 技术具有自动化程度高、制作精度高（最高可达±0.01%）、可制作任意形状的物件以及材料利用率高等多方面的优势，能短时间内完成实体模型的制作。

对快速成型技术有多种提法，如分层制造、沉积制造、自由加工及三维印刷等，是从原理角度进行的不同称呼。快速成型技术的具体工艺方法有多种，其中较成熟的包括：立体光固化法、分层实体制造法、选择性激光烧结法、熔化沉积法、掩模固化法等，这些工艺基本上都是从制造工业发展起来的，然后被逐步引入医学研究和应用领域。

快速成型技术（图 23-4）能在 CT、MRI 或激光扫描等方法采集颅颌面解剖形态信息的基础上，在很短的时间内即可成型颅颌面复原模型，尤其是硬组织复原模型，能够较清晰准确地显现颅颌面骨畸形、缺损或移位的情况，清楚地反映颅面骨畸形或缺损部位的解剖结构及相互关系，有助于外科医师从多角度全方位地进行观察，从而对畸形或缺损作出明确的诊断。

在三维重建模型的基础上，可以模仿手术设计并建立模仿手术效果的模型，然后利用快速成型技术复制颅颌面原形模型及模仿手术效果的模型。通过两个模型的对比，认为可以清晰直观地展示术中要改变的解剖区域及其改变后的形态，明确地说明术后效果。

利用快速成型技术，可以根据患者颌面部组织缺损的不同形态，制作高精度的三维模型，并在模型上通过设计修复体，实现缺损的个体化修复。快速成型技术使大型颌骨缺损的三维重建更为精确，更具个体化。与传统方法相比，快速成型技术有以下优点：①准确测定缺损部位的范围、大小和三维空间关系，有助于诊治及教学科研的直观便捷；②可以模拟手术效果，精确复制缺损组织的形态，减少手术时间和手术损伤，使手术效果更为理想；③方便

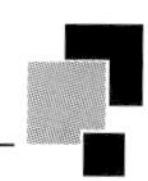

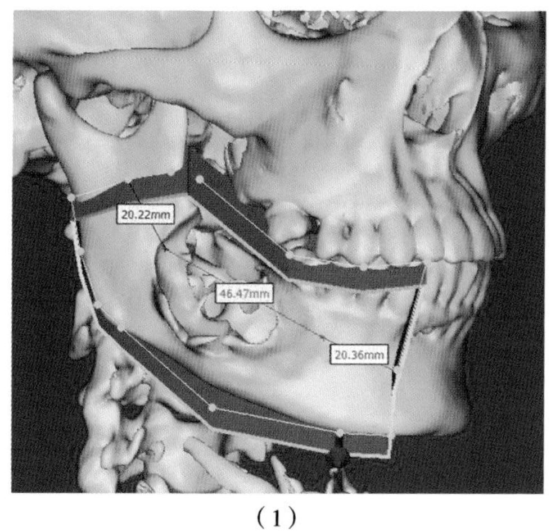

(1)

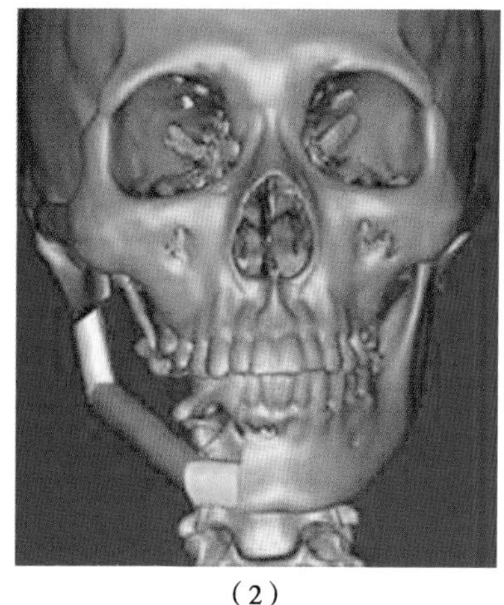

(2)

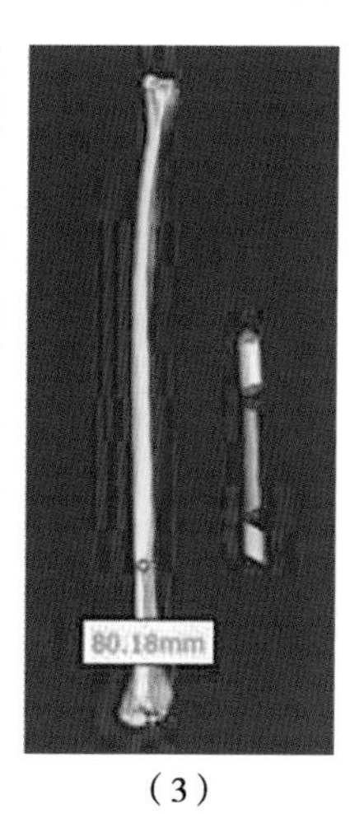

(3)

图 23-4 快速成型技术

(1)在三维重建模型的基础上,可以模仿手术切除范围;(2)、(3)利用快速成型技术复制颅颌面原形及预制腓骨模仿下颌骨缺损修复手术。

医患交流和远程医疗。但目前仍存在诸如制作周期稍长,骨质薄弱区域不利于支架弯制,而且费用较高等缺点。

2. 手术导航(surgical navigation)技术　近几十年来,计算机辅助外科手术是临床应用热点。而手术导航系统是其中不可或缺的组成部分,在 20 世纪 80 年代末首先应用于神经外科手术,随后逐渐推广用于其他手术领域,包括整形外科、骨科、耳鼻喉科及口腔颌面外科等。

手术导航系统主要由工作站、显示屏、导航定位装置和参考坐标四部分组成。工作站内存储预先设计的应用软件。显示屏可直观显示手术器械与手术区域的三维空间位置关系,且图像与实际多数呈 1∶1 的比例关系。导航定位装置可采用超声波、机械臂、电磁、红外线或激光等,其中最常用且相对可靠的是被动红外线导航装置,而最精确的应是激光导航,无须设置参考坐标。参考坐标来自于预先设置的若干标记物,包括外加标记物和人体自身解剖标记物。手术导航系统的基本工作原理是将术前载入的带有参考标记的影像学资料与术中定位装置传递的信息进行注册配准,在显示屏上实时显示病变、特殊解剖标志或探头的精确位置及相对位置关系。其基本操作步骤包括术前图像资料的获得、制订手术方案和术中注册导航。

在颅颌面手术中,手术导航系统应用最成熟的领域是神经外科。用于颅内病变的活检术和脑积水的脑室分流术,使相对简单的手术更加微创、精确。利用颅底骨性标记的垂体腺瘤切除术和颅底陷入症的修补术优化了手术入路,特别是对于周围结构复杂、边界不清的病变,可实现影像学上的全切除或保留功能区的部分切除。

手术导航技术也已应用于口腔颌面部肿瘤、创伤、修复重建、颌骨畸形、骨牵引及种植治疗的各方面。针对创伤性颌骨缺损,可以通过手术导航系统实施修复重建计划。手术导航系统使局部解剖结构可视化而明显提高了手术的质量,而且术中的实时导航能让术者严格按照术前制订计划进行,实现虚拟手术模型和真实手术的交互,使得手术更加高效、安全、可靠。也有将手术导航以及快速成型技术相结合,应用于下颌骨缺损修复的报道,效果良好。

手术导航系统具有明显的优点，但也存在着一些不足，如影像漂移，即手术进行中组织结构移位导致的导航系统与真实位置的误差，是导航系统最大的弊病；导航系统操作复杂，要求很高的专业性，临床应用经验不足以及任何不正确的操作反而导致手术时间延长；同时不正确的导航信息会加大手术风险甚至导致手术的失败。另外，与导航系统配套使用的软件以及特殊手术器械有待开发，以提高手术精度。未来的手术导航系统将向机器人导航、机器人手术以及模拟现实技术方向发展。

第二节 治 疗 设 计

颌骨缺损功能性重建试图通过外科手段达到以下目的。

1. 重建颌骨的连续性　颌骨的连续性是口颌系统功能中肌肉功能、吞咽功能、语言功能、咀嚼功能的主要解剖学基础，同时，对患者的生活自信心影响极大。

2. 重建颌骨的生理凸度　没有重建颌骨正常的生理凸度，就无法重建正常的颌面部外形轮廓；无法重建患者的口腔生理功能，包括咀嚼、吞咽、发音功能。

3. 重建牙槽突的高度　重建牙槽突的高度对于重建患者的咀嚼功能至关重要。也是创伤性颌骨缺损功能性重建的难点之一。如果没有重建的牙槽高度就无法进行骨结合种植体的植入，无法行种植义齿修复，无法达到功能性颌骨重建的目的。

4. 重建并维持颌骨的骨量　重建并试图终生维持重建颌骨的骨量，如厚度、高度，是功能性颌骨重建的又一难题。没有足够的颌骨厚度，就无法植入骨结合种植体，进行重建其咀嚼功能；不能维持足够的颌骨骨量（三维方向），骨结合种植体会发生脱落。

5. 重建口腔内的软组织结构　颌骨缺损患者常常伴有缺损区域软组织的结构异常。如瘢痕形成等限制了口腔的正常功能，如舌的运动、口唇的运动，或软组织不够，使硬组织重建困难。另外，种植义齿要求种植体周围软组织有适当的厚度和一定的结构。这就要求在功能性颌骨重建中，不但要重建硬组织缺损，还要重建软组织结构。

6. 重建生理性的上、下颌骨位置关系　颌骨缺损，特别是下颌骨部分缺损后，会造成三维方向上颌骨位置关系畸形，使得牙列缺损修复困难，重建上、下颌骨在三维方向的生理性位置关系是功能性颌骨重建的重要内容之一。

7. 植入骨结合牙种植体　在重建的颌骨上植入骨结合牙种植体，要求颌骨具有一定的质与量，进而保证种植体的植入和负重。

8. 行种植体支持的义齿修复，进而完成功能性颌骨重建。

一、下颌骨缺损

对于下颌骨缺损的修复，除了解剖形态的恢复外，更为重要的是恢复患者患病前的功能。理想的口腔下颌骨修复至少应包括以下几个方面：①患病前的外形；②患病前的咬合；③正常的吞咽功能；④完全的牙列修复；⑤良好的咀嚼功能；⑥正常的语音功能。另外，理想的修复方法还应该快速简便、安全可靠，并且应尽可能减少手术可能带来的病变。

下颌骨重建在历史上曾经是整形外科医师最具挑战性的难题之一，虽然迄今为止已经有很多种方法可以用于口腔下颌骨缺损的修复，但是直到显微外科技术应用之前，下颌骨缺

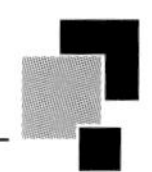

损修复的成功率一直非常低下。显微外科手术的高成功率使得下颌骨重建在功能和美观效果方面得到显著提高，从而彻底改变了下颌骨重建的观念和认识。

（一）重建的目标

重建的基本目标是获得创口一期关闭，恢复功能和外形。通过对缺损进行全面和正确的评估，并充分估计关闭创口时的软组织需要，选用合适的游离骨瓣，恢复下颌骨的结构，同时结合软组织转移，以期达到以下目的。

1. 骨重建　恢复下颌骨的连续性有助于提高最终的美观及功能效果，可以重建面部的平衡和对称，恢复面下部的高度、宽度和突度。重建下颌骨前部的缺损能够防止颏部后方和下方的坍塌以及 Andy Gump 畸形。单侧缺损的重建可以防止颏部偏离中线，恢复颌骨轮廓的对称性，这些特征对于维持面部美观极为重要。

从功能的观点考虑骨重建也是极为重要的，尤其对于下颌骨前部缺损的病例。下颌骨的连续性丧失以后，剩余的下颌骨段变得不稳定。丧失两侧肌肉的对抗力量会导致下颌偏斜和咬合丧失，这对于有牙的患者会产生咀嚼困难，对于无牙的患者产生义齿装镶困难。下颌骨是口底、舌、唇等软组织的支持结构，一旦丧失，会产生不同程度的功能缺陷，包括口腔无力，发音、咀嚼、吞咽困难等。

2. 软组织重建　创伤性颌骨缺损常伴有邻近软组织缺损，软组织缺损可能导致潜在的创口愈合问题。创口一期愈合对于防止感染、口内骨和金属构件暴露、皮肤口腔瘘以及血管侵蚀等并发症极为重要。不合适的黏膜移位会导致舌活动受限、义齿修复的空间不够，以及发音、咀嚼和吞咽困难。因此在骨修复的同时，也应提供足够的血供良好的软组织及皮肤。

（二）术前考虑

仔细的术前计划是下颌骨重建成功的关键。准确地估计缺损程度以便选择合适的重建方法十分重要。临床检查、放射线检查，以及 CT 或 MRI 扫描都是有用的，在下颌骨重建中，颈部血管的情况可以影响供区的选择，如因为血管蒂长度的原因需要使用对侧的颈部血管，供区可由同侧改为对侧。

应预先进行横断面 CT 扫描和侧位头影测量以获得两个平面上的下颌骨的模型。这些模板用于术中在供区进行骨的塑形，以尽量减少缺血时间。患者的全身情况以及供区的选择，这些因素都需要在术前认真考虑，以保证手术的成功。

（三）重建方法的选择

1. 非血管化骨移植　不同供区，包括髂嵴、肋骨、颅骨在内的非血管化骨移植都曾成功用于下颌骨重建，其方法包括单独应用或与金属网托或带蒂软组织瓣联合应用。这些骨移植的成活率较低，移植骨外露、吸收及感染的发生率较高。因此，非血管化骨移植适用于短的（不长于 5cm）、单侧下颌骨缺损。

2. 钛合金重建板的应用　有延展性的重建板最初用于创伤的治疗，以后开始用于下颌骨重建。钛合金重建板用于连接骨断端以保持咬合和颞下颌关节的功能。钛合金重建板可在标本上塑形以提高骨重建的精确性。这种方法因使用简单、固定可靠，以及不需要供区等优点而很有吸引力。然而，所有的重建板系统，由于下颌骨段的功能应力会导致螺钉松脱、金属疲劳和断裂，因而不能保证长期的可靠性。并且，除了局限性的单侧缺损，不能恢复和保持面部的外形与轮廓。

如果没有足够的软组织覆盖，易导致钛合金重建板从口内黏膜或口外皮肤外露。因此我们提倡使用重建板结合软组织瓣联合修复。如果患者能耐受显微外科手术,则血管化的骨皮瓣应为首选。大多数学者赞同下颌骨前部缺损不使用金属板修复的观点,因为重建板板的外露率实在太高。

尽管有上述局限性,在一些特殊的情况下,重建板还是一种较为理想的选择,它适用于难以耐受显微外科手术,且风险性较大的患者。

3. 血管化的骨皮瓣　随着显微外科发展成为一项高度可靠的技术,目前下颌骨缺损的重建方法得到了解放。有许多供区可供选择以满足不同缺损的需要。血运良好的游离瓣改善了局部创口的环境,促进了创口的愈合。切开的骨段能够迅速愈合以及与下颌骨段结合。这种有血供的骨可作为骨结合性种植体的种植床,以最大限度地提高美观和功能效果。因此血管化的骨皮瓣是目前大多数下颌骨缺损重建的最佳方法。

游离骨皮瓣的选择:包括腓骨、髂嵴、肩胛骨在内的游离骨皮瓣最常用于下颌骨重建游离骨瓣。每种游离瓣都有其独特的优缺点。游离瓣的选择依赖于几个因素,最重要的是缺损区骨、软组织及皮肤的重建需要。供区的可用性和并发症、组织瓣制备的难易性、颈部受区血管情况,以及患者的全身情况都可能影响最终的选择。

(1) 髂骨:以旋髂深动静脉为血管蒂的髂骨瓣,多年以来一直是下颌骨重建的主要方法,因为它能提供足量的骨质,且髂嵴独特的外形在一定程度上与一侧下颌骨很相像。髂骨很适合放置骨结合式种植体。但同其他游离瓣相比,髂骨不容易塑形,其外形上的局限性在修复下颌骨前部缺损时尤为突出。其携带的皮肤及软组织与髂骨紧密附着,且过于肥厚,不适用于用作口内衬里,而且其所携带的皮肤血供的可靠性难以预测。

髂骨供区的并发症也很明显。除明显的外形畸形外,腹壁薄弱、切口疝形成,以及偶尔的病态步态都可能发生。尽管出现了一些改进方法,如用腹内斜肌加植皮作为衬里、只切取单层骨皮质等,但这种皮瓣在大多数情况下不是下颌骨重建的最佳和首选方法。

(2) 肩胛骨:肩胛皮瓣最多可以提供 14cm 的骨质和较大的皮岛,且皮岛的设计比较灵活。但肩胛骨骨质较薄不利于放置骨结合式种植体,且骨切开会影响骨段的血供。皮肤和皮下组织非常可靠,但有时修复口内时显得过于肥厚。另一方面,有足量的皮肤用以修复口内口外复合性缺损,且皮岛的血供可靠。尽管用这种皮瓣进行外形和功能重建是可行的,但其主要缺点是组织瓣制备时需要改变体位,无法和头颈部手术同时进行,即无法行双组手术,这可明显延长原本就很长的手术时间。对大多数的下颌骨重建,肩胛瓣不是首选方法,它主要适用于大型的口内外复合组织缺损,首要考虑重建软组织及关闭创口,而不是骨重建质量的病例。

(3) 腓骨:腓骨可提供最多 25cm 均一的双层骨皮质,由于其丰富的节段性骨膜供血,可进行多处骨切开和精确的三维塑形。腓骨是大型骨缺损重建的理想选择,其骨质有足够的尺寸支持骨结合式牙种植体进行义齿修复。皮瓣远离头颈部,因而制备很方便,其血管蒂很长,如需要,还可携带踇长屈肌以提供软组织。还可携带皮岛,且其血供非常可靠。皮岛的皮肤较其他皮瓣薄而柔软。腓骨优越的特性及组织质量,使得此供区成为进行精确的下颌骨解剖重建的万能选择,目前其已经成为下颌骨重建的首选方法(图 23-5)。

(四) 髁状突的处理

包括髁状突在内的一侧下颌骨缺损,由于颞下颌关节功能的丧失,会导致颌骨向患侧偏斜。目前髁状突缺损以后的修复常用以下三种方法:一种方法是不完全重建下颌升支,使其

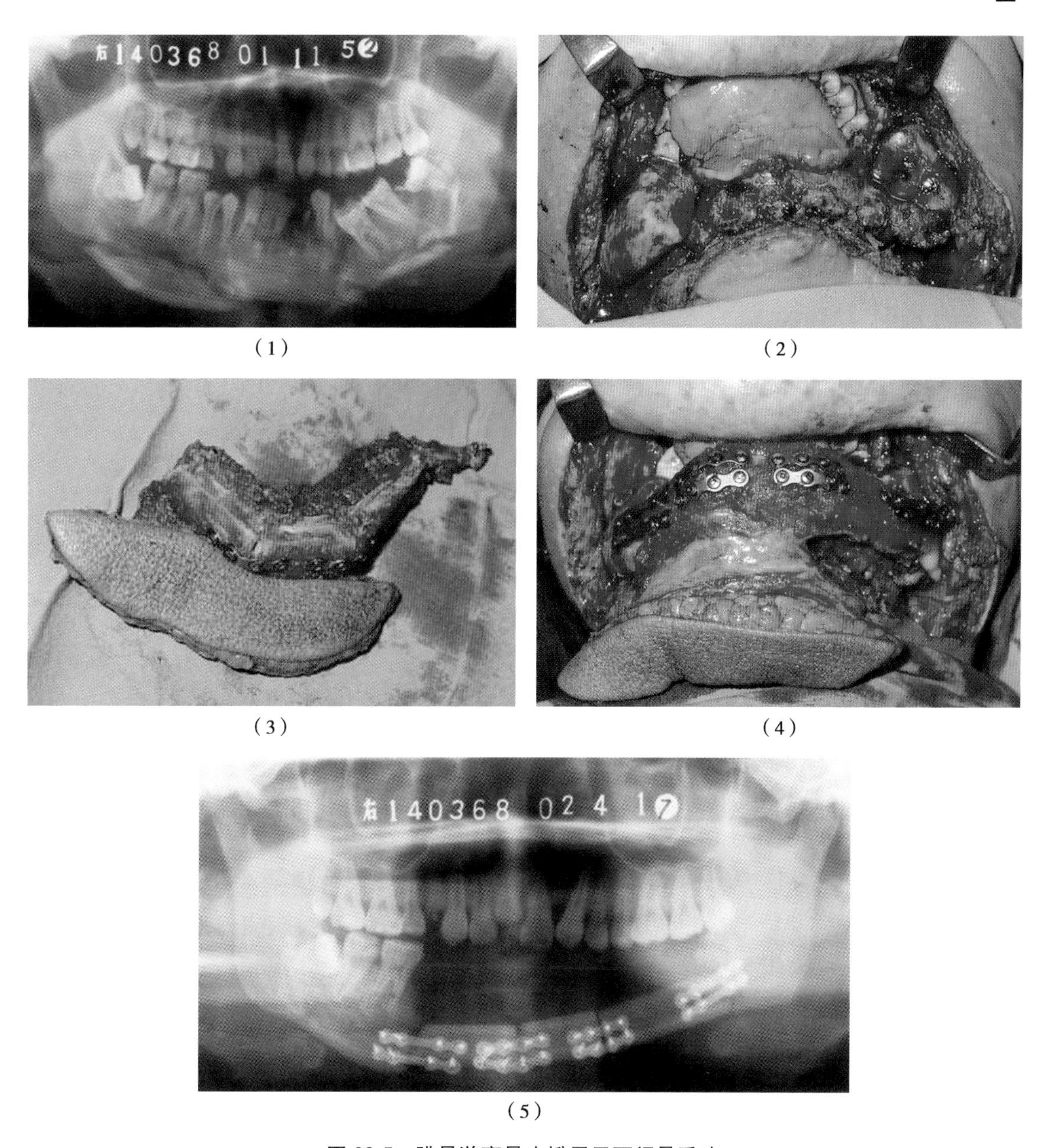

图 23-5　腓骨游离骨皮瓣用于下颌骨重建

(1)下颌骨粉碎性骨折致下颌骨前份死骨形成;(2)死骨切除后形成的下颌骨缺损;(3)制备完成的腓骨骨皮瓣;(4)腓骨骨皮瓣修复下颌骨缺损;(5)术后曲面体层片。

达不到关节窝的高度,功能主要依靠对侧关节,这样会产生不同程度的单侧不稳定性;第二种方法是修整游离骨瓣的末端,使其成为髁状突的替代,还可以结合使用自体组织如软骨、筋膜充填间隙;第三种方法是人工髁状突,由于样式单一,一般功能不佳,而且还有潜在的并发症,如人工髁状突脱出和金属腐蚀等。

(五) 义齿修复

使用游离骨皮瓣进行精巧的下颌骨重建可获得接近术前形态的美观效果。新建的下颌骨与上颌骨的对应关系及下颌运动能够维持。血供良好的重建下颌骨能够耐受咀嚼应力。

使用髂骨和腓骨瓣的重建能提供足够的骨量以满足种植体骨结合的需要。以前用于正常下颌骨义齿修复的骨结合技术也可安全地用于重建的下颌骨。下颌骨前部缺损及广泛缺牙的患者下颌骨重建后行种植体修复。

种植体的最佳植入时机目前尚存争议。在重建手术的同时即刻植入骨结合式种植体的设想很有吸引力,但这不但会延长手术时间,而且有可能影响移植骨的血供。种植体的位置和排列非常关键,而即刻种植很难达到理想的种植体位置及排列效果。覆盖骨的软组织对于种植体的安置通常过于肥厚而需手术切除。通常要拆除坚固内固定装置为种植体的植入准备空间。我们认为在下颌骨重建的同时行种植体植入不是最理想的处理方案,最好行二期种植手术。

大多数患者中各种类型的下颌骨缺损都可进行重建手术,而精心的术前计划是获得最终成功的关键因素。虽然非血管化骨移植在历史上曾经在下颌骨的重建中占据了重要的地位,游离血管化骨移植是目前的主要重建方法。游离血管化骨移植类型的选择由缺损区的需要决定。骨结合式牙种植体等技术是获得最佳美观及功能效果的重要辅助手段。

二、上颌骨缺损

上颌骨是面中份最重要的骨性结构,参与面中份各个基本结构,如颧上颌复合体、鼻以及口颌复合体的构成。居于正中的上颌骨将上述的各个部分结合成一个功能和美观的和谐整体。由于其多个组成部分复杂的解剖及功能特点,使得上颌骨的重建极具挑战性。在重建上颌骨缺损时,外科医师必须修复缺损,给面中部的各个组成单位提供足够的结构支持,以及恢复面中部的咀嚼和语言等基本功能。

(一)上颌骨重建解剖方面的考虑

根据重建的目的,上颌骨可分为下、中、上三段。每一段的缺损都会产生特殊的美观和功能缺陷。下 1/3 与其下方的口腔以及上方的上颌窦及鼻腔相关。中 1/3 形成上颌窦及鼻腔的壁以及口腔牙齿和上方的颅、眶的支持结构。上 1/3 参与形成上方的眼眶、下方的上颌窦、内侧鼻腔的壁以及作为外侧颊部的骨性支持结构。

颌内动脉的分支及三叉神经的分支均穿过邻近上颌骨。所有经过上颌骨的神经为感觉或运动神经。面神经从上颌骨的侧方经过,居于颊部的软组织之中,支配面部表情肌的运动。上颌骨切除一般不涉及面神经,但在腮腺或颅底缺损时面神经可被累及。

大多数的面部表情肌均直接或间接附着于上颌骨。大多数关于面部肌组织重建的报道见于唇裂和正颌外科的教科书。但在颊部大型缺损的病例需要吻合面神经的功能性肌肉移植以恢复唇及眼睑的运动功能。

(二)历史回顾

在传统的治疗中大型上颌骨缺损的重建均通过赝复体的阻塞作用完成。在复杂的重建技术发展以前,赝复装置是恢复复杂缺损上颌骨之功能和美观的唯一手段,然而此方法远远达不到理想的功能效果。

Edgerton 和 Zovickian 回顾了早期使用自体组织重建上颌骨的尝试,并报道了一种使用颈部皮瓣的重建技术。早期的努力经历了从局部皮瓣,如额部、上唇、颊、咽部、鼻甲、舌瓣到管状皮瓣转移(上肢、胸部、腹部)的过程。用多种类型的局部皮瓣进行上颌骨及腭部重建的

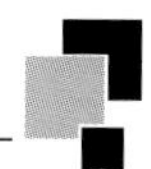

方法也已见于报道。总体说来，这些方法可用于小的缺损，或结合其他组织转移技术用于修复大的缺损。

Campbell 在 1948 年首次报道了联合使用软组织和骨的上颌分期重建方法。他联合使用颞肌瓣和旋转腭黏膜瓣重建软组织，在二期手术时植入游离髂骨，然后进行前庭沟皮肤移植。用这种方法重建的上颌骨能够支持常规的上颌义齿。

在 1960—1970 年间，带蒂肌皮瓣逐步发展起来，取代了以往用于重建外科的繁琐的管状皮瓣。但这些皮瓣过于肥厚，限制了其用于重建切除上颌骨复杂结构的能力。在 19 世纪 80 年代，游离组织移植技术的引进，引发了重建外科领域的革命。这些技术目前已经广泛地应用于上颌骨重建的领域，目前使用较薄的筋膜瓣、筋膜皮肤瓣以及骨瓣进行重建已经为越来越多的重建外科医师和患者所接受。

（三）目前的上颌骨重建技术

上颌骨重建要求修复先天性、创伤性以及肿瘤切除后的各种上颌骨缺损，包括从腭及牙槽嵴等小的局部缺损，到双侧上颌骨切除后的大型缺损等各种类型的缺损。任何重建技术都要达到下述几个主要目的：①修复缺损；②恢复功能，特别是言语和咀嚼功能；③为外部结构提供结构性支持，如鼻、颊、上唇等；④重建外部结构的美学特征。

1. 使用赝复体的上颌骨重建　历史上，上颌骨重建曾经是属于颌面部修复医师的专业范畴。赝复体由异源性材料，如木、蜡、金属等，在现代用丙烯酸和聚氨甲酸乙酯聚合体等材料制作。大多数情况下，赝复体采用扩大的上颌义齿的形式以阻塞腭部缺损。如果需要，赝复体还可用于修复上颌骨、鼻、眼眶、眼球的缺损。好的赝复体应能支持软组织，重建衬里组织以免挛缩畸形。

赝复体在进行定期检查和清洁时可以摘除。熟练的修复医师应通过面模和义齿印模记录术前形态，并将外形和颜色上的细微差别结合到修复中去（图 23-6）。

然而，赝复体缺乏自体组织的基本特征，而且易导致放疗性黏膜炎及邻近组织破溃等问题。赝复体存在一些缺点，如：口鼻腔瘘、吸吮时缺乏吸力、在活动区域有坚硬装置的不适感、大赝复体固位困难，以及恶臭和难以保持清洁卫生等。上述不足可以通过改进赝复体的材料和工艺技术得以减轻，并获得良好的保持面部形态、咀嚼和语言功能，使得赝复体适合大多数上颌骨缺损重建。预先植入骨结合式种植体（不需要使用黏固剂）可加强赝复体的固位。目前赝复体对于那些双侧上颌骨切除，不能耐受进一步手术的患者，仍然是一种可供选择的方法。在一些有熟练修复医师的治疗中心，赝复体重建是口内缺损，特别涉及软腭缺损的主要方法。这种方法对于处在成长期的儿童，意味着需要经常更换赝复体。

赝复体也可作为最终治疗效果明确以前的临时和初步处理措施，因此如果治疗失败患者可不必进一步接受昂贵的外科重建手术。

2. 自体组织重建　组织移植技术的发展使得利用自体组织进行复杂而精巧的重建成为可能。目前，重建外科医师有多种游离和带蒂皮瓣，以及许多辅助治疗，如骨结合式种植义齿等技术可供选择，许多与自体重建有关的术前及远期的技术难题也得到了解决。

大多数的上颌骨缺损是复合性的，因此即使是小的缺损，也要重建骨和软组织，以提供牙列的形态结构、面部的皮肤覆盖以及鼻腔和口腔的黏膜覆盖。因此，大多数上颌骨的复合性缺损需要用两层软组织夹骨的三明治式移植进行重建。

（1）小型缺损：局部软组织瓣是颊部、上唇、腭部及鼻腔小型缺损重建的主要组织来源。

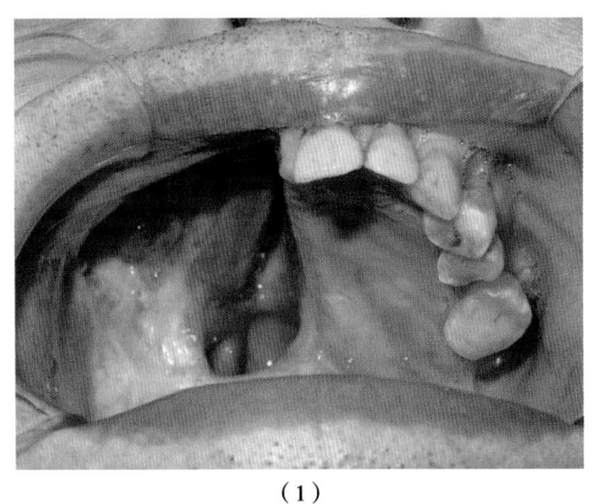

(1)

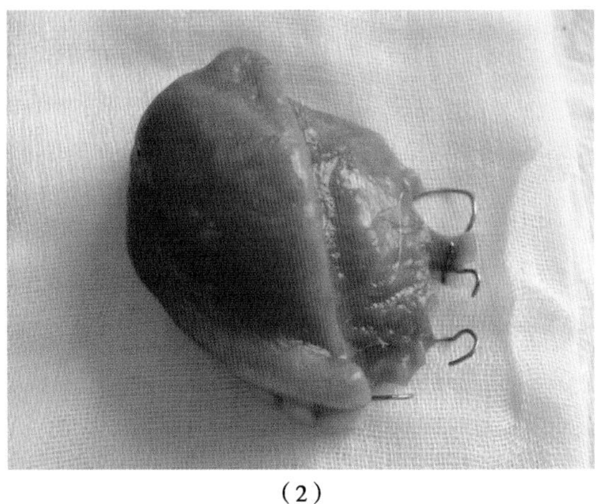

(2)

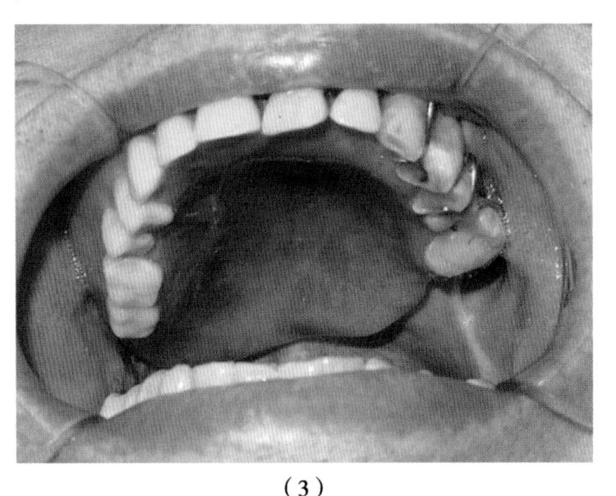

(3)

图 23-6　使用赝复体的上颌骨重建

(1)右侧上颌骨缺损;(2)上颌赝复体;(3)赝复体修复上颌骨缺损。

一般情况下,小型缺损用局部皮瓣结合或不结合骨移植进行重建,正如许多已见于报道的用于唇裂、腭裂、牙槽嵴重建的技术。例如,相对较小的腭裂缺损需要联合使用两个局部软组织瓣和插入式骨移植来关闭缺损和分隔口鼻腔。局部皮瓣的应用局限于小的部分上颌骨缺损,很少用于大型创伤性或外科切除后的缺损。

(2) 大型缺损:涉及超过半侧上颌骨的缺损需要“转移远位皮瓣”。开创于 19 世纪 60 年代的带蒂肌皮瓣组织转移能提供大量的组织充填大型缺损。从最初的胸三角皮瓣,到后来的胸大肌、颞肌、胸锁乳突肌、背阔肌和斜方肌皮瓣用于上颌骨重建的情况都已见于报道。胸大肌、腹直肌和斜方肌皮瓣在多数情况下过于肥厚,很难折叠和适用于复杂性缺损。此外,胸大肌皮瓣用于上颌骨中上三分之一缺损重建有时不可靠。颞肌瓣可以以带蒂皮瓣的形式用于上颌骨重建,多数情况下都能提供足够的组织,也能够比较容易地适应许多外形不规则的缺损。目前,应用游离大腿前外侧皮瓣修复上颌骨缺损取得了较为满意的效果。

作为局部皮瓣,带蒂肌皮瓣可单独或结合骨移植(移植骨可附着于肌皮瓣或单独切取)应用。在游离皮瓣引进和普及以前,肌皮瓣联合颅骨、肋骨、髂骨移植是上颌骨自体组织重建的主流方法。带蒂皮瓣目前依然应用于临床,无论是联合游离组织移植还是单独应用。

3. 游离组织瓣移植上颌骨重建　游离组织瓣移植技术出现以后,重建外科医师的选择范围明显增宽。软组织和骨组织形态、质量和体积的细微差别均可纳入重建计划中。上颌骨毗邻口腔的复杂特性,需要一薄而轻度弯曲的骨结构形成腭部,一重叠于其上的马蹄形骨形成牙槽骨,二者均衬以下方无肌肉存在的黏膜,并仅通过一层薄的黏膜衬里与上方的上颌窦及鼻腔相隔。随着游离骨肌复合皮瓣,如前臂桡侧皮瓣、肩胛/肩胛旁皮瓣、腓骨瓣、髂骨瓣的出现,在复制上颌骨原有结构方面获得了显著的进展。这些皮瓣一般比较柔软,弹性较好,尤其在作为包括皮肤、筋膜、肌肉和骨在内的复合组织瓣移植时。而且,血管化骨移植技术有助于克服传统的骨和软骨移植的一些诸如感染、吸收等难题。目前,应用游离腓骨瓣重建上颌骨已获得了良好的效果(图 23-7)。

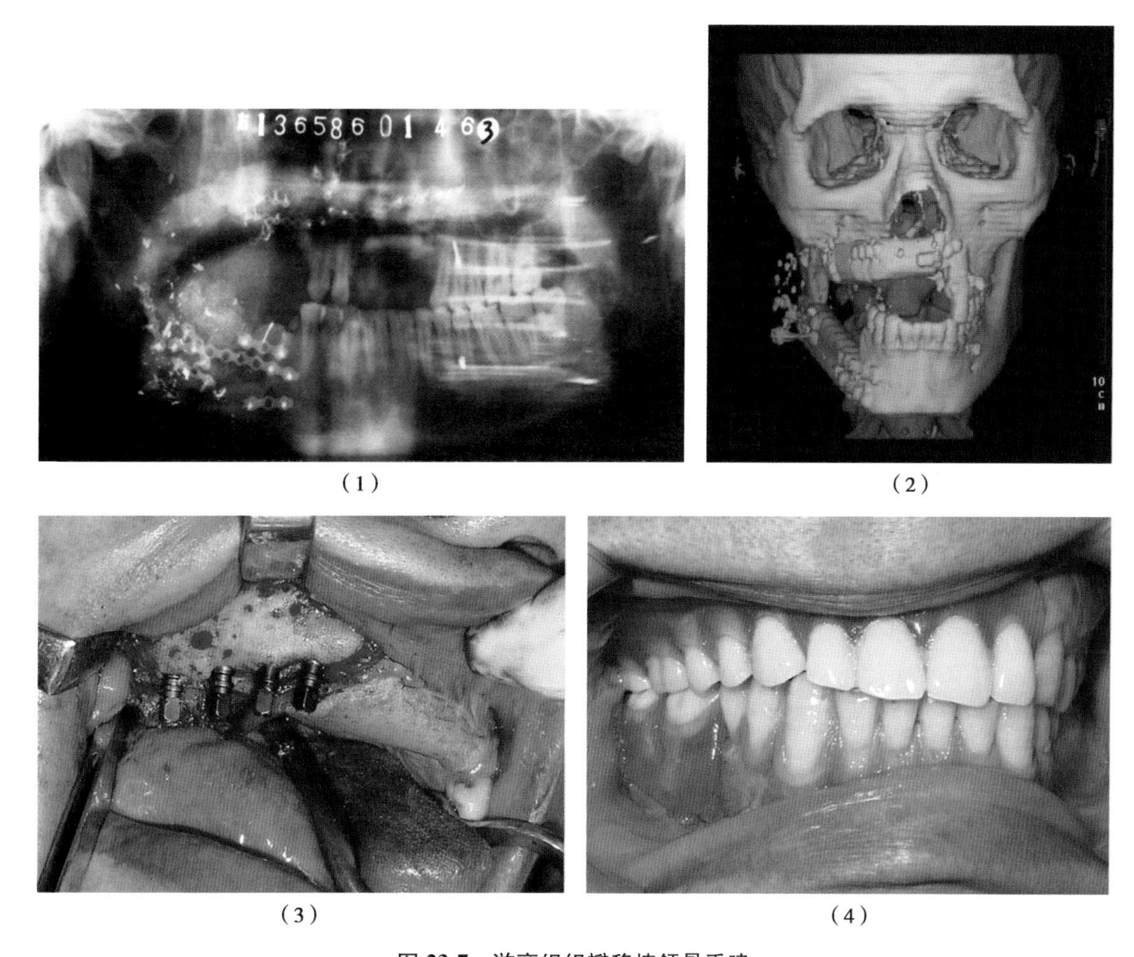

(1)　(2)　(3)　(4)

图 23-7　游离组织瓣移植颌骨重建

(1)枪伤导致右上、下颌骨粉碎性骨折,并见死骨形成;(2)应用腓骨瓣同期去除死骨后的上、下颌骨缺损;(3)种植体植入修复上颌骨缺损的腓骨瓣;(4)义齿完成后咬合情况。

4. 骨结合种植体技术　骨结合式种植体的发展使上颌骨重建患者的义齿修复方法获得了解放,种植体能与移植骨完全结合并支持稳定的固定义齿。骨结合式牙种植体结合游离组织移植代表了大型上颌骨缺损重建技术的发展水平。

以前关于骨结合式牙种植体用于下颌骨重建义齿修复的讨论多是关于下颌骨重建的病

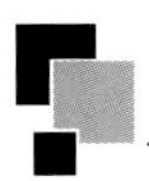

例。一些关于功能性义齿修复的基本原则应该理解,重建应能提供义齿的固位、支持和稳定。固位指防止修复体在承载平面上的移位。支持意味着咀嚼压力不应使义齿在垂直方向上向承载面移位。稳定是指防止修复体过度的侧向移位。牙种植体支持式义齿,修复体的固位、支持和稳定完全由骨结合式牙种植体承担;种植体固位式义齿,修复体的支持和稳定功能由义齿承载面分担,固位完全由种植体承担。不需要骨结合式种植体的义齿为组织承载和牙齿支持式,依靠自体组织进行固位和稳定。

上颌骨广泛性缺损因残存的腭部及牙槽嵴组织量不足而不能使用组织承载式修复体。对于超过三分之二上颌骨弓的缺损需要进行外科重建,恢复足够厚度(大约 10mm)的新牙槽嵴以容纳骨结合式种植体和支持义齿。而且,上颌骨弓的重建能够使骨结合式种植体的植入方向与咬合力的轴向相同,这是保证成功的种植效果的关键因素。骨结合式种植体的植入可以与重建同期进行,最好是在 6~8 周后二期进行。种植体植入 3~8 个月后即可去掉覆盖物,由修复医师完成最终的修复体治疗。在进行上颌骨缺损重建的肩胛骨瓣、髂骨瓣及腓骨瓣中,均可植入骨结合性种植体。有研究报告,用于重建的上颌骨的种植体骨结合成功率可达到 90%以上。

5. 相关技术　美观效果方面的进一步改进可通过软组织移植或植入合成的种植材料修整重建上颌骨的外形等方法来达到。最常使用的材料包括硅橡胶和羟基磷灰石。羟基磷灰石,尤其是侵蚀多孔型的,是一种极好的骨切除后的替代材料或镶嵌材料。它可以块状形式应用,或雕刻成所需的形状,还可注入骨膜下袋以调整外形。颗粒型的不能用于骨切除。羟基磷灰石可以很好地在骨内生长而不被吸收。但是必须保证其在一定范围,不能暴露于口腔中,特别是牙周围,因有可能发生牙周软组织并发症。自体筋膜移植和冻干骨、软骨产品也广泛地应用于颌面部重建。

还可以进行一些其他的辅助治疗,如面部整容术、咽部瓣、义齿修复前外科,包括前庭沟成形术和牙槽嵴增高术。

经过近半个世纪的发展,特别是显微外科技术和牙种植体技术的应用以来,目前已经可以通过各种方法恢复重建上颌骨的基本功能和美观效果。各种技术的发展和多种技术的联合应用使得上颌骨重建的精细度得以进一步提高。游离复合瓣和带蒂皮瓣的应用,以及联合骨结合式种植体技术及包括前庭沟成形术和牙槽嵴增高术在内的各种义齿修复前外科手术,代表了目前上颌骨重建的技术发展水平,并能够重建支持功能性义齿的上颌基底,恢复上颌骨的病前形态。

第三节　创伤性颌骨缺损整复的治疗规范

伴有颌骨缺损的口腔颌面部创伤多为严重创伤,因此有必要对伤情进行全面评价,治疗计划应分阶段进行,通常为三阶段治疗程序:第一阶段为初步治疗,主要包括维持生命体征、处理重要脏器损伤、清创,恢复上下颌关系,尽量维持面部软组织外形和制订下一步治疗计划;第二阶段为修复重建阶段,完成骨性结构复位固定,通过组织瓣移植完成软硬组织缺损的修复;第三阶段为美容整形阶段,主要通过局部美容成形和义齿修复达到最终治疗效果。

1. 临床检查与诊断　全面的颌面部创伤性骨缺损的诊断应以其病史及临床检查为基础,辅以影像学检查和模型研究,必要时组织多学科专家会诊。

（1）病史：应尽可能地包括创伤发生的机械原因、创伤时间、创伤后曾做过的处理、创伤的愈合过程等。创伤的机械原因不同，造成的创伤类型也不同。交通事故作为一种较大的能量在相对短暂的时间内作用于某一区域的结果常常是粉碎性骨折和严重的骨折移位，以及大型组织缺损。此外，还应了解患者在外伤前是否有牙颌面畸形存在。

（2）临床检查：须全面地评价其面部对称性、软硬组织的缺损情况、咬合关系和开闭口功能等。

1）组织缺损：硬组织的缺损可表现为骨缺损、牙缺失或二者皆有。骨性缺损应通过仔细地观察及触诊从三维方向进行评估。骨缺损往往同时伴有软组织缺损，包括软组织量和质的缺损，严重创伤初期软组织损伤的程度往往会被低估，因为随后会发生组织坏死或瘢痕形成。这些坏死及瘢痕组织在重建时会被切除，所以术前要充分估量缺损区的组织需要。

2）骨折愈合情况：骨性结构的检查应包括错位愈合或未愈合，骨块移位及不对称畸形等。

3）牙列检查：应包括牙齿缺损、缺失和咬合情况。还应注意了解患者在外伤前是否有咬合异常，有的病例通过仔细观察牙齿的磨损面，来判断伤前咬合关系。

4）面部畸形：仔细检查判断患者是否存在不对称畸形以及垂直方向上的面部比例关系，判断是否由于面部软硬组织改变所致。

5）功能障碍：颌骨缺损所致功能障碍通常表现为张口受限、咬合紊乱、语音功能、吞咽功能以及由神经损伤引起的舌运动障碍、表情肌运动障碍和面部感觉异常等。

（3）影像学检查：颌骨缺损畸形的影像学检查包括曲面体层片、头颅正侧位片及三维CT检查，以全面判断伤情。涉及颞下颌关节损伤还需要进行TMJ的CT或MRI检查。

（4）模型研究：包括牙颌模型和三维头颅模型的研究，以明确牙齿位置、牙弓形态、上下颌牙弓间关系以及颌骨缺损范围等非常有价值的信息。咬合关系可以通过蜡片记录正中颌位转移到𬌗架。

（5）资料记录：无论从临床治疗还是科研角度，拍摄患者的术前面像及口腔内咬合像十分重要，如需记录创伤或畸形部位时，还应从特殊角度进行拍摄。

2. 治疗设计　好的治疗设计只有在完整准确的诊断基础上方能作出。颌骨缺损功能性重建的首要任务是重建颌骨的连续性，恢复正常的解剖生理关系，方能行牙列修复。颌骨缺损整复治疗方法主要有自体非血管化骨移植、自体血管化骨移植、骨牵引成骨等。治疗方法要依据患者的具体情况来选择，无论哪种方法都应该快速简便、安全可靠，并尽可能减少手术可能带来的并发症。

第四节　研究热点

一、计算机辅助外科手术

近几十年来，高速发展的医学成像技术、图像处理技术以及机器人技术等已逐渐应用于医学领域，并形成了一个新的研究及临床应用热点——计算机辅助外科手术。在计算机辅助设计（computer aided design，CAD）和计算机辅助制造（computer aided manufacture，CAM）技术亦日益精确与成熟的基础上，快速成型（rapid prototyping，RP）技术和手术导航（surgical navigation)技术相结合,推动了计算机辅助外科手术的发展。

个体化数字设计、快速成型技术和手术导航系统已经应用于口腔颌面外科的创伤、缺损修复、颌骨畸形和种植外科等领域,并取得了良好的应用效果,显示了极具潜力的应用前景。计算机辅助外科手术延伸了外科医师有限的视觉范围,突破了传统外科手术的界限,更新了外科手术和外科手术器械的概念。对于提高手术定位精度、减少手术损伤、优化手术路径及提高手术成功率等具有十分重要的意义。但是计算机辅助设计和制造的精度还需要进一步提高,手术导航系统的影像漂移问题还需要进一步解决,计算机辅助手术的软件系统及机器人、机器臂有待开发。未来数字化技术将成为口腔颌面外科一种不可缺少的临床辅助工具。随着数字影像传输与存储、辅助诊断软件、手术设计、修复体设计构建等数字平台的出现与建立,必将加速数字化技术替代和促进传统医学的进程。在不久的将来,远程医学、计算机辅助外科将随着数字化医学的发展而成为未来新的外科手段。

二、组织工程骨移植

组织工程学是一门应用工程学和生命科学的原理,以生物材料为载体结合被分离细胞,并能在宿主体内降解及释放细胞,形成新的功能性组织的科学。其基本方法是将活体内取得的组织用机械或酶消化法分散成单细胞悬液,然后在模拟体内环境的体外条件进行孵育培养,使细胞存活、生长和扩增。然后将在体外培养的具有一定浓度的细胞种植到具有一定空间结构的三维支架材料上,进一步培养,通过细胞间的相互黏附、生长、繁殖、分泌细胞外基质,形成具有一定结构和功能的组织和器官。用骨组织工程修复骨缺损与其他骨移植方法(自体、异体和异种骨移植)相比有以下优点:①供体组织需要较少,供体损伤轻微,不会造成新的形态及功能缺损;②可根据缺损的形态进行精确三维塑形;③无抗原性或抗原性甚微;④骨供给量充足,能够满足不同部位及类型缺损的修复需要;⑤组织工程化人工骨具有生命力,是一种活骨移植,可缩短骨缺损的修复时间并使骨缺损的修复质量提高。组织工程技术以其可任意塑形、恢复结构和功能、机体损伤小的特点显示出良好的应用前景,目前已是修复各类骨缺损的重点研究内容。而种子细胞、生物支架材料和成骨生长因子是骨组织工程的三大要素。

近年来以骨髓基质干细胞(bone marrow stem cells,BMSC)作为种子细胞的研究较多。BMSC具有获取时对机体损伤小、培养扩增后数量充足,且自体细胞避免了免疫排斥反应的特点,已经成为骨组织工程研究中的最佳细胞来源。Schliephake等利用煅烧牛骨作为支架,复合BMSC修复羊的下颌骨节段缺损,组织学结果显示,新骨形成量较单纯材料组有显著增加。支架材料研究方面,天然材料生物相容性好,具有细胞识别信号,利于细胞黏附增殖;人工材料缺乏细胞信号,但具有天然材料所不足的可以大规模生产、可以设计和控制结构、机械性能和降解时间等优点。单一类型材料一般难以满足骨组织工程支架材料的要求,通过合适的方法将几种单一材料组合,综合考虑各种材料优缺点,互相取长补短,形成复合型材料,在实际应用中取得了良好的效果。天然生物衍生材料、高分子材料、陶瓷材料既可以作为复合材料的基材,又可作为其增强体和填料,他们互相搭配和组合形成大量性质各异的复合材料。复合材料和纳米材料如纳米羟基磷灰石/胶原的应用显示出良好的应用前景。成骨生长因子方面,采用骨形态生成蛋白(bone morphogenetic proteins,BMP)等诱导或促进骨

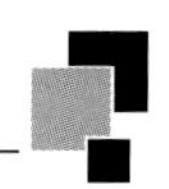

形成的细胞因子进行骨的诱导和再生成为目前组织工程中最接近于临床应用的热点。

2004年，Warnke等采用骨形成蛋白OP-1复合BioOss块状骨，在背阔肌内异位构建带血管蒂的骨肌瓣，成功修复一例下颌骨大段骨缺损的临床病例。在预制骨肌瓣手术中，将骨形成蛋白OP-1溶解后涂布在BioOss块状骨表面，放入个性化钛网中，并抽取自体骨髓同期复合后植入背阔肌。术后4周，骨扫描证实钛网植入处存在核素的浓聚。术后7周，将预构的骨瓣游离后转移修复7cm的下颌骨缺损。在移植后11天行骨扫描证实移植骨存活。CT扫描证实钛网固位准确，移植骨的密度随时间逐渐增高。该研究利用人体这一天然的生物反应器，个性化再生出大块骨组织工程瓣，并成功转移修复下颌骨缺损，显示出广阔的临床应用前景。

组织工程在骨缺损的基础与临床研究中取得了巨大进步，但仍然面临许多问题，诸如良好的生物相容性的可降解支架的研制，模拟体内应力环境的细胞培养体系的建立等，使构建的骨组织植入体内后，可很快适应体内的生物力学环境，参与骨的修复并恢复其功能等，都是需要努力解决的问题。

（彭　歆　卢　利）

参考文献

1. 李晓烨，阎艾慧，郝帅，等. 上颌窦癌上颌骨全切除即刻中空充填式赝复体修复. 中华耳鼻咽喉头颈外科杂志，2011，46(5)：362-367.
2. 王旭东. 数字化外科技术在口腔颅颌面领域的应用. 中华口腔医学杂志，2014，49(8)：506-509.
3. 张陈平，NABIL SAMMAN. 下颌骨重建的基础与临床. 上海：上海科技教育出版社，2009.
4. 张陈平. 血管化骨移植重建下颌骨：皮瓣、植骨手术及种植修复的选择. 中华口腔医学杂志，2014，49(5)：318-320.
5. AO M，ASAGOE K，MAETA M，et al. Combined anterior thigh flaps and vascularised fibular graft for reconstruction of massive composite oromandibular defects. Br J Plast Surg，1998，51(5)：350.
6. AVIV J E，URKEN M L，VICKERY C，et al. The combined latissimus dorsi-scapular free flap in head and neck reconstruction. Arch Otolaryngol Head Neck Surg，1991，117(11)：1242-1250.
7. BAKE S R，SWANSON N A. Reconstruction of midfacial defects following surgical management of skin cancer. The role of tissue expansion. J Dermatol Surg Oncol，1994，20(2)：133-140.
8. BROWN J S，SHAW R J. Reconstruction of the maxilla and midface：introducing a new classification. Lancet Oncol，2010，11(10)：1001-1008.
9. BUCHBINDER D，URKEN M L，VICKERY C，et al. Functional mandibular reconstruction of patients with oral cancer. Oral Surg Oral Med Oral Pathol，1989，68(4 Pt 2)：499-504.
10. CHEN Z W，YAN W. The study and clinical application of the osteocutaneous flap of fibula. Microsurgery，1983，4(1)：11-16.
11. FREIJE J E，CAMPBELL B H，YOUSIF J，et al. Reconstruction after infrastructure maxillectomy using dual free flaps. Laryngoscope，1997，107(5)：694.
12. FUTRAN N D，FARWELL D G，SMITH R B，et al. Definitive management of severe facial trauma utilizing free tissue transfer. Otolaryngol Head Neck Surg，2005，132(1)：75-85.
13. HIDALGO D A，DISA J J. A review of 716 consecutive free flaps for oncologic surgical defects：refinement in donor-site selection and technique. Plast Reconstr Surg，1998，102(3)：722-734.
14. HIDALGO D A. Fibula free flap mandibular reconstruction. Clin Plast Surg，1994，21(1)：25-35.

15. HIDALGO D A. Fibula free flap: a new method of mandible reconstruction. Plast Reconstr Surg, 1989, 84(1): 71-79.

16. KOSHIMA I, HOSODA S, INAGAWA K. Free combined anterolateral thigh flap and vascularized fibula for wide, through-and-through oromandibular defects. J Reconstr Microsurg, 1998, 14(8): 529-534.

17. TAYLOR G I, MILLER G D, HAM F J. The free vascularized bone graft. A clinical extension of microvascular techniques. Plast Reconstr Surg, 1975, 55(5): 533-544.

18. TAYLOR G I, TOWNSEND P, CORLETT R. Superiority of the deep circumflex iliac vessels as the supply for free groin flaps. Clinical work. Plast Reconstr Surg, 1979, 64(6): 745-759.

19. URKEN M L, BUCHBINDER D, WEINBERG H, et al. Primary placement of osseointegrated implants in microvascular mandibular reconstruction. Otolaryngol Head Neck Surg, 1989, 101(1): 56-73.

20. URKEN M L, TURK J B, WEINBERG H, et al. The rectus abdominis free flap in head and neck reconstruction. Arch Otolaryngol Head Neck Surg, 1991, 117(8): 857-866.

21. URKEN M L, WEINBERG H, VICKERY C, et al. The combined sensate radical forearm and iliac crest free flaps for reconstruction of significant glossectomy-mandibulectomy defects. Laryngoscope, 1992, 102(5): 543-558.

22. URKEN M L, WEINBERG H, VICKERY C, et al. The internal oblique-iliac crest free flap in composite defects of the oral cavity involving bone, skin, and mucosa. Laryngoscope, 1991, 101(3): 257-270.

第二十四章　颌面创伤的数字化技术应用新进展

第一节　数字医学概念

纵观现代医学发展史，每一次人类社会的科技发展和科技革命都会给现代医学带来深远影响。伦琴射线的发现开启了医学影像学科这一现代医学支柱学科的发展，现代实用化学和合成化学与医学的相结合创造了肿瘤化学治疗方法，已成为现代肿瘤治疗的主要方法之一。现代医学发展与现代科技进步息息相关。

近二百年来，人类社会已经经历了两次并正在经历第三次科技革命，这三次科技革命给人类社会带来了翻天覆地的变化，其影响远远超过之前数千年人类社会的发展历史。第一次科技革命将人类带入"蒸汽时代"，进入了工业化社会。第二次科技革命将人类带入电气时代，极大地提高了社会生产力。以电子计算机的迅速发展和广泛应用为最显著标志的第三次科技革命则彻底改变了人类的生产、生活等各个方面，将人类社会带入了数字化、信息化的新时代。这场由电子计算机引发的数字技术革命已深入到科学研究、军事技术、工农业生产、文化教育等现代社会的各个领域，同时也引发了医学模式的深刻变革。

基于数字化医学影像技术的发展，各计算机辅助诊断和治疗技术也相继被应用于临床诊疗过程中。通过三维重建和分割，使医师在术前更准确并全面地了解和诊断相关疾病。虚拟外科手术软件的出现，可以模拟实际手术，制订相应手术计划。计算机辅助设计和制造（computer aided design/computer aided manufacturing，CAD/CAM）技术的应用，能够在术前制作精确的手术导板及个性化植入物。外科手术导航系统的出现更是提高了外科手术的精确性和安全性。另一方面，数字化信息系统与医政管理相融合也极大地改变了现代医疗的模式。计算机技术、数据通信和网络技术的综合应用全方位地改变了医学科研、教学和临床的各个方面，深刻影响着医务人员工作、学习、生活的习惯、方式和理念。

因此，从广义上讲，数字技术与整个医学领域相互交叉、融合，不断应用于医学各个分支领域，形成了数字医学的概念，其中不应只局限于数字技术在临床诊疗中的应用，医政管理数字化和信息化、公共卫生信息化、远程医疗会诊和远程医疗教育、疾病预防控制信息化都应归属数字医学范畴。而具体到临床学科本身，数字医学主要关注和强调的是充分运用计算机科学、数字化手段来进行新的探索和研究，并应用于疾病临床诊疗过程中，借以实现更加精确可靠的诊断和更为准确和有效的治疗。而具体数字外科技术是指数字影像技术、计算机辅助设计、快速成型技术、立体定向技术以及人工智能技术等与外科医学相结合，以数字技术产品（如图像处理软件、导航仪等）辅助外科诊疗过程的系列技术。本章将着重阐述

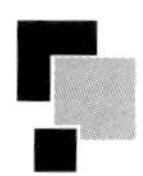

常用数字外科技术及其在口腔颌面创伤诊疗中的应用。

第二节　数字医学临床常用及关键技术

按照数字技术在外科临床应用中的基本流程，一般可以分为数据获取、数据融合、计算机辅助设计、快速成型和逆向工程、手术导航五个步骤。每个步骤都会涉及一些常用和关键的数字技术。本节将从五个方面分别叙述。

（一）医学影像技术

1895 年，德国著名物理学家伦琴发现 X 线，使人们可以通过设备间接探查人体尤其是活体内部的结构，开创了医学影像学学科。自此，以 X 线机为代表的医学影像设备发展迅速，逐渐在医学领域占据重要地位。伴随电子计算机技术的迅猛发展，各种新技术迅速应用于医学领域，有力地推动了医学领域的数字化进程。作为与数字技术最早融合的医学分支领域，医学影像学成为发展最快的学科之一。最早的医学数字化的起步，当推 20 世纪 70 年代 X 线和计算机体层扫描技术（computed tomography，CT）的问世，随后，一大批数字化医学影像学技术陆续出现，包括磁共振成像（magnetic resonance imaging，MRI）、数字减影血管造影（digital subtraction angiography，DSA）、正电子发射体层成像（positron emission tomography，PET）、单光子发射计算机体层显像（single photon emission computed tomography，SPECT）等数字化成像及功能性显示技术，在临床诊断和治疗方面发挥着重要的作用。其中 CT 和 MRI 数据已成为数字外科技术最常用的数据源。

20 世纪 70 年代初期，英国电气工程师 GN. Hounsfield 基于人体对 X 线的选择性吸收原理，结合利用计算机的图像重建和处理功能发明了计算机体层扫描仪。为此，Hounsfield 教授获得了 1979 年诺贝尔生理学或医学奖。为了纪念他的杰出贡献，人们将 CT 扫描数据的单位定义为 HU。相对常规 X 线片，CT 具有更高的密度分辨率和空间分辨率，可以显示组织间 0.1%~0.5%的 X 线吸收差异，因而可以更好地显示软硬组织，同时可以显示人体横断面图像，并进行图像后处理。

核磁共振成像技术同样发明于 20 世纪 70 年代，其基本原理是将人体置于经过特殊设计的均匀强磁场中，用与人体内氢原子核进行频率相等的电磁波射频脉冲激发氢核，引起氢原子核的共振，并吸收能量，即发生了磁共振现象。在停止射频脉冲后，氢原子核通过发射电磁信号的方式将吸收的能量释放出来，这些电信号被体外的接收器接收，经计算机处理重建后获得一幅图像。其重建的解剖结构逼真，对软组织的对比度更优于 CT，可以实现三维重建和多层面成像。

经放射影像扫描得到的图像数据可被转换成 DICOM（digital imaging and communications in medicine）标准格式，可以导入到专用计算机软件中进行后数据处理。

（二）医学图像配准融合技术

通过各种影像技术所获得的图像数据可以显示的组织内容并不相同，而单一种类图像数据又不能满足临床需求。因此，如何将多源数据配准融合获得兴趣区域的综合图像信息是在数据获取后需要解决的问题。

医学图像配准融合，首先需要做到配准，医学图像配准是指对于一幅医学图像寻求一种（或一系列）空间变换，使之与另一幅医学图像上的对应点达到空间上的一致。这种“一致”

是指人体上的同一解剖点在两张匹配图像上有相同的空间位置。配准的结果应使两幅图像上所有的解剖点，或至少是所有具有诊断意义的点及手术兴趣点都达到匹配。对同一患者不同时间的图像进行配准，可以了解器官的变化情况；对不同人的图像进行配准，制作某种疾病或某一人群的特异性图谱，可用于分析人是否处于疾病状态；对不同的成像模式进行配准，可以获得互补信息。

（三）计算机辅助设计

计算机辅助设计是指利用计算机的计算和图形处理功能，协助工程技术人员完成产品设计过程各个阶段的工作，包括对产品进行辅助设计、分析、修改和优化。将计算机辅助设计应用于医学领域的外科手术则被称为 CAS，即计算机辅助外科（computer aided surgery），其原理是基于计算机对大量数据信息的高速处理及控制能力，通过虚拟手术环境为外科医师提供技术支援，从而使手术更安全、更精确。模拟手术过程主要集中在手术规划、手术导航、辅助性治疗规划等三个方面。其优势在于通过计算机将人体解剖结构进行三维重建及模拟，可以使手术者在术前对手术区域的解剖结构有更加明确的认识，对手术方案的三维构思更加客观、定量，并且能将手术信息与其他手术者及患者共享，对手术设计具有指导意义。

外科计算机辅助设计软件主要包括以下两类：一类是三维重建及模块化手术设计软件，如 Mimics、Surgicase、iPlan 等；另一类是逆向工程软件，如 Geomagic、Imageware 等。这些软件可以帮助医师在术前实现对手术过程的模拟预测，并可设计个性化植入体，其中较为关键的功能模块包括：①数据的三维重建和测量。通过对数据阈值的不同设定，可以手动或自动对骨组织或软组织等不同组织进行三维重建，然后对三维重建数据做分割，同时完成二维或三维的长度、角度和容积测量。②手术方案的规划。传统手术中，医师是在自己的大脑中进行术前手术模拟，其合理性依赖于医师个体的解剖知识、临床经验和思维模式。通过计算机软件可以完成对兴趣骨块的多平面、多角度的移位、旋转、镜像，从而模拟外科手术过程。在某些模块化的商业软件上，可以模拟正颌外科、缺损修复重建、牵引成骨等复杂手术，甚至可以简单地对患者术后软组织面容进行预测，这种数字化手术方案的规划显然比传统方法更直观、准确和稳定，减少了个体失误，增加了可遵循度。③个性化植入物的术前设计。外科手术中涉及很多材料诸如人工假体、复位导板，通过逆向工程软件可以设计各种形状与患者个体匹配的个性化植入物，这一点将在下文中与快速成型技术共同阐述。

（四）快速成型和逆向工程技术

快速成型技术（rapid prototype，RP），于 20 世纪 80 年代后期起源于美国，是一种集机械工程、CAD、逆向工程技术、分层制造技术、数控技术、材料科学、激光技术于一身的基于材料堆积思想的新兴成型技术。在计算机辅助设计的基础上，使用快速成型技术可以快速制作人体器官模型，手术辅助定位模型，个性化植入支架材料，从而辅助骨折复位、修复重建等外科手术的实施。

大部分快速成型技术是材料堆积成型的基本原理。根据所使用的材料和构造技术的不同，目前应用比较广泛的有采用光敏树脂材料通过激光照射逐层固化的立体光固化成型技术（stereolithography apparatus，SLA）、采用纸材等薄层材料逐层黏结和激光切割的叠层实体制造技术（laminatedobject manufacturing，LOM）、采用粉状材料通过激光选择性烧结逐层固化的选择性激光烧结技术（selective laser sintering，SLS）、三维打印技术（three-dimensionalprinting，3D printing）和熔融材料加热融化积压喷射冷却成型的熔融沉积制造（fused deposition manufacturing,FDM)。

最开始,逆向工程(reverse engineering)技术是用于三维测量和质量鉴定。生产下来的产品,可利用这种技术测量其外形尺寸和鉴定它的质量,然后对比原设计参数,是否符合要求或有无必须要做出的修改、优化等。可以说逆向工程技术是产品设计过程中的下游工序向上游工序反馈信息的途径。狭义理解,逆向工程技术是将实物模型数据化成设计、概念模型,并在此基础上对产品进行分析、修改及优化等技术。

这里说的逆向工程是基于实物测量数据的计算机辅助设计方法,是一种特殊的 CAD 方法,已被广泛应用于基于 CT 图像构建医学模型。这种 CAD 模型不同于一般的影像模型,其数据格式可以直接用于加工和制作快速成型模型,而不仅仅是用来显示立体模型。快速成型和逆向工程相结合,在计算机辅助外科(CAS)中具有突出的优势。传统的 CAS 主要利用图像重建人体组织的三维影像模型,通过对影像模型的测量与观察,获得手术的基本参数,但手术质量如何,并不完全取决于影像质量或参数测量的精确度,更多地依赖于医师的手术经验。基于快速成型和逆向工程的 CAS 的特点在于它不仅可以获得人体组织的 CAD 模型,还可以将 CAD 模型转化为三维实体模型,从而为医师提供更直观的和可触摸的观察和练习对象。概括起来,逆向工程和快速成型技术在 CAS 中的应用主要集中在以下方面:诊断与交流模型、个体适配化假体的设计与制造、术前体外手术模拟(目前主要用于个性化骨替代物的外科手术方面)。

逆向工程通过形态反求和设计获得可触摸的人体结构模型、个性化人工假体以及个性化辅助手术装置,为诊断、手术模拟和手术植入提供必要的工具和材料,使骨替代物被植入体内后与人骨具有良好的匹配特性。设计时不仅要考虑假体本身的精度,还要考虑假体如何设计才能方便准确地植入体内。基本设计过程是:根据患者 CAD 图像,通过镜像变换、病例匹配和数字化建模修补患者骨缺损区的形态特征数据,在此基础上,根据获得的形态数据完成人工骨的个性化反求设计。

该技术还为诊断和交流提供了直观、能触摸的信息。实物模型易于测量,使手术操作者之间、放射科医师和外科医师之间、医师和患者之间的交流更方便。通过逆向工程设计和快速成型制造,能获得个性化、精确匹配化人工假体和手术引导装置(如定位器等),能够实现精确的外形匹配,不仅能使患者恢复外表的美观,还能改善关节等部位的功能。基于逆向工程和快速成型的假体设计中产生的形态特征及相关参数会全部复制到骨替代物和相应的个性化手术器械上,使参数"凝固"。这在很大程度上使手术的质量不再过分依赖于医师的经验,而依赖于设计和制作的精度,以及对器械的正确使用,有利于提高手术质量。

(五)计算机辅助手术导航系统

计算机辅助手术导航系统(surgical navigation system)产生于 20 世纪 90 年代,是将患者术前或术中影像数据和患者实体解剖结构准确对应,术中在患者的数据影像上实时显示手术位置、实时跟踪手术器械的复杂系统。通过计算机辅助手术导航,可以使医师对手术器械相对患者解剖结构的位置一目了然,使外科手术更快速、更精确、更安全。

手术导航系统的关键技术包括立体定位技术、空间配准技术和空间变换技术。导航系统通过立体定位技术采集患者手术区域和手术器械的空间信息,导航是否准确与这些数据的准确度直接相关,精度是衡量立体定位技术的主要参数。空间配准技术用来寻找患者空间信息数据和图像数据之间的关系,以完成手术导航中患者实体与医学影像之间的一一对

应。空间变换技术用以实现立体定位技术移动后导航系统依然能够精准完成立体定位的目的,以及在三维图像空间动态显示手术器械相对于患者实体的空间信息。空间配准技术和空间变换技术同样对手术导航系统的性能产生很大影响。

立体定位技术经历了由有框架立体定位到无框架立体定位再到目前的手术导航系统的发展过程。根据传感器的不同,可分为机械定位、超声定位、电磁定位和光学定位方法,前两种均应用于早期的导航定位系统,精确度和实用性有限,目前已被后两者所代替。光学(红外线)定位是目前手术导航系统中的主流定位方法,精确度最高,其缺点为定位工具与传感器之间必须“直视”,不能有障碍物阻挡红外线的接受。光学定位器根据其原理可分为主动式光学定位器和被动式光学定位器。主动式光学定位器以 CCD 摄像机作为传感器,利用安装于手术器械上的红外发光二极管发出的红外线的空间位置,定位手术器械的位置。其缺点是定位器中的发光二极管电池续航时间和电源导线对手术导航时间及手术器械灵活性的限制。被动式光学定位器其基本原理与主动式光学定位器相同,不同的是利用安装于手术器械上的铝合金小球反射红外线来确定定位器的空间位置,反光小球无须连接电源线,故较主动式红外线定位工具更方便灵活。电磁定位器利用三个可以各自定位一个空间方向的磁场发生器来确定目标的空间位置,定位工具与接收器之间无须“直视”,但因金属干扰影响电磁定位的精确度,故需配置特殊设计的手术室以降低系统误差,限制了其在临床中的广泛应用。

手术导航的空间配准是医学图像配准技术在手术导航系统上的应用。手术前,将所获取 CT、MRI 等医学影像输入导航系统计算机,经过医学影像间配准和融合处理后,CT 和/或 MRI 等单模和/或多模影像数据被统一在一个虚拟坐标系(virtual coordinate system,VCS)中;手术中,影像导航系统通过医学影像和实物空间进行配准,在两个坐标系之间建立准确的对应关系,使得导航定位装置可以“实时地”确定手术区域中感兴趣目标的空间位置。根据算法不同,分为基于基准点的点对点转换(fiducial-based paired-point transformation)即坐标配准、表面轮廓匹配(surface contour matching)即非坐标配准、点对点转换和表面轮廓匹配联合应用。点对点转换即坐标配准是利用术野和影像资料上相应的坐标点(标记物)进行点对点吻合的配准方法;常用的标记物包括预植入颌骨的金属螺钉、预置金属标记物的上颌𬌗板以及粘贴于皮肤表面的金属标记物等。其中,以利用植入颌骨金属螺钉作为标记物的配准方法最精确。但这类配准方法需要在获取影像数据前加载标记物,否则需重新拍摄带有标记的 CT 影像,增加了患者的 X 线辐射量及医疗成本。表面轮廓配准即非坐标配准法无须在获取影像数据前加载标记物,比较常用的方法为激光表面轮廓配准法(laser surface scanning),其基本原理是通过数学计算实现患者空间和虚拟现实空间两个点云之间的对应,从而实现配准。但其配准精度易受患者软组织变形的影响。配准方法不同,误差不同,临床工作中应根据具体的手术部位和精度要求选择合适的配准方法。

手术导航系统一般由计算机工作站、定位装置、示踪装置和显示器四个部分组成。其工作原理是将术前或术中获得的患者影像学资料输入计算机工作站,经运算处理重建出患者的三维模型影像,手术医师即可在此影像基础上利用相关软件进行术前设计。在实际手术过程中,导航系统动态追踪手术器械相对于患者解剖结构的当前位置,并明确显示在患者的二维/三维影像资料上,手术医师通过显示器可从各个方位(轴位、冠状位、矢状位、术野前方透视层面等)观察当前的手术入路及各种参数,如角度、深度等,从而最大限度避开危险区,在最短的时间内到达病灶靶点，减少患者的失血量、手术创伤及并发症。

第三节 采用数字外科技术治疗口腔颌面骨折和继发畸形

口腔颌面创伤是口腔颌面外科的常见病，多源自高能量复杂外伤，所继发的功能障碍和颅眶面畸形是临床治疗的两大难题。其问题的复杂性可以归结为以下5点：①骨与软组织缺损并存，组织缺损与器官功能丧失并存，畸形类别复杂，影响因素众多。②畸形与功能障碍并存，相互制约，单一技术难以完成治疗。需要在一个整体计划下，按序列分期进行，采用多项技术，通过跨学科合作才能完成治疗程序。③软组织瘢痕挛缩及骨缺损或骨断面吸收使组织和器官复位丧失解剖依据，仅靠经验治疗难以实现精确矫治。④个体间差异大，无统一规律可循，治疗方案需要个性化，对专业技术水平要求极高。⑤疗程长，医疗消耗大，涉及多学科协作，治疗过程近似系统工程。

口腔颌面部陈旧性骨折及继发畸形作为临床难治病症，多年来备受关注，但疗效始终不能令人满意。原因在于：①对多种畸形和功能障碍的关联因素和相互影响机制认识不足；术前诊断多为定性描述，不够精确，无法做到定量规划和预测，手术设计与真实手术存在较大偏差；缺少术前设计信息及数据向真实手术的传递载体和手段，难以保证精确矫治效果，而一次手术或治疗效果的欠缺将增加后续手术的难度，导致问题的积累和最终治疗的失败。②治疗过程缺乏总体设计，诊治过程支离破碎，缺乏学科间交流和合作机制，难以实施有计划的序列治疗；临床多以阶段问题为目标，仅考虑单个区域、单次手术、单学科的问题，前后过程不关联，导致后续治疗的复杂化，疗程延长，医疗费用增加。

大量临床研究已经证实，应用传统技术难以解决上述难题。而20世纪30年代诞生并逐渐完善的数字化外科技术可能对这一临床难题的最终解决提供了有效方法。数字化系列外科技术包括三维重建技术、计算机辅助设计技术（CAD）、计算机辅助制造技术（CAM）、术中导航技术（computer navigation technique）以及机器人辅助手术技术。其基本特征是：利用数字化技术的直观、准确、精密等特点为外科手术服务，提高手术的安全性和准确性。

口腔颌面创伤是口腔颌面疾病数字外科技术应用最早也是最为广泛的领域。其中在颧骨骨折复位固定、眼眶骨折缺损重建、个性化植入体修复颌面缺损、颞下颌关节强直关节成形以及颌面深部异物取出等领域的应用最为广泛和成熟。本章将从以上几个方面进行详述。

一、数字外科技术在颧骨骨折治疗中的应用

颧骨颧弓骨折后如不能及时而准确地复位，将会造成面部畸形、张口受限。而颧骨颧弓本身形态并不规则，骨面上缺乏自然孔隙作为解剖标志点，复位固定往往缺乏复位标志。当颧骨颧弓骨折情况并不复杂且治疗时间及时（通常小于3周），可通过骨折断端进行拼接，达到解剖复位。一旦治疗不及时会成为陈旧性骨折，由于骨质改建、错位愈合，将会缺乏明显的骨质断端及解剖标志作为参照点，不易达到准确的解剖复位，影响治疗效果。通过术前计算机辅助设计、快速成型技术辅助制作复位导板、手术导航系统术中定位等一系列数字外科

技术的应用，可以提高颧骨颧弓骨折的治疗效果，并已广泛应用于临床。

术前获得 CT 数据后，将其导入到数字外科设计软件中，首先完成面部骨骼的三维重建。然后进行骨折段的分割（segmentation），如果是单侧颧骨颧弓骨折数据，则可将健侧骨骼数据进行镜像，然后在镜像数据的引导下模拟复位。如果是双侧颧骨颧弓骨折，则可选择骨折损伤情况较轻的一侧先进行模拟复位，然后镜像后辅助对侧进行模拟复位，完成术前模拟手术（图 24-1）。

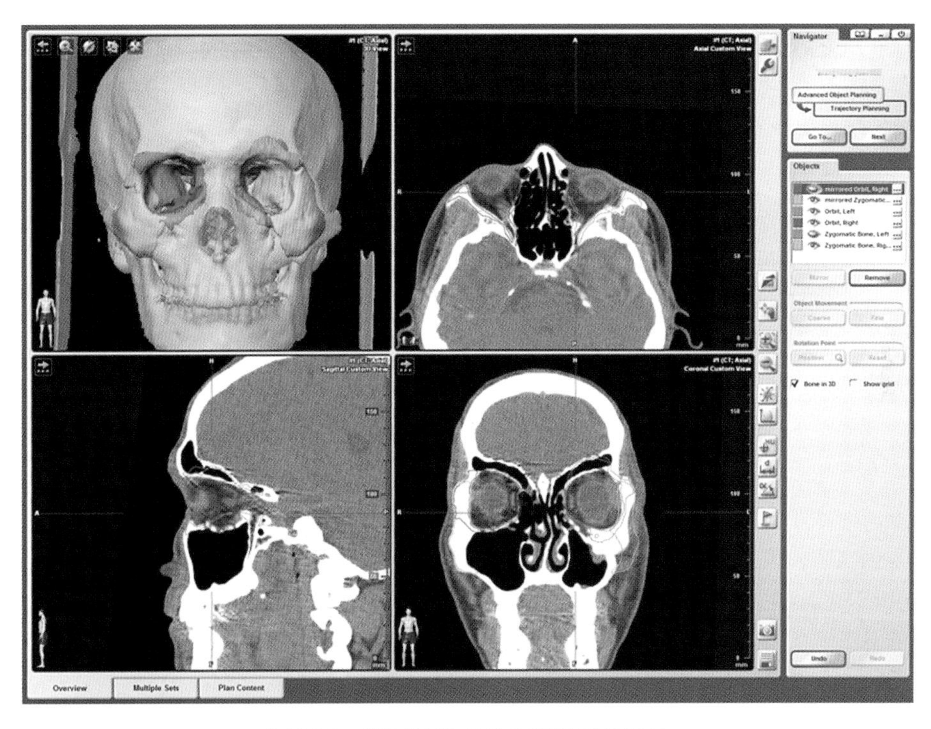

图 24-1　颧眶骨折术前计算机辅助设计

完成术前数字外科设计后，如何将术前模拟手术设计准确转移到实时手术中是经常需要面临的临床问题。国内外学者对此进行了大量尝试，一般来讲有两种方法：手术导板和手术导航。

在外科手术导航技术广泛应用之前，手术导板引导复位是最常使用的辅助复位方式。通过计算机辅助设计模拟手术复位后，可以得到患者预期复位后的面部骨骼数据。然后将数据导入快速成型机后可以打印三维头模制作个性化复位钛板，也可结合逆向工程技术制作相应的复位引导就位模板，然后用于术中骨折块松解后复位辅助复位固定。国内多位学者已有相似的应用报道，均收到良好的治疗效果（图 24-2）。

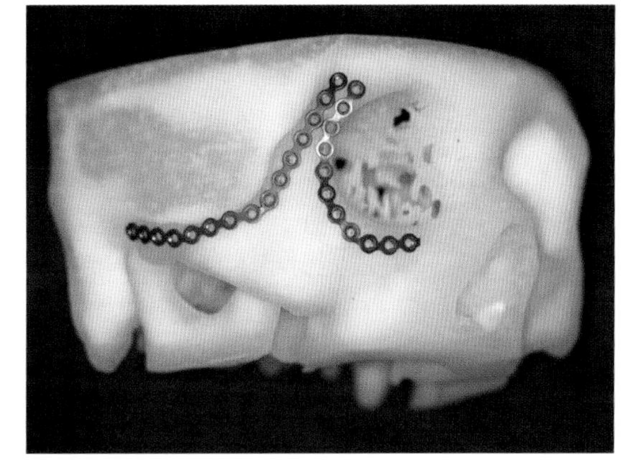

图 24-2　三维头模预制个性化复位钛板

另一种是外科手术术中实时导航，手术导航基本原理已在上一节手术导航系统部分做过详细论述。手术导航引导复位固定颧骨骨折，国内外学者已有相关报道，各位学者报道的治疗程序互有不同，大致可分为以下几种方法。

1. 手术导航系统引导下颧骨表面轮廓验证复位（图 24-3）是众多文献报告中较常使用的方法。具体流程是：术前设计中使用镜像技术将健侧颧骨数据翻转至患侧，作为患侧颧骨复位目标，然后模拟手术截骨，将患侧颧骨数据复位至表面轮廓与镜像数据匹配。实际手术中完成患侧截骨后，使用手术导航指示探针反复检验颧骨表面轮廓，直至与复位计划相匹配吻合。这种方法最大的优点是术前设计较为简便，但术中需耗费时间反复验证，骨块位置并不容易保持稳定，尤其是当颧骨颧弓骨折情况复杂，截骨块较多时，复位效果并不能与术前设计准确吻合。

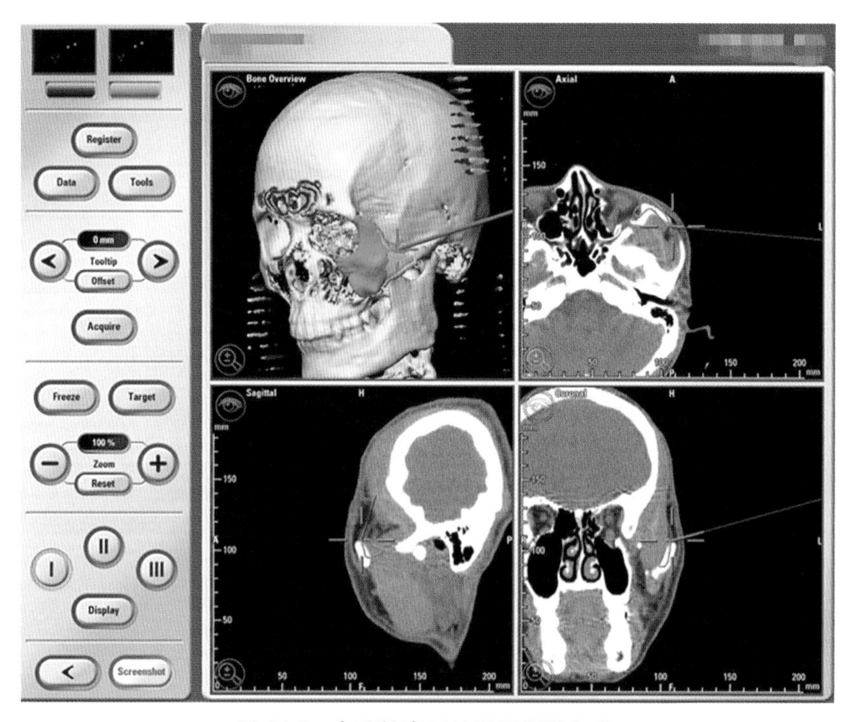

图 24-3　表面轮廓导航引导颧骨复位

2. 另有学者报道使用三维模拟手术预制复位导板并手术导航相结合的方法。术前根据患者 CT 数据，打印三维头模，然后在三维头模上模拟外科手术完成颧骨截骨复位并固定。完成模型外科后，在三维头模上预制复位导板，比如固定钛板，然后对三维头模行 CT 扫描，其数据结果输入导航系统，用于术中定位。实际手术中完成截骨后，在骨折复位导板引导下完成复位并固定，同时使用手术导航验证复位位置。术中复位导板的应用使颧骨复位更为简便，但由于复位导板尤其是预弯钛板在固定时可能存在位置漂移，可能与术前设计位置存在偏差，另外这种方法术前规划较为繁琐，模型制作会耗费更多的时间和资源。

3. Klug、Xia 和 Baumann 等在不同的文献报道中都提到了一种导航方法，被称为“逆向复位法”或“点对点复位法”，描述较为相似。大致做法为手术设计软件或三维头模模拟骨

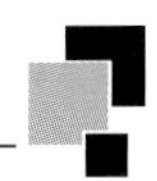

折复位及固定，并标记所需固定的钛钉、钛板位置，形成手术复位数据，并预制钛板。然后将包含骨折固定钉孔位置信息的骨段数据“还原”至模拟截骨前位置，术中在导航引导下于截骨前先确定骨折固定钉孔位置，截骨完成后在导板和手术复位数据的引导下复位并固定颧骨。这种方法相比前一种方法更为准确，Klug 等测量患者术后 CT 上的钛钉位置和术前模拟位置之间的差异发现，44 颗钛钉的误差为 1.1mm±0.3mm，可准确实现术前设计效果。但这种方法的缺点仍是繁琐的术前计算机设计和预制手术导板的术前准备。

4. 贺洋、张益等(2013)曾报道使用表面标志点法导航复位陈旧性颧骨骨折。认为颧骨颧弓骨折后，复位最大问题是骨表面缺乏明确的复位标记点。因此需要通过在术前于患侧颧骨上设计人工解剖标记物，通过手术导航在截骨前定位并钻孔标记形成复位标记物，给颧骨复位，人为制造解剖标记物，从而实现导航复位。这种方法较为简便，同时不用预制手术导航，术后复位效果可靠。

目前，数字外科技术在颧骨颧弓骨折治疗中应用已十分广泛和成熟。然而各种数字外科方法比如手术导板和手术导航，在实际运用中各有优缺点，需要综合评价。然而不论数字外科技术如何发展，提高治疗准确性，减少手术创伤同时简化手术操作应该是最终理想的应用目标。

二、数字外科技术在眼眶骨折重建中的应用

计算机技术在眼眶骨折手术中的应用经历了数十年的发展，基本可以分为三个阶段：CT 技术和图像处理软件的应用；计算机辅助设计和辅助制造技术的应用；手术导航系统的应用。

在 CT 尚未广泛应用之前，眼眶骨折的影像学诊断主要依靠平片，例如华氏位(Walters' view)、鼻窦柯氏位(Caldwell's view)。平片上诊断眼眶骨折的主要依据为上颌窦、筛窦密度增高，眶壁骨折征象。由于各种解剖结构的重叠投影，显示眶壁信息不足，软组织移位和肌肉嵌顿，使得影像更加无法观察。相比于传统平片，CT 可显示多体位、多层面的眼眶情况，可非常直观地观察到骨折范围、类型及移位程度。通过窗位和窗宽的变化，CT 还可分别重点观察软组织和骨组织，可显示眼外肌及其嵌顿程度，可显示眶内软组织移位及眶内情况，还可观察邻近鼻旁窦的变化。使用 CT 还可观察正常眼眶形态，测量相应解剖数值，得出正常眼眶解剖数值的分布范围。CT 已成为眼眶骨折常规的影像学检查和诊断手段。

在 CT 基础上，各种图像处理分析软件的出现使得眼眶的各种面积和体积的测量成为可能。像素是构成图像的基本单位，通过测量目标区域内像素的数目，可以测得该区域的面积，通过逐层面积累加可测得选定三维区域的体积，这是 CT 容积测量早期的像素累加法。其测量精度经过国内外多位学者的研究已经得到证实，并广为应用。CT 测量的应用促进了眼球内陷发生机制的研究，通过大量文献的测量结果表明，骨折范围、眼眶容积改变和眼球内陷度存在显著相关性。

眼眶骨折继发眼球内陷畸形的治疗一直是临床难题，其中最大的困难在于眶壁复杂结构的精确重建。CAD/CAM 技术明显提高了眼眶重建的精确性，使得重建后的眼眶形态与正常眼眶形态一致。其基本方法是将患者的 CT 数据输入图像处理软件，生成眼眶三维图像，

用软件镜像指令以中线为轴将健侧眼眶翻转复制以替代患侧眼眶。基于镜像处理前后得到的图像数据，采用快速成型机制做出患侧眼眶镜像处理前后的三维模型，然后根据缺损范围和部位，在模型上预制植入物，如钛网。还可直接在镜像后的图像上直接设计植入物，结合成型技术预制植入物（图 24-4）。Schon 和 Metzger 选择在缺损直径大于 15mm 及涉及两个眶壁以上眼眶骨折病例中使用该技术预制个性化钛网，术后 CT 证明眶壁形态与术前设计误差在 1mm 以内。国内，安金刚、张益、何冬梅、贺洋等也使用了相似技术，缺损面积修复和容积恢复效果都优于传统手术组。Klein 等使用计算机软件三维重建术前模型，测量缺损范围及边界，使用对侧眼眶形态及轮廓进行镜像，设计出植入物的形态后使用三维计算机控制钻孔机预制出生物玻璃陶瓷植入物，应用于 8 名患者，术后外观恢复满意，2 例存在复视。

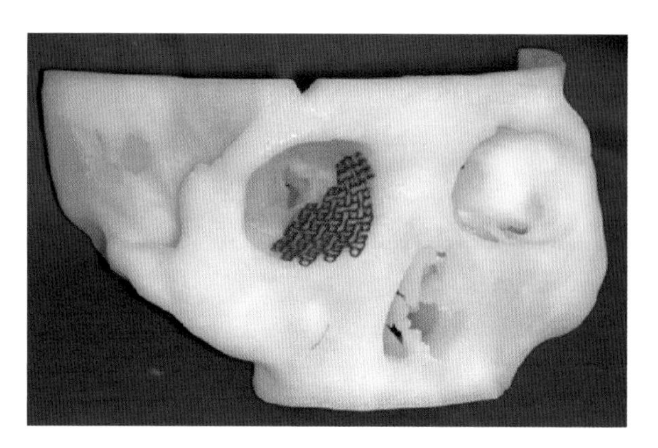

图 24-4　三维头模预制个性化眼眶重建钛网

虽然 CAD/CAM 技术解决了植入物对眶壁形态精确重建的问题，但由于眼眶手术视野小，眶尖区重要结构也限制了手术操作的深度，植入物不能完全按照术前设计就位。计算机辅助手术和手术导航系统的引入给这一问题的解决提供了新的思路（图 24-5）。Gellrich 等

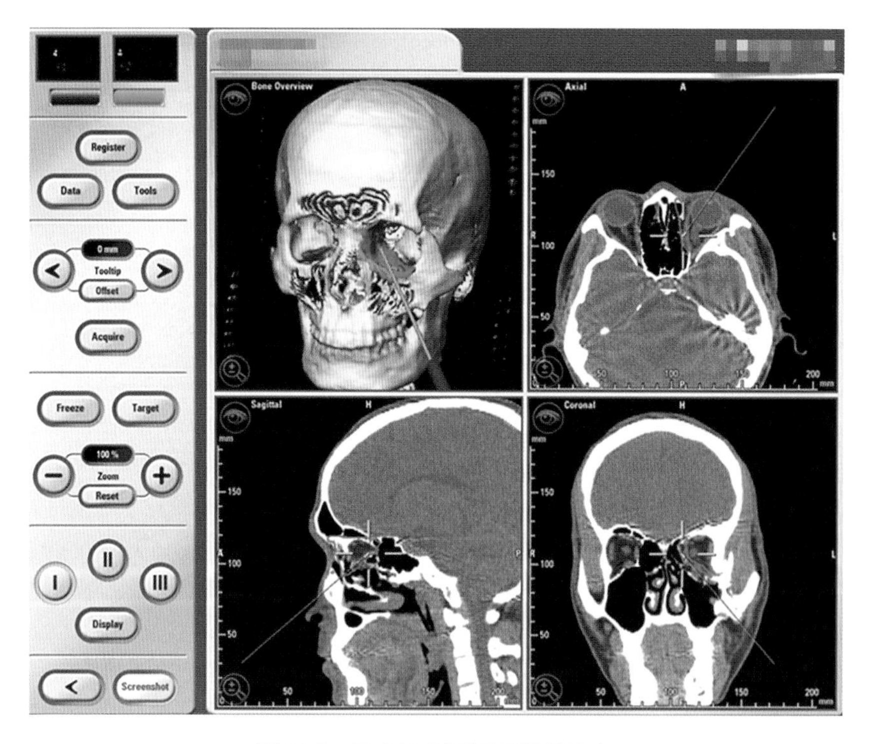

图 24-5　手术导航引导下眼眶重建

详细描述了使用计算机导航技术重建眶壁，其使用这种方法治疗了18例创伤后眼眶缺损患者，其中17例缺损涉及两个眶壁以上，手术导航系统与实体误差在1mm以内，术前术后眶容积改善明显（$4.0cm^3 \pm 1.9cm^3$），眼球突度改善明显（5.88mm±2.98mm）。Lauer等使用类似方法，也取得令人鼓舞的治疗效果。国内范先群等率先使用该方法治疗17例存在眼球内陷畸形的单侧复杂眼眶骨折患者，术后仅2例存在1mm内陷、1例存在2mm内陷，眼眶容积术后健患侧没有明显差异。上海第九人民医院何冬梅等以及北京大学口腔医院贺文鹏、张益等均报道使用个性化钛网结合外科手术导航系统实现眼眶精确重建，三维头模预制个性化钛网可以实现眶壁的精确修复体的预制，手术导航则在术中辅助将个性化修复体准确定位，从而完成精确重建。

三、数字外科技术在创伤性颌面缺损中的应用

严重的颌面部创伤可能造成颌骨的大面积缺损，传统的植入体需要在术中进行塑形，这将延长手术时间，而且不能保证其形态效果。相比之下，CAD/CAM系统允许在基于计算机的3D虚拟骨模型上进行植入体预制（图24-6，图24-7）。植入体的个体化形状可根据自由曲面几何学设计，并且能采用数字控制铣床直接制造。植入体的边缘与缺损边缘的密合度被设计为精确到0.25mm，其表面外形的制造应和缺损周围的正常组织和谐一致，边缘采用1.5mm的恒定厚度。近15年间，德国、美国的颅颌面中心，有大约600例对创伤后的、肿瘤术后的颅颌面缺损采用了这种特殊的技术完成了重建手术。另有约20例患者，将这种技术与按切除部位制造的模板相结合，使得骨切除术与钛板颅骨成形术同步完成，这扩大了潜在的应用范围。

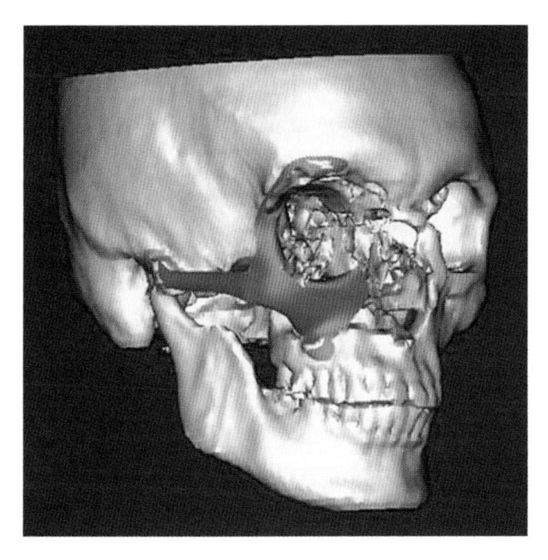

图24-6　术前逆向工程软件设计颧骨缺损个性化植入体

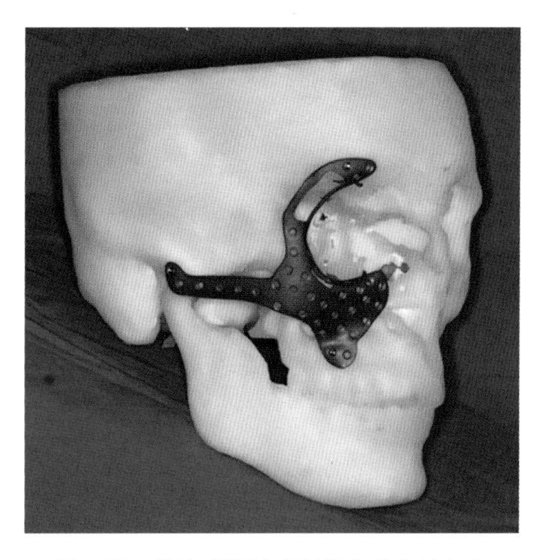

图24-7　快速成型技术制作个性化植入体

未来的发展可能会涉及该技术的各个方面：从数据采集开始，未来可能更多地应用MRI进行数据采集。用CT进行数据采集还需要做一些致力于优化3D扫描参数的研

究。从工程师和外科医师的角度来说，复杂的CAD系统也需要进一步的简化。工程师应开发便于操作的工具和解剖数据库，而外科医师应该能在这个平台上进行几何设计并通过因特网与工程师进行交流。对于颞肌萎缩的情况，人们已经考虑了软组织方面的重建，因此植入体的外形也需要去补偿软组织缺损。组织工程技术的发展，如具有骨形态发生蛋白活性的植入体，也许会一样受到关注，CAD也许能实现任何移植物或植入生物材料的3D设计。

四、数字外科技术在颌面深部异物取出中的应用

颌面部枪弹伤或交通事故导致的“二次弹片伤”可能导致异物在颌面部深部间隙中残留。较大异物的残留可能引起进一步的颌面间隙感染、功能障碍，此时需要手术取出。然而颌面部存在丰富的神经、血管等重要解剖结构，在取出异物手术同时需要尽量减少创伤，减少神经损伤、出血等相关并发症。

异物取出的第一步需要术前准确定位。目前，用于检查和定位异物的方法很多，CT、CBCT、MRI等可以准确确定异物的位置、体积和密度。数字减影血管造影（digital subtraction angiography，DSA）则可准确观察异物与周围重要血管的关系，从而决定直接、合理、微创的手术入路。术中可以使用手术导航系统辅助实时指导手术区域与异物的实际距离，从而引导寻找并取出异物。

五、数字化外科技术在创伤性关节强直中的应用

颞下颌关节强直是由于颞下颌关节内病变造成关节内纤维性或骨性粘连，导致下颌运动障碍的疾病，也称为真性关节强直。颞下颌关节强直的首要病因是创伤，其次是感染。关节强直的主要症状为张口受限，若发生于儿童及青少年时期，还会继发面部发育畸形、咬合紊乱及睡眠呼吸暂停综合征等。尽管关节强直在人群中的总体发病率不高，但一旦发生，则会对患者的功能、发育及外观造成严重影响，而其治疗复杂、易复发等特点使其成为口腔颌面外科的难点问题之一。

目前颞下颌关节强直主要通过外科手术进行治疗，手术方法包括关节成形术和关节重建术。无论采用何种方法，手术的第一步均为松解关节，即“去除骨球及纤维粘连”。多数学者认为，广泛去除骨质粘连是减少强直复发的必要条件。另一方面，颞下颌关节周围解剖结构复杂，上方为颅中窝，内侧为颌内动脉、颈内静脉的重要血管神经，后方为外耳道，出于对周围结构的保护，外科医师都会小心谨慎地进行截骨，难免出现“去骨不足”的情况。如何在保证安全的前提下最大限度地去除骨球？这是过去颞下颌关节强直手术所面临的难题。然而，在影像学技术及计算机技术尚未发达的时期，这个难题只能依靠主刀医师的经验进行把握。

随着医学影像技术和计算机技术的发展，基于无框架立体定向技术，计算机手术导航系统出现并迅速发展，目前已广泛应用于神经外科、骨科、耳鼻喉科、整形外科及口腔颌面外科等多学科领域。通过定位示踪装置，手术导航系统可以将术前三维影像资料和患者实体进

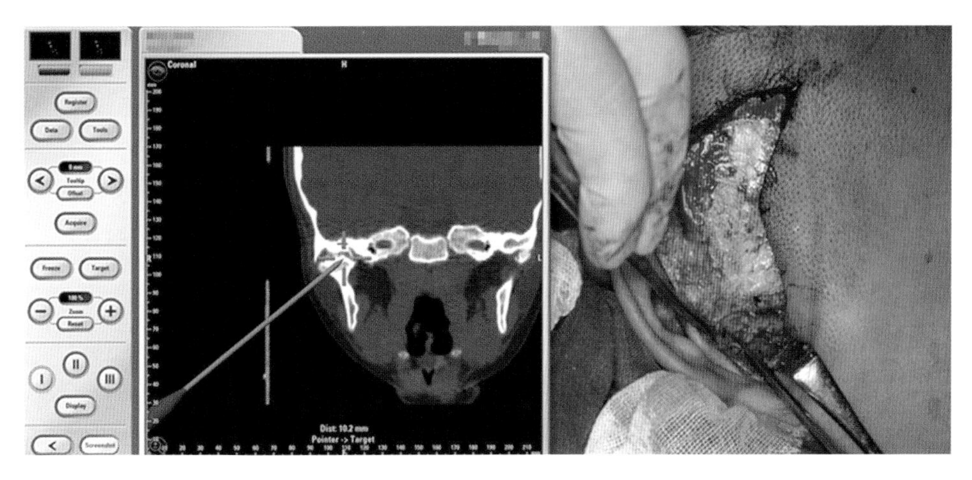

图 24-8　导航引导下关节强直修整成形术

行配准，实现了术中实时在 CT 等三维影像上显示操作位置并进行实时验证（图 24-8）。从而最大限度地降低了对周围解剖结构损伤的可能，同时也提高了手术的精确度。这一特点无疑解决了上文提到的长期困扰关节强直治疗的临床难题。Schmelzeisen 等于 2002 年对导航系统应用于颞下颌关节强直手术进行了首次报道，发现计算机导航系统可显著提高手术安全性，减少并发症的发生。Malis 等 2007 年运用导航系统对 1 例双侧颞下颌关节强直患者进行了个性化全关节置换。国内于洪波等报道采用计算机导航系统辅助 4 例单侧颞下颌关节强直手术，术后效果良好，未出现邻近结构损伤或并发症，患侧余留的颅底骨质厚度与健侧相比，差异不具有显著性，体现了导航系统在提高手术安全性及精确性方面的优势作用。

计算机手术导航系统在颞下颌关节强直手术中的应用可以降低重要解剖结构损伤的发生，同时可以精确地控制关节强直区域的去骨量，确保去骨充分，具有良好的应用前景。另一方面，手术导航系统在颞下颌关节强直手术中的应用约有十余年，但大样本量的相关报道较少，缺乏长期的追踪数据，若要在与传统强直手术的对比中体现优势，仍需进一步的研究数据支持。

（贺　洋　张　益）

参 考 文 献

1. 张益. 数字化外科技术及眼眶骨折精确重建. 中华口腔医学杂志，2012，47（8）：463-465.
2. 尹庆水，章莹，王成焘，等. 临床数字骨科学：创新理论体系与临床应用. 北京：人民军医出版社，2011.
3. 范先群，周慧芳，陶凯，等. 复合性眼眶骨折修复重建术中计算机辅助设计和辅助制造技术的应用. 中华眼科杂志，2005，41（12）：1092-1097.
4. 安金刚，张益，张智勇. 计算机辅助制作个性化钛网治疗眼眶骨折继发眼球内陷. 北京大学学报医学版，2008，40（1）：88-91.
5. 冯志强，贺洋，刘筱菁，等. 计算机导航辅助矫治单侧陈旧性颧骨骨折的疗效对比研究. 中华口腔医学杂志，2012，47（7）：414-418.
6. 安金刚，张益，贺洋，等. 应用三维头模及定位钛板矫治单侧复杂眶颧骨骨折继发畸形. 中华整形外科杂志,2011,27(2):81-85.
7. 裴国献,张元智.数字骨科学.北京:人民卫生出版社,2008.
8. 于洪波,沈国芳,张诗雷,等.计算机辅助导航外科在颞下颌关节成形术中的应用.上海口腔医学,2008,17(5):452-456.
9. 史俊,徐兵,唐友盛,等.个体化复位模板在颧骨复合体骨折治疗中的应用.中国口腔颌面外科杂志,2005,3(4):311-314.
10. 张智勇,张益,贺洋,等.单侧眼眶骨折眼球突度的CT测量方法与可靠性评价.中华整形外科杂志,2009,25(3):169-172.
11. XIA J J,GATENO J,TEICHGRAEBER J F. A new paradigm for complex midface reconstruction:a reversed approach. J Oral Maxillofac Surg,2009,67(3):693-703.
12. BELL R B,MARKIEWICZ M R. Computer-assisted planning,stereolithographic modeling,and intraoperative navigation for complex orbital reconstruction:a descriptive study in a preliminary cohort. J Oral Maxillofac Surg,2009,67(12):2559-2570.
13. KLUG C,SCHICHO K,PLODER O,et al. Point-to-point computer-assisted navigation for precise transfer of planned zygoma osteotomies from the stereolithographic model into reality. J Oral Maxillofac Surg,2006,64(3):550-559.
14. BAUMANN A,SCHICHO K,KLUG C,et al. Computer-assisted navigational surgery in oral and maxillofacial surgery. Atlas Oral Maxillofac Surg Clin North Am,2005,13(1):41-49.
15. WATZINGER F,WANSCHITZ F,WAGNER A,et al. Computer-aided navigation in secondary reconstruction of post-traumatic deformities of the zygoma. J Craniomaxillofac Surg,1997,25(4):198-202.
16. PHAM A M,RAFII A A,METZGER M C,et al. Computer modeling and intraoperative navigation in maxillofacial surgery. Otolaryngol Head Neck Surg,2007,137(4):624-631.
17. OGINO A,ONISHI K,MARUYAMA Y. Intraoperative repositioning assessment using navigation system in zygomatic fracture. J Craniofac Surg,2009,20(4):1061-1065.
18. MARKIEWICZ M R,DIERKS E J,Potter B E,et al. Reliability of intraoperative navigation in restoring normal orbital dimensions. J Oral Maxillofac Surg,2011,69(11):2833-2840.
19. CHEN X,LIN Y,WANG C,et al. A surgical navigation system for oral and maxillofacial surgery and its application in the treatment of old zygomatic fractures. Int J Med Robot,2011,7(1):42-50.
20. HE Y,ZHANG Y,AN JG,et al. Zygomatic surface marker-assisted surgical navigation:a new computer-assisted navigation method for accurate treatment of delayed zygomatic fractures. J Oral Maxillofac Surg,2013,71(12):2101-2114.
21. ZHANG Y,HE Y,ZHANG Z Y,et al. Evaluation of the application of computer-aided shape-adapted fabricated titanium mesh for mirroring-reconstructing orbital walls in cases of late post-traumatic enophthalmos. J Oral Maxillofac Surg,2010,68(9):2070-2075.
22. SCHON R,METZGER M C,ZIZELMANN C,et al. Individually preformed titanium mesh implants for a true-to-original repair of orbital fractures. Int J Oral Maxillofac Surg,2006,35(11):990-995.
23. LAUER G,PRADEL W,SCHNEIDER M,et al. Efficacy of computer-assited surgery in secondary orbital reconstruction. J Craniomaxillofac Surg,2006,34(5):299-305.
24. METZGER M C,SCHON R,SCHULZE D,et al. Individual preformed titanium meshes for orbital fractures. Oral Surg Oral Med Oral Pathol Oral Radiol Endod,2006,102 (4):442-447.
25. GELLRICH N C,SCHRAMM A,HAMMER B,et al. Computer-assisted secondary reconstruction of unilateral

posttraumatic orbital deformity. Plast Reconstr Surg,2002,110 (6):1417-1429.

26. SCHMELZEISE R,GELLRICH N C,SCHRAMM A,et al. Navigation-guided resection of temporomandibular joint ankylosis promotes safety in skull base surgery. J Oral Maxillofac Surg,2002,60(11):1275-1283.
27. MALIS D D,XIA J J,GATENO J,et al. New protocol for 1-stage treatment of temporomandibular joint ankylosis using surgical navigation. J Oral Maxillofac Surg,2007,65(9):1843-1848.
28. KLEIN M,GLATZER C. Individual CAD/CAM fabricated glass-bioceramic implants in reconstructive surgery of the bony orbital floor. Plast Reconstr Surg,2006,117 (2):565-570.

第二十五章　口腔颌面创伤信息管理与智能决策系统

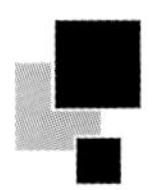

我国颌面创伤的研究取得了显著成绩，但是在全国范围内尚缺乏统一的专科救治信息管理系统。目前各个医院仅有各自相对独立的系统，没有统一的标准和规范，交互性差，难以适应“大数据”时代对于信息整合与总结分析的需要。这些已成为影响我国口腔颌面创伤救治研究的一个重要瓶颈，已不能适应我国创伤救治和研究发展的需要，落后于社会信息化发展的要求。标准化的资料记录在创伤研究中有很重要的作用，因此必须研发适合我国国情的、有专科特点的颌面创伤信息系统和标准的创伤评分系统，通过共享临床资料数据，开展科研协作，提高颌面创伤研究的科学性。

如何实现具体的创伤救治程序和方案在创伤救治过程中快速和准确的应用，是颌面创伤救治信息化管理的重要内容之一。为了实现在创伤救治过程中进行快速和准确的伤情分类和急救，保证在转运过程中接受高水平专业化的监护和治疗，以及对颌面创伤患者提供科学化的救治方案，有效减少致死率和致残率，应用信息技术和人工智能（artificial intelligence）技术研发以数字信息为主体的颌面创伤救治智能决策支持系统（intelligence decision supporting system，IDSS）是未来口腔颌面创伤救治的一个重要发展方向。

第一节　信息技术在创伤救治中的应用

信息技术在创伤现场急救、伤员运输、院内救治以及数据分析与总结中发挥着重要的关键作用。以前我国在创伤信息控制方面存在重大缺陷。曾在地震时由于信息支撑系统的缺如，导致早期救治场面混乱，灾害现场的医护人员早期忙于救治和转送，忽视了伤员的信息收集、登记和交接，这给二线医院的救治、物质准备和伤员的后期资料的总结带来了很大难度。

国外有一些经验可参考借鉴。例如，为了便于管理、互通信息和不断总结经验，美国创伤外科学会建立了全美统一的创伤救治信息管理系统，并规定各地创伤急救系统必须严格执行。从院前急救到院内救治的各相关单位建立统一的创伤急救信息登记和报告管理系统（包括伤员致伤原因、损伤严重程度、现场救治情况、院内救治过程以及康复情况等），定期进行各类数据的分析和总结，可以实现：①指导相关政策和措施的改进；②合理调整创伤急救中心的布局，以及人力、物力和财力的配备；③进一步完善创伤急救网络系统，提高创伤救治效率。

创伤需要多层次救治，从现场和院前救助，到院内急救和专科处置，对时间性和专业性方面都有很高的要求。信息化战争中的战创伤救治更加强调创伤后的即刻救护治疗、复苏稳定和连续无缝的医疗救治，需要围绕伤员信息的数字化，加强以伤员信息数字化为基础的

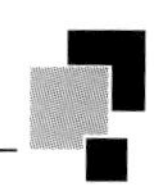

卫勤信息化保障建设工作。

一、信息技术在外军战时卫勤中的应用

现代信息技术是以电子技术、微电子技术为基础,集计算机技术、通信技术和控制技术为一体的综合技术。信息技术在军队卫勤中主要应用于卫勤组织指挥自动化系统、野战远程医疗系统、创伤救治信息管理系统、伤病员后送系统与医疗调度系统,以及自动化卫生信息管理系统。

美国陆军极为重视高新技术和信息技术在军事医学上的应用,提出建立战时伤病员治疗通信系统、创伤救治信息管理系统等有关应用信息技术的理论和规划。战伤救治医疗通信系统(medical communications for combat casualty care,MC4)是美军的医疗通信主体结构,其连接对象包括数据库(database)、行政管理程序、医疗诊断、监测、治疗系统和后送平台。通过向作战地前方提供专家医疗咨询和电子媒体交换信息,将各层次的医疗信息加以汇总,以便在全世界范围内向士兵提供医疗服务,提高诊治水平和伤员的生存能力。美军提出了建立数字化的野战医疗机构,该机构通过与卫星通信系统及互联网相连,应用数字化技术进行诊断和治疗,并对伤病员进行管理。

美军的创伤救治信息管理系统是由 13 个单位合作研制而成,把单兵生理监视器系统、战地卫生员便携计算机、野战医疗协调器、创伤救治协调器和创伤救治便携器等各个子系统紧密连接起来。该系统主要发挥以下职能:确定伤病员的位置;鉴定伤病员伤情;监测生命体征;支持救命治疗,拟定高级创伤生命支持方案;将伤病员后送;支持远程医疗的应用。

二、虚拟医疗:信息化医疗保障新趋势

现代战争中,依托国家、军队信息化建设基础,通过网络传递医疗信息,最大可能地聚集区域内外医疗高科技,并通过计算机的智能化服务完成战时预防保健、医疗救护任务,称为战时"虚拟医疗救护(virtual medical care)"。而今,"虚拟医疗救护"正在成为战时医疗救护的一种战略机动力量。战场伤员可在最短时间内进入"虚拟医院",通过数字化设备传递相关医疗信息,从而得到快速、准确、有效的战伤救治,最大限度地保障战斗力和降低战场伤亡。

"虚拟医疗救护"要求实现求快、求变、求质量和灵活机动的战时医疗救护保障,可以在不同地域、最短时间和最大程度地汇聚最优势技术,实施医疗保障。"虚拟医疗救护"只有在战场数字化建设基础上才可能实现,需满足战时医疗信息的采集、传输、阅读和存储。战时医疗信息涵括的类别越多,科技内容越多,带来的科学性则越强,综合诊断决策失误率则越低,救护质量越高。

三、远程医学技术在战创伤救治中的应用

远程医学(telemedicine)是通信技术、计算机技术和医学信息相结合而产生的新的医学科学分支。远程医学包括远程诊断、远程咨询和远程手术和远程监护等。野战远程医疗系统就是在整个作战过程中,用完全综合的医疗设备、医疗技术、信息与通信技术,安全有效地

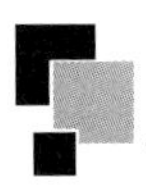

将战场上各个救治阶梯上的所有信息系统和数据库、通信系统、管理系统、医疗诊断与监视系统、伤病员救治系统和后送平台连接起来，使各级救治阶梯上的卫生人员，能通过语音、数字、视频和电子媒体交流信息，使战区和后方基地的专科医疗技术、诊断能力和治疗方案等得到最大限度的利用。

美军研制出一种便携式远程医疗摄像系统。该系统能将前方军医所见到的伤员状况，发送给数十千米外的医学专家，并由专家在初步处理过程中加以指导。此医疗摄像机系统由轻型头戴系统、控制盒和蓄电池组成。头戴系统上的彩色摄像机通过微波与2千米范围内的中转车和机动医疗指挥车相连。中转车采用高机动、多用途轮式底盘，车上的工作室内有摄像机、声频、视频处理器和卫星通信装置，能将图像和声音发给世界上任何地方的医疗专家，并能接收其发回的图像和声音。这一系统已经纳入了美军可视化后勤系统的医疗救治可视化分系统，其内容还包括医疗资源可视、伤病员救治可视以及远程医疗会诊等，提供伤病员战场寻找、抢救、后送及后方医院救治等跟踪与控制等多项功能。

此外，还有一种数字化放射诊断系统。该系统使用数字相机取代传统的胶片相机拍摄X线图像，并利用扫描系统将图像输入计算机。用户可通过计算机网络将图像和数据传输至世界任何一个角落的医院，以帮助另一端的医生会诊。该数字化诊断系统还可用于显示或传输超声波、磁共振图像和计算机断面成像的图像数据。

美军远程医学技术研究开始于20世纪60年代初期。1991年，美军在海湾战争中成功运用了远程医学技术，对在战争中受伤的官兵实施了远程会诊。1993年3月，在索马里维和行动中，美军利用远程医学信息系统向后方传送病历74份、医学图像248份，减少了不必要的伤员后送，并初步确定了前线部队远程医学系统的基本组成。1994年，美国国防部建立了远程医学试验台（telemedicine testbed），启动了多种远程医学研究项目，把远程医疗视为引导卫勤保障现代化进程的优先发展课题，研制出了前方便携式远程医疗系统、美军创伤救治信息管理系统、区域性远程医疗网络系统、数字化医院等系列化的远程医学设备及系统，为美军提供了现代化的卫勤保障。美军声称，其远程医学技术发展的最终目标是“使美军的伤病员和医务人员无论在任何时间和任何地点，都可以获得世界上最先进的医疗技术支持”。

近年来我军重点发展了战场伤员寻找装备系统、火线急救装备系统、后送监护装备系统、早期治疗装备系统、战救信息装备系统、技术保障支持系统、野战机动医疗系统、野战医疗箱组系统、单兵卫生装备系统及野战外科手术系统（共十大系统）。目前主要研究重点是卫生装备信息系统、诊疗智能技术、野战远程医疗网络技术和远距离侦检报警技术等。今后的发展方向为：①全球定位系统；②卫勤能力评估与卫勤辅助决策系统；③战场医疗专家系统（expert system，ES）；④卫星医疗通信系统及远距离医疗服务系统。

四、小　　结

无论是从军事医学战略需要还是从平时创伤救治和研究需要，我们都急需应用信息化手段和人工智能技术研制具有颌面创伤专科特点的颌面创伤信息化管理系统和颌面创伤救治智能决策支持系统，以实现自动化收集、管理和统计分析相关的创伤数据资料，辅助在创伤救治中进行快速、准确的伤情分类和急救，保证后送中接受高水平专业化的监护和治疗，并最终提供科学化的治疗方案。今后的研究方向包括卫勤辅助决策、战场医疗专家系统以

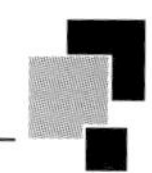

及远程医疗服务等。

第二节　创伤严重度定量评分方法及在颌面创伤中的应用

随着社会经济的发展，创伤的发生及其对人民健康的影响有逐年增加的趋势。实施高效、合理的救治有赖于对创伤患者伤情的准确评价和科学分类。应用量化和权重处理的受伤患者的生理指标、解剖损伤或诊断名称等作为参数，经数学计算以显示患者伤情严重程度的诸多方案总称为“创伤评分”。

创伤评分是对创伤患者的损伤严重程度和结局进行评估的有效方法。在创伤的现场急救和临床治疗中，通过创伤评分系统准确地评估伤员特别是多发伤伤员的生理紊乱、解剖损害程度，尤其是结合年龄、伤前疾病等因素，综合地评判损伤的严重程度和生存可能性，对于治疗决策、疗效评价和科学研究，具有重要作用。创伤评分为创伤伤员的分类、后送、救治及其质量评价提供了科学和快捷的手段，有助于对创伤患者进行分类后送和选择合理的治疗方案，并可进行结局预测、治疗水平评价、创伤资料分类比较和统计。

国外从 20 世纪 60 年代就开始运用创伤评分方法对创伤患者伤情的严重程度和结局进行科学评估。随着评分方法的规范和统一，创伤评分在创伤领域得到了广泛应用。在国内，随着创伤医学的发展，与创伤相关科室的医师也逐渐认识到创伤评分的重要性。在 20 世纪 90 年代初，中华医学会创伤学分会、《中华创伤杂志》编辑部等单位就开始着力推广创伤评分的应用，使创伤评分在我国创伤医学领域得到部分推广和应用。

一、创伤严重度评分方法

归纳各种评分方法，可以分为入院前和入院后两大类。院前评分包括创伤指数（trauma index，TI）、创伤计分法（trauma score，TS）、改良创伤计分法（revised trauma score，RTS）、CRAMS 法（circulation respiration abdominal movement speech）及医院前指数（prehospital index，PHI）等。医院内创伤评分包括简明损伤定级法（abbreviated injury scale，AIS）、损伤严重度评分（injury severity score，ISS）、急性生理学及慢性健康状况评分法（acute physiology and chronic health evaluation，APACHE）、创伤患者存活概率预测法（trauma and injury severity score，TRISS）以及创伤严重程度特征评价法（a severity characteristics of trauma，ASCOT）等。按评分依据可分为四类：①解剖指标评分定级法，如 AIS-ISS 法；②生理指标评分定级法，如 APACHE 法；③综合评分法：结合解剖和生理指标，求得预测伤员生存概率（survival probability，Ps）值，如 ASCOT 法和 TRISS 法；④基于国际疾病分类编码（international classification of disease，ICD）预测生存概率法，如 RESP index 法（revised estimated survival probability）和 ICISS 法（ICD-9 based injury severity score）。

二、AIS-ISS 法

我国的院内评分系统研究起步较晚，最早报道应用创伤评分的是 1983 年周志道用 ISS

对 848 例矿工创伤进行分析,认为 ISS 可估计伤情,指导治疗,预测预后,并能比较疗效及检查医疗质量,故有标准化意义。中华医学会创伤学分会于 1987 年成立了创伤评分学组。重庆市急救医疗中心于 1989 年 12 月在国内首次将 AIS 1985 版本翻译为中文本供创伤学界使用,1991 年 3 月再次将 AIS 1990 版本翻译为中文本。1993 年 10 月中华创伤学会主办的首届全国多发伤专题学术会议,建议在国内推广损伤严重度评分法,医院内评分统一使用 AIS 1990 版本,使国内有了统一的评分标准,并且建议今后的创伤相关论文必须有评分标准方可刊登,自此 AIS-ISS 法很快得到了推广和重视。2002 年 3 月国内首次出版了由重庆市急救医疗中心编译的 AIS 1990 版本 1998 修订本。2005 年重庆市急救医疗中心获得了 AIS 2005 版本在中国大陆的中文本出版发行权,由重庆出版社出版了 AIS 2005 中文本。

1974 年 Baker 等提出了 ISS 更适合于评价多发伤的严重程度以及 ISS 与存活概率间的关系。ISS 计算值是取身体三个最严重损伤区域的最高 AIS 值的平方和,是相对客观和容易计算的方法,目前已被世界公认并广泛应用。但是,ISS 不能反映伤员的生理变化、年龄、伤前健康状况等因素对损伤严重程度和预后的影响,以及对身体同一区域的严重多发伤权重不足。针对这些缺点,在国外,又相继提出了 AP 法(anatomic profile)、TRISS 法及 ASCOT 法,提高了预测存活概率的敏感性,但后两种方法计算较复杂。国内有学者也相继提出了对 ISS 的改进方法。

三、颌面部损伤量化评分的研究

在颌面创伤领域,一些特定解剖结构或部位的损伤类型已被广泛认同并应用于临床描述、学术交流和文献之中,例如上颌骨骨折 LeFort 分类、颧骨颧弓复合体骨折 KnightNorth 分类和 Zingg 分类、鼻眶筛区骨折 Markowitz 分类等。损伤类型往往从定性方面体现出损伤严重程度的信息,但没有对损伤严重程度进行量化分析。

AIS-ISS 评分系统现在已经得到世界各国从事创伤临床和基础研究单位的公认和广泛应用,但应用于口腔颌面部损伤有其局限性。这是由于口腔颌面部解剖结构复杂,损伤类型多样,而口腔颌面部 AIS 损伤编码过于粗略,不详细,无法满足实际临床需要。另一方面,口腔颌面部损伤致死率小,对面容和功能破坏性大,而 ISS 主要是针对全身多发伤与生存率相关的损伤严重程度判定的方法,无法直接套用。

国内外学者根据口腔颌面部创伤的特点,建立了多种口腔颌面部创伤评分系统。虽然用于定量描述颌面部损伤严重程度的方法在文献中有不断报道,然而至今国内外尚没有统一的、被广泛认同的用于临床和研究的颌面部损伤严重度评分方法或系统。尽管如此,以下对目前存在的一些方法进行初步介绍,希望能够提供参考和借鉴。

(一)基于 AIS-ISS 的颌面损伤严重度评分方法

1. 对 ISS 进行改良的方法　ISS 是目前应用最广泛的创伤严重度评分方法,该法以 AIS 为基础,主要适用于评定多发伤。其方法是将头颈、面部、胸部、腹部、四肢及体表六个区域中三个最严重伤部位最高 AIS(maximal abbreviated injury scale,MAIS)编码的平方相加。对于单一解剖区域的损伤严重度的评定,ISS 只能取其中一个 MAIS 计算,无法反映出单发伤和多发伤的差异。多发性损伤是颌面创伤的一个显著特点,应用 ISS 评分方法对颌面部单个损伤部位进行损伤严重程度评定并不合适。

因此，有学者提出一种改进的创伤严重度评分方法 RISS（改良创伤严重度评分，revised injury severity score），用于评价颌面部多发性骨折的损伤严重程度。RISS 计算口腔颌面部所有损伤部位的 AIS 值，即 $RISS=A_1^2+A_2+A_3+\cdots+A_n$（$A_1$ 为损伤最严重部位的 AIS 计分，$A_2\sim A_n$ 为其余解剖部位的 AIS 计分）。这种方法在不改变原 ISS 与 AIS 的函数关系的情况下，能够准确地反映出实际颌面部多发骨折的严重程度。

基于同样的原因，出现了改良的颌面创伤严重度评分方法 RFISS。RFISS 取面部最重伤 AIS 值平方与两个次重伤 AIS 值的和，即 $RFISS=A_1^2+A_2+A_3$。

与 ISS 法相比，RISS 法和 RFISS 法避免了 ISS 法对 2 处以上骨折损伤严重程度估计不足的缺陷，不失为一种更合理、有效的方法。

2. 对 AIS 损伤编码进行改良　针对 AIS 系统评价颌面部创伤编码不足的缺点，有学者提出了改良简明颌面创伤分级（revised abbreviated maxillofacial injury scale，RAMIS）。

RAMIS 用九位数编码，前 7 位为 AIS-98 编码，小数点后第 1 位为 AIS 严重度定级，后两位为改良的颌面损伤定级（01～06 分别表示轻度、中度、重度、严重、很严重、危重）。例如 210202.103，其中 210202.1 是 AIS 编码，小数点后第一位 1 是 AIS 损伤定级，03 是 RAMIS 损伤定级。

（1）RAMIS 编码与 ICD 和 AIS-98 编码的对应原则：以伤情的分类描述为基础，对照代码的含义建立对应关系；含义完全或基本相同者，直接将编码对应；无相同含义编码对应的，以高一级别的编码对应；ICD-9 和 AIS-98 的分类粗于 RAMIS 的分类，因此出现一对多的现象。

（2）按照软组织、骨组织、面部器官等建立 RAMIS 编码：表 25-1～表 25-4 分别为面部软组织、颈部软组织、内部器官和骨骼的损伤严重度定级表。

表 25-1　面部软组织损伤严重度定级表

面部损伤严重度描述	损伤编码 AIS/RAMIS	ICD-9
擦伤面积<50%，但严重污染	210202.101	910.601 面部表浅异物
擦伤面积>50%，污染严重	210202.102	910.601 面部表浅异物
挫伤（不区分严重度）	210402.101	920.001 面部挫伤
撕裂伤总伤口长度 *L*<10cm	210602.101	873.401 面部撕裂伤
撕裂伤 *L*≥10cm	210604.202	873.401 面部撕裂伤
撕裂伤失血量>20%	210606.303	873.401 面部撕裂伤
撕脱伤面积<$25cm^2$ 且无组织缺损	210802.102	959.003 面部损伤
撕脱伤面积>$25cm^2$ 或有组织缺损	210804.203	959.003 面部损伤
撕脱伤失血量>20%	210806.304	959.003 面部损伤
穿通伤无组织缺损，线性伤口	216002.101	959.003 面部损伤
穿通伤并组织丢失<$10cm^2$	216002.102	959.003 面部损伤
$10cm^2$≤组织丢失<$25cm^2$	216002.103	959.003 面部损伤
组织丢失≥$25cm^2$	216004.204	959.003 面部损伤
失血量>20%	216006.304	959.003 面部损伤

表 25-2　颈部软组织损伤严重度定级表

损伤严重度描述	损伤编码 AIS/RAMIS	ICD-9
挫伤(不区分严重度)	310402.101	959.004 颈部损伤
撕裂伤颈部伤口 $L<20$cm	310602.101	959.004 颈部损伤
撕裂伤颈部伤口 $L\geqslant 20$cm	310604.202	959.004 颈部损伤
撕裂伤失血量>20%	310606.304	959.004 颈部损伤
撕脱伤面积<100cm^2	310802.102	959.004 颈部损伤
撕脱伤面积>100cm^2 或组织缺损>25cm^2	310804.203	959.004 颈部损伤
撕脱伤失血量>20%	310806.304	959.004 颈部损伤
穿通伤组织丢失≤100cm^2	316002.103	959.004 颈部损伤
穿通伤组织丢失>100cm^2	316004.203	959.004 颈部损伤
失血量>20%	316006.304	959.004 颈部损伤

表 25-3　面部器官损伤严重度定级表

面部器官损伤严重度描述	损伤编码 AIS/RAMIS	ICD-9
面神经总干挫伤	131604.201	951.401 面神经损伤
离断,神经无缺损	131604.203	
有神经缺损	131604.204	
颞支挫伤	131604.201	
离断,神经无缺损	131604.202	
有神经缺损	131604.203	
其余分支与以上分类相同(略)	131604.201	
腮腺及导管撕伤	341099.202	959.009 唾液腺损伤

表 25-4　面部骨组织损伤严重度定级表

损伤严重度描述	损伤编码 AIS/RAMIS	ICD-9
下颌骨正中闭合性骨折	250604.102	802.201 下颌骨骨折
下颌骨正中开放性骨折	250612.203	802.301 下颌骨开放性骨折
下颌骨正中粉碎性骨折	250612.203	802.201 下颌骨骨折
下颌骨正中骨组织缺损	250612.203	802.201 下颌骨骨折
上颌骨 LeFort Ⅰ型闭合性	250804.202	802.402 上颌骨骨折
上颌骨 LeFort Ⅰ型开放性	250804.203	802.502 上颌骨开放性骨折
上颌骨 LeFort Ⅰ型粉碎性	250804.203	802.402 上颌骨骨折
上颌骨 LeFort Ⅰ型骨缺损	250804.203	802.402 上颌骨骨折

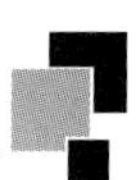

续表

损伤严重度描述	损伤编码 AIS/RAMIS	ICD-9
上颌骨 LeFort Ⅱ型闭合性	250806.202	802.402 上颌骨骨折
上颌骨 LeFort Ⅱ型开放性	250806.203	802.502 上颌骨开放性骨折
上颌骨 LeFort Ⅱ型粉碎性	250806.203	802.402 上颌骨骨折
上颌骨 LeFort Ⅱ型骨缺损	250806.203	802.402 上颌骨骨折
上颌骨 LeFort Ⅲ型闭合性	250808.203	802.402 上颌骨骨折
上颌骨 LeFort Ⅲ型开放性	250808.204	802.502 上颌骨开放性骨折
上颌骨 LeFort Ⅲ型粉碎性	250808.204	802.402 上颌骨骨折
上颌骨 LeFort Ⅲ型骨缺损	250808.204	802.402 上颌骨骨折
鼻骨线性	251002.101	802.001 鼻骨骨折
鼻骨开放性	251004.202	802.101 鼻骨开放性骨折
鼻骨粉碎性	251004.202	802.001 鼻骨骨折
鼻眶筛骨折	251004.203	802.001 鼻骨骨折
单纯性颧弓骨折	251800.201	802.401 颧骨骨折
眶外侧壁骨折	251800.201	802.401 颧骨骨折
眶下缘骨折	251800.201	802.401 颧骨骨折
无移位颧骨体的单一骨折	251800.202	802.401 颧骨骨折
旋转或移位的颧骨体单一骨折	251800.203	802.401 颧骨骨折
多发性粉碎性骨折	251800.203	802.401 颧骨骨折
眶底爆裂性骨折	251204.302	802.801 眼眶骨折
眶上缘骨折	251202.201	802.801 眼眶骨折

（3）RAMIS 的优点（与 AIS 相比）：增加严重面部擦伤的评分，将擦伤的面积与污染程度复合详细划分；撕脱伤中增加组织缺损；对于组织缺损面积的大小作了细化；面神经损伤采用挫伤（无神经离断）、断裂和神经缺损替代原撕裂撕脱伤，并对每一分支和总干损伤进行不同的定级；上、下颌骨、鼻骨损伤均增加了骨缺损的定级标准，且对损伤部位进行了细化，并增加鼻眶筛骨折的定级编码；细化了颧骨骨折的分类编码；增加了眶下壁爆裂性骨折编码。

3. 增加生理功能参数的评分方法　颌面损伤往往造成患者咬合功能障碍、颅颌面畸形以及继发性心理障碍等一系列后果，对患者生存质量有显著影响。在 AIS-ISS 系统里，AIS 主要定义解剖损伤，未能体现出颌面部功能损害的部分，ISS 对创伤预后的判定是和存活概率挂钩，对伤残结局和生存质量不作预测，因此不能反映出颌面部损伤的特点和预后。在 AIS 基础之上，国内已经开始探索建立能够体现专科特点的颌面部损伤的评分方法。

（1）颌面损伤严重度评分（maxillofacial injury severity score，MISS）：MISS 是在 RFIS 的基础上增加了颌面功能和年龄参数的评分方法。MISS＝RFISS×（1+F+O+M+D+Y），其中 F、O、M、D、Y 的含义及计算方法如表 25-5 所示。

表 25-5 MISS 功能损害计分方法

分值	0	1	2
F(facial deformity)面部畸形	没有面部畸形	存在面部畸形(无法恢复的)	
O(open degree)开口度	开口度>2.5cm	1.0cm<开口度≤2.5cm.	开口度≤1.0cm
M(malocclusion)错殆畸形	没有错殆畸形	由上颌或下颌单颌引起的错殆畸形	上颌或下颌一起引起的错殆畸形
D(diplopia)复视	没有复视	复视	
A(age)年龄	15 岁≤年龄<60 岁	6 岁≤年龄<15 岁 60 岁≤年龄<75 岁	年龄<6 岁或年龄≥75 岁

该方法赋予颌面创伤评分新的含义,不只是单纯区分解剖损伤的严重度,而是使之在不同的年龄阶段从功能的角度评价损伤的严重程度。经过 1 159 例颌面创伤伤员验证,发现 MISS 法对颌面创伤的评估更准确、客观、可靠,更有指导意义。

(2) 颌面创伤严重度评分(maxillofacial trauma severity score,MTSS):MTSS 在 AIS-90 的基础上,将张口受限(open limited,OP)、咬合关系紊乱(malocclusion,M)及颜面畸形(facial deformity,FD)3 个参数列入评分指标,并根据国家交通事故伤残定级和法院伤残定级标准规定分值。OP 值、M 值、FD 值定义如表 25-6。MTSS=(A1+A2+A3)×(OP+M+FD),其中 A1、A2 和 A3 为口腔颌面部 AIS 评分最高的 3 处得分。对 902 例颌面创伤患者评分结果表明,MTSS 与患者的医疗费用和住院天数有显著的相关性。

表 25-6 MTSS 功能损害计分方法

分值	1	2	3
开口受限	开口度 2.0~3.7cm	开口度<2.0cm	
错殆畸形	单颌个别牙齿错位,且<6 个牙位	单颌牙列移位	双颌牙列移位
面部畸形	软组织切割伤<4cm	骨折或软组织复合伤,单纯面部软组织>4cm,面神经支干损伤 1 支以上	器官缺损 1/2 以上,面神经总干断裂

(二) 不基于 AIS-ISS 系统的颌面创伤评分方法

1. 口腔颌面部整体评分方法

(1) 颅面骨折评分(craniofacial disruption score,CDS):在 CDS 中,颅颌面部被分成 10 个解剖区,用字母代表,双侧共 20 个解剖区域。每个解剖区域由若干次级解剖部位组成,每个解剖部位的字母由上一级解剖区域字母扩展编成(表 25-7)。每个解剖部位骨折的严重度用数字编码计分:无骨折=0;有骨折而无移位=1;骨折段移位明显=2;粉碎性骨折=3。一

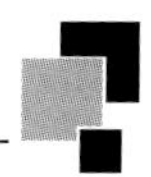

个解剖区域骨折的严重度计分是把其所包含的各个解剖部位骨折的严重度计分相加(最大值为5分,>5分者均计为5分)。所有20个解剖区域的骨折严重度计分相加即为患者最终的骨折严重度分值(最大值为100分)。将患者的骨折严重度计分除以100即为CDS,CDS以百分数表示。

表 25-7　颅面骨骼字母编码

颅/面	解剖区域	主编码	解剖部位	次级编码
颅部	额骨区	F	颅骨	FC
			额窦前壁	FSA
			额窦后壁	FSP
			颅前窝	FA
			筛板	FCP
			冠状缝	F:P
	顶骨区	P	颅骨	PC
			矢状缝	P:P
			鳞状缝	P:T
			人字缝	P:OC
	蝶骨区	S	蝶骨小翼	SL
			蝶骨大翼	SG
			蝶额缝	S:F
			蝶骨基	SB
			蝶枕软骨结合	s:oc
	颞区	T	颅骨	TC
			颞骨底	TB
			颞骨岩部	TP
	枕区	O	枕骨	OCC
			枕骨基部	OCB
颌面部	鼻筛区	NE	鼻骨	N
			鼻额缝	N:F
			上颌骨额突	NMX
			筛前区	EA
			筛后区	EP
	颧骨区	Z	颧弓	ZA
			颧骨体	ZB
			颧额缝	Z:F
			颧上颌缝	Z:MX

续表

颅/面	解剖区域	主编码	解剖部位	次级编码
颌面部	眶区	O	眶顶	OR
			内侧壁	OM
			外侧壁	OL
			眶底	OF
			下缘	OI
			上缘	OS
	上颌骨区	MX	前壁	MXA
			支柱	MXB
			腭骨	MXP
			牙槽骨	MXD
			翼突	MXT
	下颌骨区	MD	髁突	MDC
			冠突	MDP
			下颌支	MDR
			下颌角	MDA
			体部	MDB
			正中联合	MDS
			牙槽突	MDD

举例：对于颧弓、颧骨体无移位而颧额缝、颧颌缝明显移位的颧骨骨折，计分见表 25-8，最后的颧骨骨折计分为 5。

表 25-8 颧骨骨折字母编码计分举例

解剖区域	次级解剖部位	字母编码计分
颧骨	颧弓	ZA 1
	颧骨体	ZB 1
	颧额缝	Z:F 2
	颧上颌缝	Z:MX 2
		总分 Z 5

（2）面部损伤严重度评分（facial injury severity score，FISS）：FISS 通过对骨折部位和骨折类型进行量化计分，利用不同部位的评分值和他们的总分值来评估颌面损伤严重程度。面部损伤严重度评分 FISS 的总分值为各部位分值之总和（表 25-9）。FISS 本质上是对颌面部骨折评分的方法，虽然有表示软组织损伤的“撕裂伤”条目。

FISS 与手术费用具有显著的相关性（$R=0.82$）；虽然与住院时间的相关性具有统计学意义，但相关性较低（$R=0.38$）。

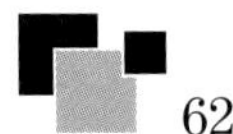

表 25-9　FISS 计分方法

部位	计分	部位	计分
下颌骨		鼻骨-眶-筛骨区(NOE)	3
牙槽骨	1	颧上颌复合体(ZMC)	1
升支/体部/正中联合	2	鼻骨	1
髁突/喙突	1	**面上部**	
面中部		眶顶/底	1
牙槽骨	1	额骨或额窦移位性骨折	5
LeFort Ⅰ型	2	无移位骨折	1
LeFort Ⅱ型	4	**面部撕裂伤**	
LeFort Ⅲ型	6	长度>10cm	1
(单侧 LeFort 骨折只计一半分值)			

(3) 面部骨折严重度评分(facial fracture severity score,FFSS):颌面骨骼被划分为 41 个区域,鼻骨是唯一包含左右两侧结构的区域,其他区域左右对称划分。FFSS 通过对每一区域的骨折类型进行量化计分,FFSS 的总分值为各区域分值之总和(表 25-10)。

表 25-10　FFSS 计分方法

骨折类型	计分
单发骨折无移位或移位≤2mm	1
单发骨折移位>2mm 或粉碎性骨折	2
骨缺损	3

对 FFSS 进行同类相关性检验,显示有很好的一致性(interrater reliability=0.97;interrater reliability=0.99)。FFSS 与手术中使用的植入物数目和手术时间分别具有很好的相关性(R=0.93,0.68)。

(4) 颌面部损伤严重度评分 ISS:颌面部 ISS 通过十项生理指标和解剖指标对损伤严重程度进行分级量化计分,利用这 10 项评分值和他们的总分值来评估颌面部损伤严重程度。ISS 的总分值为 10 项分值之总和(表 25-11)。

颌面部损伤严重程度根据 ISS 值大小来判断:ISS<6 为轻度;6≤ISS<10 为中度;ISS≥10 为重度。

(5) 颌面损伤严重度评分(maxillofacial injury severity score,MFISS):采用层次分析法(analytic hierarchy process,AHP)将颌面损伤按解剖和功能两个方面分层建立指标体系,分别计算解剖损伤和功能损伤的损伤严重度评分。对每一项损伤指标根据严重程度分为无、轻度、中度、重度、严重和极严重,并给予 0~5 不同的分值(表 25-12,表 25-13);应用专家咨询法(Delphi technique)对评价指标进行两两比较评分,求出每一项损伤指标的权重系数(表 25-14,表 25-15)。

$\text{MFISS}=\sum_{i=1}^{m} C_i \cdot P_i$($C_i$ 为第 i 评价目标的组合权重系数,P_i 为第 i 评价目标的损伤程度,将每一项损伤指标的计分与权重系数的乘积代入公式求和,其总分即为 MFISS)。

表 25-11 颌面部损伤严重度评分 ISS 计分方法

参数项目	临床表现	计分	参数项目	临床表现	计分
呼吸	正常	0		>600	3
	费力、变浅	3	瞳孔	正常	0
	<10 次/min	5		不正常	5
血压/kPa	≥13.3	0	软组织损伤	1 个解剖区	1
	11.4~13.2	1		2 个解剖区	3
	10.6~11.3	2		多个解剖区	4
	0~10.5	5	硬组织损伤	牙槽骨骨折	1
脉搏/(次·min^{-1})	65~90	0		LeFort Ⅰ骨折	2
	91~119	1		LeFort Ⅱ骨折	3
	≥120	2		LeFort Ⅲ骨折	5
体温/℃	37~38	1		下颌骨单发骨折	2
	>38	2		下颌骨二处骨折	3
神智	正常	0		下颌骨多处骨折	4
	烦躁不安	2	复合损伤	无	0
	昏迷史	5		内脏	5
失血量/ml	≤400	1		躯干四肢	4
	≤600	2			

表 25-12 颌面部解剖损伤分层指标

损伤分层指标	损伤程度分级
软组织损伤	
(1)血管损伤	①无血管损伤;②轻度:小血肿;③中度:渐增性血肿;④重度:开放性出血(知名血管破裂);⑤严重:颈部大动脉破裂
(2)视觉损伤*	①无视觉伤;②轻度:复视或者轻度视力下降视力范围是 0.3<视力<1.0;③中度:视力下降明显视力范围是 0.1≤视力≤0.3 或者有眼球运动受限;④重度:球内容损伤,视力<0.1 但有光感;⑤严重:单侧失明;⑥极严重:双侧失明
(3)组织缺损**	①无组织缺损;②轻度:面部面积<$4cm^2$ 或者颈部面积<$25cm^2$;③中度:面部面积 $4\sim16cm^2$ 或者颈部面积 $25\sim49cm^2$;④重度:面部面积 $17\sim25cm^2$ 或者颈部面积 $50\sim100cm^2$;⑤严重:面部面积>$25cm^2$ 或者颈部面积>$100cm^2$
(4)面神经损伤	①无神经损伤;②轻度:挫伤;③中度:1 支分支离断,神经无缺损;④重度:2 只以上或总干离断,神经无缺损;⑤严重:有神经缺损
(5)贯通伤	①无贯通伤;②轻度:无组织缺损,线性伤口,无组织缺失;③中度:组织丢失≤$10cm^2$;④重度:$10cm^2$<组织丢失≤$25cm^2$;⑤严重:组织丢失>$25cm^2$

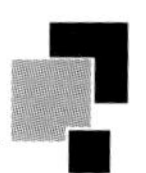

续表

损伤分层指标	损伤程度分级
(6)皮肤黏膜损伤	①无皮肤黏膜损伤;②轻度:擦伤占面部面积比例<50%,挫伤(不影响呼吸、无知名血管损伤的血肿);③中度:擦伤占面部面积比例<50%、挫伤(不影响呼吸、但有知名血管损伤的血肿)、皮肤黏膜伤口长度或者累计长度 L<10cm 以下、颈部伤口<20cm;④重度:擦伤占面部面积比例≥50%;挫伤(影响呼吸且有知名血管损伤的血肿);面部软组织伤创口长度或者累计长度 L≥10cm 以上或者颈部伤口 L≥20cm;⑤严重:擦伤占面部面积比例≥50%、挫伤(影响呼吸且有知名血管损伤的血肿)、面部软组织伤创口长度或者累计长度 L≥10cm 以上或者颈部伤口 L≥20cm 等伴严重感染
硬组织损伤	
(7)上颌骨损伤	①无上颌骨骨折;②轻度:上颌骨骨折包括上颌窦壁骨折(上颌窦前壁线性、多发或者粉碎性骨折);③中度:上颌骨构成的颧牙槽嵴、眶底、梨状孔边缘、额突、腭突等处骨折(线性无移位,线性有移位,双发骨折,粉碎性骨折)或者是 LeFort Ⅰ型无移位骨折;④重度:上颌骨横断形骨折(LeFort Ⅰ型移位骨折,LeFort Ⅱ型无移位骨折);⑤严重:上颌骨横断形骨折(LeFort Ⅱ型无移位骨折,LeFort Ⅲ型骨折无移位);⑥极严重:LeFort Ⅲ型有移位伴上颌骨多发粉碎性骨折、矢状骨折及部分骨质缺损
(8)下颌骨损伤	①无骨折;②轻度:单发骨折,无骨折线移位;③中度:双发骨折伴骨折线移位不明显或者单发骨折伴骨折线移位;④重度:双发骨折伴骨折线明显移位;⑤严重:多发骨折(有 3 条骨折线及以上)或者粉碎性下颌骨骨折;⑥极严重:下颌骨缺损
(9)颧骨颧弓损伤	①无骨折;②轻度:颧骨骨折无移位,或颧弓线型骨折或者双线骨折无移位;③中度:颧骨体骨折向后下内移位,不伴转位,或颧弓双线骨折有移位或三线移位不明显;④重度:颧骨体骨折(伴向内转位或者向外转位),或颧弓三线性骨折移位明显;⑤严重:颧骨粉碎性骨折或者颧骨缺损,或粉碎型颧弓骨折或颧弓缺损
(10)牙槽突损伤	①无牙槽突骨折;②轻度:单颌 6 个牙位及以下长度的牙槽突骨折;③中度:单颌 6 个牙位以上长度的牙槽突骨折或上下颌同时有牙槽突骨折;④重度:单颌粉碎性牙槽突骨折;⑤严重:双颌牙槽骨粉碎性牙槽突骨折或者部分牙槽骨缺失
(11)鼻骨损伤	①无鼻骨骨折;②轻度:单侧塌陷性骨折;③中度:单侧塌陷性对侧移位骨折;④重度:双侧塌陷性粉碎性骨折不伴鼻中隔和筛骨骨折;⑤严重:鼻根部横形断裂骨折伴鼻中隔和筛骨骨折
(12)腭骨损伤	①无腭骨骨折;②轻度:腭骨单发骨折;③中度:腭骨多发骨折;④重度:腭骨粉碎性骨折或者部分缺损
(13)牙齿损伤	①无牙齿损伤;②轻度:单颌或者双颌 6 个牙位及以下牙齿损伤;③中度:单颌或者双颌 6 个牙位以上牙齿损伤;④重度:单颌牙列牙齿损伤;⑤严重;全牙列牙齿损伤

注:* 如一侧损伤较轻一侧较重,则以损伤最严重的一侧计损伤等级;**包括切割、咬伤等所致的组织缺损。

表 25-13　颌面部功能损伤分层指标

损伤分层指标	损伤程度分级
面部畸形	
(1)面部瘢痕	①无面部创口或瘢痕;②轻度:瘢痕累计长度<10cm(无软组织缺损);③中度:瘢痕累计长度≥10cm 或软组织缺损<$10cm^2$;④重度:软组织缺失 10~<$25cm^2$;⑤严重:软组织缺失≥$25cm^2$
(2)面部畸形程度	①无面部畸形;②轻度:面部畸形(一侧面部外形略微有改变);③中度:面部畸形(一侧面部外形明显有改变);④重度:面部畸形(一侧面部外形畸形严重或者双侧面形明显改变);⑤严重:面部畸形:全面部畸形(如面中 1/3 变长或者凹陷畸形)
(3)面瘫程度	①无面瘫;②轻度:面神经中的 1 支分布区域;③中度:面神经中的 2 支分布区域;④重度:面神经中的 3 支分布区域;⑤严重:全面瘫
(4)皮肤瘘口	①无瘘口;②轻度:仅涉及伤口轻度感染后少量渗出无涎瘘;③中度:伤口轻度感染后渗出量稍多无涎瘘;④重度:伤口轻度感染后大量渗出或单侧涎瘘;⑤严重:双侧涎瘘
功能损伤	
(5)通气障碍	①无通气障碍;②轻度:仅有鼻通气障碍;③中度:仅有口通气障碍;④重度:口、鼻通气障碍;⑤严重:口、鼻通气障碍伴三凹体征
(6)眼	①无眼球运动障碍、视力障碍或眼球移位;②轻度:轻度视力障碍(一侧眼睛视力>0.3~<1.0);③中度:中度视力障碍(一侧眼睛视力 0.05~0.3),伴复视;④重度:重度视力障碍(一侧眼睛视力无光感或视力<0.05),伴复视、单侧眼球运动受限;⑤严重:严重视力障碍(一侧眼睛复视力无光感),双侧眼球运动受限
(7)吞咽障碍	①无吞咽障碍;②轻度:咽喉轻度水肿;③中度:咽喉水肿(肿胀未过中线),不影响进食;④重度:咽喉水肿(肿胀已过中线),影响进食;⑤严重:完全吞咽障碍不能进食位
(8)咀嚼障碍	①正常咬合无咀嚼障碍;②轻度:个别牙咬合错乱记为轻度咀嚼障碍;③中度:一侧咬合关系错乱记为中度咀嚼障碍;④重度:双侧咬合关系错乱记为重度咀嚼障碍;⑤严重:无牙列记严重度咀嚼障碍
(9)言语障碍	①无言语障碍;②轻度:吐字不清的言语障碍;③中度:含糊不清的言语障碍;④重度:失语症(发音功能正常,但不能说出有意义的语言)
(10)张口障碍	①无张口障碍;②轻度:开口度为>2.0~<2.5cm;③中度:开口度为 1~2.0cm;④重度:开口度<1cm;⑤严重:牙关紧闭
(11)感觉障碍	①无感觉障碍;②轻度:一个区域(如眶下、下唇皮肤及口内黏膜等)有麻木或疼痛;③中度:两个或两个以上区域(如眶下、下唇皮肤及口内黏膜等)或疼痛,单侧听觉障碍;④重度:皮肤或者黏膜麻木、疼痛、嗅觉障碍或双侧听觉障碍
(12)唾液功能障碍	①无唾液功能障碍;②轻度:轻度口干;③中度:中度口干;④重度:重度口干;⑤严重:严重口干
(13)溢泪	①无溢泪;②轻度:单侧迎风刺激溢泪;③中度:双侧迎风刺激溢泪;④重度:单侧无刺激因素溢泪;⑤严重:双侧无刺激因素溢泪

表 25-14　颌面部解剖损伤指标组合权重

权重赋值	软组织组合权重						硬组织组合权重						
C_i	C_1	C_2	C_3	C_4	C_5	C_6	C_7	C_8	C_9	C_{10}	C_{11}	C_{12}	C_{13}
均值	0.13	0.11	0.05	0.04	0.03	0.01	0.18	0.16	0.11	0.04	0.08	0.03	0.02

注：C_i 为权重赋值，i 为 1~13，表示各损伤分层指标，见表 25-12。

表 25-15　颌面部功能损伤指标组合权重

权重赋值	面部畸形组合权重				面部功能组合权重								
C_i	C_1	C_2	C_3	C_4	C_5	C_6	C_7	C_8	C_9	C_{10}	C_{11}	C_{12}	C_{13}
均值	0.06	0.12	0.25	0.06	0.18	0.10	0.07	0.05	0.05	0.03	0.02	0.01	0.01

注：C_i 为权重赋值，i 为 1~13，分别表示各损伤分层指标，见表 25-13。

通过 Delphi 法和 AHP 法相结合建立的颌面部损伤严重度评价方法，其评价指标全面细致，每个评价指标都有比较详尽的分级，使损伤评价有了参考和依据，更符合颌面外科的专科特点。更为重要的是，Delphi 法和 AHP 法相结合使专家的定性经验予以量化，对颌面部损伤严重程度的定性描述定量化，有了科学依据和方法学基础。

MFISS 是包括颌面部解剖和功能两方面的损伤严重度评价方法，可以用来评价损伤造成的功能损害或残疾，以及一定条件下损伤的变化。应用 MFISS 方法所获得的解剖损伤评分和功能损伤评分之间具有显著相关性（$r=0.674, P<0.01$），可以对工伤伤残评定和医疗保险提供重要的参考价值。

2. 特定部位的评分方法

（1）下颌骨骨折评分（mandibular fracture score，MFS）：为探讨下颌骨骨折治疗后的结局，有学者提出了 MFS 方法，用来研究下颌骨骨折严重程度与手术后并发症发生率之间的关系。MFS 通过对术前和术中两个部分的各项指标进行量化计分，利用这两个方面的评分值和他们的总分值来评估下颌骨骨折严重程度。MFS 评分的总分值为各部分分值之总和（表 25-16）。

表 25-16　MFS 计分方法（按每个骨折线分别计算分值）

指标	计分
术前	
骨折部位	颏部联合 = 0，前磨牙区 = 1，磨牙区 = 2，角部和升支部 = 3
是否移位	否 = 0，是 = 2
是否复杂骨折	否 = 0，是 = 2
是否存在系统因素	否 = 0，是 = 2（存在癫痫、精神疾病、钙代谢异常、口腔卫生不良、免疫、营养异常或其他代谢、内分泌紊乱等任何情况）
术中	
复位与固定是否困难	否 = 0，是 = 2
咬合是否稳定	否 = 0，是 = 2
软组织覆盖是否困难	否 = 0，是 = 2
总分值	15

MFS 与感染、骨愈合不良、错𬌗、三叉神经损伤、颞下颌关节紊乱病等并发症之间存在较强的直线正相关关系(R=0.93)。

(2) 下颌骨损伤严重度评分(mandibular injury severity score, MISS):MISS 通过对骨折类型、部位、咬合状态、合并软组织损伤情况、是否感染和移位六项指标进行分级量化计分,利用这六个方面的评分值和他们的总分值来评估下颌骨骨折严重程度(表 25-17)。下颌骨损伤严重度评分 MISS 的总分值为六项指标分值之总和。

表 25-17 MISS 的计分方法

指标	计分	指标	计分
1. 骨折类型		4. 软组织	
(1) 不完全骨折	0	(1) 闭合性	0
(2) 简单骨折	2	(2) 口内开放性	1
(3) 粉碎性	3	(3) 口外开放性	2
(4) 骨缺损	4	(4) 口内外相通	3
2. 骨折部位		(5) 组织缺损	4
(1) 喙突	0	5. 感染	
(2) 牙槽突、颏部	2	(1) 无	0
(3) 下颌体、髁突	3	(2) 有	3
(4) 下颌角、升支	4	6. 骨折移位	
3. 咬合情况		(1) 轻度	0
(1) 正常	0	(2) 中度	2
(2) 错𬌗	2	(3) 重度	4
(3) 无牙颌	2		

注:若骨折部位多于两处,以最严重的部位计分,每增加一处骨折,得分增加 4 分。

MISS 分值与是否发生感觉神经损伤、是否需要住院治疗以及治疗后随访 1 个月是否存在疼痛症状具有显著相关性(P<0.001)。内固定手术治疗的患者相对于颌间固定非手术治疗的患者具有较高的 MISS 分值(P<0.001),MISS 对治疗方式的选择具有参考意义。

(3) 下颌骨骨折评分系统(mandibular fracture scoring system, MFCS):为探讨下颌骨骨折严重程度与手术后并发症发生率之间的关系,建立了 MFSS。MFSS 评分系统通过对术前和术中两个部分的指标进行分级量化计分,利用这两个方面评分值和他们的总分值来评估下颌骨骨折严重程度。MFSS 评分的总分值为两部分分值之总和(表 25-18)。

应用 MFSS 对下颌骨单发骨折进行评分,结果表明 MFSS 分值与感染、骨愈合不良以及错𬌗等并发症之间存在较强的正相关关系(P=0.001)。

(4) 眼眶骨折风险评分(orbital fracture risk score, OFRS):为了合理利用医疗资源,减少不必要的放射线检查,提出了眼眶骨折风险评分方法 OFRS,用来预测眼眶钝性致伤后发生眼眶骨折风险性。OFRS 评分通过对六项临床指征分别量化计分,利用这六个方面评分值和他们的总分值来评估眼眶骨折的风险性。OFRS 评分的总分值为六项临床指征分值之总和(表 25-19)。

表 25-18　MFSS 评分的计分方法

指标	计分	指标	计分
术前评估		(2) 糖尿病和/或肝病和/或肾衰竭	2
1. 解剖部位		**术中评估**	
(1) 颏部联合	0	5. 复位固定困难	
(2) 前磨牙区	1	(1) 无	0
(3) 磨牙区	2	(2) 骨折断端重叠或邻近软组织嵌塞或骨块缺失	1
(4) 角部和升支部	3	(3) 骨折断端重叠合并骨块缺失和/或邻近软组织嵌塞	2
(5) 髁突	4	6. 异物存留	
2. 移位		(1) 无	0
(1) 无	0	(2) 异物存留	2
(2) 咬合错乱或开𬌗	1	7. 复位后邻近骨折部位牙齿位置变化	
(3) 咬合错乱合并开𬌗	2	(1) 无	0
3. 骨折类型		(2) 牙齿缺如或前后向移位或近远中向移位	1
(1) 青枝骨折	0	(3) 牙齿缺如和前后向移位和/或近远中向移位	2
(2) 有利骨折	1		
(3) 不利骨折	2		
4. 系统因素			
(1) 无	0		

表 25-19　OFRS 计分方法

临床指征	分值	临床指征	分值
眶缘触压痛	1	眼球外转动障碍	1
眶周气肿	1	眼球外转动疼痛	1
结膜下出血	1	鼻出血	1

研究结果表明，OFRS 值越大，发生眼眶骨折的风险越高。当 OFRS≥4 时，眼眶骨折的发生率接近 60%，而当 OFRS=0 时，患者发生眼眶骨折的概率只有 6.3%，并且只有 0.5%的患者需要急诊手术干预。这些结果可以为医师决定眼眶外伤的患者是否进一步行 CT 检查提供参考。

（5）眼眶骨折严重度评分：眼眶骨折严重度评分通过眶壁骨折类型、眶内容、眼肌嵌顿、眶缘骨折错位四项指标进行分级量化计分，利用这四个方面评分值和他们的总分值来评估眼眶骨折严重程度（表 25-20）。眼眶骨折严重度评分的总分值为各级分值之总和。

眼眶骨折严重度评分达到 6 分以上是手术治疗的参考分值。对眼眶骨折患者术前和术后进行严重度评分可以量化手术效果。

表 25-20 眼眶骨折严重度评分的计分方法

指标	分值	指标	分值
1. 眶壁骨折类型		(1) 无嵌顿	0
(1) 无明显眶壁破碎	0	(2) 牵拉后松解	1
(2) 骨折部位在额眶或眶上壁或眶内壁	1	(3) 牵拉后部分松解	2
(3) 颧眶颌或鼻眶筛或眶底骨折	2	(4) 牵拉不能松解	3
(4) 各眶壁均受累	3	4. 眶缘错位程度	
2. 眶内容		(1) 以远离眼眶轴心方向最严重部位为准,眶缘错位≤2mm	0
(1) 经 CT 扫描测算,眶内容丢失≤2cm	0	(2) 眶缘错位 3~4mm	1
(2) 眶内容丢失 2~6cm	1	(3) 眶缘错位 5~6mm	2
(3) 眶内容丢失 7~10cm	2	(4) 眶缘错位>6mm	3
(4) 眶内容丢失≥11cm	3		
3. 眼肌嵌顿牵拉			

在创伤学研究领域,制订和完善创伤严重程度评分标准是一项重要而基础的工作。成功的创伤评分系统不仅仅是应用量化的方法评价损伤严重程度,而且量化分值的选取应当具有一定的依据,与临床实际相符合,能够对判断预后和转归具有指导价值。AIS-ISS 系统经过不断修正,已经日趋成熟,其对生存与死亡结局的预测对于全身多发伤的救治具有重要的价值,已被广泛认同和接受。

颌面部创伤量化评分的研究才刚刚起步,目前尚没有形成统一的认识和标准,需要进一步论证和不断完善。以上介绍的各种颌面部创伤严重度评分方法正在处于探索的进程之中,难免存在不足。先期的颌面创伤量化评分研究往往忽略了评分公式中数值运算的意义,例如,对 ISS 进行改良的 RISS 和 RFISS 评分方法,以及增加生理功能参数的 MISS 和 MTSS 评分方法,即使是单纯求和的其他评分方法也是如此。

合理的评分方法必须考虑不同量化参数的权重值。计算整个颅颌面创伤严重度评分(total craniofacial trauma score,TCTS)的公式应当是这样的:$TCTS = x(A_{0,1,2...}) + y(B_{0,1,2...}) + z(C_{0,1,2...}) + ...$,其中 A、B、C... 是赋予 0、1、2... 分值的不同参数,x、y、z... 是参数的不同权重(权重系数),每项参数分值与权重系数的乘积之和即为 TCTS。

四、创伤评分软件

创伤评分包括院前评分、院内评分和预后/比较系统,各部分的计算方法、指标各不相同且相互有交叉重叠,手工计算繁琐复杂,难以广泛应用。应用"创伤评分系统"软件,评分手段由计算机代替手工计算,可以使医务工作者简便、科学、准确地对创伤伤情进行评价、分类和分析,并通过报告打印功能,可以使评分结果成为临床病历资料的一部分。对患者进行创伤评分时,医师只需手工录入患者姓名、年龄、住院号、就诊时间、呼吸、脉搏、血压等基本资料,以鼠标点击几个其他项目的选项,就可获得多种评分结果。因此,利用创伤数据库收集

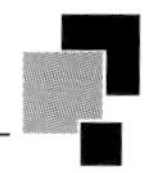

的标准化资料，应用计算机进行创伤评分是创伤评分学发展的必然趋势。

发达国家的医院已将创伤评分纳入计算机系统。在这方面国内学者也进行了一些有益的尝试。周继红等研制了“创伤评分计算机分析系统（1.0版）”，使用包括院前评分、创伤严重度评分和预后估计共六种评分方法。江学成等将10种创伤评分方法利用VisualFox-pro5.0数据库系统编制成中文版《创伤评分工具集》。程继伟等研制了基于HPC（high-performance computing）的新型手持式创伤评分-急救系统。这些软件的推广将促进我国创伤评分的开展。

国内虽然已经有单位开发了创伤评分软件和创伤数据库系统，但是由于其评分方法主要面向全身创伤，缺少专科特色，无法识别颌面创伤数据库。因此，必须根据颌面创伤的专科特点，选择适当的通用评分方法和专科评分方法，研制适用于颌面创伤数据库信息化管理系统的创伤评分软件。

石照辉等编制了颌面创伤评分软件，并作为子模块纳入颌面创伤信息系统，使得信息系统的所有资料均有完整的评分数据。由于采用了统一的数据库架构和平台，在病历录入完成后，软件通过共享和调用创伤数据库中的创伤评分数据模块，可以计算出患者的损伤严重度评分值。评分软件与数据库联系，可以对数据库的患者资料进行回顾性研究、统计，并评价评分法的灵敏度、特异性，进而进行科学地修正。该颌面创伤评分软件的主要特点是，ICD-AIS-RAMIS对应关系表可以随着编码系统的不断更新而更新，通过制定ICD-9与ICD-10的映射关系以及现有AIS编码与新版AIS编码的映射关系，可以为将来ICD-AIS对应关系表向更新版本的平滑过渡创造条件。此外，由于这种更新仅涉及其中的ICD-AIS对应关系部分，与评分方法的外部操作无关，因而其评分方法也将会随着编码系统的更新而更新，操作方法和数据库结构保持不变，不会增加软件的开发成本。

五、小　结

综上所述，现有的各种创伤评分方法，由于以下几方面的原因，无法有效地进行推广应用：①评价目标以死亡率为标准，忽略了对功能损害的评价；②由于AIS本身没有准确反映颌面损伤严重度，所以只针对损伤严重度评分公式的改良无法有效进行严重度评分；③通过统计学方法建立的评分公式，其样本来源于国外创伤患者群体，需要根据国内创伤患者群体进行修正；④我国目前尚无较完善的大型颌面创伤病历数据库，有关创伤评分方法改进的报道仅来自几千例、甚至几十例创伤病历的总结，小样本的回归分析，很可能放大了某个因素的偏差。

要解决这些问题，必须建立大覆盖面的颌面创伤数据库和录入管理系统，采集更多的样本进行深入研究，才有可能推出简单易行并行之有效的颌面创伤评分方法。将创伤评分系统与创伤信息化管理系统相结合，既可以为颌面创伤学的研究积累资料，而且可以不断地改进创伤评分方法。

第三节　口腔颌面创伤数据库系统

为提高创伤患者治愈率，许多有识之士呼吁建立大型创伤数据库，这是因为传统的创伤患者资料的管理方法和工具已不能适应当今的数字化和信息化时代。创伤患者信息管理系统不仅需要包括各种与临床救治相关的内容，而且录入要规范、快捷，同时便于查询和使用，并能实现院内乃至院际之间数据传送和共享。目前国内的医院信息管理系统（hospital information system，HIS）都没有专门的创伤患者资料管理功能，仍沿用传统的资料管理方法。传统的病案系统数据采集不全，录入不规范，因此在进行资料调用、查询和统计时非常麻烦。国家医疗管理部门无法得出关于创伤的准确统计数据。临床医师在总结分析创伤资料时总是抱怨“临床资料总结难”，而在救治了大量伤员后却说“缺乏创伤救治数据”，这已成为影响我国创伤救治研究与发展的重要瓶颈之一。

创伤数据库是适应创伤救治发展的必然产物，是促进创伤研究的有力工具。许多西方国家早就认识到其重要性，建立了各种规模的创伤数据库，如单位、地区、州市或国家创伤数据库；而且创伤登记非常系统、完整和规范，对创伤的流行病学和临床研究均有帮助，也使统计资料更准确。

一、创伤数据库注册系统

美国创伤外科医师委员会在 1982 年组织了一项大规模的严重创伤结局研究（major trauma outcome study，MTOS），采集了美国和加拿大 160 所医院的 17 余万伤员数据。20 世纪 80 年代初，英国也组织进行了英国的 MTOS（U. K. MTOS）的研究，以英国的主要医院作为数据来源，建立了国家创伤数据库。美国和英国的 MTOS 研究均采用全套计算机操作，有专用的软件支持。

国内进行了中国重伤结局调查和国人创伤数据库建设的研究（MTOS-China）。包括六省市 18 家医院，共收集了病例 11 258 例，进行了伤因、伤情和救治结局等方面的研究，并建立了创伤和胸伤协作网。该项研究有如下重要贡献：创建了国内首个跨省区创伤协作网和首个重伤数据库；明确提出了我国伤因谱、伤因顺位和三类主要伤因；创立了我国自己的创伤评分权重；充实和发展了胸伤的分型，探索了胸伤评分预测的方法；降低了胸伤死亡率，并带动了一大片地区的医院医疗技术的提高和创伤科研的展开。

国内外都在以互联网为基础不断完善数据库建设，进行病历资源共享等，例如美国外科医师学院国家创伤数据库、美国佛罗里达创伤协作网、华西创伤协作网、四川胸伤协作网等。

二、战伤伤员信息管理系统

美军的 AV（退伍军人医院）医院采用多层结构理论及技术，已实现全国 269 家医院信息共享，并拥有世界上最大的医学电子病历系统，与此同时还将最为复杂的医学影像传输系统（picture archiving and communication systems，PACS）建在美国陆军医院。1999 年美国海军已将 Mini-PACS 装入远程舰船上来支持远程作战。波黑战争中美军广泛使用了远程放射信息系统，明显提高了医疗保障水平及救治成功率。

国内江学成等采用 Foxpro6. 0 编程，编制了“战伤伤员信息管理系统”软件，并在原南京军区联勤部 15 分部组织的卫勤演练中试用，可以实现数据录入、查询、统计、传输共享、打印病历和创伤评分等，其中数据录入窗口包括伤票、医嘱、监测、损伤、手术和后方医院等。周

继红等在参照国内外相关资料的情况下，研究制订统一的创伤病历登记表格，并编制创伤病历数据库录入管理系统软件。软件采用模块式结构，做到分类分片、输入与提示选择相结合，具有简单方便、易于管理和扩展的特点，可以实现数据库数据输出形式多样性，使多种软件系统都能共享，并能与创伤评分软件相互调用数据。

三、颌面创伤数据库

Hutchison 等在 1997 年根据预先设计的 100 页包括 12 项的表格，收集调查 1 周之内所有包括英格兰、苏格兰、威尔士和北爱尔兰等 163 个医疗机构接诊的颌面创伤患者，将数据输入 Access 数据库，通过 Excel 软件进行分析。如此大型的前瞻性调查，对了解颌面创伤的流行病学特点很有价值，然而没有专用数据库系统的支持，导致调查工作负担非常沉重，以至于研究不可能持续很长时间。

虽然国内外都有很多类似的研究，然而大多数的创伤病历都分散在不同的创伤中心，采用不同的形式记录，缺乏统一的标准，而且缺乏网络架构和数据传输的设计，数据无法汇总，因而无法完成大规模颌面创伤资料收集的任务。

四、颌面创伤信息化管理系统

数据库技术是创伤资料信息化系统（information systems）的基础，数据库的建设必须要有统一的数据注册标准。对于颌面创伤而言，诊断治疗有很强的专科性。为了体现这些专科特点，不可以套用国内外全身创伤数据库的建库标准，必须根据我国颌面创伤的特点，建立适合我国国情的有专科特色的建库标准和统一的颌面创伤出入院登记表格。

第四军医大学口腔医学院研制开发的颌面战创伤信息化管理系统具有以下特点。

（1）建立了规范化、标准化的具有专科特色的颌面战创伤登记表，内容包括伤员的流行病学资料、治疗方法和结局，并对伤因学和颌面损伤的伤情分类进行了优化设计，涵盖了较详细和较准确的信息。

（2）数据库架构采用了“三级模式结构”（外部级、概念级和内部级），保证了物理数据和逻辑数据的相互独立性，减轻了用户使用系统的负担。在系统体系中采用了客户机/服务器模式（client/server，C/S）和浏览器/服务器模式（Browser/Server，B/S）。用户可以使用客户端软件或者浏览器通过网络（LAN/Internet）访问数据库（图 25-1）。

（3）使用 SQL Sever 2000 搭建数据库平台，C++Builder 6.0 作为信息系统的开发工具，完成了包括创伤患者信息管理、创伤评分、用户管理、资料审核、信息检索、资料统计分析、病例回访和系统维护八个功能模块的信息系统。用户界面友好，采用菜单式操作。通过不同的用户权限，可以进行数据库的查询、修改、检索、统计分析、报表生成等操作功能。经过应用评测，该系统具备很好的稳定性、安全性和兼容性，统计分析准确，可以用来辅助进行大范围的资料收集和管理分析。

（4）系统基于 C/S 和 B/S 数据库结构，采用分布式的网络结构，将数据分布在各个医院，但在逻辑上形成整体。实现了颌面战创伤病历数据存储和功能使用的空间分离，每一位用户既可对本院的颌面创伤资料进行标准化的储存和分析，又可通过网络连接，检索异地创

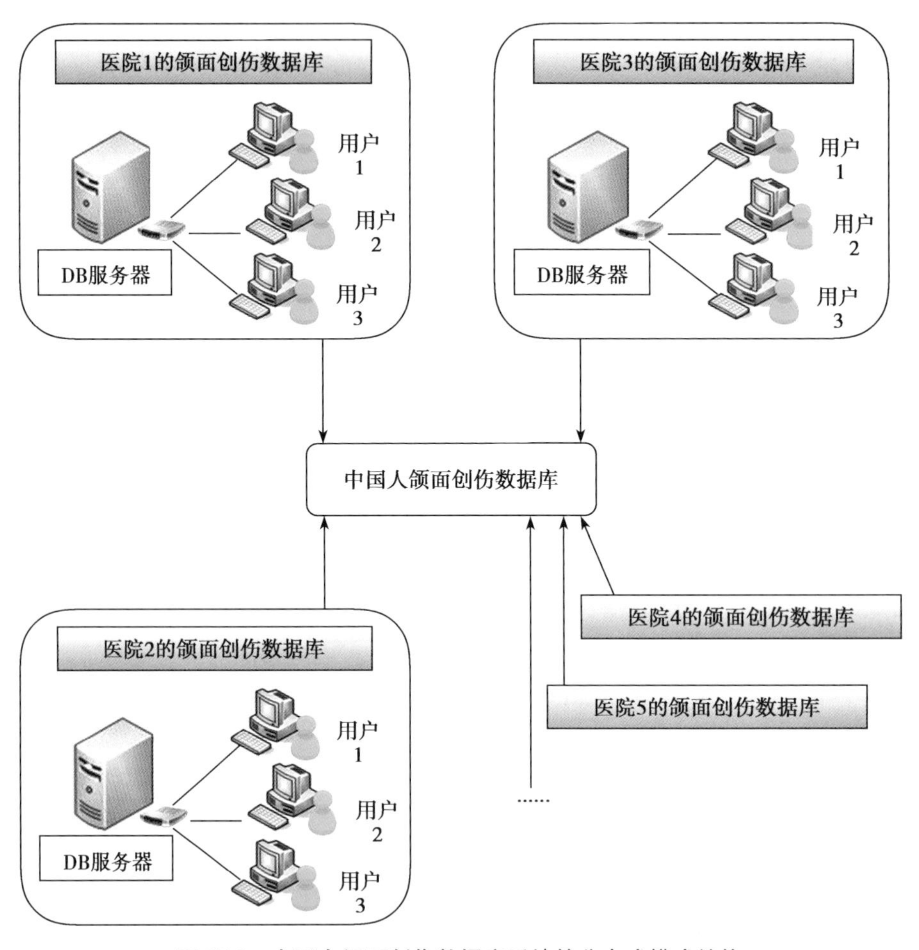

图 25-1　中国人颌面创伤数据库系统的分布式模式结构

伤数据库的数据。该项研究为建立大范围的颌面创伤数据库提供了基础，使得病例资源共享、积累大量标准的颌面创伤资料，以及检测指导各医院颌面创伤救治水平成为可能。

五、小　结

长期以来，国内有关颌面创伤的大量临床文献均为小量病案分析或经验体会，对于创伤发生、影响因素、流行规律、诊治与预防措施等关键问题缺乏大样本的细致深入的分析研究，也缺乏对近 10 年来伴随社会发展而引发的创伤现状变化的研究。这类研究跨单位、跨地区，必须依托于大型数据库收集临床资料，以及针对国人资料进行评分定量的分析才能实施。这正是我国颌面创伤学研究领域中的空白，其研究结果对于促进社会发展和降低人口死亡伤残，具有重要的现实意义。

第四节　颌面创伤信息化智能决策系统

严重创伤患者如在急救过程中遇到处理不当、诊断延迟或者过于繁杂的院前急救等，常

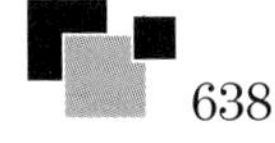

常错过被挽救生命的黄金时间，因此，有效缩短受伤至确定性治疗的时间有助于提高患者的生存率。正确的急救和治疗方案依靠于正确的诊断，不完全的检查可能会导致误诊或漏诊，而使治疗失败。因此，如果能够迅速、准确地进行伤员的诊断、分类、急救和专科治疗，必将降低颌面创伤伤员的致死率和致畸率。

医学诊断与治疗专家系统是指运用专家系统的设计原理与方法，模拟医学专家诊断与治疗疾病的思维过程编制的计算机程序。它可以帮助医师解决复杂的医学问题，作为医师诊断与治疗的辅助工具。开展颌面创伤智能决策系统的研究不仅有利于颌面创伤的急救，更可以规范临床医师的抢救治疗方案，对提高颌面创伤患者的理想救治效果、减少面部畸形及各器官功能障碍的发生率都有重要的意义。

一、专家系统及其在创伤救治中的应用

（一）知识表示方法

知识表示是利用机器表示知识的原则和方法，也就是如何将一个领域的知识映射到计算机系统中的数据库和规则库中。知识表示方法是人工智能研究的中心内容之一，也是研制智能决策支持系统的基础。常用的知识表示方法有：①谓词逻辑；②产生式系统；③语义网络法；④框架理论；⑤面向对象的知识表示。

适当选择和正确使用知识表示方法将极大地提高人工智能求解问题的效率。回顾文献发现：①各种知识表示方法偏重于实际应用，缺乏严格的知识表示理论；②对于常识性知识的表示仍是难题，尤其对于医学性数据结构，更注重于不确定、不完全知识的表示；③知识表示与系统运行效率、知识获取及知识库组织等需要深入研究。因此综合使用多种知识表示方法是当今开发智能决策系统的趋势。在面对创伤救治这样复杂的医学问题，必须采用多种知识表示方法，然而如何针对颌面创伤救治的专科特点，综合应用多种知识表示方法，实现有效的知识获取和推理，需要进行深入的研究。

（二）专家系统

1. 专家系统概述　专家系统是一个基于大量的专门知识和经验而构成的、模拟人类专家解决某些领域实际问题的计算机程序系统。一个典型的专家系统由下列几部分组成：①用户界面；②解释机；③知识库；④推理机；⑤黑板（记录系统推理过程中用到的控制信息、中间假设和中间结果的数据库）。专家系统具有适应性强、成本低、可靠性强、响应快，以及解决问题不受周围环境影响的特点。由于专家系统具有汇集多领域专家知识、经验和协作解决重大问题的能力，更适合于战创伤救护的需要。

2. 专家系统的实现　包括以下过程：知识获取，定义概念模型，知识表示方法的选择，推理方法的选择，开发工具的选择，关于知识和推理的测试与修改，系统的发展与维护。

3. 专家系统的评价　评价内容包括这几个方面：系统所做决定和建议的质量，所用推理技术的正确性，人和计算机之间对话的质量，系统的效率、成本等。通过对专家系统评价而获得准确的反馈，可以向最大限度满足用户需求的方向发展。

专家系统在创伤救治方面目前还处于实验和初步应用阶段，距离真正做到专家级的诊断和治疗水平还存在差距。目前的专家系统多以专业书籍和个别专家的经验为理论依据，缺乏疑难病例的多专家综合分析，缺乏多角度、全方位的机器学习能力的设计，不能做到文

字、图像、声音的全方位识别与分析。要完成颌面创伤救治这样一个非常复杂的任务,还必须应用人工智能的其他先进技术进行进一步的改进和完善。

(三) 专家系统在创伤救治中的应用

Clarke 在 1988 年进行了计算机辅助创伤救治的尝试及系列研究,通过使用产生式规则和逻辑推理的方法,主要对成人胸腹部的穿通伤提供救治计划,并与患者实际救治方案进行比较和回顾性评价。研究结果表明系统提供的救治方案优于实际的救治计划。此后多位学者应用专家系统进行了创伤救治的尝试,如 McQuatt 等用于颅脑损伤救治;Fisher 等设计和开发了诊断、救治臂丛损伤的专家系统,用于快速判断具体的损伤部位和损伤程度。

国内对于专家系统的研究开展较晚,而且很少报道在创伤救治方面的应用。20 世纪 80 年代初,福建中医学院与福建计算机中心研制的林如高骨伤计算机诊疗系统,经临床验证,符合率达 98%。盛昭瀚等进行了 ICU 应急辅助决策系统的开发研究,在其知识库的设计中,用面向对象技术建立了一种多元知识库模型,而在推理机的设计中,突出了应急的实时诊断,提出了一种由基于规则推理、证据推理和案例推理的集成推理机制。系统原型的仿真结果表明 ICU 应急辅助决策系统的方法是有效的。胡文彬等为了提高高技术战争条件下卫勤保障反应能力、卫勤指挥质量和速度,设计并实现了危急症诊治专家系统。基于地理信息系统,戴阳等设计并构建了卫勤保障辅助决策系统,可以进行战时卫生需求的预测,资源配置,药材供应,以及提供医疗后送最短和最佳路线选择等。秦卓等采用了一般程序设计语言 Visual Basic 6. 0 作为开发语言,进行了研制口腔颌面部创伤诊治专家系统的尝试,但该系统设计简单,只能完成一些简单的创伤诊断,限制了系统的使用。

二、智能决策支持系统和智能决策方法

决策支持系统是信息管理系统的深入发展。美国 Stanford 大学著名计算机专家 Rigenbaum 指出:“医疗信息学要从信息服务向智力服务发展”,这种“智力服务”就是智能决策支持系统(intelligent decision support system,IDSS)的研究。

(一) 智能决策支持系统

1. 概述 IDSS 起源于传统专家系统,它综合运用定量模型求解、分析,以及人工智能技术定性分析和不确定推理的优势,充分运用人类在问题求解中的经验和知识,通过人机对话的方式,为解决半结构化或非结构化问题提供决策支持。IDSS 应用了机器学习、数据挖掘和基于范例的推理等智能决策方法,除了具有专家系统的优点外,还具有两个显著功能:一是显示、筛选、过滤海量数据,并将其转化为信息和知识;二是加强了在不确定、突变和模糊信息等环境下辅助决策的能力。因此,IDSS 更适合于辅助战创伤的急救和治疗。

2. 智能决策系统的特征

(1) 提供高级的知识获取和学习功能,不断扩充知识库和具有多种的推理机制。

(2) 具有知识表示与处理系统。

(3) 具有先进的智能人机接口。

(4) 具有解释机制,并能对结果进行分析,增加决策结果的可信度。

3. 智能决策系统的体系结构 将人工智能理论引入决策支持系统,即构成智能决策支持系统,该系统能提供专家级的决策支持方法。IDSS 的结构特点是,ES 与决策支持系统结

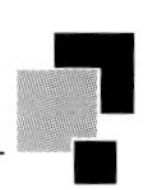

合增加了知识处理部件，形成四库（数据库、模型库、方法库、知识库）。在这种结构中，知识部件采用基于证据推理和案例推理（case-based reasoning，CBR）技术等知识处理技术进行推理和分析。这种结构既发挥了传统决策支持系统的数学分析能力，又发挥了专家系统在定性推理和符号处理方面的优势。

4. 分布式人工智能系统　分布式人工智能主要是研究体现在多智能系统中的知识和行为，更确切地说，分布式人工智能主要是研究在合作或竞争的环境下如何协调多智能系统的行为，其主要目的是有效地利用资源，控制智能系统的异步操作，均衡各智能系统的目标。

分布式人工智能系统由分布式问题求解系统和多主体系统构成。分布式问题求解系统是考虑怎样将一个特殊问题的求解工作在多个合作的、知识共享的模块或结点之间划分；多主体系统主要研究一组自治的智能主体之间智能行为的协调。实现分布式智能需要设计一个标准的知识组织结构，该结构能集成各种知识，并能方便各智能体获取、共享和使用。

（二）智能决策方法

1. 知识发现和机器学习　解决知识获取“瓶颈”的办法就是程序能够不断在应用中自学习。知识发现是从数据集中识别出有效的、新颖的、最终可理解的模式的过程。机器学习是一门研究通过计算机获取新知识和新技能，并且识别现有知识的学问。机器学习分为基于符号的机器学习（例如机械学习、通过传授学习、类比学习和通过事例学习）和基于连接的机器学习（例如遗传网络、神经网络等算法）。

2. 数据挖掘　是指从大量的、不完全的、有噪声的、模糊的、随机的实际应用数据中，提取隐含在其中的人们事先不知道但又是潜在有用的信息和知识的过程，它是一种具体的知识发现技术。由于实际的医学领域存在着大量的关于患者的病史、检查、诊断、治疗、结局等信息，通过数据挖掘提取其中有价值的信息，辅助医师对患者作出正确的决策，对疾病的认识和治疗都有着积极的意义。此外，通过数据挖掘可以自动预测创伤发展的趋势和行为，找出数据库中隐含的关联网，发现影响伤情、诊治和结局的因素。数据挖掘对于创伤评分研究和科学的创伤分类研究都有很重要的意义。

在医学数据挖掘方法中，人工神经网络、贝叶斯网络（Bayesian networks，BN）、模糊聚类、进化和遗传算法、粗糙集理论和支持向量机等计算智能方法显示出了各自的优越性，已经在医学信息处理和医学数据挖掘中得到了初步的应用。然而医学信息来源广，属性种类多；数据具有不确定性和模糊性；数据与时间之间具有很强的关联性；信息量大，数据冗余多，因此如何采用适当的数据筛选、信息融合和挖掘算法提高知识发现的准确性和科学性是亟待解决的关键问题。现今为止，没有一种数据挖掘的方法能够完全满足医学数据挖掘的需要。

3. 基于案例推理　一般的CBR推理步骤为：案例检索、案例匹配、案例改写和案例储存。它是人工智能中一种基于知识的问题求解和学习方法。其求解过程是由目标案例的提示而检索历史记忆中的源案例，并由源案例来指导目标案例求解。求解问题的过程非常类似于人的思维过程，利用了对过去类似问题的求解经验，缓解了在常规的知识库中知识获取的瓶颈问题。CBR不需要进行规则匹配，这就使迅速解决复杂问题成为可能，因此，对于以经验积累为主和要求快速决策的创伤救治领域，CBR有着更好的优势。

三、智能决策方法的应用

Robertson等设计了基于知识库的牙齿损伤的检查、诊断和治疗的智能系统，并采用

XpertRule 作为开发工具,进行了计算机化的决策支持系统在创伤学的尝试。Kukar 等应用机器学习技术判断股骨颈骨折后的预后。国内于跃海等设计基于案例推理的 ICU 诊断方案生成系统,对于匹配不成功的病例,则应用规则集生成治疗方案。随着案例库的扩充,系统性能会不断提高。郑晓军等设计并开发应急管理系统和 IDSS 组成应急系统,把模型或分析技术与传统的数据存取和检索功能结合起来,并通过人机交互接口为决策者提供辅助决策以及对重大突发事件的全程监控和管理。

Kentala 采用决策树根据患者的资料进行颅脑损伤后结局的判定和提供治疗计划,并与 logistic 回归的统计方法进行比较,通过研究作者认为系统在预测准确性方面有一定的优势。Becalickden 等应用人工神经网络进行了创伤评分在预测创伤后死亡率方面的研究,应用 16 个解剖和生理变量作为预测变量,构建人工神经网络模型,并与线性的创伤和损伤严重度评分比较,发现这种非线性的方法在预测死亡率方面有很大的优势。Lammers 等应用人工神经网络预测简单软组织创伤缝合后伤口感染的可能,经过测试,认为其可以被用来预测伤口的感染率。

Sakellaropoulos 等应用 BN 基于各项临床证据评价颅脑损伤后的预后,通过对 600 例患者的数据库应用机器学习的技术构建 BN 的结构和参数,发现 BN 可以定量测量各种可能性,结果符合专家意见和最终结果。Zelic 等通过决策树归纳和 BN 分类诊断运动后损伤,将多种机器学习的运算法则用于获取诊断运动损伤的知识,增加专家系统分类的准确性和解释能力。国内姜成华等建立了基于神经网络的创伤预后仿真模型,经过评价后认为其优于线性方程计算的方法。

四、颌面战创伤救治智能决策支持系统

虽然国内外已有成功利用专家系统实现某一部位或某一种创伤的救治,但是这些系统有以下不足限制了其应用:①缺乏联想功能、推理能力弱。②结构简单、学科单一、缺乏层次。③推理方法简单,控制策略不灵活,容易出现“匹配冲突”“组合爆炸”及“无穷递推”等问题;推理速度慢、效率低,一些极简单的诊断问题,推理起来却很难。④现有的许多专家系统都在“离线”与“非实时”条件下工作,系统的可靠性、一致性、快速性、实时性往往难以适应“在线实时”要求,根本无法满足战场救治的需要。由于这些原因,传统专家系统所取得的成就与人们期望的目标相差甚远。

战创伤救治涉及了多学科的交叉内容,存在致伤原因多、致伤机制复杂、伤情不确定、救治时间要求紧迫、各科交叉广泛等特点。从总体上看,多发创伤患者的抢救往往需要多个专科医师的协调合作,要求能从患者的整体着眼,且注重多器官和多系统的相互作用和影响。必须在短时间内准确判断伤情,列出救治计划,采取有效的方法挽救生命,进行积极的专科治疗。传统的专家系统由于在知识获取、推理等方面的瓶颈,无法处理创伤救治如此大型和复杂的知识求解问题,因此需要应用人工智能技术,采用适合创伤学的知识表示方法和推理策略,并通过知识发现提高智能性。目前国内外尚无成熟的模型,需要进行相关应用基础研究。

(一) 颌面战创伤救治智能决策支持系统

鉴于颌面战创伤救治的复杂性和专家系统模式的缺陷,第四军医大学口腔医学院与中

科院计算技术研究所合作,应用面向对象的知识处理系统(object-oriented knowledge processing system,OKPS)进行颌面战创伤救治智能决策支持系统的设计和构造。它突破了传统专家系统的局限,应用了机器学习、数据挖掘和基于范例的推理等智能决策方法,除了具有专家系统的可靠性强、效率高、适用性广、可复合大量专家知识等优点外,还加强了在不确定、突变和模糊信息等环境下辅助决策的能力,提高了智能性,拓宽了系统的应用范围(图 25-2,图 25-3)。

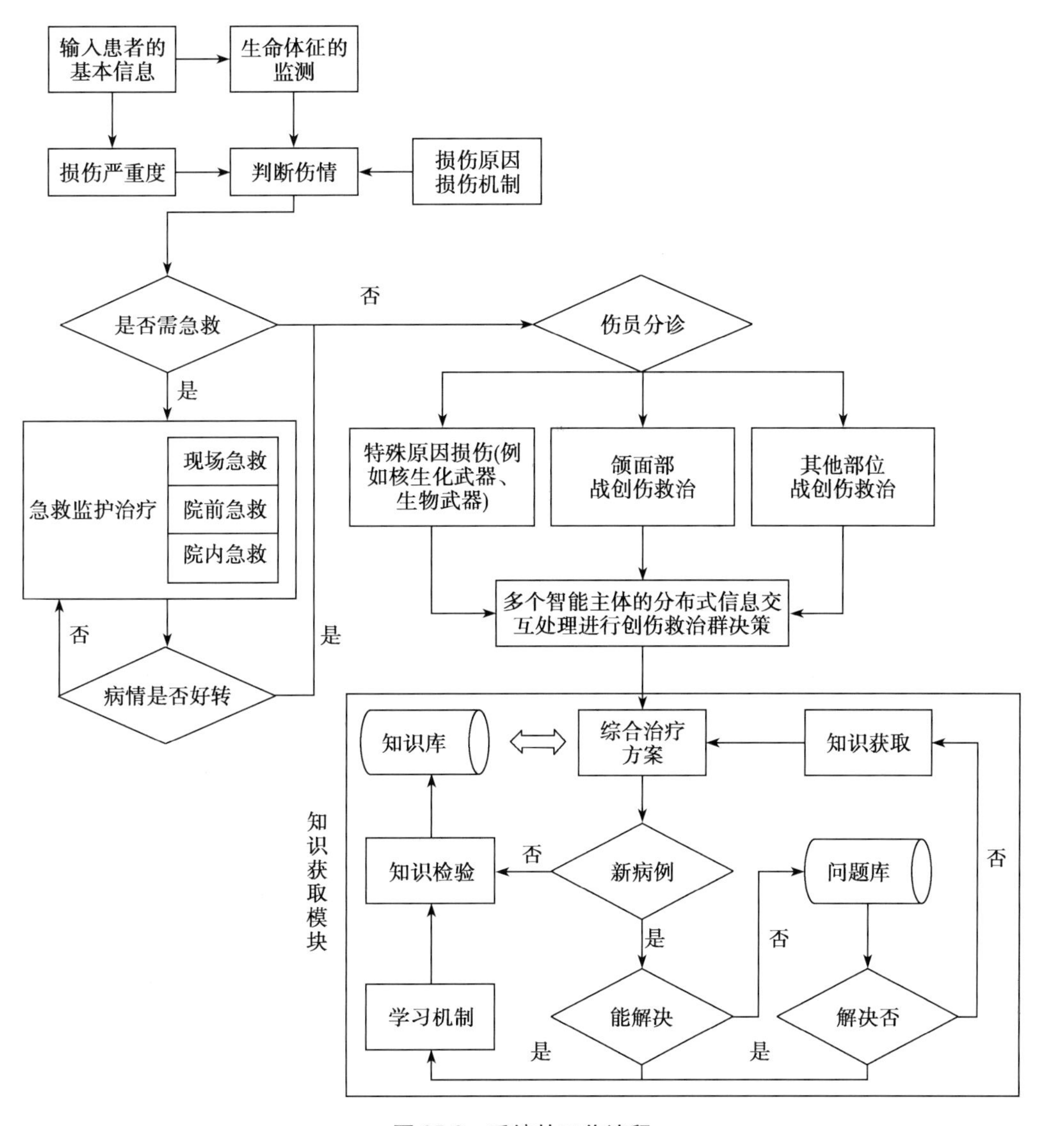

图 25-2　系统的工作流程

研究结果如下。

(1) 利用基于面向对象技术的语义网络和框架理论的知识表示方法,通过树型结构来表示颌面战创伤救治的相关知识,使用推理控制语言 ICL 描述专家知识与规则推理过程,通过人机交互接口实现可视化的知识获取和管理,可以方便地增加、修改、删除颌面战创伤的

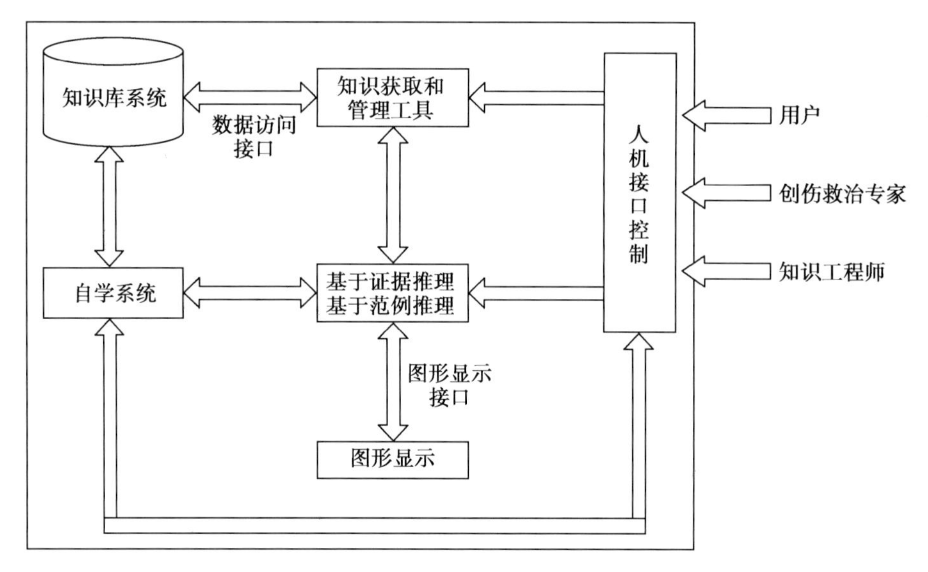

图 25-3　系统的总体结构及功能模块

相关知识和维护数据库，具有结构清晰、求解效率高、维护容易和信息共享等特点。在系统中通过使用基于符号的机器学习技术进行知识发现，可以为知识创新提供有效的工具，而且进行了基于范例推理实现颌面战创伤救治决策的模型设计思想和结构的基础研究，进一步提高了系统的智能化水平。

（2）研制开发的智能决策系统可以实现辅助对涉及颌面区域的战创伤进行智能化快速诊断、指导救治、监测伤情、科学评价治疗结果，通过智能化手段提高颌面战创伤救治的水平，降低创伤后的致死率和致畸率。它还可以嵌入软件和 Web 网页以后台方式运行，实现用户接口在客户端，而诊断在服务器端，通过诊断救治和知识库的分布式应用，使得战场救护远程医疗成为可能。此外，该智能决策系统为建立其他部位创伤救治决策系统提供了类似的组织架构，通过采用并行推理和分布式执行技术可以实现创伤救治协同式群决策智能支持系统。

（二）展望

1. 计算机信息管理系统在医疗机构的广泛应用，使得医院数据库的信息容量不断地膨胀。这些宝贵的医学信息资源对于疾病的诊断、治疗和医学研究都是非常有价值的。使用人工智能数据挖掘技术可以对这些海量的信息资源进行深入分析，为疾病的诊断和治疗提供科学的决策，并总结各种医治方案的疗效；然而如何选择合适的数据挖掘策略，处理大量模糊的、不完整的、带有噪声的和冗余的信息还需要进行深入研究。

2. 正如同大型的创伤救治需要多个科室多位专家的协同合作一样，单一的智能决策系统永远也无法解决这样复杂的问题。下一步的研究计划应用分布式人工智能的技术，对于创伤急救部分形成一个公共知识库，而其他部位创伤救治知识，则存放于各自的专用知识库中。根据不同的损伤部位，将患者的救治任务分解给不同的决策系统，分别由各个决策系统形成自己领域内的救治方案。如意见并不相互矛盾，则可形成治疗方案供参考执行；如果不一致，则借助并行控制技术，进行协调，使用人工智能技术模拟专家的会诊。最终的研究目标为实现战创伤救治群决策系统。

3. 在进一步系统的开发中，如何将基于解释的推理和基于案例推理有效结合起来，以及进行有效的范例复用需要进一步研究。通过建立和丰富案例，实现方案的自动生成。

4. 在创伤救治中，由于患者症状的不确定性、医师知识的不确定性、检查结果的不确定性等，存在很多不确定性推理。不确定推理在医疗诊断中的应用广泛，如MYCIN置信度方法，PROSPECTOR的主观BAYES方法以及可能性理论和非单调推理，但是它们缺乏实践的检验且效率低，目前还很少有决策系统单独采用，须和其他推理方法结合使用。如何有效实现不确定推理也是下一步的研究内容。

（田　磊）

参考文献

1. 薄斌，顾晓明，周树夏. 颌面部创伤严重度评价的改进. 实用口腔医学杂志，2000，16(3)：178-180.
2. 薄斌，周树夏，顾晓明. 建立具有专科特点的颌面部损伤判定标准的探讨. 中华创伤杂志，2001，17(7)：440.
3. 薄斌，周树夏. 创建中国人颌面创伤评分及创伤数据库管理系统的思考. 中华口腔医学杂志，2006，41(10)：577-578.
4. 薄斌，程洋，何黎升，等. 基于层次分析法和专家咨询法建立颌面部损伤严重度评价方法. 中华创伤杂志，2008，24(2)：136-140.
5. 葛成，何黎升，顾晓明，等. 改良面部损伤严重度评分法评价颌面创伤1 134例. 中华口腔医学杂志，2001，36(5)：275-277.
6. 李戍军，刘彦普，石照辉，等. 三种创伤严重度评分对颌面创伤评估的比较. 解放军医学杂志，2004，29(1)：66-68.
7. 美国机动车医学促进会. 简明损伤定级标准2005. 重庆市急救医疗中心，译. 重庆：重庆出版社，2005.
8. 秦卓，封兴华，周树夏，等. 口腔颌面部创伤诊治专家系统知识库和推理机的开发. 口腔颌面外科杂志，2005，15(2)：149-151.
9. 任懋榆，汤世海，贺声华，等. 计算机在战伤救治中的应用. 人民军医，1998，41(10)：560-561.
10. 石照辉. 颌面战创伤救治中信息技术和人工智能技术的开发与应用研究. 西安：第四军医大学，2007[2008-07-24]. http://med. wanfangdata. com. cn/Paper/Detail? id=DegreePaper_D036158.
11. 叶柄飞，扬旭东，徐明耀，等. 颌面部损伤量化评分的临床研究. 口腔医学纵横，1996，12(1)：6-9.
12. 周忠友，宋秀君，张筠，等. 眼眶骨折综合评分刍议. 眼外伤职业眼病杂志，2008，30(2)：110-113.
13. 张明华，吴乐山. 美国军事医学的透视与启示. 军事医学科学院院刊，2003，27(3)：230-233.
14. 任明仑. 智能决策支持系统：研究现状与挑战. 系统工程学报，2002，10(5)：430-440.
15. KNIGHT J S，NORTH J F. The classification of malar fractures：an analysis of displacement as a guide to treatment. Br J Plast Surg，1961，1(13)：325-339.
16. ZINGG M，LAEDRACH K，CHEN J，et al. Classification and treatment of zygomatic fractures：a review of 1025 cases. J Oral Maxillofac Surg，1992，50(8)：778-790.
17. GRUSS J S. Naso-ethmoid-orbital fractures：classification and role of primary bone grafting. Plast Reconstr Surg，1985，75(3)：303-317.
18. MARKOWITZ B L，MANSON P N，SARGENT L，et al. Management of the medial canthal tendon in nasoethmoid orbital fractures：the importance of the central fragment in classification and treatment. Plast Reconstr Surg，1991，87(5)：843-853.
19. ZHANG J，ZHANG Y，EL-MAAYTAH M，et al. Maxillofacial Injury Severity Score：proposal of a new scoring system. Int J Oral Maxillofac Surg，2006，35(2)：109-114.

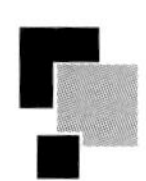

20. COOTER R D,DAVID D J. Computer-based coding of fractures in the craniofacial region. Br J Plast Surg, 1989,42(1):17-26.

21. BAGHERI S C,DIERKS E J,KADEMANI D,et al. Application of a facial injury severity scale in craniomaxillofacial trauma. J Oral Maxillofac Surg,2006,64(3):408-414.

22. CATAPANO J,FIALKOV J A,BINHAMMER P A,et al. A new system for severity scoring of facial fractures: development and validation. J Craniofac Surg,2010,21(4):1098-1103.

23. JOOS U,MEYER U,TKOTZ T,et al. Use of a mandibular fracture score to predict the development of complications. J Oral Maxillofac Surg,1999,57(1):2-7.

24. SHETTY V,ATCHISON K,DER-MATIROSIAN C,et al. The mandible injury severity score:development and validity. J Oral Maxillofac Surg,2007,65(4):663-670.

25. SHANKAR D P,MANODH P,DEVADOSS P,et al. Mandibular fracture scoring system:for prediction of complications. Oral Maxillofac Surg,2012,16(4):355-360.

26. YADAV K,COWAN E,HAUKOOS J S,et al. Derivation of a clinical risk score for traumatic orbital fracture. J Trauma Acute Care Surg,2012,73(5):1313-1318.

27. NAKUL UPPAL. Re:towards a classification system for complex craniofacial fractures:how close are we to developing a satisfactory scale?. Br J Oral Maxillofac Surg,2013,51(1):84.

28. BECALICK D C,COATS T J. Comparison of artificial intelligence techniques with UKTRISS for estimating probability of survival after trauma. UK Trauma and Injury Severity Score. J Trauma,2001,51(1):123-133.

29. CLARKE J R,CEBULA D P,WEBBER B L. Artificial intelligence:a computerized decision aid for trauma. J Trauma,1988,28(8):1250-1254.

30. FISHER W S. Computer-aided intelligence:application of an expert system to brachial plexus injuries. Neurosurgery,1990,27(5):837-843.

31. MCQUATT M C,QUATT A,SLEEMAN D,et al. Discussing anomalous situations using decision trees:a head injury case study. Methods Inf Med,2001,40(5):373-379.

32. ROBERTSON A,NOREN J G. Knowledge-based system for structured examination,diagnosis and therapy in treatment of traumatised teeth. Dent Traumatol,2001,17(1):5-9.

33. SHI Z,ZHOU S,FENG X,et al. The design and implementation of Chinese maxillofacial trauma registry,analysis and injury severity score system. J Trauma,2008,64(4):1024-1033.

第二十六章　口腔颌面创伤外科学相关课题的立项指导

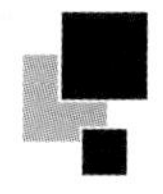

随着社会进步与发展，生活节奏加快，交通工具现代化，各种原因造成的创伤性疾病越来越多，病情越来越复杂。由于解剖结构及位置的特殊，口腔颌面部创伤在全身创伤中所占比例越来越高。如何应对这种对人类威胁越来越严重的社会疾病，是口腔颌面创伤外科学所面对的极大考验。越来越严重的口腔颌面创伤疾病对口腔颌面外科创伤学的科学研究也提出了新的要求，需要不断有新的基础及临床的科研成果来支撑新的治疗策略和方法，从而不断地改进和提高口腔颌面外科的医疗水平，为口腔颌面部创伤的患者提供更优质的医疗服务。

口腔颌面创伤外科学相关的科研课题是指以口腔颌面创伤外科学的相关内容为研究对象，通过科学的研究设计，利用科学的研究手段，对相关理论知识进一步深入研究或者对某种新型的治疗方法进行应用研究。

口腔颌面创伤外科学相关的科研课题的研究任务和目的可以概括为利用科学研究方法对口腔颌面创伤外科相关疾病的病因、诊断、治疗手段进行深入的调查研究，掌握相关疾病的病因学特征和相关疾病的转归、愈合机制，或者对已经普遍接受的治疗方法利用科学研究的手段进行检验，从而更好地预防、治疗口腔颌面创伤疾病，不断提高人类生活质量，增进人类健康，延长人类寿命。

口腔颌面创伤外科相关的基础科研课题立项有以下基本原则。

1. 重要性原则　选题的方向和内容要尽量选择在医药卫生保健事业有重要意义或亟须解决的关键问题，或者是在所研究相关领域内的重要问题。对口腔颌面创伤外科学来说，就是要尽量选择病因学、愈合机制、治疗方法及其疗效评价等口腔颌面创伤外科亟需明确或者解决的问题。

2. 创新性原则　创新性是科学研究的“生命线”，是科学研究的灵魂，是衡量一个课题先进性的重要依据。创新不但要体现在研究方法或检测技术上，更重要的是体现在科研的创意上。创新对于口腔颌面创伤外科相关的科研课题确实是一个很大的挑战，研究者不要拘泥于现有的模式，一定要大胆创新，这样才能为口腔颌面创伤外科带来新的希望。

3. 科学性原则　科学性是任何医学科研的“基础”，是进行科学研究的前提，没有科学性的课题不具备进行研究的价值。口腔颌面创伤外科的科研也必须遵守科学的原则，不能为了追求所谓的“新”而脱离了现实的可能性。

4. 实用性原则　实用性是所研究科研课题的“价值体现”，科研课题不但要考虑其重要性和科学性，还要着重考虑其获得有意义结果的可能性。对口腔颌面创伤外科学相关的科

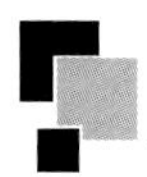

学研究来说，无论是基础或是临床的科研课题，其最终目的都是要为口腔颌面创伤的治疗提供新的治疗方法，或是为相关疾病的治疗提供基础理论依据。

5. 可行性原则　可行性是指申请者或者课题组已经具备进行该项医学科研课题的软件和硬件条件，包括相关的实验技术、实验仪器、临床病例或实验动物等。口腔颌面创伤外科的科研课题同样要考虑所选的科研课题是否可以在现有的条件上开展，开展的难度有多大，面对的困难是否可以得到解决等问题。

口腔颌面创伤外科相关的基础科研课题立项程序一般由三部分构成：①科研题目的选择，查阅文献，提出科研假说；②科研设计；③撰写科研项目的立项申请书。

根据传统医学科学研究的分类，结合口腔颌面创伤外科自身的特点，把与口腔颌面创伤外科学相关的科研课题分为基础课题和临床课题两大方向。

第一节　口腔颌面创伤外科学相关的基础课题

口腔颌面创伤外科学相关的基础科研课题是指这样一类课题：运用基础医学的研究手段，将不同处理因素作用于研究对象的整体、局部组织、细胞，甚至分子水平，通过组织学、形态学、免疫学、分子生物学等检测手段获取相应的观察结果，经统计学分析之后，总结出适用于口腔颌面创伤外科学的相关理论知识。

近些年，我国口腔颌面创伤外科的基础实验研究取得了很大的进步，已经从最初的单纯组织形态学观察发展到分子、细胞、组织多层次，组织学、免疫学、分子生物学等多种研究手段共同应用的研究水平，这对我们口腔颌面外科学研究生的基础科研课题提出了新的要求。目前的口腔颌面创伤外科相关的基础科研课题多集中在探讨各种创伤性疾病的病理生理学表现、愈合机制、各种生长因子对创伤性疾病转归的影响，研究各种新型的治疗方案在创伤疾病中的应用前景等方面。

一、口腔颌面创伤外科学相关基础课题科研题目的选择

科研题目的选择是科学研究的战略性步骤和重要环节，是开展科学研究的第一步，是取得科研成果的前提。口腔颌面创伤外科学的科研选题要严格按照口腔颌面创伤外科相关科学研究的目的和任务，以提高疾病防治水平、增强人类体质和提高人口健康水平为目标。由研究生本人自主选题，可以最大程度地调动其主动性和积极性，同时保持高度的责任感，但是对于刚刚涉足科研的医学生而言，可能会有较大的困难。所以，应该尽量在导师的研究范围内选择自己感兴趣的课题，这样更容易获得导师及科研团队其他人员的指导和帮助，更容易开展后续的科研工作。而且，对于刚刚进入科研的学生，最好选择相对比较容易获得成果的题目，这样有助于研究者获得阶段性成功，树立信心，有利于后续科研的进行。

口腔颌面创伤外科学相关的基础课题选题的程序大致上有以下几个步骤。

1. 口腔颌面创伤外科学基础研究相关文献的学习积累。文献的查阅、学习，收集与口腔颌面创伤外科学相关的研究资料，掌握国内外相关领域的研究进展情况，是每一名口腔颌面外科研究生必须做到的基本工作。针对基础科研课题立项前的文献查阅，研究生就需要

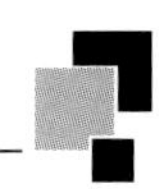

更加注意文献查阅的方向性，从广泛阅读到针对性阅读，要了解国内外在拟研究课题方向上已经解决了哪些问题，还有哪些问题需要解决。这些已经解决的问题可以拿来为我们所用，而哪些尚未解决的问题则可以作为我们进行研究的切入点。

2. 口腔颌面创伤外科学基础研究相关科学问题的提出，这是基础科研的始动环节。经过大量的文献学习，研究生已经掌握了口腔颌面创伤外科学基础科研课题的进展情况，结合临床实践，可以针对拟研究的基础课题提出若干科学问题。科学问题的提出不是研究者一时的异想天开，而是经过研究者勤奋实践，反复思考，长期积累而来。

（1）科学问题的灵感最常见的来源是通过文献的启发。比如说，大量的文献提示骨形态发生蛋白质2（bone morphogenetic protein 2，BMP2）在体外可以促进骨髓基质细胞（bone marrow stromal cells，BMSCs）向成骨细胞的分化，并且增强成骨细胞的矿化作用；同时，也有很多骨组织工程的文献中提到可以利用BMSCs的多向分化潜能，将BMSCs作为一种骨组织工程的种子细胞。善于思考的研究者们就提出了这样的一个问题，可不可以将BMSCs和BMP2共同应用于骨组织工程来促进新骨质的形成？善于钻研的研究者们也提出了一个问题，可不可以利用基因转染技术将表达BMP2的基因转染至BMSCs内，使BMSCs过量表达BMP2，定向地向成骨细胞转化？最终这些科学问题经过科学实验的验证，说明都是可以实现的，这些科学问题的提出将骨组织工程带入了全新的时代。

（2）从理论研究或者是学术的分歧中合理地提出基础课题的科学问题。在口腔颌面创伤外科学学术界针对同一现象、同一问题，存在不同的观点，甚至激烈的争论都是很常见的。作为一个研究者，要善于抓住问题的焦点，结合研究的历史，国内外的研究进展，合理地提出自己的观点。

（3）在原有课题的基础上提出更高层次的科学问题。根据原有课题的成果或者新发现，研究者可以向更深的方向提出问题。仍以BMP2为例，如果原有的课题是“BMP2对下颌骨骨折愈合过程影响的实验研究”，如果前期的结果已经表明BMP2可以加速下颌骨骨折的愈合，那么我们就可以考虑是不是可以从BMP2促进下颌骨骨折愈合的具体机制当中或是BMP2相关的上下游基因的调节机制中去进一步提出新的科学问题。

（4）从其他学科基础科研的启发中提出与口腔颌面创伤外科相关的科学问题。可以考虑能否将其他学科的新技术、新方法直接应用于口腔颌面创伤外科学的研究，这也成为目前的一种重要选题方法。

3. 结合查阅的文献，针对提出的科学问题，提出合理的科学假说，这是基础课题设计的关键问题，往往决定科研成败。基础科研假说应该遵循“思路新、起点高、意义大”的基本原则。科学假说虽然是一种假设，但它是基于前人的科研成果、基于预实验的一部分实验结果而提出的，具有科学性。科学假说还要有创新性，要解答旧理论不能解答的问题，或者对已有理论进一步补充完善。例如，上面提到的科学问题“BMP2促进骨折愈合过程中其机制是什么？”，依据预实验的结果，在应用BMP2时骨折部位的碱性磷酸酶（alkaline phosphatase，ALP）、Ⅰ型胶原（college type Ⅰ，COL-Ⅰ）和骨钙素（osteocalcin，OCN）表达都上调，结合查阅文献的总结，可以进行假设：在BMP2的作用下，骨折断端区域的前成骨细胞向成骨细胞进行分化增强，同时该区域的成骨成骨细胞所分泌的ALP、COL-Ⅰ和OCN等成骨相关蛋白也明显高于正常组，从而促进新生骨质的形成，加速骨折的愈合。这样的假设既有文献的支持，又有前期实验结果的支撑，经过合理推测而得出，经过证实后将会对BMP2促进骨折愈

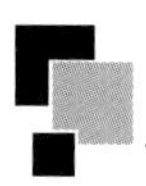

合机制的阐述有很大的帮助。这样的科学假说，既符合科学性，又具有创新性，同时有明确的研究意义。

二、口腔颌面创伤外科学基础课题的科研设计

提出科学假说之后，研究者就需要围绕着科学假说进行科研设计，用科学的实验方案来验证假说是否正确。科研设计得合理与否，对科研课题的成败起着至关重要的作用，是课题立项过程中的重中之重。口腔颌面创伤外科学相关基础课题科研设计主要有处理因素、受试对象和实验效应三大基本要素。

处理因素要根据拟研究课题的科学假说和科学问题，有目的地进行选择。口腔颌面创伤外科学基础科研课题的处理因素可以是与口腔颌面创伤外科疾病的发生、愈合或治疗相关的某些物理因素，某些生物细胞因子，或者是某些分子、基因水平的外界因素。例如“混旋聚乳酸-纳米羟基磷灰石复合板固定下颌骨骨折的实验研究”中用复合板对下颌骨骨折进行固定为处理因素，或者在“腺病毒介导的 *BMP2* 基因转染对小鼠 BMSCs 向成骨细胞分化的影响”中“腺病毒介导的 *BMP2* 基因转染 BMSCs”为该课题的主要处理因素。

根据研究目的确定合适的受试对象，不同的课题其受试对象的要求不同，口腔颌面创伤外科相关的基础科研课题的受试对象多为各种动物、组织、细胞或分子，具体要结合拟观察的实验效应，同时考虑操作的可行性来选定。仍以上面的例子来说，在“微型钛板固定与钢丝结扎固定对犬下颌骨体部骨折疗效的比较”这个课题当中受试对象就是下颌骨骨折的犬或者是犬的下颌骨；而在“腺病毒介导的 *BMP2* 基因转染对小鼠 BMSCs 向成骨细胞分化的影响”中受试对象是小鼠的 BMSCs。

实验效应是将处理因素作用于受试因素后所产生出来的实验指标。口腔颌面创伤外科学基础课题常选用的实验指标包括动物大体标本的形态，组织细胞的形态变化，蛋白质、基因表达的改变等。实验效应指标要能够特异性地反映出处理因素对受试对象的作用效果，要能够明确地反映出处理因素与实验效应之间的关系。

对于口腔颌面创伤外科的基础科研课题实验指标的检测方法很多，可以根据设计的实验指标具体选择，可以从组织形态学、细胞形态学、细胞免疫化学、分子生物学的水平上对科研指标进行检测。

在口腔颌面创伤外科学相关基础课题的设计过程中，还要注意根据研究内容和实验时间对实验设计进行合理统一规划，提高科研的效率，争取在最短的时间里取得最大的研究成果，避免因准备不足而频繁改动科研计划。

同时，在口腔颌面创伤外科学基础科研课题的科研设计过程中除了要遵循科学性、创新性、逻辑性、规范性和伦理学等一般科研设计原则之外，还要遵循医学统计学的对照、随机、重复、均衡原则。

三、口腔颌面创伤外科学基础科研课题立项申请书的撰写

这里介绍项目申请书正文部分的撰写方法，主要是指科研项目的立项依据与研究内容的写法。

（一）立项依据

立项依据是整个科研项目的核心部分，往往是决定科研课题能否获得批准的关键因素。立项依据应该包括的内容有：项目的重要性、项目相关的国内外研究进展、科学问题和假说的提出、研究的切入点或研究策略、参考文献。

口腔颌面创伤外科学基础科研项目的重要性多从如下几个方面进行阐述。首先，要强调该基础课题研究对口腔颌面创伤性疾病治疗的价值，是带来新的治疗方法，或者是填补了口腔颌面创伤性疾病的理论空白。其次，要体现出该基础课题项目所研究的问题是属于口腔颌面创伤外科学领域的重要问题，对相关学科的发展有重要意义。

项目相关的国内外研究进展的阐述，需要在长期的、大量的相关文献学习总结之基础上，概括说明国内外对口腔颌面创伤外科相关研究课题的研究成果和存在的问题与不足，强调该课题立项研究的必要性；切忌将检索到的若干新论文作为探讨相关课题研究进展的基础；切忌将立项依据写成文献综述一样的文献总结，一定要精确把握研究方向的重点内容，不可泛泛而谈。

在探讨国内外研究进展的基础上，抓住存在的主要问题，提出科学问题，并根据他人的科研成果或者预实验的结果，合理地对科学问题进行推测，提出科学假说。根据提出的科学问题和假说，针对未解决的问题进行认真分析，分层阐述研究的切入点，并系统阐述拟进行研究的技术路线、实验方法和技术手段。

立项依据中的参考文献，一定要能够代表该科研课题相关学科的研究进展，除经典文献外，所引用的文献均应为近5年出版，并且所列篇数尽量不要超过20篇。

（二）研究内容

项目的研究内容包括：研究目标、拟解决的关键问题、拟采用的研究方法、技术路线等几个方面。

口腔颌面创伤外科学基础科研项目的研究目标主要是通过课题的研究，获得相关疾病的一种新的治疗方法，证明一种新型的因子对疾病的转归有某种影响，或是探讨某种相关基因可能的上下游调控机制，从而推动口腔颌面创伤外科学基础科研的进一步发展或者提高口腔颌面创伤性疾病的治疗技术。在撰写研究目标时要注意内容明确、语言精练、用词准确、恰当。

拟解决的关键问题是指在进行科学研究过程中可能会遇到的研究难点或是重点问题。口腔颌面创伤外科基础课题中常见的关键问题是科研过程中的核心实验技术和各种创伤动物模型的建立问题，其能否解决将影响整个课题能否顺利完成。明确了拟解决的关键问题之后，要从人员、理论、已掌握的技术多方面论述解决这些研究难点的可能性与可行性。

拟采用的研究方法、技术路线是指研究者检验科学假说的研究方案，必须科学、合理、可靠、可行，且无漏洞可寻。在设计研究方案时，高新技术的合理应用可以提高项目申请书的“含金量”，但是不可一味“追新”，要根据试验的需要，合理地选用可以解决实际问题的技术。表述研究方案时，切忌过于详细，最好图文并茂，一目了然。

此外，还要明确提出该科研课题的创新之处，采用了哪些新的研究手段，提出了哪些新的学术理论，明确阐述该科研项目的研究目标、预期成果以及与以往研究相比，有哪些创新点和特色。通过表述这些特色与创新之处，将拟研究课题的“亮点”完全展示给审阅者，增加课题申请的成功率。

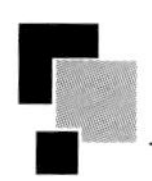

第二节　口腔颌面创伤外科相关的临床课题

口腔颌面创伤外科学相关的临床课题是指利用实验的手段，将新型的治疗方案应用于临床患者，检验其治疗效果；或用临床流行病学的调查研究手段，对已经接受治疗或即将接受口腔颌面创伤外科的患者进行随访或者治疗干预，来调查研究具体疾病的病因、诊断和防治规律，并对现有的治疗方案进行检验评估。

与基础课题相比，口腔颌面创伤外科相关的临床课题最大的特点是：以临床实际患者为研究对象。这样，口腔颌面创伤外科相关的临床科研课题有其不同于基础研究的设计原则：首先，临床科研课题以患者为研究对象，这就要求实验设计必须符合人道主义和伦理学的要求，遵守国家和国际上相关的各种规范制度，并获得伦理委员会的同意；其次，临床课题的处理因素必须是无害的，并且经过前期基础实验的验证对患者疾病的预后无毒副作用；再者，临床课题必须设计合理的对照组，且不同组间要尽量控制实验结果偏倚的出现。

结合医学统计学，可以将口腔颌面创伤外科学相关的临床课题大致上分为两类：回顾性临床研究课题和前瞻性临床研究课题。

一、口腔颌面创伤外科学相关的回顾性临床研究课题

口腔颌面创伤外科学相关的回顾性临床研究课题是指利用流行病学的研究手段，通过对临床一种或一类口腔颌面创伤性疾病过去的病历资料进行总结研究，结合回访临床检查，在符合医学统计学原则的基础上，总结出该种口腔颌面创伤性疾病的病因学特征或不同治疗方法对其的疗效评价。

口腔颌面创伤外科学相关的回顾性临床研究课题主要有两类，一类是指在口腔颌面创伤性疾病发生之后，按照不同致病因素，将患者进行分类归组，然后统计分析、比较各组发生某些指标的频率，从而推断得出某种创伤性疾病的主要致病因素；另一类是指在口腔颌面创伤性疾病发生之后，按照不同的损伤程度和不同的治疗手段进行分组，并对患者进行回访，统计拟研究的实验指标，通过统计学分析得出某种口腔颌面创伤性疾病不同治疗方法的临床疗效。

口腔颌面创伤外科学相关的回顾性临床研究课题的基本步骤是：建立假说、验证假说、资料的统计分析。

回顾性临床研究课题假说的建立是在掌握了相关课题研究进展的基础上，通过查阅与该疾病有关的流行病学、病因学、治疗进展等方面的文献资料，经过科学思维的推测得出科学的病因假说、同一种疾病不同治疗方法的疗效假说或是不同程度的创伤性损伤应用同一种治疗方法的疗效假说。以临床较为常见髁突骨折为例，髁突因其特殊的结构，发生骨折时骨折线部位和临床表现各不相同，而临床治疗髁突骨折的方法有很多种，但是哪一种治疗方法才是最佳的治疗方法呢？通过查阅文献可以发现，针对这一问题，学术界亦存在激烈的争论，通过总结文献，结合自己的临床实际经验，对这个问题进行合理假设，“高位囊内髁突骨折适用于手术直接摘除或是保守治疗，髁突颈部骨折可根据具体情况应用坚强内固定或者行保守治疗，而对于髁突基部的骨折则首选坚强内固定术”。

建立了假说之后，需要设计一系列的调查方案来验证假说。验证口腔颌面创伤外科学

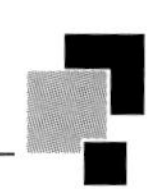

相关的回顾性临床研究假说，主要是依靠收集病例资料，且收集的资料要具备科学性和可靠性。为了使资料具备科学性、可靠性、完整性，在设计收集病例资料的过程中要注意以下几个问题。

（一）病例选择标准化

在选择病例之前，首先应该明确拟研究病例的时间段，对拟研究疾病的诊断、病期和疾病的分类进行标准化统一，尽量采用国内外广泛应用的标准，排除因诊断标准不一致带来的非特异性差异。例如，在髁突骨折病例的选择过程中，首先要统一诊断标准，选用国际上认可的髁突骨折分类方法；其次，要确定患者的病期，也就是要将患者统一在就诊后的相同的时间段，如伤后 1 个月、3 个月、半年等，避免不同时间段的患者之间存在的差异。

（二）资料收集完整

口腔颌面创伤外科学相关的回顾性临床研究课题的研究资料要收集治疗前、治疗过程和治疗后一定时间的详细资料，除了必要的 X 线影像学资料，还要按照课题设计中设计的实验效应详细检查与口腔颌面创伤性疾病相关的临床症状。在髁突骨折病例资料的收集过程中，除了要收集三维 CT 或者曲面体层片等，还要检查记录张口度、张口型、咬合关系、疼痛和弹响等与髁突骨折密切相关的临床症状。

（三）对照设置合理

口腔颌面创伤外科学相关的回顾性临床研究课题设计中常用的对照设置方法有自身对照、空白对照、组间相互对照。例如，同一髁突骨折患者在治疗前、治疗后，将治疗前作为治疗后的对照组进行相对应指标的比较就是自身对照，可以用来评估该种治疗方法对髁突骨折的预后有何影响；对于相同部位的髁突骨折，在愈合过程中没有外界因素干扰的情况下，未进行治疗的患者可以作为进行治疗患者的空白对照，用来研究该治疗方法是否有效；组间相互对照就是相同类型的髁突骨折用不同的治疗方法处理后，或者不同类型的髁突骨折经相同的治疗方案处理后，不同的治疗方法之间或者不同类型的髁突骨折之间，相互作为对照对同一指标进行评估，常常用来研究不同治疗方法对同一种疾病的疗效或者同一种治疗方法对不同类型的同种疾病的疗效。

对研究因素进行完善的统计学分析是口腔颌面创伤外科学相关的回顾性临床研究课题中的重要步骤。同其他的回顾性研究一样，口腔颌面创伤外科学相关的回顾性临床研究对样本含量有较高的要求，在统计病例资料的过程中应当是宁多勿少，因为过小的样本含量得不到有统计学意义的结果，当然，过大的样本含量会造成人力、物力等资源的浪费，这也就要求为我们对样本含量进行正确的估计。在对研究因素进行统计学分析的过程中就要根据调查所采用的分组情况、对照设置和拟研究的重点问题合理选用统计学计算方法进行统计，并根据统计的结果得出与研究目的相关的结论。

二、口腔颌面创伤外科学相关的前瞻性临床研究课题

前瞻性临床研究是指通过对暴露和未暴露于某因素的两类人群进行追踪观察，比较两者发病的差异，从而判断暴露因素与疾病的发生有无关联及关联的程度的一种调查研究方法，最常见的前瞻性研究是队列研究。口腔颌面创伤外科学相关的前瞻性临床研究课题就是用前瞻性临床研究作为主要的研究手段，对口腔颌面创伤外科相关的疾病的病因、疾病的

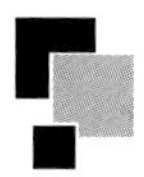

转归及治疗方案进行调查研究的一类临床课题。

口腔颌面创伤外科学相关的前瞻性临床研究课题多用来研究口腔颌面创伤外科相关疾病的病因学、不同的治疗方法对疾病的治疗效果。与回顾性调查研究最根本的区别是研究者并不知道研究对象的结局是什么,只知道队列人群暴露或不暴露于某种人为或非人为的处理因素中,从某一时间确认开始观察,然后定期随访暴露组和非暴露组并记录研究结局发生的情况及某些必要的指征,强调从“因”到“果”。

前瞻性临床研究主要由研究目标、研究对象、暴露因素三个基本要素组成。在口腔颌面创伤外科的前瞻性临床研究中研究目标一般是研究暴露因素与某种口腔颌面创伤外科疾病之间的联系;研究对象常常是没有患口腔颌面创伤性疾病的人群,暴露组人群可以从从事某种特殊职业的人群中选出,非暴露组人群常常是除了暴露因素的不同外,其他因素尽量与暴露组相一致;暴露因素一般是可以致口腔颌面外科创伤的某一种因素,针对研究对象的暴露程度不同,可以将研究对象进行分组。例如,拟研究“驾驶汽车与口腔颌面创伤发生之间的联系”,其中的暴露因素是“驾驶汽车”,那么暴露人群就应该是司机,可以从出租车司机这个职业中随机抽取,非暴露组则应该是不驾驶汽车且不乘坐汽车的人群,除此之外,所有被研究人群的其他背景应该尽量一致。同时考虑到“驾驶汽车”也有频率和强度的差别,可以根据每日驾驶的时间不同进行分组,再研究不同组之间对口腔颌面创伤性疾病的发生有何影响。

近年来,随着循证医学(evidence-based medicine,EBM)的兴起,在口腔颌面创伤外科学前瞻性临床研究课题的设计过程中,更加注重从临床方面的文献资料中搜寻支持自己科学假说的理论依据,而不单是从基础临床试验中寻找支撑。这样的课题设计是以患者为中心,以当前可获得的最佳临床研究成果为证据,结合医师的临床经验和患者的期望等因素,选择最为合理的处理因素和试验指标。

同回顾性临床研究课题一样,在口腔颌面创伤外科学相关的前瞻性临床研究课题的设计和数据的处理过程中都要严格遵守医学统计学的一般原则。样本估计的时候需要考虑失访率,所以通常在进行样本估算的时候将估计样本量至少增加10%来作为实际样本量;在观察期间,要尽量保证暴露组和非暴露组都处在一个稳定的环境中,避免组间交叉;在随访收集相关资料的过程中,同样要做到各种检查手段的标准化、统一化,尽量避免人为主观因素带来的实验偏差;在对收集来的资料进行统计学分析的过程中,根据不同的暴露组分组情况,选用不同的统计学手段进行分析,最终推断出某种口腔颌面创伤外科性疾病与暴露因素之间的相互关系。

在前瞻性临床研究课题中有这样一类特殊的类型,以有某种疾病的患者或是正常人为研究对象,利用基础研究的手段,将某些新型的药物、治疗手段作用于研究对象,通过与对照组比较相关的实验效应,对该种新型的药物或治疗方法进行评估,由于其特殊的研究对象和研究手段,我们称其为临床试验研究。口腔颌面创伤外科学常见的相关临床试验研究是以有某种口腔颌面创伤性疾病的患者为研究对象,通过不同的治疗手段对患者进行治疗,并以此作为分组的依据,通过对该疾病相关指征的观察,总结出相关的科学结论。

口腔颌面创伤外科学临床试验研究课题从科研题目的选择、课题设计的基本原则,到科研设计的具体方法与基础研究课题相似,在此不再赘述。但是,由于受试对象的特殊性,临床试验的处理因素和实验效应在设计上又有其自身的特点。

口腔颌面创伤外科的临床试验研究的处理因素多为经过基础研究证实的新型治疗方

法，而且要保证该种治疗方法对人体是无害的；受试对象多为适用该种新型治疗方案的口腔颌面创伤性疾病的患者，由于研究对象是人类，所以一定要符合伦理学要求和国家针对临床科研制定的一系列法律法规；这里需要注意的是临床试验研究的对照组处理因素常常是目前临床上治疗该疾病的公认的最佳治疗方案，也就是我们常说的“金标准”；实验效应的选择水平与基础研究课题不同，主要选择那些能够明确反映该种疾病发生、进展、治愈的临床指征，很少能够深入到细胞或者分子水平。

以“新型可吸收板在下颌骨骨折固定术中的应用”为例，其处理因素为用可吸收板对下颌骨骨折进行固定，对照组处理因素首选临床应用最为广泛、疗效最佳的钛板坚强内固定术对下颌骨骨折进行固定（这里需要注意的是如果在基础课题的研究中，此处的分组必然有不做处理的空白对照组，但是由于临床试验的研究对象是患者，在实验的同时要保证患者的安全和利益，故仅设立阳性对照组），并且实验组和对照组的开放复位内固定术的操作应尽量由同一临床医师来完成，以排除因操作差异带来的实验结果偏倚；研究对象选择下颌骨骨折，骨折部位不限或是根据骨折部位不同进行分组研究，按照随机化对照试验的原则将患者随机分为可吸收板固定组和钛板固定组，接受实验处理；该课题实验效应的选择可以从与下颌骨骨折密切相关的骨折端移位复位情况、咬合关系恢复程度、张口度、张口型的变化等临床症状中选择，也可以从手术后的感染、错位愈合、固定元件的损坏等手术后的并发症从反面来对处理因素进行评估。

三、口腔颌面创伤外科学相关的临床课题申请书的撰写

同口腔颌面创伤外科学相关的基础课题申请书的撰写一样，临床课题申请书正文部分也是由项目的立项依据、研究内容、研究目标和研究方案、研究方法等几个部分构成，书写格式也大致相同。与之不同的是在口腔颌面创伤外科学相关临床课题的立项依据中，不但要总结国内外相关临床研究的研究进展，还要兼顾相关的基础课题的研究进展，对研究者提出了更高的要求；在研究方案的设计时，一定要考虑全面，对拟用的临床科研手段进行详细介绍，仔细规划。由于临床课题的研究对象是患者，所以一定要将伦理学和人道主义考虑在内。临床课题更加偏向于应用临床流行病学的调查研究手段，所以一定要严格按照医学统计学的要求进行合理设计和数据的分析。

（李祖兵　吕　坤）

参考文献

1. 李卓娅，龚非力. 医学科研课题的设计、申报与实施. 北京：人民卫生出版社，2008.
2. 胡良平. 口腔医学科研设计与统计分析. 北京：人民军医出版社，2007.
3. 胡图强，李祖兵，万涛，等. 混旋聚乳酸-纳米羟基磷灰石复合板固定下颌骨骨折的实验研究. 中华口腔医学杂志，2003，38(6)：452-454.
4. 张益，顾晓明. 我国口腔颌面创伤外科的现状与展望. 中华口腔医学杂志，2001，36(2)：88-90.
5. IMAI Y，TERAI H，NOMURA-FURUWATARI C，et al. Hepatocyte growth factor contributes to fracture repair by upregulating the expression of BMP receptors. J Bone Miner Res，2005，20(10)：1723-1730.
6. TANG Y，TANG W，LIN Y，et al. Combination of bone tissue engineering and BMP-2 gene transfection promotes bone healing in osteoporotic rats. Cell Biol Int，2008，32(9)：1150-1157.

附：国家自然科学基金申请书样例

本国家自然科学基金申请书来自谭颖徽教授，供学习参考。

骨折愈合过程中降钙素基因相关肽对成骨细胞信号通路调控的实验研究

【项目的立项依据】

目的和意义：

研究成骨细胞中神经递质信号转导通路，从分子生物层面揭示神经骨效应的原理和机制，现已成为神经骨生理研究的热点，其中就包括了降钙素基因相关肽(calcitonin gene-related peptide，CGRP)，这一神经肽类物质在成骨细胞中信号转导通路的研究[1,2]。本课题组最新研究成果发现，在下颌骨骨缺损愈合过程中，神经肽 CGRP、VIP 和 SP 表达与骨痂愈合及矿化水平呈正相关，对骨痂中一氧化氮合成酶 NOS(nitric oxide synthase，NOS)的表达及酶活性具有调控作用[3]；体外实验证实 CGRP 上调了成骨细胞诱导型 NOS(endothelial NOS，eNOS)表达及酶活性，刺激成骨细胞 NO 的生成[4]。我们的前期实验证实：骨折愈合过程中，CGRP 对 NOS 具有调控作用，NO 作为一种下游信号分子介导了 CGRP 对成骨细胞的生物学作用。但是该信号的调控机制和生物学意义还有待于进一步研究，本课题基于这一实验成果，以 NO 为中心分别研究 CGRP 对 NO 的上游调控机制和 NO 介导的下游信号转导通路，以期完善 CGRP 作用成骨细胞的信号通路网络，揭示 CGRP 促进骨折愈合作用的分子生物学机制，为 CGRP 在骨发育、骨代谢和骨折修复重建方面的医学应用提供理论基础。

国内外研究现状及发展动态分析：

CGRP 是一类周围神经分泌的神经肽类物质，具有广泛的细胞生物学效应。在体外环境下 CGRP 具有促进成骨细胞增殖、分化和成熟的生物学活性，其相关的细胞信号调控通路包括：细胞内游离钙离子浓度(intracellular Ca^{2+} concentration，[Ca^{2+}]int)、环磷酸腺苷(cyclic adenosine monophosphate，cAMP)和蛋白激酶 C(protein kinase C，PKC)等信号通路等[5-7]。体内研究也证实了 CGRP 是人体骨发育、骨代谢和骨折愈合重建的必要因素，从而提出了一系列与 CGRP 相关的神经信号在骨生理中的调控理论，认为其调控体内成骨细胞的方式包括：①通过成骨细胞表面神经递质受体作用于成骨细胞生物学活性的直接调控方式；②调控骨痂部位的免疫应答，通过细胞因子和生长因子等作用于成骨细胞生物学活性的间接调控方式。

NO 作为第二信使在骨折愈合过程中参与了组织修复、炎症反应、血管活性和细胞信号传递，对骨细胞增殖分化、骨组织改建和骨基质矿化形成等具有重要的生物学意义。体内研究证实在骨折愈合过程中，NOS 的三个亚型：上皮型一氧化氮合成酶(endothelial NOS，eNOS)、神经型一氧化氮合成酶(neuronal NOS，nNOS)和诱导型一氧化氮合成酶(inducible NOS，iNOS)在不同的时空均有表达，它们程序化的表达和激活共同决定了骨痂组织的正常愈合[8]。目前研究认为部分细胞因子、生长因子和应力刺激等对成骨细胞中的 NO 起到了调控作用，本课题前期基础研究也证明骨折愈合过程的周围神经信号调控了骨痂中的 NOS

表达及酶活性，成骨细胞中 NO 作为 CGRP 的下游信号分子参与了细胞的信号转导通路。CGRP 可能通过以下三个层面对骨痂中 NO 进行调控：①CGRP 能够上调成骨细胞[Ca^{2+}]int[5]，能够促进结构型 NOS(constitutive NOS，cNOS)这一钙离子依赖性酶的酶活性；②CGRP 调控机体炎症反应，通过白细胞介素(IL)、肿瘤坏死因子(TNF)等细胞因子间接调控 iNOS 的表达[9]；③CGRP 阳性神经纤维沿新生血管生长，CGRP 通过作用血管内皮细胞调控其 NO 的生成，NO 分子释放扩散后，间接作用于成骨细胞。

在提出了成骨细胞中 CGRP 对 NO 的调控机制设想之后，进一步我们期望通过研究 NO 所介导的 CGRP 对丝裂素活化蛋白激酶(mitogen-activated protein kinase，MAPK)信号通路调控，以明确这一通路存在于成骨细胞中的生物学意义。研究证明 MAPK 信号通路中的 EKR、JNK 和 P38 调控均对成骨细胞的分化增殖和骨基质代谢发挥作用，而骨形成蛋白、甲状旁腺激素和糖皮质激素均可通过调控 MAPK 信号对成骨细胞产生生物学效应[10-12]。NO 参与了细胞 MAPK 信号通路的调控，且 MAPK 信号通路对 NOS 表达也具有反向调控[13,14]，同时肾上腺髓质激素可以通过 CGRP1 受体激活成骨细胞 EKR 信号通路作用于成骨细胞[15]，说明 CGRP、NO 和 MAPK 通路之间存在着必然联系，MAPK 很有可能就是 NO 介导 CGRP 作用的下游信号转导通路，对成骨细胞的生物学活性和功能蛋白的分泌发挥作用。结合我们的实验基础和信号通路理论，我们提出了这样的信号转导通路设想，如图 26-1 所示：CGRP 对成骨细胞中[Ca^{2+}]int 的上调作用，可以刺激 cNOS 酶活性升高，调控细胞 NO 的生成；同时 NO 又能激活环鸟苷酸(cyclic guanosine monophosphate，cGMP)信号通路，开放细胞膜上的 L 型钙离子通道，从而对[Ca^{2+}]int 产生反向调控；NO 在激活 cGMP 信号通路后，可通过激活 cGMP 依赖性的蛋白激酶(cGMP-dependent protein kinase，PKG)，促进 ERK1/ERK2 的表达和磷酸化，激活 MAPK 信号通路，对细胞的增殖、分化和矿化能力，以及对细胞分泌Ⅰ型胶原蛋白(collagen Ⅰ)、骨钙素(osteocalcin，OC)和骨桥素(Osteopontin，OPN)等功能性蛋白发挥生物学效应。

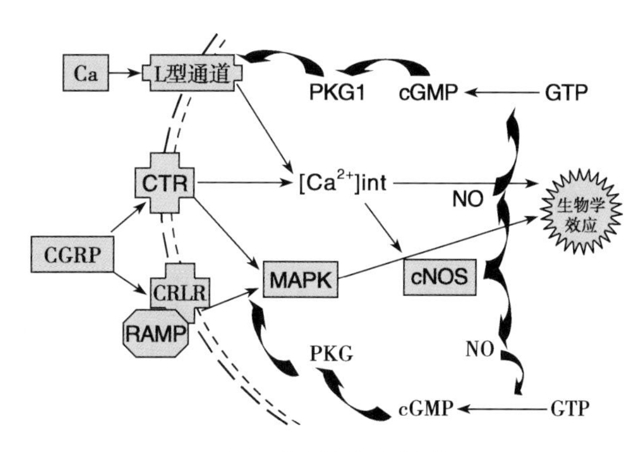

图 26-1　信号转导通路设想

这一体外实验思路还必须通过体内实验进一步验证，并且 CGRP 对骨痂中 iNOS 表达调控也需要进一步研究。目前国内对于神经信号对骨折愈合影响的研究尚处于对骨痂形态学分析和应力测试等初级研究层面，对其作用机制研究不多；而国外最新研究虽采用 CGRP 基因转染和基因敲除等方法，从基因层面阐述了 CGRP 的骨生理作用，但这种实验干预方式超出了我们研究需要，所带来的其他不确定因素干扰了实验结果。而兔失下牙槽神经的下颌骨骨缺损的动物模型能够有效地改变骨痂中 CGRP 等神经肽的表达量[4]，适用于研究体内神经信号骨生理作用。我们采用该模型对以下方面进行研究探讨：①神经缺失对各型 NOS 在体内表达和酶活性在骨痂愈合过程中时间和空间的改变；②神经缺失对骨痂中成骨相关细胞因子和生长因子的作用，初步探讨神经信号对 NO 的间接调控途径；③神经缺失对骨痂

形态和结构的改变，对成骨功能性蛋白表达的影响。以期完成对体外成骨细胞的 CGRP-NO-MAPK 信号通路在体内环境的验证和补充。

参考文献

1. HUEBNER AK, KELLER J, CATALA LEHNEN P, et al. The role of calcitonin and alpha-calcitonin gene-related peptide in bone formation. Arch-Biochem-Biophys, 2008, 473(2): 210-217.
2. OFFLEY S C, GUO T Z, WEI T, et al. Capsaicin-sensitive sensory neurons contribute to the maintenance of trabecular bone integrity. Bone Miner Res, 2005, 20(2): 257-267.
3. 李焰，谭颖徽，等. 兔成骨细胞中 CGRP 对 NO/NOS 系统调控的实验研究. 现代生物医学进展，2008，8(3)：456-458.
4. 李焰，谭颖徽，张纲，等. 兔下颌骨骨折愈合中降钙素基因相关肽对一氧化氮合成酶调控的实验研究. 实用口腔医学杂志，2008，24(1)：78-81.
5. VILLA I, MRAK E, RUBINACCI A, et al. CGRP inhibits osteoprotegerin production in human osteoblast-like cells via cAMP/PKA-dependent pathway. Am Physiol Cell Physiol, 2006, 291(3): C529-537.
6. Burns D M, Stehno-Bittel L, Kawase T. Calcitonin gene-related peptide elevates calcium and polarizes membrane potential in MG-63 cells by both cAMP-independent and-dependent mechanisms. Am Physiol Cell Physiol, 2004, 287(2): C457-467.
7. PIN S, BAHR B A. Protein kinase C is a common component of CGRP receptor desensitization induced by distinct agonists. Eur Pharmacol, 2008, 587(1-3): 8-15.
8. ZHU W, DIWAN A D, LIN J H, et al. Nitric oxide synthase isoforms during fracture healing. J Bone Miner Res, 2001, 16: 535-540.
9. ZHU W, MURRELL G A, LIN J, et al. Localization of nitric oxide synthases during fracture healing. J Bone Miner Res, 2002, 17: 1470-1477.
10. OH H M, KANG Y J, KIM S H, et al. Agastache rugosa leaf extract inhibits the iNOS expression in ROS 17/2. 8 cells activated with TNF-alpha and IL-1beta. Arch Pharm Res, 2005, 28(3): 305-310.
11. NAGANAWA T, XIAO L, COFFIN J D, et al. Reduced expression and function of bone morphogenetic protein-2 in bones of Fgf-null mice. Cell Biochem, 2008, 103(6): 1975-1988.
12. FU L, TANG T, MIAO Y, et al. Stimulation of osteogenic differentiation and inhibition of adipogenic differentiation in bone marrow stromal cells by alendronate via ERK and JNK activation. Bone, 2008, 43(1): 40-47.
13. HOMME M, SCHMITT C P, MEHLS O, et al. Mechanisms of mitogen-activated protein kinase inhibition by parathyroid hormone in osteoblast-like cells. Am Soc Nephrol, 2004, 15(11): 2844-2850.
14. MISHRA O P, ZUBROW A B, ASHRAF Q M, et al. Nitric oxide mediated activation of extracellular signal-regulated kinase(ERK) and c-jun n-terminal kinase(JNK) during hypoxia in cerebral cortical nuclei of newborn piglets. Neurosci, 2004, 123: 179.
15. SLOMIANY B L, SLOMIANY A. Leptin protection of salivary gland acinar cells against ethanol cytotoxicity involves Src kinase-mediated parallel activation of prostaglandin and constitutive nitric oxide synthase pathways. Inflammopharmacology, 2008, 16(2): 76-82.

【项目的研究内容、研究目标，以及拟解决的关键科学问题】

研究目标：

探讨 MG-63 成骨样细胞中 CGRP-NO-MAPK 信号通路，揭示 CGRP 在成骨细胞中的信号调控机制和细胞生物学意义，并通过体内实验验证和补充，进一步完善骨生理中的神经调控理论，为 CGRP 在骨折修复重建方面的医学应用提供分子生物学背景。

研究内容：

（一）MG-63 细胞中 CGRP-NO-MAPK 信号转导通路的研究

1. 体外培养成骨细胞，激光共聚焦技术检测成骨细胞[Ca^{2+}]int；膜片钳技术检测细胞膜 L 型钙离子通道，探讨体外 CGRP 对 NOS 调控机制。

2. 通过研究 NO 所介导的 MAKP 信号通路中 ERK1/ERK2 蛋白的表达改变、磷酸化和核迁徙作用，探讨在成骨细胞中 CGRP-NO-MAKP 这一信号通路的调控机制。

3. 通过研究 CGRP 对成骨细胞中 OC、OPN 和 collagen Ⅰ 等功能性蛋白转录和表达的作用，研究对细胞增殖、分化和矿化能力的作用，探讨这一信号通路的生理学意义。

4. 选取 CGRP-NO-MAPK 信号通路中不同位置阻断剂阻断信号通路，研究上述生物学效应和该通路之间的关系。

（二）体内神经因素对骨折过程中 NO 的调控作用研究

1. 建立兔失下牙槽神经骨缺损动物模型，检测骨痂中 NOS 表达及酶活性，明确神经因素在骨折修复过程中对 NO 的调控作用。

2. 检测失神经对成骨相关细胞因子和生长因子的调控作用，探讨神经信号对骨痂中 NO 的间接调控途径。

拟解决的关键问题：

1. 成骨细胞[Ca^{2+}]int 和 L 型钙离子通道 I_{Ca} 的检测。

2. 细胞信号通路调控相关性的确立，抑制剂和作用位点的选择，对通路中干扰因素的排除。

3. 明确 CGRP-NO-MAPK 信号通路在成骨细胞中的生物学意义。

【拟采取的研究方案及可行性分析】

技术路线图：

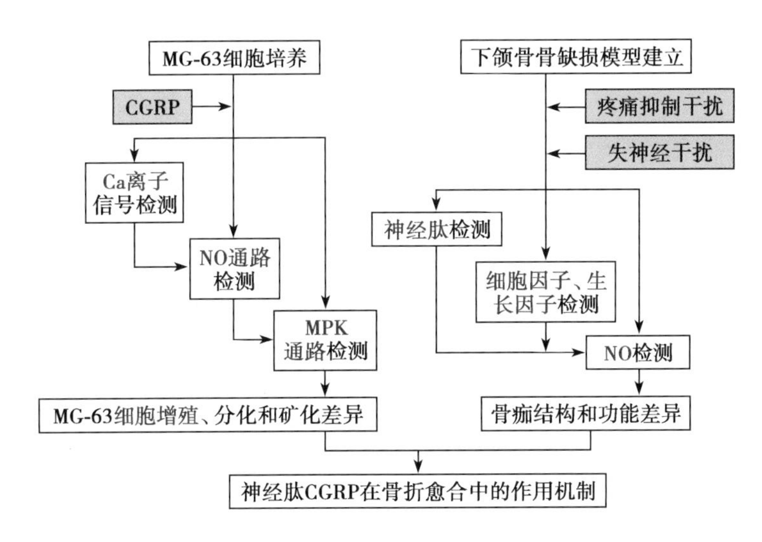

第一部分：CGRP 在 MG-63 细胞 NO 调控机制的研究

1. CGRP 作用 MG-63 细胞生成 NO 的检测

分组：control & CGRPs（CGRP 浓度梯度）& thapsigargin+CGRPs & glyburide+CGRPs

拮抗剂：细胞内钙池拮抗剂（thapsigargin）

L 型钙离子通道拮抗剂(glyburide)
方法:硝酸还原法检测细胞培养液中 NO 浓度
激光共聚焦技术(laser scanning confocal microscopy,LSCM)检测细胞内 NO(荧光探针:DAF-2-DA)
NOS 分型试剂盒检测细胞 cNOS 酶活性
RT-PCR 检测 iNOS 的 mRAN 转录
2. CGRP 作用于 MG-63 细胞[Ca^{2+}]int 的检测
分组:control & CGRPs & CGRPs+L-NMMA & CGRPs+L-NAME
拮抗剂:总 NOS 拮抗剂(L-NMMA)
eNOS 拮抗剂:(L-NAME)
方法:LSCM 检测[Ca^{2+}]int 浓度(荧光探针:Fluo-3/AM)
膜片钳记录技术(patch clamp recording technique)检测细胞膜 L 型钙离子通道的 I_{Ca}

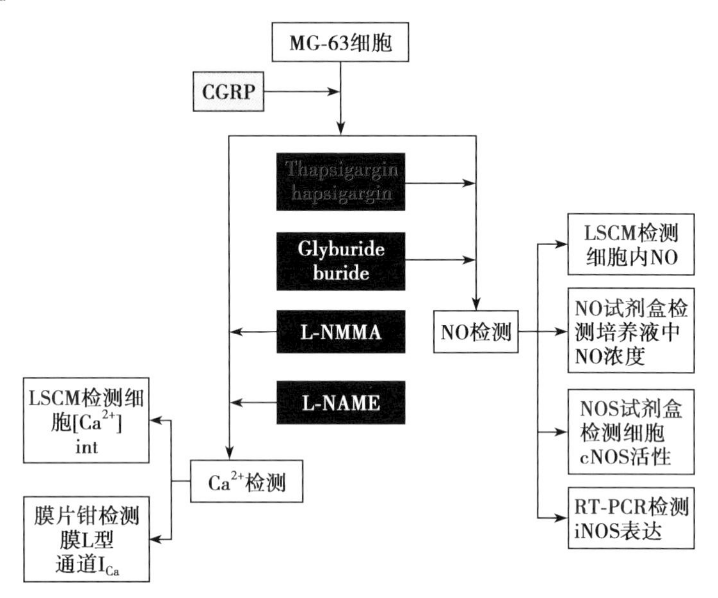

第二部分:NO 下游细胞转导信号通路和细胞生物学效应的研究
1. CGRP 对 MG-63 细胞 MAPK 信号通路的调控机制
分组:control & CGRPs & CGRPs+L-NMMA & CGRPs+PD98059
拮抗剂:ERK1/ERK2 磷酸化抑制剂(PD98059)
方法:免疫荧光定位 ERK1/ERK2
Western-blot 检测 ERK1/ERK2 的蛋白表达和磷酸化
RT-PCR 检测 ERK1/ERK2 的 mRAN 转录
2. CGRP-NO-MAPK 信号通路在 MG-63 中的生物学效应
分组:control & CGRPs & CGRPs+L-NMMA & CGRPs+PD98059
方法:流式细胞仪检测成骨细胞的增殖能力
PNPP 法检测 ALP 活性
茜素红染色检测成骨细胞的矿化能力

Western-blot 检测 collagen Ⅰ、OPN 和 OC 表达

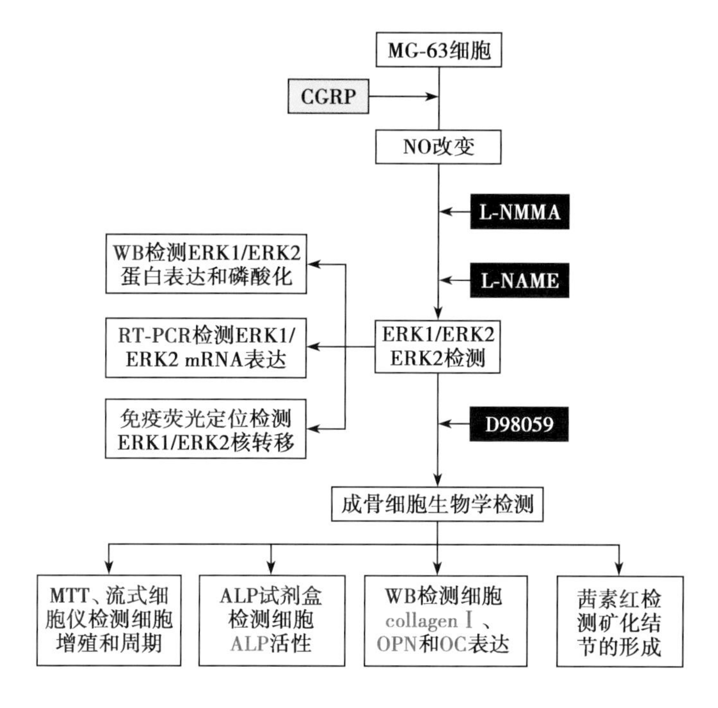

第三部分：失神经下颌骨骨缺损动物模型验证 CGRP 的成骨作用机制

1. 实验动物　120 只成年中国大白兔随机分为 3 组，分为术后第 1、2、3、4d 获取标本。

2. 分组　骨缺损对照 & 疼痛抑制+骨缺损组 & 失神经+骨缺损。

3. 模型建立

（1）对照组：兔左侧下颌角前切迹前方约 1cm 处下颌骨体下缘，用金刚砂片制作 0.5cm×0.1cm 的不完全性骨折。

（2）疼痛抑制组：术后采用长效麻醉剂丁哌卡因 0.5ml 浓度 2%注射左侧下颌孔，局部阻滞麻醉下牙槽神经，2 次/d，直至获取标本。

（3）失神经组：下颌角前切迹与下颌下缘约呈 120°角的延长线上 1.5cm 处（下颌孔投影处），暴露下牙槽神经，截断，保留下牙槽血管（图 26-2）。

4. 检测指标

神经肽：CGRP、SP、VIP；

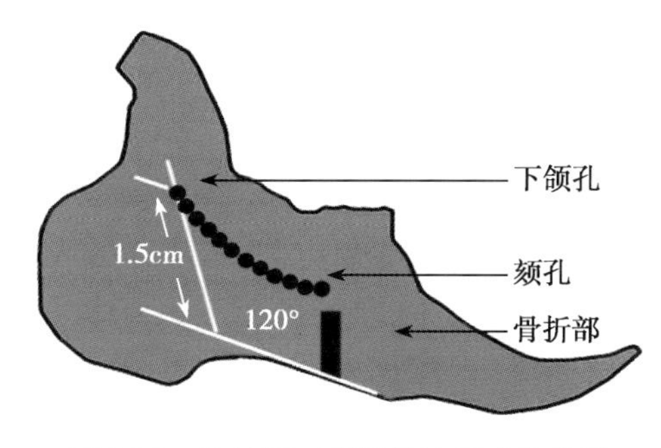

图 26-2　失神经下颌骨骨缺损动物模型

细胞因子：IL-1、IL-6、TNF；

生长因子：TGF、BMP-2/6、PDGF、IGF-Ⅰ/Ⅱ；

一氧化氮合成酶：eNOS、nNOS、iNOS。

5. 检测方法　Western-blot、免疫组化。

可行性分析

1. 动物模型和细胞模型成熟　本实验所采用的兔下牙槽神经缺失骨折的动物模型成熟，本课题组已经在该模型上取得了大量的实验成

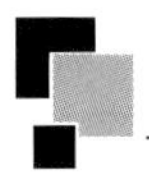

果;有成熟的MG-63细胞株,其生物学活性现已有研究基础。

2. 课题设计思路和理论可行　CGRP在MG-63细胞表面受体表达明确,对成骨细胞的生物学效应和信号通路有研究理论支持,CGRP对成骨细胞NO调控作用已有相应实验基础;体内部分神经递质在骨折愈合中的作用机制具有文献支持。

3. 课题所采用的实验方法可行　所采用的膜片钳、激光共聚焦技术、RT-PCR和Western-blot等实验技术成熟,所需的各种试剂和实验耗材通过国内外公司可以订购。所需细胞培养室、激光共聚焦显微镜、膜片钳操作台和PCR仪等实验设备,第三军医大学和第三军医大学第二附属医院的中心实验室均可提供。

4. 本课题组对神经递质在骨折愈合中的作用机制系列课题研究已有近十年的扎实研究基础、具备相应的技术支持和人员梯队。

【本项目的特色与创新之处】

1. 研究目标新　在骨折愈合过程中CGRP对NO的调控作用于2008年首次由本课题组研究发现,本课题对这一信号通路的深入研究,将进一步揭示CGRP对成骨细胞作用的信号转导通路。虽然NO的生物学作用已经历了长时间的研究,但是其在骨折愈合中的受神经信号调控的信号通路尚无文献报道。

2. 技术手段新　细胞电生理检测中的膜片钳技术,鲜有被用于对成骨细胞信号转导通路的研究工作中,本课题使用该技术研究CGRP对成骨细胞L型钙离子通道的作用机制,将丰富成骨细胞的研究方法,深入揭示成骨细胞的[Ca^{2+}]int变化机理。

3. 应用前景新　该课题所研究的信号通路能够阐明神经信号对成骨细胞的生物学效应,同时从成骨细胞的功能蛋白上去阐明这一效应,将为CGRP等神经肽类物质在骨折修复重建方面的医学应用提供分子生物学背景。

【年度研究计划及预期研究结果】

第一年度:(2010年1月—2010年12月)

1. 文献检索、制订具体实验方法,掌握熟悉各项实验技术。
2. 购买相关药品和试剂。
3. 体外培养MG-63细胞,完成CGRP对人骨肉瘤细胞(MG-63)NO的调控机制的研究。

第二年度:(2011年1月—2011年12月)

1. 完成CGRP对MG-63细胞MAPK信号通路的调控机制的实验研究。
2. 完成CGRP对成骨细胞生物学效应的实验研究。
3. 完成体内部分的实验研究。

第三年度:(2012年1月—2012年12月)

1. 根据实验结果分析,补充完善实验。
2. 总结分析体内和体外实验结果,撰写论文,发表文章并结题。

预期研究结果

1. 研究CGRP对成骨细胞中NOS酶活性的调控机制,明确NO是否作为CGRP的下游作用因子参与了对成骨细胞的生物学作用。

2. 研究CGRP作用下成骨细胞中EKR1/EKR2表达转录,明确CGRP对MAPK信号通

路是否具有调控作用,同时通过对 NO 介导作用的研究,明确 CGRP 对 MAPK 信号通路的调控机制。

3. 研究 CGRP-NO-MAPK 信号通路作用下成骨细胞生物学活性和功能蛋白的差异,明确该信号通路在成骨细胞中的生物学意义。

4. 培养研究生 3~5 名,发表论文 5~10 篇,包括 2~4 篇 SCI 收录的论著。